Wichtiger Hinweis zu den „Allgemeinen Monographien“

Das Europäische Arzneibuch enthält eine Anzahl allgemeiner Monographien, die Gruppen von Produkten umfassen. Diese „Allgemeinen Monographien“ beinhalten Anforderungen, die auf alle Produkte der entsprechenden Gruppe anwendbar sind oder in einigen Fällen für jedes Produkt der jeweiligen Gruppe, für das eine Einzelmonographie im Arzneibuch enthalten ist (siehe „1 Allgemeine Vorschriften, Allgemeine Monographien“). Falls in der Einleitung keine Einschränkung des Anwendungsbereichs der allgemeinen Monographie angegeben ist, gilt diese für alle Produkte der definierten Gruppe, unabhängig davon, ob ein bestimmtes Produkt in einer Einzelmonographie im Arzneibuch beschrieben ist.

Immer wenn eine Monographie angewendet wird, muss unbedingt abgeklärt werden, ob eine allgemeine Monographie auf das jeweilige Produkt anwendbar ist. Die nachstehend aufgelisteten Texte werden unter „Allgemeine Monographien“ abgedruckt, wenn nichts anderes angegeben ist. Die nachfolgende Liste wird falls erforderlich auf den neuesten Stand gebracht und in jedem Nachtrag abgedruckt.

- Ätherische Öle
- Allergenzubereitungen
- Chemische Vorläufersubstanzen für radioaktive Arzneimittel
- Darreichungsformen (siehe Kapitel „Monographien zu Darreichungsformen“ beziehungsweise im Kapitel „Homöopathische Zubereitungen und Stoffe für homöopathische Zubereitungen“)
- DNA-rekombinationstechnisch hergestellte Produkte
- Extrakte aus pflanzlichen Drogen
- Fermentationsprodukte
- Homöopathische Zubereitungen (siehe Kapitel „Homöopathische Zubereitungen und Stoffe für homöopathische Zubereitungen“)
- Immunsera von Tieren zur Anwendung am Menschen
- Immunsera für Tiere
- Impfstoffe für Menschen
- Impfstoffe für Tiere
- Instantteezubereitungen aus pflanzlichen Drogen
- Lebende biotherapeutische Produkte zur Anwendung am Menschen
- Monoklonale Antikörper für Menschen
- Pflanzliche Drogen
- Zubereitungen aus pflanzlichen Drogen
- Pflanzliche Drogen für homöopathische Zubereitungen (siehe Kapitel „Homöopathische Zubereitungen und Stoffe für homöopathische Zubereitungen“)
- Pflanzliche Drogen zur Teebereitung
- Pflanzliche fette Öle
- Pharmazeutische Zubereitungen
- Produkte mit dem Risiko der Übertragung von Erregern der spongiformen Enzephalopathie tierischen Ursprungs
- Radioaktive Arzneimittel
- Substanzen zur pharmazeutischen Verwendung
- Urtinkturen für homöopathische Zubereitungen (siehe Kapitel „Homöopathische Zubereitungen und Stoffe für homöopathische Zubereitungen“)
- Vorschriften zur Herstellung homöopathischer konzentrierter Zubereitungen und zur Potenzierung (siehe Kapitel „Homöopathische Zubereitungen und Stoffe für homöopathische Zubereitungen“)

Europäisches Arzneibuch

10. Ausgabe
3. Nachtrag

Europäisches Arzneibuch

10. Ausgabe
3. Nachtrag

Amtliche deutsche Ausgabe

Deutscher Apotheker Verlag
Avoxa – Mediengruppe Deutscher Apotheker

Wichtige Adressen

Bundesinstitut für Arzneimittel und Medizinprodukte
FG Arzneibuch
Kurt-Georg-Kiesinger-Allee 3
D-53175 Bonn
E-Mail: arzneibuch@bfarm.de

European Directorate for the Quality of Medicines & Health Care (EDQM)
Council of Europe
7 allée Kastner
CS 30026
F-67081 Strasbourg, France

Tel.: 00 33-388-41 30 30
Fax: 00 33-388-41 27 71
Internet: www.edqm.eu

Einreichen wissenschaftlicher Artikel

Mail: publications.info@edqm.eu

Vertragsstaaten, die das Übereinkommen über die Ausarbeitung eines Europäischen Arzneibuchs unterzeichnet haben und Mitglied der Europäischen Arzneibuch-Kommission sind:

Albanien
Belgien
Bosnien-Herzegowina
Bulgarien
Dänemark
Deutschland
Estland
Finnland
Frankreich
Griechenland
Irland
Island
Italien
Kroatien
Lettland
Litauen
Großherzogtum Luxemburg
Malta
Republik Moldau
Montenegro
Niederlande
Republik Nordmazedonien
Norwegen
Österreich
Polen
Portugal
Rumänien
Schweden
Schweiz
Serbien
Slowakische Republik
Slowenien
Spanien
Tschechische Republik
Türkei
Ukraine
Ungarn
Vereinigtes Königreich
Zypern
Europäische Union

Europäisches Arzneibuch 10. Ausgabe, 3. Nachtrag
ISBN 978-3-7692-7735-7

Satz: le-tex publishing services, Leipzig
Druck: C.H.Beck, Nördlingen

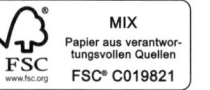

BEKANNTMACHUNG ZUM EUROPÄISCHEN ARZNEIBUCH

10. Ausgabe, 3. Nachtrag, Amtliche deutsche Ausgabe*)

Vom 14. Juli 2021
(Bundesanzeiger AT 20.07.2021 B9)

1. Im Rahmen des Übereinkommens über die Ausarbeitung eines Europäischen Arzneibuchs vom 22. Juli 1964, revidiert durch das Protokoll vom 16. November 1989 (BGBl. 1993 II S. 15), erfolgt beim Europarat die Ausarbeitung des Europäischen Arzneibuchs. Die Bundesrepublik Deutschland ist diesem Übereinkommen beigetreten (Gesetz vom 4. Juli 1973, BGBl. 1973 II S. 701) und hat sich damit verpflichtet, die Monographien und anderen Texte des Europäischen Arzneibuchs in geltende Normen zu überführen.
2. Der Ausschuss für Arzneimittel und Pharmazeutische Betreuung (Teilabkommen) des Europarats hat, auf Empfehlung der Europäischen Arzneibuch-Kommission, am 20. März 2019 mit der Resolution AP-CPH (19) 3 den 1. Januar 2021 als Termin für die Übernahme des 3. Nachtrags zur 10. Ausgabe des Europäischen Arzneibuchs durch die Vertragsstaaten des Übereinkommens über die Ausarbeitung eines Europäischen Arzneibuchs festgelegt. In der Bundesrepublik Deutschland erfolgte diese Übernahme mit der Bekanntmachung des Bundesinstituts für Arzneimittel und Medizinprodukte zum Europäischen Arzneibuch, 10. Ausgabe, 3. Nachtrag, vom 3. Dezember 2020 (BAnz AT 17.12.2020 B11), mit der die Vorschriften des 3. Nachtrags zur 10. Ausgabe vorläufig anwendbar gemacht wurden.
3. Der 3. Nachtrag zur 10. Ausgabe des Europäischen Arzneibuchs umfasst neben berichtigten Texten und Monographien neue und revidierte Monographien sowie neue und revidierte andere Texte, die von der Europäischen Arzneibuch-Kommission auf deren Sitzung vom 26. bis 27. November 2019 beschlossen wurden.
4. Der 3. Nachtrag zur 10. Ausgabe des Europäischen Arzneibuchs wurde vom Europarat in englischer („European Pharmacopoeia, Supplement 10.3“) und französischer Sprache („Pharmacopée Européenne, Supplément 10.3“), den Amtssprachen des Europarats, herausgegeben. Er wurde unter Beteiligung der zuständigen Behörden Deutschlands, Österreichs und der Schweiz in die deutsche Sprache übersetzt.
5. Die übersetzten Monographien und anderen Texte des 3. Nachtrags zur 10. Ausgabe des Europäischen Arzneibuchs werden hiermit nach § 55 Absatz 7 des Arzneimittelgesetzes (AMG) als „Europäisches Arzneibuch, 10. Ausgabe, 3. Nachtrag, Amtliche deutsche Ausgabe“ bekannt gemacht. Die Bekanntmachung erfolgt gemäß § 55 Absatz 1 AMG im Einvernehmen mit dem Paul-Ehrlich-Institut und dem Bundesamt für Verbraucherschutz und Lebensmittelsicherheit.
6. Das geltende Europäische Arzneibuch, Amtliche deutsche Ausgabe, umfasst nunmehr die amtlichen deutschen Ausgaben des Europäischen Arzneibuchs, 10. Ausgabe, Grundwerk 2020 und des Europäischen Arzneibuchs, 10. Ausgabe, 1., 2. und 3. Nachtrag sowie die revidierten Monographien *Candesartancilexetil (2573), Irbesartan (2465), Losartan-Kalium (2232), Olmesartanmedoxomil (2600) und Valsartan (2423),* die im 3. Nachtrag mit abgedruckt sind.
7. Das Europäische Arzneibuch, 10. Ausgabe, 3. Nachtrag, Amtliche deutsche Ausgabe, kann beim Deutschen Apotheker Verlag bezogen werden.
8. Mit Beginn der Geltung des Europäischen Arzneibuchs, 3. Nachtrag, Amtliche deutsche Ausgabe, wird die Bekanntmachung zum Europäischen Arzneibuch, 10. Ausgabe, 3. Nachtrag, vom 3. Dezember 2020 (BAnz AT 17.12.2020 B11) aufgehoben.
9. Das Europäische Arzneibuch, 10. Ausgabe, 3. Nachtrag, Amtliche deutsche Ausgabe, gilt ab dem 1. November 2021.
10. Für Arzneimittel, die sich am 1. November 2021 in Verkehr befinden und die die Anforderungen der Monographien sowie die Anforderungen der anderen Texte des Europäischen Arzneibuchs, 10. Ausgabe, 3. Nachtrag nicht erfüllen oder nicht nach deren Vorschriften hergestellt, geprüft oder bezeichnet worden sind, aber den am 31. Oktober 2021 geltenden Vorschriften entsprechen, findet diese Bekanntmachung erst ab dem 1. Mai 2022 Anwendung.

Bonn, den 14. Juli 2021

Bundesinstitut für Arzneimittel
und Medizinprodukte
Prof. Dr. K. Broich

*) Diese Bekanntmachung ergeht im Anschluss an folgende Bekanntmachungen des Bundesinstituts für Arzneimittel und Medizinprodukte:
- Bekanntmachung zum Europäischen Arzneibuch, 10. Ausgabe, 3. Nachtrag, vom 3. Dezember 2020 (BAnz AT 17.12.2020 B11)
- Bekanntmachung zum Europäischen Arzneibuch, 10. Ausgabe, 2. Nachtrag, vom 11. Februar 2021 (BAnz AT 04.03.2021 B11)
- Bekanntmachung zum Europäischen Arzneibuch, 10. Ausgabe, Amtliche deutsche Ausgabe und zum Europäischen Arzneibuch vom 15. März 2021 (BAnz AT 01.04.2021 B12)

INHALTSVERZEICHNIS

IV. INHALT DER 10. AUSGABE

1. Änderungen seit dem 2. Nachtrag zur 10. Ausgabe

In der deutschsprachigen Übersetzung des 3. Nachtrags zur 10. Ausgabe der Ph. Eur. werden Änderungen gegenüber dem Grundwerk 2020 beziehungsweise dem 1. und 2. Nachtrag zur 10. Ausgabe durch Markierung der entsprechenden Textstellen gekennzeichnet.

Eine vertikale Linie am Textrand zeigt Textpassagen an, die inhaltlich revidiert oder berichtigt wurden; ein horizontaler Balken zeigt an, wo Textpassagen gestrichen wurden.

Wie in der englischen und französischen Originalausgabe sind diese Markierungen nicht notwendigerweise vollständig. Sie dienen dem Anwender zur Information und sind nicht Bestandteil des amtlichen Texts. Redaktionelle Änderungen sind in der Regel nicht gekennzeichnet.

Beim EDQM können keine Kopien von in dieser Ausgabe publizierten Texten des Europäischen Arzneibuchs bezogen werden.

Bezieher (Buch oder elektronische Version) der englischsprachigen und/oder französischsprachigen Originalausgabe des Europäischen Arzneibuchs mit aktueller Bestellung und registrierter EPID haben Zugang zum Onlinearchiv mit allen nicht mehr gültigen Ausgaben und Nachträgen der European Pharmacopoeia/Pharmacopée Européenne im PDF-Format.

Eine Liste der im Laufe dieser Ausgabe veröffentlichten neuen Reagenzien ist unter „Nützliche Informationen" in *Pharmeuropa Online* verfügbar.

Neue Texte

Allgemeiner Teil

2.5.42 *N*-Nitrosamine in Wirkstoffen
2.6.32 Prüfung auf Bakterien-Endotoxine unter Verwendung des rekombinanten Faktors C
5.1.12 Depyrogenisierung von Gegenständen in der Herstellung parenteraler Zubereitungen
5.17.2 Empfehlungen zur Prüfung auf Partikelkontamination – Sichtbare Partikeln

Monographiegruppen

Radioaktive Arzneimittel und Ausgangsmaterialien für radioaktive Arzneimittel
Betiatid zur Herstellung von radiopharmazeutischen Zubereitungen
(^{68}Ga)Galliumchlorid-Lösung zur Radiomarkierung (hergestellt in einem Beschleuniger)

Pflanzliche Drogen und Zubereitungen aus pflanzlichen Drogen
Cyathulawurzel
Ganoderma

Monographien A–Z

Amproliumhydrochlorid für Tiere
Deferasirox
Dronedaron-Tabletten
Latanoprost
DL-Lysinacetylsalicylat
Rivaroxaban
Trifluridin

Revidierte Texte

Allgemeiner Teil

2.2.2 Färbung von Flüssigkeiten
2.2.24 IR-Spektroskopie
2.2.29 Flüssigchromatographie
2.2.38 Leitfähigkeit
2.2.49 Kugelfall- und automatisierte Kugelrollviskosimeter-Methoden
2.6.12 Mikrobiologische Prüfung nicht steriler Produkte: Bestimmung der vermehrungsfähigen Mikroorganismen
2.6.13 Mikrobiologische Prüfung nicht steriler Produkte: Nachweis spezifizierter Mikroorganismen
2.6.27 Mikrobiologische Prüfung zellbasierter Zubereitungen *
2.7.14 Bestimmung der Wirksamkeit von Hepatitis-A-Impfstoff
2.9.19 Partikelkontamination - Nicht sichtbare Partikeln
3.3.4 Sterile Kunststoffbehältnisse für Blut und Blutprodukte vom Menschen
3.3.8 Sterile Einmalspritzen aus Kunststoff
4 Reagenzien
5.1.4 Mikrobiologische Qualität von nicht sterilen pharmazeutischen Zubereitungen und Substanzen zur pharmazeutischen Verwendung
5.1.5 Anwendung der *F*-Konzepte auf Hitzesterilisationsverfahren
5.1.10 Empfehlungen zur Durchführung der Prüfung auf Bakterien-Endotoxine
5.22 Bezeichnungen von in der Traditionellen Chinesischen Medizin verwendeten pflanzlichen Drogen

Hinweis: Bei der mit * gekennzeichneten Methode wurden die Korrekturen des 5. Nachtrags (Ph. Eur. 10.5) vorgezogen.

Monographiegruppen

Allgemeine Monographien
Substanzen zur pharmazeutischen Verwendung

Monographien zu Darreichungsformen
Zubereitungen zur Anwendung in der Mundhöhle
Zubereitungen zur nasalen Anwendung

Impfstoffe für Menschen
Diphtherie-Tetanus-Adsorbat-Impfstoff
Diphtherie-Tetanus-Adsorbat-Impfstoff (reduzierter Antigengehalt)
Diphtherie-Tetanus-Hepatitis-B(rDNA)-Adsorbat-Impfstoff
Diphtherie-Tetanus-Pertussis(azellulär, aus Komponenten)-Adsorbat-Impfstoff
Diphtherie-Tetanus-Pertussis(azellulär, aus Komponenten)-Adsorbat-Impfstoff (reduzierter Antigengehalt)
Diphtherie-Tetanus-Pertussis(azellulär, aus Komponenten)-Haemophilus-Typ-b(konjugiert)-Adsorbat-Impfstoff
Diphtherie-Tetanus-Pertussis(azellulär, aus Komponenten)-Hepatitis-B(rDNA)-Adsorbat-Impfstoff
Diphtherie-Tetanus-Pertussis(azellulär, aus Komponenten)-Hepatitis-B(rDNA)-Poliomyelitis(inaktiviert)-Haemophilus-Typ-b(konjugiert)-Adsorbat-Impfstoff
Diphtherie-Tetanus-Pertussis(azellulär, aus Komponenten)-Poliomyelitis(inaktiviert)-Adsorbat-Impfstoff
Diphtherie-Tetanus-Pertussis(azellulär, aus Komponenten)-Poliomyelitis(inaktiviert)-Adsorbat-Impfstoff (reduzierter Antigengehalt)
Diphtherie-Tetanus-Pertussis(azellulär, aus Komponenten)-Poliomyelitis(inaktiviert)-Haemophilus-Typ-b(konjugiert)-Adsorbat-Impfstoff
Diphtherie-Tetanus-Pertussis(Ganzzell)-Adsorbat-Impfstoff
Diphtherie-Tetanus-Pertussis(Ganzzell)-Poliomyelitis(inaktiviert)-Adsorbat-Impfstoff
Diphtherie-Tetanus-Pertussis(Ganzzell)-Poliomyelitis(inaktiviert)-Haemophilus-Typ-b(konjugiert)-Adsorbat-Impfstoff
Diphtherie-Tetanus-Poliomyelitis(inaktiviert)-Adsorbat-Impfstoff (reduzierter Antigengehalt)
Tetanus-Adsorbat-Impfstoff

Impfstoffe für Tiere
Tetanus-Impfstoff für Tiere

Pflanzliche Drogen und Zubereitungen aus pflanzlichen Drogen

Gewürznelken
Kümmel
Leopardenblumenwurzelstock
Liebstöckelwurzel
Lindenblüten
Opiumtrockenextrakt, Eingestellter
Passionsblumenkraut
Passionsblumenkrauttrockenextrakt
Weißdornblätter mit Blüten
Weißdornblätter-mit-Blüten-Fluidextrakt
Weißdornblätter-mit-Blüten-Trockenextrakt

Homöopathische Zubereitungen und Stoffe für homöopathische Zubereitungen

Homöopathische Zubereitungen
Wirkstofffreie Kügelchen für homöopathische Zubereitungen

Monographien A–Z

Acamprosat-Calcium
Acetylcystein
Bambuterolhydrochlorid
Betamethason
Betamethasonacetat
Betamethasondipropionat
Bleomycinsulfat
Blutgerinnungsfaktor IX (rDNA) human, Konzentrierte Lösung von
Blutgerinnungsfaktor IX (rDNA) human, Pulver zur Herstellung einer Injektionslösung von
Calciumcarbonat
Calciumchlorid-Dihydrat
Calciumsulfat-Dihydrat
Candesartancilexetil
Celiprololhydrochlorid
Cetylstearylalkohol
Codein-Monohydrat
Codeinphosphat-Hemihydrat
Cyanocobalamin
Danaparoid-Natrium
Deferipron-Lösung zum Einnehmen
Deferipron-Tabletten
Dexamethason
Dexamethasonacetat
Epinastinhydrochlorid
Epinephrin / Adrenalin
Epirubicinhydrochlorid
Ergotamintartrat
Etanercept
Everolimus
Fluoxetinhydrochlorid
Infliximab-Lösung, Konzentrierte
Irbesartan
Isoconazol
Isoconazolnitrat
Kaliumchlorid
Kaliumclavulanat
Kaliumclavulanat, Verdünntes
Kaliummonohydrogenphosphat
Ketoconazol
Labetalolhydrochlorid
Lachsöl vom Zuchtlachs
Lacosamid-Infusionszubereitung
Lacosamid-Lösung zum Einnehmen
Lacosamid-Tabletten
Lactose
Lactose-Monohydrat
Lebertran vom Zuchtkabeljau
Letrozol
Losartan-Kalium
Lösungen zur Aufbewahrung von Organen
Magnesiumchlorid-Hexahydrat
Magnesiumhydroxid
Magnesiumoxid, Leichtes
Magnesiumoxid, Schweres
Magnesiumsulfat-Heptahydrat
Mexiletinhydrochlorid
Minocyclinhydrochlorid-Dihydrat
Moxifloxacinhydrochlorid
Mupirocin
Mupirocin-Calcium
Natriumacetat-Trihydrat
Natriumcarbonat
Natriumcarbonat-Monohydrat
Natriumcarbonat-Decahydrat
Natriumdihydrogenphosphat-Dihydrat
Natriumdodecylsulfat
Natriumhydrogencarbonat
Natriummetabisulfit
Natriummonohydrogenphosphat
Natriummonohydrogenphosphat-Dihydrat
Natriummonohydrogenphosphat-Dodecahydrat
Natriummycophenolat
Natriumtetraborat
Ofloxacin
Olmesartanmedoxomil
Omega-3-Säuren-Triglyceride
Palmitoylascorbinsäure
Pentobarbital
Pentobarbital-Natrium
Prednisolonacetat
Prednison
Primidon
Raltegravir-Kautabletten
Raltegravir-Tabletten
Rosuvastatin-Tabletten
Schwefel
Schwefelsäure
Silber, Kolloidales
Sitagliptin-Tabletten
Sotalolhydrochlorid
Streptomycinsulfat
Sulfobutylbetadex-Natrium
Tramadolhydrochlorid
Tramazolinhydrochlorid-Monohydrat
Valsartan
Vitamin A, Ölige Lösung von synthetischem
Weizenstärke
Wollwachsalkohole
Zinkacexamat

Berichtigte Texte

Allgemeiner Teil

3.1.3 Polyolefine *
3.1.5 Polyethylen mit Zusatzstoffen für Behältnisse zur Aufnahme parenteraler und ophthalmologischer Zubereitungen *
3.1.6 Polypropylen für Behältnisse und Verschlüsse zur Aufnahme parenteraler und ophthalmologischer Zubereitungen *
3.1.7 Poly(ethylen-vinylacetat) für Behältnisse und Schläuche für Infusionslösungen zur totalen parenteralen Ernährung *

Monographien A–Z

Azathioprin
Codeinhydrochlorid-Dihydrat **
Macrogole *

Hinweis: Bei den mit * gekennzeichneten Texten handelt es sich um nur in der deutschsprachigen Ausgabe der Ph. Eur. 10.3 berichtigte Texte.

Hinweis: Bei der mit ** gekennzeichneten Monographie wurden die Korrekturen des 5. Nachtrags (Ph. Eur. 10.5) vorgezogen.

Bei folgenden Texten erfolgte die Berichtigung bereits im Grundwerk 2020 oder dem 1. oder 2. Nachtrag zur 10. Ausgabe (Ph. Eur. 10.0/10.1/10.2):

2.2.39 Molekülmassenverteilung in Dextranen
2.6.37 Prinzipien zum Nachweis von Fremdviren in immunologischen Arzneimitteln für Tiere durch Kulturmethoden

Goldfadenwurzelstock
Alfentanilhydrochlorid-Hydrat
Amphotericin B
Bacitracin-Zink
Carboxymethylstärke-Natrium (Typ A)
Carboxymethylstärke-Natrium (Typ B)
Colistimethat-Natrium
Colistinsulfat
Copovidon
Cyclizinhydrochlorid
Dimethylsulfoxid
Ergometrinmaleat
Fingolimodhydrochlorid
Fluphenazinenantat
Galantaminhydrobromid
Gentamicinsulfat
Glycin
Indapamid
Josamycin
Josamycinpropionat
Kanamycinmonosulfat
Lactitol-Monohydrat
Levocabastinhydrochlorid
Molsidomin
Neomycinsulfat
Nevirapin-Hemihydrat
Paclitaxel
Phenylephrin
Phenylephrinhydrochlorid
Pimobendan für Tiere
Polymyxin-B-sulfat
Raltegravir-Kalium
Rifamycin-Natrium
Rivastigmin
Spiramycin
Stanozolol
Tilidinhydrochlorid-Hemihydrat

Titeländerungen

Allgemeiner Teil

5.1.5 Anwendung des F_0-Konzepts auf die Dampfsterilisation von wässrigen Zubereitungen *wurde zu:* 5.1.5 Anwendung der F-Konzepte auf Hitzesterilisationsverfahren

Monographiegruppen

Pflanzliche Drogen und Zubereitungen aus pflanzlichen Drogen

Quantifizierter Weißdornblätter-mit-Blüten-Fluidextrakt *wurde zu:* Weißdornblätter-mit-Blüten-Fluidextrakt

Beachten Sie den Hinweis auf „Allgemeine Monographien“ zu Anfang des Bands auf Seite B

Monographien A–Z

Lebertran vom Kabeljau (aus Aufzucht) *wurde zu:* Lebertran vom Zuchtkabeljau
Schwefel zum äußerlichen Gebrauch *wurde zu:* Schwefel
Kolloidales Silber zum äußerlichen Gebrauch *wurde zu:* Kolloidales Silber

Gestrichene Texte

Die folgenden Texte wurden mit der Resolution AP-CPH (19) 4 zum ***1.4.2020*** *gestrichen:*

Pflanzliche Drogen und Zubereitungen aus pflanzlichen Drogen
Tinnevelly-Sennesfrüchte

Monographien A–Z
Insulin vom Rind

Die folgenden Texte wurden mit der Resolution AP-CPH (19) 5 zum ***1.7.2020*** *gestrichen:*

Allgemeiner Teil
2.6.24 Aviäre Virusimpfstoffe: Prüfungen auf fremde Agenzien in Saatgut
2.6.25 Aviäre Virus-Lebend-Impfstoffe: Prüfungen auf fremde Agenzien in Chargen von Fertigprodukten

Die folgenden Texte wurden mit der Resolution AP-CPH (19) 6 zum ***1.1.2021*** *gestrichen:*

Monographien A–Z
Carisoprodol
Meprobamat
Nalidixinsäure

Die folgenden Texte wurden mit der Resolution AP-CPH CORR (20) 4 zum ***1.4.2021*** *gestrichen:*

Monographien A–Z
Amobarbital
Amobarbital-Natrium
Biphasische Insulin-Suspension zur Injektion
Metrifonat

Der folgende Text wurde mit der Resolution AP-CPH (20) 5 zum ***1.7.2021*** *gestrichen:*

Monographien A–Z
Wasserdispergierbares Colecalciferol-Konzentrat

Der folgende Text wurde mit der Resolution AP-CPH (20) 6 zum ***1.7.2021*** *gestrichen:*

Monographien A–Z
Theobromin

2. Verzeichnis aller Texte der 10. Ausgabe

Stand

Allgemeiner Teil

1 Allgemeine Vorschriften

2 Allgemeine Methoden

2.1 Geräte

2.2 Methoden der Physik und der physikalischen Chemie

Beachten Sie den Hinweis auf „Allgemeine Monographien" zu Anfang des Bands auf Seite B

Stand

2.5 Gehaltsbestimmungsmethoden

2.6 Methoden der Biologie

Stand

3 Material zur Herstellung von Behältnissen; Behältnisse

4 Reagenzien

5 Allgemeine Texte

Monographiegruppen

Stand

Allgemeine Monographien

Monographien zu Darreichungsformen

Beachten Sie den Hinweis auf „Allgemeine Monographien" zu Anfang des Bands auf Seite B

Impfstoffe für Tiere

Beachten Sie den Hinweis auf „Allgemeine Monographien" zu Anfang des Bands auf Seite B

Immunsera für Menschen

Immunsera für Tiere

Radioaktive Arzneimittel und Ausgangsmaterialien für radioaktive Arzneimittel

Beachten Sie den Hinweis auf „Allgemeine Monographien“ zu Anfang des Bands auf Seite B

Hinweis: Bei den mit * gekennzeichneten Texten handelt es sich um Monographien zu Drogen, die insbesondere in der Traditionellen Chinesischen Medizin (TCM) verwendet werden.

Homöopathische Zubereitungen und Stoffe für homöopathische Zubereitungen

Beachten Sie den Hinweis auf „Allgemeine Monographien“ zu Anfang des Bands auf Seite B

Monographien A–Z

A

B

C

Beachten Sie den Hinweis auf „Allgemeine Monographien“ zu Anfang des Bands auf Seite B

D

Beachten Sie den Hinweis auf „Allgemeine Monographien“ zu Anfang des Bands auf Seite B

E

F

Beachten Sie den Hinweis auf „Allgemeine Monographien" zu Anfang des Bands auf Seite B

G

H

I

J

K

Beachten Sie den Hinweis auf „Allgemeine Monographien" zu Anfang des Bands auf Seite B

L

M

N

Beachten Sie den Hinweis auf „Allgemeine Monographien“ zu Anfang des Bands auf Seite B

O

P

Beachten Sie den Hinweis auf „Allgemeine Monographien“ zu Anfang des Bands auf Seite B

Q

R

S

Beachten Sie den Hinweis auf „Allgemeine Monographien" zu Anfang des Bands auf Seite B

U

V

W

X

	Stand
Xanthangummi	10.0
Xylazinhydrochlorid für Tiere	10.0
Xylitol	10.0
Xylometazolinhydrochlorid	10.1
Xylose	10.0

Y

	Stand
Yohimbinhydrochlorid	10.0

Z

	Stand
Wasserhaltiges Zanamivir	10.1
Zidovudin	10.0
Zinkacetat-Dihydrat	10.0
Zinkacexamat	10.3
Zinkchlorid	10.0
Zinkgluconat	10.0
Zinkoxid	10.0
Zinkstearat	10.0
Zinksulfat-Monohydrat	10.0
Zinksulfat-Hexahydrat	10.0
Zinksulfat-Heptahydrat	10.0
Zinkundecylenat	10.0
Zinn(II)-chlorid-Dihydrat	10.0
Ziprasidonhydrochlorid-Monohydrat	10.0
Ziprasidonmesilat-Trihydrat	10.0
Zoledronsäure-Monohydrat	10.1
Zolmitriptan	10.0
Zolpidemtartrat	10.1
Zopiclon	10.0
Zucker-Stärke-Pellets	10.0
Zuclopenthixoldecanoat	10.0

Allgemeiner Teil

2 Allgemeine Methoden

2.2 Methoden der Physik und der physikalischen Chemie

10.3/2.02.02.00

2.2.2 Färbung von Flüssigkeiten

◊ Eine Lösung ist *farblos*, wenn sie das Aussehen von Wasser *R* oder des zur Herstellung der Untersuchungslösung verwendeten Lösungsmittels hat oder nicht stärker gefärbt ist als die Farbvergleichslösung B_9.

Die Ergebnisse werden zusammen mit der verwendeten Methode angegeben (Methode I, Methode II oder Methode III).

Visuelle Methoden

Die Prüfung der Farbstärke einer Flüssigkeit im Bereich der Farben Braun, Gelb, Rot wird wie in der Monographie vorgeschrieben nach einer der beiden nachfolgend beschriebenen Methoden durchgeführt.

Methode I

In identischen, farblosen, durchsichtigen Reagenzgläsern aus Neutralglas von 12 mm äußerem Durchmesser werden 2,0 ml der zu prüfenden Flüssigkeit mit 2,0 ml Wasser *R*, 2,0 ml des zur Herstellung der zu prüfenden Flüssigkeit verwendeten Lösungsmittels oder 2,0 ml der in der Monographie vorgeschriebenen Farbvergleichslösung (siehe Tabellen) verglichen. Die Beurteilung erfolgt bei diffusem Tageslicht in horizontaler Durchsicht gegen einen weißen Hintergrund.

Methode II

In identischen, farblosen, durchsichtigen Neßler-Zylindern aus Neutralglas von 15 bis 25 mm innerem Durchmesser wird die zu prüfende Flüssigkeit in einer Schichtdicke von 40 mm mit Wasser *R*, mit dem zur Herstellung der zu prüfenden Flüssigkeit verwendeten Lösungsmittel oder mit der in der Monographie vorgeschriebenen Farbvergleichslösung (siehe Tabellen) verglichen. Die Beurteilung erfolgt bei diffusem Tageslicht in vertikaler Durchsicht gegen einen weißen Hintergrund.

Herstellung der Farbvergleichslösungen

Stammlösung Gelb

46 g Eisen(III)-chlorid *R* werden in etwa 900 ml einer Mischung von 25 ml Salzsäure *R* und 975 ml Wasser *R* gelöst. Die Lösung wird mit der gleichen Mischung zu 1000,0 ml verdünnt und nach der Gehaltsbestimmung mit so viel der Salzsäure-Wasser-Mischung verdünnt, dass 1 ml Lösung 45,0 mg $FeCl_3 \cdot 6\,H_2O$ enthält.

Vor Licht geschützt zu lagern

Gehaltsbestimmung: 10,0 ml der Stammlösung werden in einem 250-ml-Erlenmeyerkolben mit Schliffstopfen mit 15 ml Wasser *R*, 5 ml Salzsäure *R* und 4 g Kaliumiodid *R* versetzt. Der Kolben wird verschlossen und 15 min lang im Dunkeln stehen gelassen. Nach Zusatz von 100 ml Wasser *R* wird das ausgeschiedene Iod mit Natriumthiosulfat-Lösung (0,1 mol · l^{-1}) titriert. Gegen Ende der Titration werden 0,5 ml Stärke-Lösung *R* als Indikator zugesetzt.

1 ml Natriumthiosulfat-Lösung (0,1 mol · l^{-1}) entspricht 27,03 mg $FeCl_3 \cdot 6\,H_2O$.

Stammlösung Rot

60 g Cobalt(II)-chlorid *R* werden in etwa 900 ml einer Mischung von 25 ml Salzsäure *R* und 975 ml Wasser *R* gelöst. Die Lösung wird mit der gleichen Mischung zu 1000,0 ml verdünnt und nach der Gehaltsbestimmung mit so viel der Salzsäure-Wasser-Mischung verdünnt, dass 1 ml Lösung 59,5 mg $CoCl_2 \cdot 6\,H_2O$ enthält.

Gehaltsbestimmung: 5,0 ml der Stammlösung werden in einem 250-ml-Erlenmeyerkolben mit Schliffstopfen mit 5 ml Wasserstoffperoxid-Lösung 3 % *R* und 10 ml einer Lösung von Natriumhydroxid *R* (300 g · l^{-1}) zum Sieden erhitzt und 10 min lang im schwachen Sieden gehalten. Nach dem Erkalten wird die Lösung mit 60 ml verdünnter Schwefelsäure *R* und 2 g Kaliumiodid *R* versetzt, der Kolben verschlossen und der Niederschlag unter leichtem Umschwenken gelöst. Das ausgeschiedene Iod wird mit Natriumthiosulfat-Lösung (0,1 mol · l^{-1}) bis zur Rosafärbung titriert. Gegen Ende der Titration werden 0,5 ml Stärke-Lösung *R* als Indikator zugesetzt.

1 ml Natriumthiosulfat-Lösung (0,1 mol · l^{-1}) entspricht 23,79 mg $CoCl_2 \cdot 6\,H_2O$.

Stammlösung Blau

63 g Kupfer(II)-sulfat-Pentahydrat *R* werden in etwa 900 ml einer Mischung von 25 ml Salzsäure *R* und 975 ml Wasser *R* gelöst. Die Lösung wird mit der gleichen Mischung zu 1000,0 ml verdünnt und nach der Gehaltsbestimmung mit so viel der Salzsäure-Wasser-Mischung verdünnt, dass 1 ml Lösung 62,4 mg $CuSO_4 \cdot 5\,H_2O$ enthält.

Gehaltsbestimmung: 10,0 ml der Stammlösung werden in einem 250-ml-Erlenmeyerkolben mit Schliffstopfen mit 50 ml Wasser *R*, 12 ml verdünnter Essigsäure *R* und 3 g Kaliumiodid *R* versetzt. Das ausgeschiedene Iod wird mit Natriumthiosulfat-Lösung (0,1 mol · l^{-1}) bis zur schwachen Braunfärbung titriert. Gegen Ende der Titration werden 0,5 ml Stärke-Lösung *R* als Indikator zugesetzt.

1 ml Natriumthiosulfat-Lösung (0,1 mol · l^{-1}) entspricht 24,97 mg $CuSO_4 \cdot 5\,H_2O$.

Farbreferenzlösungen

Aus den Stammlösungen Gelb, Rot und Blau werden die 5 Farbreferenzlösungen folgendermaßen hergestellt:

Allg. Methoden

Tabelle 2.2.2-1

Farbreferenzlösung	Mengen (ml)			
	Stammlösung Gelb	Stammlösung Rot	Stammlösung Blau	Salzsäure ($10\ g \cdot l^{-1}$ HCl)
B (braun)	3,0	3,0	2,4	1,6
BG (bräunlich gelb)	2,4	1,0	0,4	6,2
G (gelb)	2,4	0,6	0,0	7,0
GG (grünlich gelb)	9,6	0,2	0,2	0,0
R (rot)	1,0	2,0	0,0	7,0

Farbvergleichslösungen für Methode I und II

Aus den 5 Farbreferenzlösungen werden die folgenden Farbvergleichslösungen hergestellt:

Tab. 2.2.2-2: Farbvergleichslösungen B

Farbvergleichslösung	Mengen (ml)	
	Farbreferenzlösung B	Salzsäure ($10\ g \cdot l^{-1}$ HCl)
B_1	75,0	25,0
B_2	50,0	50,0
B_3	37,5	62,5
B_4	25,0	75,0
B_5	12,5	87,5
B_6	5,0	95,0
B_7	2,5	97,5
B_8	1,5	98,5
B_9	1,0	99,0

Tab. 2.2.2-3: Farbvergleichslösungen BG

Farbvergleichslösung	Mengen (ml)	
	Farbreferenzlösung BG	Salzsäure ($10\ g \cdot l^{-1}$ HCl)
BG_1	100,0	0,0
BG_2	75,0	25,0
BG_3	50,0	50,0
BG_4	25,0	75,0
BG_5	12,5	87,5
BG_6	5,0	95,0
BG_7	2,5	97,5

Tab. 2.2.2-4: Farbvergleichslösungen G

Farbvergleichslösung	Mengen (ml)	
	Farbreferenzlösung G	Salzsäure ($10\ g \cdot l^{-1}$ HCl)
G_1	100,0	0,0
G_2	75,0	25,0
G_3	50,0	50,0
G_4	25,0	75,0
G_5	12,5	87,5
G_6	5,0	95,0
G_7	2,5	97,5

Tab. 2.2.2-5: Farbvergleichslösungen GG

Farbvergleichslösung	Mengen (ml)	
	Farbreferenzlösung GG	Salzsäure ($10\ g \cdot l^{-1}$ HCl)
GG_1	25,0	75,0
GG_2	15,0	85,0
GG_3	8,5	91,5
GG_4	5,0	95,0
GG_5	3,0	97,0
GG_6	1,5	98,5
GG_7	0,75	99,25

Tab. 2.2.2-6: Farbvergleichslösungen R

Farbvergleichslösung	Mengen (ml)	
	Farbreferenzlösung R	Salzsäure ($10\ g \cdot l^{-1}$ HCl)
R_1	100,0	0,0
R_2	75,0	25,0
R_3	50,0	50,0
R_4	37,5	62,5
R_5	25,0	75,0
R_6	12,5	87,5
R_7	5,0	95,0

Lagerung

Für die Methode I können die Farbvergleichslösungen in zugeschmolzenen, farblosen und durchsichtigen Reagenzgläsern aus Neutralglas mit einem äußeren Durchmesser von 12 mm vor Licht geschützt gelagert werden.

Für die Methode II werden die Farbvergleichslösungen unmittelbar vor Gebrauch aus den Farbreferenzlösungen hergestellt. ◊

Instrumentelle Methode – Methode III

Grundlagen

Die wahrgenommene Farbe eines Objekts hängt in erster Linie von seinen lichtabsorbierenden Eigenschaften ab. Die Farbempfindung wird jedoch von einer ganzen Reihe von Bedingungen beeinflusst wie Eigenschaften der Lichtquelle, spektrale Energie der Lichtart, visuelle Empfindlichkeit (Sehvermögen) des Beobachters, Unterschiede in Größe, Hintergrund und Richtung, aus der das Licht einfällt. Der Farbton, die Helligkeit (oder Leuchtdichte) und die Sättigung sind 3 Merkmale von Farbe. Eine instrumentelle Messung unter definierten Bedingungen ermöglicht es, das Phänomen Farbe numerisch auszudrücken. Die Grundlage instrumenteller Farbmessung ist die Tatsache, dass das menschliche Auge Farbe mit Hilfe von 3 Rezeptortypen wahrnimmt.

Mit instrumentellen Methoden zur Farbmessung werden objektivere Daten erhalten als mit der subjektiven Betrachtung von Farben durch eine kleine Anzahl Individuen. Instrumentelle Methoden können, bei adäquater Gerätewartung und Kalibrierung, genaue, präzise und beständige Farbmessungen leisten, die nicht mit der Zeit abweichen. Durch umfangreiche Farbübereinstimmungsexperimente, die mit menschlichen Subjekten mit normaler Farbempfindung durchgeführt worden sind, wurden für jede Wellenlänge im sichtbaren Spektrum Verteilungskoeffizienten (Wichtungsfaktoren) festgelegt, die den relativen Anteil an Stimulierung jedes Rezeptortyps durch das Licht dieser Wellenlänge wiedergeben.

Die internationale Beleuchtungskommission (CIE, Commission Internationale de l'Eclairage) hat Modelle entwickelt, die die Lichtquelle und den Winkel, mit dem der Beobachter auf das Objekt blickt (Sehfeld), berücksichtigen. In einer visuellen Prüfung der Färbung von Flüssigkeiten führen bestimmte Erfordernisse zur Verwendung eines Winkels von 2° und diffusem Tageslicht (Lichtart C). Die mittlere Hellempfindlichkeit des menschlichen Auges wird durch die Verteilungskoeffizienten $\overline{x}_\lambda$, $\overline{y}_\lambda$ und $\overline{z}_\lambda$ beschrieben (Abb. 2.2.2-1).

Für jede Farbe wird der Stimulationsgrad jedes Rezeptortyps durch die Tristimuluswerte (*XYZ*) definiert. Das Verhältnis zwischen den Verteilungskoeffizienten und den Tristimuluswerten (*X, Y* und *Z*) wird durch folgende Integralgleichungen ausgedrückt:

$$X = k \int_0^\infty f_\lambda \overline{x}_\lambda S_\lambda d\lambda$$

$$Y = k \int_0^\infty f_\lambda \overline{y}_\lambda S_\lambda d\lambda$$

$$Z = k \int_0^\infty f_\lambda \overline{z}_\lambda S_\lambda d\lambda$$

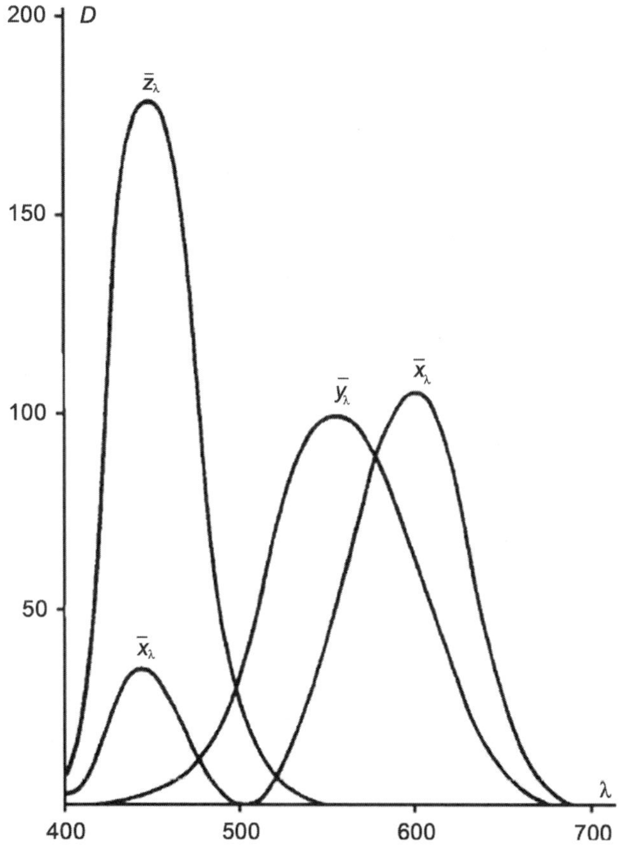

Abb. 2.2.2-1: Mittlere Hellempfindlichkeit des menschlichen Auges dargestellt durch Verteilungskoeffizienten, CIE-2°-Normalbeobachter (D = Verteilungskoeffizient; λ = Wellenlänge in Nanometern)

$$k = 100 / \int_0^\infty \overline{y}_\lambda S_\lambda d\lambda$$

k	=	Normalisierungskonstante, die die Stimulation eines Rezeptortyps und die verwendete Beleuchtung charakterisiert
S_λ	=	relative spektrale Strahlungsverteilung der Lichtart
$\overline{x}_\lambda$, $\overline{y}_\lambda$ und $\overline{z}_\lambda$	=	Verteilungskoeffizienten für den CIE-2°-Normalbeobachter
f_λ	=	spektraler Transmissionsgrad T_λ des Materials
λ	=	Wellenlänge in Nanometern

In technischen Berechnungen von Tristimuluswerten nähert man sich der Integration durch Summenbildung an:

$$X = k \sum_\lambda T_\lambda \overline{x}_\lambda S_\lambda \Delta\lambda$$

$$Y = k \sum_\lambda T_\lambda \overline{y}_\lambda S_\lambda \Delta\lambda$$

$$Z = k \sum_\lambda T_\lambda \overline{z}_\lambda S_\lambda \Delta\lambda$$

$$k = 100 / \sum_{\lambda} S_{\lambda} \overline{y}_{\lambda} \Delta\lambda$$

Die Tristimuluswerte können zur Berechnung der CIELAB-Farbraumkoordinaten verwendet werden: L^* (Helligkeit oder Leuchtdichte), a^*(rot-grün) und b^*(gelb-blau). Diese werden definiert durch:

$$L^* = 116 f(Y/Y_n) - 16$$

$$a^* = 500\,[f(X/X_n) - f(Y/Y_n)]$$

$$b^* = 200\,[f(Y/Y_n) - f(Z/Z_n)]$$

wobei X_n,$Y_n$und Z_n die Tristimuluswerte von Wasser *R* darstellen und
$f(X/X_n) = (X/X_n)^{1/3}$
falls

$$X/X_n > (6/29)^3$$

andernfalls

$$f(X/X_n) = 841/108\,(X/X_n) + 4/29$$

$f(Y/Y_n) = (Y/Y_n)^{1/3}$
falls

$$Y/Y_n > (6/29)^3$$

andernfalls

$$f(Y/Y_n) = 841/108\,(Y/Y_n) + 4/29$$

$f(Z/Z_n) = (Z/Z_n)^{1/3}$
falls

$$Z/Z_n > (6/29)^3$$

andernfalls

$$f(Z/Z_n) = 841/108\,(Z/Z_n) + 4/29$$

Mit der spektrometrischen Methode werden Transmissionswerte bei einzelnen Wellenlängen im sichtbaren Spektrum erhalten. Diese Werte werden zur Berechnung der Tristimuluswerte verwendet unter Einbeziehung der Wichtungsfaktoren $\overline{x}_{\lambda}$, $\overline{y}_{\lambda}$ und $\overline{z}_{\lambda}$ für einen 2°-CIE-Normalbeobachter und eine CIE-Standardlichtart C (siehe die aktuelle Veröffentlichung der Internationalen Beleuchtungskommission CIE).

Spektrometrische Methode

Mit einem geeigneten, nach der Anleitung des Geräteherstellers angewendeten Spektrometer wird die Transmission (*T*) über einen Bereich von mindestens 400 bis 700 nm und in Intervallen, die nicht größer als 10 nm sind, gemessen. Das Ergebnis wird als Anteil in Prozent ausgedrückt. Die Tristimuluswerte *X*, *Y* und *Z* sowie die Farbkoordinaten (Farbwerte) L^*, a^* und b^* werden berechnet.

Prüfung von Färbung

Das Gerät wird entsprechend den Empfehlungen des Geräteherstellers kalibriert. Vor jeder Messung oder in regelmäßigen Intervallen, je nach Verwendung des Geräts, werden Systemfunktionstests durchgeführt. Dazu werden zertifizierte Referenzmaterialien innerhalb des vorgesehenen Messbereichs verwendet.

Das Gerät wird entsprechend der Anleitung des Geräteherstellers in Betrieb genommen. Die Prüflösung und die Referenzlösung(en) werden unter gleichen Bedingungen (wie Schichtdicke der Küvette, Temperatur) geprüft.

In Transmissionsmessungen wird Wasser *R* als Referenzlösung eingesetzt und bekommt bei allen Wellenlängen des sichtbaren Spektrums eine Transmission von 100,0 Prozent zugeordnet. Dann werden die Wichtungsfaktoren $\overline{x}_{\lambda}$, $\overline{y}_{\lambda}$ und $\overline{z}_{\lambda}$ für die CIE-Standardlichtart C eingesetzt, um die den Farbkoordinaten $L^* = 100$, $a^* = 0$ und $b^* = 0$ entsprechenden Tristimuluswerte zu berechnen.

Mit den Farbkoordinaten von Wasser *R* oder von frisch zubereiteten Referenzlösungen des Arzneibuchs können Referenzmessungen durchgeführt werden. Es können auch entsprechende Farbkoordinaten der Datenbank des Geräteherstellers verwendet werden, vorausgesetzt letztere wurden unter den gleichen Prüfbedingungen erhalten.

Wenn die Prüflösung trüb ist oder Schleier aufweist, wird sie filtriert oder zentrifugiert. Wenn die Prüflösung nicht filtriert oder zentrifugiert wird, werden Trübungen oder Schleier zusammen mit den Ergebnissen protokolliert. Luftbläschen müssen vermieden oder falls möglich beseitigt werden.

Mit der instrumentellen Methode wird die Farbe oder der Farbunterschied von 2 Lösungen verglichen oder eine Abweichung von einer definierten Farbe bestimmt. Der Farbunterschied (euklidischer Abstand ΔE^*_{tr}) zwischen der Prüflösung (*t*) und einer Referenzlösung (*r*) wird nach folgender Gleichung berechnet:

$$\Delta E^*_{tr} = \sqrt{(\Delta L^*)^2 + (\Delta a^*)^2 + (\Delta b^*)^2}$$

wobei ΔL^*, Δa^* und Δb^* die Abweichungen der Farbkoordinaten der beiden Lösungen voneinander darstellen.

Anstatt der CIE *Lab*-Farbkoordinaten können auch die CIE *LCh*-Farbkoordinaten verwendet werden.

Evaluieren der Lage innerhalb des L*a*b*-Farbraums: Messinstrumente können Informationen dazu liefern, welcher Stelle des $L^*a^*b^*$-Farbraums die Prüflösung entspricht. Mit Hilfe geeigneter Algorithmen können Vergleiche mit Referenzlösungen des Arzneibuchs (wie „Untersuchungslösung entspricht Referenzlösung XY“, „Untersuchungslösung nahe an Referenzlösung XY“ oder „Untersuchungslösung liegt zwischen den Referenzlösungen XY und YZ“) getroffen werden.

10.3/2.02.24.00

2.2.24 IR-Spektroskopie

Prinzip

IR-Spektroskopie (Infrarot-Absorptions-Spektrophotometrie) basiert auf der Interaktion der Infrarotstrahlung mit Materie. Aufgrund der Interaktion zwischen einem Molekül und IR-Strahlung können für das Molekül spezifische Frequenzen absorbiert und einige intermolekulare sowie intramolekulare Schwingungen können zu höheren Schwingungsstufen angeregt werden. Dies ergibt ein IR-Spektrum mit charakteristischen Absorptionsbanden, die mit den funktionellen Gruppen des Moleküls korrelieren.

Der Bereich der Infrarot-Strahlung kann in drei Unterregionen eingeteilt werden, genannt nahes, mittleres und fernes Infrarot. Diese Unterregionen haben allgemein anerkannt festgelegte Wellenlängenbereiche bei 0,8 bis 2,5 µm, 2,5 bis 25 µm und 25 bis 1000 µm. In der IR-Spektroskopie wird die Wellenzahl häufiger verwendet als die Wellenlänge und kann mit folgender Gleichung ausgedrückt werden:

$$\tilde{\nu} = \frac{1}{\lambda} \cdot 10^4$$

wobei $\tilde{\nu}$ die Wellenzahl in reziproken Zentimetern (cm^{-1}) und λ die Wellenlänge in Mikrometern ist. So entsprechen Wellenzahlen von 12 500 bis 4000 cm^{-1} dem nahen Infrarot, von 4000 bis 400 cm^{-1} dem mittleren Infrarot und von 400 bis 10 cm^{-1} dem fernen Infrarot.

Dieses Kapitel behandelt nur die Spektroskopie im mittleren Infrarotbereich, das bedeutet bei 4000 bis 400 cm^{-1} (2,5 bis 25 µm), nachfolgend einfach als „Infrarot" bezeichnet. In diesem Bereich erscheinen die grundlegenden molekularen Schwingungen von funktionellen Gruppen als Absorptionsbanden im Spektrum. Der Bereich unterhalb 1500 cm^{-1} ist als „Fingerprint-Region" bekannt, ein sehr komplexer und informationsreicher Teil des Spektrums, welcher das untersuchte Molekül charakterisiert.

Der mittlere Infrarotbereich grenzt an den nahen Infrarotbereich, in dem Oberschwingungen und Kombinationen von Grundschwingungen, hauptsächlich der funktionellen Gruppen C-H, N-H und O-H detektiert werden (2.2.40), und an den fernen Infrarotbereich, in dem hauptsächlich Absorptionsbanden beobachtet werden, die mit Schwingungen von Kristallgitterformen, Wasserstoffbrückenbindungen, Winkeldeformationsschwingungen schwerer Atome und Molekülrotationen in Zusammenhang stehen.

Anwendungen

Da die Absorptionsbanden im IR-Spektrum für wichtige strukturelle funktionelle Gruppen charakteristisch sind, ist die IR-Spektroskopie für die Identifizierung von Substanzen und zum Erhalt von Strukturinformationen weit verbreitet. Die IR-Spektroskopie kann auch für quantitative Bestimmungen eingesetzt werden. Dabei ist die Etablierung einer mathematischen Beziehung zwischen der Intensität der durch die Probe absorbierten Strahlung und der Konzentration der untersuchten Komponente in der Probe notwendig.

Die IR-Spektroskopie wird im pharmazeutischen Umfeld oft für chemische und physikalische Analysen im Labor eingesetzt und besitzt eine Vielzahl von Anwendungsmöglichkeiten während eines Herstellungsprozesses, wie nachfolgend dargestellt. Die IR-Spektroskopie ermöglicht dadurch die Anwendung der prozessanalytischen Technologie (PAT) als Teil einer erweiterten Steuerungsstrategie.

Chemische Analyse

- Identifizierung von Wirkstoffen, Hilfsstoffen, Darreichungsformen, Herstellungszwischenprodukten, Chemikalien und Verpackungsmaterialien
- Qualitätsbeurteilungen von Wirkstoffen, Hilfsstoffen, Darreichungsformen, Herstellungszwischenprodukten, Verpackungsmaterialien, insbesondere Spektrenvergleiche von Charge zu Charge und Beurteilungen von Lieferantenwechseln
- Quantifizierung von Wirkstoffen in einer Probenmatrix, Bestimmung von Wasser- und Lösungsmittelgehalt
- Quantifizierung von Verunreinigungen zum Beispiel in Gasen und anorganischen Materialien
- Reaktionsmonitoring zum Beispiel bei einer chemischen Synthese

Physikalische Analyse

- Bestimmung von Feststoffeigenschaften wie Polymorphie

Einschränkungen

Die wichtigsten Einschränkungen für die Anwendung der IR-Spektroskopie sind:

- es kann notwendig sein, zusätzliche Techniken für die eindeutige Identifizierung einer Substanz einzusetzen
- reine Enantiomere einer Substanz können nicht unterschieden werden
- die IR-Spektroskopie ist nicht immer eine geeignete Methode zur Spurenanalyse
- Bedingungen der Probenvorbereitung (zum Beispiel Druck, Lösungsmittel) können die Kristallform einer Substanz, die in verschiedenen polymorphen Formen auftreten kann, ändern
- für heterogene Proben kann ein begrenztes Probenvolumen problematisch sein.

Messmodi

IR-Messungen basieren darauf, eine Probe der IR-Strahlung auszusetzen und anschließend die Abschwächung des austretenden Strahls bei verschiedenen Wellenlängen zu messen. Dies ergibt zwei Hauptmessarten: Transmission und abgeschwächte Totalreflexion (ATR). Ande-

Allg. Methoden

re Messarten gibt es für spezifische Anwendungen (zum Beispiel diffuse und spekulare Reflexion).

Modus der Transmission

Diese Messart basiert auf der Bestimmung der Transmission (T), also der Fähigkeit der Probe, IR-Strahlung einer bestimmten Wellenlänge (Wellenzahl) durchzulassen. Die Transmission wird durch das folgende Verhältnis definiert:

$$T = \frac{I}{I_0}$$

I_0 = Intensität der eintretenden Strahlung
I = Intensität der austretenden Strahlung

Das resultierende Spektrum wird mit der Transmission (T) auf der y-Achse gegen die Wellenlänge oder Wellenzahl auf der x-Achse dargestellt. Das Spektrum kann auch mit der Absorption (A) auf der y-Achse, die mit folgender Gleichung zur Transmission (T) in Bezug gesetzt wird, dargestellt werden:

$$A = \log_{10}\left(\frac{1}{T}\right) = \log_{10}\left(\frac{I_0}{I}\right) = a \cdot b \cdot c$$

a = molarer Absorptionskoeffizient der Probe in Quadratzentimeter je Mol ($cm^2 \cdot mol^{-1}$)
b = Probendicke in Zentimetern
c = Probenkonzentration in Mol je Kubikzentimeter ($mol \cdot cm^{-3}$)

Modus der abgeschwächten Totalreflexion

Der ATR-Modus basiert auf dem Phänomen der internen Totalreflexion. Die Probe mit einem Brechungsindex n_2 wird in engen Kontakt mit einem Kristall (Diamant, Germanium, Zinkselenid oder einem anderen geeigneten Material) mit einem Brechungsindex n_1, der größer als n_2 ist, gebracht. Ein IR-Lichtstrahl wird durch den Kristall geschickt. Wenn der Winkel α zwischen dem einfallenden Strahl und der Grenzfläche zwischen Probe und Kristall einen kritischen Wert α_c überschreitet, wird theoretisch die gesamte Strahlung reflektiert (Totalreflexion). Dabei wird jedoch eine verschwindend kleine Welle produziert, die geringfügig in die Probe eindringt, wobei ein Teil der Energie absorbiert wird. Die Totalreflexion ist somit abgeschwächt, wodurch ein Absorptionsspektrum erhalten werden kann. In der Praxis werden häufig multiple innere Reflexionen zur Verstärkung der Absorptionsintensität verwendet, obwohl einige Zusatzsysteme eine Absorptionsmessung mit einer einzelnen Reflexion erlauben.

Die Eindringtiefe d_p liegt gewöhnlich im Bereich von wenigen Mikrometern und wird für eine gegebene Wellenlänge λ durch die folgende Gleichung ausgedrückt:

$$d_p = \frac{\lambda / n_1}{2\pi \sqrt{\sin^2\alpha - (n_2/n_1)^2}}$$

d_p = Eindringtiefe
λ = Wellenlänge
α = Einfallswinkel
n_1, n_2 = Brechungsindex des Reflexionselements beziehungsweise der Probe

Wegen der Beziehung zwischen diesen Parametern ist die Absorptionsintensität im ATR-Modus bei höheren Wellenlängen (kleineren Wellenzahlen) größer und im Vergleich zum korrespondierenden Transmissionsspektrum treten geringe Bandenverschiebungen auf. Daher ist es nicht ratsam, beim Identifizieren von Bestandteilen ATR-Spektren mit Transmissionsspektren zu vergleichen.

Ausstattung

Die meistverwendeten IR-Spektrometer sind Fourier-Transformations-Spektrometer (FT-IR), die typischerweise bestehen aus:

- einer geeigneten polychromatischen Lichtquelle, zum Beispiel einem stromleitenden Keramikstab
- einem Interferometer
- einem Probenaufnahmesystem, zum Beispiel einem Probenhalter
- einem Detektor
- einer geeigneten Software zur Spektrometersteuerung, zur Spektrenauswertung und zur Datenverarbeitung.

Auf anderen Prinzipien beruhende Spektrometer können ebenfalls verwendet werden, wenn die unter „Kontrolle der Leistungsfähigkeit der Ausstattung" beschriebenen Anforderungen erfüllt werden.

IR-Spektrometer können auch in Kombination mit einem Mikroskop zur Analyse eines kleinen Teils einer Probe oder für die chemische Bildgebung verwendet werden.

Die IR-Spektroskopie kann auch mit anderen analytischen Techniken wie der Thermoanalyse oder der Chromatographie kombiniert werden.

Kontrolle der Leistungsfähigkeit der Ausstattung

Die Richtigkeit der Wellenzahlskala und die spektrale Auflösung sind kritische Parameter und müssen verifiziert werden. Die nachfolgend beschriebenen Prüfungen können für die Kontrolle der Leistungsfähigkeit des Geräts, zur Qualifizierung und auch zur Systemeignungsprüfung eingesetzt werden.

Diese Parameter werden mit geeigneten Referenzmaterialien, die abhängig vom Messmodus (Transmission oder ATR) gewählt werden, überprüft.

Für quantitative Analysen müssen geeignete Bewertungskriterien für die Kontrolle der Intensität der Absorption definiert werden.

Wellenzahlskala

Die Wellenzahlskala wird normalerweise mit einem Polystyrolfilm, der IR-Absorptionsbanden bei den in der Tabelle 2.2.24-1 angegeben Wellenzahlen aufweist, überprüft.

Tab. 2.2.24-1: Lage der Banden und akzeptierbare Toleranzen des für die Verifizierung der Richtigkeit der Wellenzahl verwendeten Polystyrolfilms

Lage der Banden (cm^{-1})		Toleranz (cm^{-1})
Transmission	ATR	
906,6	906,1	± 1,0
1028,3	1027,7	± 1,0
1601,2	1601,0	± 1,0
3060,0	3059,7	± 1,0

Für andere Messmodi als Transmission oder ATR müssen vom Anwender geeignete Referenzmaterialien definiert werden.

Spektrale Auflösung

Spektrenaufnahme im Modus der Transmission: Die spektrale Auflösung wird normalerweise mit einem Polystyrolfilm mit einer Dicke von etwa 35 µm verifiziert.

Akzeptanzkriterien (siehe Abb. 2.2.24-1): Die Differenz zwischen den Absorptionswerten beim Absorptionsminimum bei 2870 cm^{-1} (*A*) und denen beim Absorptionsmaximum bei 2849,5 cm^{-1} (*B*) muss größer als 0,33 sein; die Differenz zwischen den Absorptionswerten beim Absorptionsminimum bei 1589 cm^{-1} (*C*) und denen beim Absorptionsmaximum bei 1583 cm^{-1} (*D*) muss größer als 0,08 sein.

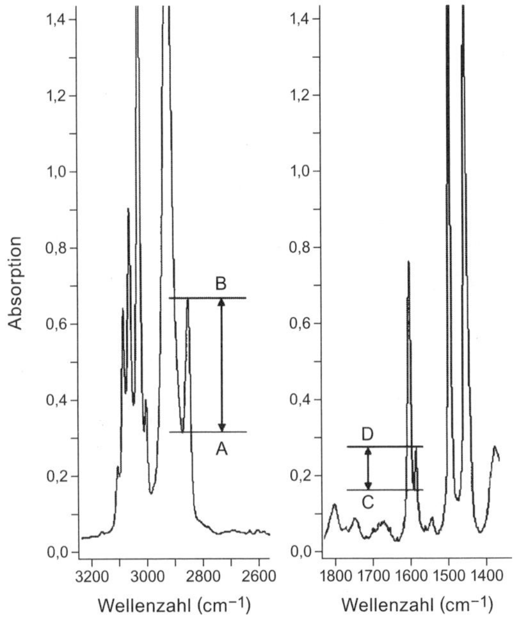

Abb. 2.2.24-1: Typisches IR-Absorptionsspektrum von Polystyrol zur Verifizierung der spektralen Auflösung

Spektrenaufnahme im ATR-Modus: Geeignete Bewertungskriterien für die Kontrolle der spektralen Auflösung müssen entsprechend den Spezifikationen des einzelnen Geräts definiert werden.

Für andere Messmodi als Transmission oder ATR müssen vom Anwender geeignete Referenzmaterialien definiert werden.

Durchführung

Vorbereitung und Einbringen der Proben

Vorbereitung und Einbringen der Proben variieren entsprechend dem physikalischen Zustand der Probe und dem Messmodus. Der Transmissionsmodus wird bei transparenten Proben wie reinen Flüssigkeiten, Lösungen, Gasen, geeignet aufbereiteten Pasten und Alkalihalogenid-Presslingen angewendet. Für Flüssigkeiten und Gase können Küvetten mit fixer oder variabler Schichtdicke mit IR-transparenten Fenstern verwendet werden. Für Alkalihalogenid-Presslinge werden spezielle Probenhalter verwendet. Der Reflexionsmodus, zum Beispiel ATR, ist für die Messung einer großen Breite von Proben im festen und flüssigen Zustand geeignet.

Einige Methoden der Probenvorbereitung (zum Beispiel für Presslinge und Pasten im Transmissionsmodus oder für Festsubstanzen im ATR-Modus) erfordern ein Vermahlen und/oder das Anwenden von Druck, wodurch sich unerwartete Kristallmodifikationen bilden können.

Modus der Transmission

Die Probe wird mit einer der folgenden Methoden, abhängig von der Phase der Substanz (fest, flüssig oder gasförmig) vorbereitet. Banden der Probe im Spektrum zeigen ein Transmissionsminimum nicht unter 5 Prozent, abgesehen von begründeten Fällen.

Flüssigkeiten: Flüssigkeiten werden entweder als Film zwischen 2 für Infrarotstrahlung durchlässige Plättchen oder in einer Küvette von geeigneter Schichtdicke mit für Infrarotstrahlung durchlässigen Fenstern geprüft.

Flüssigkeiten oder Festsubstanzen in Lösung: Mit einem geeigneten Lösungsmittel wird eine Lösung der zu prüfenden Substanz hergestellt. Die Konzentration und die Schichtdicke werden so gewählt, dass ein zufriedenstellendes Spektrum erhalten wird. Normalerweise werden gute Resultate mit Konzentrationen von 10 bis 100 $g \cdot l^{-1}$ bei einer Schichtdicke von 0,5 bis 0,1 mm erhalten. Die Eigenabsorption des Lösungsmittels wird normalerweise durch die aufeinander folgenden Aufnahmen der Spektren von Lösungsmittel und Probe und durch Subtrahieren der Lösungsmittel-Absorptionsbanden vom Spektrum der Probe kompensiert.

Festsubstanzen dispergiert in einer Festsubstanz (Pressling): Die zu prüfende Substanz wird verrieben, wobei mögliche Veränderungen (zum Beispiel Kristallform) zu berücksichtigen sind, und mit einer geeigneten Menge fein pulverisiertem und getrocknetem Kaliumbromid *R* oder Kaliumchlorid *R* gemischt, falls nichts anderes vorgeschrieben ist. Eine Mischung von wenigen Milligramm (zum Beispiel 1 bis 2 mg) der zu prüfenden Substanz in wenigen hundert Milligramm (zum Beispiel 300 bis 400 mg) Halogenid reicht im Allgemeinen für einen Pressling von 10 bis 15 mm Durchmesser und ein Spektrum mit genügender Intensität aus. Wenn die Substanz ein Hydrochlorid-Salz ist, wird die Verwendung von Kaliumchlorid *R* empfohlen. Die Mischung wird sorgfältig verrieben, gleichmäßig in eine geeignete Pressform gefüllt und mit einem geeigneten Druck gepresst. Eine Presskraft von etwa 800 MPa ist normalerweise für die Herstellung eines Presslings ausreichend.

Allg. Methoden

Für Substanzen, die unter normalen atmosphärischen Bedingungen instabil oder hygroskopisch sind, wird das Pressen im Vakuum vorgenommen. Mehrere Faktoren, wie ungenügendes oder zu langes Verreiben, Feuchtigkeit oder Verunreinigungen im Dispergiermedium, können Ursache für fehlerhafte Presslinge sein. Beispielsweise kann Wasser in der Probe oder im Kaliumbromid Trübungen im Pressling hervorrufen und ein Spektrum mit schwacher Transmission ergeben. Ein Pressling wird verworfen, wenn er bei der visuellen Prüfung ungleichmäßige Transparenz zeigt, oder wenn bei Fehlen einer spezifischen Absorptionsbande die Transmission unter 60 Prozent liegt oder die Absorption bei etwa 2000 cm^{-1} (5 µm) ohne Kompensation mehr als 0,22 beträgt, wenn nichts anderes vorgeschrieben ist.

Festsubstanzen dispergiert in einer Flüssigkeit (Paste): Eine kleine Menge der zu prüfenden Substanz wird mit der kleinstmöglichen Menge flüssigem Paraffin *R* oder einer anderen geeigneten Flüssigkeit verrieben. Eine Mischung von wenigen Milligramm (zum Beispiel 5 bis 10 mg) der zu prüfenden Substanz mit 1 Tropfen flüssigem Paraffin *R* genügt normalerweise zur Herstellung einer geeigneten Paste. Die Paste wird zwischen 2 für Infrarotstrahlung durchlässige Platten gepresst. Eine Paste wird verworfen, wenn sie bei der visuellen Prüfung ungleichmäßige Transparenz zeigt oder wenn das Spektrum folgende Merkmale aufweist:
- geringe Transmission bei 4000 cm^{-1}
- eine zwischen 4000 und etwa 2500 cm^{-1} stark ansteigende Basislinie
- ein kleineres Verhältnis von relativen Intensitäten einiger Absorptionsbanden als erwartet

Geschmolzene Festsubstanzen: Wenn in der Monographie vorgeschrieben, wird ein Film einer geschmolzenen Masse hergestellt und auf einer geeigneten Halterung fixiert.

Eingedampfte Lösung: Wenn in der Monographie vorgeschrieben, wird die zu prüfende Substanz in einem geeigneten Lösungsmittel gelöst. Auf einem geeigneten Träger wird durch Eindampfen des Lösungsmittels ein Substanzfilm hergestellt und der Träger auf einer geeigneten Halterung fixiert.

Gase: Für die Prüfung von Gasen wird eine für Infrarotstrahlung durchlässige Messzelle verwendet. Die Zelle wird evakuiert und über eine geeignete Verbindungsleitung zwischen der Zelle und dem Behältnis mit dem zu prüfenden Gas mit einem Absperrhahn oder Nadelventil bis zu dem gewünschten Druck gefüllt. Falls erforderlich wird der Druck in der Zelle mit Hilfe eines für Infrarotstrahlung durchlässigen Gases (zum Beispiel Stickstoff *R* oder Argon *R*) auf Atmosphärendruck eingestellt oder es erfolgt eine Spülung mit kohlendioxidfreier Luft. Um Wasser, Kohlendioxid oder andere atmosphärische Gase zu kompensieren, muss einem dafür geeigneten Messprotokoll gefolgt werden.

ATR-Modus

Der ATR-Modus ist für flüssige und feste Proben geeignet und benötigt keine Probenvorbereitung außer einfachen Behandlungen wie Zerreiben von großen Kristallen und grobem Material. Die Vorgehensweise ist abhängig von der Probenphase (flüssig oder fest) und wird nachfolgend beschrieben.

Flüssigkeiten: Die Probe wird in Kontakt zum Kristall gebracht.

Festsubstanzen: Ein enger und gleichmäßiger Kontakt zwischen der Probe und der gesamten Kristalloberfläche ist entweder durch Anlegen von Druck oder durch Lösen der Substanz in einem geeigneten Lösungsmittel, anschließendem Bedecken des Kristalls mit der erhaltenen Lösung und Eindampfen zur Trockne sicherzustellen.

Methoden

Die IR-Spektroskopie wird meist zur Identifizierung von Substanzen eingesetzt, kann aber auch für quantitative Bestimmungen angewendet werden. Die quantitative Analyse (basierend auf dem Lambert-Beer'schen Gesetz, welches die Absorption einer Probe zu ihrer Konzentration in Bezug setzt) wird in diesem Kapitel nicht beschrieben.

Die Messung wird an einer in geeigneter Weise vorbereiteten Probe durchgeführt. Die erhaltenen Daten werden verarbeitet und evaluiert, entweder zur Identifizierung von Substanzen oder zu deren Quantifizierung (zum Beispiel basierend auf einer Integration von IR-Absorptionsbanden).

Die Spektrenqualität kann durch mathematische Vorbehandlungen verbessert werden. In der Praxis sind diese auf eine spektrale Normalisierung und auf eine Subtraktion von durch Kohlendioxid und Wasserdampf hervorgerufenen Banden begrenzt. Diese Vorbehandlungen werden in gleicher Weise am Probenspektrum und am Referenzspektrum durchgeführt.

Identifizierung

Die zu prüfende Substanz wird in geeigneter Weise vorbereitet und die Spektren werden zwischen 4000 und 650 cm^{-1} aufgenommen, wenn nichts anderes vorgeschrieben ist.

Eine Prüfung auf Identität wird durch Vergleich des Spektrums der zu prüfenden Substanz mit dem Spektrum einer Ph.-Eur.-Referenzsubstanz (CRS) oder mit einem Ph.-Eur.-Referenzspektrum durchgeführt.

Das Spektrum einer aktuellen Charge einer CRS kann zur sofortigen Verwendung aufgenommen oder zum Beispiel in einer Spektrenbibliothek für zukünftige Verwendungen bereitgehalten werden. Ein gespeichertes Spektrum kann verwendet werden, vorausgesetzt die Rückverfolgbarkeit zu einer aktuellen Charge einer CRS ist sichergestellt.

Im Falle von Substanzen, die nicht in einer Einzelmonographie beschrieben sind, kann ein geeigneter Referenzstandard verwendet werden.

In allen Fällen müssen die Spektren unter Anwendung der gleichen Gerätebedingungen, mit der gleichen Vorgehensweise und insbesondere im gleichen Messmodus aufgenommen werden.

Wenn beim Vergleich der in fester Form aufgenommenen Spektren Unterschiede (wie nachfolgend beschrieben) auftreten, werden die zu prüfende Substanz und die Referenzsubstanz in gleicher Weise so behandelt, dass sie umkristallisieren oder aber in der gleichen kristallinen Form auftreten oder es wird wie in der Monographie beschrieben vorgegangen. Anschließend werden erneut Spektren aufgenommen. Diese Vorgehensweise muss jedoch nur bei Substanzen durchgeführt werden, deren Monographie keine spezielle Modifikation einer Substanz bei vorliegender Polymorphie beschreibt.

Mehrere Vergleichsmethoden können angewendet werden. Für die Analyse müssen die verwendete Methode und die spezifischen Akzeptanzkriterien, die einen Rückschluss auf die Identität zulassen, dokumentiert und begründet werden. Die Spektren können entweder im gesamten Spektralbereich oder in einer wichtigen, in der Monographie spezifizierten Region übereinander gelegt oder durch mathematische Berechnungen durch die Software verglichen werden. Zum Beispiel bestehen folgende Möglichkeiten:

- visueller Vergleich von Bandenpositionen und relativen Intensitäten, wenn nichts anderes vorgeschrieben ist; die Transmissionsminima (oder Absorptionsmaxima) im Spektrum der zu prüfenden Substanz müssen in Lage und relativer Größe denen des Referenzspektrums entsprechen.
- Berechnung des Korrelationskoeffizienten zwischen 2 Spektren; dieser Wert wird mit der Software berechnet und der Grenzwert zur Identifizierung wird durch den Anwender definiert.
- Evaluierung mit chemometrischen Methoden (zum Beispiel Euklidische Distanz, Mahalanobis-Distanz, Klassifizierungsmethoden); diese Methoden schließen das Set-up, die Beurteilung und die Validierung des chemometrischen Modells durch den Analytiker mit ein (siehe „5.21 Chemometrische Methoden zur Auswertung analytischer Daten“).

Verunreinigungen in Gasen

Für die Analyse von Verunreinigungen wird eine für IR-Strahlung durchlässige Messzelle mit geeigneter optischer Schichtdicke (zum Beispiel 1 bis 20 m) verwendet. Die Zelle wird wie unter „Gase“ beschrieben gefüllt. Zur Detektion und Quantifizierung der Verunreinigungen wird wie in der Monographie vorgeschrieben vorgegangen.

10.3/2.02.29.00

2.2.29 Flüssigchromatographie

Prinzip

Die Flüssigchromatographie (LC, liquid chromatography) ist eine chromatographische Trennmethode, die auf Unterschieden in der Verteilung von Substanzen zwischen zwei nicht mischbaren Phasen beruht, wobei die flüssige mobile Phase die in einer Säule befindliche stationäre Phase durchfließt.

Die LC beruht hauptsächlich auf den Mechanismen der Adsorption, der Massenverteilung, des Ionenaustauschs, des Molekülgrößenausschlusses oder auf stereochemischen Wechselwirkungen.

Falls nichts anderes angegeben ist, sind die folgenden Informationen sowohl für die herkömmliche LC als auch für die LC mit Säulen mit geringeren Partikelgrößen (zum Beispiel kleiner als 2,0 µm) gültig.

Für diese letztere Technik wird eine Geräteausstattung benötigt, die sich dadurch auszeichnet, dass sie höhere Drücke (normalerweise bis zu 100 MPa, was etwa 15 000 psi entspricht) aushält, die ein kleineres Volumen außerhalb der Säule generiert, was zu einer reduzierten Peakbreite führt. Durch diese Technik wird zudem die Gradientenmischung verbessert und die Detektionsrate der von den Proben übertragenen Signale erhöht.

Allg. Methoden

Apparatur

Die Apparatur besteht typischerweise aus:

- einem Pumpensystem
- einer Einspritzvorrichtung
- einer Chromatographiesäule (gegebenenfalls thermoregulierbar)
- einem oder mehreren Detektoren
- einem Datenerfassungssystem.

Die mobile Phase wird aus einem oder mehreren Vorratsgefäßen zugeführt und im Allgemeinen mit konstanter Durchflussrate zur Einspritzvorrichtung, durch die Säule und anschließend durch den oder die Detektoren gepumpt.

Pumpensysteme

Pumpensysteme für die LC müssen eine kontrollierte Durchflussrate der mobilen Phase gewährleisten. Druckschwankungen sind möglichst gering zu halten, zum Beispiel, indem das unter Druck stehende Lösungsmittel durch eine Vorrichtung zur Dämpfung von Druckschwankungen geleitet wird. Schläuche und Verbindungsstücke müssen dem durch das Pumpensystem erzeugten Druck standhalten. Pumpen für die LC können mit einer Vorrichtung zum Austreiben von eingeschlossenen Luftblasen versehen sein.

Durch Mikroprozessoren gesteuerte Pumpensysteme sind in der Lage, die mobile Phase entweder mit konstanter (isokratische Elution) oder nach einem festgelegten Programm wechselnder Zusammensetzung (Gradientenelution) präzise zu fördern. Für die Gradientenelution stehen Pumpensysteme zur Verfügung, welche die Lösungsmittelkomponenten aus verschiedenen Vorratsgefäßen zuführen. Dabei können die Lösungsmittel entweder auf der Niederdruck- oder auf der Hochdruckseite der Pumpe(n) gemischt werden.

Einspritzvorrichtungen

Die zu prüfende Lösung wird am oder nahe am Säulenkopf in die fließende mobile Phase eingebracht. Hierzu ist ein Einspritzsystem erforderlich, das bei hohem Druck betrieben werden kann. Einspritzsysteme mit vorgegebenem Volumen einer Probenschleife oder variablen Volumen werden verwendet. Sie können entweder manuell oder mit Hilfe eines automatischen Probengebers betrieben werden. Ein unvollständiges Füllen der Probenschleife beim manuellen Einspritzen kann einen negativen Einfluss auf die Präzision des Einspritzvolumens haben.

Stationäre Phasen

In der LC wird eine Vielzahl unterschiedlicher stationärer Phasen verwendet, insbesondere

- Siliciumdioxid oder Aluminiumoxid, üblicherweise in der Normalphasen-LC verwendet (polare stationäre Phase und nicht polare mobile Phase), bei der die Trennung auf Unterschieden bei der Adsorption an die stationäre Phase und/oder bei der Masseverteilung zwischen der mobilen Phase und der stationären Phase beruht (Verteilungschromatographie)
- verschiedene chemisch modifizierte Trägermaterialien, hergestellt aus Polymeren, Siliciumdioxid oder porösem Graphit für die Normalphasen- oder die Umkehrphasen-LC (nicht polare stationäre Phase und polare mobile Phase), bei denen das Trennprinzip hauptsächlich auf einer Verteilung der Moleküle beruht
- Austauscherharze oder Polymere mit sauren oder alkalischen Gruppen für die Ionenaustauschchromatographie, bei der die Trennung auf dem Verdrängungsgleichgewicht zwischen den zu trennenden Ionen und denen in der mobilen Phase beruht
- poröses Siliciumdioxid oder poröse Polymere für die Ausschlusschromatographie (2.2.30), bei der die Trennung auf Unterschieden des Molekülvolumens, das heißt einem Ausschluss aus sterischen Gründen, beruht
- speziell modifizierte stationäre Phasen, wie Cellulose- oder Amylose-Derivate, Proteine oder Peptide, Cyclodextrine und andere, für die Trennung von Enantiomeren (Chromatographie zur Trennung chiraler Komponenten).

Die meisten Trennungen beruhen auf Umkehrphasen-LC unter Verwendung von chemisch modifiziertem Siliciumdioxid als stationäre Phase. Die Oberfläche des Trägermaterials, das heißt die Silanol-Gruppen des Siliciumdioxids, reagieren mit verschiedenen Silan-Reagenzien zu kovalent gebundenen Silyl-Derivaten, die eine unterschiedliche Anzahl aktiver Bindungsstellen an der Oberfläche des Trägermaterials besetzen. Die Art der gebundenen Phase ist ein wichtiger Parameter zur Bestimmung der Trenneigenschaften chromatographischer Systeme.

Falls vom Hersteller nicht anders angegeben, werden für die Umkehrphasen-LC-Säulen auf Siliciumdioxid-Basis für mobile Phasen mit einem scheinbaren pH-Wert im Bereich von 2,0 bis 8,0 als stabil betrachtet. Säulen mit stationären Phasen aus porösem Graphit oder Partikeln aus Polymermaterialien, wie Styrol-Divinylbenzol-Copolymer, sind über einen größeren pH-Bereich stabil.

In bestimmten Fällen kann die Normalphasen-LC mit nicht modifiziertem Siliciumdioxid oder mit polarem, chemisch modifiziertem (zum Beispiel mit Cyanopropyl- oder Diol-Gruppen) Siliciumdioxid als stationäre Phase mit einer nicht polaren mobilen Phase durchgeführt werden.

Für Trennungen in der Analytik variiert die Partikelgröße der am häufigsten verwendeten stationären Phasen zwischen 2 und 10 µm. Die Partikeln können kugelförmig oder unregelmäßig geformt und von unterschiedlicher Porosität und spezifischer Oberfläche sein. Diese Eigenschaften beeinflussen das chromatographische Verhalten der stationären Phase. Bei umgekehrten Phasen sind die chemische Natur der stationären Phase, das Ausmaß an gebundenen Stellen, ausgedrückt zum Beispiel durch die Angabe der Kohlenstoff-Beladung, und ob eine stationäre Phase, bei der ein Teil der restlichen Silanol-Gruppen durch nachträgliche Silylierung („end-capping") nachsilanisiert sind, vorliegt, weitere bestimmende Faktoren. Der Nachlauf („peak tailing"), insbesondere bei basischen Substanzen, kann durch vorhandene restliche Silanol-Gruppen hervorgerufen werden.

Neben porösen Partikeln können auch oberflächlich poröse oder monolithische Materialien verwendet werden.

Falls in der betreffenden Monographie nichts anderes vorgeschrieben ist, werden für die analytische Chromatographie Säulen aus rostfreiem Stahl von unterschiedlicher Länge und mit unterschiedlichem innerem Durchmesser (∅) verwendet. Säulen mit einem inneren Durchmesser von weniger als 2 mm werden häufig als Microbore-Säulen bezeichnet.

Die Temperatur der mobilen Phase und der Säule muss während der Analyse konstant gehalten werden. Die Säulentemperatur für einen optimalen Trenneffekt kann in der Monographie spezifiziert sein, die meisten Trennungen werden aber bei 20 bis 25 °C durchgeführt.

Mobile Phasen

Bei der Normalphasen-LC werden üblicherweise organische Lösungsmittel geringer Polarität verwendet. Um reproduzierbare Ergebnisse zu erzielen, muss der Restgehalt an Wasser in den Lösungsmitteln der mobilen Phase sehr genau kontrolliert werden.

Bei der Umkehrphasen-LC werden wässrige mobile Phasen, üblicherweise mit organischen Lösungsmitteln und/oder Modifikatoren, eingesetzt.

Die Bestandteile der mobilen Phase werden normalerweise filtriert, um Partikeln mit einer Größe über 0,45 µm zu entfernen (oder Partikeln mit einer Größe über 0,2 µm, falls die stationäre Phase aus Partikeln kleiner als 2,0 µm besteht und wenn spezielle Detektoren wie zum Beispiel Lichtstreuungsdetektoren verwendet werden). Mobile Phasen aus mehreren Bestandteilen werden durch Abmessen der vorgeschriebenen Volumen (mit der Ausnahme, wenn Massen vorgeschrieben sind) der Einzelkomponenten und anschließendes Mischen hergestellt. Alternativ können die Lösungsmittel-Komponenten mit einzelnen, durch Dosierventile regulierten Pumpen eingebracht werden, die das Mischen entsprechend dem gewünschten Verhältnis vornehmen. Vor dem Einpumpen werden die Lösungsmittel normalerweise durch Einleiten von Helium, durch Ultraschall und/oder durch in das System eingebaute Membran-/Vakuummodule entgast, um die Bildung von Gasblasen in der Detektorzelle zu verhindern.

Die zur Herstellung der mobilen Phase verwendeten Lösungsmittel sind normalerweise frei von Stabilisatoren und im Falle der Verwendung eines UV-Detektors bei der Wellenlänge der Detektion durchlässig. Die verwendeten Lösungsmittel und anderen Bestandteile müssen von geeigneter Qualität sein. Insbesondere wird Wasser zur Chromatographie *R* für die Herstellung der mobilen Phasen verwendet, wenn Wasser oder eine wässrige Lösung einer der Bestandteile ist. Der pH-Wert muss, falls erforderlich, im wässrigen Bestandteil der mobilen Phase und nicht in der Mischung eingestellt werden. Werden Puffer- oder Salzlösungen verwendet, muss das System nach Abschluss der Analysen ausreichend mit einer Mischung von Wasser und einer kleinen Menge des organischen Bestandteils der mobilen Phase (5 Prozent *V/V*) gespült werden, um ein Auskristallisieren der Salze zu vermeiden.

Die mobilen Phasen können weitere Bestandteile enthalten, wie ein Gegenion bei der Ionenpaar-Chromatographie oder einen chiralen Selektor bei der Chromatographie zur Trennung chiraler Komponenten mit einer nicht chiralen stationären Phase.

Detektoren

Die am häufigsten verwendeten Detektoren sind Spektrometer im ultravioletten-sichtbaren (UV-Vis-)Bereich einschließlich der Dioden-Array-Detektoren (2.2.25). Fluoreszenz-Spektrometer, Differenzial-Refraktometer (RI), elektrochemische Detektoren (ECD), Lichtstreuungsdetektoren, Geladene-Aerosole-Detektoren (CAD), Massenspektrometer (MS) (2.2.43), Radioaktivitätsdetektoren, Mehrwinkel-Streulicht-Detektoren (MALS) sowie andere Detektoren können ebenfalls verwendet werden.

Ausführung

Die Säule wird mit der vorgeschriebenen mobilen Phase und Durchflussrate, bei einer Temperatur von 20 bis 25 °C oder der in der Monographie angegebenen Temperatur so lange äquilibriert, bis eine stabile Basislinie erhalten wird. Die vorgeschriebene(n) Untersuchungslösung(en) und die Referenzlösung(en) werden hergestellt. Die Lösungen müssen frei von festen Partikeln sein.

Bewertungskriterien zur Eignung des Systems sind unter „2.2.46 Chromatographische Trennmethoden“ beschrieben. In dieser Allgemeinen Methode ist ebenfalls angegeben, in welchem Maße Änderungen der Parameter des Chromatographie-Systems vorgenommen werden können, um die Kriterien der Eignungsprüfung zu erfüllen.

10.3/2.02.38.00

2.2.38 Leitfähigkeit[1)]

Einleitung

Diese Allgemeine Methode informiert darüber, wie Messungen der elektrischen Leitfähigkeit (nachfolgend als „Leitfähigkeit“ bezeichnet) von Flüssigkeiten (Lösungen oder reine Flüssigkeiten) durchzuführen sind. Sie soll zum Einsatz kommen, wenn die Leitfähigkeit verwendet wird, um die Eigenschaften von Flüssigkeiten (wie zum Beispiel die chemische Reinheit oder die Ionenkonzentration) im Rahmen von chemischen Dosiersystemen oder anderen Anwendungen, bei denen die Ionenbeschaffenheit von Flüssigkeiten bekannt sein oder unter Kontrolle gehalten werden muss, zu messen, zu überwachen oder zu steuern.

Das Einsatzgebiet schließt Lösungen ein, die für Reinigungsverfahren (CIP, clean-in-place), für die chromatographische Detektion, zur Herstellung ionischer Lösungen, für Endpunktbestimmungen, für Dosierungen, zur Fermentation und zur Herstellung von Puffer-Lösungen verwendet werden können, sind aber nicht darauf beschränkt. In manchen Fällen können die Leitfähigkeitsmessungen auf reine organische Flüssigkeiten wie Alkohole und Glycole, bei denen ein schwaches Leitfähigkeitssignal gemessen wird, ausgeweitet werden. Hier kann die Leitfähigkeit signifikant durch Kontamination der organischen Flüssigkeit mit Wasser oder Salzen erhöht sein.

Die Leitfähigkeit beschreibt die Fähigkeit einer Flüssigkeit, durch vorhandene Ionen elektrischen Strom zu leiten. Die Fähigkeit eines Ions, elektrischen Strom zu leiten, ist direkt abhängig von seiner Beweglichkeit. Die Leitfähigkeit ist direkt proportional zur Konzentration der Ionen in der Flüssigkeit, entsprechend folgender Gleichung:

$$\kappa = 1000 \sum_{i}^{\text{alle Ionen}} C_i \lambda_i$$

κ = Leitfähigkeit in Siemens je Zentimeter
C_i = Konzentration von Ion i in Mol je Liter
λ_i = spezifischer molarer Leitwert von Ion i in Siemens Quadratzentimeter je Mol ($S \cdot cm^2 \cdot mol^{-1}$)

Obwohl die SI-Einheit für die Leitfähigkeit Siemens je Meter ist, wurde historisch gesehen von der Industrie die Einheit Siemens je Zentimeter als Einheit bevorzugt.

Wie die vorstehende Gleichung zeigt, ist die Leitfähigkeit nicht ionenselektiv, sondern bezieht die Gesamtheit aller Ionen mit ein. Außerdem besitzt jedes Ion einen anderen

[1)] Diese Monographie war Gegenstand der Internationalen Harmonisierung der Arzneibücher (siehe Allgemeinen Text „5.8 Harmonisierung der Arzneibücher“).

spezifischen molaren Leitwert. Daher kann, außer wenn die prozentuale Zusammensetzung der Ionen in der Lösung begrenzt und bekannt ist, die genaue Konzentration einzelner Ionenarten nicht durch Leitfähigkeitsmessungen ermittelt werden. Dagegen kann die genaue Konzentration, zum Beispiel bei Lösungen eines einzigen Salzes, einer einzigen Säure oder Base (wie eine Reinigungslauge) direkt bestimmt werden. Aber auch wenn die Ionenspezifität fehlt, ist die Messung der Leitfähigkeit ein wertvolles Labor- und Prozesswerkzeug zur Bestimmung und Kontrolle des Gesamtionengehalts, weil die Leitfähigkeit, wie die vorstehende Formel zeigt, proportional zur Summe der Konzentrationen aller Ionenarten (Anionen und Kationen) in verdünnten Lösungen ist. Bei höheren Konzentrationen ist die Leitfähigkeit nicht vollkommen linear zur Konzentration. Leitfähigkeitsmessungen können nicht an Feststoffen oder Gasen, sie können aber an Gaskondensaten durchgeführt werden.

Eine weitere Variable, die die Leitfähigkeitsmessungen beeinflusst, ist die Temperatur der Flüssigkeit. Bei steigender Temperatur nimmt der Leitwert der Ionen zu. Daher ist bei Prüfungen, die auf der Messung der Leitfähigkeit von Flüssigkeiten beruhen, eine Temperaturkompensation notwendig.

Die Leitfähigkeit (κ) ist proportional zum Leitwert (G) einer Flüssigkeit zwischen 2 Elektroden:

$$\kappa = G \cdot \left(\frac{d}{A}\right) = G \cdot K$$

κ = Leitfähigkeit in Siemens je Zentimeter
G = Leitwert in Siemens
d = Distanz zwischen den Elektroden in Zentimetern
A = Oberfläche der leitenden Elektroden in Quadratzentimetern
K = Messzellkonstante in reziproken Zentimetern, gleich dem Verhältnis $\frac{d}{A}$

Der Widerstand ρ, in Ohmzentimetern, der Flüssigkeit ist definiert als der Kehrwert der Leitfähigkeit:

$$\rho = \frac{1}{\kappa} = \frac{1}{G \cdot K} = \frac{R}{K}$$

ρ = Widerstand in Ohmzentimetern
κ = Leitfähigkeit in Siemens je Zentimeter
G = Leitwert in Siemens
R = Widerstand in Ohm, Kehrwert des Leitwerts G
K = Messzellkonstante in reziproken Zentimetern

Apparatur

Bei der Messung der elektrischen Leitfähigkeit wird der Widerstand einer Flüssigkeit zwischen den Elektroden eines Leitfähigkeitssensors und um diese herum bestimmt. Dazu sind grundsätzlich der Schaltkreis zur Messung des Widerstands sowie der Leitfähigkeitssensor notwendig. Diese beiden Geräteteile sind normalerweise durch ein Kabel miteinander verbunden, wenn der Sensor und die Benutzeroberfläche voneinander getrennt vorliegen.

Zur Messung des Widerstands wird an die Elektroden Wechselspannung (oder Wechselstrom, das heißt der Fluss der elektrischen Ladung wechselt periodisch die Richtung) angelegt und die Stromstärke (oder die Spannung) gemessen. Der Widerstand wird nach dem Ohm'schen Gesetz berechnet. Die Wechselquelle wird verwendet, um eine Polarisation (Ansammlung von Ionen) an den Elektroden zu verhindern. Je nach Apparatur passt sich die Frequenz des Messsystems automatisch entsprechend den Messbedingungen an und zur Messung des Widerstands können Mehrfachschaltkreise vorhanden sein. Der Schaltkreis zur Messung des Widerstands kann im Transmitter oder im Sensor eingebaut sein.

Der Leitfähigkeitssensor besteht aus mindestens 2 elektrischen Leitern festgelegter Größe und Geometrie, die voneinander elektrisch isoliert sind. Die Materialien, aus denen die Elektroden, die Isolierung und alle mit der zu messenden Flüssigkeit in Kontakt kommenden Komponenten des Geräts bestehen, müssen inert sein gegenüber den Flüssigkeiten, mit denen sie in Kontakt kommen können. Darüber hinaus muss der Sensor so beschaffen sein, dass er den Umgebungsbedingungen, denen er ausgesetzt sein kann, wie Prozess- oder Raumtemperatur, Druckverhältnisse oder Reinigungsverfahren standhalten kann.

Die meisten Leitfähigkeitssensoren haben ein integriertes System zur Temperaturmessung, wie einen Widerstandsdetektor aus Platin (RTD, resistance temperature device) oder einen NTC-(negative temperature coefficient)-Thermistor; aber auch ein externes Messsystem ist möglich. Die bei der Temperaturmessung erhaltenen Werte dienen zur Temperaturkompensation bei der Leitfähigkeitsmessung.

Bestimmung der Messzellkonstante

Mit der Zellkonstante des Sensors werden die gemessenen Leitwerte (oder Widerstände) in Bezug auf den geometrischen Aufbau der 2 Elektroden normalisiert.

Die Zellkonstante wird bestimmt, indem der Leitfähigkeitssensor in eine Lösung bekannter Leitfähigkeit getaucht wird. Lösungen bekannter Leitfähigkeit können erhalten werden, indem spezifische Zubereitungen in Abstimmung mit den nationalen Behörden hergestellt oder im Handel erhältliche, zertifizierte und rückverfolgbare Kalibrierlösungen beschafft werden. Die Leitfähigkeit dieser hergestellten oder zertifizierten Lösungen kann im Bereich von 5 bis 200 000 $\mu S \cdot cm^{-1}$ liegen, je nach verlangtem Grad an Richtigkeit. Alternativ wird die Zellkonstante durch Vergleich mit anderen Referenzsystemen zur Leitfähigkeitsmessung bestimmt (auch erhältlich als akkreditierte Kalibrier-Dienstleistung).
(*Hinweis:* Leitfähigkeitsmesswerte sind nicht vollkommen linear zur Konzentration.)

Die gemessene Zellkonstante des Leitfähigkeitssensors darf um nicht mehr als 5 Prozent von dem im Sensorzertifikat angegebenen Nominalwert abweichen, falls nichts anderes vorgeschrieben ist.

Normalerweise ändert sich die Zellkonstante eines modernen Leitfähigkeitssensors im Laufe seiner Lebensdauer nicht. Wird dennoch während einer Kalibrierung eine Änderung der Zellkonstante festgestellt, sind eine Reinigung des Sensors gemäß den Angaben des Geräteherstellers und eine Wiederholung der Kalibrierung angebracht. Manchmal treten, besonders bei einem Wechsel von hohen zu niedrigen Konzentrationen, „Memoryeffekte" auf, wenn der Sensor nicht gut gespült wurde.

Temperaturkalibrierung

Zusätzlich zur Verifizierung der Zellkonstante des Sensors muss auch die integrierte Temperatureinheit (oder externe Temperatureinheit) sorgfältig für die Anwendung kalibriert werden, um den Algorithmus für die Temperaturkompensation genau einsetzen zu können. Wie hoch die Richtigkeit der Temperatur sein muss, hängt ab von der Bedeutung der Temperatur für die vorgesehene Anwendung. Eine Richtigkeit von ± 1 °C reicht normalerweise aus.

Kalibrierung der Messelektronik

Das Leitfähigkeitsmesssystem ist grundsätzlich ein Schaltkreis, der den Widerstand gegen Wechselstrom misst. Dieser Schaltkreis muss Gegenstand einer angemessenen Verifikation und/oder Kalibrierung des Messsystems sein, falls der Signaltransfer über analoge Kabel erfolgt. Dabei werden die Elektroden des Sensors vom Schaltkreis des Messsystems getrennt und mit dem gleichen Kabel rückverfolgbare Widerstände mit bekannten Werten angeschlossen. Anschließend wird verifiziert, ob der gemessene Widerstand mit diesen Werten annähernd übereinstimmt. Ein typisches Akzeptanzkriterium für die Richtigkeit des Messwerts für den Widerstand ist ein Wert von höchstens 2 Prozent des Messwerts bei Widerständen gleich oder höher als 100 Ω und höchstens 5 Prozent bei geringeren Werten für den Widerstand. In jedem Fall wird empfohlen, das angestrebte Maß an Richtigkeit von deren Bedeutung für die Anwendung abhängig zu machen.

Bei Messsystemen, bei denen man den Schaltkreis für die Messung der Leitfähigkeit nicht von den Elektroden trennen kann (zum Beispiel, wenn Schaltkreis und Elektroden sich in einem gemeinsamen Gehäuse befinden), kann es je nach Sensorausgestaltung schwierig sein, die Richtigkeit des Schaltkreises direkt anzupassen oder zu verifizieren. Eine alternative Methode, die Integrität des Messsystems zu verifizieren, ist eine Systemkalibrierung für jeden Messschaltkreis, der verwendet werden soll, entsprechend den Verfahren zur Bestimmung der Zellkonstante.

Falls die Verifikation/Kalibrierung der Zellkonstante des Sensors, der Temperatureinheit und des Messschaltkreises im gleichen Wartungsintervall erfolgen, wird empfohlen, den Schaltkreis zuerst, die Temperatureinheit als nächstes und zum Schluss die Zellkonstante zu verifizieren. Da alle diese Parameter normalerweise dank moderner Elektronik und der Stabilität der Sensorkonstruktion sehr stabil sind, ist es meist nicht notwendig, eine häufige, beispielsweise tägliche, Kalibrierung durchzuführen. Ein Vergleich mit qualifizierten Referenzsystemen ist ebenfalls ein geeignetes Mittel zur Kalibrierung. Eine Kalibrierung erfolgt in angemessenen Intervallen entsprechend den Vorgaben des Qualitätsmanagementsystems.

Temperaturkompensation

Da die Leitfähigkeit einer Flüssigkeit temperaturabhängig ist, ist eine Temperaturkompensation der Messwerte notwendig, falls nichts anderes vorgeschrieben ist (wie bei gereinigtem Wasser, Wasser zur Injektion). Durch einen geeigneten Algorithmus zur Temperaturkompensation wird sichergestellt, dass Abweichungen der gemessenen Werte auf Änderungen der Konzentration und nicht auf Temperaturschwankungen zurückzuführen sind. Leitfähigkeitswerte sind normalerweise auf eine Temperatur von 25 °C bezogen. Bei einer linearen Temperaturkompensation wird üblicherweise ein Temperaturkoeffizient gemäß folgender Gleichung verwendet:

$$\kappa_{25} = \frac{\kappa_T}{[1 + \alpha (T - 25)]}$$

κ_{25} = Leitfähigkeit, kompensiert auf 25 °C
κ_T = Leitfähigkeit bei T
α = Leitwert in Siemens
T = gemessene Temperatur

Für viele Salzlösungen wird normalerweise ein Temperaturkoeffizient von 2,1 Prozent je Grad Celsius verwendet. Die meisten solcher Lösungen haben Leitfähigkeitstemperaturkoeffizienten von 1,9 bis 2,2 Prozent je Grad Celsius. Je nach zu prüfender Flüssigkeit können andere Formen der Temperaturkompensation geeignet sein. Von vielen Flüssigkeiten sind nichtlineare Temperaturkompensationsdaten verfügbar, zum Beispiel in der DIN EN 27 888 *Wasserbeschaffenheit; Bestimmung der elektrischen Leitfähigkeit* (ISO 7888 *Water Quality – Determination of electrical conductivity*). In Fällen, in denen die Leitfähigkeit sehr gering ist (unter 10 µS · cm^{-1}), zum Beispiel bei gereinigtem Wasser zum Reinigen/Spülen, müssen 2 Kompensationen durchgeführt werden, eine für die intrinsische Leitfähigkeit des Wassers und eine für die anderen im Wasser vorhandenen Ionenarten. Diese Kompensationen sind normalerweise Teil der durch Mikroprozessoren gesteuerten Leitfähigkeitsmesssysteme, aber nicht alle Systeme verfügen über diese Funktionen.

Messung der Leitfähigkeit von Flüssigkeiten

Für Off-line- oder At-line-Prüfungen von Chargen wird der gesäuberte Sensor mit der zu messenden Flüssigkeit gespült, bevor die Messung durchgeführt wird. Es muss sichergestellt sein, dass die Sensorposition im Gefäß die Leitfähigkeitsmessung nicht beeinträchtigt; die Gefäßwände können bei manchen Typen von Elektroden einen Einfluss auf die Messung haben. Die Temperatur und die temperaturkompensierte Leitfähigkeit werden wie vorgegeben aufgezeichnet.

Für kontinuierliche On-line- oder In-line-Messungen wird die gesäuberte Elektrode in das Rohr, den Tank oder das sonstige Gefäß getaucht und falls erforderlich gespült. Es muss sichergestellt werden, dass die Installation ordnungsgemäß erfolgt, damit sich keine Gasbläschen oder Partikeln zwischen den Elektroden sammeln, und dass die Position des Sensors im Rohr oder im Tank keinen Einfluss auf die Leitfähigkeitsmessung hat, da bei manchen Elektrodentypen nahegelegene Oberflächen die Messung beeinträchtigen können. Die Temperatur und die temperaturkompensierte Leitfähigkeit werden wie vorgegeben aufgezeichnet.

In jedem Fall, ob Chargenprüfung oder kontinuierliche Messung, muss sichergestellt sein, dass die benetzten Teile des Sensors mit der zu prüfenden Flüssigkeit und der zu messenden Temperatur kompatibel sind.

10.3/2.02.49.00

2.2.49 Kugelfall- und automatisierte Kugelrollviskosimeter-Methoden

Die Bestimmung der dynamischen Viskosität Newton'scher Flüssigkeiten mit Hilfe eines Kugelfall- oder Kugelrollviskosimeters wird, wenn in der Monographie nichts anderes vorgeschrieben ist, bei einer Temperatur von 20,0 ± 0,1 °C durchgeführt. Die Zeit, die eine Prüfkugel benötigt, um in einer zu prüfenden Flüssigkeit von einer Ringmarke oder einem Sensor zu einer/einem anderen zu fallen oder zu rollen, wird gemessen.

Methode A – Kugelfallviskosimeter

Apparatur: Das Kugelfallviskosimeter besteht aus einem Glasrohr, welches von einem Temperiermantel umschlossen ist, der eine genaue Temperaturkontrolle gewährleistet, und 6 Kugeln aus Glas, Eisen-Nickel oder Stahl, die unterschiedliche Dichten und Durchmesser aufweisen. Das Rohr ist so fixiert, dass die Achse eine Neigung von 10 ± 1° gegenüber der Senkrechten aufweist. Das Rohr besitzt 2 Ringmarken, die die Fallstrecke der Kugel festlegen. Im Handel erhältliche Geräte werden mit Tabellen geliefert, in denen die Konstanten, die Kugeldichten und die Eignung der unterschiedlichen Kugeln für die erwarteten Viskositätsbereiche angegeben werden.

Ausführung: Das gereinigte, trockene, auf 20,0 ± 0,1 °C temperierte Rohr des Viskosimeters wird mit der zu prüfenden Flüssigkeit gefüllt, ohne Blasen zu erzeugen. Die für den Viskositätsbereich der Flüssigkeit geeignete Kugel, die eine Fallzeit (Laufzeit) von mindestens 30 s erzielt, wird im Rohr platziert. Das Rohr wird verschlossen und die Flüssigkeit mindestens 15 min lang bei 20,0 ± 0,1 °C stehen gelassen. Die Kugel wird einmal ohne Zeitmessung zwischen den beiden Ringmarken durch die Flüssigkeit laufen gelassen. Die Kugel wird erneut laufen gelassen, wobei mit einer Stoppuhr auf 2 Zehntelsekunden genau die Zeit gemessen wird, die die Kugel für den Lauf von der oberen zur unteren Ringmarke benötigt. Die Messung wird mindestens 3-mal wiederholt, um mindestens 4 Laufzeiten zu erhalten. Die Prüfung ist nur gültig, wenn die relative Standardabweichung der Laufzeiten höchstens 2,0 Prozent beträgt.

Die dynamische Viskosität (η) in Millipascalsekunden wird unter Verwendung des Mittelwerts der Laufzeiten mit Hilfe folgender Gleichung berechnet:

$$\eta = k\,(\rho_1 - \rho_2) \cdot t$$

k = Konstante in Quadratmillimetern je Quadratsekunde

ρ_1 = Dichte der verwendeten Kugel in Gramm je Kubikzentimeter

ρ_2 = Dichte der zu prüfenden Flüssigkeit in Gramm je Kubikzentimeter, erhalten durch Multiplizieren ihrer relativen Dichte d_{20}^{20} mit 0,9982

t = Mittelwert der Laufzeiten der Kugel in Sekunden

Methode B – Automatisiertes Kugelrollviskosimeter

Apparatur: Das automatisierte Kugelrollviskosimeter besteht aus mehreren Kapillaren mit verschiedenen Durchmessern, hergestellt aus Glas oder anderen geeigneten Materialien, eingeschlossen in einem Heizblock, der eine exakte Kontrolle der Temperatur ermöglicht, Kugeln aus Edelstahl (optional beschichtet) oder aus anderen geeigneten Materialien und einem Motorantrieb, der die Kapillare in einem Neigungswinkel von 10,0 ± 0,2° bis 80,0 ± 0,2° zur Senkrechten positionieren kann. Die Apparatur besitzt mindestens 2 Sensoren, die dazu dienen die Laufzeit der Kugel über eine vordefinierte Distanz zu messen. Im Handel erhältliche Geräte werden mit Tabellen geliefert, in denen die Konstanten, die Kugeldichten und die Eignung der unterschiedlichen Kapillaren für die erwarteten Viskositätsbereiche angegeben sind. Die Temperaturkontrolle, die Kontrolle des Neigungswinkels, die Laufzeitbestimmung, die Laufwiederholungen, die Berechnung des Mittelwerts und der relativen Standardabweichung werden von der Gerätesoftware durchgeführt.

Ausführung: Das Gerät wird so programmiert, dass eine Messung mit mindestens 4 Durchläufen (2 Vorwärts-/Rückwärts-Zyklen) und einer maximalen relativen Standardabweichung von 0,5 Prozent durchgeführt wird. Die Kapillare, die Kugel und der Neigungswinkel werden so gewählt, dass ihre Parameter für den zu erwartenden Viskositätsbereich der zu prüfenden Flüssigkeit eine Kugelrollzeit (Laufzeit) von mindestens 20 s über eine Distanz von 100 mm oder eine proportionale Zeit über andere Distanzen ergeben. Wenn das Viskosimeter nicht mit einem digitalen Densitometer verbunden ist, ist sicherzustellen, dass der Dichtewert der zu prüfenden Flüssigkeit in der Viskosimeter-Gerätesoftware spezifiziert ist.

Die gereinigte, trockene Kapillare des Viskosimeters wird mit der zu prüfenden Flüssigkeit gefüllt, ohne Blasen zu erzeugen. Die Messung wird unmittelbar nach dem Befüllen der Kapillare gestartet.

Das Gerät berechnet automatisch die dynamische Viskosität (η) in Millipascalsekunden und die kinematische Viskosität (ν) in Quadratmillimetern je Sekunde.

2.5 Gehaltsbestimmungsmethoden

10.3/2.05.42.00

2.5.42 *N*-Nitrosamine in Wirkstoffen

Diese Allgemeine Methode beschreibt analytische Verfahren zur Detektion verschiedener *N*-Nitrosamine in bestimmten Wirkstoffen. Die Methoden A und B wurden als Grenzprüfungen (30 ppb) und die Methode C wurde als quantitative Prüfung validiert. Der Anwendungsbereich jeder Prüfung ist in Tab. 2.5.42-1 definiert. Mit diesen 3 Methoden ist es möglich die folgenden *N*-Nitrosamine zu analysieren: *N*-Nitrosodimethylamin (NDMA), *N*-Nitrosodiethylamin (NDEA), *N*-Nitrosodibutylamin (NDBA), *N*-Nitroso-*N*-methyl-4-aminobuttersäure (NMBA), *N*-Nitrosodiisopropylamin (NDiPA), *N*-Nitrosoethylisopropylamin (NEiPA) und *N*-Nitrosodipropylamin (NDPA).

Bei der Methode A wird deuteriertes *N*-Nitrosodiethylamin (NDEA-d_{10}) als interner Standard verwendet. Bei den Methoden B und C wird *N*-Nitrosoethylmethylamin (NEMA) als interner Standard verwendet.

Wenn eine Methode für Substanzen außerhalb des Anwendungsbereichs, für den sie validiert wurde (siehe Tab. 2.5.42-1), oder für Arzneimittel angewandt wird oder wenn die Methode A oder B quantitativ angewandt wird, muss dies validiert werden.

Methode A (LC-MS/MS)

Flüssigchromatographie (2.2.29) gekoppelt mit Massenspektrometrie (2.2.43)

Interner-Standard-Lösung: Eine Lösung von deuteriertem *N*-Nitrosodiethylamin *R* (NDEA-d_{10}) (9,0 ng · ml^{-1}) in Methanol *R* 3

N-Nitrosamine-Spikelösung: Für jedes betroffene *N*-Nitrosamin wird die entsprechende *CRS* (*N*-Nitrosodimethylamin *CRS*, *N*-Nitrosodiethylamin *CRS*, *N*-Nitroso-*N*-methyl-4-aminobuttersäure *CRS*, *N*-Nitrosodiisopropylamin *CRS* und *N*-Nitrosoethylisopropylamin *CRS*) verwendet. In einem Messkolben werden je 300 µl dieser *CRS* mit Methanol *R* 3 zu 50,0 ml verdünnt. 300 µl dieser Lösung werden mit Methanol *R* 3 zu 100,0 ml verdünnt.

Untersuchungslösung: 150,0 mg Substanz werden in 0,5 ml Methanol *R* 3 suspendiert. Die Suspension wird mit 0,5 ml Interner-Standard-Lösung versetzt, 5 min lang gründlich gemischt und 15 min lang mit Ultraschall behandelt. Die Mischung wird mit 4,0 ml Wasser zur Chromatographie *R* versetzt, 5 min lang gründlich gemischt und 15 min lang mit Ultraschall behandelt. Anschließend wird die Mischung 5 min lang bei etwa 3000 *g* zentrifugiert. Der Überstand wird durch einen Membranfilter (nominale Porengröße 0,20 µm) filtriert. Das Filtrat wird verwendet.

Gespikte Untersuchungslösung: 150,0 mg Substanz werden in 0,5 ml *N*-Nitrosamine-Spikelösung suspendiert. Die Suspension wird mit 0,5 ml Interner-Standard-Lösung versetzt, 5 min lang gründlich gemischt und 15 min lang mit Ultraschall behandelt. Die Mischung wird mit 4,0 ml Wasser zur Chromatographie *R* versetzt, 5 min lang gründlich gemischt und 15 min lang mit Ultraschall behandelt. Anschließend wird die Mischung 5 min lang bei etwa 3000 *g* zentrifugiert. Der Überstand wird durch einen Membranfilter (nominale Porengröße 0,20 µm) filtriert. Das Filtrat wird verwendet.

Referenzlösung: 0,5 ml *N*-Nitrosamine-Spikelösung werden mit 0,5 ml Interner-Standard-Lösung verdünnt, 5 min lang gründlich gemischt und 15 min lang mit Ultraschall behandelt. Die Lösung wird mit 4,0 ml Wasser zur Chromatographie *R* versetzt, 5 min lang gründlich gemischt und 15 min lang mit Ultraschall behandelt. Diese Lösung wird anschließend 5 min lang bei etwa 3000 *g* zentrifugiert. Der Überstand wird durch einen Membranfilter (nominale Porengröße 0,20 µm) filtriert. Das Filtrat wird verwendet.

Säule
- Größe: l = 0,15 m, ∅ = 4,6 mm
- Stationäre Phase: nachsilanisiertes, octadecylsilyliertes Kieselgel zur Chromatographie *R* (3 µm)
- Temperatur: 40 °C

Mobile Phase
- Mobile Phase A: 0,1-prozentige Lösung (*V/V*) von Ameisensäure *R* in Wasser zur Chromatographie *R*
- Mobile Phase B: Methanol *R* 3

Tab. 2.5.42-1: Anwendungsbereich der Validierung

Wirkstoff (Monographienummer)	*NDMA*	*NDEA*	*NDBA*	*NMBA*	*NDiPA*	*NEiPA*	*NDPA*
Candesartancilexetil (2573)	A*BC	ABC	C	A	AC	AC	C
Irbesartan (2465)	A*BC	ABC	C	A	AC	AC	C
Losartan-Kalium (2232)	A*BC	ABC	C	A	AC	AC	C
Olmesartanmedoxomil (2600)	A*BC	ABC	C	A	AC	AC	C
Valsartan (2423)	A*BC	ABC	C	A	AC	AC	C

* In Methode A kann das Vorhandensein von Dimethylformamid (DMF) in der zu prüfenden Substanz den Nachweis von NDMA beeinträchtigen.

Zeit[1] (min)	Mobile Phase A (% *V/V*)	Mobile Phase B (% *V/V*)
0 – 1	80	20
1 – 6	80 → 55	20 → 45
6 – 14	55	45
14 – 16	55 → 5	45 → 95
16 – 35	5	95

[1] D_0 (Dwellvolumen bei der Methodenentwicklung) = 0,2 ml

Durchflussrate: 0,5 ml · min^{-1}

Detektion: Tripelquadrupol-Massenspektrometer im MRM-Modus (multiple reaction monitoring). Die folgenden Geräteeinstellungen haben sich als geeignet erwiesen und werden als Beispiel genannt. Sie können angepasst werden, damit die Anforderungen der Eignungsprüfung erfüllt werden:
- Ionisationsmodus: APCI-positiv
- Heizertemperatur: 350 °C
- Zerstäuberdruck: 310 kPa
- Gastemperatur: 300 °C
- Trocknungsgasflussrate: 5 l · min^{-1}
- Koronastrom: 6 µA
- Haltezeit: 200 ms
- Kapillarspannung (Vcap): 1,5 kV
- Zellbeschleunigungsspannung: 3 V
- MRM-Modus-Parameter:

Substanz	MRM-Übergänge (*m/z*) Hauptionenübergang (Nebenionenübergang)	Stoßenergie (V)	Fragmentorspannung (V)
NDMA	75 → 58	11	20
	(75 → 43)	15	15
NMBA	147 → 117	2	41
	(147 → 87)	6	46
NDEA	103 → 75	9	25
	(103 → 47)	17	20
NEiPA	117 → 75	7	54
	(117 → 47)	15	59
NDiPA	131 → 89	2	20
	(131 → 47)	10	25
NDEA-d_{10}	113 → 81	6	76
	(113 → 34)	14	81

Hinweis: Die Datenerfassung kann bei 3,0 min gestartet und bei 15,5 min vor der Elution der Wirkstoffe gestoppt werden; während der Nichterfassung wird der Eluent verworfen. Die Zeitabschnitte können entsprechend definiert werden.

Autosampler: 5 °C

Einspritzen: 20 µl; gespikte Untersuchungslösung, Untersuchungslösung, Referenzlösung

Relative Retention (bezogen auf NDEA-d_{10}, t_R etwa 8,6 min)
- NDMA: etwa 0,6
- NMBA*: etwa 0,7
- NDEA: etwa 1,0
- NEiPA*: etwa 1,3
- NDiPA: etwa 1,6

Eignungsprüfung: für jedes *N*-Nitrosamin
- Wiederholpräzision: mit den Hauptionenübergängen bestimmt; höchstens 20 Prozent relative Standardabweichung für das Verhältnis der Fläche des *N*-Nitrosamin-Peaks zur Fläche des Peaks des internen Standards, mit 6 Einspritzungen der Referenzlösung bestimmt
- Signal-Rausch-Verhältnis 1: mindestens 5 für den Peak des Hauptionenübergangs von NDMA und mindestens 10 für den Peak des Hauptionenübergangs der anderen *N*-Nitrosamine im Chromatogramm der gespikten Untersuchungslösung
- Signal-Rausch-Verhältnis 2: mindestens 3 für den Peak des Nebenionenübergangs im Chromatogramm der gespikten Untersuchungslösung

Grenzwerte: mit den Hauptionenübergängen bestimmt

Für die Untersuchungslösung wird das Verhältnis der Fläche jedes erfassten *N*-Nitrosamin-Peaks zur Fläche des Peaks des internen Standards berechnet (R_s).

Für die gespikte Untersuchungslösung wird das Verhältnis der Fläche jedes *N*-Nitrosamin-Peaks zur Fläche des Peaks des internen Standards berechnet (R_r).

Für jedes erfasste *N*-Nitrosamin muss das Verhältnis von R_s zu R_r kleiner als 0,50 sein.

Die Prüfung ist nur gültig, wenn im Chromatogramm der Untersuchungslösung das Verhältnis der Fläche des Peaks des Hauptionenübergangs zur Fläche des Peaks des Nebenionenübergangs um nicht mehr als 20 Prozent vom gleichen, für die gespikte Untersuchungslösung berechneten Verhältnis abweicht.

Methode B (GC-MS)

Gaschromatographie (2.2.28) gekoppelt mit Massenspektrometrie (2.2.43)

Probenvorbereitung 1 (Valsartan, Losartan-Kalium und Olmesartanmedoxomil)

Interner-Standard-Lösung 1: 5 mg *N*-Nitrosoethylmethylamin *R* (NEMA) werden in Methanol *R* 3 zu 10,0 ml gelöst. 500 µl Lösung werden mit Wasser zur Chromatographie *R* zu 10,0 ml verdünnt.

Extraktionsmischung: 40,0 g Natriumhydroxid *R* werden in etwa 800 ml Wasser zur Chromatographie *R* gelöst. Die Lösung wird mit 100 µl Interner-Standard-Lösung 1 versetzt und mit Wasser zur Chromatographie *R* zu 1000 ml verdünnt.

N-Nitrosamine-Spikelösung 1: Für jedes betroffene *N*-Nitrosamin wird die entsprechende *CRS* verwendet (*N*-Nitrosodimethylamin *CRS* und *N*-Nitrosodiethylamin *CRS*). In einem Messkolben werden je 200 µl dieser *CRS* mit Wasser zur Chromatographie *R* zu 20,0 ml verdünnt. 300 µl dieser Lösung werden mit Wasser zur Chromatographie *R* zu 20,0 ml verdünnt.

* *Es kommen Konformere vor, die bei den in dieser Chromatographie angegebenen Bedingungen getrennt werden können. Beide Peaks sind gemeinsam oder ein Peak ist unter Einbeziehung des Tailings zu integrieren, wie jeweils zutreffend.*

Untersuchungslösung 1: 250,0 mg Substanz werden in 10,0 ml Extraktionsmischung suspendiert. Die Suspension wird mit einem Vortex-Mischer gemischt und 5 min lang kräftig geschüttelt. Die Mischung wird mit 2,0 ml Dichlormethan *R* 1 extrahiert, mindestens 5 min lang kräftig geschüttelt und anschließend 5 min lang bei etwa 4000 *g* zentrifugiert. Die untere (organische) Phase wird entnommen und falls erforderlich bis zum Erhalt einer klaren Lösung zentrifugiert. Die klare Lösung wird verwendet.

Gespikte Untersuchungslösung 1: 250,0 mg Substanz werden in 10,0 ml Extraktionsmischung suspendiert. Nach Zusatz von 100 µl *N*-Nitrosamine-Spikelösung 1 wird die Suspension mit einem Vortex-Mischer gemischt und 5 min lang kräftig geschüttelt. Die Mischung wird mit 2,0 ml Dichlormethan *R* 1 extrahiert, mindestens 5 min lang kräftig geschüttelt und anschließend 5 min lang bei etwa 4000 *g* zentrifugiert. Die untere (organische) Phase wird entnommen und falls erforderlich bis zum Erhalt einer klaren Lösung zentrifugiert. Die klare Lösung wird verwendet.

Referenzlösung 1: 100 µl *N*-Nitrosamine-Spikelösung 1 werden zu 10,0 ml Extraktionsmischung gegeben. Die Mischung wird mit einem Vortex-Mischer gemischt und 5 min lang kräftig geschüttelt. Die Mischung wird mit 2,0 ml Dichlormethan *R* 1 extrahiert, mindestens 5 min lang kräftig geschüttelt und anschließend 5 min lang bei etwa 4000 *g* zentrifugiert. Die untere (organische) Phase wird verwendet.

Probenvorbereitung 2 (Candesartancilexetil und Irbesartan)

Interner-Standard-Lösung 2: 5 mg *N*-Nitrosoethylmethylamin *R* (NEMA) werden in Methanol *R* 3 zu 10,0 ml gelöst. 100 µl Lösung werden mit Methanol *R* 3 zu 10,0 ml verdünnt.

Extraktionslösung: 100 µl Interner-Standard-Lösung 2 werden mit Dichlormethan *R* 1 zu 100,0 ml verdünnt.

N-Nitrosamine-Spikelösung 2: Für jedes betroffene *N*-Nitrosamin wird die entsprechende *CRS* verwendet (*N*-Nitrosodimethylamin *CRS* und *N*-Nitrosodiethylamin *CRS*). In einem Messkolben werden je 200 µl *CRS* mit Methanol *R* 3 zu 10,0 ml verdünnt. 300 µl dieser Lösung werden mit Methanol *R* 3 zu 20,0 ml verdünnt.

Untersuchungslösung 2: 500,0 mg Substanz werden in 5,0 ml Extraktionslösung suspendiert. Die Suspension wird mit 100 µl Methanol *R* 3 versetzt, mindestens 5 min lang kräftig geschüttelt und anschließend 5 min lang bei etwa 4000 *g* zentrifugiert. Der Überstand wird entnommen und falls erforderlich durch einen Membranfilter (nominale Porengröße 0,45 µm) filtriert, um eine klare Lösung zu erhalten. Die klare Lösung wird verwendet.

Gespikte Untersuchungslösung 2: 500,0 mg Substanz werden in 5,0 ml Extraktionslösung suspendiert. Die Suspension wird mit 100 µl *N*-Nitrosamine-Spikelösung 2 versetzt, mindestens 5 min lang kräftig geschüttelt und anschließend 5 min lang bei etwa 4000 *g* zentrifugiert. Der Überstand wird entnommen und falls erforderlich durch einen Membranfilter (nominale Porengröße 0,45 µm) filtriert, um eine klare Lösung zu erhalten. Die klare Lösung wird verwendet.

Referenzlösung 2: 100 µl *N*-Nitrosamine-Spikelösung 2 werden zu 5,0 ml Extraktionslösung gegeben. Die Mischung wird mindestens 5 min lang kräftig geschüttelt und anschließend 5 min lang bei etwa 4000 *g* zentrifugiert. Der Überstand wird entnommen und falls erforderlich durch einen Membranfilter (nominale Porengröße 0,45 µm) filtriert, um eine klare Lösung zu erhalten. Die klare Lösung wird verwendet.

Säule
- Material: Quarzglas
- Größe: l = 30 m, ∅ = 0,25 mm
- Stationäre Phase: Cyanopropylphenylen(6)-methyl(94)polysiloxan *R* (Filmdicke 1,4 µm)

Trägergas: Helium zur Chromatographie *R*

Durchflussrate: 1,0 ml · min^{-1}

Einspritzmodus: splitlos, gepulst; 172 kPa; 0,5 min

Temperatur

	Zeit (min)	Temperatur (°C)
Säule	0 – 0,5	40
	0,5 – 7,0	40 → 170
	7,0 – 10,7	170 → 280
	10,7 – 17,0	280
Probeneinlass		250
Überleitung		240

Detektion: Quadrupol-Massenspektrometer im SIM-Modus (single-ion monitoring). Die folgenden Geräteeinstellungen haben sich als geeignet erwiesen und werden als Beispiel genannt. Sie können angepasst werden, damit die Anforderungen der Eignungsprüfung erfüllt werden.
- Elektronenstoßionisation: 70 eV
- Ionenquellentemperatur: 230 °C
- Analysatortemperatur: 150 °C
- Haltezeit: 300 ms
- Verstärkungsfaktor: 5
- SIM-Modus-Parameter:

Substanz	*m/z*	Start der Überwachung (min)
NDMA	74	5,0
NEMA	88	6,3
NDEA	102	7,0

Hinweis: Die Datenerfassung kann bei 5 min gestartet werden; während der Nichterfassung wird der Eluent verworfen. Die Zeitabschnitte können entsprechend definiert werden.

Einspritzen: 2,5 µl; gespikte Untersuchungslösung, Untersuchungslösung und Referenzlösung 1 beziehungsweise 2

Relative Retention (bezogen auf den internen Standard (NEMA), t_R etwa 6,7 min)
- NDMA: etwa 0,9
- NDEA: etwa 1,1

Allg. Methoden

Eignungsprüfung

- Wiederholpräzision: höchstens 20 Prozent relative Standardabweichung für das Verhältnis der Fläche jedes *N*-Nitrosamin-Peaks zur Fläche des Peaks des internen Standards, mit 6 Einspritzungen der Referenzlösung bestimmt
- Signal-Rausch-Verhältnis: mindestens 10 für den Peak jedes *N*-Nitrosamins im Chromatogramm der gespikten Untersuchungslösung

Grenzwerte: Die angegebenen *m*/*z*-Verhältnisse werden verwendet.

Für die Untersuchungslösung wird das Verhältnis der Fläche jedes erfassten *N*-Nitrosamin-Peaks zur Fläche des Peaks des internen Standards berechnet (R_s)

Für die gespikte Untersuchungslösung wird das Verhältnis der Fläche jedes *N*-Nitrosamin-Peaks zur Fläche des Peaks des internen Standards berechnet (R_r)

Für jedes erfasste *N*-Nitrosamin muss das Verhältnis von R_s zu R_r kleiner als 0,50 sein.

Methode C (GC-MS/MS)

Gaschromatographie (2.2.28) gekoppelt mit Massenspektrometrie (2.2.43)

Interner-Standard-Lösung: 5 mg *N*-Nitrosoethylmethylamin *R* (NEMA) werden in Methanol *R* 3 zu 10,0 ml gelöst. 500 µl Lösung werden mit Wasser zur Chromatographie *R* zu 10,0 ml verdünnt.

Extraktionsmischung: 40,0 g Natriumhydroxid *R* werden in 500 ml Wasser zur Chromatographie *R* gelöst. Die Lösung wird mit 100 µl Interner-Standard-Lösung und dann mit 50 ml Acetonitril *R* 1 versetzt und mit Wasser zur Chromatographie *R* zu 1000 ml verdünnt.

N-Nitrosamine-Spikelösung: Für jedes betroffene *N*-Nitrosamin wird die entsprechende *CRS* verwendet (*N*-Nitrosodimethylamin *CRS*, *N*-Nitrosodiethylamin *CRS*, *N*-Nitrosodibutylamin *CRS*, *N*-Nitrosodiisopropylamin *CRS*, *N*-Nitrosoethylisopropylamin *CRS* und *N*-Nitrosodipropylamin *CRS*). In einem Messkolben werden je 100 µl dieser *CRS* mit Wasser zur Chromatographie *R* zu 10,0 ml verdünnt. 300 µl dieser Lösung werden mit Wasser zur Chromatographie *R* zu 20,0 ml verdünnt.

Untersuchungslösung: 250,0 mg Substanz werden in 10,0 ml Extraktionsmischung suspendiert. Die Suspension wird mit einem Vortex-Mischer gemischt und 5 min lang kräftig geschüttelt. Die Mischung wird mit 2,0 ml Dichlormethan *R* 1 extrahiert, mindestens 5 min lang kräftig geschüttelt und anschließend 5 min lang bei etwa 10 000 *g* zentrifugiert. Die untere (organische) Phase wird verwendet.

Gespikte Untersuchungslösung: 250,0 mg Substanz werden in 10,0 ml Extraktionsmischung suspendiert. Die Suspension wird mit 100 µl *N*-Nitrosamine-Spikelösung versetzt, mit einem Vortex-Mischer gemischt und 5 min lang kräftig geschüttelt. Die Mischung wird mit 2,0 ml Dichlormethan *R* 1 extrahiert, mindestens 5 min lang kräftig geschüttelt und anschließend 5 min lang bei etwa 10 000 *g* zentrifugiert. Die untere (organische) Phase wird verwendet.

Referenzlösung a: 10,0 ml Extraktionsmischung werden mit 50 µl *N*-Nitrosamine-Spikelösung versetzt, mit einem Vortex-Mischer gemischt und 5 min lang kräftig geschüttelt. Die Mischung wird mit 2,0 ml Dichlormethan *R* 1 extrahiert, mindestens 5 min lang kräftig geschüttelt und anschließend 5 min lang bei etwa 10 000 *g* zentrifugiert. Die untere (organische) Phase wird verwendet.

Referenzlösung b: 10,0 ml Extraktionsmischung werden mit 100 µl *N*-Nitrosamine-Spikelösung versetzt, mit einem Vortex-Mischer gemischt und 5 min lang kräftig geschüttelt. Die Mischung wird mit 2,0 ml Dichlormethan *R* 1 extrahiert, mindestens 5 min lang kräftig geschüttelt und anschließend 5 min lang bei etwa 10 000 *g* zentrifugiert. Die untere (organische) Phase wird verwendet.

Referenzlösung c: 10,0 ml Extraktionsmischung werden mit 200 µl *N*-Nitrosamine-Spikelösung versetzt, mit einem Vortex-Mischer gemischt und 5 min lang kräftig geschüttelt. Die Mischung wird mit 2,0 ml Dichlormethan *R* 1 extrahiert, mindestens 5 min lang kräftig geschüttelt und anschließend 5 min lang bei etwa 10 000 *g* zentrifugiert. Die untere (organische) Phase wird verwendet.

Säule

- Material: Quarzglas
- Größe: l = 30 m, ∅ = 0,25 mm
- Stationäre Phase: Cyanopropylphenylen(6)-methyl(94)polysiloxan *R* (Filmdicke 1,4 µm)

Trägergas: Helium zur Chromatographie *R*

Durchflussrate: 1,3 ml · min^{-1}

Einspritzmodus: splitlos, gepulst; 276 kPa; 0,5 min

Temperatur

	Zeit (min)	Temperatur (°C)
Säule	0 – 0,5	40
	0,5 – 2,2	40 → 140
	2,2 – 4,2	140
	4,2 – 6,2	140 → 180
	6,2 – 6,7	180
	6,7 – 8,7	180 → 240
	8,7 – 10,5	240
	10,5 – 11,5	240 → 280
	11,5 – 14,0	280
Probeneinlass		250
Überleitung		240

Detektion: Tripelquadrupolmassenspektrometer im MRM-Modus (multiple reaction monitoring). Die folgenden Geräteeinstellungen haben sich als geeignet erwiesen und werden als Beispiel genannt. Sie können angepasst werden, damit die Anforderungen der Eignungsprüfung erfüllt werden.

- Elektronenstoßionisation: 40 eV
- Ionenquellentemperatur: 230 °C
- Analysatortemperatur (beide): 150 °C
- Haltezeit: 200 ms
- Verstärkungsfaktor: 15

- Stoßgas: Stickstoff zur Chromatographie *R* mit einer Flussrate von 1,5 ml · min^{-1}
- MRM-Modus-Parameter:

Substanz	**MRM-Übergänge (*m/z*) Hauptionenübergang (Nebenionenübergang)**	**Stoßenergie (V)**
NDMA	74 → 44	5
	(74 → 42)	22
NEMA	88 → 71	5
	(88 → 42)	22
NDEA	102 → 85	3
	(102 → 56)	19
NEiPA	116 → 99	5
	(116 → 44)	14
NDiPA	130 → 88	5
	(130 → 71)	14
NDPA	130 → 113	1
	(130 → 88)	1
NDBA	158 → 141	1
	158 → 99	7

Hinweis: Die Datenerfassung kann bei 4,5 min gestartet werden; während der Nichterfassung wird der Eluent verworfen. Die Zeitabschnitte können entsprechend definiert werden.

Einspritzen: 3 µl; gespikte Untersuchungslösung, Untersuchungslösung, Referenzlösung b

Relative Retention (bezogen auf den internen Standard (NEMA), t_R etwa 5,5 min)
- NDMA: etwa 0,9
- NDEA: etwa 1,1
- NEiPA: etwa 1,3
- NDiPA: etwa 1,4
- NDPA: etwa 1,5
- NDBA: etwa 1,8

Eignungsprüfung: für jedes *N*-Nitrosamin
- Wiederholpräzision: mit den Hauptionenübergängen bestimmt; höchstens 20 Prozent relative Standardabweichung für das Verhältnis der Fläche des *N*-Nitrosamin-Peaks zur Fläche des Peaks des internen Standards, mit 6 Einspritzungen der Referenzlösung b bestimmt
- Signal-Rausch-Verhältnis 1: mindestens 10 für den Peak des Hauptionenübergangs im Chromatogramm der gespikten Untersuchungslösung
- Signal-Rausch-Verhältnis 2: mindestens 3 für den Peak des Nebenionenübergangs im Chromatogramm der gespikten Untersuchungslösung

Grenzwerte: mit den Hauptionenübergängen bestimmt

Für die Untersuchungslösung wird das Verhältnis der Fläche jedes erfassten *N*-Nitrosamin-Peaks zur Fläche des Peaks des internen Standards berechnet (R_s).

Für die gespikte Untersuchungslösung wird das Verhältnis der Fläche jedes *N*-Nitrosamin-Peaks zur Fläche des Peaks des internen Standards berechnet (R_r).

Für jedes erfasste *N*-Nitrosamin muss das Verhältnis von R_s zu R_r kleiner als 0,50 sein.

Die Prüfung ist nur gültig, wenn im Chromatogramm der Untersuchungslösung das Verhältnis der Fläche des Peaks des Hauptionenübergangs zur Fläche des Peaks des Nebenionenübergangs um nicht mehr als 20 Prozent vom gleichen, für die gespikte Untersuchungslösung berechneten Verhältnis abweicht.

Anwendung von Methode C als quantitative Prüfung

Einspritzen: 3 µl; gespikte Untersuchungslösung, Untersuchungslösung, Referenzlösungen a, b und c

Eignungsprüfung: für jedes *N*-Nitrosamin
- Wiederholpräzision: mit den Hauptionenübergängen bestimmt; höchstens 20 Prozent relative Standardabweichung für das Verhältnis der Fläche des *N*-Nitrosamin-Peaks zur Fläche des Peaks des internen Standards, mit 6 Einspritzungen der Referenzlösung b bestimmt
- Signal-Rausch-Verhältnis 1: mindestens 10 für den Peak des Hauptionenübergangs im Chromatogramm der Referenzlösung a.
- Signal-Rausch-Verhältnis 2: mindestens 3 für den Peak des Nebenionenübergangs im Chromatogramm der Referenzlösung a.

Berechnungen: mit den MRM-Hauptionenübergängen
Mit Hilfe der Referenzlösungen a, b und c wird eine Kalibrierkurve erstellt, die den Zusammenhang zwischen dem Verhältnis der Fläche des Peaks jedes erfassten *N*-Nitrosamins zur Fläche des Peaks des internen Standards und der Konzentration der *N*-Nitrosamine darstellt. Die Konzentration jedes *N*-Nitrosamins in der Untersuchungslösung wird aus dieser Kurve extrapoliert.

Die Prüfung ist nur gültig, wenn
- das Verhältnis der Fläche des Peaks des Hauptionenübergangs zur Fläche des Peaks des Nebenionenübergangs für die Untersuchungslösung um nicht mehr als 20 Prozent vom gleichen, für die gespikte Untersuchungslösung berechneten Verhältnis abweicht.
- die berechnete Wiederfindungsrate in allen gespikten Untersuchungslösungen zwischen 70 und 130 Prozent beträgt.

2.6 Methoden der Biologie

10.3/2.06.12.00

2.6.12 Mikrobiologische Prüfung nicht steriler Produkte: Bestimmung der vermehrungsfähigen Mikroorganismen[1)]

1. Einleitung

Die nachfolgend beschriebenen Prüfungen ermöglichen das quantitative Bestimmen mesophiler Bakterien und Pilze, die unter aeroben Bedingungen wachsen können.

Die Prüfungen dienen primär dazu festzustellen, ob eine Substanz oder eine Zubereitung in Bezug auf die mikrobiologische Qualität einer festgelegten Spezifikation entspricht. Zu diesem Zweck sind die nachfolgend aufgeführten Vorschriften einschließlich der Anzahl zu entnehmender Proben einzuhalten und die Ergebnisse wie nachfolgend angegeben auszuwerten.

Die beschriebenen Methoden sind bei Produkten, die vermehrungsfähige Mikroorganismen als wirksame Komponenten enthalten, nicht anwendbar.

Alternative mikrobiologische Prüfverfahren, insbesondere automatisierte Methoden, können angewendet werden, falls ihre Äquivalenz mit der Arzneibuchmethode nachgewiesen wurde.

2. Allgemeine Vorkehrungen

Die Bestimmung ist unter Bedingungen durchzuführen, die eine mikrobielle Kontamination des zu prüfenden Produkts durch äußere Einflüsse vermeiden. Die Vorsichtsmaßnahmen, die zu diesem Zweck getroffen werden, dürfen jedoch keinen Einfluss auf die nachzuweisenden Mikroorganismen haben.

Wenn das zu prüfende Produkt antimikrobielle Aktivität aufweist, muss diese so weitgehend wie möglich eliminiert oder neutralisiert werden. Falls dafür inaktivierende Substanzen verwendet werden, sind deren Wirksamkeit und Nichttoxizität für Mikroorganismen nachzuweisen.

Werden für die Herstellung der Proben oberflächenaktive Substanzen verwendet, müssen deren Nichttoxizität für Mikroorganismen und deren Kompatibilität mit den inaktivierenden Substanzen nachgewiesen werden.

1) Diese Methode war Gegenstand der Internationalen Harmonisierung der Arzneibücher (siehe Allgemeinen Text „5.8 Harmonisierung der Arzneibücher").

3. Bestimmungsmethoden

Die Bestimmung erfolgt entweder mit der Membranfilter-Methode oder durch Auszählen auf Agarplatten entsprechend der vorgeschriebenen Methode. Die Bestimmung mit Hilfe von Verdünnungsreihen (most probable number method, MPN-Methode) ist im Allgemeinen weniger exakt als die anderen mikrobiellen Zählmethoden, eignet sich jedoch besonders gut für bestimmte Produktgruppen mit einer sehr geringen mikrobiellen Belastung.

Die Methodenauswahl hängt von Faktoren wie der Art des Produkts und der für die Anzahl an Mikroorganismen festgelegten Grenzwerte ab. Mit der gewählten Methode muss die Prüfung an einer Probe ausreichender Größe durchgeführt werden können, damit die Konformität mit den Spezifikationen bewertet werden kann. Die Eignung der gewählten Methode muss etabliert werden.

Allg. Methoden

4. Wachstumsfördernde Eigenschaften der Nährmedien, Anwendbarkeit der Bestimmungsmethode und Negativkontrollen

4.1 Allgemeines

Die Eignung der Prüfung für den Nachweis von Mikroorganismen in Gegenwart des Produkts muss etabliert werden.

Die Anwendbarkeit der Prüfmethode muss jedes Mal neu bestätigt werden, wenn bei der Durchführung der Prüfung oder beim Produkt eine Änderung vorgenommen wird, die sich auf das Ergebnis der Prüfung auswirken kann.

4.2 Aufbereitung der Referenzstämme

Eingestellte, stabile Suspensionen von Referenzstämmen werden verwendet oder Suspensionen werden wie nachfolgend angegeben hergestellt. Die Kulturen werden nach einem Saatgutsystem angelegt, wobei vermehrungsfähige Mikroorganismen zur Inokulation nicht mehr als 5 Passagen vom ursprünglichen Mastersaatgut entfernt sein dürfen. Wie in Tab. 2.6.12-1 angegeben, wird jeder Bakterien- und jeder Pilzreferenzstamm getrennt in Kulturen vermehrt.

Natriumchlorid-Pepton-Pufferlösung pH 7,0 oder Phosphat-Pufferlösung pH 7,2 wird zur Herstellung der Referenzsuspensionen von Mikroorganismen verwendet. Um Sporen von *Aspergillus brasiliensis* zu suspendieren, kann die Pufferlösung mit 0,05 Prozent Polysorbat 80 versetzt werden. Die Suspensionen werden innerhalb von 2 h oder, wenn sie bei 2 bis 8 °C aufbewahrt werden, innerhalb von 24 h verwendet.

Anstatt mit vegetativen Zellen von *A. brasiliensis* oder von *Bacillus subtilis* eine Suspension frisch herzustellen und anschließend zu verdünnen, kann auch eine stabile Sporensuspension hergestellt und davon ein geeignetes Volumen zur Inokulation verwendet werden. Diese Sporensuspension kann für eine validierte Zeitspanne bei 2 bis 8 °C aufbewahrt werden.

Tab. 2.6.12-1: Aufbereitung und Verwendung von Referenzmikroorganismen

Mikroorganismus	Aufbereitung der Referenzstämme	Wachstumsfördernde Eigenschaften der Nährmedien		Anwendbarkeit der Bestimmungsmethode in Gegenwart des Produkts	
		Gesamtanzahl an aeroben Mikroorganismen	Gesamtanzahl an Hefen und Schimmelpilzen	Gesamtanzahl an aeroben Mikroorganismen	Gesamtanzahl an Hefen und Schimmelpilzen
Staphylococcus aureus, zum Beispiel: ATCC 6538 NCIMB 9518 CIP 4.83 NBRC 13276	Agarmedium mit Casein- und Sojapepton oder flüssiges Nährmedium mit Casein- und Sojapepton 30 bis 35 °C 18 bis 24 h	Agarmedium mit Casein- und Sojapepton oder flüssiges Nährmedium mit Casein- und Sojapepton ≤ 100 KBE 30 bis 35 °C ≤ 3 Tage		Agarmedium mit Casein- und Sojapepton/MPN: flüssiges Nährmedium mit Casein- und Sojapepton ≤ 100 KBE 30 bis 35 °C ≤ 3 Tage	
Pseudomonas aeruginosa, zum Beispiel: ATCC 9027 NCIMB 8626 CIP 82.118 NBRC 13275	Agarmedium mit Casein- und Sojapepton oder flüssiges Nährmedium mit Casein- und Sojapepton 30 bis 35 °C 18 bis 24 h	Agarmedium mit Casein- und Sojapepton oder flüssiges Nährmedium mit Casein- und Sojapepton ≤ 100 KBE 30 bis 35 °C ≤ 3 Tage		Agarmedium mit Casein- und Sojapepton/MPN: flüssiges Nährmedium mit Casein- und Sojapepton ≤ 100 KBE 30 bis 35 °C ≤ 3 Tage	
Bacillus subtilis, zum Beispiel: ATCC 6633 NCIMB 8054 CIP 52.62 NBRC 3134	Agarmedium mit Casein- und Sojapepton oder flüssiges Nährmedium mit Casein- und Sojapepton 30 bis 35 °C 18 bis 24 h	Agarmedium mit Casein- und Sojapepton oder flüssiges Nährmedium mit Casein- und Sojapepton ≤ 100 KBE 30 bis 35 °C ≤ 3 Tage		Agarmedium mit Casein- und Sojapepton/MPN: flüssiges Nährmedium mit Casein- und Sojapepton ≤ 100 KBE 30 bis 35 °C ≤ 3 Tage	
Candida albicans, zum Beispiel: ATCC 10231 NCPF 3179 IP 48.72 NBRC 1594	Sabouraud-Glucose-Agarmedium oder flüssiges Sabouraud-Glucose-Nährmedium 20 bis 25 °C 2 bis 3 Tage	Agarmedium mit Casein- und Sojapepton ≤ 100 KBE 30 bis 35 °C ≤ 5 Tage	Sabouraud-Glucose-Agarmedium ≤ 100 KBE 20 bis 25 °C ≤ 5 Tage	Agarmedium mit Casein- und Sojapepton ≤ 100 KBE 30 bis 35 °C ≤ 5 Tage MPN: nicht anwendbar	Sabouraud-Glucose-Agarmedium ≤ 100 KBE 20 bis 25 °C ≤ 5 Tage
Aspergillus brasiliensis, zum Beispiel: ATCC 16404 IMI 149007 IP 1431.83 NBRC 9455	Sabouraud-Glucose-Agarmedium oder Kartoffel-Glucose-Agarmedium 20 bis 25 °C 5 bis 7 Tage oder bis zur ausreichenden Sporenbildung	Agarmedium mit Casein- und Sojapepton ≤ 100 KBE 30 bis 35 °C ≤ 5 Tage	Sabouraud-Glucose-Agarmedium ≤ 100 KBE 20 bis 25 °C ≤ 5 Tage	Agarmedium mit Casein- und Sojapepton ≤ 100 KBE 30 bis 35 °C ≤ 5 Tage MPN: nicht anwendbar	Sabouraud-Glucose-Agarmedium ≤ 100 KBE 20 bis 25 °C ≤ 5 Tage

4.3 Negativkontrollen

Um die Prüfbedingungen zu verifizieren, wird eine Prüfung mit einer Negativkontrolle durchgeführt, bei deren Herstellung die zu prüfende Zubereitung durch das gewählte Verdünnungsmittel ersetzt wird. Mikrobielles Wachstum darf nicht nachweisbar sein. Auch bei der Durchführung der in Abschnitt 5 beschriebenen Prüfung werden Negativkontrollen mitgeführt. Findet mikrobielles Wachstum statt, muss die Ursache ermittelt werden.

4.4 Wachstumsfördernde Eigenschaften der Nährmedien

Diese Kontrolle wird an jeder Charge eines Nährmediums durchgeführt, das in gebrauchsfertiger Form im Handel erhältlich ist oder aus einem getrockneten Nährmedium beziehungsweise aus den einzelnen Bestandteilen hergestellt wird.

Anteile an flüssigem Nährmedium mit Casein- und Sojapepton oder Petrischalen mit Agarmedium mit Casein- und Sojapepton werden mit einer kleinen Anzahl der in

Tab. 2.6.12-1 aufgeführten Mikroorganismen (höchstens 100 KBE) inokuliert. Für jeden Mikroorganismus wird jeweils ein eigener Anteil an Nährmedium oder eine eigene Petrischale mit Agarmedium verwendet. Jeweils eine Petrischale mit Sabouraud-Glucose-Agarmedium wird mit einer geringen Anzahl (höchstens 100 KBE) der in Tab. 2.6.12-1 aufgeführten Mikroorganismen inokuliert. Die Inkubation wird unter den in Tab. 2.6.12-1 spezifizierten Bedingungen durchgeführt.

Für feste Nährmedien darf das Wachstum der Mikroorganismen höchstens um den Faktor 2 von dem für ein Standardinokulum berechneten Wert abweichen. Für frisch hergestellte Inokula muss das Wachstum der Mikroorganismen mit dem Wachstum auf einem Nährmedium einer zuvor geprüften und zugelassenen Charge vergleichbar sein. Die flüssigen Nährmedien sind geeignet, wenn ein deutlich sichtbares Wachstum von Mikroorganismen zu beobachten ist, das mit dem Wachstum in einem Nährmedium einer zuvor geprüften und zugelassenen Charge vergleichbar ist.

4.5 Anwendbarkeit der Bestimmungsmethode in Gegenwart des Produkts

4.5.1 **Probenvorbereitung:** Die Probenvorbereitung hängt von den physikalischen Eigenschaften des zu prüfenden Produkts ab. Falls sich keine der nachfolgend beschriebenen Vorgehensweisen als zufriedenstellend erweist, muss ein anderes Verfahren entwickelt werden.

Wasserlösliche Produkte: Das zu prüfende Produkt wird in Natriumchlorid-Pepton-Pufferlösung pH 7,0, in Phosphat-Pufferlösung pH 7,2 oder in flüssigem Nährmedium mit Casein- und Sojapepton gelöst oder damit verdünnt. Üblicherweise wird eine 1:10-Verdünnung hergestellt. Die Lösung wird, falls erforderlich, auf einen pH-Wert von 6 bis 8 eingestellt. Gegebenenfalls werden weitere Verdünnungen mit dem gleichen Verdünnungsmittel hergestellt.

Nicht fettartige, wasserunlösliche Produkte: Das zu prüfende Produkt wird in Natriumchlorid-Pepton-Pufferlösung pH 7,0, in Phosphat-Pufferlösung pH 7,2 oder in flüssigem Nährmedium mit Casein- und Sojapepton suspendiert. Üblicherweise wird eine 1:10-Verdünnung der Suspension hergestellt. Eine geeignete, oberflächenaktive Substanz wie Polysorbat 80 ($1\ g \cdot l^{-1}$) kann zugesetzt werden, um schwer benetzbare Substanzen leichter suspendieren zu können. Die Suspension wird, falls erforderlich, auf einen pH-Wert von 6 bis 8 eingestellt. Gegebenenfalls werden weitere Verdünnungen mit dem gleichen Verdünnungsmittel hergestellt.

Fettartige Produkte: Das zu prüfende Produkt wird in sterilfiltriertem Isopropylmyristat gelöst oder mit der eben erforderlichen Menge an sterilem Polysorbat 80 oder einer anderen sterilen, nicht wachstumshemmenden, oberflächenaktiven Substanz gemischt. Die Mischung wird, falls erforderlich, auf höchstens 40 °C, in Ausnahmefällen auf höchstens 45 °C erwärmt. Nach sorgfältigem Mischen wird die Mischung, falls erforderlich, in einem Wasserbad bei dieser Temperatur gehalten. Die erforderliche Menge des ausgewählten zuvor erwärmten Verdünnungsmittels wird zugesetzt, so dass eine 1:10-Verdünnung des Ausgangsprodukts erhalten wird. Unter sorgfältigem Mischen wird die Mischung gerade so lange bei gleichbleibender Temperatur gehalten, bis sich eine Emulsion gebildet hat. Die weiteren Verdünnungen im Verhältnis 1:10 können mit dem gewählten Verdünnungsmittel, das eine geeignete Menge an sterilem Polysorbat 80 oder einer anderen sterilen, nicht wachstumshemmenden, oberflächenaktiven Substanz enthält, hergestellt werden.

Flüssige und feste Produkte in Form von Aerosolen: Das Produkt wird für die nachfolgende Probenahme unter aseptischen Bedingungen in eine Membranfiltereinheit oder in ein steriles Gefäß überführt. Für jedes zu prüfende Behältnis wird der gesamte Inhalt oder bei Dosieraerosolen eine festgelegte Anzahl an Sprühstößen verwendet.

Transdermale Pflaster: Die Schutzfolien von transdermalen Pflastern werden entfernt und die Pflaster mit der Haftschicht nach oben in sterile Schalen aus Glas oder Kunststoff gelegt. Die Haftschicht wird mit einem porösen, sterilen Material wie steriler Gaze bedeckt, um zu verhindern, dass die transdermalen Pflaster aneinanderkleben. Die Pflaster werden in ein geeignetes Volumen eines ausgewählten Verdünnungsmittels überführt, das inaktivierende Substanzen wie Polysorbat 80 und/oder Lecithin enthält. Die Pflaster werden mit dem Lösungsmittel mindestens 30 min lang kräftig geschüttelt.

◊*Schmelzfilme:* 10 zu prüfende Filme werden in Natriumchlorid-Pepton-Pufferlösung pH 7,0, in Phosphat-Pufferlösung pH 7,2 oder in flüssigem Nährmedium mit Casein- und Sojapepton gelöst. Zum Lösen der Zubereitung kann ein Erwärmen auf höchstens 40 °C, in Ausnahmefällen auf höchstens 45 °C (mit oder ohne Schütteln) erforderlich sein. Die Lösung wird, falls erforderlich, auf einen pH-Wert von 6 bis 8 eingestellt. Gegebenenfalls werden weitere Verdünnungen mit dem gleichen Verdünnungsmittel hergestellt.◊

4.5.2 **Inokulation und Verdünnung:** Die wie in Abschnitt 4.5.1 beschrieben vorbereitete Probe und eine Kontrollprobe ohne Produkt werden mit einem ausreichenden Volumen der Suspension von Mikroorganismen versetzt, so dass ein Inokulum von höchstens 100 KBE erhalten wird. Das Volumen der Suspension darf höchstens 1 Volumenprozent, bezogen auf das verdünnte Produkt, betragen.

Um zu zeigen, dass die Wiederfindung der Referenzmikroorganismen akzeptabel ist, muss die Prüfung an der Probe durchgeführt werden, die mit dem kleinstmöglichen Verdünnungsfaktor hergestellt wurde. Wenn dies wegen der antimikrobiellen Aktivität oder geringen Löslichkeit des Produkts nicht durchführbar ist, muss ein weiteres geeignetes Prüfprotokoll entwickelt werden. Wenn eine durch die Probe verursachte Wachstumshemmung nicht anders verhindert werden kann, muss die Probe vor dem Zusatz der Suspension von Mikroorganismen neutralisiert, verdünnt oder filtriert werden.

4.5.3 **Neutralisation/Elimination der antimikrobiellen Aktivität:** Die Wiederfindung der Mikroorganismen in Gegenwart der aufbereiteten Probe, die wie in Abschnitt 4.5.2 beschrieben verdünnt und wie in Abschnitt 4.5.4 beschrieben inkubiert wurde, wird mit der Wiederfindung der Mikroorganismen aus der Referenzzubereitung verglichen.

Im Fall einer Wachstumshemmung (Wiederfindung um mehr als den Faktor 2 vermindert) wird das Bestimmungsverfahren so modifiziert, dass die Gültigkeit der Ergebnisse sichergestellt ist. Diese Modifikationen können beispielsweise sein:
- ein größeres Volumen an Verdünnungsmittel oder Nährmedium
- ein Zusatz spezifisch oder allgemein neutralisierender Agenzien zum Verdünnungsmittel
- eine Membranfiltration oder
- eine Kombination der zuvor aufgeführten Modifikationen.

Neutralisierende Agenzien: Agenzien können verwendet werden, um die Aktivität antimikrobieller Substanzen, welche die Prüfung beeinträchtigen, zu neutralisieren (Tab. 2.6.12-2). Sie können dem gewählten Verdünnungsmittel oder dem Nährmedium vorzugsweise vor der Sterilisation zugesetzt werden. Die Wirksamkeit der zum Neutralisieren verwendeten Agenzien und deren Nichttoxizität für Mikroorganismen müssen mit einer Blindprobe, die das neutralisierende Agens, jedoch kein Produkt enthält, nachgewiesen werden.

Wenn keine geeignete Methode zum Neutralisieren gefunden werden kann, ist anzunehmen, dass der inokulierte Mikroorganismus nicht isoliert werden kann, weil das Produkt eine mikrobizide Aktivität besitzt. Diese Information dient als Hinweis, dass das Produkt durch diese Spezies von Mikroorganismen nicht kontaminiert werden kann. Jedoch ist auch möglich, dass das Produkt nur bestimmte der hier spezifizierten Mikroorganismen hemmt, während andere Mikroorganismen, die nicht zu den Referenzstämmen zählen oder für welche die Referenzstämme nicht repräsentativ sind, nicht gehemmt werden. Die Prüfung sollte deshalb mit der größtmöglichen Verdünnung durchgeführt werden, die noch mikrobielles Wachstum und das Einhalten des spezifischen Akzeptanzkriteriums zulässt.

4.5.4 **Wiederfindung von Referenzmikroorganismen in Gegenwart des Produkts:** Für jeden in Tab. 2.6.12-1 genannten Mikroorganismus werden getrennte Prüfungen durchgeführt. Nur die Mikroorganismen des zur Inokulation verwendeten Stamms werden ausgezählt.

4.5.4.1 *Membranfiltration:* Membranfilter mit einer nominalen Porengröße von höchstens 0,45 µm werden verwendet. Das Material des Membranfilters muss so gewählt werden, dass das Rückhaltevermögen für Bakterien nicht durch Bestandteile der Probe beeinträchtigt wird. Für jeden in Tab. 2.6.12-1 genannten Mikroorganismus wird ein eigener Membranfilter verwendet.

Auf den Membranfilter wird eine geeignete Menge der gemäß den Abschnitten 4.5.1 bis 4.5.3 aufbereiteten Probe aufgebracht, vorzugsweise eine 1 g entsprechende Menge des Produkts oder eine geringere Menge, wenn angenommen werden kann, dass die Anzahl KBE hoch sein wird. Die Probe wird sofort filtriert und der Filter mit einem geeigneten Volumen des Verdünnungsmittels gewaschen.

Für das Auszählen der Gesamtanzahl aerober Mikroorganismen (TAMC, total aerobic microbial count) wird der Membranfilter auf Agarmedium mit Casein- und Sojapepton überführt. Für das Auszählen der Gesamtanzahl an Hefen und Schimmelpilzen (TYMC, total combined yeasts/moulds count) wird der Membranfilter auf Sabouraud-Glucose-Agarmedium überführt. Die Petrischalen werden wie in Tab. 2.6.12-1 angegeben inkubiert und die Kolonien anschließend ausgezählt.

Tab. 2.6.12-2: Übliche Agenzien zum Neutralisieren interferierender Substanzen

Interferierende Substanz	Mögliche Methode zum Neutralisieren
Glutaraldehyd, Quecksilberverbindungen	Natriumhydrogensulfit (Natriumbisulfit)
Phenole, Ethanol, Aldehyde, Sorbat	Verdünnung
Aldehyde	Glycin
Quaternäre Ammoniumverbindungen, Parahydroxybenzoate (Parabene), Bis-biguanide	Lecithin
Quaternäre Ammoniumverbindungen, Iod, Parabene	Polysorbat
Quecksilberverbindungen	Thioglycolat
Quecksilberverbindungen, Halogene, Aldehyde	Thiosulfat
EDTA (Edetat)	Mg^{2+}- oder Ca^{2+}-Ionen

4.5.4.2 *Auszählen auf Agarplatten:* Für jedes Agarmedium erfolgt das Auszählen im doppelten Ansatz. Der Mittelwert der beiden Ergebnisse wird für die Berechnung verwendet.

4.5.4.2.1 Plattengussverfahren: In Petrischalen von 9 cm Durchmesser werden zu jeweils 1 ml der Probe, die wie unter 4.5.1 bis 4.5.3 beschrieben vorbereitet wurde, jeweils 15 bis 20 ml Agarmedium mit Casein- und Sojapepton oder Sabouraud-Glucose-Agarmedium von höchstens 45 °C zugesetzt. In größere Petrischalen wird ein entsprechend größeres Volumen an Agarmedium gegeben. Für jeden Mikroorganismus, der in Tab. 2.6.12-1 aufgeführt ist, werden mindestens 2 Petrischalen verwendet und wie angegeben inkubiert. Mit dem arithmetischen Mittel der je Agarmedium erhaltenen Anzahl Kolonien wird die im ursprünglichen Inokulum vorhandene Anzahl KBE berechnet.

4.5.4.2.2 Ausstrichverfahren: In Petrischalen von 9 cm Durchmesser werden jeweils 15 bis 20 ml Agarmedium mit Casein- und Sojapepton oder Sabouraud-Glucose-Agarmedium von höchstens 45 °C gegeben. In größere Petrischalen wird ein entsprechend größeres Volumen an Agarmedium gegeben. Nachdem sich der Agar verfestigt hat, werden die Platten in einer Laminarflow-Bank oder in einem Inkubator trocknen gelassen. Für jeden Mikroorganismus, der in Tab. 2.6.12-1 aufgeführt ist, werden mindestens 2 Petrischalen verwendet. Ein abgemessenes Volumen von mindestens 0,1 ml der wie unter 4.5.1 bis 4.5.3 beschriebenen vorbereiteten Probe wird auf der Oberfläche des Agars ausgestrichen. Anschließend werden die Platten inkubiert und wie unter 4.5.4.2.1 angegeben ausgezählt.

4.5.4.3 *Bestimmung mit Hilfe von Verdünnungsreihen (MPN-Methode):* Die Bestimmung mit Hilfe von Verdünnungsreihen hat eine geringere Präzision und Richtigkeit als die Membranfilter-Methode oder das Auszählen auf Agarplatten. Insbesondere für das quantitative Bestimmen von Schimmelpilzen ist sie kaum geeignet. Sie ist deshalb der Bestimmung der Gesamtanzahl an aeroben Mikroorganismen (TAMC) vorbehalten, sofern keine anderen Methoden verfügbar sind. Wenn die Anwendung der Methode gerechtfertigt ist, wird wie folgt vorgegangen:

Mindestens eine Reihe von 3 Verdünnungen des Produkts mit dem Faktor 10 wird wie unter 4.5.1 bis 4.5.3 beschrieben angelegt. Von jeder Verdünnungsstufe wird 3-mal je 1 g oder 1 ml in ein Kulturröhrchen mit 9 bis 10 ml flüssigem Medium mit Casein- und Sojapepton gegeben, das, falls erforderlich, eine oberflächenaktive Substanz wie Polysorbat 80 oder ein Agens enthält, das die antimikrobielle Aktivität neutralisiert. Für eine Reihe von 3 Verdünnungen müssen folglich 9 Kulturröhrchen inokuliert werden.

Alle Kulturröhrchen werden höchstens 3 Tage lang bei 30 bis 35 °C inkubiert. Wenn sich die Ergebnisse nur mit Schwierigkeiten auswerten lassen oder nicht schlüssig sind, wird eine Subkultur im gleichen flüssigen Medium oder auf Agarmedium mit Casein- und Sojapepton angelegt. Diese Kulturen werden 1 bis 2 Tage lang bei derselben Temperatur inkubiert und die auf diese Weise erhaltenen Ergebnisse für die Berechnung verwendet. Die wahrscheinlichste Anzahl an Mikroorganismen je Gramm oder Milliliter des zu prüfenden Produkts wird mit Hilfe der Tab. 2.6.12-3 bestimmt.

Tab. 2.6.12-3: Wahrscheinlichste Anzahl (MPN) an Mikroorganismen

Kombinationen der Anzahl Kulturröhrchen, die in jeder Verdünnungsreihe Wachstum aufweisen			MPN je Gramm oder Milliliter Produkt	95 %-Vertrauensgrenzen
Anzahl Gramm oder Milliliter Produkt je Kulturröhrchen				
0,1	0,01	0,001		
0	0	0	< 3	0 – 9,4
0	0	1	3	0,1 – 9,5
0	1	0	3	0,1 – 10
0	1	1	6,1	1,2 – 17
0	2	0	6,2	1,2 – 17
0	3	0	9,4	3,5 – 35
1	0	0	3,6	0,2 – 17
1	0	1	7,2	1,2 – 17
1	0	2	11	4 – 35
1	1	0	7,4	1,3 – 20
1	1	1	11	4 – 35
1	2	0	11	4 – 35
1	2	1	15	5 – 38
1	3	0	16	5 – 38
2	0	0	9,2	1,5 – 35
2	0	1	14	4 – 35
2	0	2	20	5 – 38
2	1	0	15	4 – 38
2	1	1	20	5 – 38
2	1	2	27	9 – 94
2	2	0	21	5 – 40
2	2	1	28	9 – 94
2	2	2	35	9 – 94
2	3	0	29	9 – 94
2	3	1	36	9 – 94
3	0	0	23	5 – 94
3	0	1	38	9 – 104
3	0	2	64	16 – 181
3	1	0	43	9 – 181
3	1	1	75	17 – 199
3	1	2	120	30 – 360
3	1	3	160	30 – 380
3	2	0	93	18 – 360
3	2	1	150	30 – 380
3	2	2	210	30 – 400
3	2	3	290	90 – 990
3	3	0	240	40 – 990
3	3	1	460	90 – 1980
3	3	2	1100	200 – 4000
3	3	3	> 1100	

4.6 Ergebnisse und Auswertung

Wird die Anwendbarkeit der Membranfilter-Methode oder das Auszählen auf Agarplatten überprüft, darf die mittlere Anzahl für jeden Referenzmikroorganismus um höchstens den Faktor 2 von dem Wert abweichen, der für eine Kontrolllösung ohne Produkt gemäß 4.5.2 erhalten wurde. Bei der Überprüfung der Anwendbarkeit der MPN-Methode muss der auf der Basis des Inokulums berechnete Wert innerhalb der 95 %-Vertrauensgrenzen der mit der Kontrolllösung erhaltenen Werte liegen.

Wenn die zuvor genannten Kriterien für einen oder mehrere Mikroorganismen mit einer der beschriebenen Methoden nicht erfüllt werden können, erfolgt die Prüfung des Produkts mit einer Methode und unter Bedingungen, die zu Ergebnissen führen, die diesen Kriterien am nächsten kommen.

5. Produktkontrolle

5.1 Probenahme

Falls nichts anderes vorgeschrieben ist, werden 10 g oder 10 ml des zu prüfenden Produkts unter den zuvor angegebenen Vorsichtsmaßnahmen entnommen. Für die Probenahme von festen oder flüssigen Aerosolen werden 10 Behältnisse verwendet. Bei transdermalen Pflastern werden Proben von 10 Pflastern genommen. ◊Für Schmelzfilme werden Proben von 10 Filmen genommen.◊

Die Probemenge kann für Wirkstoffe, die unter den nachfolgend aufgeführten Bedingungen in einer Darreichungsform vorliegen, reduziert werden: Wenn die Menge Wirkstoff je Einheit wie Kapsel, Tablette oder Injektionszubereitung höchstens 1 mg beträgt oder wenn bei Zubereitungen in Mehrdosenbehältnissen die Menge je Gramm oder Milliliter weniger als 1 mg beträgt, muss die Probe mindestens einer Menge, die in 10 Einheiten, 10 g beziehungsweise 10 ml des Produkts enthalten ist, entsprechen.

Ist das Produkt ein Wirkstoff, für den die Probemenge begrenzt oder die Chargengröße extrem klein (weniger als 1000 g oder 1000 ml) ist, muss die Menge der Probe mindestens 1 Prozent der Charge betragen, außer wenn eine geringere Menge vorgeschrieben oder begründet und zugelassen ist.

Im Falle von Produkten, bei denen eine Charge aus insgesamt weniger als 200 Einheiten besteht (zum Beispiel Proben für klinische Prüfungen), darf die Probe 2 Einheiten, wenn eine Charge aus weniger als 100 Einheiten besteht, darf die Probe lediglich noch 1 Einheit umfassen.

Die Probenahme erfolgt nach dem Zufallsprinzip vom Produkt als Bulk oder aus den Behältnissen, in die die Zubereitung abgefüllt wird. Um die für eine Probe erforderliche Menge zu erhalten, wird der Inhalt einer genügenden Anzahl an Behältnissen gemischt.

5.2 Prüfung des Produkts

5.2.1 **Membranfilter-Methode:** Ein Filtrationsgerät wird verwendet, bei dem der Membranfilter auf das Nährmedium übertragen werden kann. Die Probe wird nach einem Verfahren aufbereitet, dessen Anwendbarkeit wie unter Abschnitt 4 beschrieben nachgewiesen wurde. Die geeignete Menge der Probe wird auf jeweils 2 Membranfilter aufgebracht und sofort filtriert. Die Filter werden nach einem Verfahren gewaschen, das sich als geeignet erwiesen hat.

Ein Membranfilter wird für das Auszählen der Gesamtanzahl aerober Mikroorganismen (TAMC) auf Agarmedium mit Casein- und Sojapepton, der andere Membranfilter für das Auszählen der Gesamtanzahl an Hefen und Schimmelpilzen (TYMC) auf Sabouraud-Glucose-Agarmedium aufgebracht. Die Petrischale mit Agarmedium mit Casein- und Sojapepton wird 3 bis 5 Tage lang bei 30 bis 35 °C, die Petrischale mit Sabouraud-Glucose-Agarmedium 5 bis 7 Tage lang bei 20 bis 25 °C inkubiert. Die Anzahl KBE je Gramm oder Milliliter Produkt wird berechnet.

Bei der Prüfung von transdermalen Pflastern ◊oder von Schmelzfilmen◊ werden jeweils 10 Prozent des Volumens der unter 4.5.1 beschriebenen aufbereiteten Probe auf 2 Sterilfiltermembranen aufgebracht und filtriert. Ein Membranfilter wird für das Auszählen des TAMC auf Agarmedium mit Casein- und Sojapepton, der andere Membranfilter für das Auszählen des TYMC auf Sabouraud-Glucose-Agarmedium aufgebracht.

5.2.2 **Auszählen auf Agarplatten**

5.2.2.1 *Plattengussverfahren:* Die Probe wird nach einem Verfahren aufbereitet, dessen Anwendbarkeit wie unter Abschnitt 4 beschrieben nachgewiesen wurde. Je Nährmedium und Verdünnungsstufe werden mindestens 2 Petrischalen verwendet. Die Petrischalen mit Agarmedium mit Casein- und Sojapepton werden 3 bis 5 Tage lang bei 30 bis 35 °C, die Petrischalen mit Sabouraud-Glucose-Agarmedium 5 bis 7 Tage lang bei 20 bis 25 °C inkubiert. Die Petrischalen, die einer bestimmten Verdünnung und der größten Anzahl an Kolonien unterhalb von 250 entsprechen, werden zum Auszählen des TAMC ausgewählt. Zum Auszählen des TYMC werden die Petrischalen verwendet, die einer bestimmten Verdünnung und der größten Anzahl an Kolonien unterhalb von 50 entsprechen. Das arithmetische Mittel der je Nährmedium gezählten Kolonien wird gebildet und die Anzahl KBE je Gramm oder Milliliter Produkt berechnet.

5.2.2.2 *Ausstrichverfahren:* Die Probe wird nach einem Verfahren aufbereitet, dessen Anwendbarkeit wie in Abschnitt 4 beschrieben nachgewiesen wurde. Je Nährmedium und Verdünnungsstufe werden mindestens 2 Petrischalen verwendet. Die Inkubation und die Berechnung der Anzahl an KBE erfolgen wie für das Plattengussverfahren beschrieben.

5.2.3 **Bestimmung mit Hilfe von Verdünnungsreihen (MPN-Methode):** Die Probe wird nach einem Verfahren, dessen Anwendbarkeit wie in Abschnitt 4 beschrieben nachgewiesen wurde, aufbereitet und verdünnt. Alle Kulturröhrchen werden 3 bis 5 Tage lang bei 30 bis 35 °C inkubiert. Falls erforderlich wird eine Subkultur nach einem Verfahren angelegt, das sich als geeignet erwiesen hat. Für jede Verdünnungsstufe wird die Anzahl der Kulturröhrchen, die mikrobielles Wachstum zeigen, dokumentiert. Die wahrscheinlichste Anzahl an Mikroorganismen je Gramm oder Milliliter zu prüfendes Produkt wird mit Hilfe der Tab. 2.6.12-3 bestimmt.

5.3 Auswertung der Ergebnisse

Der TAMC wird der Anzahl der KBE gleichgesetzt, die auf einem Agarmedium mit Casein- und Sojapepton erhalten wird. Werden Pilzkolonien auf diesem Medium nachgewiesen, werden sie beim Auszählen des TAMC mitgezählt. Der TYMC wird der Anzahl der KBE gleichgesetzt, die auf einem Sabouraud-Glucose-Agarmedium erhalten wird. Werden Bakterienkolonien auf diesem Medium nachgewiesen, werden sie beim Auszählen des TYMC mitgezählt. Wenn erwartet werden kann, dass der

TYMC aufgrund des Bakterienwachstums das Akzeptanzkriterium überschreitet, darf ein Sabouraud-Glucose-Agarmedium mit Antibiotikazusatz verwendet werden. Bei der Bestimmung nach der MPN-Methode wird der berechnete Wert dem TAMC gleichgesetzt.

Wenn ein Akzeptanzkriterium für mikrobiologische Qualität vorgeschrieben wird, muss dies wie folgt interpretiert werden:

- 10^1 KBE: maximale annehmbare Anzahl = 20
- 10^2 KBE: maximale annehmbare Anzahl = 200
- 10^3 KBE: maximale annehmbare Anzahl = 2000

und so weiter.

Die empfohlenen Lösungen und Nährmedien werden in der Allgemeinen Methode 2.6.13 beschrieben.

10.3/2.06.13.00

2.6.13 Mikrobiologische Prüfung nicht steriler Produkte: Nachweis spezifizierter Mikroorganismen[1)]

1. Einleitung

Mit den nachfolgend beschriebenen Prüfungen kann unter vorgegebenen Bedingungen nachgewiesen werden, dass spezifizierte Mikroorganismen nicht oder nur in beschränkter Anzahl vorhanden sind.

Die Prüfungen sind in erster Linie dazu bestimmt festzustellen, ob eine Substanz oder eine Zubereitung in Bezug auf die mikrobiologische Qualität einer festgelegten Spezifikation entspricht. Zu diesem Zweck sind die nachfolgend aufgeführten Vorschriften einschließlich der Anzahl zu entnehmender Proben einzuhalten und die Ergebnisse sind wie nachfolgend angegeben auszuwerten.

Alternative mikrobiologische Prüfverfahren, insbesondere automatisierte Methoden, können angewendet werden, falls ihre Äquivalenz mit der Arzneibuchmethode nachgewiesen wurde.

2. Allgemeine Vorkehrungen

Die Proben werden wie in der Allgemeinen Methode 2.6.12 angegeben vorbereitet.

Wenn das zu prüfende Produkt antimikrobielle Aktivität aufweist, muss diese, wie in der Allgemeinen Methode 2.6.12 angegeben, so weitgehend wie möglich entfernt oder neutralisiert werden.

Werden für die Aufbereitung der Proben oberflächenaktive Substanzen verwendet, muss deren Nichttoxizität für Mikroorganismen und deren Kompatibilität mit den inaktivierenden Substanzen, wie in der Allgemeinen Methode 2.6.12 beschrieben, nachgewiesen werden.

3. Wachstumsfördernde und wachstumshemmende Eigenschaften der Nährmedien, Anwendbarkeit der Prüfmethode und Negativkontrollen

Die Eignung der Prüfung für den Nachweis von Mikroorganismen in Gegenwart des zu prüfenden Produkts muss etabliert werden. Die Anwendbarkeit der Prüfmethode muss jedes Mal neu bestätigt werden, wenn bei der Durchführung der Prüfung oder beim Produkt eine Änderung vorgenommen wird, die sich auf das Ergebnis der Prüfung auswirken kann.

3.1 Aufbereitung der Referenzstämme

Eingestellte, stabile Suspensionen von Referenzstämmen werden verwendet oder Suspensionen werden wie nachfolgend angegeben hergestellt. Die Kulturen werden nach einem Saatgutsystem angelegt, wobei vermehrungsfähige Mikroorganismen zur Inokulation nicht mehr als 5 Passagen vom ursprünglichen Mastersaatgut entfernt sein dürfen.

3.1.1 **Aerobe Mikroorganismen:** Jeder der Referenzbakterienstämme wird einzeln in flüssigem Medium mit Casein- und Sojapepton oder auf Agarmedium mit Casein- und Sojapepton 18 bis 24 h lang bei 30 bis 35 °C vermehrt. Der Referenzstamm von *Candida albicans* wird 2 bis 3 Tage lang auf Sabouraud-Glucose-Agarmedium oder in flüssigem Sabouraud-Glucose-Medium bei 20 bis 25 °C vermehrt.

Staphylococcus aureus	zum Beispiel ATCC 6538, NCIMB 9518, CIP 4.83, NBRC 13276
Pseudomonas aeruginosa	zum Beispiel ATCC 9027, NCIMB 8626, CIP 82.118, NBRC 13275
Escherichia coli	zum Beispiel ATCC 8739, NCIMB 8545, CIP 53.126, NBRC 3972
Salmonella enterica subsp. *enterica* serovar Typhimurium	zum Beispiel ATCC 14028
oder	
Salmonella enterica subsp. *enterica* serovar Abony	zum Beispiel NBRC 100797, NCTC 6017, CIP 80.39
Candida albicans	zum Beispiel ATCC 10231, NCPF 3179, IP 48.72, NBRC 1594

[1)] Diese Methode war Gegenstand der Internationalen Harmonisierung der Arzneibücher (siehe Allgemeinen Text „5.8 Harmonisierung der Arzneibücher").

Die Referenzsuspensionen werden mit Natriumchlorid-Pepton-Pufferlösung pH 7,0 oder mit Phosphat-Pufferlösung pH 7,2 hergestellt und innerhalb von 2 h oder, wenn sie bei 2 bis 8 °C aufbewahrt werden, innerhalb von 24 h verwendet.

3.1.2 **Clostridien:** Ein Stamm von *Clostridium sporogenes,* zum Beispiel ATCC 11 437 (NBRC 14293, NCIMB 12343, CIP 100651) oder ATCC 19 404 (NCTC 532 oder CIP 79.03), wird verwendet. Der Clostridienreferenzstamm wird unter anaeroben Bedingungen in Anreicherungsmedium für Clostridien (RCM, Reinforced Clostridial Medium) 24 bis 48 h lang bei 30 bis 35 °C vermehrt. Anstatt mit vegetativen Zellen von *C. sporogenes* eine Suspension frisch herzustellen und diese zu verdünnen, kann zur Inokulation auch eine stabile Sporensuspension verwendet werden. Diese Sporensuspension kann während einer validierten Zeitspanne bei 2 bis 8 °C aufbewahrt werden.

3.2 Negativkontrollen

Um die Prüfbedingungen zu verifizieren, wird eine Prüfung mit einer Negativkontrolle durchgeführt, bei deren Herstellung die zu prüfende Zubereitung durch das gewählte Verdünnungsmittel ersetzt wird. Mikrobielles Wachstum darf nicht nachweisbar sein. Bei der Prüfung des Produkts wie in Abschnitt 4 beschrieben müssen ebenfalls Negativkontrollen mitgeführt werden. Findet mikrobielles Wachstum statt, muss die Ursache ermittelt werden.

3.3 Wachstumsfördernde und wachstumshemmende Eigenschaften der Nährmedien

Diese Kontrolle wird an jeder Charge des Nährmediums durchgeführt, das in gebrauchsfertiger Form im Handel erhältlich ist oder aus einem getrockneten Nährmedium beziehungsweise aus einzelnen Bestandteilen hergestellt wird.

Die erwünschten Eigenschaften (Tab. 2.6.13-1) der relevanten Nährmedien sind zu überprüfen.

Prüfung der wachstumsfördernden Eigenschaften der flüssigen Nährmedien: Eine Probe des geeigneten Nährmediums wird mit einer kleinen Anzahl (höchstens 100 KBE) des geeigneten Mikroorganismus inokuliert und bei der spezifizierten Temperatur nicht länger als die spezifizierte Mindestdauer inkubiert. Ein deutlich sichtbares Wachstum des Mikroorganismus ist mit dem Wachstum in einer zuvor geprüften und freigegebenen Charge des Nährmediums vergleichbar.

Prüfung der wachstumsfördernden Eigenschaften der festen Nährmedien: Mit dem Ausstrichverfahren wird jede Platte mit einer kleinen Anzahl (höchstens 100 KBE) des geeigneten Mikroorganismus inokuliert und bei der spezifizierten Temperatur nicht länger als die spezifizierte Mindestdauer inkubiert. Ein deutlich sichtbares Wachstum des Mikroorganismus ist mit dem Wachstum in einer zuvor geprüften und freigegebenen Charge des Nährmediums vergleichbar.

Prüfung der wachstumshemmenden Eigenschaften der flüssigen und/oder festen Nährmedien: Das geeignete Nährmedium wird mit mindestens 100 KBE des geeigneten Mikroorganismus inokuliert und bei der spezifizierten Temperatur nicht kürzer als die für die Prüfung spezifizierte Höchstdauer inkubiert. Mikrobielles Wachstum darf nicht nachweisbar sein.

Prüfung der Indikator-Eigenschaften: Mit dem Ausstrichverfahren wird jede Platte mit einer kleinen Anzahl (höchstens 100 KBE) des geeigneten Mikroorganismus inokuliert und bei der spezifizierten Temperatur innerhalb der für die Prüfung spezifizierten Zeitspanne inkubiert. Die Kolonien sind in Bezug auf Aussehen und beobachtete Indikator-Reaktionen mit denen einer zuvor geprüften und freigegebenen Charge des Nährmediums vergleichbar.

3.4 Anwendbarkeit der Prüfmethode

Für jedes zu prüfende Produkt werden die Proben wie im zutreffenden Absatz von Abschnitt 4 beschrieben vorbereitet. Jeder Referenzstamm wird dem vorgeschriebenen Nährmedium unmittelbar beim Mischen zugesetzt. Die Prüfung wird einzeln mit jedem Referenzstamm durchgeführt, wobei eine Anzahl Mikroorganismen, die höchstens 100 KBE in der inokulierten Zubereitung entspricht, verwendet wird.

Die Prüfung wird wie im zutreffenden Absatz von Abschnitt 4 beschrieben durchgeführt. Die Inkubation erfolgt über die vorgeschriebene Mindestdauer.

Die spezifizierten Mikroorganismen müssen mit den in Abschnitt 4 beschriebenen Indikator-Reaktionen nachgewiesen werden.

Wenn das Produkt eine antimikrobielle Aktivität aufweist, muss die Prüfung wie in der Allgemeinen Methode 2.6.12 (Abschnitt 4.5.3) angegeben modifiziert werden.

Wenn es unmöglich ist, die antimikrobielle Aktivität eines bestimmten Produkts auf einen zu prüfenden Mikroorganismus zu neutralisieren, kann angenommen werden, dass dieser Mikroorganismus im Produkt nicht mehr vorhanden ist.

4. Produktkontrolle

4.1 Gallensalze tolerierende, gramnegative Bakterien

4.1.1 **Probenaufbereitung und Vorinkubation:** Wie in der Allgemeinen Methode 2.6.12 beschrieben wird eine Probe vorbereitet, indem mindestens 1 g des zu prüfenden Produkts, hier aber mit flüssigem Medium mit Casein- und Sojapepton 1:10 verdünnt und gemischt wird. Die Mischung wird ausreichend lange bei 20 bis 25 °C inkubiert, bis die Bakterien wieder voll stoffwechselaktiv sind, jedoch nicht so lange, dass sie sich vermehren (im Allgemeinen 2 h lang, jedoch nicht länger als 5 h).

4.1.2 **Prüfung auf Abwesenheit dieser Bakterien:** Wenn nichts anderes vorgeschrieben ist, wird das Anreicherungsmedium für Enterobakterien nach Mossel mit einem Volumen, das 1 g des wie unter Abschnitt 4.1.1

Tab. 2.6.13-1: Wachstumsfördernde, wachstumshemmende und indizierende Eigenschaften der Nährmedien

	Medium	**Eigenschaften**	**Referenzmikroorganismen**
Nachweis von Gallensalze tolerierenden, gramnegativen Bakterien	Anreicherungsmedium für Enterobakterien nach Mossel	Wachstumsförderung	*E. coli, P. aeruginosa*
		Wachstumshemmung	*S. aureus*
	Agarmedium violett-rot mit Galle und Glucose	Wachstumsförderung und Indikator für	*E. coli, P. aeruginosa*
Nachweis von *Escherichia coli*	Flüssiges Medium nach MacConkey	Wachstumsförderung	*E. coli*
		Wachstumshemmung	*S. aureus*
	Agarmedium nach MacConkey	Wachstumsförderung und Indikator für	*E. coli*
Nachweis von Salmonellen	Anreichungsmedium für Salmonellen nach Rappaport-Vassiliadis	Wachstumsförderung	*Salmonella enterica* subsp. *enterica* serovar Typhimurium oder *Salmonella enterica* subsp. *enterica* serovar Abony
		Wachstumshemmung	*S. aureus*
	Agarmedium mit Xylose, Lysin und Desoxycholat	Wachstumsförderung und Indikator für	*Salmonella enterica* subsp. *enterica* serovar Typhimurium oder *Salmonella enterica* subsp. *enterica* serovar Abony
Nachweis von *Pseudomonas aeruginosa*	Agarmedium mit Cetrimid	Wachstumsförderung	*P. aeruginosa*
		Wachstumshemmung	*E. coli*
Nachweis von *Staphylococcus aureus*	Agarmedium mit Mannitol und Salz	Wachstumsförderung und Indikator für	*S. aureus*
		Wachstumshemmung	*E. coli*
Nachweis von Clostridien	Anreicherungsmedium für Clostridien	Wachstumsförderung	*C. sporogenes*
	Columbia-Agar	Wachstumsförderung	*C. sporogenes*
Nachweis von *Candida albicans*	Flüssiges Sabouraud-Glucose-Medium	Wachstumsförderung	*C. albicans*
	Sabouraud-Glucose-Agarmedium	Wachstumsförderung und Indikator für	*C. albicans*

angegeben vorbereiteten Produkts entspricht, gemischt. Die Inkubation erfolgt 24 bis 48 h lang bei 30 bis 35 °C. Eine Subkultur wird auf Agarmedium violett-rot mit Galle und Glucose angelegt und die Platte 18 bis 24 h lang bei 30 bis 35 °C inkubiert.

Das Produkt entspricht der Prüfung, wenn kein Wachstum von Kolonien nachgewiesen wird.

4.1.3 **Quantitative Prüfung**

4.1.3.1 Selektive Anreicherung und Subkultur: Geeignete Mengen des Anreicherungsmediums für Enterobakterien nach Mossel werden mit der unter Abschnitt 4.1.1 beschriebenen Probe und/oder mit Verdünnungen dieser Zubereitung, die 0,1 g, 0,01 g beziehungsweise 0,001 g (oder 0,1 ml, 0,01 ml beziehungsweise 0,001 ml) des zu prüfenden Produkts enthalten, versetzt. Die Inkubation erfolgt 24 bis 48 h lang bei 30 bis 35 °C. Subkulturen werden auf Agarmedium violett-rot mit Galle und Glucose angelegt und die Platten werden 18 bis 24 h lang bei 30 bis 35 °C inkubiert.

4.1.3.2 Auswertung: Wachstum von Kolonien ist als positives Ergebnis zu werten. Die kleinste Menge an Produkt, die ein positives Ergebnis aufweist, und die größte Menge an Produkt, die ein negatives Ergebnis aufweist, werden protokolliert. Die wahrscheinliche Anzahl an Bakterien wird mit Hilfe der Tab. 2.6.13-2 bestimmt.

4.2 *Escherichia coli*

4.2.1 **Probenaufbereitung und Vorinkubation:** Wie in der Allgemeinen Methode 2.6.12 beschrieben wird eine Probe vorbereitet, indem mindestens 1 g des zu prüfenden Produkts 1:10 verdünnt wird.

Eine geeignete Menge des flüssigen Mediums mit Casein- und Sojapepton, wie in Abschnitt 3.4 beschrieben bestimmt, wird mit 10 ml der Probe oder der Menge, die 1 g oder 1 ml des Produkts entspricht, versetzt und gemischt. Die Inkubation erfolgt 18 bis 24 h lang bei 30 bis 35 °C.

Tab. 2.6.13-2: Auswertung der Ergebnisse

Ergebnisse mit Produktmengen von			Wahrscheinliche Anzahl an Bakterien je Gramm oder Milliliter Produkt
0,1 g oder 0,1 ml	0,01 g oder 0,01 ml	0,001 g oder 0,001 ml	
+	+	+	$>10^3$
+	+	–	$<10^3$ und $>10^2$
+	–	–	$<10^2$ und >10
–	–	–	<10

◊Bei der Prüfung von Schmelzfilmen wird die Probe wie in der Allgemeinen Methode 2.6.12 (Abschnitt 4.5.1) beschrieben vorbereitet. Das Volumen der Probe, das einem Film entspricht, wird über eine Sterilfiltermembran filtriert. Anschließend wird die Membran in 100 ml flüssiges Medium mit Casein- und Sojapepton überführt. Die Inkubation erfolgt 18 bis 24 h lang bei 30 bis 35 °C.◊

4.2.2 **Selektive Anreicherung und Subkultur:** Das Gefäß wird geschüttelt, dann 1 ml des flüssigen Mediums mit Casein- und Sojapepton in 100 ml flüssiges Medium nach MacConkey überführt und die Mischung 24 bis 48 h lang bei 42 bis 44 °C inkubiert. Eine Subkultur auf Agarmedium nach MacConkey wird angelegt und 18 bis 72 h lang bei 30 bis 35 °C inkubiert.

4.2.3 **Auswertung:** Das Wachstum von Kolonien zeigt das mögliche Vorhandensein von *E. coli* an, das durch Identitätsprüfungen bestätigt werden muss.

Das Produkt entspricht der Prüfung, wenn keine Kolonien zu erkennen sind oder wenn die Prüfungen zur Bestätigung der Identität negativ ausfallen.

4.3 Salmonellen

4.3.1 **Probenaufbereitung und Vorinkubation:** Wie in der Allgemeinen Methode 2.6.12 beschrieben wird das zu prüfende Produkt vorbereitet. Eine geeignete Menge des flüssigen Mediums mit Casein- und Sojapepton, bestimmt wie unter Abschnitt 3.4 beschrieben, wird mit einer Menge, die mindestens 10 g oder 10 ml des Produkts entspricht, versetzt und gemischt. Die Inkubation erfolgt 18 bis 24 h lang bei 30 bis 35 °C.

4.3.2 **Selektive Anreicherung und Subkultur:** 0,1 ml des flüssigen Mediums mit Casein- und Sojapepton werden in 10 ml Anreicherungsmedium für Salmonellen nach Rappaport-Vassiliadis überführt und 18 bis 24 h lang bei 30 bis 35 °C inkubiert. Eine Subkultur wird auf Agarmedium mit Xylose, Lysin und Desoxycholat angelegt und die Platte 18 bis 48 h lang bei 30 bis 35 °C inkubiert.

4.3.3 **Auswertung:** Das Wachstum von roten, gut entwickelten Kolonien mit schwarzem oder ohne schwarzes Zentrum zeigt das mögliche Vorhandensein von Salmonellen an, das durch Identitätsprüfungen bestätigt werden muss.

Das Produkt entspricht der Prüfung, wenn keine Kolonien des zuvor beschriebenen Typs zu erkennen sind oder wenn die Prüfungen zur Bestätigung der Identität negativ ausfallen.

4.4 *Pseudomonas aeruginosa*

4.4.1 **Probenaufbereitung und Vorinkubation:** Wie in der Allgemeinen Methode 2.6.12 beschrieben wird eine Probe vorbereitet, indem mindestens 1 g des zu prüfenden Produkts 1:10 verdünnt und gemischt wird. Eine geeignete Menge des flüssigen Mediums mit Casein- und Sojapepton, bestimmt wie in Abschnitt 3.4 beschrieben, wird mit 10 ml der Probe oder der Menge, die 1 g oder 1 ml des Produkts entspricht, versetzt und gemischt. Bei der Prüfung von transdermalen Pflastern ◊oder von Schmelzfilmen◊ wird die Probe wie in der Allgemeinen Methode 2.6.12 (Abschnitt 4.5.1) beschrieben vorbereitet. Das Volumen der Probe, das einem Pflaster ◊oder einem Film◊ entspricht, wird über eine Sterilfiltermembran filtriert. Anschließend wird die Membran in 100 ml flüssiges Medium mit Casein- und Sojapepton überführt. Die Inkubation erfolgt 18 bis 24 h lang bei 30 bis 35 °C.

4.4.2 **Selektive Anreicherung und Subkultur:** Eine Subkultur wird auf Agarmedium mit Cetrimid angelegt und die Platte 18 bis 72 h lang bei 30 bis 35 °C inkubiert.

4.4.3 **Auswertung:** Das Wachstum von Kolonien zeigt das mögliche Vorhandensein von *P. aeruginosa* an, das durch Identitätsprüfungen bestätigt werden muss.

Das Produkt entspricht der Prüfung, wenn keine Kolonien zu erkennen sind oder wenn die Prüfungen zur Bestätigung der Identität negativ ausfallen.

4.5 *Staphylococcus aureus*

4.5.1 **Probenaufbereitung und Vorinkubation:** Wie in der Allgemeinen Methode 2.6.12 beschrieben wird eine Probe vorbereitet, indem mindestens 1 g des zu prüfenden Produkts 1:10 verdünnt und gemischt wird. Eine geeignete Menge des flüssigen Mediums mit Casein- und Sojapepton, bestimmt wie unter Abschnitt 3.4 beschrieben, wird mit 10 ml der Probe oder der Menge, die 1 g oder 1 ml des Produkts entspricht, versetzt und gemischt. Bei der Prüfung von transdermalen Pflastern ◊oder von Schmelzfilmen◊ wird die Probe wie in der Allgemeinen Methode 2.6.12 (Abschnitt 4.5.1) beschrieben vorbereitet. Das Volumen der Probe, das einem Pflaster ◊oder einem Film◊ entspricht, wird über eine Sterilfiltermembran filtriert. Anschließend wird die Membran in 100 ml flüssiges Medium mit Casein- und Sojapepton überführt. Die Inkubation erfolgt 18 bis 24 h lang bei 30 bis 35 °C.

4.5.2 **Selektive Anreicherung und Subkultur:** Eine Subkultur wird auf Agarmedium mit Mannitol und Salz angelegt und die Platte 18 bis 72 h lang bei 30 bis 35 °C inkubiert.

4.5.3 **Auswertung:** Das Wachstum von gelben oder weißen Kolonien, die von einer gelben Zone umgeben sind, zeigt das mögliche Vorhandensein von *S. aureus* an, das durch Identitätsprüfungen bestätigt werden muss.

Das Produkt entspricht der Prüfung, wenn keine Kolonien des zuvor beschriebenen Typs zu erkennen sind oder wenn die Prüfungen zur Bestätigung der Identität negativ ausfallen.

4.6 Clostridien

4.6.1 **Probenaufbereitung und Hitzebehandlung:** Wie in der Allgemeinen Methode 2.6.12 beschrieben wird eine Probe mit einem Gesamtvolumen von mindestens 20 ml vorbereitet, indem mindestens 2 g oder 2 ml des zu prüfenden Produkts 1:10 verdünnt und gemischt werden. Die Probe wird in 2 Anteile von jeweils mindestens 10 ml geteilt. Ein Anteil wird 10 min lang bei 80 °C erhitzt und anschließend rasch abgekühlt. Der andere Anteil wird nicht erhitzt.

4.6.2 **Selektive Anreicherung und Subkultur:** Eine geeignete Menge des Anreicherungsmediums für Clostridien, bestimmt wie unter Abschnitt 3.4 beschrieben, wird mit jeweils 10 ml eines Anteils oder der Menge, die 1 g oder 1 ml des Produkts entspricht, inokuliert. Die Inkubation erfolgt unter anaeroben Bedingungen 48 h lang bei 30 bis 35 °C. Nach der Inkubation wird je eine Subkultur auf Columbia-Agar angelegt. Die Inkubation erfolgt unter anaeroben Bedingungen 48 bis 72 h lang bei 30 bis 35 °C.

4.6.3 **Auswertung:** Das anaerobe Wachstum von Stäbchen (mit oder ohne Endosporen), bei denen die Katalasereaktion negativ ausfällt, zeigt das Vorhandensein von Clostridien an, das durch Identitätsprüfungen bestätigt werden muss.

Das Produkt entspricht der Prüfung, wenn keine Kolonien des zuvor beschriebenen Typs zu erkennen sind oder wenn die Prüfungen zur Bestätigung der Identität negativ ausfallen.

4.7 Candida albicans

4.7.1 **Probenaufbereitung und Vorinkubation:** Wie in der Allgemeinen Methode 2.6.12 beschrieben wird das zu prüfende Produkt vorbereitet. 100 ml flüssiges Sabouraud-Glucose-Medium werden mit 10 ml Probe oder der Menge, die mindestens 1 g oder 1 ml des Produkts entspricht, versetzt und gemischt. Die Inkubation erfolgt 3 bis 5 Tage lang bei 30 bis 35 °C.

4.7.2 **Selektive Anreicherung und Subkultur:** Eine Subkultur wird auf Sabouraud-Glucose-Agarmedium angelegt und 24 bis 48 h lang bei 30 bis 35 °C inkubiert.

4.7.3 **Auswertung:** Das Wachstum von weißen Kolonien zeigt das mögliche Vorhandensein von *C. albicans* an, das durch Identitätsprüfungen bestätigt werden muss.

Das Produkt entspricht der Prüfung, wenn keine Kolonien des zuvor beschriebenen Typs zu erkennen sind oder wenn die Prüfungen zur Bestätigung der Identität negativ ausfallen.

Der folgende Text dient zur Information.

5. Empfohlene Lösungen und Nährmedien

Folgende flüssige und feste Nährmedien sind als zufriedenstellend beurteilt worden, um die im Arzneibuch vorgeschriebenen Grenzprüfungen auf mikrobielle Verunreinigung durchzuführen. Andere Nährmedien können verwendet werden, wenn ihre Eignung nachgewiesen werden kann.

Puffer-Stammlösung: 34 g Kaliumdihydrogenphosphat werden in einem 1000-ml-Messkolben in 500 ml gereinigtem Wasser gelöst. Die Lösung wird mit Natriumhydroxid-Lösung auf einen pH-Wert von 7,2 ± 0,2 eingestellt, mit gereinigtem Wasser zu 1000,0 ml verdünnt und gemischt. Diese Lösung wird in Behältnisse verteilt, sterilisiert und bei 2 bis 8 °C aufbewahrt.

Phosphat-Pufferlösung pH 7,2: Ein Volumteil Puffer-Stammlösung und 800 Volumteile gereinigtes Wasser werden gemischt und sterilisiert.

Natriumchlorid-Pepton-Pufferlösung pH 7,0

Kaliumdihydrogenphosphat	3,6 g
Natriummonohydrogenphosphat-Dihydrat	7,2 g[1)]
Natriumchlorid	4,3 g
Fleisch- oder Caseinpepton	1,0 g
Gereinigtes Wasser	1000 ml

1) entspricht 0,067 mol · l^{-1} Phosphat

Die Lösung wird nach einem validierten Verfahren im Autoklav sterilisiert.

Flüssiges Medium mit Casein- und Sojapepton

Caseinpepton (Pankreashydrolysat)	17,0 g
Sojapepton (Papainhydrolysat)	3,0 g
Natriumchlorid	5,0 g
Kaliummonohydrogenphosphat	2,5 g
Glucose-Monohydrat	2,5 g
Gereinigtes Wasser	1000 ml

Der pH-Wert wird so eingestellt, dass er nach der Sterilisation 7,3 ± 0,2 bei 25 °C beträgt. Die Lösung wird nach einem validierten Verfahren im Autoklav sterilisiert.

Agarmedium mit Casein- und Sojapepton

Caseinpepton (Pankreashydrolysat)	15,0 g
Sojapepton (Papainhydrolysat)	5,0 g
Natriumchlorid	5,0 g
Agar	15,0 g
Gereinigtes Wasser	1000 ml

Der pH-Wert wird so eingestellt, dass er nach der Sterilisation 7,3 ± 0,2 bei 25 °C beträgt. Die Lösung wird nach einem validierten Verfahren im Autoklav sterilisiert.

Sabouraud-Glucose-Agarmedium

Glucose	40,0 g
Mischung von Caseinpepton (Pankreashydrolysat) und Pepton aus Tiergewebe (Pepsinhydrolysat) (1:1)	10,0 g
Agar	15,0 g
Gereinigtes Wasser	1000 ml

Der pH-Wert wird so eingestellt, dass er nach der Sterilisation 5,6 ± 0,2 bei 25 °C beträgt. Die Lösung wird nach einem validierten Verfahren im Autoklav sterilisiert.

Kartoffel-Glucose-Agarmedium

Kartoffelinfus	200 g
Glucose	20,0 g
Agar	15,0 g
Gereinigtes Wasser	1000 ml

Der pH-Wert wird so eingestellt, dass er nach der Sterilisation 5,6 ± 0,2 bei 25 °C beträgt. Die Lösung wird nach einem validierten Verfahren im Autoklav sterilisiert.

Flüssiges Sabouraud-Glucose-Medium

Glucose	20,0 g
Mischung von Caseinpepton (Pankreashydrolysat) und Pepton aus Tiergewebe (Pepsinhydrolysat) (1:1)	10,0 g
Gereinigtes Wasser	1000 ml

Der pH-Wert wird so eingestellt, dass er nach der Sterilisation 5,6 ± 0,2 bei 25 °C beträgt. Die Lösung wird nach einem validierten Verfahren im Autoklav sterilisiert.

Anreicherungsmedium für Enterobakterien nach Mossel

Pankreashydrolysat aus Gelatine	10,0 g
Glucose-Monohydrat	5,0 g
Entwässerte Rindergalle	20,0 g
Kaliumdihydrogenphosphat	2,0 g
Natriummonohydrogenphosphat-Dihydrat	8,0 g
Brillantgrün	15 mg
Gereinigtes Wasser	1000 ml

Der pH-Wert wird so eingestellt, dass er nach dem Erhitzen 7,2 ± 0,2 bei 25 °C beträgt. Die Lösung wird 30 min lang bei 100 °C erhitzt und sofort abgekühlt.

Agarmedium violett-rot mit Galle und Glucose

Hefeextrakt	3,0 g
Pankreashydrolysat aus Gelatine	7,0 g
Cholate	1,5 g
Natriumchlorid	5,0 g
Glucose-Monohydrat	10,0 g
Agar	15,0 g
Neutralrot	30 mg
Kristallviolett	2 mg
Gereinigtes Wasser	1000 ml

Der pH-Wert wird so eingestellt, dass er nach dem Erhitzen 7,4 ± 0,2 bei 25 °C beträgt. Die Lösung wird bis zum Sieden erhitzt. Das Erhitzen darf nicht im Autoklav erfolgen.

Flüssiges Medium nach MacConkey

Pankreashydrolysat aus Gelatine	20,0 g
Lactose-Monohydrat	10,0 g
Entwässerte Rindergalle	5,0 g
Bromcresolpurpur	10 mg
Gereinigtes Wasser	1000 ml

Der pH-Wert wird so eingestellt, dass er nach der Sterilisation 7,3 ± 0,2 bei 25 °C beträgt. Die Lösung wird nach einem validierten Verfahren im Autoklav sterilisiert.

Agarmedium nach MacConkey

Pankreashydrolysat aus Gelatine	17,0 g
Fleisch- und Caseinpepton	3,0 g
Lactose-Monohydrat	10,0 g
Natriumchlorid	5,0 g
Cholate	1,5 g
Agar	13,5 g
Neutralrot	30,0 mg
Kristallviolett	1 mg
Gereinigtes Wasser	1000 ml

Der pH-Wert wird so eingestellt, dass er nach der Sterilisation 7,1 ± 0,2 bei 25 °C beträgt. Die Lösung wird unter ständigem Schütteln 1 min lang im Sieden gehalten und anschließend nach einem validierten Verfahren im Autoklav sterilisiert.

Anreicherungsmedium für Salmonellen nach Rappaport-Vassiliadis

Sojapepton	4,5 g
Magnesiumchlorid-Hexahydrat	29,0 g
Natriumchlorid	8,0 g
Kaliummonohydrogenphosphat	0,4 g
Kaliumdihydrogenphosphat	0,6 g
Malachitgrün	0,036 g
Gereinigtes Wasser	1000 ml

Die Bestandteile des Mediums werden unter Erwärmen gelöst. Die Lösung wird anschließend nach einem validierten Verfahren im Autoklav bei höchstens 115 °C sterilisiert. Nach dem Erwärmen und der Sterilisation muss der pH-Wert 5,2 ± 0,2 bei 25 °C betragen.

Agarmedium mit Xylose, Lysin und Desoxycholat

Xylose	3,5 g
L-Lysin	5,0 g
Lactose-Monohydrat	7,5 g
Saccharose	7,5 g
Natriumchlorid	5,0 g
Hefeextrakt	3,0 g
Phenolrot	80 mg
Agar	13,5 g
Natriumdesoxycholat	2,5 g
Natriumthiosulfat	6,8 g

Ammoniumeisen(III)-citrat	0,8 g
Gereinigtes Wasser	1000 ml

Der pH-Wert wird so eingestellt, dass er nach dem Erhitzen 7,4 ± 0,2 bei 25 °C beträgt. Die Lösung wird zum Sieden erhitzt und nach dem Abkühlen auf 50 °C in Petrischalen verteilt. Sie darf nicht im Autoklav erhitzt werden.

Agarmedium mit Cetrimid

Pankreashydrolysat aus Gelatine	20,0 g
Magnesiumchlorid	1,4 g
Kaliumsulfat	10,0 g
Cetrimid	0,3 g
Agar	13,6 g
Gereinigtes Wasser	1000 ml
Glycerol	10,0 ml

Die Mischung wird unter Schütteln 1 min lang im Sieden gehalten. Der pH-Wert wird so eingestellt, dass er nach der Sterilisation 7,2 ± 0,2 bei 25 °C beträgt. Die Lösung wird nach einem validierten Verfahren im Autoklav sterilisiert.

Agarmedium mit Mannitol und Salz

Caseinpepton (Pankreashydrolysat)	5,0 g
Pepton aus Tiergewebe (Pepsinhydrolysat)	5,0 g
Rindfleischextrakt	1,0 g
D-Mannitol	10,0 g
Natriumchlorid	75,0 g
Agar	15,0 g
Phenolrot	0,025 g
Gereinigtes Wasser	1000 ml

Die Mischung wird unter Schütteln 1 min lang im Sieden gehalten. Der pH-Wert wird so eingestellt, dass er nach der Sterilisation 7,4 ± 0,2 bei 25 °C beträgt. Die Lösung wird nach einem validierten Verfahren im Autoklav sterilisiert.

Anreicherungsmedium für Clostridien

Rindfleischextrakt	10,0 g
Pepton	10,0 g
Hefeextrakt	3,0 g
Lösliche Stärke	1,0 g
Glucose-Monohydrat	5,0 g
Cysteinhydrochlorid	0,5 g
Natriumchlorid	5,0 g
Natriumacetat	3,0 g
Agar	0,5 g
Gereinigtes Wasser	1000 ml

Der Agar wird quellen gelassen und unter ständigem Rühren und Erhitzen zum Sieden gelöst. Falls erforderlich wird der pH-Wert so eingestellt, dass er nach der Sterilisation 6,8 ± 0,2 bei 25 °C beträgt. Die Lösung wird nach einem validierten Verfahren im Autoklav sterilisiert.

Columbia-Agar

Caseinpepton (Pankreashydrolysat)	10,0 g
Fleischpepton (Pepsinhydrolysat)	5,0 g
Herzpepton (Pankreashydrolysat)	3,0 g
Hefeextrakt	5,0 g
Maisstärke	1,0 g
Natriumchlorid	5,0 g
Agar, je nach Gelierfähigkeit	10,0 bis 15,0 g
Gereinigtes Wasser	1000 ml

Der Agar wird quellen gelassen und unter ständigem Rühren und Erhitzen zum Sieden gelöst. Falls erforderlich wird der pH-Wert so eingestellt, dass er nach der Sterilisation 7,3 ± 0,2 bei 25 °C beträgt. Die Lösung wird nach einem validierten Verfahren im Autoklav sterilisiert. Nach dem Erkalten auf 45 bis 50 °C wird, falls erforderlich, Gentamicinsulfat entsprechend einer Menge von 20 mg Gentamicin-Base zugesetzt und das Agarmedium in Petrischalen gegossen.

10.3/2.06.27.00

2.6.27 Mikrobiologische Prüfung zellbasierter Zubereitungen

Diese Methode betrifft nicht die Prüfung von Blut vom Menschen oder Blutbestandteilen vom Menschen; diese ist durch die Richtlinie 2002/98/EG des Europäischen Parlaments und des Rats vom 27. Januar 2003 und die Richtlinie 2004/33/EG der Kommission vom 22. März 2004 zur Umsetzung der Richtlinie 2002/98/EG abgedeckt.

1. Einführung

Die in dieser Allgemeinen Methode beschriebenen Herangehensweisen an die mikrobiologische Prüfung zellbasierter Zubereitungen berücksichtigen die Eigenschaften und Beschränkungen dieser Zubereitungen, insbesondere ihre Haltbarkeit, was dazu führt, dass eine herkömmliche mikrobiologische Prüfung nicht immer vor der Anwendung am Patienten beendet werden kann, sowie auch die Verfügbarkeit der Mengen für Prüfzwecke und die Probleme bei der Probennahme. Diese Verfahren können angewendet werden, wenn die „Prüfung auf Sterilität“, die in der Allgemeinen Methode 2.6.1 beschrieben ist, erforderlich ist, aber aus technischen Gründen oder aufgrund der Eigenschaften der zu prüfenden zellbasierten Zubereitung nicht durchgeführt werden kann.

1.1 Haltbarkeitsdauer

Die Haltbarkeitsdauer zellbasierter Fertigzubereitungen hängt von den Zelleigenschaften und den Bedingungen der Haltbarmachung ab. Für nicht kryokonservierte zellbasierte Zubereitungen beträgt die Haltbarkeitsdauer normalerweise höchstens 3 bis 4 Tage und manchmal nicht mehr als einige Stunden. In diesen Fällen kann der mikrobiologische Zustand der Fertigzubereitung nicht gemäß der Allgemeinen Methode 2.6.1 vor der Verabreichung bestimmt werden.

1.2 Zusammensetzung der Probe

Mikrobielle Kontaminanten können entweder innerhalb oder auf der Oberfläche von Zellen oder anderen Bestandteilen der zellbasierten Zubereitung vorkommen und werden womöglich nicht detektiert, wenn nur die Überstände, wie Nähr- oder Transportmedien, analysiert werden. Die zu prüfende Probe muss für alle Bestandteile der zellbasierten Zubereitung repräsentativ sein, abgesehen von begründeten Fällen.

1.3 Probengröße

Aufgrund von Einschränkungen im Zusammenhang mit der Verwendung einer Einzelspende oder aufgrund von herstellungsbedingten Kapazitäten kann das am Ende des Herstellungsprozesses zur Prüfung verfügbare Probenvolumen begrenzt sein. Trotzdem muss der Probenumfang wegen des Probennahmefehlers, der zu unentdeckter mikrobieller Kontamination führen kann, genügend groß sein, damit eine für die gewählte Prüfmethode ausreichende Empfindlichkeit und Spezifität gewährleistet sind.

1.4 Begründung für die Wahl der Methode

Die Wahl der Methode muss auf den Eigenschaften der Fertigzubereitung und auf dem Herstellungsprozess basieren. Damit die Sicherheit für die vorgesehene Verwendung gewährleistet ist, kann die Wahl der Methode oder der Kombination der Methoden auf eine Risikoanalyse gestützt werden, die die potenzielle Belastung mit mikrobiellen Kontaminanten sowie die Eigenschaften und die vorgesehene Verwendung der zellbasierten Zubereitung beinhaltet. In diesen Methoden verwendete Medien und Inkubationszeiten müssen gemäß den Eigenschaften des ursprünglichen Materials und gemäß den Bedingungen während des Herstellungsprozesses gewählt werden; beides kann das Wachstum spezifischer Mikroorganismen (zum Beispiel psychrophiler, thermophiler oder anspruchsvoller Bakterien oder Pilze) fördern. Die Zusammensetzung der zellbasierten Zubereitung kann bestimmte Prüfmethoden in physikalischer Hinsicht behindern, wie eine Anfangstrübung des Nährmediums nach Zusatz der Prüfprobe.

Die folgenden Herangehensweisen an eine mikrobiologische Prüfung können angewendet werden:

- automatisierte wachstumsbasierte Methoden
- eine Kombination aus Vorkultivierung und Nachweis durch alternative Methoden (5.1.6)
- direkter Nachweis durch alternative Methoden (5.1.6)
- Methoden, die auf der in der Allgemeinen Methode 2.6.1 vorgeschriebenen Sterilitätsprüfung basieren.

2. Allgemeines

2.1 Allgemeine Vorkehrungen

Die Prüfung wird unter aseptischen Bedingungen gemäß den geltenden Vorschriften für potenziell infektiöses Material durchgeführt. Die Vorkehrungen zur Verhinderung einer Kontamination werden so getroffen, dass sie die Mikroorganismen, die in der Prüfung nachgewiesen werden sollen, nicht beeinflussen. Die Prüfung wird unter Arbeitsbedingungen durchgeführt, die regelmäßig durch geeignete Probennahmen aus der Arbeitsumgebung und durch geeignete Kontrollen überwacht werden. Die Prüfung soll die Möglichkeit in Betracht ziehen, dass inhibitorische Substanzen in der Probe vorhanden sind, die das Prüfresultat verändern können.

2.2 Umgang mit Einschränkungen

2.2.1 Haltbarkeitsdauer

Ein Resultat „bis dato negativ" ist als ein Zwischenresultat einer Prüfmethode (2.6.1 oder einer automatisierten wachstumsbasierten Methode) zu verstehen, die noch nicht zu Ende geführt ist. Für zellbasierte Zubereitungen mit einer limitierten Haltbarkeit können, falls begründet, Resultate „bis dato negativ" verwendet werden. Basierend auf der Risikoanalyse für die Eigenschaften und die vorgesehene Anwendung der zellbasierten Zubereitung können zum Zeitpunkt der Anwendung Ergebnisse aus zusätzlichen mikrobiologischen In-Prozess-Kontrollen notwendig sein.

2.2.2 Probennahme

Die zu prüfende Probe muss für alle Bestandteile der zellbasierten Zubereitung repräsentativ sein und von der Fertigzubereitung genommen werden. Wenn dies nicht möglich ist, kann eine indirekte Prüfung durchgeführt werden, zum Beispiel an den Flüssigkeiten, die als letzte mit den Zellen der Zubereitung in Kontakt waren.

3. Methoden zur mikrobiologischen Prüfung zellbasierter Zubereitungen

3.1 Automatisierte wachstumsbasierte Methode

3.1.1 Prüfung auf wachstumsfördernde Eigenschaften der Nährmedien

Dieser Abschnitt behandelt die Bedingungen für die Bestätigung der Eignung der Nährmedien für die mikrobiologische Prüfung.

Mindestens 2 geeignete Nährmedien, die für den Nachweis von Pilzen sowie von aeroben und anaeroben Bakterien vorgesehen sind, werden verwendet. Jede Charge steriles Medium wird auf seine wachstumsfördernden Eigenschaften geprüft, indem im Doppel Prüfbehältnisse mit jedem Medium mit höchstens 100 KBE jedes in der Tab. 2.6.27-1 aufgeführten Stamms inokuliert und anschließend höchstens 7 Tage lang zum Nachweis des mikrobiellen Wachstums bei der in Tab. 2.6.27-3 für die Prüfung angegebenen Temperatur inkubiert werden. Die Prüfnährmedien sind zufriedenstellend, wenn innerhalb dieser Inkubationszeit deutliche Anzeichen von Wachstum in allen inokulierten Behältnissen erkennbar sind.

Tab. 2.6.27-1: Für die Prüfung auf wachstumsfördernde Eigenschaften der Nährmedien verwendete Mikroorganismen

Aerobes Medium	
Staphylococcus aureus	zum Beispiel ATCC 6538, CIP 4.83, NCTC 10788, NCIMB 9518
Bacillus subtilis	zum Beispiel ATCC 6633, CIP 52.62, NCIMB 8054
Pseudomonas aeruginosa	zum Beispiel ATCC 9027, NCIMB 8626, CIP 82.118
Candida albicans	zum Beispiel ATCC 10231, IP 48.72, NCPF 3179
Aspergillus brasiliensis	zum Beispiel ATCC 16404, IP 1431.83, IMI 149007
Anaerobes Medium	
Clostridium sporogenes	zum Beispiel ATCC 19404, CIP 79.3, NCTC 532 oder ATCC 11437
Bacteroides fragilis	zum Beispiel ATCC 25285, CIP 77.16, NCTC 9343

3.1.2 Anwendbarkeit der Methode

Für eine validierte automatisierte wachstumsbasierte Methode muss nur die Bestätigung der Anwendbarkeit der Methode für die betreffende zellbasierte Zubereitung durchgeführt werden, in Bezug auf Spezifität (keine falsch positiven Resultate), Empfindlichkeit, Reproduzierbarkeit und Robustheit. Unabhängig von der Art der zellbasierten Zubereitung, dem Herstellungsverfahren, dem analysierten Probenvolumen oder der Art des Prüfsystems muss die Eignung der Methode in Gegenwart der zu prüfenden Probe bestätigt werden. Zur Bestätigung der Eignung der Methode, besonders zur Bestimmung der Empfindlichkeit, muss die Prüfung unter Verwendung der in der Tab. 2.6.27-2 aufgeführten Mikroorganismen durchgeführt werden. Empfindlichkeit wird verstanden als die Fähigkeit, 100 KBE oder weniger nachzuweisen. Höchstens 100 KBE des gewählten Mikroorganismus werden, in mindestens 3 Ansätzen, in Gegenwart der zu prüfenden Probe in das Medium inokuliert. Die Gesamtanzahl an Mikroorganismen in den für die Inokulation verwendeten Suspensionen der Mikroorganismen wird durch Ausstreichen einer geeigneten Probe auf Agarplatten bestimmt. Wenn während der Dauer der Prüfung für jeden Stamm zwischen 1 und 100 KBE nachgewiesen werden, ist die Methode für die zu prüfende Probe geeignet.

Es kann notwendig sein, die Liste der in der Tab. 2.6.27-2 aufgeführten Mikroorganismen zu ändern, abhängig von der Herkunft der Zellen sowie von allen Mikroorganismen, die im Vorfeld gefunden wurden oder mit dem spezifischen Zelltyp in Zusammenhang stehen.

In einigen Fällen kann die zellbasierte Zubereitung selber kontaminierende Mikroorganismen inaktivieren. Angemessene Vorkehrungen müssen getroffen werden, um die Eignung aller zusätzlichen Stämme sicherzustellen, die zur Bestätigung der Anwendbarkeit der Methode verwendet werden.

Tab. 2.6.27-2: Für die Bestätigung der Anwendbarkeit der Methode verwendete Mikroorganismen

Aerobes Medium	
Aspergillus brasiliensis	zum Beispiel ATCC 16404, IP 1431.83, IMI 149007
Bacillus subtilis	zum Beispiel ATCC 6633, CIP 52.62, NCIMB 8054
Candida albicans	zum Beispiel ATCC 10231, IP 48.72, NCPF 3179
Pseudomonas aeruginosa	zum Beispiel ATCC 9027, NCIMB 8626, CIP 82.118
Staphylococcus aureus	zum Beispiel ATCC 6538, CIP 4.83, NCTC 10788, NCIMB 9518
Streptococcus pyogenes	zum Beispiel ATCC 19615, CIP 1042.26, NCIMB 13285
Micrococcus sp.	zum Beispiel ATCC 700405
Anaerobes Medium	
Clostridium sporogenes	zum Beispiel ATCC 19404, CIP 79.3, NCTC 532 oder ATCC 11437
Cutibacterium acnes	zum Beispiel ATCC 11827

3.1.3 Prüfung der Zubereitung

Probe: Eine in Bezug auf die Eigenschaften der zellbasierten Zubereitung repräsentative Probe wird geprüft. Die Probe wird dem Nährmedium so schnell wie möglich zugesetzt. Falls eine Aufbewahrung von Proben notwendig ist, muss der Einfluss der Aufbewahrung auf mögliche Kontaminanten evaluiert werden.

Für zellbasierte Zubereitungen mit einem Gesamtvolumen (V) der Charge zwischen 1 ml und 1 Liter in einem Einzelbehältnis gibt die folgende Tabelle das zu verwendende Inokulationsvolumen an.

Gesamtvolumen der zellbasierten Zubereitung (ml)	**Gesamtvolumen des Inokulums (aufgeteilt zwischen Flaschen für aerobe und anaerobe Kulturen)**
$10 \leq V \leq 1000$	1 Prozent des Gesamtvolumens der zellbasierten Zubereitung
$1 \leq V < 10$	100 µl
$V < 1$	nicht anwendbar

Bei anderen Volumen oder bei mehreren Behältnissen sollten andere Verfahren angewendet werden, und diese müssen begründet werden (siehe Abschnitt 2.2.2). Ein Vergrößern des Gesamtvolumens durch Verdünnen kann in Betracht gezogen werden, damit eine vollständige Inokulation bei Probenvolumen von 100 µl sichergestellt wird. Für Volumen der Zubereitung von weniger als 1 ml, bei denen eine Probennahme am Schluss nicht möglich ist, sollte eine indirekte Prüfung, eine In-Prozess-Kontrolle oder eine andere geeignete Prüfung durchgeführt und begründet werden.

Analyse: Die Proben werden so schnell wie möglich in Behältnisse mit Nährmedium inokuliert; die Inkubation

Tab. 2.6.27-3: Mögliche Temperatureinstellungen in automatisierten Kultiviersystemen, die allein oder in Kombination mit einer manuellen Methode verwendet werden

	Aerobe Inkubation	Anaerobe Inkubation
Option 1	20 bis 25 °C (automatisiertes System), wenn nötig 30 bis 35 °C (automatisiertes System)	30 bis 35 °C (automatisiertes System)
Option 2	35 bis 37 °C (automatisiertes System); wenn relevant, zusätzliche Inkubation bei einer tieferen Temperatur (manuelle Methode)*	35 bis 37 °C (automatisiertes System)
Option 3	30 bis 32 °C (automatisiertes System)	30 bis 32 °C (automatisiertes System)
Option 4	30 bis 32 °C (automatisiertes System)	35 bis 37 °C (automatisiertes System)

* Wenn relevant wird die Probe zusätzlich bei einer Temperatur zwischen 20 und 30 °C inkubiert. Die Inkubation kann mit marktüblichen Nährmedien für die Mikrobiologie durchgeführt werden, entweder mit Flaschen für aerobe Kulturen für automatisierte Systeme oder mit flüssigem Nährmedium mit Casein- und Sojapepton.

erfolgt mindestens 7 Tage lang. Abhängig von den aus der Eignungsprüfung der Methode erhaltenen Ergebnissen und unter Berücksichtigung der relevanten Mikroorganismen kann die Inkubationszeit auf bis zu 14 Tage ausgeweitet werden. Durch Auswahl von Inkubationstemperaturen kann eine breite Palette an Mikroorganismen nachgewiesen werden. Die Auswahl erfolgt typischerweise im Bereich von 30 bis 37 °C; dennoch kann für zellbasierte Zubereitungen mit einer sehr kurzen Haltbarkeitsdauer eine wachstumsbeschleunigende Temperatur von mindestens 35 °C besser geeignet sein, ein aussagekräftiges Resultat „bis dato negativ" zu erhalten. Zusätzlich werden für Zubereitungen mit einem signifikanten Risiko der Kontamination durch die Umgebung 2 Temperaturbereiche, beispielsweise von 20 bis 25 °C (aerob) und 30 bis 37 °C (anaerob) verwendet, damit sowohl Mikroorganismen aus der Umgebung als auch klinisch relevante Mikroorganismen erfasst werden.

In Tab. 2.6.27-3 sind mögliche alternative Verfahren für die Auswahl von Inkubationstemperaturen angegeben. Inkubationstemperatur und -dauer beruhen auf den Ergebnissen der Eignungsstudie für die spezifische zellbasierte Zubereitung.

3.1.4 Beobachtung und Auswertung von Ergebnissen

Die Nährmedien werden mindestens einmal täglich sowie am Ende des Beobachtungszeitraums visuell oder mit automatisierten Systemen auf Anzeichen von mikrobiellem Wachstum geprüft. Wird während oder am Ende des Beobachtungszeitraums kein Wachstum festgestellt, ist das Produkt „(kultur-)negativ". Wird in einer gültigen Prüfung ein Wachstum festgestellt, ist das Produkt „(kultur-)positiv".

Werden die inokulierten Flaschen länger als 12 h lang aufbewahrt, bevor sie in das automatisierte Kultiviersystem transferiert werden, wird von jeder inkubierten Flasche eine Subkultur zur Prüfung auf falsch negative Resultate angelegt. Dieser Fall kann insbesondere eintreten, wenn schnellwachsende Mikroorganismen optimale Bedingungen vorfinden und während der Aufbewahrung anfangen können, sich zu vermehren. Als Folge davon könnte eine Erhöhung der relevanten Parameter zum Zeitpunkt der Prüfung nicht signifikant sein, und mikrobielle Kontaminanten könnten durch das System nicht erkannt werden (falsch negatives Resultat).

3.2 Alternative Methoden

3.2.1 Kombination von Vorkultivierung und Nachweis durch alternative Methoden

Die zu prüfenden Proben werden für eine kurze Zeitdauer (beispielsweise 12 bis 24 h lang, abhängig von der Empfindlichkeit der angewendeten alternativen Methode) sowohl in aeroben als auch in anaeroben flüssigen Nährmedien oder in äquivalenten festen Medien inkubiert. Anschließend wird eine für den schnellen Nachweis von Mikroorganismen geeignete alternative Methode durchgeführt (zum Beispiel „2.6.21 Verfahren zur Amplifikation von Nukleinsäuren", „2.7.24 Durchflusszytometrie", Biolumineszenz (5.1.6)).

3.2.2 Direkter Nachweis durch alternative Methoden (5.1.6)

Wenn eine zellbasierte Zubereitung eine sehr kurze Haltbarkeitsdauer aufweist (zum Beispiel wenige Stunden) oder wenn Standardmethoden keinen zufriedenstellenden Nachweis von Mikroorganismen erbringen, können zur mikrobiologischen Prüfung nicht wachstumsbasierte, direkte Nachweismethoden durchgeführt werden (zum Beispiel „2.6.21 Verfahren zur Amplifikation von Nukleinsäuren", „2.7.24 Durchflusszytometrie", Biolumineszenz (5.1.6)).

Dieses Verfahren erlaubt es, im Vergleich zu wachstumsbasierten Methoden innerhalb einer sehr kurzen Zeit ein Ergebnis zu erhalten, allerdings auf Kosten einer geringeren Empfindlichkeit. Abhängig von dem verwendeten Verfahren können sowohl vermehrungsfähige als auch nicht vermehrungsfähige Mikroorganismen nachgewiesen werden.

3.2.3 Methodenvalidierung

Die Validierung wird gemäß den allgemeinen Empfehlungen im Allgemeinen Text 5.1.6 und gemäß den spezifischen Empfehlungen für zellbasierte Zubereitungen im Abschnitt 3.1.2 für automatisierte wachstumsbasierte Methoden durchgeführt. Bei diesen Verfahren muss die Empfindlichkeit unter Berücksichtigung der Verdopplungszeiten der möglicherweise kontaminierenden Mikroorganismen während der Vorinkubation validiert werden.

10.3/2.06.32.00

2.6.32 Prüfung auf Bakterien-Endotoxine unter Verwendung des rekombinanten Faktors C

Die Prüfung auf Bakterien-Endotoxine unter Verwendung des rekombinanten Faktors C (rFC) dient der Quantifizierung von Endotoxinen grammnegativer Bakterien. Sie wird mit rFC durchgeführt, der auf der Gensequenz des Pfeilschwanzkrebses (*Limulus polyphemus*, *Tachypleus tridentatus*, *Tachypleus gigas* oder *Carcinoscorpius rotundicauda*) beruht, wobei eine fluorimetrische Methode zum Einsatz kommt.

Die Prüfung wird so durchgeführt, dass Verunreinigungen durch Bakterien-Endotoxine vermieden werden.

1. Geräte

Sämtliche Glaswaren und andere hitzebeständigen Geräte werden in einem Heißluftsterilisator nach einem validierten Verfahren entpyrogenisiert. Die allgemein angewendete Mindestzeit und -temperatur betragen 30 min bei 250 °C. Falls Kunststoffgeräte wie Mikrotiterplatten und Pipettenspitzen für automatische Pipetten verwendet werden, müssen diese nachweislich frei von Endotoxin und von Störfaktoren sein, die die Prüfung beeinflussen.

2. Reagenzien

Reagenzien

Der rekombinante Faktor C basiert auf der Gensequenz des Pfeilschwanzkrebses (*Limulus polyphemus*, *Tachypleus tridentatus*, *Tachypleus gigas* oder *Carcinoscorpius rotundicauda*). Alle Reagenzien, einschließlich des Fluorogensubstrats und des für die Bestimmung verwendeten Puffers müssen frei von nachweisbarem Endotoxin sein.

Reagenzienlösungen

Falls erforderlich werden die Reagenzien entsprechend den Anweisungen des Testkit-Herstellers hergestellt. Die Reagenzien werden wie vom Hersteller angegeben im Kühl- oder Gefrierschrank gelagert.

Wasser zur BEP (Wasser zur Prüfung auf Bakterien-Endotoxin)

Wasser zur BEP ist Wasser für Injektionszwecke *R* oder nach anderen Verfahren hergestelltes Wasser, das mit dem eingesetzten Reagenz an dessen Nachweisgrenze nicht reagiert.

3. Herstellung der eingestellten Endotoxin-Stammlösung

Die eingestellte Endotoxin-Stammlösung wird aus einer Endotoxin-Standardzubereitung hergestellt, die gegen einen Internationalen Standard, zum Beispiel Endotoxin-Standard *BRP*, eingestellt wurde.

Der Endotoxin-Gehalt wird in Internationalen Einheiten (I. E.) ausgedrückt. Der Gehalt des Internationalen Standards in Internationalen Einheiten wird durch die WHO festgelegt.

Hinweis: 1 Internationale Einheit (I. E.) Bakterien-Endotoxin entspricht 1 Endotoxin-Einheit (E. E.).

Für die Herstellung und Lagerung der eingestellten Endotoxin-Stammlösung sind die Angaben der Packungsbeilage und die Beschriftung auf der Verpackung zu beachten.

4. Herstellung der Endotoxin-Arbeitslösungen

Nach kräftigem Schütteln wird aus der eingestellten Endotoxin-Stammlösung unter Verwendung von Wasser zur BEP eine geeignete Verdünnungsreihe hergestellt.

Um Aktivitätsverluste durch Adsorption zu vermeiden, sind die Lösungen so bald wie möglich zu verwenden.

5. Herstellung der Untersuchungslösungen

Die Untersuchungslösungen werden durch Lösen oder Verdünnen der Wirkstoffe oder Arzneimittel unter Verwendung von Wasser zur BEP hergestellt. Für einige Substanzen oder Zubereitungen eignen sich andere wässrige Lösungen besser zum Lösen oder Verdünnen. Falls erforderlich wird der pH-Wert der Untersuchungslösung (oder der daraus hergestellten Verdünnung) so eingestellt, dass der pH-Wert der Mischung des oder der Reagenzien mit der Untersuchungslösung in dem vom Testkit-Hersteller angegebenen Bereich, in der Regel von 6,0 bis 8,0, liegt. Die Einstellung des pH-Werts kann nach den Angaben des Testkit-Herstellers mit einer Säure, einer Base oder einem geeigneten Puffer vorgenommen werden. Die Säuren und Basen können unter Verwendung von Wasser zur BEP aus Konzentraten oder Feststoffen in endotoxinfreien Gefäßen hergestellt werden. Die Puffer müssen validiert und nachweislich frei von Endotoxin und Störfaktoren sein.

6. Bestimmung der gültigen maximalen Verdünnung

Die gültige maximale Verdünnung (MVD, maximum valid dilution) ist die maximal zulässige Probenverdünnung, bei der der Endotoxin-Grenzwert bestimmt werden kann. Die MVD wird nach folgender Gleichung berechnet:

$$\text{MVD} = \frac{\text{Endotoxin-Grenzwert} \cdot \text{Konzentration der Untersuchungslösung}}{\lambda}$$

Endotoxin-Grenzwert: Der Endotoxin-Grenzwert für Wirkstoffe zur parenteralen Anwendung wird auf Basis der Dosis definiert als:

$$\frac{K}{M}$$

K = Grenzwert für Endotoxin mit pyrogener Wirkung je Kilogramm Körpermasse
M = empfohlene Maximaldosis des Produkts als Bolus je Kilogramm Körpermasse

Wenn das Produkt in kurzen Zeitabständen injiziert oder kontinuierlich als Infusion verabreicht wird, ist M die maximale Gesamtdosis, die in einem Zeitraum von einer Stunde verabreicht wird.

Der Endotoxin-Grenzwert für Wirkstoffe zur parenteralen Anwendung wird in den Monographien in Einheiten, wie I. E. je Milliliter, I. E. je Milligramm, I. E. je Einheit biologischer Aktivität, angegeben.

Konzentration der Untersuchungslösung

- in Milligramm je Milliliter, wenn der Endotoxin-Grenzwert im Verhältnis zur Masse ausgedrückt wird (I. E. $\cdot$ mg^{-1})
- in Einheiten je Milliliter, wenn der Endotoxin-Grenzwert im Verhältnis zu Einheiten biologischer Aktivität ausgedrückt wird (I. E. je Einheit)
- in Milliliter je Milliliter, wenn der Endotoxin-Grenzwert im Verhältnis zum Volumen ausgedrückt wird (I. E. $\cdot$ ml^{-1})

λ = die niedrigste für die Kalibrierkurve verwendete Konzentration

7. Quantitative fluorimetrische Methode

Mit dieser Methode wird die durch ein fluorogenes Substrat (Reaktant) emittierte Fluoreszenz (relative Fluoreszenz-Einheiten; *RFU*) nach Abspaltung durch den endotoxinaktivierten Faktor C gemessen. Sie wird als Endpunkt-Fluoreszenzprüfung verwendet.

Die Endpunkt-Fluoreszenzprüfung basiert auf der quantitativen Beziehung zwischen der Endotoxinkonzentration und der Fluoreszenz der Reagenzienmischung am Ende der Inkubationszeit, beispielsweise ausgedrückt als ΔRFU:

$$\Delta RFU = RFU_{t_{\text{Endpunkt}}} - RFU_{t_0}$$

$RFU_{t_{\text{Endpunkt}}}$ = Fluoreszenz der Reagenzienmischung am Ende der Inkubationszeit
RFU_{t_0} = Fluoreszenz der Reagenzienmischung zu Beginn der Inkubationszeit

Die Prüfung wird bei der vom Hersteller des Testkits empfohlenen Inkubationstemperatur (normalerweise 37 ± 1 °C) durchgeführt.

8. Vorbereitende Prüfungen

Um die Gültigkeit der fluorimetrischen Methode zu gewährleisten, werden vorbereitende Prüfungen durchgeführt. Sie dienen dem Nachweis, dass die Gültigkeitskriterien für die Kalibrierkurve zufriedenstellend erfüllt werden (8.1) und die Untersuchungslösung die Prüfung nicht störend beeinflusst (8.2).

Eine Validierung der Methode ist erforderlich, wenn Änderungen der Prüfbedingungen vorgenommen werden, die das Ergebnis der Prüfung beeinflussen könnten.

8.1 Sicherstellung der Kriterien für die Standardkurve

Die Prüfung muss für jede Charge des rekombinanten Faktor-C-Reagenzes durchgeführt werden.

Die Instrumentenempfindlichkeit wird gemäß den Empfehlungen des Testkit-Herstellers eingestellt.

Aus der Endotoxin-Arbeitslösung werden mindestens 3 unterschiedliche Endotoxin-Konzentrationen in dem vom Testkit-Hersteller angegebenen Bereich für die Kalibrierkurve hergestellt. Wenn der gewünschte Konzentrationsbereich den vom Hersteller angegebenen Bereich um mehr als 2 $\log_{10}$-Stufen überschreitet, müssen zusätzliche Arbeitslösungen verwendet werden, um jeden logarithmischen Anstieg im Bereich der Kalibrierkurve abdecken zu können. Die Prüfung wird unter Verwendung von mindestens 3 Parallelansätzen jeder Endotoxin-Arbeitslösung nach den Empfehlungen des Herstellers (zum Beispiel Volumenverhältnisse, Inkubationszeit, Temperatur, pH-Wert) durchgeführt.

Der Absolutwert des Korrelationskoeffizienten $|r|$ muss für den hergestellten Bereich an Endotoxin-Konzentrationen mindestens 0,980 betragen.

8.2 Störfaktoren

Da Faktor G im Testkit fehlt, sind keine falsch positiven Ergebnisse aufgrund einer β-Glucan-Aktivierung zu erwarten. Dies ist beim Vergleich der Methode mit anderen Methoden zur Quantifizierung von Bakterien-Endotoxin zu berücksichtigen.

Eine Endotoxin-Konzentration, die etwa in der Mitte der Kalibrierkurve liegt, wird ausgewählt.

Die Lösungen A, B, C und D werden wie in Tab. 2.6.32-1 angegeben hergestellt. Die Prüfung wird unter Verwendung von mindestens 2 Parallelansätzen dieser Lösungen nach den Empfehlungen des Testkit-Herstellers (zum Beispiel Volumen der Untersuchungslösung und der Reagenzienmischung des Testkits, Volumenverhältnis von Untersuchungslösung zu Testkit-Reagenzienmischung, Inkubationszeit) durchgeführt.

Die Prüfung wird als gültig gewertet, wenn die folgenden Bedingungen erfüllt sind:

- Der Absolutwert des Korrelationskoeffizienten der mit der Lösung C erstellten Kalibrierkurve muss mindestens 0,980 betragen.

Tabelle 2.6.32-1

Lösung	Endotoxin-Konzentration	Lösung, der Endotoxin zugesetzt wird	Anzahl der Parallelansätze
A	keine	Untersuchungslösung	mindestens 2
B	mittlere Konzentration der Kalibrierkurve	Untersuchungslösung	mindestens 2
C	mindestens 3 Konzentrationen (die niedrigste wird mit λ bezeichnet)	Wasser zur BEP	mindestens 2 für jede Konzentration
D	keine	Wasser zur BEP	mindestens 2

Lösung A = Untersuchungslösung, die verdünnt sein kann, jedoch nicht stärker als die MVD verdünnt sein darf

Lösung B = zu prüfende Zubereitung in der gleichen Verdünnung wie Lösung A; sie enthält das zugesetzte Endotoxin in einer Konzentration, die etwa in der Mitte der Kalibrierkurve liegt (Positiv-Produktkontrolle).

Lösung C = Endotoxin-Arbeitslösung in Konzentrationen, die zur Validierung der Methode, wie unter 8.1 beschrieben, verwendet werden

Lösung D = Wasser zur BEP (Negativkontrolle)

– Das mit der Lösung D (Negativkontrolle) erhaltene Ergebnis darf den in der Beschreibung der verwendeten Reagenzienmischung geforderten Grenzwert für die Blindprobe nicht überschreiten oder muss unterhalb der Nachweisgrenze für Endotoxin des verwendeten rFC liegen.

Die mittlere Wiederfindung für das zugesetzte Endotoxin wird durch Subtraktion der mittleren Endotoxin-Konzentration der Lösung (falls vorhanden) (Tab. 2.6.32-1, Lösung A) von der Konzentration der Lösung mit dem zugesetzten Endotoxin (Tab. 2.6.32-1, Lösung B) berechnet.

Die Untersuchungslösung wird als frei von Störfaktoren bewertet, wenn die unter den Prüfbedingungen gemessene, der Untersuchungslösung zugesetzte Endotoxin-Konzentration im Bereich von 50 bis 200 Prozent der bekannten Konzentration an zugesetztem Endotoxin liegt, nachdem das Endotoxin subtrahiert wurde, das in der Lösung, der kein Endotoxin zugesetzt ist, nachgewiesen wurde.

Wenn die Wiederfindung von Endotoxin außerhalb des festgelegten Bereichs liegt, kann angenommen werden, dass die Untersuchungslösung Störfaktoren enthält. Die Prüfung auf Störfaktoren wird mit einer größeren, jedoch nicht über die MVD hinausgehenden Verdünnung wiederholt. Außerdem können Störungen durch die Untersuchungslösung oder die der verdünnten, jedoch höchstens der MVD entsprechenden Untersuchungslösung durch eine geeignete validierte Behandlung wie Filtration, Neutralisation, Dialyse, Hitzebehandlung oder endotoxinspezifische Bindungsschritte (Anreicherung von Endotoxin aus der Untersuchungslösung vor der Detektion in Abwesenheit der störenden Matrix) beseitigt werden. Um festzustellen, ob die gewählte Behandlung die Störung wirkungsvoll ohne Endotoxinverlust beseitigt, wird die Prüfung auf Störfaktoren unter Verwendung der zu prüfenden Zubereitung, der das Standard-Endotoxin zugesetzt und die danach der gewählten Behandlung unterzogen wurde, wiederholt.

9. Prüfung

9.1 Verfahren

Das unter 8.2 beschriebene Verfahren wird angewendet.

9.2 Berechnung

Die Endotoxin-Konzentration jedes Parallelansatzes der Lösung A wird mit Hilfe der Kalibrierkurve, die mit der Lösung C erstellt wurde, ermittelt.
Die Prüfung wird als gültig gewertet, wenn die folgenden 3 Anforderungen erfüllt sind:

– Die mit der Lösung C erhaltenen Ergebnisse müssen den Anforderungen an die Validierung, die unter 8.1 festgelegt sind, entsprechen.
– Die Wiederfindung von Endotoxin, berechnet aus der in der Lösung B ermittelten Endotoxin-Konzentration nach Subtraktion der in der Lösung A gefundenen Endotoxin-Konzentration, muss im Bereich von 50 bis 200 Prozent liegen.
– Das mit der Lösung D (Negativkontrolle) erhaltene Ergebnis darf den in der Beschreibung der verwendeten Reagenzienmischung geforderten Grenzwert für die Blindprobe nicht überschreiten oder muss unterhalb der Nachweisgrenze für Endotoxin des verwendeten rFC liegen.

9.3 Auswertung der Ergebnisse

Die Zubereitung entspricht der Prüfung, wenn die mittlere Endotoxin-Konzentration der Parallelansätze von Lösung A nach Korrektur von Verdünnung und Konzentration niedriger ist als der für das Produkt angegebene Endotoxin-Grenzwert.

Empfehlungen zur Durchführung der Prüfung auf Bakterien-Endotoxine werden im Allgemeinen Text 5.1.10 gegeben.

2.7 Biologische Wertbestimmungsmethoden

10.3/2.07.14.00

2.7.14 Bestimmung der Wirksamkeit von Hepatitis-A-Impfstoff

Die Bestimmung der Wirksamkeit von Hepatitis-A-Impfstoff erfolgt entweder *in vitro* durch eine immunchemische Bestimmung des Antigengehalts (Methode A) oder *in vivo* durch den Vergleich der Fähigkeit des Impfstoffs, unter festgelegten Bedingungen in Mäusen die Bildung spezifischer Antikörper zu induzieren, mit der entsprechenden Fähigkeit einer Referenzzubereitung (Methode B).

Methode A: In-vitro-Bestimmung

Die Bestimmung des Gehalts an Hepatitis-A-Antigen wird mit einer geeigneten immunchemischen Bestimmung (2.7.1) durchgeführt.

Ein ELISA unter Verwendung spezifischer monoklonaler Antikörper für den Nachweis eines Hepatitis-A-Epitops, das neutralisierende Antikörper induziert, hat sich als geeignet erwiesen.

Eine geeignete Anzahl von Verdünnungen des zu prüfenden Impfstoffs und der Referenzzubereitung werden verwendet. Die Wirksamkeit des zu prüfenden Impfstoffs wird mit den üblichen statistischen Methoden (5.3) berechnet.

Der Antigengehalt muss innerhalb den für das jeweilige Produkt zugelassenen Grenzen liegen.

Hepatitis-A-Impfstoff (inaktiviert, nicht adsorbiert) *BRP* ist in Internationalen Einheiten kalibriert und kann als Referenzzubereitung verwendet werden.

Methode B: In-vivo-Bestimmung

Die nachfolgende Bestimmung an Mäusen dient als Beispiel einer Methode, die sich für einen Impfstoff als geeignet erwiesen hat. Andere validierte Methoden können ebenfalls angewendet werden.

Auswahl und Verteilung der Tiere: In der Bestimmung werden gesunde Mäuse im Alter von etwa 5 Wochen derselben Zucht und eines Stamms eingesetzt, der sich als geeignet erwiesen hat. Die Tiere müssen das gleiche Geschlecht haben. Die Tiere werden in mindestens 7 gleich große Gruppen mit einer für die Anforderungen der „Bestimmung der Wirksamkeit“ geeigneten Anzahl eingeteilt.

Bestimmung der Wirksamkeit des Impfstoffs: Mit einer Lösung von Natriumchlorid *R* (9 g · l^{-1}), die das gleiche aluminiumhaltige Adjuvans enthält wie der Impfstoff, werden mindestens je 3 Verdünnungen des Impfstoffs und der entsprechenden Referenzzubereitung hergestellt. Jede Verdünnung wird einer Tiergruppe zugeordnet. Jedem Tier einer Gruppe wird höchstens 1,0 ml der dieser Gruppe zugeordneten Verdünnung subkutan injiziert. Einer Gruppe ungeimpfter Tiere wird subkutan das gleiche Volumen des Verdünnungsmittels injiziert. Nach 28 bis 32 Tagen werden alle Tiere narkotisiert und von jedem Tier wird Blut genommen, wobei die einzelnen Sera getrennt gewonnen werden. Mit Hilfe einer geeigneten immunchemischen Methode (2.7.1) wird in den einzelnen Sera der Titer der spezifischen Antikörper gegen Hepatitis-A-Virus bestimmt.

Berechnungen: Die Berechnungen werden mit Hilfe der üblichen statistischen Methoden (5.3) für Wertbestimmungen auf der Basis von Alternativwirkungen (quantal responses) durchgeführt.

Aus der Verteilung der Reaktionsstärken, die an allen Sera von Tieren der ungeimpften Gruppe gemessen wurden, wird die höchste Reaktionsstärke ermittelt, die bei einem ungeimpften Tier für diese Art der Wertbestimmung erwartet werden kann. Jede Reaktion bei geimpften Tieren, die diesen Wert überschreitet, gilt als Serokonversion.

Der prozentuale Anteil an Tieren mit Serokonversion in jeder Gruppe wird in geeigneter Weise transformiert (beispielsweise mit einer Probit-Transformation). Die Daten (log_{10}-Dosis-Wirkungskurve) werden mit Hilfe des Parallelenmodells ausgewertet. Die Wirksamkeit der zu prüfenden Zubereitung wird im Verhältnis zu der der Referenzzubereitung bestimmt.

Gültigkeitsbedingungen: Die Bestimmung ist nur gültig, wenn

– für Impfstoff und Referenzimpfstoff die ED_{50} zwischen niedrigster und höchster den Tieren verabreichter Dosis liegt
– die statistische Analyse keine signifikante Abweichung von Linearität oder Parallelität aufweist
– die Vertrauensgrenzen ($p = 0{,}95$) mindestens 33 und höchstens 300 Prozent der ermittelten Wirksamkeit betragen.

Anforderungen an die Wirksamkeit: Die obere Vertrauensgrenze ($p = 0{,}95$) der ermittelten relativen Wirksamkeit muss mindestens 1,0 betragen.

Allg. Methoden

2.9 Methoden der pharmazeutischen Technologie

10.3/2.09.19.00

2.9.19 Partikelkontamination – Nicht sichtbare Partikeln[1)]

Eine Partikelkontamination von Injektionslösungen und Infusionen besteht aus beweglichen, nicht gelösten Partikeln, die unabsichtlich vorhanden sind, und nicht aus Gasbläschen. ◊ Eine Partikelkontamination kann von verschiedenen Quellen herrühren und ist zu minimieren, unabhängig vom Typ. Das Ausmaß der Partikelkontamination in parenteralen Zubereitungen muss kontrolliert werden. ◊

Zur Bestimmung der Partikelkontamination werden 2 Methoden, Methode 1 (Partikelzählung durch Lichtblockade) und Methode 2 (Partikelzählung unter dem Mikroskop) nachfolgend beschrieben. Für den Nachweis nicht sichtbarer Partikeln in Injektions- und Infusionszubereitungen wird bevorzugt Methode 1 angewendet. Allerdings kann es notwendig sein, zusätzlich zur Partikelzählung durch Lichtblockade die Partikelzählung unter dem Mikroskop durchzuführen, um eindeutig entscheiden zu können, ob die Injektions- und Infusionslösungen den Anforderungen entsprechen.

Nicht bei allen Parenteralia ist der Nachweis der nicht sichtbaren Partikeln durch eine dieser beiden oder gegebenenfalls durch beide Methoden möglich. Wenn Methode 1 nicht anwendbar ist, weil zum Beispiel Zubereitungen nicht genügend klar sind oder eine erhöhte Viskosität aufweisen, muss die Prüfung nach Methode 2 durchgeführt werden. Emulsionen, Kolloide und liposomale Zubereitungen sind solche Beispiele. Gleichfalls können Produkte, die beim Einbringen in den Sensor Luft- oder Gasbläschen bilden, ◊ spezifische Vorsichtsmaßnahmen während der Probenvorbereitung und/oder ◊ ein Partikelzählen unter dem Mikroskop erforderlich machen. Können wegen erhöhter Viskosität der Probe beide Methoden nicht angewendet werden, kann die Probe mit einem geeigneten ◊ partikelfreien ◊ Lösungsmittel quantitativ verdünnt werden, um die Viskosität so weit zu reduzieren, dass die Prüfung durchführbar wird.

Wird eine Einheit oder eine Reihe von Einheiten auf Partikelkontamination geprüft, können die erhaltenen Ergebnisse nicht mit Sicherheit auf alle übrigen, nicht geprüften Einheiten extrapoliert werden. Folglich müssen statistisch plausible Stichprobenpläne aufgestellt werden, um ausgehend von den erhobenen Daten gültige Schlüsse auf die Partikelkontamination in einer großen Gruppe von Einheiten zu ziehen.

1) Diese Methode war Gegenstand der Internationalen Harmonisierung der Arzneibücher (siehe Allgemeinen Text „5.8 Harmonisierung der Arzneibücher“).

Methode 1: Partikelzählung durch Lichtblockade

Ein geeignetes Gerät, das nach dem Prinzip der Lichtblockade arbeitet und eine automatische Bestimmung der Partikelgröße und Partikelanzahl nach der Größe zulässt, wird verwendet.

Das Gerät wird unter Verwendung geeigneter zertifizierter Referenzmaterialien, die aus Dispersionen sphärischer Partikeln bekannter Partikelgröße zwischen 10 und 25 µm bestehen, kalibriert. Die Referenzpartikeln werden in partikelfreiem Wasser *R* dispergiert. Während des Dispergierens ist die Aggregatbildung von Partikeln zu vermeiden.

Allgemeine Vorsichtsmaßnahmen

Die Prüfung wird unter Bedingungen, vorzugsweise in einer Laminarflow-Einheit, durchgeführt, die eine zusätzliche Kontamination mit Partikeln begrenzen.

Die verwendeten Glas- und Filtrationsgeräte, mit Ausnahme der Membranfilter, werden mit warmer Detergens-Lösung gewaschen und mit reichlich Wasser gespült, um alle Detergens-Rückstände zu entfernen. Unmittelbar vor der Verwendung werden die Gerätschaften außen und anschließend innen von oben nach unten mit partikelfreiem Wasser *R* gespült.

Das Einbringen von Luftbläschen in die Prüfzubereitung ist zu vermeiden, insbesondere dann, wenn ein Teil der Zubereitung in das Gefäß, in dem die Bestimmung durchgeführt werden soll, überführt wird.

Um zu überprüfen, ob die Umgebung für die Prüfung geeignet ist, die Glaswaren ordnungsgemäß gesäubert wurden und das verwendete Wasser partikelfrei ist, wird die folgende Prüfung durchgeführt: Die Partikelkontamination von 5 Proben partikelfreiem Wasser *R* von jeweils 5 ml wird nach der im Folgenden beschriebenen Methode ermittelt. Wenn die Anzahl der Partikeln, die 10 µm groß oder größer sind, für die gesamten 25 ml mehr als 25 beträgt, sind die für die Prüfung der Probe getroffenen Vorsichtsmaßnahmen unzureichend. Die Vorbereitungen müssen so lange wiederholt werden, bis Umgebung, Glaswaren und Wasser sich für die Prüfung als geeignet erweisen.

Methode

Der Inhalt der Probe wird durch langsames, aufeinanderfolgendes 20-maliges Umdrehen des Behältnisses gemischt. Falls erforderlich wird die Bördelung vorsichtig entfernt. Die äußere Oberfläche des oder der Behältnisöffnung wird mit einem Strahl von partikelfreiem Wasser *R* gesäubert und der Verschluss entfernt, wobei jegliche Kontamination des Inhalts zu vermeiden ist. Gasbläschen werden durch geeignete Maßnahmen wie 2 min langes Stehenlassen oder Einwirken von Ultraschall entfernt.

Bei Parenteralia mit großem Volumen werden einzelne Einheiten geprüft. Bei Parenteralia mit kleinem Volumen von weniger als 25 ml wird der Inhalt von mindestens 10 Einheiten in einem gereinigten Gefäß vereinigt, um ein Volumen von mindestens 25 ml zu erhalten. In begründeten und zugelassenen Fällen kann die Untersuchungslösung hergestellt werden, indem der Inhalt einer geeigneten Anzahl Durchstechflaschen gemischt und mit partikelfreiem Wasser *R* oder, wenn dieses nicht geeignet ist, mit einem geeigneten partikelfreien Lösungsmittel zu 25 ml verdünnt wird. Parenteralia mit kleinem Volumen von 25 ml oder mehr können einzeln geprüft werden.

Pulver zur Herstellung von Parenteralia werden mit partikelfreiem Wasser *R* oder, falls dieses nicht geeignet ist, mit einem geeigneten partikelfreien Lösungsmittel rekonstituiert.

Die Anzahl der Proben muss ausreichend sein, um eine statistisch gültige Auswertung zu ermöglichen. Im Falle von Parenteralia mit großem Volumen oder von Parenteralia mit kleinem Volumen von 25 ml und mehr dürfen weniger als 10 Einheiten geprüft werden, wenn ein geeigneter Stichprobenplan zugrunde gelegt wird.

4 Anteile von jeweils mindestens 5 ml Probe werden geprüft. Die Anzahl der Partikeln, die 10 µm groß oder größer sind, und die Anzahl der Partikeln, die 25 µm groß oder größer sind, wird bestimmt. Das mit dem ersten Anteil der Probe erzielte Ergebnis wird nicht berücksichtigt und die mittlere Anzahl der Partikeln der zu prüfenden Zubereitung berechnet.

◊ *Alternative Methode*

Diese Methode soll die Anwendbarkeit der Prüfung bei biologischen Zubereitungen verbessern. Darüber hinaus kann sie auch für alle Arten Zubereitungen angewendet werden.

Die äußere Oberfläche des oder der Behältnisse wird mit einem Strahl von partikelfreiem Wasser *R* gereinigt, dabei wird jede Kontamination des Inhalts vermieden. Die Proben werden unter den in der Anwendungsanleitung angegebenen In-use-Bedingungen geprüft (zum Beispiel ausgedrückte Spritzen-Inhalte).

Bei parenteralen Zubereitungen mit ausreichendem Volumen (das heißt ein Volumen groß genug zur Durchführung) wird oftmals die Prüfung von einzelnen Einheiten bevorzugt.

Wenn das Volumen nicht ausreichend groß ist, wird eine geeignete Anzahl von Einheiten herangezogen. Diese werden alle einzeln sorgfältig und gründlich gemischt und dann die Inhalte in einem eigenen Gefäß vereinigt, um ein für die Prüfung notwendiges Volumen abhängig von der Instrumentenkapazität und den Probeneigenschaften zu erhalten.

Pulver zur Herstellung von Parenteralia werden mit partikelfreiem Wasser *R* oder mit einem geeigneten partikelfreien Lösungsmittel, wenn partikelfreies Wasser *R* nicht geeignet ist, rekonstituiert.

Gasbläschen werden mit geeigneten Verfahren wie Stehenlassen der Probe, Anlegen eines leichten Vakuums oder Ultraschall entfernt. Eine Ultraschallbehandlung von proteinhaltigen Zubereitungen wird nicht empfohlen.

Die Anzahl der Proben muss für eine statistisch relevante Bewertung ausreichend sein. Für groß- und kleinvolumige Parenteralia muss ein geeignetes Probenvolumen für die Analyse verfügbar sein; einzelne Einheiten dagegen können auf Basis eines auf Statistik basierenden Probenplans geprüft werden.

Es werden 4 etwa gleiche Volumen, typischerweise jeweils 5 ml, genommen und die Anzahl der Partikeln gleich oder größer als 10 µm und 25 µm bestimmt. Das Ergebnis der Zählung bei der ersten Probe wird nicht berücksichtigt, die durchschnittliche Anzahl an Partikeln der zu prüfenden Zubereitung wird berechnet. Volumen kleiner als 5 ml können ebenfalls geprüft werden vorausgesetzt, dieses Volumen wird ausreichend begründet. Im Allgemeinen kann bei parenteralen Zubereitungen, die kein ausreichendes Volumen haben (wie weniger als 25 ml) die Prüfung mit einem Volumen von 1 ml bis 5 ml akzeptabel sein, wenn das Gerät dies erlaubt. ◊

Auswertung

Bei Zubereitungen in Behältnissen mit einem Nennvolumen von mehr als 100 ml werden die Kriterien der Prüfung 1.A angewendet.

Bei Zubereitungen in Behältnissen mit einem Nennvolumen von weniger als 100 ml werden die Kriterien der Prüfung 1.B angewendet.

♦ Bei Zubereitungen in Behältnissen mit einem Nennvolumen von 100 ml werden die Kriterien der Prüfung 1.B angewendet. ♦

Liegt die mittlere Anzahl der Partikeln über den Grenzwerten, wird die Zählung der Partikeln unter dem Mikroskop durchgeführt.

Prüfung 1.A: Infusions- und Injektionszubereitungen in Behältnissen mit einem Nennvolumen von mehr als 100 ml

Die Zubereitung entspricht der Prüfung, wenn in den geprüften Einheiten die mittlere Anzahl der Partikeln, die 10 µm groß oder größer sind, höchstens 25 je Milliliter und die mittlere Anzahl der Partikeln, die 25 µm groß oder größer sind, höchstens 3 je Milliliter betragen.

Prüfung 1.B: Infusions- und Injektionszubereitungen in Behältnissen mit einem Nennvolumen von weniger als 100 ml

Die Zubereitung entspricht der Prüfung, wenn in den geprüften Einheiten die mittlere Anzahl der Partikeln, die 10 µm groß oder größer sind, höchstens 6000 je Behältnis und die mittlere Anzahl der Partikeln, die 25 µm groß oder größer sind, höchstens 600 je Behältnis betragen.

Methode 2: Partikelzählung unter dem Mikroskop

Ein geeignetes Binokularmikroskop und ein Filtrationsgerät mit Membranfilter, um die kontaminierenden Partikeln zurückzuhalten, werden verwendet.

Das Mikroskop ist ausgestattet mit einem Okularmikrometer, das mit Hilfe eines Objektmikrometers kalibriert wird, und einem mechanischen Objekttisch als Auflage für den Membranfilter, um dessen Oberfläche nach zurückgehaltenen Partikeln abzusuchen. Das Mikroskop ist ferner mit 2 geeigneten Lampen versehen, wovon die eine für die Beleuchtung von oben, die andere für die Beleuchtung von schräg seitwärts sorgt. Eine 100 ± 10fache Vergrößerung wird eingestellt.

Im Okularmikrometer (siehe Abb. 2.9.19-1) ist ein großer Kreis sichtbar, der durch ein Fadenkreuz in Viertelkreise geteilt ist, außerdem transparente und schwarze Referenzkreise von 10 und 25 µm Durchmesser bei 100-facher Vergrößerung und eine Skala mit linearer 10-µm-Einteilung. Die Skala ist mit einem von ei-

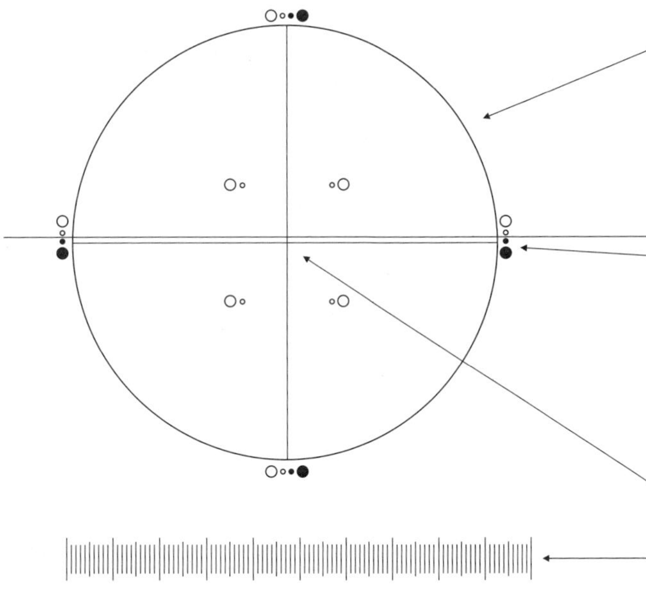

Abb. 2.9.19-1: Okularmikrometer

ner nationalen oder internationalen Normierungsstelle zertifizierten Objektmikrometer kalibriert. Ein relativer Fehler von bis zu ± 2 Prozent der linearen Skalenteile ist vertretbar. Der große Kreis wird auch als Gesichtsfeld des Okularmikrometers (GFOV, graticule field of view) bezeichnet.

2 Lampen sind erforderlich. Für die Hellfeldbeleuchtung ist im Mikroskop eine Lampe zur Ausleuchtung von oben eingebaut. Die zweite Lampe ist eine externe, fokussierbare Hilfslampe, die so eingestellt werden kann, dass die Lichtstrahlen in einem Winkel von 10 bis 20° schräg einfallen.

Das Filtergerät besteht aus einem Filterhalter aus Glas oder einem anderen geeigneten Material, einem Anschluss zu einer Pumpe, um ein Vakuum zu erzeugen, und einem geeigneten Membranfilter, auf dem die Partikeln zurückgehalten werden.

Der schwarze oder dunkelgraue Membranfilter von geeigneter Größe kann mit oder ohne Gitterstruktur versehen sein und weist eine nominale Porengröße von höchstens 1,0 µm auf.

Allgemeine Vorsichtsmaßnahmen

Die Prüfung wird unter Bedingungen, vorzugsweise in einer Laminarflow-Einheit, durchgeführt, die eine zusätzliche Kontamination mit Partikeln begrenzen.

Die verwendeten Glas- und Filtrationsgeräte, mit Ausnahme der Membranfilter, werden mit warmer Detergens-Lösung gewaschen und mit reichlich Wasser gespült, um alle Detergens-Rückstände zu entfernen. Unmittelbar vor der Verwendung werden beide Seiten des Membranfilters und die Glasapparatur außen und anschließend innen von oben nach unten mit partikelfreiem Wasser *R* gespült.

Um zu überprüfen, ob die Umgebung für die Prüfung geeignet ist, die Glasapparaturen und der Membranfilter ordnungsgemäß gesäubert wurden und das verwendete Wasser partikelfrei ist, wird die folgende Prüfung durchgeführt: Die Partikelkontamination von 50 ml partikelfreiem Wasser *R* wird nach der im Folgenden beschriebenen Methode ermittelt. Wenn die Filteroberfläche mehr als 20 Partikeln, die 10 µm groß oder größer sind, oder mehr als 5 Partikeln, die 25 µm groß oder größer sind, aufweist, sind die getroffenen Vorsichtsmaßnahmen unzureichend. Die Vorbereitungen müssen so lange wiederholt werden, bis Umgebung, Glasapparaturen, Membranfilter und Wasser sich für die Prüfung als geeignet erweisen.

Methode

Der Inhalt der Probe wird durch langsames, aufeinanderfolgendes 20-maliges Umdrehen des Behältnisses gemischt. Falls erforderlich wird die Bördelung vorsichtig entfernt. Die äußere Oberfläche der Behältnisöffnung wird mit einem Strahl von partikelfreiem Wasser *R* gesäubert und der Verschluss entfernt, wobei jegliche Kontamination des Inhalts zu vermeiden ist.

Bei Parenteralia mit großem Volumen werden einzelne Einheiten geprüft. Bei Parenteralia mit kleinem Volumen von weniger als 25 ml wird der Inhalt von mindestens 10 Einheiten in einem gereinigten Gefäß vereinigt. In begründeten und zugelassenen Fällen kann die Untersuchungslösung hergestellt werden, indem der Inhalt einer geeigneten Anzahl Durchstechflaschen gemischt und mit partikelfreiem Wasser *R* oder, wenn dieses nicht geeignet ist, mit einem geeigneten partikelfreien Lösungsmittel zu 25 ml verdünnt wird.

Parenteralia mit kleinem Volumen von 25 ml oder mehr können einzeln geprüft werden.

Pulver zur Herstellung von Parenteralia werden mit partikelfreiem Wasser *R* oder, falls dieses nicht geeignet ist, mit einem geeigneten partikelfreien Lösungsmittel rekonstituiert.

Die Anzahl der Proben muss ausreichend sein, um eine statistisch gültige Auswertung zu ermöglichen. Im Falle von Parenteralia mit großem Volumen oder von Parenteralia mit kleinem Volumen von 25 ml oder mehr können weniger als 10 Einheiten geprüft werden, wenn ein geeigneter Stichprobenplan zugrunde gelegt wird.

Das Innere des Filterhalters und die eingepasste Filtermembran werden mit einigen Millilitern partikelfreiem Wasser *R* befeuchtet. Die gesamte Probe wird in den Filtertrichter überführt (Mischung von Einheiten oder eine einzelne Einheit) und ein Vakuum angelegt. Falls erforderlich wird ein Teil der Lösung allmählich zugesetzt, bis das ganze Volumen filtriert ist. Nach dem letzten Anteil Lösung werden die inneren Wände des Filterhalters mit einem Strahl von partikelfreiem Wasser *R* gespült. Das Vakuum wird aufrechterhalten, bis die Oberfläche des Membranfilters nicht mehr von Flüssigkeit bedeckt ist. Der Filter wird in eine Petrischale gelegt und trocknen gelassen, wobei die Abdeckung der Petrischale leicht angewinkelt aufgesetzt wird. Wenn der Filter trocken ist, wird die Petrischale auf den Objekttisch des Mikroskops gebracht und die ganze Filtermembran im reflektierten Licht der Lampe abgesucht. Die Anzahl Partikeln, die 10 µm groß oder größer sind, und die Anzahl Partikeln, die 25 µm groß oder größer sind, werden gezählt. Die Möglichkeit besteht, ausschließlich einen Teil der Partikeln auf der Filteroberfläche zu zählen und die Gesamtheit der auf dem Filter zurückgehaltenen Partikeln rechnerisch zu ermitteln. Die mittlere Anzahl der Partikeln in der Zubereitung wird berechnet.

Um die Größe der Partikeln mit dem Okularmikrometer zu bestimmen, wird die Abbildung jeder Partikel vom Betrachter gedanklich in einen Kreis übertragen und mit den 10 und 25 µm großen Referenzkreisen verglichen. So behalten die Partikeln ihre Ausgangsposition im Innern des Gesichtsfelds und müssen zu Vergleichszwecken nicht mit den Referenzkreisen zur Deckung gebracht werden. Mit Hilfe des inneren Durchmessers der transparenten Referenzkreise wird die Größe der weißen und durchscheinenden Partikeln, mit Hilfe des äußeren Durchmessers der schwarzen und undurchsichtigen Referenzkreise die Größe der dunklen Partikeln bestimmt.

Bei der Durchführung der Partikelzählung mit dem Mikroskop sollte nicht versucht werden, amorphe, halbflüssige oder morphologisch undeutlich zu erkennende Stoffe, die wie ein Fleck oder eine entfärbte Zone des Membranfilters erscheinen, zu messen oder zu zählen. Diese Stoffe zeigen eine geringe bis gar keine plastische Oberfläche, sind gelatinös und sehen einem Film ähnlich. In diesen Fällen kann die Interpretation der Zählung durch das Prüfen einer Probe der Lösung mit der Methode der Lichtblockade unterstützt werden.

◊ *Alternative Methode*

Diese Methode soll die Anwendbarkeit der Prüfung bei biologischen Zubereitungen verbessern. Darüber hinaus kann sie auch für alle Arten Zubereitungen angewendet werden.

Die äußere Oberfläche des oder der Behältnisse wird mit einem Strahl von partikelfreiem Wasser *R* gereinigt, dabei wird jede Kontamination des Inhalts vermieden. Die Proben werden unter den in der Anwendungsanleitung angegebenen In-use-Bedingungen geprüft (zum Beispiel ausgedrückte Spritzen-Inhalte).

Bei parenteralen Zubereitungen mit ausreichendem Volumen (das heißt ein Volumen groß genug zur Durchführung) wird oftmals die Prüfung von einzelnen Einheiten bevorzugt.

Wenn das Volumen nicht ausreichend groß ist, wird eine geeignete Anzahl von Einheiten herangezogen. Diese werden alle einzeln sorgfältig und gründlich gemischt und dann die Inhalte in einem eigenen Gefäß vereinigt, um ein für die Prüfung notwendiges Volumen abhängig von der Instrumentenkapazität und den Probeneigenschaften zu erhalten.

Pulver zur Herstellung von Parenteralia werden mit partikelfreiem Wasser *R* oder mit einem geeigneten partikelfreien Lösungsmittel, wenn partikelfreies Wasser *R* nicht geeignet ist, rekonstituiert.

Gasbläschen werden mit geeigneten Verfahren wie Stehenlassen der Probe, Anlegen eines leichten Vakuums oder Ultraschall entfernt. Eine Ultraschallbehandlung von proteinhaltigen Zubereitungen wird nicht empfohlen.

Die Anzahl der Proben muss für eine statistisch relevante Bewertung ausreichend sein. Für groß- und kleinvolumige Parenteralia muss ein geeignetes Probenvolumen für die Analyse verfügbar sein; einzelne Einheiten dagegen können auf Basis eines auf Statistik basierenden Probenplans geprüft werden.

Das weitere Vorgehen erfolgt gemäß der vorher beschriebenen Methode 2, beginnend mit „Das Innere des Filterhalters und...“. ◊

Auswertung

Bei Zubereitungen in Behältnissen mit einem Nennvolumen von mehr als 100 ml werden die Kriterien der Prüfung 2.A angewendet.

Bei Zubereitungen in Behältnissen mit einem Nennvolumen von weniger als 100 ml werden die Kriterien der Prüfung 2.B angewendet.

♦ Bei Zubereitungen in Behältnissen mit einem Nennvolumen von 100 ml werden die Kriterien der Prüfung 2.B angewendet. ♦

Prüfung 2.A: Infusions- und Injektionszubereitungen in Behältnissen mit einem Nennvolumen von mehr als 100 ml

Die Zubereitung entspricht der Prüfung, wenn in den geprüften Einheiten die mittlere Anzahl der Partikeln, die 10 µm groß oder größer sind, höchstens 12 je Milliliter und die mittlere Anzahl der Partikeln, die 25 µm groß oder größer sind, höchstens 2 je Milliliter betragen.

Prüfung 2.B: Infusions- und Injektionszubereitungen in Behältnissen mit einem Nennvolumen von weniger als 100 ml

Die Zubereitung entspricht der Prüfung, wenn in den geprüften Einheiten die mittlere Anzahl der Partikeln, die 10 µm groß oder größer sind, höchstens 3000 je Behältnis und die mittlere Anzahl der Partikeln, die 25 µm groß oder größer sind, höchstens 300 je Behältnis betragen.

3 Material zur Herstellung von Behältnissen; Behältnisse

3.1 Material zur Herstellung von Behältnissen

10.3/3.01.03.00

3.1.3 Polyolefine

Definition

Polyolefine werden durch Polymerisation von Ethylen oder Propylen oder durch Copolymerisation dieser Substanzen mit höheren Homologen (höchstens 25 Prozent C_4 bis C_{10}), mit Carbonsäuren oder Estern hergestellt. Bestimmte Materialien können Mischungen von Polyolefinen sein.

Herstellung

In Abhängigkeit von der vorgesehenen Verwendung können Polymere Additive zur Optimierung ihrer Verarbeitbarkeit oder ihrer chemischen, physikalischen und mechanischen Eigenschaften enthalten. Abgesehen von begründeten und zugelassenen Fällen werden diese Additive aus der folgenden Liste ausgewählt, in der für jedes Additiv der maximal zulässige Gehalt spezifiziert ist.

Die Polyolefine dürfen höchstens 3 der Antioxidanzien, ein oder mehrere Gleitmittel oder Antiblockieragenzien sowie Titandioxid als Trübungszusatz für Material, das einen Lichtschutz gewährleisten muss, enthalten.

- Butylhydroxytoluol (Kunststoffadditiv 07) — höchstens 0,125 Prozent
- Pentaerythrityltetrakis[3-(3,5-di-*tert*-butyl-4-hydroxyphenyl)propionat] (Kunststoffadditiv 09) — höchstens 0,3 Prozent
- 1,3,5-Tris(3,5-di-*tert*-butyl-4-hydroxybenzyl)-*s*-triazin-2,4,6(1*H*,3*H*,5*H*)-trion (Kunststoffadditiv 13) — höchstens 0,3 Prozent
- Octadecyl[3-(3,5-di-*tert*-butyl-4-hydroxyphenyl)propionat] (Kunststoffadditiv 11) — höchstens 0,3 Prozent
- Ethylenbis[3,3-bis[3-(1,1-dimethylethyl)-4-hydroxyphenyl]butanoat] (Kunststoffadditiv 08) — höchstens 0,3 Prozent
- Dioctadecyldisulfid (Kunststoffadditiv 15) — höchstens 0,3 Prozent
- 4,4′,4″-[(2,4,6-Trimethylbenzol-1,3,5-triyl)tris(methylen)]tris[2,6-bis(1,1-dimethylethyl)phenol] (Kunststoffadditiv 10) — höchstens 0,3 Prozent
- 2,2′-Bis(octadecyloxy)-5,5′-spirobi[1,3,2-dioxaphosphinan] (Kunststoffadditiv 14) — höchstens 0,3 Prozent
- Didodecyl(3,3′-thiodipropionat) (Kunststoffadditiv 16) — höchstens 0,3 Prozent
- Dioctadecyl(3,3′-thiodipropionat) (Kunststoffadditiv 17) — höchstens 0,3 Prozent
- Tris[2,4-bis(1,1-dimethylethyl)phenyl]phosphit (Kunststoffadditiv 12) — höchstens 0,3 Prozent
- Kunststoffadditiv 18 — höchstens 0,1 Prozent
- Copolymerisat von Dimethylsuccinat und (4-Hydroxy-2,2,6,6-tetramethylpiperidin-1-yl)ethanol (Kunststoffadditiv 22) — höchstens 0,3 Prozent

Der Gesamtgehalt der vorstehend aufgeführten Antioxidanzien darf höchstens 0,3 Prozent betragen.

- Hydrotalcit — höchstens 0,5 Prozent
- Alkanamide — höchstens 0,5 Prozent
- Alkenamide — höchstens 0,5 Prozent
- Natriumaluminiumsilicat — höchstens 0,5 Prozent
- Siliciumdioxid (natürlich oder synthetisch, beschichtet oder unbeschichtet) — höchstens 0,5 Prozent
- Natriumbenzoat — höchstens 0,5 Prozent
- Fettsäureester oder -salze — höchstens 0,5 Prozent
- Trinatriumphosphat — höchstens 0,5 Prozent
- Dickflüssiges Paraffin — höchstens 0,5 Prozent
- Zinkoxid — höchstens 0,5 Prozent
- Talkum — höchstens 0,5 Prozent
- Magnesiumoxid — höchstens 0,2 Prozent
- Calcium- oder Zinkstearat oder eine Mischung von beiden — höchstens 0,5 Prozent
- Titandioxid — höchstens 4 Prozent

Der Lieferant des Materials muss nachweisen können, dass die qualitative und quantitative Zusammensetzung jeder Produktionscharge dem Typmuster (zur Definition von „Typmuster“ siehe Kapitel „3.2.2 Kunststoffbehältnisse und -verschlüsse zur pharmazeutischen Verwendung“) entspricht.

Eigenschaften

Aussehen: Pulver, Kügelchen, Granulat oder – nach dem Verarbeiten – Folien unterschiedlicher Dicke oder Behältnisse

Löslichkeit: praktisch unlöslich in Wasser, löslich in heißen aromatischen Kohlenwasserstoffen, praktisch unlöslich in wasserfreiem Ethanol, in Hexan und in Methanol

Das Material erweicht zwischen 65 und 165 °C. Es brennt mit blauer Flamme.

Prüfung auf Identität

Falls erforderlich wird das Material in Stücke von höchstens 1 cm Seitenlänge geschnitten.

A. IR-Spektroskopie (2.2.24)

Probenvorbereitung: 0,25 g Material werden mit 10 ml Toluol *R* versetzt. Die Mischung wird unter Rückflusskühlung zum Sieden erhitzt und etwa 15 min lang im Sieden gehalten. Einige Tropfen der erhaltenen Lösung werden auf ein Natriumchlorid-Plättchen oder auf einen Pressling aus Kaliumbromid *R* aufgebracht. Das Lösungsmittel wird im Trockenschrank bei 80 °C verdampft.

Alternativ kann das Spektrum direkt an einem entsprechend zugeschnittenen Stück (Folie), am Granulat oder an heiß gepressten Filmen durch abgeschwächte Totalreflexion (ATR) aufgenommen werden.

Das Spektrum ist mit dem des als Typmuster ausgewählten Materials identisch.

B. Das Material entspricht den unter „Zusätzliche Prüfungen" aufgeführten Prüfungen auf die enthaltenen Additive.

C. *(Die Prüfung ist nur an Material mit Titandioxid als Trübungszusatz durchzuführen.)* In einem Platintiegel werden etwa 20 mg Material mit 1 g Kaliumhydrogensulfat *R* gemischt und bis zum vollständigen Schmelzen erhitzt. Nach dem Erkalten wird die Mischung mit 20 ml verdünnter Schwefelsäure *R* versetzt und vorsichtig erhitzt. Die erhaltene Lösung wird filtriert. Das Filtrat wird mit 1 ml Phosphorsäure 85 % *R* und 1 ml Wasserstoffperoxid-Lösung 30 % *R* versetzt. Falls das Material Titandioxid als Trübungszusatz enthält, entsteht eine orangegelbe Färbung.

Prüfung auf Reinheit

Falls erforderlich wird das Material in Stücke von höchstens 1 cm Seitenlänge geschnitten.

Prüflösung I: *Die Prüflösung I muss innerhalb von 4 h nach Herstellung verwendet werden.*

25 g Material werden in einem Kolben aus Borosilicatglas mit Schliff mit 500 ml Wasser *R* versetzt. Die Mischung wird unter Rückflusskühlung zum Sieden erhitzt und 5 h lang im Sieden gehalten. Nach dem Erkalten wird die Flüssigkeit dekantiert. Ein Teil der Lösung wird für die Prüfung „Aussehen der Lösung" verwendet, der Rest wird durch einen Glassintertiegel (16) (2.1.2) filtriert.

Prüflösung II: 2,0 g Material werden in einem Erlenmeyerkolben aus Borosilicatglas mit Schliff mit 80 ml Toluol *R* versetzt. Die Mischung wird unter Rückflusskühlung zum Sieden erhitzt und 90 min lang unter gleichmäßigem Rühren im Sieden gehalten. Nach dem Erkalten auf 60 °C werden unter fortgesetztem Rühren 120 ml Methanol *R* zugesetzt. Die Lösung wird durch einen Glassintertiegel (16) (2.1.2) filtriert. Kolben und Tiegel werden mit 25 ml einer Mischung von 40 ml Toluol *R* und 60 ml Methanol *R* gespült und die Spülflüssigkeit wird dem Filtrat zugesetzt. Das Filtrat wird mit der gleichen Lösungsmittelmischung zu 250 ml verdünnt. Eine Blindlösung wird hergestellt.

Prüflösung III: 100 g Material werden in einem Erlenmeyerkolben aus Borosilicatglas mit Schliff mit 250 ml Salzsäure (0,1 mol · l^{-1}) versetzt. Die Mischung wird unter Rückflusskühlung zum Sieden erhitzt und 1 h lang unter gleichmäßigem Rühren im Sieden gehalten. Nach dem Erkalten wird die Flüssigkeit dekantiert.

Aussehen der Lösung: Die Prüflösung I muss klar (2.2.1) und farblos (2.2.2, Methode II) sein.

Sauer oder alkalisch reagierende Substanzen: 100 ml Prüflösung I werden mit 0,15 ml BMP-Mischindikator-Lösung *R* versetzt. Bis zum Farbumschlag des Indikators nach Blau dürfen höchstens 1,5 ml Natriumhydroxid-Lösung (0,01 mol · l^{-1}) verbraucht werden. Weitere 100 ml Prüflösung I werden mit 0,2 ml Methylorange-Lösung *R* versetzt. Bis zum Beginn des Farbumschlags des Indikators von Gelb nach Orange darf höchstens 1,0 ml Salzsäure (0,01 mol · l^{-1}) verbraucht werden.

Absorption (2.2.25): höchstens 0,2; an der Prüflösung I bei jeder Wellenlänge zwischen 220 und 340 nm gemessen

Reduzierende Substanzen: 20 ml Prüflösung I werden mit 1 ml verdünnter Schwefelsäure *R* und 20 ml Kaliumpermanganat-Lösung (0,002 mol · l^{-1}) versetzt. Diese Lösung wird unter Rückflusskühlung zum Sieden erhitzt, 3 min lang im Sieden gehalten und sofort abgekühlt. Nach Zusatz von 1 g Kaliumiodid *R* und 0,25 ml Stärke-Lösung *R* als Indikator wird die Lösung unverzüglich mit Natriumthiosulfat-Lösung (0,01 mol · l^{-1}) titriert. Eine Blindtitration wird durchgeführt. Die Differenz zwischen den bei den beiden Titrationen verbrauchten Volumen darf höchstens 3,0 ml betragen.

Extrahierbares Aluminium: höchstens 1 ppm

Atomemissionsspektrometrie mit induktiv gekoppeltem Plasma (2.2.57)

Untersuchungslösung: Prüflösung III

Referenzlösungen: Die Referenzlösungen werden aus der Aluminium-Lösung (200 ppm Al) *R* durch Verdünnen mit Salzsäure (0,1 mol · l^{-1}) hergestellt.

Die Abwesenheit von Aluminium in der verwendeten Salzsäure muss sichergestellt sein.

Wellenlänge: Die Bestimmung erfolgt durch Messen der Emission des Aluminiums bei 396,15 nm. Die Untergrundstrahlung liegt bei 396,25 nm.

Extrahierbares Titan *(Die Prüfung gilt nicht für Material, das Titandioxid als Trübungszusatz enthält.)*: höchstens 1 ppm

Atomemissionsspektrometrie mit induktiv gekoppeltem Plasma (2.2.57)

Untersuchungslösung: Prüflösung III

Referenzlösungen: Die Referenzlösungen werden aus der Titan-Lösung (100 ppm Ti) *R* durch Verdünnen mit Salzsäure (0,1 mol · l^{-1}) hergestellt.

Die Abwesenheit von Titan in der verwendeten Salzsäure muss sichergestellt sein.

Wellenlänge: Die Bestimmung erfolgt durch Messen der Emission des Titans bei 336,12 nm. Die Untergrundstrahlung liegt bei 336,16 nm.

Extrahierbares Zink: höchstens 1 ppm

Atomabsorptionsspektrometrie (2.2.23, Methode I)

Untersuchungslösung: Prüflösung III

Referenzlösungen: Die Referenzlösungen werden aus der Zink-Lösung (10 ppm Zn) *R* durch Verdünnen mit Salzsäure (0,1 mol · l^{-1}) hergestellt.

Die Abwesenheit von Zink in der verwendeten Salzsäure muss sichergestellt sein.

Strahlungsquelle: Zink-Hohlkathodenlampe

Wellenlänge: 213,9 nm

Atomisierung: Luft-Acetylen-Flamme

Extrahierbare Schwermetalle (2.4.8): höchstens 2,5 ppm

50 ml Prüflösung III werden im Wasserbad auf ein Volumen von etwa 5 ml eingedampft und mit Wasser *R* zu 20,0 ml verdünnt. 12 ml dieser Lösung müssen der Grenzprüfung A entsprechen. Zur Herstellung der Referenzlösung werden 2,5 ml Blei-Lösung (10 ppm Pb) *R* verwendet.

Sulfatasche (2.4.14): höchstens 1,0 Prozent, mit 5,0 g Substanz bestimmt

Dieser Grenzwert gilt nicht für Material, das Titandioxid als Trübungszusatz enthält.

Zusätzliche Prüfungen

Diese Prüfungen sind ganz oder teilweise durchzuführen, je nach Zusammensetzung oder Verwendung des Materials.

Phenolische Antioxidanzien: Flüssigchromatographie (2.2.29)

Lösungsmittelmischung: Acetonitril *R*, Tetrahydrofuran *R* (50:50 *V/V*)

Untersuchungslösung 21: 50 ml Prüflösung II werden im Vakuum bei 45 °C zur Trockne eingedampft. Der Rückstand wird in 5,0 ml Lösungsmittelmischung gelöst. Eine Blindlösung wird aus der unter „Prüflösung II" aufgeführten Blindlösung hergestellt.

Untersuchungslösung 22: 50 ml Prüflösung II werden im Vakuum bei 45 °C zur Trockne eingedampft. Der Rückstand wird in 5,0 ml einer Mischung gleicher Volumteile Acetonitril *R* und einer Lösung von *tert*-Butylhydroperoxid *R* ($10 g \cdot l^{-1}$) in Tetrahydrofuran *R* gelöst. Der Kolben wird verschlossen und 1 h lang stehen gelassen. Eine Blindlösung wird aus der unter „Prüflösung II" aufgeführten Blindlösung hergestellt.

Von den folgenden Referenzlösungen werden nur diejenigen hergestellt, die zur Prüfung der in der Zusammensetzung des Materials angegebenen phenolischen Antioxidanzien erforderlich sind.

Referenzlösung a: 25,0 mg Butylhydroxytoluol *CRS* (Kunststoffadditiv 07) und 60,0 mg Kunststoffadditiv 08 *CRS* werden in 10,0 ml Lösungsmittelmischung gelöst. 2,0 ml Lösung werden mit der Lösungsmittelmischung zu 50,0 ml verdünnt.

Referenzlösung b: 60,0 mg Kunststoffadditiv 09 *CRS* und 60,0 mg Kunststoffadditiv 10 *CRS* werden in 10,0 ml Lösungsmittelmischung gelöst. 2,0 ml Lösung werden mit der Lösungsmittelmischung zu 50,0 ml verdünnt.

Referenzlösung c: Die Lösung muss unmittelbar vor Gebrauch hergestellt werden. 60,0 mg Kunststoffadditiv 11 *CRS* und 60,0 mg Kunststoffadditiv 12 *CRS* werden in 10,0 ml Lösungsmittelmischung gelöst. 2,0 ml Lösung werden mit der Lösungsmittelmischung zu 50,0 ml verdünnt.

Referenzlösung d: 25,0 mg Butylhydroxytoluol *CRS* (Kunststoffadditiv 07) werden in 10,0 ml Lösungsmittelmischung gelöst. 2,0 ml Lösung werden mit der Lösungsmittelmischung zu 50,0 ml verdünnt.

Referenzlösung e: 60,0 mg Kunststoffadditiv 08 *CRS* werden in 10,0 ml Lösungsmittelmischung gelöst. 2,0 ml Lösung werden mit der Lösungsmittelmischung zu 50,0 ml verdünnt.

Referenzlösung f: 60,0 mg Kunststoffadditiv 13 *CRS* werden in 10,0 ml Lösungsmittelmischung gelöst. 2,0 ml Lösung werden mit der Lösungsmittelmischung zu 50,0 ml verdünnt.

Referenzlösung g: 60,0 mg Kunststoffadditiv 09 *CRS* werden in 10,0 ml Lösungsmittelmischung gelöst. 2,0 ml Lösung werden mit der Lösungsmittelmischung zu 50,0 ml verdünnt.

Referenzlösung h: 60,0 mg Kunststoffadditiv 10 *CRS* werden in 10,0 ml Lösungsmittelmischung gelöst. 2,0 ml Lösung werden mit der Lösungsmittelmischung zu 50,0 ml verdünnt.

Referenzlösung i: 60,0 mg Kunststoffadditiv 11 *CRS* werden in 10,0 ml Lösungsmittelmischung gelöst. 2,0 ml Lösung werden mit der Lösungsmittelmischung zu 50,0 ml verdünnt.

Referenzlösung j: Die Lösung muss unmittelbar vor Gebrauch hergestellt werden. 60,0 mg Kunststoffadditiv 12 *CRS* werden in 10,0 ml Lösungsmittelmischung gelöst. 2,0 ml Lösung werden mit der Lösungsmittelmischung zu 50,0 ml verdünnt.

Referenzlösung k: 20,0 mg Kunststoffadditiv 18 *CRS* werden in 10,0 ml einer Mischung gleicher Volumteile Acetonitril *R* und einer Lösung von *tert*-Butylhydroperoxid *R* ($10 g \cdot l^{-1}$) in Tetrahydrofuran *R* gelöst. Die Lösung wird in einem verschlossenen Kolben 1 h lang stehen gelassen. 2,0 ml Lösung werden mit der Lösungsmittelmischung zu 50,0 ml verdünnt.

A. Falls das Material Kunststoffadditiv 07 und/oder Kunststoffadditiv 08 enthält, wird die Prüfung wie nachfolgend beschrieben durchgeführt:

   Säule
   - Größe: $l = 0,25$ m, $\varnothing = 4,6$ mm
   - Stationäre Phase: octadecylsilyliertes Kieselgel zur Chromatographie *R* (5 µm)

   Mobile Phase: Wasser zur Chromatographie *R*, Acetonitril *R* (30:70 *V/V*)

   Durchflussrate: $2 ml \cdot min^{-1}$

   Detektion: Spektrometer bei 280 nm

   Einspritzen: 20 µl; Untersuchungslösung 21, die entsprechende Blindlösung, Referenzlösung a sowie entweder Referenzlösung d oder e oder Referenzlösungen d und e

   Chromatographiedauer: 30 min

Behältnisse

Eignungsprüfung
- Auflösung: mindestens 5,0 zwischen den Peaks der Kunststoffadditive 07 und 08 im Chromatogramm der Referenzlösung a

Im Chromatogramm der Untersuchungslösung 21 dürfen nur die Peaks der in der Zusammensetzung genannten Antioxidanzien und kleinere Peaks, die auch im Chromatogramm der Blindlösung sichtbar sind, auftreten.

Berechnung der Prozentgehalte: Für Kunststoffadditiv 07 und/oder Kunststoffadditiv 08 wird die Konzentration der entsprechenden Referenzsubstanz in den Referenzlösungen d und/oder e verwendet.

Grenzwerte
- Kunststoffadditiv 07: höchstens 0,125 Prozent
- Kunststoffadditiv 08: höchstens 0,3 Prozent

B. Falls das Material eines oder mehrere der folgenden Antioxidanzien enthält,
- Kunststoffadditiv 09
- Kunststoffadditiv 10
- Kunststoffadditiv 11
- Kunststoffadditiv 12
- Kunststoffadditiv 13,

wird die Prüfung wie zuvor beschrieben mit folgenden Änderungen durchgeführt:

Mobile Phase: Wasser zur Chromatographie *R*, Tetrahydrofuran *R*, Acetonitril *R* (10:30:60 *V/V/V*)

Durchflussrate: 1,5 ml · min^{-1}

Einspritzen: 20 µl; Untersuchungslösung 21, die entsprechende Blindlösung, Referenzlösung b, Referenzlösung c und die Referenzlösungen, die die in der Zusammensetzung des Materials genannten Antioxidanzien aus der zuvor genannten Aufzählung enthalten

Eignungsprüfung
- Auflösung: mindestens 2,0 zwischen den Peaks der Kunststoffadditive 09 und 10 im Chromatogramm der Referenzlösung b; mindestens 2,0 zwischen den Peaks der Kunststoffadditive 11 und 12 im Chromatogramm der Referenzlösung c

Im Chromatogramm der Untersuchungslösung 21 dürfen nur die Peaks der in der Zusammensetzung genannten Antioxidanzien und kleinere Peaks, die auch im Chromatogramm der Blindlösung sichtbar sind, auftreten.

Berechnung der Prozentgehalte: Für die Kunststoffadditive 09, 10, 11, 12 und/oder 13 wird die Konzentration der entsprechenden Referenzsubstanz in den Referenzlösungen g, h, i, j und/oder f verwendet.

Grenzwerte
- Kunststoffadditiv 09: höchstens 0,3 Prozent
- Kunststoffadditiv 10: höchstens 0,3 Prozent
- Kunststoffadditiv 11: höchstens 0,3 Prozent
- Kunststoffadditiv 12: höchstens 0,3 Prozent
- Kunststoffadditiv 13: höchstens 0,3 Prozent

C. Falls das Material Kunststoffadditiv 18 enthält, wird die Prüfung wie für Kunststoffadditiv 07 und/oder Kunststoffadditiv 08 beschrieben mit folgenden Änderungen durchgeführt:

Mobile Phase: Tetrahydrofuran *R*, Acetonitril *R* (20:80 *V/V*)

Durchflussrate: 1,5 ml · min^{-1}

Detektion: Spektrometer bei 270 nm

Einspritzen: 20 µl; Untersuchungslösung 22, die entsprechende Blindlösung und Referenzlösung k

Identifizierung von Peaks: Zur Identifizierung des Peaks von Kunststoffadditiv 18 wird das mitgelieferte Chromatogramm von Kunststoffadditiv 18 *CRS* und das mit der Referenzlösung k erhaltene Chromatogramm verwendet.

Retentionszeiten der beiden Hauptpeaks von Kunststoffadditiv 18: etwa 3,3 min und etwa 6,6 min

Im Chromatogramm der Untersuchungslösung 22 treten 2 Hauptpeaks von Kunststoffadditiv 18 auf. Die Summe der Flächen dieser Peaks beträgt mindestens 50 Prozent der Summe der Flächen der Peaks von Kunststoffadditiv 18.

Eignungsprüfung
- Auflösung: mindestens 6,0 zwischen den beiden Hauptpeaks im Chromatogramm der Referenzlösung k

Im Chromatogramm der Untersuchungslösung 22 dürfen nur die Peaks der in der Zusammensetzung genannten Antioxidanzien und kleinere Peaks, die auch im Chromatogramm der Blindlösung sichtbar sind, auftreten.

Berechnung des Prozentgehalts
- Die Flächen aller Peaks von Kunststoffadditiv 18, die zwischen 2,0 und 9,5 min auftreten, werden addiert; die Konzentration an Kunststoffadditiv 18 *CRS* in der Referenzlösung k wird verwendet.

Grenzwert
- Summe der Peakflächen von Kunststoffadditiv 18: höchstens 0,1 Prozent; Peaks mit einer Fläche von weniger als 0,3 Prozent der Gesamtfläche werden nicht berücksichtigt.

Nicht phenolische Antioxidanzien: Dünnschichtchromatographie (2.2.27)

Untersuchungslösung 23: 100 ml Prüflösung II werden im Vakuum bei 45 °C zur Trockne eingedampft. Der Rückstand wird in 2 ml angesäuertem Dichlormethan *R* gelöst.

Referenzlösung l: 60 mg Kunststoffadditiv 14 *CRS* werden in 10 ml Dichlormethan *R* gelöst. 2 ml Lösung werden mit angesäuertem Dichlormethan *R* zu 10 ml verdünnt.

Referenzlösung m: 60 mg Kunststoffadditiv 15 *CRS* werden in 10 ml Dichlormethan *R* gelöst. 2 ml Lösung werden mit angesäuertem Dichlormethan *R* zu 10 ml verdünnt.

Referenzlösung n: 60 mg Kunststoffadditiv 16 *CRS* werden in 10 ml Dichlormethan *R* gelöst. 2 ml Lösung werden mit angesäuertem Dichlormethan *R* zu 10 ml verdünnt.

Referenzlösung o: 60 mg Kunststoffadditiv 17 *CRS* werden in 10 ml Dichlormethan *R* gelöst. 2 ml Lösung werden mit angesäuertem Dichlormethan *R* zu 10 ml verdünnt.

Referenzlösung p: 60 mg Kunststoffadditiv 16 *CRS* und 60 mg Kunststoffadditiv 17 *CRS* werden in 10 ml Dichlormethan *R* gelöst. 2 ml Lösung werden mit angesäuertem angesäuertem Dichlormethan *R* zu 10 ml verdünnt.

Platte: DC-Platte mit Kieselgel F_{254} *R*

Fließmittel A: Hexan *R*

Fließmittel B: Dichlormethan *R*

Auftragen: 20 µl; Untersuchungslösung 23, Referenzlösung p und Referenzlösungen, die die in der Typzusammensetzung der Substanz genannten phenolischen und nicht phenolischen Antioxidanzien enthalten

Entwicklung A: 18 cm mit Fließmittel A

Trocknen A: an der Luft

Entwicklung B: 17 cm mit Fließmittel B

Trocknen B: an der Luft

Detektion: im ultravioletten Licht bei 254 nm

Die Platte wird mit ethanolischer Iod-Lösung *R* besprüht. Die Auswertung erfolgt nach 10 bis 15 min im ultravioletten Licht bei 254 nm.

Eignungsprüfung: Referenzlösung p
- Das Chromatogramm muss 2 deutlich voneinander getrennte Flecke zeigen.

Grenzwert: Kein Fleck im Chromatogramm der Untersuchungslösung 23 darf intensiver sein als der entsprechende Fleck im Chromatogramm der entsprechenden Referenzlösung.

Kunststoffadditiv 22: Flüssigchromatographie (2.2.29)

Untersuchungslösung: 25 ml Prüflösung II werden im Vakuum bei 45 °C zur Trockne eingedampft. Der Rückstand wird in einer Mischung von 10 ml Toluol *R* und 10 ml einer Lösung von Tetrabutylammoniumhydroxid *R* ($10\ g \cdot l^{-1}$) in einer Mischung von 35 Volumteilen Toluol *R* und 65 Volumteilen wasserfreiem Ethanol *R* gelöst. Die Lösung wird unter Rückflusskühlung zum Sieden erhitzt, 3 h lang im Sieden gehalten, erkalten gelassen und, falls erforderlich, filtriert.

Referenzlösung: 30 mg Kunststoffadditiv 22 *CRS* werden in 50 ml Toluol *R* gelöst. 1 ml Lösung wird 25 ml der unter „Prüflösung II" aufgeführten Blindlösung zugesetzt. Die Mischung wird im Vakuum bei 45 °C zur Trockne eingedampft. Der Rückstand wird in einer Mischung von 10 ml Toluol *R* und 10 ml einer Lösung von Tetrabutylammoniumhydroxid *R* ($10\ g \cdot l^{-1}$) in einer Mischung von 35 Volumteilen Toluol *R* und 65 Volumteilen wasserfreiem Ethanol *R* gelöst. Die Lösung wird unter Rückflusskühlung zum Sieden erhitzt, 3 h lang im Sieden gehalten, erkalten gelassen und, falls erforderlich, filtriert.

Säule
- Größe: $l = 0{,}25$ m, $\varnothing = 4{,}6$ mm
- Stationäre Phase: aminopropylsilyliertes Kieselgel zur Chromatographie *R* (5 µm)

Mobile Phase: wasserfreies Ethanol *R*, Hexan *R* (11:89 *V/V*)

Durchflussrate: $2\ ml \cdot min^{-1}$

Detektion: Spektrometer bei 227 nm

Einspritzen: 20 µl

Chromatographiedauer: 10 min

Eignungsprüfung
- Auflösung: mindestens 7 zwischen dem Peak der Diol-Komponente und dem Peak des Verdünnungsmittels der Referenzlösung

Grenzwert: Die Fläche des Peaks der Diol-Komponente des Kunststoffadditivs 22 im Chromatogramm der Untersuchungslösung muss kleiner sein als die Fläche des entsprechenden Peaks im Chromatogramm der Referenzlösung.

Amide, Stearate: Dünnschichtchromatographie (2.2.27)

Untersuchungslösung: Untersuchungslösung 23 (siehe „Nicht phenolische Antioxidanzien")

Referenzlösung q: 20 mg Stearinsäure *CRS* (Kunststoffadditiv 19) werden in 10 ml Dichlormethan *R* gelöst.

Referenzlösung r: 40 mg Kunststoffadditiv 20 *CRS* (Oleamid) werden in 20 ml Dichlormethan *R* gelöst.

Referenzlösung s: 40 mg Kunststoffadditiv 21 *CRS* (Erucamid) werden in 20 ml Dichlormethan *R* gelöst.

Platten: 2 DC-Platten mit Kieselgel F_{254} *R*

A. *Fließmittel:* wasserfreies Ethanol *R*, Trimethylpentan *R* (25:75 *V/V*)

Auftragen: 10 µl; Untersuchungslösung 23, Referenzlösung q

Laufstrecke: 10 cm

Trocknen: an der Luft

Detektion: Die Platte wird mit einer Lösung von Dichlorphenolindophenol *R* ($2\ g \cdot l^{-1}$) in wasserfreiem Ethanol *R* besprüht und einige Minuten lang im Trockenschrank bei 120 °C erhitzt, um die Flecke zu intensivieren.

Grenzwert: Ein dem Kunststoffadditiv 19 entsprechender Fleck im Chromatogramm der Untersuchungslösung 23 muss in Bezug auf die Lage (R_F etwa 0,5) dem entsprechenden Fleck im Chromatogramm der Referenzlösung q entsprechen, darf aber nicht intensiver sein als dieser.

B. *Fließmittel A:* Hexan *R*

Fließmittel B: Methanol *R*, Dichlormethan *R* (5:95 *V/V*)

Auftragen: 10 µl; Untersuchungslösung 23, Referenzlösungen r und s

Entwicklung A: 13 cm mit Fließmittel A

Trocknen A: an der Luft

Entwicklung B: 10 cm mit Fließmittel B

Trocknen B: an der Luft

Detektion: Die Platte wird mit einer Lösung von Molybdatophosphorsäure *R* (40 g · l^{-1}) in wasserfreiem Ethanol *R* besprüht und im Trockenschrank bei 120 °C erhitzt, bis Flecke sichtbar werden.

Grenzwerte: Den Kunststoffadditiven 20 und/oder 21 entsprechende Flecke im Chromatogramm der Untersuchungslösung 23 müssen in Bezug auf ihre Lage (R_F etwa 0,2) den entsprechenden Flecken in den Chromatogrammen der Referenzlösungen r und s entsprechen, dürfen aber nicht intensiver sein als diese.

10.3/3.01.05.00

3.1.5 Polyethylen mit Zusatzstoffen für Behältnisse zur Aufnahme parenteraler und ophthalmologischer Zubereitungen

Definition

Polyethylen mit Zusatzstoffen wird durch Polymerisation von Ethylen unter Druck in Gegenwart von Katalysatoren oder durch Copolymerisation von Ethylen mit höheren Alkenhomologen (höchstens 25 Prozent C_3 bis C_{10}) hergestellt.

Herstellung

In Abhängigkeit von der vorgesehenen Verwendung können Polymere Additive zur Optimierung ihrer Verarbeitbarkeit oder ihrer chemischen, physikalischen und mechanischen Eigenschaften enthalten. Abgesehen von begründeten und zugelassenen Fällen werden diese Additive aus der folgenden Liste ausgewählt, in der für jedes Additiv der maximal zulässige Gehalt spezifiziert ist.

Das Polyethylen darf höchstens 3 der Antioxidanzien, ein oder mehrere Gleitmittel oder Antiblockieragenzien sowie Titandioxid als Trübungszusatz für Material, das einen Lichtschutz gewährleisten muss, enthalten.

- Butylhydroxytoluol (Kunststoffadditiv 07) — höchstens 0,125 Prozent
- Pentaerythrityltetrakis[3-(3,5-di-*tert*-butyl-4-hydroxyphenyl)propionat] (Kunststoffadditiv 09) — höchstens 0,3 Prozent
- 1,3,5-Tris(3,5-di-*tert*-butyl-4-hydroxybenzyl)-*s*-triazin-2,4,6(1*H*,3*H*,5*H*)-trion (Kunststoffadditiv 13) — höchstens 0,3 Prozent
- Octadecyl[3-(3,5-di-*tert*-butyl-4-hydroxyphenyl)propionat] (Kunststoffadditiv 11) — höchstens 0,3 Prozent
- Ethylenbis[3,3-bis[3-(1,1-dimethylethyl)-4-hydroxyphenyl]butanoat] (Kunststoffadditiv 08) — höchstens 0,3 Prozent
- Dioctadecyldisulfid (Kunststoffadditiv 15) — höchstens 0,3 Prozent
- 4,4′,4″-[(2,4,6-Trimethylbenzol-1,3,5-triyl)tris(methylen)]tris[2,6-bis(1,1-dimethylethyl)phenol] (Kunststoffadditiv 10) — höchstens 0,3 Prozent
- 2,2′-Bis(octadecyloxy)-5,5′-spirobi[1,3,2-dioxaphosphinan] (Kunststoffadditiv 14) — höchstens 0,3 Prozent
- Didodecyl(3,3′-thiodipropionat) (Kunststoffadditiv 16) — höchstens 0,3 Prozent
- Dioctadecyl(3,3′-thiodipropionat) (Kunststoffadditiv 17) — höchstens 0,3 Prozent
- Tris[2,4-bis(1,1-dimethylethyl)phenyl]phosphit (Kunststoffadditiv 12) — höchstens 0,3 Prozent

Der Gesamtgehalt der vorstehend aufgeführten Antioxidanzien darf höchstens 0,3 Prozent betragen.

- Hydrotalcit — höchstens 0,5 Prozent
- Alkanamide — höchstens 0,5 Prozent
- Alkenamide — höchstens 0,5 Prozent
- Natriumaluminiumsilicat — höchstens 0,5 Prozent
- Siliciumdioxid (natürlich oder synthetisch, beschichtet oder nicht beschichtet) — höchstens 0,5 Prozent
- Natriumbenzoat — höchstens 0,5 Prozent
- Fettsäureester oder -salze — höchstens 0,5 Prozent
- Trinatriumphosphat — höchstens 0,5 Prozent
- Dickflüssiges Paraffin — höchstens 0,5 Prozent
- Zinkoxid — höchstens 0,5 Prozent
- Magnesiumoxid — höchstens 0,2 Prozent
- Calcium- oder Zinkstearat oder eine Mischung von beiden — höchstens 0,5 Prozent
- Titandioxid (nur für Behältnismaterial für Ophthalmika) — höchstens 4 Prozent

Der Lieferant des Materials muss nachweisen können, dass die qualitative und quantitative Zusammensetzung jeder Produktionscharge dem Typmuster (zur Definition von „Typmuster" siehe Kapitel „3.2.2 Kunststoffbehältnisse und -verschlüsse zur pharmazeutischen Verwendung") entspricht.

Eigenschaften

Aussehen: Pulver, Kügelchen, Granulat oder – nach dem Verarbeiten – durchscheinende Folien unterschiedlicher Dicke oder Behältnisse

Löslichkeit: praktisch unlöslich in Wasser, löslich in heißen aromatischen Kohlenwasserstoffen, praktisch unlöslich in wasserfreiem Ethanol, in Hexan und in Methanol

Die Substanz erweicht zwischen 70 und 140 °C.

Relative Dichte: 0,890 bis 0,965

Prüfung auf Identität

Falls erforderlich wird das Material in Stücke von höchstens 1 cm Seitenlänge geschnitten.

A. IR-Spektroskopie (2.2.24)

Probenvorbereitung: 0,25 g Material werden mit 10 ml Toluol *R* versetzt. Die Mischung wird unter Rückflusskühlung zum Sieden erhitzt und etwa 15 min lang im Sieden gehalten. Einige Tropfen der Lösung werden auf ein Natriumchlorid-Plättchen oder auf einen Pressling aus Kaliumbromid *R* aufgebracht. Das Lösungsmittel wird im Trockenschrank bei 80 °C verdampft.

Alternativ kann das Spektrum direkt an einem entsprechend zugeschnittenen Stück (Folie), am Granulat oder an heiß gepressten Filmen durch abgeschwächte Totalreflexion (ATR) aufgenommen werden.

Absorptionsmaxima bei einigen der folgenden Wellenzahlen (Toleranz ± 5 cm^{-1}): 2915, 2848, 1471, 1465, 729 und 719 cm^{-1}

Das Spektrum ist mit dem des als Typmuster ausgewählten Materials identisch.

B. Das Material entspricht den unter „Zusätzliche Prüfungen" aufgeführten Prüfungen auf die enthaltenen Additive.

C. *(Die Prüfung ist nur an Material mit Trübungszusatz durchzuführen.)* In einem Platintiegel werden etwa 20 mg Material mit 1 g Kaliumhydrogensulfat *R* gemischt und bis zum vollständigen Schmelzen erhitzt. Nach dem Erkalten wird die Mischung mit 20 ml verdünnter Schwefelsäure *R* versetzt und vorsichtig erhitzt. Die erhaltene Lösung wird filtriert. Das Filtrat wird mit 1 ml Phosphorsäure 85 % *R* und 1 ml Wasserstoffperoxid-Lösung 30 % *R* versetzt. Falls das Material Titandioxid als Trübungszusatz enthält, entsteht eine orangegelbe Färbung.

Prüfung auf Reinheit

Falls erforderlich wird das Material in Stücke von höchstens 1 cm Seitenlänge geschnitten.

Prüflösung I: *Die Prüflösung I muss innerhalb von 4 h nach Herstellung verwendet werden.*

25 g Material werden in einem Kolben aus Borosilicatglas mit Schliff mit 500 ml Wasser *R* versetzt. Die Mischung wird unter Rückflusskühlung zum Sieden erhitzt und 5 h lang im Sieden gehalten. Nach dem Erkalten wird die Flüssigkeit dekantiert. Ein Teil dieser Lösung wird für die Prüfung „Aussehen der Lösung" verwendet, der Rest wird durch einen Glassintertiegel (16) (2.1.2) filtriert.

Prüflösung II: 2,0 g Material werden in einem Erlenmeyerkolben aus Borosilicatglas mit Schliff mit 80 ml Toluol *R* versetzt. Die Mischung wird unter Rückflusskühlung zum Sieden erhitzt und 90 min lang unter gleichmäßigem Rühren im Sieden gehalten. Nach dem Erkalten auf 60 °C werden unter fortgesetztem Rühren 120 ml Methanol *R* zugesetzt. Die Lösung wird durch einen Glassintertiegel (16) (2.1.2) filtriert. Kolben und Tiegel werden mit 25 ml einer Mischung von 40 ml Toluol *R* und 60 ml Methanol *R* gespült und die Spülflüssigkeit wird dem Filtrat zugesetzt. Das Filtrat wird mit der gleichen Lösungsmittelmischung zu 250 ml verdünnt. Eine Blindlösung wird hergestellt.

Prüflösung III: 100 g Material werden in einem Erlenmeyerkolben aus Borosilicatglas mit Schliff mit 250 ml Salzsäure (0,1 mol · l^{-1}) versetzt. Die Mischung wird unter Rückflusskühlung zum Sieden erhitzt und 1 h lang unter gleichmäßigem Rühren im Sieden gehalten. Nach dem Erkalten wird die Flüssigkeit dekantiert.

Aussehen der Lösung: Die Prüflösung I muss klar (2.2.1) und farblos (2.2.2, Methode II) sein.

Sauer oder alkalisch reagierende Substanzen: 100 ml Prüflösung I werden mit 0,15 ml BMP-Mischindikator-Lösung *R* versetzt. Bis zum Farbumschlag des Indikators nach Blau dürfen höchstens 1,5 ml Natriumhydroxid-Lösung (0,01 mol · l^{-1}) verbraucht werden. Weitere 100 ml Prüflösung I werden mit 0,2 ml Methylorange-Lösung *R* versetzt. Bis zum Beginn des Farbumschlags des Indikators von Gelb nach Orange darf höchstens 1,0 ml Salzsäure (0,01 mol · l^{-1}) verbraucht werden.

Absorption (2.2.25): höchstens 0,2; an der Prüflösung I bei jeder Wellenlänge zwischen 220 und 340 nm gemessen

Reduzierende Substanzen: 20 ml Prüflösung I werden mit 1 ml verdünnter Schwefelsäure *R* und 20 ml Kaliumpermanganat-Lösung (0,002 mol · l^{-1}) versetzt. Die Lösung wird unter Rückflusskühlung zum Sieden erhitzt, 3 min lang im Sieden gehalten und sofort abgekühlt. Nach Zusatz von 1 g Kaliumiodid *R* und 0,25 ml Stärke-Lösung *R* als Indikator wird die Lösung unverzüglich mit Natriumthiosulfat-Lösung (0,01 mol · l^{-1}) titriert. Eine Blindtitration wird durchgeführt. Die Differenz zwischen den bei den beiden Titrationen verbrauchten Volumen darf höchstens 0,5 ml betragen.

Extrahierbares Aluminium: höchstens 1 ppm

Atomemissionsspektrometrie mit induktiv gekoppeltem Plasma (2.2.57)

Untersuchungslösung: Prüflösung III

Referenzlösungen: Die Referenzlösungen werden aus der Aluminium-Lösung (200 ppm Al) *R* durch Verdünnen mit Salzsäure (0,1 mol · l^{-1}) hergestellt.

Die Abwesenheit von Aluminium in der verwendeten Salzsäure muss sichergestellt sein.

Wellenlänge: Die Bestimmung erfolgt durch Messen der Emission des Aluminiums bei 396,15 nm. Die Untergrundstrahlung liegt bei 396,25 nm.

Behältnisse

Extrahierbares Chrom: höchstens 0,05 ppm

Atomemissionsspektrometrie mit induktiv gekoppeltem Plasma (2.2.57)

Untersuchungslösung: Prüflösung III

Referenzlösungen: Die Referenzlösungen werden aus der Chrom-Lösung (100 ppm Cr) *R* durch Verdünnen mit einer Mischung von 2 Volumteilen Salzsäure *R* und 8 Volumteilen Wasser *R* hergestellt.

Die Abwesenheit von Chrom in der verwendeten Salzsäure muss sichergestellt sein.

Wellenlänge: Die Bestimmung erfolgt durch Messen der Emission des Chroms bei 205,55 nm. Die Untergrundstrahlung liegt bei 205,50 nm.

Extrahierbares Titan (*Die Prüfung gilt nicht für Material, das Titandioxid als Trübungszusatz enthält.*): höchstens 1 ppm

Atomemissionsspektrometrie mit induktiv gekoppeltem Plasma (2.2.57)

Untersuchungslösung: Prüflösung III

Referenzlösungen: Die Referenzlösungen werden aus der Titan-Lösung (100 ppm Ti) *R* durch Verdünnen mit Salzsäure ($0{,}1\ mol \cdot l^{-1}$) hergestellt.

Die Abwesenheit von Titan in der verwendeten Salzsäure muss sichergestellt sein.

Wellenlänge: Die Bestimmung erfolgt durch Messen der Emission des Titans bei 336,12 nm. Die Untergrundstrahlung liegt bei 336,16 nm.

Extrahierbares Vanadium: höchstens 0,1 ppm

Atomemissionsspektrometrie mit induktiv gekoppeltem Plasma (2.2.57)

Untersuchungslösung: Prüflösung III

Referenzlösungen: Die Referenzlösungen werden aus der Vanadium-Lösung ($1\ g \cdot l^{-1}$ V) *R* durch Verdünnen mit einer Mischung von 2 Volumteilen Salzsäure *R* und 8 Volumteilen Wasser *R* hergestellt.

Die Abwesenheit von Vanadium in der verwendeten Salzsäure muss sichergestellt sein.

Wellenlänge: Die Bestimmung erfolgt durch Messen der Emission des Vanadiums bei 292,40 nm. Die Untergrundstrahlung liegt bei 292,35 nm.

Extrahierbares Zink: höchstens 1 ppm

Atomabsorptionsspektrometrie (2.2.23, Methode I)

Untersuchungslösung: Prüflösung III

Referenzlösungen: Die Referenzlösungen werden aus der Zink-Lösung (10 ppm Zn) *R* durch Verdünnen mit Salzsäure ($0{,}1\ mol \cdot l^{-1}$) hergestellt.

Die Abwesenheit von Zink in der verwendeten Salzsäure muss sichergestellt sein.

Strahlungsquelle: Zink-Hohlkathodenlampe

Wellenlänge: 213,9 nm

Atomisierung: Luft-Acetylen-Flamme

Extrahierbares Zirconium: höchstens 0,1 ppm

Atomemissionsspektrometrie mit induktiv gekoppeltem Plasma (2.2.57)

Untersuchungslösung: Prüflösung III

Referenzlösungen: Die Referenzlösungen werden aus der Zirconium-Lösung ($1\ g \cdot l^{-1}$ Zr) *R* durch Verdünnen mit einer Mischung von 2 Volumteilen Salzsäure *R* und 8 Volumteilen Wasser *R* hergestellt.

Die Abwesenheit von Zirconium in der verwendeten Salzsäure muss sichergestellt sein.

Wellenlänge: Die Bestimmung erfolgt durch Messen der Emission des Zirconiums bei 343,82 nm. Die Untergrundstrahlung liegt bei 343,92 nm.

Extrahierbare Schwermetalle (2.4.8): höchstens 2,5 ppm

50 ml Prüflösung III werden im Wasserbad auf ein Volumen von etwa 5 ml eingedampft und mit Wasser *R* zu 20,0 ml verdünnt. 12 ml dieser Lösung müssen der Grenzprüfung A entsprechen. Zur Herstellung der Referenzlösung werden 2,5 ml Blei-Lösung (10 ppm Pb) *R* verwendet.

Sulfatasche (2.4.14): höchstens 1,0 Prozent, mit 5,0 g Material bestimmt

Dieser Grenzwert gilt nicht für Material, das Titandioxid als Trübungszusatz enthält.

Zusätzliche Prüfungen

Diese Prüfungen sind ganz oder teilweise durchzuführen, je nach der Zusammensetzung oder Verwendung des Materials.

Phenolische Antioxidanzien: Flüssigchromatographie (2.2.29)

Lösungsmittelmischung: Acetonitril *R*, Tetrahydrofuran *R* (50:50 *V/V*)

Untersuchungslösung 21: 50 ml Prüflösung II werden im Vakuum bei 45 °C zur Trockne eingedampft. Der Rückstand wird in 5,0 ml Lösungsmittelmischung gelöst. Eine Blindlösung wird aus der unter „Prüflösung II" aufgeführten Blindlösung hergestellt.

Von den folgenden Referenzlösungen werden nur diejenigen hergestellt, die zur Prüfung der phenolischen Antioxidanzien aufgrund der angegebenen Zusammensetzung des Materials erforderlich sind.

Referenzlösung a: 25,0 mg Butylhydroxytoluol *CRS* (Kunststoffadditiv 07) und 60,0 mg Kunststoffadditiv 08 *CRS* werden in 10,0 ml Lösungsmittelmischung gelöst. 2,0 ml Lösung werden mit der Lösungsmittelmischung zu 50,0 ml verdünnt.

Referenzlösung b: 60,0 mg Kunststoffadditiv 09 *CRS* und 60,0 mg Kunststoffadditiv 10 *CRS* werden in 10,0 ml Lösungsmittelmischung gelöst. 2,0 ml Lösung werden mit der Lösungsmittelmischung zu 50,0 ml verdünnt.

Referenzlösung c: Die Lösung muss unmittelbar vor Gebrauch hergestellt werden. 60,0 mg Kunststoffadditiv

11 *CRS* und 60,0 mg Kunststoffadditiv 12 *CRS* werden in 10,0 ml Lösungsmittelmischung gelöst. 2,0 ml Lösung werden mit der Lösungsmittelmischung zu 50,0 ml verdünnt.

Referenzlösung d: 25,0 mg Butylhydroxytoluol *CRS* (Kunststoffadditiv 07) werden in 10,0 ml Lösungsmittelmischung gelöst. 2,0 ml Lösung werden mit der Lösungsmittelmischung zu 50,0 ml verdünnt.

Referenzlösung e: 60,0 mg Kunststoffadditiv 08 *CRS* werden in 10,0 ml Lösungsmittelmischung gelöst. 2,0 ml Lösung werden mit der Lösungsmittelmischung zu 50,0 ml verdünnt.

Referenzlösung f: 60,0 mg Kunststoffadditiv 13 *CRS* werden in 10,0 ml Lösungsmittelmischung gelöst. 2,0 ml Lösung werden mit der Lösungsmittelmischung zu 50,0 ml verdünnt.

Referenzlösung g: 60,0 mg Kunststoffadditiv 09 *CRS* werden in 10,0 ml Lösungsmittelmischung gelöst. 2,0 ml Lösung werden mit der Lösungsmittelmischung zu 50,0 ml verdünnt.

Referenzlösung h: 60,0 mg Kunststoffadditiv 10 *CRS* werden in 10,0 ml Lösungsmittelmischung gelöst. 2,0 ml Lösung werden mit der Lösungsmittelmischung zu 50,0 ml verdünnt.

Referenzlösung i: 60,0 mg Kunststoffadditiv 11 *CRS* werden in 10,0 ml Lösungsmittelmischung gelöst. 2,0 ml Lösung werden mit der Lösungsmittelmischung zu 50,0 ml verdünnt.

Referenzlösung j: Die Lösung muss unmittelbar vor Gebrauch hergestellt werden. 60,0 mg Kunststoffadditiv 12 *CRS* werden in 10,0 ml Lösungsmittelmischung gelöst. 2,0 ml Lösung werden mit der Lösungsmittelmischung zu 50,0 ml verdünnt.

A. Falls das Material Kunststoffadditiv 07 und/oder Kunststoffadditiv 08 enthält, wird die Prüfung wie nachfolgend beschrieben durchgeführt:

   Säule
   - Größe: l = 0,25 m, ∅ = 4,6 mm
   - Stationäre Phase: octadecylsilyliertes Kieselgel zur Chromatographie *R* (5 µm)

   Mobile Phase: Wasser zur Chromatographie *R*, Acetonitril *R* (30:70 *V/V*)

   Durchflussrate: 2 ml · min^{-1}

   Detektion: Spektrometer bei 280 nm

   Einspritzen: 20 µl; Untersuchungslösung 21, die entsprechende Blindlösung, Referenzlösung a sowie entweder Referenzlösung d oder e oder Referenzlösungen d und e

   Chromatographiedauer: 30 min

   Eignungsprüfung
   - Auflösung: mindestens 5,0 zwischen den Peaks der Kunststoffadditive 07 und 08 im Chromatogramm der Referenzlösung a

   Im Chromatogramm der Untersuchungslösung 21 dürfen nur die Peaks der in der Zusammensetzung genannten Antioxidanzien und kleinere Peaks, die auch im Chromatogramm der Blindlösung sichtbar sind, auftreten.

   Berechnung der Prozentgehalte: Für Kunststoffadditiv 07 und/oder Kunststoffadditiv 08 wird die Konzentration der entsprechenden Referenzsubstanz in den Referenzlösungen d und/oder e verwendet.

   Grenzwerte
   - Kunststoffadditiv 07: höchstens 0,125 Prozent
   - Kunststoffadditiv 08: höchstens 0,3 Prozent

B. Falls das Material eines oder mehrere der folgenden Antioxidanzien enthält,
   - Kunststoffadditiv 09
   - Kunststoffadditiv 10
   - Kunststoffadditiv 11
   - Kunststoffadditiv 12
   - Kunststoffadditiv 13,

   wird die Prüfung wie zuvor beschrieben, mit folgenden Änderungen durchgeführt:

   Mobile Phase: Wasser zur Chromatographie *R*, Tetrahydrofuran *R*, Acetonitril *R* (10:30:60 *V/V/V*)

   Durchflussrate: 1,5 ml · min^{-1}

   Einspritzen: 20 µl; Untersuchungslösung 21, die entsprechende Blindlösung, Referenzlösung b, Referenzlösung c und die Referenzlösungen, die die in der Zusammensetzung der Substanz genannten Antioxidanzien aus der zuvor genannten Aufzählung enthalten

   Eignungsprüfung
   - Auflösung: mindestens 2,0 zwischen den Peaks der Kunststoffadditive 09 und 10 im Chromatogramm der Referenzlösung b; mindestens 2,0 zwischen den Peaks der Kunststoffadditive 11 und 12 im Chromatogramm der Referenzlösung c

   Im Chromatogramm der Untersuchungslösung 21 dürfen nur die Peaks der in der Zusammensetzung genannten Antioxidanzien und kleinere Peaks, die auch im Chromatogramm der Blindlösung sichtbar sind, auftreten.

   Berechnung der Prozentgehalte: Für die Kunststoffadditive 09, 10, 11, 12 und/oder 13 werden die Konzentrationen der entsprechenden Referenzsubstanzen in den Referenzlösungen g, h, i, j und/oder f verwendet.

   Grenzwerte
   - Kunststoffadditiv 09: höchstens 0,3 Prozent
   - Kunststoffadditiv 10: höchstens 0,3 Prozent
   - Kunststoffadditiv 11: höchstens 0,3 Prozent
   - Kunststoffadditiv 12: höchstens 0,3 Prozent
   - Kunststoffadditiv 13: höchstens 0,3 Prozent

Nicht phenolische Antioxidanzien: Dünnschichtchromatographie (2.2.27)

Untersuchungslösung 22: 100 ml Prüflösung II werden im Vakuum bei 45 °C zur Trockne eingedampft. Der Rückstand wird in 2 ml angesäuertem Dichlormethan *R* gelöst.

Referenzlösung k: 60 mg Kunststoffadditiv 14 *CRS* werden in Dichlormethan *R* zu 10 ml gelöst. 2 ml Lösung werden mit angesäuertem Dichlormethan *R* zu 10 ml verdünnt.

Referenzlösung l: 60 mg Kunststoffadditiv 15 *CRS* werden in Dichlormethan *R* zu 10 ml gelöst. 2 ml Lösung werden mit angesäuertem Dichlormethan *R* zu 10 ml verdünnt.

Referenzlösung m: 60 mg Kunststoffadditiv 16 *CRS* werden in Dichlormethan *R* zu 10 ml gelöst. 2 ml Lösung werden mit angesäuertem Dichlormethan *R* zu 10 ml verdünnt.

Referenzlösung n: 60 mg Kunststoffadditiv 17 *CRS* werden in Dichlormethan *R* zu 10 ml gelöst. 2 ml Lösung werden mit angesäuertem Dichlormethan *R* zu 10 ml verdünnt.

Referenzlösung o: 60 mg Kunststoffadditiv 16 *CRS* und 60 mg Kunststoffadditiv 17 *CRS* werden in Dichlormethan *R* zu 10 ml gelöst. 2 ml Lösung werden mit angesäuertem Dichlormethan *R* zu 10 ml verdünnt.

Platte: DC-Platte mit Kieselgel F_{254} *R*

Fließmittel A: Hexan *R*

Fließmittel B: Dichlormethan *R*

Auftragen: 20 µl; Untersuchungslösung 22, Referenzlösung o und Referenzlösungen, die die in der Typzusammensetzung des Materials genannten phenolischen und nicht phenolischen Antioxidanzien enthalten

Entwicklung A: 18 cm mit Fließmittel A

Trocknen A: an der Luft

Entwicklung B: 17 cm mit Fließmittel B

Trocknen B: an der Luft

Detektion: im ultravioletten Licht bei 254 nm

Die Platte wird mit ethanolischer Iod-Lösung *R* besprüht. Die Auswertung erfolgt nach 10 bis 15 min im ultravioletten Licht bei 254 nm.

Eignungsprüfung: Referenzlösung o
- Das Chromatogramm muss 2 deutlich voneinander getrennte Flecke zeigen.

Grenzwert: Kein Fleck im Chromatogramm der Untersuchungslösung 22 darf intensiver sein als der entsprechende Fleck im Chromatogramm der entsprechenden Referenzlösung.

Amide, Stearate: Dünnschichtchromatographie (2.2.27)

Untersuchungslösung: Untersuchungslösung 22 (siehe „Nicht phenolische Antioxidanzien")

Referenzlösung p: 20 mg Stearinsäure *CRS* (Kunststoffadditiv 19) werden in Dichlormethan *R* zu 10 ml gelöst.

Referenzlösung q: 40 mg Kunststoffadditiv 20 *CRS* (Oleamid) werden in Dichlormethan *R* zu 20 ml gelöst.

Referenzlösung r: 40 mg Kunststoffadditiv 21 *CRS* (Erucamid) werden in Dichlormethan *R* zu 20 ml gelöst.

Platten: 2 DC-Platten mit Kieselgel F_{254} *R*

A. *Fließmittel:* wasserfreies Ethanol *R*, Trimethylpentan *R* (25:75 *V/V*)

Auftragen: 10 µl; Untersuchungslösung 22, Referenzlösung p

Laufstrecke: 10 cm

Trocknen: an der Luft

Detektion: Die Platte wird mit einer Lösung von Dichlorphenolindophenol *R* ($2\ g \cdot l^{-1}$) in wasserfreiem Ethanol *R* besprüht und einige Minuten lang im Trockenschrank bei 120 °C erhitzt, um die Flecke zu intensivieren.

Grenzwert: Ein dem Kunststoffadditiv 19 entsprechender Fleck im Chromatogramm der Untersuchungslösung 22 muss in Bezug auf die Lage (R_F etwa 0,5) dem entsprechenden Fleck im Chromatogramm der Referenzlösung p entsprechen, darf aber nicht intensiver sein als dieser.

B. *Fließmittel A:* Hexan *R*

Fließmittel B: Methanol *R*, Dichlormethan *R* (5:95 *V/V*)

Auftragen: 10 µl; Untersuchungslösung 22, Referenzlösungen q und r

Entwicklung A: 13 cm mit Fließmittel A

Trocknen A: an der Luft

Entwicklung B: 10 cm mit Fließmittel B

Trocknen B: an der Luft

Detektion: Die Platte wird mit einer Lösung von Molybdatophosphorsäure *R* ($40\ g \cdot l^{-1}$) in wasserfreiem Ethanol *R* besprüht und im Trockenschrank bei 120 °C erhitzt, bis Flecke sichtbar werden.

Grenzwerte: Den Kunststoffadditiven 20 und/oder 21 entsprechende Flecke im Chromatogramm der Untersuchungslösung 22 müssen in Bezug auf ihre Lage (R_F etwa 0,2) den entsprechenden Flecken in den Chromatogrammen der Referenzlösungen q und r entsprechen, dürfen aber nicht intensiver sein als diese.

10.3/3.01.06.00

3.1.6 Polypropylen für Behältnisse und Verschlüsse zur Aufnahme parenteraler und ophthalmologischer Zubereitungen

Definition

Polypropylen besteht aus den Homopolymeren von Propylen oder aus den Copolymeren von Propylen mit bis zu

25 Prozent Ethylen oder aus einer Mischung von Polypropylen mit bis zu 25 Prozent Polyethylen. Die Substanz kann Zusatzstoffe (Additive) enthalten.

Herstellung

In Abhängigkeit von der vorgesehenen Verwendung können Polymere Additive zur Optimierung ihrer Verarbeitbarkeit oder ihrer chemischen, physikalischen und mechanischen Eigenschaften enthalten. Abgesehen von begründeten und zugelassenen Fällen werden diese Additive aus der folgenden Liste ausgewählt, in der für jedes Additiv der maximal zulässige Gehalt spezifiziert ist.

Die Produkte dürfen höchstens 3 der Antioxidanzien, ein oder mehrere Gleitmittel oder Antiblockieragenzien sowie Titandioxid als Trübungszusatz für Material, das einen Lichtschutz gewährleisten muss, enthalten.

- Butylhydroxytoluol (Kunststoffadditiv 07) — höchstens 0,125 Prozent
- Pentaerythrityltetrakis[3-(3,5-di-*tert*-butyl-4-hydroxyphenyl)propionat] (Kunststoffadditiv 09) — höchstens 0,3 Prozent
- 1,3,5-Tris(3,5-di-*tert*-butyl-4-hydroxybenzyl)-*s*-triazin-2,4,6(1*H*,3*H*,5*H*)-trion (Kunststoffadditiv 13) — höchstens 0,3 Prozent
- Octadecyl[3-(3,5-di-*tert*-butyl-4-hydroxyphenyl)propionat] (Kunststoffadditiv 11) — höchstens 0,3 Prozent
- Ethylenbis[3,3-bis[3-(1,1-dimethylethyl)-4-hydroxyphenyl]butanoat] (Kunststoffadditiv 08) — höchstens 0,3 Prozent
- Dioctadecyldisulfid (Kunststoffadditiv 15) — höchstens 0,3 Prozent
- 4,4′,4″-[(2,4,6-Trimethylbenzol-1,3,5-triyl)tris(methylen)]tris[2,6-bis(1,1-dimethylethyl)phenol] (Kunststoffadditiv 10) — höchstens 0,3 Prozent
- 2,2′-Bis(octadecyloxy)-5,5′-spirobi[1,3,2-dioxaphosphinan] (Kunststoffadditiv 14) — höchstens 0,3 Prozent
- Didodecyl(3,3′-thiodipropionat) (Kunststoffadditiv 16) — höchstens 0,3 Prozent
- Dioctadecyl(3,3′-thiodipropionat) (Kunststoffadditiv 17) — höchstens 0,3 Prozent
- Tris(2,4-di-*tert*-butylphenyl)phosphit (Kunststoffadditiv 12) — höchstens 0,3 Prozent

Der Gesamtgehalt der vorstehend aufgeführten Antioxidanzien darf höchstens 0,3 Prozent betragen.

- Hydrotalcit — höchstens 0,5 Prozent
- Alkanamide — höchstens 0,5 Prozent
- Alkenamide — höchstens 0,5 Prozent
- Natriumaluminiumsilicat — höchstens 0,5 Prozent
- Siliciumdioxid (natürlich oder synthetisch, beschichtet oder nicht beschichtet) — höchstens 0,5 Prozent
- Natriumbenzoat — höchstens 0,5 Prozent
- Fettsäureester oder -salze — höchstens 0,5 Prozent
- Trinatriumphosphat — höchstens 0,5 Prozent
- Dickflüssiges Paraffin — höchstens 0,5 Prozent
- Zinkoxid — höchstens 0,5 Prozent
- Talkum — höchstens 0,5 Prozent
- Magnesiumoxid — höchstens 0,2 Prozent
- Calcium- oder Zinkstearat oder eine Mischung von beiden — höchstens 0,5 Prozent
- Titandioxid (nur für Behältnismaterial für Ophthalmika) — höchstens 4 Prozent

Der Lieferant des Materials muss nachweisen können, dass die qualitative und quantitative Zusammensetzung jeder Produktionscharge dem Typmuster (zur Definition von „Typmuster“ siehe Kapitel „3.2.2 Kunststoffbehältnisse und -verschlüsse zur pharmazeutischen Verwendung“) entspricht.

Eigenschaften

Aussehen: Pulver, Kügelchen, Granulat oder – nach dem Verarbeiten – durchscheinende Folien unterschiedlicher Dicke oder Behältnisse

Löslichkeit: praktisch unlöslich in Wasser, löslich in heißen aromatischen Kohlenwasserstoffen, praktisch unlöslich in wasserfreiem Ethanol, in Hexan und in Methanol

Das Material erweicht ab etwa 120 °C.

Prüfung auf Identität

Falls erforderlich wird das Material in Stücke von höchstens 1 cm Seitenlänge geschnitten.

A. IR-Spektroskopie (2.2.24)

Probenvorbereitung: 0,25 g Material werden mit 10 ml Toluol *R* versetzt. Die Mischung wird unter Rückflusskühlung zum Sieden erhitzt und etwa 15 min lang im Sieden gehalten. Einige Tropfen der Lösung werden auf ein Natriumchlorid-Plättchen oder auf einen Pressling aus Kaliumbromid *R* aufgebracht. Das Lösungsmittel wird im Trockenschrank bei 80 °C verdampft.

Alternativ kann das Spektrum direkt an einem entsprechend zugeschnittenen Stück (Folie), am Granulat oder an heiß gepressten Filmen durch abgeschwächte Totalreflexion (ATR) aufgenommen werden.

Absorptionsmaxima bei einigen der folgenden Wellenzahlen (Toleranz ±5 cm^{-1}): 1375, 1170, 995 und 973 cm^{-1}

Das Spektrum ist mit dem des als Typmuster ausgewählten Materials identisch.

B. Das Material entspricht den unter „Zusätzliche Prüfungen“ aufgeführten Prüfungen auf die enthaltenen Additive.

C. (*Die Prüfung ist nur an Material mit Titandioxid als Trübungszusatz durchzuführen.*) In einem Platintiegel werden etwa 20 mg Material mit 1 g Kaliumhydrogensulfat *R* gemischt und bis zum vollständigen Schmelzen erhitzt. Nach dem Erkalten wird die Mischung mit 20 ml verdünnter Schwefelsäure *R* versetzt und vorsichtig erhitzt. Die erhaltene Lösung wird filtriert. Das Filtrat wird mit 1 ml Phosphorsäure 85 % *R* und 1 ml Wasserstoffperoxid-Lösung 30 % *R* versetzt. Falls die Substanz Titandioxid als Trübungszusatz enthält, entsteht eine orangegelbe Färbung.

Prüfung auf Reinheit

Falls erforderlich wird das Material in Stücke von höchstens 1 cm Seitenlänge geschnitten.

Prüflösung I: *Die Prüflösung I muss innerhalb von 4 h nach Herstellung verwendet werden.*

25 g Material werden in einem Kolben aus Borosilicatglas mit Schliff mit 500 ml Wasser *R* versetzt. Die Mischung wird unter Rückflusskühlung zum Sieden erhitzt, 5 h lang im Sieden gehalten und die Flüssigkeit nach dem Erkalten dekantiert. Ein Teil dieser Lösung wird für die Prüfung „Aussehen der Lösung" abgetrennt, der Rest wird durch einen Glassintertiegel (16) (2.1.2) filtriert.

Prüflösung II: 2,0 g Material werden in einem Erlenmeyerkolben aus Borosilicatglas mit Schliff mit 80 ml Toluol *R* versetzt. Die Mischung wird unter Rückflusskühlung zum Sieden erhitzt und 90 min lang unter gleichmäßigem Rühren im Sieden gehalten. Nach dem Erkalten auf 60 °C werden unter fortgesetztem Rühren 120 ml Methanol *R* zugesetzt. Die Lösung wird durch einen Glassintertiegel (16) (2.1.2) filtriert. Kolben und Tiegel werden mit 25 ml einer Mischung von 40 ml Toluol *R* und 60 ml Methanol *R* gespült und die Spülflüssigkeit wird dem Filtrat zugesetzt. Das Filtrat wird mit der gleichen Lösungsmittelmischung zu 250 ml verdünnt. Eine Blindlösung wird hergestellt.

Prüflösung III: 100 g Material werden in einem Erlenmeyerkolben aus Borosilicatglas mit Schliff mit 250 ml Salzsäure (0,1 mol · l^{-1}) versetzt. Die Mischung wird unter Rückflusskühlung zum Sieden erhitzt, 1 h lang unter gleichmäßigem Rühren im Sieden gehalten und die Flüssigkeit nach dem Erkalten dekantiert.

Aussehen der Lösung: Die Prüflösung I darf nicht stärker opaleszieren als die Referenzsuspension II (2.2.1) und muss farblos (2.2.2, Methode II) sein.

Sauer oder alkalisch reagierende Substanzen: 100 ml Prüflösung I werden mit 0,15 ml BMP-Mischindikator-Lösung *R* versetzt. Bis zum Farbumschlag des Indikators nach Blau dürfen höchstens 1,5 ml Natriumhydroxid-Lösung (0,01 mol · l^{-1}) verbraucht werden. Weitere 100 ml Prüflösung I werden mit 0,2 ml Methylorange-Lösung *R* versetzt. Bis zum Beginn des Farbumschlags des Indikators von Gelb nach Orange darf höchstens 1,0 ml Salzsäure (0,01 mol · l^{-1}) verbraucht werden.

Absorption (2.2.25): höchstens 0,2; an der Prüflösung I bei jeder Wellenlänge zwischen 220 und 340 nm gemessen

Reduzierende Substanzen: 20 ml Prüflösung I werden mit 1 ml verdünnter Schwefelsäure *R* und 20 ml Kaliumpermanganat-Lösung (0,002 mol · l^{-1}) versetzt. Die Mischung wird unter Rückflusskühlung zum Sieden erhitzt, 3 min lang im Sieden gehalten und anschließend sofort abgekühlt. Nach Zusatz von 1 g Kaliumiodid *R* und 0,25 ml Stärke-Lösung *R* als Indikator wird die Lösung unverzüglich mit Natriumthiosulfat-Lösung (0,01 mol · l^{-1}) titriert. Eine Blindtitration wird durchgeführt. Die Differenz zwischen den bei den beiden Titrationen verbrauchten Volumen darf höchstens 0,5 ml betragen.

Extrahierbares Aluminium: höchstens 1 ppm

Atomemissionsspektrometrie mit induktiv gekoppeltem Plasma (2.2.57)

Untersuchungslösung: Prüflösung III

Referenzlösungen: Die Referenzlösungen werden aus der Aluminium-Lösung (200 ppm Al) *R* durch Verdünnen mit Salzsäure (0,1 mol · l^{-1}) hergestellt.

Die Abwesenheit von Aluminium in der verwendeten Salzsäure muss sichergestellt sein.

Wellenlänge: Die Bestimmung erfolgt durch Messen der Emission des Aluminiums bei 396,15 nm. Die Untergrundstrahlung liegt bei 396,25 nm.

Extrahierbares Chrom: höchstens 0,05 ppm

Atomemissionsspektrometrie mit induktiv gekoppeltem Plasma (2.2.57)

Untersuchungslösung: Prüflösung III

Referenzlösungen: Die Referenzlösungen werden aus der Chrom-Lösung (100 ppm Cr) *R* durch Verdünnen mit einer Mischung von 2 Volumteilen Salzsäure *R* und 8 Volumteilen Wasser *R* hergestellt.

Die Abwesenheit von Chrom in der verwendeten Salzsäure muss sichergestellt sein.

Wellenlänge: Die Bestimmung erfolgt durch Messen der Emission des Chroms bei 205,55 nm. Die Untergrundstrahlung liegt bei 205,50 nm.

Extrahierbares Titan: höchstens 1 ppm

Atomemissionsspektrometrie mit induktiv gekoppeltem Plasma (2.2.57)

Untersuchungslösung: Prüflösung III

Referenzlösungen: Die Referenzlösungen werden aus der Titan-Lösung (100 ppm Ti) *R* durch Verdünnen mit Salzsäure (0,1 mol · l^{-1}) hergestellt.

Die Abwesenheit von Titan in der verwendeten Salzsäure muss sichergestellt sein.

Wellenlänge: Die Bestimmung erfolgt durch Messen der Emission des Titans bei 336,12 nm. Die Untergrundstrahlung liegt bei 336,16 nm.

Extrahierbares Vanadium: höchstens 0,1 ppm

Atomemissionsspektrometrie mit induktiv gekoppeltem Plasma (2.2.57)

Untersuchungslösung: Prüflösung III

Referenzlösungen: Die Referenzlösungen werden aus der Vanadium-Lösung (1 g · l^{-1} V) *R* durch Verdünnen mit einer Mischung von 2 Volumteilen Salzsäure *R* und 8 Volumteilen Wasser *R* hergestellt.

Die Abwesenheit von Vanadium in der verwendeten Salzsäure muss sichergestellt sein.

Wellenlänge: Die Bestimmung erfolgt durch Messen der Emission des Vanadiums bei 292,40 nm. Die Untergrundstrahlung liegt bei 292,35 nm.

Extrahierbares Zink: höchstens 1 ppm

Atomabsorptionsspektrometrie (2.2.23, Methode I)

Untersuchungslösung: Prüflösung III

Referenzlösungen: Die Referenzlösungen werden aus der Zink-Lösung (10 ppm Zn) *R* durch Verdünnen mit Salzsäure (0,1 mol · l^{-1}) hergestellt.

Die Abwesenheit von Zink in der verwendeten Salzsäure muss sichergestellt sein.

Strahlungsquelle: Zink-Hohlkathodenlampe

Wellenlänge: 213,9 nm

Atomisierung: Luft-Acetylen-Flamme

Extrahierbare Schwermetalle (2.4.8): höchstens 2,5 ppm

50 ml Prüflösung III werden im Wasserbad auf ein Volumen von etwa 5 ml eingedampft und mit Wasser *R* zu 20,0 ml verdünnt. 12 ml dieser Lösung müssen der Grenzprüfung A entsprechen. Zur Herstellung der Referenzlösung werden 2,5 ml Blei-Lösung (10 ppm Pb) *R* verwendet.

Sulfatasche (2.4.14): höchstens 1,0 Prozent, mit 5,0 g Substanz bestimmt

Dieser Grenzwert gilt nicht für Material, das Titandioxid als Trübungszusatz enthält.

Zusätzliche Prüfungen

Diese Prüfungen sind ganz oder teilweise durchzuführen, je nach Zusammensetzung des Materials.

Phenolische Antioxidanzien: Flüssigchromatographie (2.2.29)

Lösungsmittelmischung: Acetonitril *R*, Tetrahydrofuran *R* (50:50 *V/V*)

Untersuchungslösung 21: 50 ml Prüflösung II werden im Vakuum bei 45 °C zur Trockne eingedampft. Der Rückstand wird in 5,0 ml Lösungsmittelmischung gelöst. Eine Blindlösung wird aus der unter „Prüflösung II" aufgeführten Blindlösung hergestellt.

Von den folgenden Referenzlösungen werden nur diejenigen hergestellt, die zur Prüfung der phenolischen Antioxidanzien aufgrund der angegebenen Zusammensetzung des Materials erforderlich sind.

Referenzlösung a: 25,0 mg Butylhydroxytoluol *CRS* (Kunststoffadditiv 07) und 60,0 mg Kunststoffadditiv 08 *CRS* werden in 10,0 ml Lösungsmittelmischung gelöst. 2,0 ml Lösung werden mit der Lösungsmittelmischung zu 50,0 ml verdünnt.

Referenzlösung b: 60,0 mg Kunststoffadditiv 09 *CRS* und 60,0 mg Kunststoffadditiv 10 *CRS* werden in 10,0 ml Lösungsmittelmischung gelöst. 2,0 ml Lösung werden mit der Lösungsmittelmischung zu 50,0 ml verdünnt.

Referenzlösung c: Die Lösung muss unmittelbar vor Gebrauch hergestellt werden. 60,0 mg Kunststoffadditiv 11 *CRS* und 60,0 mg Kunststoffadditiv 12 *CRS* werden in 10,0 ml Lösungsmittelmischung gelöst. 2,0 ml Lösung werden mit der Lösungsmittelmischung zu 50,0 ml verdünnt.

Referenzlösung d: 25,0 mg Butylhydroxytoluol *CRS* (Kunststoffadditiv 07) werden in 10,0 ml Lösungsmittelmischung gelöst. 2,0 ml Lösung werden mit der Lösungsmittelmischung zu 50,0 ml verdünnt.

Referenzlösung e: 60,0 mg Kunststoffadditiv 08 *CRS* werden in 10,0 ml Lösungsmittelmischung gelöst. 2,0 ml Lösung werden mit der Lösungsmittelmischung zu 50,0 ml verdünnt.

Referenzlösung f: 60,0 mg Kunststoffadditiv 13 *CRS* werden in 10,0 ml Lösungsmittelmischung gelöst. 2,0 ml Lösung werden mit der Lösungsmittelmischung zu 50,0 ml verdünnt.

Referenzlösung g: 60,0 mg Kunststoffadditiv 09 *CRS* werden in 10,0 ml Lösungsmittelmischung gelöst. 2,0 ml Lösung werden mit der Lösungsmittelmischung zu 50,0 ml verdünnt.

Referenzlösung h: 60,0 mg Kunststoffadditiv 10 *CRS* werden in 10,0 ml Lösungsmittelmischung gelöst. 2,0 ml Lösung werden mit der Lösungsmittelmischung zu 50,0 ml verdünnt.

Referenzlösung i: 60,0 mg Kunststoffadditiv 11 *CRS* werden in 10,0 ml Lösungsmittelmischung gelöst. 2,0 ml Lösung werden mit der Lösungsmittelmischung zu 50,0 ml verdünnt.

Referenzlösung j: Die Lösung muss unmittelbar vor Gebrauch hergestellt werden. 60,0 mg Kunststoffadditiv 12 *CRS* werden in 10,0 ml Lösungsmittelmischung gelöst. 2,0 ml Lösung werden mit der Lösungsmittelmischung zu 50,0 ml verdünnt.

A. Falls das Material Kunststoffadditiv 07 und/oder Kunststoffadditiv 08 enthält, wird die Prüfung wie nachfolgend beschrieben durchgeführt:

Säule
- Größe: l = 0,25 m, ∅ = 4,6 mm
- Stationäre Phase: octadecylsilyliertes Kieselgel zur Chromatographie *R* (5 µm)

Mobile Phase: Wasser zur Chromatographie *R*, Acetonitril *R* (30:70 *V/V*)

Durchflussrate: 2 ml · min^{-1}

Detektion: Spektrometer bei 280 nm

Einspritzen: 20 µl; Untersuchungslösung 21, die entsprechende Blindlösung, Referenzlösung a sowie entweder Referenzlösung d oder e oder Referenzlösungen d und e

Chromatographiedauer: 30 min

Eignungsprüfung
- Auflösung: mindestens 5,0 zwischen den Peaks der Kunststoffadditive 07 und 08 im Chromatogramm der Referenzlösung a

Behältnisse

Im Chromatogramm der Untersuchungslösung 21 dürfen nur die Peaks der in der Zusammensetzung genannten Antioxidanzien und kleinere Peaks, die auch im Chromatogramm der Blindlösung sichtbar sind, auftreten.

Berechnung der Prozentgehalte: Für Kunststoffadditiv 07 und/oder Kunststoffadditiv 08 wird die Konzentration der entsprechenden Referenzsubstanz in den Referenzlösungen d und/oder e verwendet.

Grenzwerte
- Kunststoffadditiv 07: höchstens 0,125 Prozent
- Kunststoffadditiv 08: höchstens 0,3 Prozent

B. Falls das Material eines oder mehrere der folgenden Antioxidanzien enthält,
- Kunststoffadditiv 09
- Kunststoffadditiv 10
- Kunststoffadditiv 11
- Kunststoffadditiv 12
- Kunststoffadditiv 13,

wird die Prüfung wie zuvor beschrieben mit folgenden Änderungen durchgeführt:

Mobile Phase: Wasser zur Chromatographie *R*, Tetrahydrofuran *R*, Acetonitril *R* (10:30:60 *V/V/V*)

Durchflussrate: 1,5 ml · min^{-1}

Einspritzen: 20 µl; Untersuchungslösung 21, die entsprechende Blindlösung, Referenzlösung b, Referenzlösung c und die Referenzlösungen, die die in der Zusammensetzung des Materials genannten Antioxidanzien aus der zuvor genannten Aufzählung enthalten

Eignungsprüfung
- Auflösung: mindestens 2,0 zwischen den Peaks der Kunststoffadditive 09 und 10 im Chromatogramm der Referenzlösung b; mindestens 2,0 zwischen den Peaks der Kunststoffadditive 11 und 12 im Chromatogramm der Referenzlösung c

Im Chromatogramm der Untersuchungslösung 21 dürfen nur die Peaks der in der Zusammensetzung genannten Antioxidanzien und kleinere Peaks, die auch im Chromatogramm der Blindlösung sichtbar sind, auftreten.

Berechnung der Prozentgehalte: Für die Kunststoffadditive 09, 10, 11, 12 und/oder 13 werden die Konzentrationen der entsprechenden Referenzsubstanzen in den Referenzlösungen g, h, i, j und/oder f verwendet.

Grenzwerte
- Kunststoffadditiv 09: höchstens 0,3 Prozent
- Kunststoffadditiv 10: höchstens 0,3 Prozent
- Kunststoffadditiv 11: höchstens 0,3 Prozent
- Kunststoffadditiv 12: höchstens 0,3 Prozent
- Kunststoffadditiv 13: höchstens 0,3 Prozent

Nicht phenolische Antioxidanzien: Dünnschichtchromatographie (2.2.27)

Untersuchungslösung 22: 100 ml Prüflösung II werden im Vakuum bei 45 °C zur Trockne eingedampft. Der Rückstand wird in 2 ml angesäuertem Dichlormethan *R* gelöst.

Referenzlösung k: 60 mg Kunststoffadditiv 14 *CRS* werden in Dichlormethan *R* zu 10 ml gelöst. 2 ml Lösung werden mit angesäuertem Dichlormethan *R* zu 10 ml verdünnt.

Referenzlösung l: 60 mg Kunststoffadditiv 15 *CRS* werden in Dichlormethan *R* zu 10 ml gelöst. 2 ml Lösung werden mit angesäuertem Dichlormethan *R* zu 10 ml verdünnt.

Referenzlösung m: 60 mg Kunststoffadditiv 16 *CRS* werden in Dichlormethan *R* zu 10 ml gelöst. 2 ml Lösung werden mit angesäuertem Dichlormethan *R* zu 10 ml verdünnt.

Referenzlösung n: 60 mg Kunststoffadditiv 17 *CRS* werden in Dichlormethan *R* zu 10 ml gelöst. 2 ml Lösung werden mit angesäuertem Dichlormethan *R* zu 10 ml verdünnt.

Referenzlösung o: 60 mg Kunststoffadditiv 16 *CRS* und 60 mg Kunststoffadditiv 17 *CRS* werden in Dichlormethan *R* zu 10 ml gelöst. 2 ml Lösung werden mit angesäuertem Dichlormethan *R* zu 10 ml verdünnt.

Platte: DC-Platte mit Kieselgel F_{254} *R*

Fließmittel A: Hexan *R*

Fließmittel B: Dichlormethan *R*

Auftragen: 20 µl; Untersuchungslösung 22, Referenzlösung o und Referenzlösungen, die die in der Typzusammensetzung des Materials genannten phenolischen und nicht phenolischen Antioxidanzien enthalten

Entwicklung A: 18 cm mit Fließmittel A

Trocknen A: an der Luft

Entwicklung B: 17 cm mit Fließmittel B

Trocknen B: an der Luft

Detektion: im ultravioletten Licht bei 254 nm

Die Platte wird mit ethanolischer Iod-Lösung *R* besprüht. Die Auswertung erfolgt nach 10 bis 15 min im ultravioletten Licht bei 254 nm.

Eignungsprüfung: Referenzlösung o
- Das Chromatogramm muss 2 deutlich voneinander getrennte Flecke zeigen.

Grenzwert: Kein Fleck im Chromatogramm der Untersuchungslösung 22 darf intensiver sein als der entsprechende Fleck im Chromatogramm der entsprechenden Referenzlösung.

Amide, Stearate: Dünnschichtchromatographie (2.2.27)

Untersuchungslösung: Untersuchungslösung 22 (siehe „Nicht phenolische Antioxidanzien")

Referenzlösung p: 20 mg Stearinsäure *CRS* (Kunststoffadditiv 19) werden in Dichlormethan *R* zu 10 ml gelöst.

Referenzlösung q: 40 mg Kunststoffadditiv 20 *CRS* werden in Dichlormethan *R* zu 20 ml gelöst.

Referenzlösung r: 40 mg Kunststoffadditiv 21 *CRS* werden in Dichlormethan *R* zu 20 ml gelöst.

Platten: 2 DC-Platten mit Kieselgel F_{254} *R*

A. *Fließmittel:* wasserfreies Ethanol *R*, Trimethylpentan *R* (25:75 *V/V*)

Auftragen: 10 µl; Untersuchungslösung 22, Referenzlösung p

Laufstrecke: 10 cm

Trocknen: an der Luft

Detektion: Die Platte wird mit einer Lösung von Dichlorphenolindophenol *R* (2 g · l^{-1}) in wasserfreiem Ethanol *R* besprüht und einige Minuten lang im Trockenschrank bei 120 °C erhitzt, um die Flecke zu intensivieren.

Grenzwert: Ein dem Kunststoffadditiv 19 entsprechender Fleck im Chromatogramm der Untersuchungslösung 22 muss in Bezug auf die Lage (R_F etwa 0,5) dem entsprechenden Fleck im Chromatogramm der Referenzlösung p entsprechen, darf aber nicht intensiver sein als dieser.

B. *Fließmittel A:* Hexan *R*

Fließmittel B: Methanol *R*, Dichlormethan *R* (5:95 *V/V*)

Auftragen: 10 µl; Untersuchungslösung 22, Referenzlösungen q und r

Entwicklung A: 13 cm mit Fließmittel A

Trocknen A: an der Luft

Entwicklung B: 10 cm mit Fließmittel B

Trocknen B: an der Luft

Detektion: Die Platte wird mit einer Lösung von Molybdatophosphorsäure *R* (40 g · l^{-1}) in wasserfreiem Ethanol *R* besprüht und im Trockenschrank bei 120 °C erhitzt, bis Flecke sichtbar werden.

Grenzwerte: Den Kunststoffadditiven 20 oder 21 entsprechende Flecke im Chromatogramm der Untersuchungslösung 22 müssen in Bezug auf ihre Lage (R_F etwa 0,2) den entsprechenden Flecken in den Chromatogrammen der Referenzlösungen q und r entsprechen, dürfen aber nicht intensiver sein als diese.

10.3/3.01.07.00

3.1.7 Poly(ethylen-vinylacetat) für Behältnisse und Schläuche für Infusionslösungen zur totalen parenteralen Ernährung

Definition

Poly(ethylen-vinylacetat), das den folgenden Anforderungen entspricht, ist für die Herstellung von Behältnissen und Schläuchen für Infusionslösungen zur totalen parenteralen Ernährung geeignet.

Poly(ethylen-vinylacetat) wird durch Copolymerisation von Ethylen und Vinylacetat hergestellt.

Gehalt an Vinylacetat
- Material für Behältnisse: eine definierte Menge von höchstens 25 Prozent
- Material für Schläuche: eine definierte Menge von höchstens 30 Prozent

Herstellung

In Abhängigkeit von der vorgesehenen Verwendung können Polymere Additive zur Optimierung ihrer Verarbeitbarkeit oder ihrer chemischen, physikalischen und mechanischen Eigenschaften enthalten. Abgesehen von begründeten und zugelassenen Fällen werden diese Additive aus der folgenden Liste ausgewählt, in der für jedes Additiv der maximal zulässige Gehalt spezifiziert ist.

Poly(ethylen-vinylacetat) darf höchstens 3 der folgenden Antioxidanzien enthalten:

– Butylhydroxytoluol (Kunststoffadditiv 07)	höchstens 0,125 Prozent
– Pentaerythrityltetrakis[3-(3,5-di-*tert*-butyl-4-hydroxyphenyl)propionat] (Kunststoffadditiv 09)	höchstens 0,2 Prozent
– Octadecyl[3-(3,5-di-*tert*-butyl-4-hydroxyphenyl)propionat] (Kunststoffadditiv 11)	höchstens 0,2 Prozent
– Tris(2,4-di-*tert*-butylphenyl)phosphit (Kunststoffadditiv 12)	höchstens 0,2 Prozent
– 4,4′,4″-[(2,4,6-Trimethylbenzol-1,3,5-triyl)tris(methylen)]tris[2,6-bis-(1,1-dimethylethyl)phenol] (Kunststoffadditiv 10)	höchstens 0,2 Prozent

Behältnisse

Das Material kann außerdem enthalten:

– Oleamid (Kunststoffadditiv 20)	höchstens 0,5 Prozent
– Erucamid (Kunststoffadditiv 21)	höchstens 0,5 Prozent
– Calcium- oder Zinkstearat oder eine Mischung von beiden	höchstens 0,5 Prozent
– Calciumcarbonat oder Kaliumhydroxid	höchstens 0,5 Prozent
– kolloidales Siliciumdioxid	höchstens 0,2 Prozent

Der Lieferant des Materials muss nachweisen können, dass die qualitative und quantitative Zusammensetzung jeder Produktionscharge dem Typmuster (zur Definition von „Typmuster" siehe Kapitel „3.2.2 Kunststoffbehältnisse und -verschlüsse zur pharmazeutischen Verwendung") entspricht.

Eigenschaften

Aussehen: Kügelchen, Granulat oder – nach dem Verarbeiten – durchscheinende Folien oder Schläuche unterschiedlicher Dicke oder Muster von fertigen Produkten

Löslichkeit: praktisch unlöslich in Wasser, löslich in heißen aromatischen Kohlenwasserstoffen, praktisch unlöslich in wasserfreiem Ethanol, in Methanol und in Hexan, das jedoch Polymere niedriger Molekülmassen löst

Das Material brennt mit blauer Flamme.

Die Temperatur, bei der das Material erweicht, verändert sich mit dem Vinylacetat-Gehalt. Sie nimmt von etwa 100 °C bei Gehalten von einigen Prozent bis auf etwa 70 °C bei Gehalten von 30 Prozent ab.

Prüfung auf Identität

Falls erforderlich wird das Material in Stücke von höchstens 1 cm Seitenlänge geschnitten.

IR-Spektroskopie (2.2.24)

Probenvorbereitung: 0,25 g Material werden mit 10 ml Toluol *R* versetzt. Die Mischung wird unter Rückflusskühlung zum Sieden erhitzt und etwa 15 min lang im Sieden gehalten. Einige Tropfen der Lösung werden auf ein Natriumchlorid-Plättchen oder auf einen Pressling aus Kaliumbromid *R* aufgebracht. Das Lösungsmittel wird im Trockenschrank bei 80 °C abgedampft.

Alternativ kann das Spektrum direkt an einem entsprechend zugeschnittenen Stück (Folie), am Granulat oder an heiß gepressten Filmen durch abgeschwächte Totalreflexion (ATR) aufgenommen werden.

Absorptionsmaxima (Toleranz ± 5 cm^{-1}): bei 2920 bis 2850, 1740, 1240, 1020, 720 und 610 cm^{-1}

Das erhaltene Spektrum ist mit dem des vom Hersteller gelieferten Typmusters identisch.

Prüfung auf Reinheit

Falls erforderlich wird das Material in Stücke von höchstens 1 cm Seitenlänge geschnitten.

Prüflösung I: 2,0 g Material werden in einem Erlenmeyerkolben aus Borosilicatglas mit Schliff mit 80 ml Toluol *R* versetzt. Die Mischung wird unter Rückflusskühlung zum Sieden erhitzt und 90 min lang unter gleichmäßigem Rühren im Sieden gehalten. Nach dem Erkalten auf 60 °C werden unter ständigem Rühren 120 ml Methanol *R* zugesetzt. Die Lösung wird durch einen Glassintertiegel (16) (2.1.2) filtriert. Kolben und Tiegel werden mit 25 ml einer Mischung von 40 ml Toluol *R* und 60 ml Methanol *R* gespült und die Spülflüssigkeit wird dem Filtrat zugesetzt. Das Filtrat wird mit der gleichen Lösungsmittelmischung zu 250 ml verdünnt.

Prüflösung II: *Die Prüflösung II muss innerhalb von 4 h nach Herstellung verwendet werden.*

25 g Material werden in einem Kolben aus Borosilicatglas mit Schliff mit 500 ml Wasser *R* versetzt. Die Mischung wird unter Rückflusskühlung zum Sieden erhitzt, 5 h lang im Sieden gehalten und die Flüssigkeit nach dem Erkalten dekantiert. Ein Teil der Lösung wird für die Prüfung „Aussehen der Lösung" abgetrennt, der Rest wird durch einen Glassintertiegel (16) (2.1.2) filtriert.

Aussehen der Lösung: Die Prüflösung II muss klar (2.2.1) und farblos (2.2.2, Methode II) sein.

Sauer oder alkalisch reagierende Substanzen: 100 ml Prüflösung II werden mit 0,15 ml BMP-Mischindikator-Lösung *R* versetzt. Bis zum Farbumschlag des Indikators nach Blau darf höchstens 1,0 ml Natriumhydroxid-Lösung (0,01 mol · l^{-1}) verbraucht werden. Weitere 100 ml Prüflösung II werden mit 0,2 ml Methylorange-Lösung *R* versetzt. Bis zum Beginn des Farbumschlags des Indikators von Gelb nach Orange dürfen höchstens 1,5 ml Salzsäure (0,01 mol · l^{-1}) verbraucht werden.

Absorption (2.2.25): höchstens 0,2; an der Prüflösung II bei jeder Wellenlänge zwischen 220 und 340 nm gemessen

Reduzierende Substanzen: 20 ml Prüflösung II werden mit 1 ml verdünnter Schwefelsäure *R* und 20 ml Kaliumpermanganat-Lösung (0,002 mol · l^{-1}) versetzt. Die Mischung wird unter Rückflusskühlung zum Sieden erhitzt, 3 min lang im Sieden gehalten und anschließend sofort abgekühlt. Nach Zusatz von 1 g Kaliumiodid *R* und 0,25 ml Stärke-Lösung *R* als Indikator wird die Lösung unverzüglich mit Natriumthiosulfat-Lösung (0,01 mol · l^{-1}) titriert. Eine Blindtitration wird durchgeführt. Die Differenz zwischen den bei den beiden Titrationen verbrauchten Volumen darf höchstens 0,5 ml betragen.

Amide, Stearate: Dünnschichtchromatographie (2.2.27)

Untersuchungslösung: 100 ml Prüflösung I werden im Vakuum bei 45 °C zur Trockne eingedampft. Der Rückstand wird in 2 ml angesäuertem Dichlormethan *R* gelöst.

Referenzlösung a: 20 mg Stearinsäure *CRS* (Kunststoffadditiv 19) werden in 10 ml Dichlormethan *R* gelöst.

Referenzlösung b: 40 mg Kunststoffadditiv 20 *CRS* werden in 20 ml Dichlormethan *R* gelöst.

Referenzlösung c: 40 mg Kunststoffadditiv 21 *CRS* werden in 20 ml Dichlormethan *R* gelöst.

Platten: 2 DC-Platten mit Kieselgel F_{254} *R*

A. *Fließmittel:* wasserfreies Ethanol *R*, Trimethylpentan *R* (25:75 *V/V*)

Auftragen: 10 µl

Laufstrecke: 10 cm

Trocknen: an der Luft

Detektion: Die Platte wird mit einer Lösung von Dichlorphenolindophenol *R* (2 g · l^{-1}) in wasserfreiem Ethanol *R* besprüht und einige Minuten lang im Trockenschrank bei 120 °C erhitzt, um die Flecke zu intensivieren.

Grenzwert: Ein dem Kunststoffadditiv 19 entsprechender Fleck im Chromatogramm der Untersuchungslösung darf nicht intensiver sein als der Fleck im Chromatogramm der Referenzlösung a.

B. *Fließmittel A:* Hexan *R*

Fließmittel B: Methanol *R*, Dichlormethan *R* (5:95 *V/V*)

Auftragen: 10 µl

Entwicklung A: 13 cm mit Fließmittel A

Trocknen A: an der Luft

Entwicklung B: 10 cm mit Fließmittel B

Trocknen B: an der Luft

Detektion: Die Platte wird mit einer Lösung von Molybdatophosphorsäure *R* (40 g · l^{-1}) in wasserfreiem Ethanol *R* besprüht und im Trockenschrank bei 120 °C erhitzt, bis Flecke sichtbar werden.

Grenzwert: Den Kunststoffadditiven 20 und/oder 21 entsprechende Flecke im Chromatogramm der Untersuchungslösung dürfen nicht intensiver sein als der entsprechende Fleck im Chromatogramm der Referenzlösung b beziehungsweise c.

Phenolische Antioxidanzien: Flüssigchromatographie (2.2.29)

Lösungsmittelmischung: Acetonitril *R*, Tetrahydrofuran *R* (50:50 *V/V*)

Untersuchungslösung a: 50 ml Prüflösung I werden im Vakuum bei 45 °C zur Trockne eingedampft. Der Rückstand wird in 5,0 ml Lösungsmittelmischung gelöst.

Untersuchungslösung b: 50 ml Prüflösung I werden im Vakuum bei 45 °C zur Trockne eingedampft. Der Rückstand wird in 5,0 ml Dichlormethan *R* gelöst.

Referenzlösung a: 25,0 mg Butylhydroxytoluol *CRS* (Kunststoffadditiv 07), 40,0 mg Kunststoffadditiv 10 *CRS*, 40,0 mg Kunststoffadditiv 09 *CRS* und 40,0 mg Kunststoffadditiv 11 *CRS* werden in 10 ml Lösungsmittelmischung gelöst. 2 ml Lösung werden mit der Lösungsmittelmischung zu 50,0 ml verdünnt.

Referenzlösung b: 40,0 mg Kunststoffadditiv 11 *CRS* und 40,0 mg Kunststoffadditiv 12 *CRS* werden in 10 ml Dichlormethan *R* gelöst. 2 ml Lösung werden mit Dichlormethan *R* zu 50,0 ml verdünnt.

Säule
- Größe: *l* = 0,25 m, ∅ = 4,6 mm
- Stationäre Phase: octadecylsilyliertes Kieselgel zur Chromatographie *R* (5 µm)

Mobile Phase: Wasser *R*, Tetrahydrofuran *R*, Acetonitril *R* (10:30:60 *V/V/V*)

Durchflussrate: 1,5 ml · min^{-1}

Detektion: Spektrometer bei 280 nm

Einspritzen: 20 µl; Untersuchungslösung a, Referenzlösung a

Eignungsprüfung: Referenzlösung a
- Auflösung: mindestens 2,0 zwischen den Peaks der Kunststoffadditive 09 und 10
- Anzahl der theoretischen Böden: mindestens 2500 für den Peak des Kunststoffadditivs 07

Grenzwerte
- Das Chromatogramm der Untersuchungslösung a darf nur Hauptpeaks mit einer Retentionszeit von mehr als 2 min enthalten, die den Peaks im Chromatogramm der Referenzlösung a entsprechen.
- Die Flächen der Peaks im Chromatogramm der Untersuchungslösung a dürfen nicht größer sein als die Flächen der entsprechenden Peaks im Chromatogramm der Referenzlösung a, mit Ausnahme des letzten Peaks im Chromatogramm der Referenzlösung a.

Wenn das Chromatogramm der Untersuchungslösung a einen Peak mit der gleichen Retentionszeit wie der des zuletzt eluierten Antioxidans der Referenzlösung a zeigt, wird die Prüfung wie beschrieben durchgeführt, mit folgenden Änderungen:

Mobile Phase: Wasser *R*, 2-Propanol *R*, Methanol *R* (5:45:50 *V/V/V*)

Einspritzen: 20 µl; Untersuchungslösung b, Referenzlösung b

Eignungsprüfung: Referenzlösung b
- Auflösung: mindestens 2,0 zwischen den Peaks der Kunststoffadditive 11 und 12

Grenzwerte
- Das Chromatogramm der Untersuchungslösung b darf nur Hauptpeaks mit einer Retentionszeit von mehr als 3 min enthalten, die den Peaks im Chromatogramm der Referenzlösung b entsprechen.
- Die Flächen der Peaks im Chromatogramm der Untersuchungslösung b dürfen nicht größer sein als die Flächen der entsprechenden Peaks im Chromatogramm der Referenzlösung b.

Sulfatasche (2.4.14): höchstens 1,2 Prozent, mit 5,0 g Substanz bestimmt

Gehaltsbestimmung

0,250 bis 1,000 g Material, entsprechend dem Vinylacetat-Gehalt des Copolymers, werden in einem 300-ml-Erlenmeyerkolben mit Schliff und Magnetrührer mit

40 ml Xylol *R* versetzt. Die Mischung wird unter Rückflusskühlung zum Sieden erhitzt, 4 h lang unter Rühren im Sieden gehalten und ohne das Rühren zu unterbrechen erkalten gelassen, bis sich ein Niederschlag zu bilden beginnt. Anschließend werden langsam 25,0 ml ethanolische Kaliumhydroxid-Lösung *R* 1 zugesetzt. Die Mischung wird unter Rückflusskühlung zum Sieden erhitzt und unter Rühren 3 h lang im Sieden gehalten. Die Lösung wird unter fortgesetztem Rühren erkalten gelassen und der Kühler mit 50 ml Wasser *R* gespült. 30,0 ml Schwefelsäure (0,05 mol · l^{-1}) werden dem Kolben zugesetzt. Der Kolbeninhalt wird in ein 400-ml-Becherglas gegeben, der Kolben 2-mal mit je 50 ml einer Lösung von wasserfreiem Natriumsulfat *R* (200 g · l^{-1}) und 3-mal mit je 20 ml Wasser *R* gespült und die gesamte Spülflüssigkeit dem Becherglas mit der Ausgangslösung zugesetzt.

Die überschüssige Schwefelsäure wird mit Natriumhydroxid-Lösung (0,1 mol · l^{-1}) titriert und der Endpunkt mit Hilfe der Potentiometrie (2.2.20) bestimmt. Eine Blindtitration wird durchgeführt.

1 ml Schwefelsäure (0,05 mol · l^{-1}) entspricht 8,609 mg Vinylacetat.

3.3 Behältnisse für Blut und Blutprodukte vom Menschen und Materialien zu deren Herstellung; Transfusionsbestecke und Materialien zu deren Herstellung; Spritzen

10.3/3.03.04.00

3.3.4 Sterile Kunststoffbehältnisse für Blut und Blutprodukte vom Menschen

Die Behältnisse oder Beutel aus Kunststoff für die Entnahme, Lagerung, Verarbeitung und Verabreichung von Blut und Blutprodukten werden aus einem oder mehreren Polymeren und, falls erforderlich, mit bestimmten Zusatzstoffen (Additiven) hergestellt. Zusammensetzung wie auch Herstellungsbedingungen sind bei den zuständigen Behörden registriert, entsprechend der nationalen Gesetzgebung und internationalen Vereinbarungen.

Wenn die Zusammensetzung der Materialien, welche die verschiedenen Teile der Behältnisse bilden, mit den entsprechenden Spezifikationen übereinstimmt, werden sie nach diesen Vorschriften geprüft (siehe „3.1 Material zur Herstellung von Behältnissen" und Unterkapitel sowie „3.3 Behältnisse für Blut und Blutprodukte vom Menschen und Materialien zu deren Herstellung; Transfusionsbesteck und Materialien zu deren Herstellung; Spritzen" und Unterkapitel).

Andere als im Arzneibuch beschriebene Materialien dürfen verwendet werden, vorausgesetzt, dass ihre Zusammensetzung durch die zuständige Behörde genehmigt wurde und dass die aus diesen Materialien hergestellten Behältnisse den Anforderungen dieses Allgemeinen Kapitels entsprechen.

Unter normalen Verwendungsbedingungen darf das Material weder Monomere oder andere Substanzen in möglicherweise schädlichen Mengen abgeben noch anomale Veränderungen im Blut verursachen.

Bestandteile aus Tinte, Leim oder Klebstoffen, die für Markierungen oder für die Beschriftung verwendet werden, dürfen nicht in einer Menge in den Inhalt des Behältnisses migrieren, die die Stabilität des Inhalts beeinträchtigt oder ein Toxizitätsrisiko darstellt.

Die Behältnisse dürfen je nach Verwendungszweck Stabilisatorlösungen enthalten; sie werden in sterilem Zustand in Verkehr gebracht.

Jedes Behältnis ist mit geeigneten Anschlüssen für die vorgesehene Verwendung versehen. Das Behältnis kann aus einer einzigen Einheit bestehen oder der Entnahmebeutel ist durch einen oder mehrere Schläuche mit einem oder mehreren Zweitbeuteln verbunden, um die Auftrennung der Blutkomponenten in einem geschlossenen System zu erlauben.

Die Anschlüsse sind in Form und Größe geeignet, das Transfusionsbesteck in geeigneter Weise anzuschließen. Die Schutzhüllen der Entnahmenadeln und des Transfusionsbestecks müssen Sterilität gewährleisten. Sie müssen unbefugte Eingriffe erkennen lassen (Originalitätsverschluss) und trotzdem leicht entfernbar sein.

Das Füllvolumen der Behältnisse muss in einem bestimmten, von der zuständigen Behörde vorgeschriebenen Verhältnis zum Nennvolumen und zu der geeigneten Menge Stabilisatorlösung stehen. Unter Nennvolumen wird das im Behältnis zu sammelnde Volumen Blut verstanden.

Die Form der Behältnisse muss so beschaffen sein, dass die gefüllten Behältnisse zentrifugiert werden können.

Die Behältnisse sind mit einer geeigneten Aufhänge- oder Fixiervorrichtung versehen. Entnahme, Lagerung, Verarbeitung und Verabreichung dürfen dadurch nicht behindert werden.

Eigenschaften

Das Behältnis ist ausreichend durchsichtig, damit eine angemessene visuelle Prüfung des Inhalts vor und nach der Blutentnahme möglich ist, und so elastisch, dass ein minimaler Widerstand beim Füllen und Entleeren unter den üblichen Verwendungsbedingungen auftritt.

Das Behältnis darf höchstens 5 ml Luft enthalten.

Prüfung

Prüflösung I: Das Behältnis wird mit 100 ml einer sterilen, pyrogenfreien Lösung von Natriumchlorid *R* ($9\ g \cdot l^{-1}$) gefüllt. Das Behältnis wird verschlossen und autoklaviert, wobei die Temperatur des Füllguts 30 min lang bei 110 °C gehalten wird.

Wenn das zu prüfende Behältnis eine Stabilisatorlösung enthält, wird es entleert und mit 250 ml Wasser *R* von 20 ± 1 °C gewaschen. Die Waschflüssigkeit wird verworfen.

Prüflösung II: In ein Behältnis wird ein dem vorgesehenen Volumen Stabilisatorlösung entsprechendes Volumen Wasser *R* gefüllt. Das Behältnis wird verschlossen und so autoklaviert, dass die Temperatur des Wassers 30 min lang bei 110 °C gehalten wird. Nach dem Abkühlen wird das Behältnis mit Wasser *R* bis zum Nennvolumen aufgefüllt.

Wenn das zu prüfende Behältnis eine Stabilisatorlösung enthält, wird das Behältnis wie vorstehend beschrieben geleert und gewaschen.

Widerstandsfähigkeit beim Zentrifugieren: Ein dem Nennvolumen entsprechendes Volumen Wasser *R*, das mit 1 ml verdünnter Salzsäure *R* angesäuert wurde, wird in das Behältnis eingefüllt. Das Behältnis wird mit saugfähigem Papier umwickelt, das mit einer 1:5 verdünnten Bromphenolblau-Lösung *R* 1 oder einem anderen geeigneten Indikator imprägniert und getrocknet wurde. Nach 10 min langem Zentrifugieren bei 5000 *g* dürfen weder ein auf dem Indikatorpapier feststellbares Auslaufen noch eine bleibende Verformung auftreten.

Reißfestigkeit: Ein dem Nennvolumen entsprechendes Volumen Wasser *R*, das mit 1 ml verdünnter Salzsäure *R* angesäuert wurde, wird in das Behältnis eingefüllt. Das Behältnis wird an der dem Entnahmestutzen entgegengesetzten Aufhängevorrichtung aufgehängt. Entlang der Achse des Entnahmestutzens wird 5 s lang eine plötzlich einsetzende Kraft von 20 N (2,05 Kilopond) angelegt. Dies wird an jedem Füll- und Entleerungsstutzen

Behältnisse

wiederholt. Weder ein Riss noch eine Verschleißerscheinung dürfen auftreten.

Dichtigkeit: Das zuvor der Prüfung „Reißfestigkeit" unterzogene Behältnis wird zwischen 2 Platten gelegt, die mit absorbierendem, mit einer 1:5 verdünnten Bromphenolblau-Lösung *R* 1 oder einem anderen geeigneten Indikator imprägnierten und getrockneten Papier bedeckt sind. Die Platten werden innerhalb von 1 min mit steigendem Druck so zusammengedrückt, dass der Überdruck im Behältnis 67 kPa (Differenz zwischen angelegtem und atmosphärischem Druck) erreicht. Der Druck wird 10 min lang aufrechterhalten. Auf dem Indikatorpapier darf sich kein feststellbares Auslaufen zeigen, insbesondere bei den Stutzen und Schweißnähten.

Dampfdurchlässigkeit: Wenn das Behältnis eine Stabilisatorlösung enthält, wird es mit einer Menge einer Lösung von Natriumchlorid *R* ($9 \text{ g} \cdot \text{l}^{-1}$) gefüllt, die der Menge Blut entspricht, für die es vorgesehen ist.

Wenn das Behältnis leer ist, wird es mit der gleichen Mischung aus Stabilisatorlösung und Natriumchlorid-Lösung gefüllt. Das verschlossene Behältnis wird gewogen und 21 Tage lang bei 5 ± 1 °C und einer relativen Luftfeuchte von 50 ± 5 Prozent gelagert. Nach dieser Zeit darf der Masseverlust höchstens 1 Prozent betragen.

Entleerung unter Druck: Das Behältnis wird mit einer dem Nennvolumen entsprechenden Menge Wasser *R* von 5 ± 1 °C gefüllt. An einem Stutzen wird ein Transfusionsschlauch ohne Nadel befestigt. Das Behältnis wird so zusammengedrückt, dass während der gesamten Entleerung ein innerer Überdruck von 40 kPa (Differenz zwischen atmosphärischem und angelegtem Druck) erhalten bleibt. Das Behältnis muss sich in weniger als 2 min entleeren lassen.

Füllgeschwindigkeit: Das Behältnis wird mit dem Blutentnahmeschlauch, an dem sich die Venenkanüle befindet, an ein Reservoir angeschlossen, welches eine geeignete Lösung der gleichen Viskosität wie Blut, so etwa eine Lösung von Saccharose *R* ($335 \text{ g} \cdot \text{l}^{-1}$) bei 37 °C, enthält. Der innere Überdruck im Reservoir beträgt 9,3 kPa (Differenz zwischen atmosphärischem und angewandtem Druck). Der Boden des Reservoirs und der obere Teil des Behältnisses werden auf gleicher Höhe gehalten. Das nach 8 min in das Behältnis geflossene Volumen Flüssigkeit muss mindestens gleich dem Nennvolumen sein.

Stabilität bei Temperaturveränderungen: Das Behältnis wird in einen geeigneten geschlossenen Raum bei einer Anfangstemperatur von 20 bis 23 °C gestellt. Das Behältnis wird rasch auf –80 °C tiefgekühlt und bei dieser Temperatur 24 h lang aufbewahrt. Dann wird die Temperatur auf 50 °C erhöht und 12 h lang gehalten. Nach Erkalten auf Raumtemperatur muss das Behältnis folgenden Prüfungen entsprechen: Widerstandsfähigkeit beim Zentrifugieren, Reißfestigkeit, Dichtigkeit, Dampfdurchlässigkeit, Entleerung unter Druck und Füllgeschwindigkeit.

Durchsichtigkeit: Das leere Behältnis wird mit einer dem Nennvolumen entsprechenden Menge Opaleszenz-Stammsuspension (2.2.1) gefüllt, die so weit verdünnt wurde, dass die Absorption (2.2.25), bei 640 nm gemessen, 0,37 bis 0,43 beträgt (Verdünnung etwa 1:16). In der Durchsicht muss die Trübung der Suspension im Vergleich zu einem mit Wasser *R* gefüllten Behältnis wahrnehmbar sein.

Extrahierbare Substanzen: Die Prüfungen sind in der Art und Weise durchzuführen, dass sie den Bedingungen der Verwendungspraxis hinsichtlich Kontakt zwischen Behältnis und Inhalt möglichst nahekommen.

Die Kontaktbedingungen und die mit den Eluaten durchzuführenden Prüfungen sind je nach Material für jeden Behältnistyp im Einzelnen vorgeschrieben.

Hämolytische Effekte in Puffersystemen

Puffer-Stammlösung: 90,0 g Natriumchlorid *R*, 34,6 g Natriummonohydrogenphosphat-Dodecahydrat *R* und 2,43 g Natriumdihydrogenphosphat *R* werden in Wasser *R* zu 1000 ml gelöst.

Pufferlösung A_0: 30,0 ml Puffer-Stammlösung werden mit 10,0 ml Wasser *R* versetzt.

Pufferlösung B_0: 30,0 ml Puffer-Stammlösung werden mit 20,0 ml Wasser *R* versetzt.

Pufferlösung C_0: 15,0 ml Puffer-Stammlösung werden mit 85,0 ml Wasser *R* versetzt.

In 3 Zentrifugengläser werden je 1,4 ml Prüflösung II gegeben. In Glas I werden 0,1 ml Pufferlösung A_0, in Glas II 0,1 ml Pufferlösung B_0 und in Glas III 0,1 ml Pufferlösung C_0 gegeben. Jedem Glas werden 0,02 ml frisches heparinisiertes Blut vom Menschen zugesetzt, der Inhalt wird gut gemischt und 40 min lang im Wasserbad bei 30 ± 1 °C erwärmt. Blut, das vor höchstens 3 h entnommen wurde, oder mit CPD(Citrate Phosphate Dextrose)-Stabilisatorlösung konserviertes Blut, das vor höchstens 24 h entnommen wurde, wird verwendet.

3 Lösungen werden wie folgt hergestellt:

- 3,0 ml Pufferlösung A_0 und 12,0 ml Wasser *R* (Lösung A_1)
- 4,0 ml Pufferlösung B_0 und 11,0 ml Wasser *R* (Lösung B_1)
- 4,75 ml Pufferlösung B_0 und 10,25 ml Wasser *R* (Lösung C_1).

In die Gläser I, II und III werden 1,5 ml Lösung A_1, 1,5 ml Lösung B_1 beziehungsweise 1,5 ml Lösung C_1 gegeben. Gleichzeitig und in gleicher Weise werden 3 andere Gläser vorbereitet, jedoch anstelle von Prüflösung II wird Wasser *R* verwendet. Die Zentrifugengläser mit Untersuchungs- und Referenzlösung werden gleichzeitig und in derselben Horizontalzentrifuge 5 min lang bei genau 2500 *g* zentrifugiert. Danach wird die Absorption (2.2.25) der Flüssigkeiten bei 540 nm gegen Puffer-Stammlösung als Kompensationsflüssigkeit gemessen. Der hämolytische Index in Prozent wird nach folgender Formel berechnet:

$$\frac{A_{\text{exp}}}{A_{100}} \cdot 100$$

A_{100} = Absorption der Lösung in Glas III

A_{exp} = Absorption der Lösungen in Glas I oder II oder der entsprechenden Referenzlösungen

Die Lösung in Glas I darf nur einen hämolytischen Index von höchstens 10 Prozent haben und der hämolytische Index der Lösung in Glas II darf sich um höchstens 10 Prozent von demjenigen der entsprechenden Referenzlösung unterscheiden.

Sterilität (2.6.1): Die Behältnisse müssen der Prüfung entsprechen. 100 ml einer sterilen Lösung von Natriumchlorid *R* (9 g · l^{-1}) werden unter aseptischen Bedingungen in das Behältnis gefüllt. Um die inneren Wände vollständig zu befeuchten, wird das Behältnis geschüttelt. Der Inhalt wird durch einen Membranfilter filtriert. Der Membranfilter wird wie in der „Prüfung auf Sterilität“ vorgeschrieben auf ein geeignetes Nährmedium gebracht.

Pyrogene (2.6.8): Die Prüflösung I muss der Prüfung entsprechen. Jedem Kaninchen werden 10 ml Lösung je Kilogramm Körpermasse injiziert.

Lagerung

Die Behältnisse sind in verschweißten Schutzhüllen verpackt.

Die Schutzhüllen müssen so zugeschweißt sein, dass sie nicht ohne sichtbare Spuren geöffnet und wieder verschlossen werden können.

Beschriftung

Die Beschriftung entspricht der nationalen Gesetzgebung und internationalen Vereinbarungen.

10.3/3.03.08.00

3.3.8 Sterile Einmalspritzen aus Kunststoff

Dieses Allgemeine Kapitel dient zur Information.

Definition

Sterile Einmalspritzen aus Kunststoff sind Medizinprodukte, die zur unmittelbaren Verabreichung von Zubereitungen zur Injektion bestimmt sind. Sie werden steril und frei von Bakterien-Endotoxinen in den Verkehr gebracht und dürfen nach dem Gebrauch nicht erneut verwendet oder sterilisiert werden. Sie bestehen aus einem Spritzenkörper und einem Kolben, der mit einem Dichtungsring aus Elastomer versehen sein kann, und können mit einer Nadel, die fest verbunden und nicht abnehmbar sein kann, ausgestattet sein. Jede Spritze wird zur Gewährleistung der Sterilität einzeln verpackt in den Verkehr gebracht.

Der Spritzenkörper ist genügend durchsichtig, um ohne Schwierigkeiten die Volumen ablesen sowie Fremdpartikeln und Luftblasen erkennen zu können.

Die Kunststoff- und Elastomermaterialien, aus denen Spritzenkörper und -kolben hergestellt sind, entsprechen den betreffenden Spezifikationen oder den Anforderungen der zuständigen Behörde. Die am häufigsten verwendeten Materialien sind Polyethylen und Polypropylen. Die Spritzen entsprechen hinsichtlich Abmessungen und Funktionstüchtigkeit den geltenden Normen.

An der Innenseite des Spritzenkörpers kann Siliconöl (3.1.8) aufgetragen sein. Dabei darf jedoch keine überschüssige Menge verbleiben, die den Inhalt während der Verwendung verunreinigt.

Tinte, Leim und Klebstoffe, die für Markierungen auf der Spritze oder auf der Verpackung und, falls erforderlich, für den Zusammenbau der Spritze und ihrer Verpackung verwendet werden, dürfen nicht durch die Wände migrieren.

Prüfung auf Reinheit

Prüflösung: Die Prüflösung wird so hergestellt, dass eine Verunreinigung mit Fremdpartikeln vermieden wird. Eine ausreichende Anzahl Spritzen wird verwendet, um 50 ml Prüflösung herzustellen. Die Spritzen werden mit Wasser *R* bis zum Nennvolumen gefüllt und 24 h lang bei 37 °C aufbewahrt. Die Inhalte werden in einem geeigneten Gefäß aus Borosilicatglas gesammelt.

Aussehen der Lösung: Die Prüflösung muss klar (2.2.1), farblos (2.2.2, Methode II) und praktisch frei von festen Fremdpartikeln sein.

Sauer oder alkalisch reagierende Substanzen: 20 ml Prüflösung werden mit 0,1 ml Bromthymolblau-Lösung *R* 1 versetzt. Bis zum Farbumschlag des Indikators dürfen höchstens 0,3 ml Natriumhydroxid-Lösung (0,01 mol · l^{-1}) oder Salzsäure (0,01 mol · l^{-1}) verbraucht werden.

Absorption (2.2.25): höchstens 0,40; an der Prüflösung bei jeder Wellenlänge zwischen 220 und 360 nm gemessen

Ethylenoxid: Head-Space-Gaschromatographie (2.2.28) gekoppelt mit Massenspektrometrie (2.2.43)

Die Referenzlösungen müssen unmittelbar vor Gebrauch hergestellt werden.

Probe: Die Probe wird zu kleinen Partikeln zermahlen. In Abhängigkeit vom im Kunststoffteil erwarteten Ethylenoxidrückstand werden 0,10 bis 3,00 g Probe in eine 20-ml-Probeflasche eingewogen. Die Probeflasche wird anschließend verschlossen. Bei Kunststoffmaterialien, die wenig Ethylenoxid abgeben (beispielsweise cyclische Olefinpolymere und Copolymere), wird die Probeflasche vor dem ersten Einspritzen mindestens 15 h lang im Trockenschrank bei 120 °C erhitzt (vorgeschaltete thermische Extraktion).

Referenzlösung a: 1,0 ml Ethylenoxid-Stammlösung *R* 1 wird mit wasserfreiem Ethanol *R* zu 50,0 ml verdünnt (1000 µg Ethylenoxid je Milliliter). *Falls die Lösung mit einem im Handel erhältlichen Ethylenoxid-Standard aus einem bereits geöffneten Behälter hergestellt wurde, ist zu bedenken, dass es infolge seiner leichten Flüchtigkeit zu Verlusten an Ethylenoxid gekommen sein kann.*

Referenzlösung b: 10 ml Referenzlösung a werden mit wasserfreiem Ethanol *R* zu 20 ml verdünnt (500 µg Ethylenoxid je Milliliter).

Referenzlösung c: 8,0 ml Referenzlösung a werden mit wasserfreiem Ethanol *R* zu 20,0 ml verdünnt (400 µg Ethylenoxid je Milliliter). 20 µl Referenzlösung c werden in eine Probeflasche gegeben, die anschließend sofort verschlossen wird.

Referenzlösung d: 6,0 ml Referenzlösung a werden mit wasserfreiem Ethanol *R* zu 20,0 ml verdünnt (300 µg Ethylenoxid je Milliliter). 20 µl Referenzlösung d werden in eine Probeflasche gegeben, die anschließend sofort verschlossen wird.

Referenzlösung e: 4,0 ml Referenzlösung a werden mit wasserfreiem Ethanol *R* zu 20,0 ml verdünnt (200 µg Ethylenoxid je Milliliter). 20 µl Referenzlösung e werden in eine Probeflasche gegeben, die anschließend sofort verschlossen wird.

Referenzlösung f: 2,0 ml Referenzlösung a werden mit wasserfreiem Ethanol *R* zu 20,0 ml verdünnt (100 µg Ethylenoxid je Milliliter). 20 µl Referenzlösung f werden in eine Probeflasche gegeben, die anschließend sofort verschlossen wird.

Referenzlösung g: 1,0 ml Referenzlösung a wird mit wasserfreiem Ethanol *R* zu 20,0 ml verdünnt (50 µg Ethylenoxid je Milliliter). 20 µl Referenzlösung g werden in eine Probeflasche gegeben, die anschließend sofort verschlossen wird.

Referenzlösung h: 0,5 ml Referenzlösung a werden mit wasserfreiem Ethanol *R* zu 20,0 ml verdünnt (25 µg Ethylenoxid je Milliliter). 20 µl Referenzlösung h werden in eine Probeflasche gegeben, die anschließend sofort verschlossen wird.

Referenzlösung i: 100 mg Acetaldehyd *R* werden mit wasserfreiem Ethanol *R* zu 100 ml verdünnt (1000 µg Acetaldehyd je Milliliter).

Referenzlösung j: 10 µl Referenzlösung i und 20 µl Referenzlösung b werden in eine Probeflasche gegeben und gemischt. Die Flasche wird unmittelbar danach verschlossen.

Säule
- Material: Quarzglas
- Größe: l = 30 m, ∅ = 0,32 mm
- Stationäre Phase: poröses Kieselgel zur Chromatographie *R* (Filmdicke 4 µm)

Ein Partikelfänger kann verwendet werden, um Beschädigungen des Detektors durch von der Säule abgelöste Partikeln zu verhindern.

Trägergas: Helium zur Chromatographie *R*

Durchflussrate: 1,0 ml · min^{-1}

Splitverhältnis: 1:50

Statische Head-Space-Bedingungen, die angewendet werden können
- Äquilibrierungstemperatur: 80 °C für weichmacherhaltiges Polyvinylchlorid; 120 °C für cyclische Olefinpolymere und Copolymere sowie für Polyurethan; 160 °C für Silicon
- Äquilibrierungszeit: 60 min
- Überleitungstemperatur: 130 °C
- Druckausgleichszeit: 0,5 min
- Einspritzzeit: 3 min
- Schüttelmodus: hohe Schüttelleistung

Temperatur

		Zeit (min)	**Temperatur (°C)**
Säule		0 – 2	100
		2 – 8,25	100 → 225
		8,25 – 13,25	225
Proben-einlass			160
Detektor	Verbindungs-leitung		260
	Strahlungsquelle		230
	Analysator		150

Detektion: Massenspektrometer; die folgenden Geräteeinstellungen haben sich als geeignet erwiesen:
- Quadrupol-Massenspektrometer mit Elektronenstoß-Ionisation (70 eV)
- Signalerfassungssystem: im SIM-Modus (single-ion monitoring) zur quantitativen Bestimmung von Ethylenoxid und im Modus vollständiger Scan (*m/z* 10 bis 350) zur Bestimmung der Identität von Ethylenoxid
- Massenspektrometer-Parameter für die Fragment-Methode (SIM) mit den folgenden Einstellungen:

Substanz	**Quantifizierungsion (*m/z*)**	**Qualifizierungsionen (*m/z*)**
Ethylen-oxid	44	29 und 15

Einspritzen: 1 ml Probe, Referenzlösungen c, d, e, f, g, h und j

Nach dem Einspritzen der Probe wird der Verschluss der Probeflasche im Abzug entfernt und die Flasche 30 s lang mit trockenem Stickstoff durchspült. Die Probeflasche wird mit einem neuen Septum und einer Kappe verschlossen und das Erhitzen und Einspritzen bis zum vollständigen Ausschöpfen wiederholt. Das vollständige Ausschöpfen ist dann erreicht, wenn die extrahierte Menge an Ethylenoxid weniger als 10 Prozent der ersten Extraktion beträgt oder wenn kein analytisch signifikanter Anstieg der aufsummierten Rückstandsmengen mehr detektiert wird.

Eignungsprüfung
- Auflösung: mindestens 1,5 zwischen den Peaks von Ethylenoxid und Acetaldehyd im Chromatogramm der Referenzlösung j
- Signal-Rausch-Verhältnis: mindestens 10 für den Peak von Ethylenoxid im Chromatogramm der Referenzlösung h

Mit der Durchführung der Prüfung an einer nicht sterilisierten Probe wird verifiziert, dass keine Peaks vorhanden sind, die den Peak von Ethylenoxid stören.

Berechnung des Gehalts: Eine Kalibrierkurve wird erstellt, indem die Mengen an Ethylenoxid in allen Referenzlösungen auf der Abszisse und die dazugehörigen Peakflächen auf der Ordinate aufgetragen werden.

Grenzwert: Falls in der Beschriftung angegeben ist, dass Ethylenoxid zum Sterilisieren verwendet wurde:
– Ethylenoxid: höchstens 10 ppm

Siliconöl: Die innere Oberfläche der Spritze in Quadratzentimetern wird nach folgender Formel berechnet

$$2\sqrt{V \cdot \pi \cdot h}$$

V = Nennvolumen der Spritze in Kubikzentimetern
h = Höhe der Graduierung in Zentimetern

Eine ausreichende Anzahl Spritzen wird verwendet, um eine innere Oberfläche von 100 bis 200 cm^2 zu erhalten. Jede Spritze wird zur Hälfte des Nennvolumens mit Dichlormethan *R* gefüllt, die andere Hälfte des Nennvolumens wird mit Luft aufgefüllt. Die dem Nennvolumen entsprechende innere Oberfläche der Spritze wird mit dem Lösungsmittel gespült, indem die Spritze 10-mal umgedreht wird, wobei der Nadelansatz mit einem Finger verschlossen wird, der mit einem gegen Dichlormethan inerten Kunststofffilm bedeckt ist. Die Extrakte werden in einer tarierten Schale gesammelt und die Extraktion wiederholt. Die vereinigten Extrakte werden im Wasserbad zur Trockne eingedampft und 1 h lang bei 100 bis 105 °C getrocknet. Der Rückstand wird gewogen und darf höchstens 0,25 mg je Quadratzentimeter der inneren Oberfläche betragen.

Der Rückstand wird mit Hilfe der IR-Spektroskopie (2.2.24) geprüft.

Vergleich: Siliconöl *CRS*

Reduzierende Substanzen: 20,0 ml Prüflösung werden mit 1 ml verdünnter Schwefelsäure *R* und 20,0 ml Kaliumpermanganat-Lösung ($0{,}002\ mol \cdot l^{-1}$) versetzt. Die Lösung wird zum Rückfluss erhitzt und 3 min lang im Sieden gehalten, sofort abgekühlt, mit 1 g Kaliumiodid *R* versetzt und unmittelbar nach Zusatz von 0,25 ml Stärke-Lösung *R* als Indikator mit Natriumthiosulfat-Lösung ($0{,}01\ mol \cdot l^{-1}$) titriert. Eine Blindtitration wird mit 20,0 ml Wasser *R* durchgeführt. Die Differenz zwischen den bei den beiden Titrationen verbrauchten Volumen darf höchstens 3,0 ml betragen.

Durchsichtigkeit: In einem Blindversuch wird eine Spritze mit Wasser *R* gefüllt. Eine weitere Spritze wird mit einer im Verhältnis 1:10 verdünnten Opaleszenz-Stammsuspension (2.2.1), die zuvor 24 h lang bei 20 ± 2 °C aufbewahrt wurde, gefüllt. Die Spritzen werden mit bloßem Auge im diffusen Tageslicht gegen einen schwarzen Hintergrund verglichen. Die Opaleszenz der Suspension ist gegenüber der Blindlösung erkennbar.

Sterilität (2.6.1): *Spritzen, die als „Steril" gekennzeichnet sind, müssen der Prüfung entsprechen, die wie folgt ausgeführt wird:* Unter aseptischen Bedingungen wird die Stückpackung geöffnet und die Spritze herausgenommen und zerlegt. Jedes Einzelteil wird in ein geeignetes Gefäß gegeben, das so viel Nährmedium enthält, dass das Teil vollständig bedeckt ist. Beide empfohlenen Nährmedien werden verwendet (2.6.1).

Spritzen, die als „Nur innen steril" gekennzeichnet sind, müssen der Prüfung entsprechen, die wie folgt ausgeführt wird: Für jede Spritze werden 50 ml Nährmedium verwendet. Unter aseptischen Bedingungen wird der Nadelschutz entfernt und die Nadel in das Nährmedium eingetaucht. Die Spritze wird 5-mal gespült, indem der Kolben bis zur höchsten Stellung gezogen wird.

Bakterien-Endotoxine (2.6.14): weniger als 0,5 I. E. Bakterien-Endotoxine je Milliliter, abgesehen von begründeten und zugelassenen Fällen mit 10 Spritzen bestimmt, die mit einem Extraktionsvolumen von 40 ml Wasser zur BEP gefüllt sind

Beschriftung

Die Beschriftung gibt an, dass, falls zutreffend, die Spritze mit Ethylenoxid sterilisiert wurde.

4 Reagenzien

Reagenzien-Verzeichnis

4.1.1 Reagenzien

Neue Reagenzien

N-(α)-Acetyl-L-lysin *R*
N-(ε)-Acetyl-L-lysin *R*
Acetylsalicylsäure *R*
Calcium-bis(formylhomotaurin) *R*
5-Carboxyuracil *R*
Cyanopropylphenylen(6)methyl(94)polysiloxan *R*
Dichlormethan *R* 1
Diosgenin *R*
Ganoderinsäure A *R*
Isovitexin *R*
Kieselgel zur Chromatographie, carbamoylsilyliertes *R*
Kieselgel zur Chromatographie (Hybridmaterial), octylsilyliertes, ethanverbrücktes, nachsilanisiertes *R*
Kieselgel zur Chromatographie, hydroxypropylsilyliertes *R*
Kieselgel zur Chromatographie mit festem Kern, octylsilyliertes *R*
Lysinhydrochlorid *R*
Methanol *R* 3
2-Methylpyridin *R*
Natrium-2-methyl-2-thiazolin-4-carboxylat *R*
N-Nitrosodiethylamin, deuteriertes *R*
N-Nitrosoethylmethylamin *R*
Orientin *R*
Polymethacrylatgel, butyliertes *R*
Vitexin-2″-*O*-rhamnosid *R*

Revidierte Reagenzien

Agarose zur Chromatographie, quer vernetzte *R*
Ameisensäure *R*
Aucubin *R*
Dichlormethan, angesäuertes *R*
Kieselgel zur Chromatographie, cyanopropylsilyliertes, nachsilanisiertes, desaktiviertes *R*
Kieselgel zur Chromatographie, octadecylsilyliertes, desaktiviertes *R*
Kieselgel zur Chromatographie, octadecylsilyliertes, nachsilanisiertes, desaktiviertes *R*
Kieselgel zur Chromatographie, octylsilyliertes, desaktiviertes *R*
Kieselgel zur Chromatographie, octylsilyliertes, nachsilanisiertes, desaktiviertes *R*
Kieselgel zur Chromatographie, phenylsilyliertes, nachsilanisiertes, desaktiviertes *R*
Mercaptopurin-Monohydrat *R*
Nicotinamid-Adenin-Dinukleotid *R*
Polymer zur Chromatographie, siliciumorganisches, mehrschichtiges, octadecylsilyliertes, nachsilanisiertes *R**
Schwefel *R*

Hinweis: Die Titeländerung des mit * markierten Reagenzes wurde aus der Ph. Eur. 10.5 vorgezogen.

Hinweis: Die Berichtigungen folgender Reagenzien wurden bereits im Grundwerk 2020 zur 10. Ausgabe (10.0) vorgezogen beziehungsweise waren dort bereits korrekt:

2-Chlorbenzoesäure *R*
Dinitrobenzoylchlorid *R*
Kaliumchlorid-Lösung (0,1 mol · l^{-1}) *R*
Linolenylalkohol *R*
p-Phenylendiamindihydrochlorid *R*
Tetramethylammoniumchlorid *R*

Berichtigte Reagenzien

β-Ecdysteron *R*

4.3 Chemische Referenzsubstanzen (*CRS*), Biologische Referenzzubereitungen (*BRP*), Referenzstandards für pflanzliche Drogen (*HRS*), Referenzspektren

Siehe dort

4.1.1 Reagenzien

A

N-(α)-Acetyl-L-lysin *R* 1209700

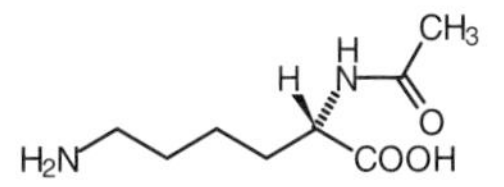

$C_8H_{16}N_2O_3$ M_r 188,2
CAS Nr. 1946-82-3

(2*S*)-2-Acetamido-6-aminohexansäure

N-(ε)-Acetyl-L-lysin *R* 1209600

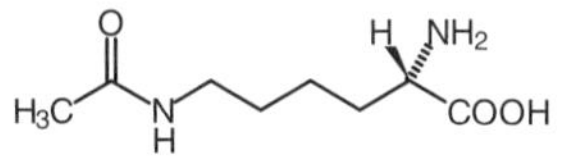

$C_8H_{16}N_2O_3$ M_r 188,2
CAS Nr. 692-04-6

(2*S*)-6-Acetamido-2-aminohexansäure

Acetylsalicylsäure *R* 1209400

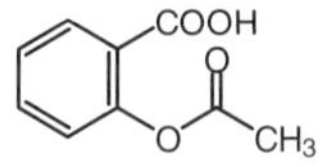

$C_9H_8O_4$ M_r 180,2
CAS Nr. 50-78-2

2-(Acetyloxy)benzoesäure

Weißes bis fast weißes, kristallines Pulver oder farblose Kristalle; schwer löslich in Wasser, leicht löslich in Ethanol 96 %

Agarose zur Chromatographie, quer vernetzte *R* 1001900

CAS Nr. 61970-08-9

Die Substanz wird aus Agarose durch Reaktion mit 2,3-Dibrompropanol unter stark alkalischen Reaktionsbedingungen hergestellt.

Die gequollenen Agarose-Kügelchen liegen als Suspension vor.

Die Substanz wird in der Ausschlusschromatographie zur Trennung von Proteinen und von Polysacchariden verwendet.

Ameisensäure *R* 1039300

HCOOH

CH_2O_2 M_r 46,03
CAS Nr. 64-18-6

Gehalt: mindestens 98,0 Prozent (*m/m*)

Farblose, ätzende Flüssigkeit; mischbar mit Wasser und mit Ethanol 96 %

d_{20}^{20}: etwa 1,22

Gehaltsbestimmung: Ein Erlenmeyerkolben, der 10 ml Wasser *R* enthält, wird genau gewogen. Nach raschem Zusatz von etwa 1 ml Substanz wird der Ansatz erneut genau gewogen. Die Lösung wird mit 50 ml Wasser *R* verdünnt und mit Natriumhydroxid-Lösung (1 mol · l^{-1}) titriert. Der Endpunkt wird mit Hilfe der Potentiometrie (2.2.20) oder nach Zusatz von 0,5 ml Phenolphthalein-Lösung *R* als Indikator bestimmt.

1 ml Natriumhydroxid-Lösung (1 mol · l^{-1}) entspricht 46,03 mg CH_2O_2.

Bei der Nutzung für massenspektrometrische Anwendungen kann eine besondere Qualität erforderlich sein.

Ameisensäure, wasserfreie *R*

Siehe Ameisensäure *R*

Aucubin *R* 1145200

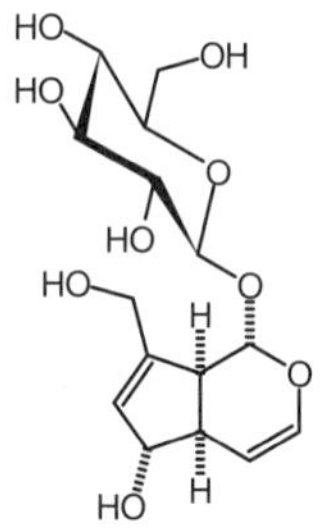

$C_{15}H_{22}O_9$ M_r 346,3
CAS Nr. 479-98-1

(1*S*,4a*R*,5*S*,7a*S*)-5-Hydroxy-7-(hydroxymethyl)-1,4a,5,7a-tetrahydrocyclopenta[*c*]pyran-1-yl-β-D-glucopyranosid

Kristalle; löslich in Wasser, in Ethanol 96 % und in Methanol, praktisch unlöslich in Petrolether

Smp: etwa 181 °C

C

Calcium-bis(formylhomotaurin) *R* 1209300

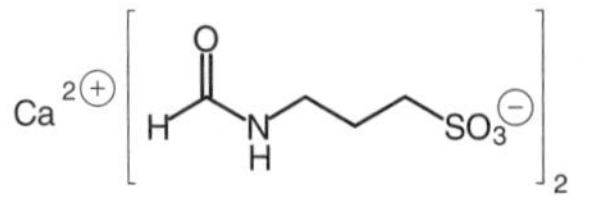

$C_8H_{16}CaN_2O_8S_2$ *M*r 372,4

Calcium-bis(3-formamidopropan-1-sulfonat)

Weißes bis fast weißes Pulver

Gehalt: mindestens 80,0 Prozent

5-Carboxyuracil *R* 1209800

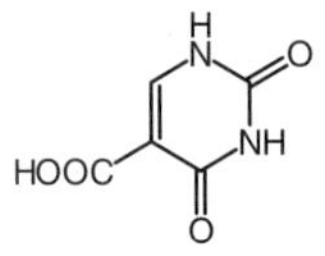

$C_5H_4N_2O_4$ *M*r 156,1
CAS Nr. 23945-44-0

2,4-Dioxo-1,2,3,4-tetrahydropyrimidin-5-carbonsäure; Uracil-5-carbonsäure

Smp: etwa 283 °C

Cyanopropylphenylen(6)methyl(94)polysiloxan *R* 1212200

Polysiloxan, das 6 Prozent Cyanopropyl- und Phenylen-Gruppen und 94 Prozent Methyl-Gruppen enthält

D

Dichlormethan *R* 1 1055902

Gehalt (2.2.28): mindestens 99,8 Prozent

Dichlormethan, angesäuertes *R* 1055901

100 ml Dichlormethan *R* werden mit 10 ml Salzsäure *R* versetzt. Die Mischung wird geschüttelt und stehen gelassen, bis sich die 2 Phasen getrennt haben. Die untere Phase wird verwendet.

Diosgenin *R* 1210000

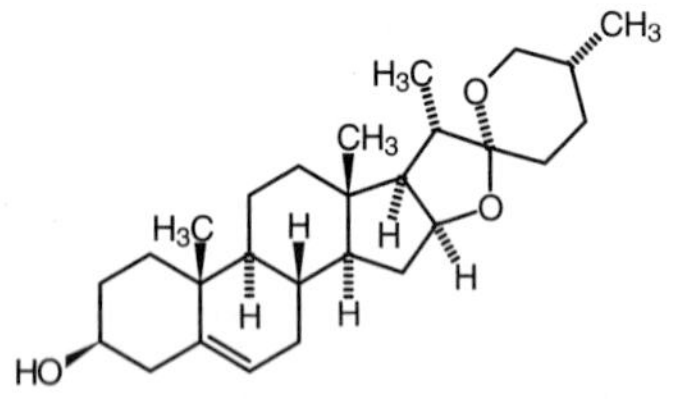

$C_{27}H_{42}O_3$ *M*r 414,6
CAS Nr. 512-04-9

(25*R*)-Spirost-5-en-3β-ol

β-Ecdysteron *R* 1204700

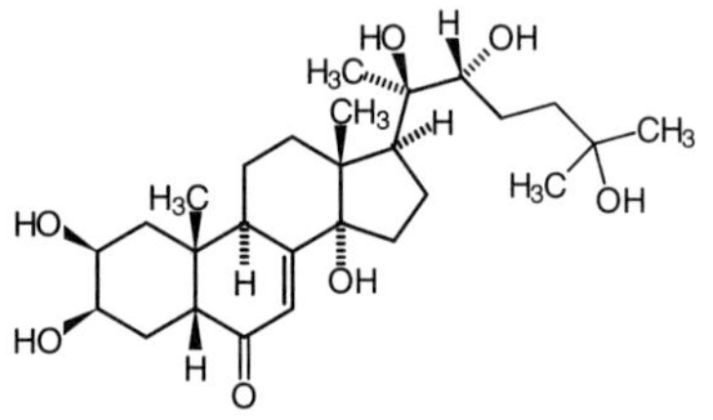

$C_{27}H_{44}O_7$ *M*r 480,6
CAS Nr. 5289-74-7

(2β,3β,5β,22*R*)-2,3,14,20,22,25-Hexahydroxycholest-7-en-6-on

G

Ganoderinsäure A *R* 1210100

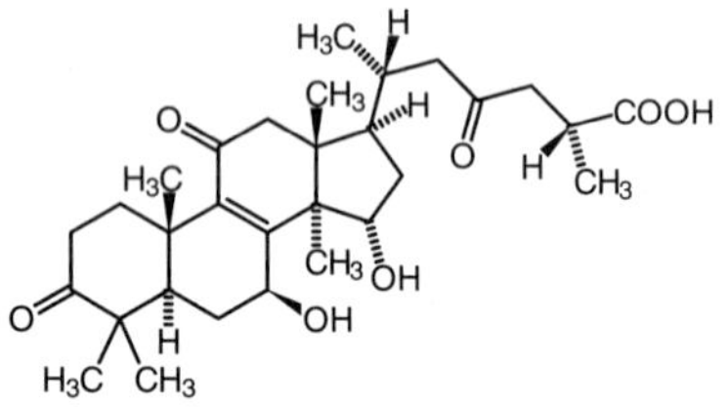

$C_{30}H_{44}O_7$ *M*r 516,7
CAS Nr. 81907-62-2

(25*R*)-7β,15α-Dihydroxy-3,11,23-trioxolanost-8-en-26-säure

I

Isovitexin *R* 1209100

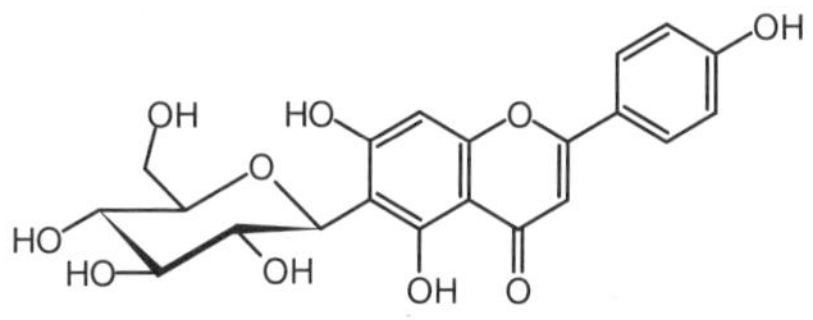

$C_{21}H_{20}O_{10}$ M_r 432,4
CAS Nr. 38953-85-4

6-β-D-Glucopyranosyl-5,7-dihydroxy-2-(4-hydroxyphenyl)-4*H*-1-benzopyran-4-on; Apigenin-6-*C*-β-glucopyranosid

K

Kieselgel zur Chromatographie, carbamoylsilyliertes *R* 1210400

Sehr feines Kieselgel, dessen Oberfläche durch Einführen von Carbamoylsilyl-Gruppen chemisch verändert ist

Kieselgel zur Chromatographie, cyanopropylsilyliertes, nachsilanisiertes, desaktiviertes *R* 1194200

Sehr feines Kieselgel, das vor dem Einführen der Cyanopropylsilyl-Gruppen mit verschiedenen Verfahren vorbehandelt wurde

Um Interaktionen mit basischen Verbindungen zu minimieren, ist der größte Teil der verbleibenden Silanol-Gruppen an der Oberfläche sorgfältig nachsilanisiert.

Kieselgel zur Chromatographie (Hybridmaterial), octylsilyliertes, ethanverbrücktes, nachsilanisiertes *R* 1208800

Synthetische, kugelförmige, ethan-1,2-diyl-verbrückte Hybrid-Partikeln, die sowohl anorganische (Siliciumdioxid) als auch organische (Organosiloxane) Komponenten enthalten und deren Oberfläche durch Einführen von Octylsilyl-Gruppen chemisch verändert ist

Um Interaktionen mit basischen Verbindungen zu minimieren, ist der größte Teil der verbleibenden Silanol-Gruppen sorgfältig nachsilanisiert.

Kieselgel zur Chromatographie hydroxypropylsilyliertes *R* 1210500

Sehr feines Kieselgel, dessen Oberfläche durch Einführen von Hydroxypropylsilyl-Gruppen chemisch verändert ist

Kieselgel zur Chromatographie mit festem Kern, octylsilyliertes *R* 1209900

Kieselgel mit kugelförmigen Siliciumdioxid-Partikeln, die aus einem nicht porösen, festen Siliciumdioxidkern bestehen, der von einer dünnen, porösen, octylsilylierten Siliciumdioxidschicht umhüllt ist

Kieselgel zur Chromatographie, octadecylsilyliertes, desaktiviertes *R* 1077600

Sehr feines Kieselgel, das vor dem Einführen der Octadecylsilyl-Gruppen mit verschiedenen Verfahren vorbehandelt wurde, um Interaktionen mit basischen Verbindungen zu minimieren

Kieselgel zur Chromatographie, octadecylsilyliertes, nachsilanisiertes, desaktiviertes *R* 1108600

Sehr feines Kieselgel, das vor dem Einführen der Octadecylsilyl-Gruppen mit verschiedenen Verfahren vorbehandelt wurde

Um Interaktionen mit basischen Verbindungen zu minimieren, ist der größte Teil der verbleibenden Silanol-Gruppen sorgfältig nachsilanisiert.

Kieselgel zur Chromatographie, octylsilyliertes, desaktiviertes *R* 1131600

Sehr feines Kieselgel, das vor dem Einführen der Octylsilyl-Gruppen mit verschiedenen Verfahren vorbehandelt wurde, um Interaktionen mit basischen Verbindungen zu minimieren

Kieselgel zur Chromatographie, octylsilyliertes, nachsilanisiertes, desaktiviertes *R* 1148800

Sehr feines Kieselgel, das vor dem Einführen der Octylsilyl-Gruppen mit verschiedenen Verfahren vorbehandelt wurde

Um Interaktionen mit basischen Verbindungen zu minimieren, ist der größte Teil der verbleibenden Silanol-Gruppen sorgfältig nachsilanisiert.

Kieselgel zur Chromatographie, phenylsilyliertes, nachsilanisiertes, desaktiviertes *R* 1197900

Sehr feines Kieselgel, das vor dem Einführen der Phenylsilyl-Gruppen mit verschiedenen Verfahren vorbehandelt wurde

Um Interaktionen mit basischen Verbindungen zu minimieren, ist der größte Teil der verbleibenden Silanol-Gruppen sorgfältig nachsilanisiert.

Reagenzien

L

Lysinhydrochlorid *R* 1209500

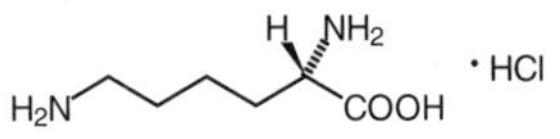

$C_6H_{15}ClN_2O_2$ *M*$_r$ 182,7
CAS Nr. 657-27-2

(2*S*)-2,6-Diaminohexansäure-hydrochlorid

Weißes bis fast weißes, kristallines Pulver oder farblose Kristalle; leicht löslich in Wasser, schwer löslich in Ethanol 96 %

M

Mercaptopurin-Monohydrat *R* 1051900

CAS Nr. 6112-76-1

Muss der Monographie **Mercaptopurin-Monohydrat (Mercaptopurinum monohydricus)** entsprechen

Methanol *R* 3 1053204

Gehalt: mindestens 99,9 Prozent

Bei der Nutzung für massenspektrometrische Anwendungen kann eine besondere Qualität notwendig sein.

2-Methylpyridin *R* 1210200

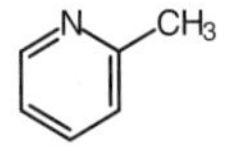

C_6H_7N *M*$_r$ 93,1
CAS Nr. 109-06-8

Farblose bis hellgelbe Flüssigkeit

Gehalt: mindestens 97,5 Prozent

N

Natrium-2-methyl-2-thiazolin-4-carboxylat *R* 1208900

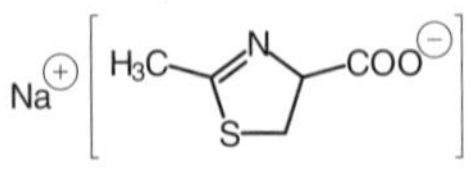

$C_5H_6NNaO_2S$ *M*$_r$ 167,2
CAS Nr. 15058-19-2

Natrium-2-methyl-4,5-dihydro-1,3-thiazol-4-carboxylat

Weißer Feststoff

Gehalt: mindestens 95 Prozent

Nicotinamid-Adenin-Dinukleotid *R* 1108100

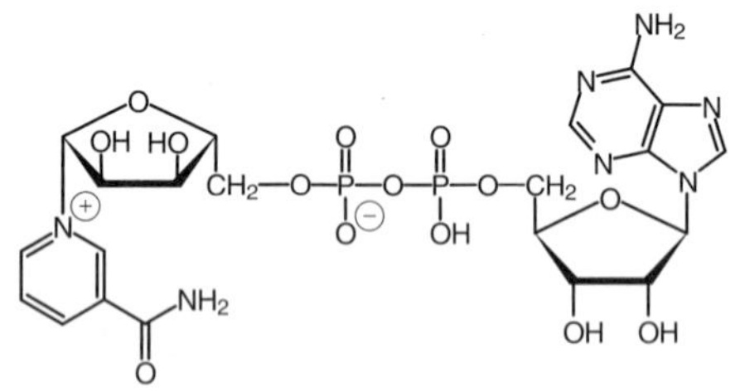

$C_{21}H_{27}N_7O_{14}P_2$ *M*$_r$ 663
CAS Nr. 53-84-9

NAD$^+$

Weißes bis fast weißes, sehr hygroskopisches Pulver; leicht löslich in Wasser

N*-Nitrosodiethylamin, deuteriertes *R 1212300

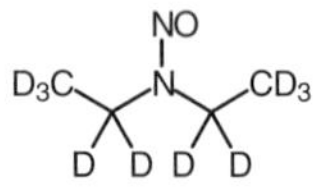

$C_4{}^2H_{10}N_2O$ *M*$_r$ 112,2
CAS Nr. 1219794-54-3

N,*N*-Bis[(^{2}H5)ethyl]nitrosamin; NDEA-d_{10}

Deuterierungsgrad: mindestens 98 Prozent

N*-Nitrosoethylmethylamin *R 1214700

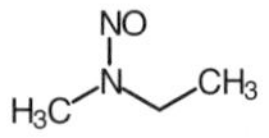

$C_3H_8N_2O$ *M*$_r$ 88,1
CAS Nr. 10595-95-6

N-Ethyl-*N*-methylnitrosamin; NEMA

Gelbe Flüssigkeit

Smp: Etwa 170 °C

O

Orientin *R* 1209200

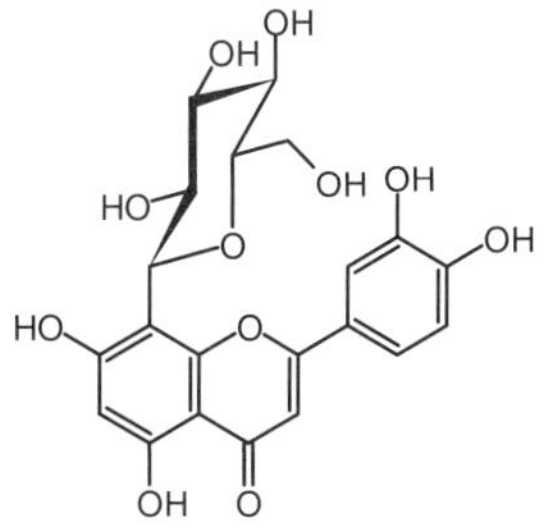

$C_{21}H_{20}O_{11}$ M_r 448,4
CAS Nr. 28608-75-5

2-(3,4-Dihydroxyphenyl)-8-β-D-glucopyranosyl-5,7-dihydroxy-4*H*-1-benzopyran-4-on; 8-β-D-Glucopyranosyl-3′,4′,5,7-tetrahydroxyflavon; Luteolin-8-*C*-β-D-glucopyranosid; Luteolin-8-glucosid

P

Polymer zur Chromatographie, siliciumorganisches, mehrschichtiges, octadecylsilyliertes, nachsilanisiertes *R* 1202500

Synthetische, kugelförmige, mehrschichtige Hybrid-Partikeln, die sowohl anorganische (Siliciumdioxid) als auch organische (Organosiloxane) Komponenten enthalten und deren Oberfläche durch Einführen von Octadecylsilyl-Gruppen chemisch verändert ist

Um Interaktionen mit basischen Verbindungen zu minimieren, ist der größte Teil der verbleibenden Silanol-Gruppen an der Oberfläche sorgfältig nachsilanisiert.

Polymethacrylatgel, butyliertes *R* 1210300

Gel auf der Basis von butyliertem Methacrylsäure-Polymer

S

Schwefel *R* 1110800

CAS Nr. 7704-34-9

Muss der Monographie **Schwefel (Sulfur)** entsprechen

V

Vitexin-2″-*O*-rhamnosid *R* 1209000

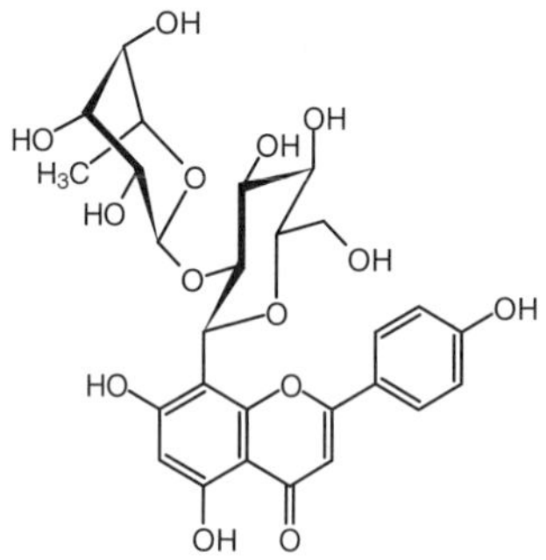

$C_{27}H_{30}O_{14}$ M_r 578,5
CAS Nr. 64820-99-1

8-[2-*O*-(6-Desoxy-α-L-mannopyranosyl)-β-D-glucopyranosyl]-5,7-dihydroxy-2-(4-hydroxyphenyl)-4*H*-1-benzopyran-4-on

4.3 Chemische Referenzsubstanzen (*CRS*), Biologische Referenzzubereitungen (*BRP*), Referenzstandards für pflanzliche Drogen (*HRS*), Referenzspektren

Die Referenzsubstanzen und die Referenzspektren sind direkt zu beziehen beim:

European Directorate for the Quality of Medicines & HealthCare (EDQM)
Council of Europe
7, allée Kastner
CS 30026
F-67081 Strasbourg
France
Fax: 0033-388-41 27 71
http://go.edqm.eu/RSorders
www.edqm.eu/store

Der aktuelle Katalog kann auf der Website des EDQM eingesehen und heruntergeladen werden.

Die Liste der freigegebenen Referenzstandards (insbesondere neue Referenzsubstanzen, neue Referenzspektren und neue Chargen) kann über die Website http://go.edqm.eu/RS aufgerufen werden.

5 Allgemeine Texte

5.1 Allgemeine Texte zur Sterilität und mikrobiologischen Qualität

10.3/5.01.04.00

5.1.4 Mikrobiologische Qualität von nicht sterilen pharmazeutischen Zubereitungen und Substanzen zur pharmazeutischen Verwendung[1)]

◊ *Dieses Kapitel gilt nicht für Zubereitungen, die vermehrungsfähige Mikroorganismen als aktiven Bestandteil enthalten.* ◊

Die Anwesenheit bestimmter Mikroorganismen in nicht sterilen Zubereitungen kann zur Abschwächung oder sogar Inaktivierung der therapeutischen Aktivität des Produkts führen und kann die Gesundheit von Patienten gefährden. Die Hersteller müssen daher durch Anwenden der bestehenden GMP-Leitlinien bei der Herstellung, Lagerung und dem Inverkehrbringen von pharmazeutischen Zubereitungen eine niedrige mikrobielle Ausgangsbelastung für fertiggestellte Darreichungsformen gewährleisten.

Die mikrobiologische Prüfung nicht steriler Produkte wird entsprechend den Allgemeinen Methoden 2.6.12 und 2.6.13 durchgeführt. Die Akzeptanzkriterien für nicht sterile pharmazeutische Produkte basieren auf der Gesamtanzahl aerober Mikroorganismen (TAMC, total aerobic microbial count) und auf der Gesamtanzahl an Hefen und Schimmelpilzen (TYMC, total combined yeasts/moulds count) und sind in den Tab. 5.1.4-1 und 5.1.4-2 angegeben. Die Akzeptanzkriterien basieren auf Einzelergebnissen oder auf dem Mittelwert von wiederholten Zählungen, wenn solche durchgeführt werden (zum Beispiel beim Ausplattieren auf Agarplatten).

Wenn ein Akzeptanzkriterium für mikrobiologische Qualität vorgeschrieben wird, muss dies wie folgt interpretiert werden:
- 10^1 KBE: maximale akzeptable Anzahl = 20
- 10^2 KBE: maximale akzeptable Anzahl = 200
- 10^3 KBE: maximale akzeptable Anzahl = 2000

und so weiter.

Tab. 5.1.4-1 enthält eine Liste mit spezifizierten Mikroorganismen, für die Akzeptanzkriterien festgelegt wurden. Die Liste ist nicht notwendigerweise vollständig; für bestimmte Zubereitungen kann das Prüfen auf weitere Mikroorganismen in Abhängigkeit von der Art des Ausgangsmaterials und vom Herstellungsverfahren erforderlich sein.

Wenn gezeigt werden konnte, dass keine der vorgeschriebenen Prüfungen eine gültige Bestimmung von Mikroorganismen auf dem vorgeschriebenen Niveau ermöglicht, wird eine validierte Methode mit einer Nachweisgrenze, die so nahe wie möglich an dem angegebenen Akzeptanzkriterium liegt, angewendet.

Zusätzlich zu den in Tab. 5.1.4-1 aufgelisteten Mikroorganismen wird die Bedeutung, die der Anwesenheit weiterer nachgewiesener Mikroorganismen beigemessen wird, nach folgenden Gesichtspunkten beurteilt:
- Verwendung des Produkts: Das Risiko ändert sich je nach Applikationsort (Auge, Nase, Respirationstrakt).
- Art des Produkts: dessen Eigenschaft, mikrobielles Wachstum zu fördern; angemessene antimikrobielle Eigenschaften
- Art der Verabreichung
- vorgesehene Empfängergruppe: Für Neugeborene, Kleinkinder und Geschwächte besteht ein besonderes Risiko.
- Anwendung von Immunsuppressiva, Kortikosteroiden
- Vorliegen von Krankheiten, Wunden, Organschäden.

Falls begründet, findet unter Abwägung des Risikos eine Bewertung der in Frage kommenden Faktoren statt. Diese Bewertung muss von Personal durchgeführt werden, das über eine entsprechende Qualifikation für mikrobiologische Analytik und die Auswertung mikrobiologischer Daten verfügt. Für Ausgangsmaterialien werden bei der Bewertung die Behandlung, der das Produkt unterworfen wird, die gegenwärtigen Prüfverfahren und die Verfügbarkeit der Materialien in der gewünschten Qualität berücksichtigt.

♦*Empfohlene Akzeptanzkriterien für die mikrobiologische Qualität von pflanzlichen Arzneimitteln zum Einnehmen und von den zu ihrer Zubereitung verwendeten Extrakten sind im Allgemeinen Text 5.1.8 angegeben.*♦

Tab. 5.1.4-2: Akzeptanzkriterien für die mikrobiologische Qualität nicht steriler Substanzen zur pharmazeutischen Verwendung

	TAMC ($KBE \cdot g^{-1}$ oder $KBE \cdot ml^{-1}$)	**TYMC ($KBE \cdot g^{-1}$ oder $KBE \cdot ml^{-1}$)**
Substanzen zur pharmazeutischen Verwendung	10^3	10^2

[1)] Dieser Allgemeine Text war Gegenstand der Internationalen Harmonisierung der Arzneibücher (siehe Allgemeinen Text „5.8 Harmonisierung der Arzneibücher“).

Tab. 5.1.4-1: Akzeptanzkriterien für die mikrobiologische Qualität nicht steriler Darreichungsformen

Anwendung der Darreichungsform	TAMC ($KBE \cdot g^{-1}$ oder $KBE \cdot ml^{-1}$)	TYMC ($KBE \cdot g^{-1}$ oder $KBE \cdot ml^{-1}$)	Spezifizierte Mikroorganismen
Nicht wässrige Zubereitungen zum Einnehmen	10^3	10^2	Abwesenheit von *Escherichia coli* (1 g oder 1 ml)
Wässrige Zubereitungen zum Einnehmen	10^2	10^1	Abwesenheit von *Escherichia coli* (1 g oder 1 ml)
Rektale Anwendung	10^3	10^2	
Anwendung in der Mundhöhle Anwendung am Zahnfleisch Kutane Anwendung Nasale Anwendung Anwendung am Ohr	10^2	10^1	Abwesenheit von *Staphylococcus aureus* (1 g oder 1 ml) Abwesenheit von *Pseudomonas aeruginosa* (1 g oder 1 ml)
Vaginale Anwendung	10^2	10^1	Abwesenheit von *Pseudomonas aeruginosa* (1 g oder 1 ml) Abwesenheit von *Staphylococcus aureus* (1 g oder 1 ml) Abwesenheit von *Candida albicans* (1 g oder 1 ml)
Transdermale Pflaster (Grenzwerte für 1 Pflaster einschließlich der Haft- und Trägerschicht)	10^2	10^1	Abwesenheit von *Staphylococcus aureus* (1 Pflaster) Abwesenheit von *Pseudomonas aeruginosa* (1 Pflaster)
◇Schmelzfilme (Grenzwerte für 1 Film)	10^2	10^1	Abwesenheit von *Escherichia coli* (1 Film) Abwesenheit von *Staphylococcus aureus* (1 Film) Abwesenheit von *Pseudomonas aeruginosa* (1 Film)◇
Anwendung durch Inhalation (spezielle Anforderungen für flüssige Zubereitungen zur Vernebelung)	10^2	10^1	Abwesenheit von *Staphylococcus aureus* (1 g oder 1 ml) Abwesenheit von *Pseudomonas aeruginosa* (1 g oder 1 ml) Abwesenheit von Gallensalze tolerierenden, gramnegativen Bakterien (1 g oder 1 ml)
♦ Spezielle Kriterien der Ph. Eur. für Darreichungsformen zum Einnehmen, die Ausgangsmaterialien natürlicher Herkunft (tierisch, pflanzlich oder mineralisch) enthalten, für die eine antimikrobielle Vorbehandlung nicht möglich ist und für deren Ausgangsmaterialien die zuständige Behörde einen TAMC-Wert von mehr als 10^3 KBE je Gramm oder Milliliter akzeptiert	10^4	10^2	höchstens 10^2 KBE Gallensalze tolerierender, gramnegativer Bakterien (1 g oder 1 ml) Abwesenheit von Salmonellen (10 g oder 10 ml) Abwesenheit von *Escherichia coli* (1 g oder 1 ml) Abwesenheit von *Staphylococcus aureus* (1 g oder 1 ml) ♦
♦ Spezielle Kriterien der Ph. Eur. für Vormischungen für arzneistoffhaltige Futtermittel für Tiere mit Hilfsstoffen pflanzlicher Herkunft, bei denen eine antimikrobielle Vorbehandlung nicht möglich ist	10^5	10^4	höchstens 10^4 KBE Gallensalze tolerierender, gramnegativer Bakterien (1 g oder 1 ml) Abwesenheit von *Escherichia coli* (1 g oder 1 ml) Abwesenheit von Salmonellen (25 g oder 25 ml) ♦

10.3/5.01.05.00

5.1.5 Anwendung der *F*-Konzepte auf Hitzesterilisationsverfahren

Der folgende Text dient zur Information.

Einleitung

Die Hitzesterilisation lässt sich in zwei Arten unterteilen: die Sterilisation durch feuchte Hitze, bei der entweder gesättigter gespannter Dampf oder auf Sterilisationstemperatur gebrachtes Wasser verwendet wird, und die Sterilisation durch trockene Hitze, bei der heiße Luft mit einem so geringen Anteil an Feuchtigkeit, dass davon keine bedeutende biologische Aktivität ausgeht, verwendet wird.

Definitionen

Der *D*-Wert (oder dezimale Reduktionswert) ist die Zeit in Minuten, die bei einer festgelegten Temperatur erforderlich ist, um die Anzahl der vermehrungsfähigen Prüfmikroorganismen um 90 Prozent zu reduzieren. Der Wert hat nur Aussagekraft unter genau festgelegten experimentellen Bedingungen.

Der *z*-Wert ist die Temperaturänderung in Grad Celsius, die erforderlich ist, um den *D*-Wert um den Faktor 10 zu ändern (der *z*-Wert setzt die Resistenz eines Mikroorganismus in Beziehung zu Änderungen der Temperatur). Er wird nach folgender Gleichung berechnet:

$$z = \frac{T_2 - T_1}{\log_{10} D_1 - \log_{10} D_2}$$

D_1 = *D*-Wert des Mikroorganismus bei der Temperatur T_1
D_2 = *D*-Wert des Mikroorganismus bei der Temperatur T_2
T = Temperatur

Der *F*-Wert eines Hitzesterilisationsprozesses (F_0 für die Sterilisation mit feuchter Hitze und F_H für die Sterilisation mit trockener Hitze) ist Ausdruck für die mikrobiologische Letalität in Zeitäquivalenten (in Minuten) bei der Referenztemperatur, die durch das Verfahren an das Sterilisationsgut weitergegeben wird. Er wird im Hinblick auf Mikroorganismen mit dem theoretischen *z*-Wert, der in Tabelle 5.1.5-1 aufgeführt ist, angewendet.

Der gesamte *F*-Wert eines Sterilisationsprozesses berücksichtigt die Aufheiz- und Abkühlphasen eines Sterilisationszyklus und kann durch Integration der Letalitätsraten in Bezug auf die Zeit einzelner Temperaturintervalle oberhalb der in Tabelle 5.1.5-1 spezifizierten Mindesttemperatur berechnet werden.

Die folgenden mathematischen Beziehungen sind zutreffend:

$$F_0 = D_{121}(\log_{10} N_0 - \log_{10} N)$$

$$F_H = D_{160}(\log_{10} N_0 - \log_{10} N)$$

D_{121} = *D*-Wert der Referenzsporen (5.1.2) bei 121 °C
D_{160} = *D*-Wert der Referenzsporen (5.1.2) bei 160 °C
N_0 = ursprüngliche Anzahl vermehrungsfähiger Mikroorganismen
N = verbleibende Anzahl vermehrungsfähiger Mikroorganismen

Tab. 5.1.5-1: Parameter für die Sterilisation mit feuchter und trockener Hitze

Sterilisation	*F*	Theoretischer z-Wert (°C)	Referenztemperatur (°C)	Mindesttemperatur (°C)
Feuchte Hitze	F_0	10	121	110
Trockene Hitze	F_H	20	160	140

Sowohl für Sterilisationszyklen mit feuchter als auch mit trockener Hitze wird der jeweilige *F*-Wert verwendet, um zu zeigen, dass der erforderliche SAL-Wert (sterility assurance level, Sterilitätssicherheitswert) von 10^{-6} oder weniger gleichbleibend erreicht wird.

Allg. Texte

10.3/5.01.10.00

5.1.10 Empfehlungen zur Durchführung der Prüfung auf Bakterien-Endotoxine

1. Einleitung

Endotoxine von gramnegativen Bakterien sind die häufigste Ursache toxischer Reaktionen, die durch Kontamination pharmazeutischer Produkte mit Pyrogenen hervorgerufen werden. Bei diesen Endotoxinen handelt es sich um Lipopolysaccharide; ihnen gemeinsam ist eine pyrogene Aktivität, die viel größer ist als die anderer bekannter Pyrogene. Obwohl eine geringe Anzahl von Pyrogenen existiert, die eine andere Struktur aufweisen, ist im Allgemeinen die Schlussfolgerung gerechtfertigt, dass die Abwesenheit von Bakterien-Endotoxinen in einer Substanz oder in einem Produkt die Abwesenheit pyrogener Komponenten bedeutet, vorausgesetzt, das Vorhandensein von Nicht-Endotoxin-Pyrogenen kann ausgeschlossen werden. Die „Prüfung auf Monozytenaktivierung“ (2.6.30) ist eine geeignete Methode um nachzuweisen, dass in Substanzen oder Produkten keine Nicht-Endotoxin-Pyrogene enthalten sind.

Das Vorhandensein von Endotoxinen in einer Substanz oder in einem Produkt kann durch Faktoren, welche die Reaktion zwischen den Endotoxinen, den Reagenzien und dem Amöbozyten-Lysat stören, maskiert werden. Außerdem kann durch die Bedingungen oder die Dauer der Lagerung die Detektion der Endotoxine beeinflusst werden. Daher muss, wenn eine Prüfung auf Bakterien-Endotoxine eingeführt oder die Prüfung auf Pyrogene durch eine Prüfung auf Bakterien-Endotoxine ersetzt werden soll, nachgewiesen werden, dass eine zufriedenstellende Prüfung der betreffenden Substanz oder des betreffenden Produkts möglich ist. Dies kann das Beseitigen von Störfaktoren durch ein geeignetes Verfahren erfordern.

Wie unter „2.6.14 Prüfung auf Bakterien-Endotoxine“ beschrieben, müssen Angaben zu den 2 folgenden Punkten vorliegen, bevor eine Prüfung an einer Probe als gültig angesehen werden kann:

- Die Eignung des für die Prüfung verwendeten Materials muss nachgewiesen werden. Die Abwesenheit von Endotoxinen in Wasser zur BEP (Bakterien-Endotoxin-Prüfung) und in den anderen Reagenzien und Verbrauchsmaterialien muss gewährleistet sein und die Empfindlichkeit des Amöbozyten-Lysats muss überprüft werden, um den vom Hersteller deklarierten Wert zu bestätigen.
- Da die Substanz oder das zu prüfende Produkt die Prüfung stören kann, wird die Empfindlichkeit des Amöbozyten-Lysats mit und ohne Zusatz der Substanz oder des Produkts bestimmt. Die beiden erhaltenen Werte dürfen sich nicht unterscheiden.

Unter „2.6.14 Prüfung auf Bakterien-Endotoxine“ werden Methoden angegeben, mit deren Hilfe Störfaktoren beseitigt werden können. Im Fall einer Störung muss nach Anwendung dieser Methoden wiederholt kontrolliert werden, ob die Störfaktoren effektiv neutralisiert oder beseitigt wurden.

Im vorliegenden Allgemeinen Text werden zunächst die Grundlagen der in der „Prüfung auf Bakterien-Endotoxine“ spezifizierten Anforderungen dargelegt und anschließend das Ablesen und die Auswertung der Ergebnisse behandelt.

Der Ersatz einer in einer Monographie geforderten Prüfung auf Pyrogene am Kaninchen durch eine Prüfung mit Amöbozyten-Lysat oder durch andere Methoden wie der Prüfung auf Monozytenaktivierung oder einer Prüfung unter Verwendung von rekombinantem Faktor C-Reagenz statt dem Amöbozyten-Lysat bedeutet, eine alternative Analysenmethode anzuwenden und erfordert daher gemäß den Allgemeinen Vorschriften den Nachweis, dass die Methode für die zu prüfende Substanz oder das zu prüfende Produkt geeignet ist und dass das Ergebnis dem Ergebnis entspricht, das mit der vorgeschriebenen Methode erhalten wurde (siehe auch Abschnitt 13).

Wenn in der Monographie einer zu prüfenden Substanz oder eines zu prüfenden Produkts eine Prüfung auf Bakterien-Endotoxine vorgeschrieben ist, kann hier auch die anzuwendende Methode vorgeschrieben sein. Wird eine andere Methode als die vorgeschriebene angewendet, gilt dies als Anwendung einer alternativen Methode. Wenn keine Methode angegeben ist, können die Methoden A bis F unter „2.6.14 Prüfung auf Bakterien-Endotoxine“ zum Einsatz kommen.

2. Methode und Akzeptanzkriterien

2.1 Methoden und Vorsichtsmaßnahmen

Der Zusatz von Endotoxinen zum Amöbozyten-Lysat kann zu Trübung, Präzipitation oder Gelbildung führen. Ursprünglich diente bei der Prüfung auf Bakterien-Endotoxine des Arzneibuchs lediglich die Gelbildung als Bewertungskriterium. Der Vorteil dieser Methode ist ihre Einfachheit; mit dem bloßen Auge lässt sich erkennen, ob ein Gel entsteht oder nicht und damit, ob das Ergebnis der Prüfung positiv oder negativ ist. Die später entwickelten quantitativen Methoden C, D, E und F erfordern einen höheren apparativen Aufwand, sind dafür jedoch für die automatisierte Routineprüfung umfangreicher Probenserien einer Substanz oder eines Produkts besser geeignet.

Endotoxine können an der Oberfläche von Prüfröhrchen oder Pipetten aus bestimmten Kunststoffen oder Glasarten adsorbiert werden. Darüber hinaus können aus Kunststoffmaterialien freigesetzte Substanzen die Prüfung stören. Die verwendeten Materialien müssen daher überprüft werden.

2.2 Grenzkonzentration an Endotoxin

Die Entscheidung, die Prüfung auf Bakterien-Endotoxine als Grenzprüfung anzuwenden, bedeutet in erster Linie, dass für die Substanz oder das Produkt eine Grenzkonzentration an Endotoxin definiert werden muss. Sie bedeutet zweitens, dass das Ziel der Prüfung sein muss zu bestimmen, ob der Endotoxingehalt der Probe unter oder über dieser Grenze liegt. Die quantitativen Methoden C, D, E und F ermöglichen die Bestimmung des Endotoxingehalts der Probe. Um dem Arzneibuch zu entsprechen und in der routinemäßigen Qualitätskontrolle ist jedoch letztendlich entscheidend, ob dieser Gehalt eine festgelegte Grenze überschreitet oder nicht.

Bei der Festlegung der Grenzkonzentration an Endotoxin muss die Dosierung einer Substanz oder eines Produkts berücksichtigt werden: Die Grenze muss so festgelegt sein, dass, solange der Endotoxingehalt der Substanz oder des Produkts unterhalb dieser Grenze bleibt, gewährleistet ist, dass auch die auf die vorgesehene Art der Anwendung je Stunde verabreichte maximale Dosis keine so große Menge an Endotoxin enthält, dass eine toxische Wirkung eintritt.

Wenn der Endotoxingehalt der Substanz oder des Produkts genau der Grenzkonzentration an Endotoxin entspricht, tritt wie im Fall eines deutlich höheren Endotoxingehalts eine Gelbildung ein und die Substanz oder das Produkt entspricht nicht der Prüfung, weil der Alles-oder-nichts-Charakter der Prüfung die Unterscheidung zwischen einer Konzentration, die der Grenzkonzentration an Endotoxin entspricht, und einer höheren Konzentration unmöglich macht. Nur wenn keine Gelbildung eintritt, darf auf einen Endotoxingehalt unterhalb der Grenzkonzentration an Endotoxin geschlossen werden.

Für Substanzen oder Produkte im festen Zustand muss diese Grenzkonzentration an Endotoxin je Masseeinheit oder je Internationale Einheit (I. E.) Substanz oder Produkt in eine Endotoxin-Konzentration je Milliliter Prüflösung umgerechnet werden, da die Prüfung nur an einer Lösung erfolgen kann. Substanzen oder Produkte, die bereits im flüssigen Zustand vorliegen (wie flüssige Zubereitungen zur Infusion), werden nachfolgend diskutiert.

2.3 Berechnung des Endotoxin-Grenzwerts

Der Endotoxin-Grenzwert für Wirkstoffe zur parenteralen Anwendung wird auf Basis der Dosis definiert als

$$\frac{K}{M}$$

K = Grenzwert an Endotoxin mit pyrogener Wirkung je Kilogramm Körpermasse
M = empfohlene Maximaldosis des Produkts als Bolus je Kilogramm Körpermasse

Wenn das Produkt in wiederkehrenden zeitlichen Abständen häufig injiziert oder kontinuierlich infundiert werden soll, ist M die maximale Gesamtdosis, die in einer Stunde verabreicht wird.

Der Endotoxin-Grenzwert hängt vom Produkt und von der Art seiner Anwendung ab und kann in der Monographie angegeben sein. Werte für K werden in Tab. 5.1.10-1 vorgeschlagen.

Für weitere Anwendungsarten wird das Akzeptanzkriterium für den Gehalt an Bakterien-Endotoxin im Allgemeinen aufgrund der während der Entwicklung der Zubereitung erhaltenen Ergebnisse festgelegt.

Tabelle 5.1.10-1

Art der Anwendung	K
Intravenös	5,0 I. E. Endotoxin je Kilogramm Körpermasse
Intravenös für radioaktive Arzneimittel	2,5 I. E. Endotoxin je Kilogramm Körpermasse
Intrathekal	0,2 I. E. Endotoxin je Kilogramm Körpermasse
Parenteral verabreichte Formulierungen je Quadratmeter Körperoberfläche	100 I. E. Endotoxin · m^{-2}

2.4 Festlegen eines Endotoxin-Grenzwerts für eine bestimmte Substanz oder ein bestimmtes Produkt

Der Endotoxin-Grenzwert für eine bestimmte Substanz oder ein bestimmtes Produkt wird unter Berücksichtigung folgender Aspekte festgelegt:

Berechneter Endotoxin-Grenzwert: Der Endotoxin-Grenzwert wird wie unter Punkt 2.3 beschrieben berechnet und stellt einen Sicherheitsgrenzwert dar, der nicht überschritten werden darf, wenn das Produkt Menschen verabreicht werden soll.

In einer Einzelmonographie vorgeschriebener Grenzwert: Der in einer Substanzmonographie vorgeschriebene Grenzwert gibt häufig das Niveau wieder, das in einer kontrollierten Herstellungsumgebung erreicht werden kann. Er kann daher niedriger sein als der berechnete Endotoxin-Grenzwert. Ein Hersteller kann dennoch einen strengeren Grenzwert als den in der Monographie angegebenen festlegen.

Leistungsfähigkeit des Herstellungsverfahrens: Die Leistungsfähigkeit des Herstellungsverfahrens, Bakterien-Endotoxine zu entfernen oder ihren Gehalt zu reduzieren, kann zu niedrigeren Endotoxin-Grenzwerten bei solchen Verfahren führen.

Zusätzliche Sicherheitsvorkehrungen: Vorsichtsmaßnahmen hinsichtlich der Patientenzielgruppen (wie Anwendung in der Kinderheilkunde, fehlernährte oder kachektische Patienten), der spezifischen lokalen Anforderungen (zum Beispiel könnten Länder mit einem niedrigeren durchschnittlichen Körpergewicht von 60 kg anstatt der häufig für Europa angegebenen 70 kg arbeiten wollen) oder durch Einführung zusätzlicher Sicherheitstoleranzwerte, deren Einhaltung von den zuständigen Behörden gefordert wird, werden getroffen.

Formulierung des Produkts: Bei der Festlegung des Grenzwerts muss die theoretische Belastung mit Bakterien-Endotoxin der bei Rekonstitution und/oder Verdünnung des Produkts verwendeten Komponenten (wie Wasser für Injektionszwecke) oder der Ausgangs- und/oder Rohmaterialien berücksichtigt werden.

2.5 Gültige maximale Verdünnung

Welche Verdünnung der Substanz oder des Produkts sollte in der Prüfung verwendet werden, um mit maximaler Sicherheit zu gewährleisten, dass bei negativem Prüfergebnis der Endotoxingehalt der Substanz oder des Produkts geringer ist als der Endotoxin-Grenzwert und bei positivem Prüfergebnis das Lysat auf eine Endotoxin-Konzentration reagiert, die mindestens so hoch ist wie der Endotoxin-Grenzwert? Die Verdünnung hängt vom Endotoxin-Grenzwert und von der Empfindlichkeit des Lysats ab. Sie wird als „gültige maximale Verdünnung" (MVD, maximum valid dilution) bezeichnet und ihr Wert kann nach folgender Gleichung berechnet werden:

$$\text{MVD} = \frac{\text{Endotoxin-Grenzwert} \cdot \frac{\text{Konzentration der}}{\text{Untersuchungslösung}}}{\lambda}$$

Konzentration der Untersuchungslösung
- in Milligramm je Milliliter, wenn der Endotoxin-Grenzwert im Verhältnis zur Masse ausgedrückt wird (I. E. · mg^{-1})
- in Einheiten je Milliliter, wenn der Endotoxin-Grenzwert im Verhältnis zur Einheit der biologischen Aktivität ausgedrückt wird (I. E. je Einheit)
- in Millilitern je Milliliter, wenn der Endotoxin-Grenzwert im Verhältnis zum Volumen ausgedrückt wird (I. E. · ml^{-1})

Allg. Texte

λ = angegebene Empfindlichkeit des Lysats bei Anwendung der Gelbildungsmethode (I. E. · ml^{-1}) oder die niedrigste für die Kalibrierkurve verwendete Konzentration bei Anwendung turbidimetrischer oder kolorimetrischer Methoden

Wenn der Wert für die MVD keine ganze Zahl ist, kann für Routinezwecke zur Vereinfachung eine ganze Zahl, die kleiner als die MVD ist, verwendet werden. Dies bedeutet, dass die Lösung der Substanz oder des Produkts weniger stark verdünnt wird, als die MVD angibt. In diesem Fall zeigt ein negatives Prüfergebnis an, dass der Endotoxingehalt der Substanz oder des Produkts unterhalb des angegebenen Grenzwerts liegt. Ist jedoch der Endotoxingehalt der Substanz oder des Produkts unter diesen Prüfbedingungen niedriger als der Endotoxin-Grenzwert, aber hoch genug, um in der Reaktion mit dem Lysat eine Gelbildung zu verursachen, kann das Prüfergebnis positiv ausfallen. Wenn auf diese Weise eine Prüfung mit dem geeigneten Verdünnungsfaktor positiv ausfällt, sollte die Substanz oder das Produkt auf die MVD verdünnt und die Prüfung wiederholt werden. In Zweifels- oder Streitfällen muss die MVD angewendet werden.

Dies unterstreicht, wie wichtig die Bestätigung der Lysatempfindlichkeit ist.

Beispiel

Eine Lösung von Phenytoin-Natrium mit einer Konzentration von 50 mg · ml^{-1} (vorgesehen zur intravenösen Injektion) ist zu prüfen. Die MVD soll mit folgenden Variablen bestimmt werden:

M = Maximaldosis für den Menschen = 15 mg je Kilogramm Körpermasse
c = 50 mg · ml^{-1}
K = 5 I. E. Endotoxin je Kilogramm Körpermasse
λ = 0,4 I. E. Endotoxin je Milliliter

$$MVD = \frac{5 \cdot 50}{15} \cdot \frac{1}{0{,}4} = 41{,}67$$

Für Routineprüfungen dieses Produkts kann es zweckmäßiger sein, 1 ml Untersuchungslösung zu 20 ml zu verdünnen (MVD/2 auf die nächstniedrigere ganze Zahl gerundet). Wenn diese Prüfung jedoch positiv ausfällt, muss 1 ml zu 41,67 ml verdünnt und die Prüfung wiederholt werden. Eine Verdünnung zu 41,67 ml ist ebenfalls erforderlich, wenn die Prüfung erfolgt, um einen Streitfall zu regeln.

3. Risikobeurteilung

Wie in Abschnitt 1 dieses Allgemeinen Texts dargelegt, ist in der Regel die Schlussfolgerung gerechtfertigt, dass die Abwesenheit von Bakterien-Endotoxinen in einer Substanz oder in einem Produkt die Abwesenheit pyrogener Komponenten bedeutet, vorausgesetzt das Vorhandensein von Nicht-Endotoxin-Pyrogenen kann ausgeschlossen werden. Um ausschließen zu können, dass Nicht-Endotoxin-Pyrogene in Substanzen oder Produkten enthalten sind, wird die Prüfung auf Monozytenaktivierung (2.6.30) bei der Freigabe oder während der Entwicklung des Herstellungsverfahrens empfohlen. Wird das Herstellungsverfahren in einer Weise geändert, die die Qualität des Produkts hinsichtlich Pyrogenität beeinflussen könnte, wird die Prüfung auf Monozytenaktivierung wiederholt. Derartige Veränderungen des Herstellungsverfahrens können zum Beispiel die Rohmaterialien, die Produktionsstätte und die Herstellungsparameter betreffen.

Die Entscheidung, die Prüfung auf Bakterien-Endotoxine als einzige Prüfung auf Pyrogene anzuwenden, muss nach sorgfältiger Bewertung des Risikos einer Belastung der Substanz oder des Produkts mit Nicht-Endotoxin-Pyrogenen erfolgen. Die Risikobeurteilung berücksichtigt jeden Faktor, der zu einer Belastung mit Pyrogenen führen könnte, die nicht durch die Prüfung auf Bakterien-Endotoxine erfasst werden. Nachfolgend sind in einer Risikobeurteilung zu berücksichtigende Faktoren beschrieben, wobei diese Liste nicht vollständig ist.

Herstellungsprozess (chemische Synthese, Fermentation, biotechnologische Methode): Bei Fermentationsprodukten sollten das Expressionssystem (prokaryotisch, eukaryotisch) und, bei einem prokaryotischen Expressionssystem, der verwendete Bakterientyp (grampositiv oder gramnegativ) berücksichtigt werden. Auch die Bestandteile der Kulturmedien werden in Bezug auf ihre Herkunft (synthetisch, aus Tieren oder Pflanzen gewonnen) untersucht.

Gesamtkeimzahl: Eine Kontamination der zur Herstellung von Arzneimitteln verwendeten Wirkstoffe, Hilfsstoffe sowie Ausgangs- und Rohmaterialien mit grampositiven Bakterien und Pilzen sollte in Betracht gezogen und die Herkunft der Rohmaterialien (synthetisch, aus Tieren oder Pflanzen gewonnen) berücksichtigt werden. Die Qualität des Wassers spielt ebenfalls eine wichtige Rolle in der gesamten Bewertung.

Herstellungsverfahren (Downstream-Prozess): Es muss überprüft werden, ob das Herstellungsverfahren Stufen zur Beseitigung von Bakterien-Endotoxin beinhaltet.

Sicherheit: Die Risikobeurteilung muss die Zielpopulation und die Art der Anwendung (wie intravenös, intrathekal) erfassen.

Stabilität der detektierbaren Endotoxine: Zu bedenken ist, dass die Detektierbarkeit von Endotoxinen durch deren Interaktion mit bestimmten Bestandteilen, die Bedingungen und die Dauer der Lagerung, die Temperatur oder die Probenbehandlung beeinflusst werden kann. Verfahren, mit denen die Stabilität des detektierbaren Endotoxingehalts nachgewiesen werden kann, müssen für die Lagerung sowie das Handhaben und Mischen von Proben etabliert werden.

4. Referenzmaterial

Endotoxin *BRP* ist zur Verwendung als Referenzzubereitung vorgesehen. Ihr Gehalt ist im Vergleich mit dem internationalen Standard für Endotoxin der WHO bestimmt worden und ihre Aktivität wird in Internationalen Einheiten Bakterien-Endotoxin je Ampulle angegeben. Die Internationale Einheit entspricht der spezifischen Aktivität einer bestimmten Menge des internationalen Standards.

Für Routinezwecke kann eine andere Endotoxin-Zubereitung verwendet werden, vorausgesetzt ihr Gehalt ist im Vergleich mit dem internationalen Standard für Bakterien-Endotoxin oder im Vergleich mit Endotoxin *BRP* bestimmt worden und ihre Aktivität wird in Internationalen Einheiten Bakterien-Endotoxin angegeben.

Hinweis: 1 Internationale Einheit (I. E.) Bakterien-Endotoxin entspricht 1 Endotoxin-Einheit (E. E.).

5. Wasser zur BEP

Bei Wasser zur BEP handelt es sich um steriles Wasser, das frei von detektierbaren Mengen an Endotoxin ist. Normalerweise ist es im Handel erhältlich und zertifiziert.

Unter „2.6.14 Prüfung auf Bakterien-Endotoxine" wird angegeben, dass andere Methoden als die Dreifach-Destillation zur Herstellung von Wasser zur BEP angewendet werden können. Umkehrosmose ist mit guten Ergebnissen angewendet worden; manche Analysierende destillieren das Wasser mehr als 3-mal. Welche Methode auch angewendet wird, das erhaltene Produkt muss frei von nachweisbarem Bakterien-Endotoxin sein.

6. pH-Wert der Mischung

Die optimale Gelbildung bei einer Prüfung auf Bakterien-Endotoxine erfolgt bei einem pH-Wert der Mischung im Bereich von 6,0 bis 8,0. Der Zusatz des Lysats zur Probe kann jedoch zur Senkung des pH-Werts führen.

7. Validierung des Lysats

Es ist wichtig, bei der Herstellung der Lysatlösungen die Herstellerhinweise zu beachten.

Die Faktoren für die größten Verdünnungen, die bei Anwendung der Gelbildungsmethoden A und B ein positives Ergebnis liefern, werden aus folgendem Grund logarithmiert: Die Häufigkeitsverteilung der Logarithmenwerte nähert sich gewöhnlich einer Normalverteilungskurve viel stärker an als die Häufigkeitsverteilung der Verdünnungsfaktoren. Die Annäherung ist so gut, dass die Normalverteilung als mathematisches Modell angenommen werden kann und die Vertrauensgrenzen mit dem *t*-Test nach Student berechnet werden können.

8. Vorbereitende Prüfung auf Störfaktoren

Manche Substanzen oder Produkte können nicht direkt auf das Vorhandensein von Bakterien-Endotoxin geprüft werden, weil sie mit den Reagenzien nicht gemischt oder nicht auf einen pH-Wert von 6,0 bis 8,0 eingestellt werden können, oder weil sie enzymatische Reaktionen entweder hemmen oder aktivieren (zum Beispiel die β-D-Glucane). Daher ist eine vorbereitende Prüfung erforderlich, um Störfaktoren zu erkennen. Falls Störfaktoren gefunden werden, muss nachgewiesen werden, dass das Verfahren zu ihrer Beseitigung effektiv ist und seine Anwendung nicht die möglicherweise vorhandenen Bakterien-Endotoxine entfernt.

Der Zweck der vorbereitenden Prüfung ist die Überprüfung der Nullhypothese, dass die Empfindlichkeit des Lysats in Gegenwart der Substanz oder des Produkts nicht signifikant von der Lysatempfindlichkeit ohne Substanz oder Produkt abweicht. Bei den Methoden A und B wird daher ein einfaches Kriterium angewendet: Die Nullhypothese wird akzeptiert, wenn die Empfindlichkeit des Lysats in Gegenwart des Produkts mindestens das 0,5fache und höchstens das 2fache der Empfindlichkeit des Lysats selbst beträgt.

Für die Prüfung auf Störfaktoren mit Hilfe der Gelbildungsmethoden A und B wird eine Probe der Substanz oder des Produkts benötigt, in der keine Endotoxine nachweisbar sind. Da diese Tatsache im Falle der Prüfung eines völlig neuen Produkts ein theoretisches Problem darstellt, wurde für die quantitativen Prüfverfahren C, D, E und F eine modifizierte Methode entwickelt.

Zu beachten ist, dass die Methoden D und E, bei denen ein chromogenes Peptid eingesetzt wird, Reagenzien erfordern, die in den Methoden A, B, C und F nicht vorhanden sind. Daher kann eine Übereinstimmung mit den Anforderungen der Prüfung auf Störfaktoren, die mit den Methoden A, B, C und F erzielt wird, nicht ohne weitere Prüfungen auf die Methoden D und E übertragen werden.

9. Beseitigung der Störfaktoren

Die Verfahren zur Beseitigung der Störfaktoren dürfen den Gehalt an Endotoxin in der Substanz oder im Produkt weder vergrößern noch verringern (zum Beispiel durch Adsorption). Am besten wird diese Bedingung überprüft, indem die Verfahren mit einer Substanz oder einem Produkt durchgeführt werden, der oder dem eine bekannte Menge an Endotoxin zugesetzt wurde, und anschließend die Wiederfindung an Endotoxin bestimmt wird.

Methoden C und D: Falls die Art des Produkts Störfaktoren beinhaltet, die nicht durch klassische Methoden (wie Verdünnen oder Zentrifugieren) beseitigt werden können, kann die Endotoxin-Kalibrierkurve mit einer Substanz oder einem Produkt gleichen Typs, die oder das durch geeignetes Behandeln oder Verdünnen von Endotoxinen befreit wurde, erstellt werden. Die Prüfung auf Bakterien-Endotoxine wird in dem Fall durch Vergleich mit dieser Kalibrierkurve durchgeführt.

In den meisten Fällen hat sich die Ultrafiltration mit asymmetrischen Membranfiltern aus Cellulosetriacetat als geeignet erwiesen. Die Filter müssen in geeigneter Weise validiert werden, weil unter Umständen Cellulosederivate (β-D-Glucane) falsch positive Ergebnisse liefern können.

Eine andere Möglichkeit Störfaktoren zu beseitigen besteht in einem zweistufigen Verfahren, bei dem in einer Probe mit Störfaktoren das enthaltene Endotoxin erstens an einer festen Phase fixiert und zweitens nach Entfernen der die Störung verursachenden Substanz (zum Beispiel durch Waschen) unter geeigneten Prüfbedingungen detektiert wird.

Allg. Texte

10. Zweck der Kontrollzubereitungen

Der Zweck der Kontrollzubereitung, die aus Wasser zur BEP und der Endotoxin-Referenzzubereitung besteht und die die 2fache Konzentration der in der Beschriftung angegebenen Lysatempfindlichkeit besitzt, besteht darin, die Aktivität des Lysats zum Zeitpunkt und unter den Bedingungen der Prüfung zu verifizieren (für die Methoden A und B). Der Zweck der Negativkontrolle besteht darin nachzuweisen, dass im Wasser zur BEP kein Endotoxin in nachweisbarer Konzentration enthalten ist.

Mit der Positivkontrolle, die das Produkt in der bei der Prüfung verwendeten Konzentration enthält, soll nachgewiesen werden, dass zum Zeitpunkt und unter den Bedingungen der Prüfung keine hemmenden Faktoren vorhanden sind.

11. Ablesen und Auswerten der Ergebnisse

Kleinste Mengen von Endotoxin in Wasser zur BEP oder in einem anderen Reagenz oder Material, dem das Lysat während der Prüfung ausgesetzt ist, können sich der Detektion entziehen, solange sie unterhalb der Empfindlichkeitsgrenze des Lysats bleiben. Jedoch kann durch diese kleinsten Mengen die Endotoxinmenge in der die Substanz oder das Produkt enthaltenden Lösung knapp über die Empfindlichkeitsgrenze erhöht werden, was zu einer positiven Reaktion führt.

Dieses Risiko kann durch Prüfen von Wasser zur BEP sowie der anderen Reagenzien und Materialien mit dem empfindlichsten verfügbaren Lysat oder zumindest mit einem Lysat, das empfindlicher ist als das bei der Prüfung des Produkts verwendete, verringert werden. Aber auch so kann das Risiko eines „falsch positiven" Prüfergebnisses nicht vollständig ausgeschlossen werden.

12. Implementierung von in der Ph. Eur. beschriebenen Methoden

Wie in den Allgemeinen Vorschriften angegeben, wurden die in Monographien und Allgemeinen Kapiteln beschriebenen Prüfmethoden entsprechend anerkannter wissenschaftlicher Praxis und gängiger Empfehlungen für analytische Validierungen validiert. Die unter „2.6.14 Prüfung auf Bakterien-Endotoxine", „2.6.30 Prüfung auf Monozytenaktivierung" und „2.6.32 Prüfung auf Bakterien-Endotoxine unter Verwendung des rekombinanten Faktors C" beschriebenen allgemeinen Methoden selbst müssen daher nicht revalidiert werden, müssen aber im Hinblick auf ihre Eignung zur Prüfung einer bestimmten Substanz oder eines bestimmten Produkts in einer spezifischen analytischen Umgebung validiert sein.

Die in der Methode angewendeten Verfahren und die verwendeten Materialien und Reagenzien müssen wie für die angegebene Prüfung beschrieben validiert werden. Die Abwesenheit von Störfaktoren und falls erforderlich die Verfahren zu ihrer Entfernung sollten an Proben von mindestens 3 Herstellungschargen überprüft werden.

Wie unter „2.6.30 Prüfung auf Monozytenaktivierung" angegeben, ist die Prüfung auf Monozytenaktivierung in erster Linie dafür vorgesehen, die Prüfung auf Pyrogene am Kaninchen zu ersetzen. Empfehlungen dazu, welche der Methoden (A, B oder C) anzuwenden ist, und wie die Prüfung auf Monozytenaktivierung validiert wird, werden unter „2.6.30 Prüfung auf Monozytenaktivierung" gegeben.

13. Ersatz einer in einer Monographie vorgeschriebenen Methode

13.1 Ersatz durch eine andere in der Ph. Eur. beschriebene Methode

Der Ersatz einer in einer Monographie vorgeschriebenen Methode durch eine andere in der Ph. Eur. beschriebene Methode ist als Anwendung einer alternativen Methode zu betrachten, die unter den in den Allgemeinen Vorschriften beschriebenen Bedingungen eine Arzneibuch-Prüfung ersetzen kann. Analysierende müssen nachweisen, dass eine gültige Prüfung der entsprechenden Substanz oder des Produkts durchgeführt werden kann.

Die alternative Methode selbst muss nicht revalidiert werden, muss aber im Hinblick auf ihre Eignung zur Prüfung einer bestimmten Substanz oder eines bestimmten Produkts in einer spezifischen analytischen Umgebung und im Hinblick auf die Gleichwertigkeit zur vorgeschriebenen Methode validiert sein.

13.2 Ersatz durch eine nicht in der Ph. Eur. beschriebene Methode

Der Ersatz einer in einer Monographie vorgeschriebenen Methode durch eine nicht in der Ph. Eur. beschriebene Methode ist als Anwendung einer alternativen Methode zu betrachten, die unter den in den Allgemeinen Vorschriften beschriebenen Bedingungen eine Arzneibuch-Prüfung ersetzen kann.

10.3/5.01.12.00

5.1.12 Depyrogenisierung von Gegenständen in der Herstellung parenteraler Zubereitungen

Dieser Allgemeine Text befasst sich mit der Inaktivierung oder der Entfernung von Pyrogenen auf Gegenständen (wie primären Packmaterialien, Gerätschaften), die in di-

rekten Kontakt mit dem sterilisierten Endprodukt kommen.

Pyrogene sind Substanzen, die die Fähigkeit besitzen Fieber auszulösen, werden sie in den Körper infundiert oder injiziert.

In diesem Allgemeinen Text wird die Depyrogenisierung als eine Reduktion von Lipopolysacchariden (Endotoxin) definiert. Diese stellen die stärksten und am schwierigsten zu eliminierenden pyrogenen Stoffe dar.

1. Verfahren der Depyrogenisierung

1.1 Behandlung mit trockener Hitze

1.1.1 Behandlungsbedingungen

Die Behandlung mit trockener Hitze ist das am weitesten verbreitete Verfahren zur Depyrogenisierung von Glaswaren und anderen hitzebeständigen Materialien.

In einem üblicherweise zur Depyrogenisierung verwendeten Behandlungszyklus mit trockener Hitze werden die Gegenstände mindestens 30 min lang einer Temperatur von mindestens 250 °C ausgesetzt. Andere validierte Kombinationen von Temperatur und Zeit können verwendet werden, allerdings darf die Mindestanforderung von 180 °C für 3 Stunden nicht unterschritten werden.

1.1.2 Gerätschaften

Die Behandlung mit trockener Hitze wird in einem Ofen oder Tunnel durchgeführt, der mit einer aktiven Luftzirkulation ausgestattet ist, oder mittels anderer Gerätschaften, die speziell zu diesem Zweck entworfen wurden.

Mindestens die für die Depyrogenisierung mit trockener Hitze relevanten Parameter (wie Zeit, Temperatur und wo erforderlich auch die Bandgeschwindigkeit) müssen an der Stelle überwacht werden, die sich im Rahmen der Qualifizierung als die am schwierigsten zu erhitzende Position in der Kammer gezeigt hat.

1.1.3 Validierung

Um die Effizienz der Depyrogenisierung zu verifizieren, müssen alle Verfahren validiert sein. Dazu werden geeignete Endotoxin-Indikatoren an die Stellen in der Ladung platziert, die als die am schwierigsten zu erhitzenden (und daher auch zu depyrogenisierenden) Positionen identifiziert wurden.

1.2 Andere Verfahren

Andere Verfahren dürfen nur zur Anwendung kommen, wenn eine Hitzebehandlung nicht möglich ist.

1.2.1 Physikalische Behandlung

Eine Depyrogenisierung kann ebenfalls erzielt werden, indem die Gegenstände mit Wasser einer geeigneten pharmazeutischen Qualität (wie Wasser für Injektionszwecke, WfI) gespült werden, eventuell in Verbindung mit weiteren physikalischen Maßnahmen.

Im Anschluss an die Reinigung müssen die Gegenstände getrocknet werden.

1.2.2 Chemische Behandlung

Chemische Reaktionen, basierend auf stark oxidierenden, alkylierenden oder reduzierenden Agenzien, entweder in flüssiger Form oder gasförmig, mit oder ohne Beteiligung von Hitze, die in der Lage sind Pyrogene zu entfernen, können ebenfalls angewendet werden. Nach einem finalen Spülschritt mit WfI wird am Ende der chemischen Behandlung eine Prüfung durchgeführt, um alle eventuell vorhandenen chemischen Rückstände zu erkennen.

1.2.3 Validierung

Um die Effizienz der Depyrogenisierung zu verifizieren, müssen alle Verfahren validiert sein. Dazu werden geeignete Endotoxin-Indikatoren an die Stellen in der Ladung platziert, die als die am schwierigsten zu depyrogenisierenden Positionen identifiziert wurden.

2. Eigenschaften von Endotoxin-Indikatoren

Endotoxin-Indikatoren bestehen aus gereinigten Bakterien-Endotoxinen (Lipopolysacchariden). Folgende Angaben müssen dem Benutzer bekannt sein:
- Name des Herstellers
- Zusammensetzung des Indikatorsystems, falls anwendbar
- Gattung und Spezies des Mikroorganismus aus dem das Endotoxin isoliert wurde (einschließlich der Nummer der Kultursammlung)
- Spezifische Aktivität des Endotoxins in Internationalen Einheiten je Gramm, je Milliliter oder je Behältnis
- Lagerungsbedingungen und Verfallsdatum
- Chargennummer.

Während der Validierung eines Verfahrens zur Depyrogenisierung werden in Abhängigkeit des zu depyrogenisierenden Gegenstands (zum Beispiel Glas, rostfreier Stahl oder Kunststoff) geeignete Endotoxin-Indikatoren (gebrauchsfertige oder durch den Benutzer gefertigte) verwendet.

2.1 Gebrauchsfertige Endotoxin-Indikatoren

Bei diesen Indikatoren, die zur Bestimmung der Endotoxin-Reduktion oder -Inaktivierung in Depyrogenisierungsverfahren verwendet werden, handelt es sich um Ampullen, Fläschchen oder andere Träger, die mit einer bekannten Menge an Endotoxin beaufschlagt wurden.

Der verwendete Träger muss für die Art des zu depyrogenisierenden Gegenstands repräsentativ sein, da diese die Effizienz des Depyrogenisierungsverfahrens beeinflussen kann.

Allg. Texte

2.2 Benutzergefertigte Endotoxin-Indikatoren

Durch den Benutzer hergestellte Endotoxin-Indikatoren sind Objekte (zum Beispiel Materialien für Primärverpackungen oder Gerätschaften), deren Oberfläche mit einer geeigneten Endotoxin-Lösung (wie einem Endotoxin-Referenzstandard) beaufschlagt wurde. Das beaufschlagte Objekt wird getrocknet und anschließend zur Bestimmung der Endotoxin-Abreicherung oder -Inaktivierung in einem Depyrogenisierungsverfahren verwendet.

3. Prüfverfahren

3.1 Wiederfindungsrate aus Endotoxin-Indikatoren

Die Wiederfindungsrate an Endotoxin wird an Objekten (gebrauchsfertige oder durch den Benutzer gefertigte), die nicht dem Verfahren zur Depyrogenisierung unterworfen werden, bestimmt. Damit sollen die prozentuale Wiederfindung berechnet und alle eventuellen Interferenzen durch herauslösbare Bestandteile erfasst werden, bevor die Effizienz eines Depyrogenisierungsverfahrens beurteilt wird.

Die Prüfung auf Wiederfindung von Endotoxin muss validiert sein.

Falls der Anteil an Endotoxin-Wiederfindung nicht ausreicht, um eine Abreicherung an Endotoxin um 3,0 $\log_{10}$ zu zeigen, muss die verwendete Menge an Endotoxin entsprechend angepasst werden.

3.2 Prüfung auf Endotoxin-Reduktion

Objekte, die künstlich mit einer bestimmten Menge an Endotoxin beaufschlagt wurden, oder verwendungsfertige Endotoxin-Indikatoren, werden in die zu prüfende Ladung eingebracht. Die Menge an Endotoxin wird vor (Ausgangswert an Endotoxin) und nach erfolgter Depyrogenisierung (Wert an verbleibendem Endotoxin) bestimmt. Dazu wird jeweils die gleiche validierte Methode verwendet. Die Menge an Endotoxin je Indikator und die Anzahl der für die Prüfung verwendeten Indikatoren muss ausreichend hoch sein, um eine genaue Bestimmung der Endotoxin-Abreicherung aufgrund der Depyrogenisierung zu erlauben.

4. Kriterien

Als Akzeptanzkriterium für die Prozessvalidierung gilt eine Abreicherung um mindestens 3,0 $\log_{10}$ wiederfindbares Endotoxin. Die Reduktion an Endotoxin wird durch Subtraktion des $\log_{10}$-Werts an verbliebenem Endotoxin am depyrogenisierten Gegenstand vom $\log_{10}$-Ausgangswert an Endotoxin am nicht depyrogenisierten Objekt berechnet.

5.17 Empfehlungen zu Methoden der pharmazeutischen Technologie

10.3/5.17.02.00

5.17.2 Empfehlungen zur Prüfung auf Partikelkontamination – sichtbare Partikeln

Dieser Allgemeine Text ist nicht verbindlich. Er informiert über die Prüfung auf sichtbare Partikeln in flüssigen Zubereitungen, deren Monographien auf die Allgemeine Methode „2.9.20 Partikelkontamination – sichtbare Partikeln" verweisen. Diese Informationen stellen Überlegungen dar, die im Bereich der visuellen Prüfungen und bei der Kontrolle sichtbarer Partikeln in Arzneimitteln verwendet werden. Dieser Text hat nicht das Ziel, die Anforderungen der Guten Herstellungspraxis näher auszuführen, sollte aber in Verbindung mit diesen Anforderungen gelesen werden.

Einleitung

Die Partikelkontamination in flüssigen Zubereitungen besteht aus beweglichen, ungelösten Partikeln, bei denen es sich nicht um Gasbläschen handelt und die ungewollt in einer Zubereitung sind. Die partikuläre Kontamination kann aus verschiedenen Quellen stammen und ist unabhängig von ihrer Art zu minimieren. Das Ausmaß an partikulärer Kontamination in Zubereitungen muss kontrolliert werden. Je nach Größe der Partikeln kann die Partikelkontamination im sichtbaren oder im nicht sichtbaren Größenbereich liegen. Bei Produkten wie parenteralen Zubereitungen werden sichtbare Partikeln als potenzielles Sicherheitsrisiko eingestuft, obwohl es nur wenige Belege aus klinischen Studien gibt. Daher sollten sie in jedem Produkt, das zur parenteralen Anwendung an Menschen oder Tieren bestimmt ist, so weit wie möglich minimiert werden. Es kann davon ausgegangen werden, dass sichtbare Partikeln heterogen und ungleichmäßig über eine bestimmte Charge des Produkts verteilt sind. Daher ist es wichtig, ausreichend große Stichproben zu verwenden. Auch wenn das Auftreten solcher Partikeln im Allgemeinen zufällig ist, kann es ein Hinweis auf ein systematisches Problem sein. Aus diesem Grund muss das Auftreten von Partikeln untersucht und müssen geeignete Maßnahmen ergriffen werden, um Ursachen von Partikelkontamination zu eliminieren und/oder die Formulierung, die Primärverpackung oder den Herstellungsprozess, falls erforderlich, zu verbessern.

Partikeln können extrinsisch (aus der Umgebung, von Geräten, von der Primärverpackung oder vom Personal stammend) oder intrinsisch sein (im Zusammenhang mit der Formulierung einschließlich Wirk- und Hilfsstoffe, Rückstände und Verunreinigungen aus Herstellungsprozessen oder als Ergebnis von Wechselwirkungen zwischen der Formulierung und der Primärverpackung). Beispiele für extrinsische Partikeln sind Cellulosefasern, Glas, Farbstoffteilchen, Haare und Insektenteile. Beispiele für intrinsische Partikeln sind proteinhaltige Partikeln, Silikontröpfchen, anorganische Niederschläge wie Bariumsulfat oder Aluminiumsulfat, Fettsäurepartikeln aus dem Abbau von Polysorbaten und Glasflocken. Manchmal ist der Nachweis von Partikeln nur während der Lagerung, also während Stabilitätsstudien am Produkt, möglich. Daher ist die Überwachung der Partikelkontamination durch geeignete Prüfverfahren, wie solche, die in der Allgemeinen Methode 2.9.20 für sichtbare Partikeln und 2.9.19 für nicht sichtbare Partikeln beschrieben werden, von großer Wichtigkeit. Die Bewertung von Partikeln sollte auf den mit dem Arzneimittel und der Art seiner Anwendung verbundenen Risiken basieren.

In einigen Fällen, zum Beispiel bei Arzneimitteln aus dem Bereich der Zelltherapie oder bei dispersen Systemen, können Partikeln der Wirkstoff selbst und beabsichtigt sein. Mit Ausnahme dieser Fälle sind sichtbare Partikeln jeglicher Art in Arzneimitteln, einschließlich biotechnologisch hergestellten Produkten, unerwünscht und ihr Auftreten ist zu vermeiden oder zu minimieren.

Zusätzlich wird empfohlen, dass das Arzneimittel unmittelbar vor der Anwendung auf sichtbare Partikeln geprüft wird.

Visuelle Prüfung – Allgemeine Aspekte

Die intrinsischen Eigenschaften einiger Arzneimittel können die visuelle Prüfung auf Partikeln erschweren. Dies gilt beispielsweise für opaleszierende (trübe) Lösungen und disperse Systeme, farbige Lösungen und Lyophilisate, undurchsichtige oder gefärbte Behältnisse und parenterale Zubereitungen wie Suspensionen und Zelltherapeutika, in denen Partikeln von Natur aus enthalten sind. Daher müssen geeignete Maßnahmen ergriffen werden, damit das Personal der visuellen Kontrolle in der Lage ist, Partikeln im Rahmen der visuellen 100-Prozent-Prüfung einer Charge sowie der sich daran anschließenden visuellen Prüfung im Rahmen der Qualitätskontrolle zu erkennen. Letztere muss an einer Stichprobe durchgeführt werden, der die Methode des „Acceptable Quality Level" (AQL, Annehmbare Qualitätsgrenze) oder eine gleichwertige Methode zum Probenzug zugrunde liegt. Eine solche Maßnahme ist die Verwendung von Vergleichssets, die für das Produkt repräsentativ sind und eine Auswahl potenzieller sichtbarer Partikeln zusammen mit Negativ- und Positivkontrollen enthalten. Die Mitarbeiter und Mitarbeiterinnen der visuellen Kontrolle müssen außerdem eine gründliche Schulung erhalten, bei der Leistungsgrenzen für die Erkennung von Partikeln und ungerechtfertigten Ausschluss berücksichtigt werden. Um die Technik der visuellen Inspektion zu verbessern, können nicht zerstörende Maßnahmen erforderlich sein. Zu diesen gehören die Verwendung einer Lichtintensität von mehr als 3750 Lux, die Betrachtung jedes Behältnisses für mehr als 5 s und die Prüfung vor sowohl schwarzem als auch weißem Hintergrund. Zerstörende Maßnahmen werden ausschließlich im Rahmen der Qualitätskontrolle eingesetzt. Dies kann die Verdünnung des Produkts mit Wasser ohne sichtbare Partikeln oder einem anderen geeigneten Verdünnungsmittel darstellen. Darüber hinaus kann es, wenn das Behältnis die Prüfung behindert, notwendig sein, den Inhalt in ein geeignetes durchsichtiges Behältnis zu überführen.

Allg. Texte

Visuelle Prüfung während der Produktion

Prüfschemata

Jedes Behältnis einer flüssigen Zubereitung (zum Beispiel Fläschchen, Spritze, Ampulle) wird nach dem Befüllen und Verschließen visuell geprüft. Bei dieser 100-Prozent-Kontrolle werden Behältnisse, in denen Partikeln festgestellt werden, aus der Charge aussortiert und verworfen. Häufig wird auch eine zusätzliche Stichprobenprüfung nach einem Plan auf der Grundlage eines vordefinierten AQL durchgeführt. Der Stichprobenumfang und die Anzahl akzeptierter Fehler können mit Hilfe der in der Iso-Norm ISO 2859-1 enthaltenen Tabellen oder mit anderen statistischen Methoden abgeleitet werden. Das AQL dient als Bestätigung für die Eignung der Prüfung zur Sicherstellung eines akzeptablen Qualitätsniveaus.

Es müssen geeignete AQL-Grenzwerte für verschiedene Fehlerkategorien (wie leichter, schwerer oder kritischer Fehler) festgelegt werden. Das Vorhandensein von sichtbaren Partikeln in einem Behältnis wird mindestens als „schwerer Fehler“ klassifiziert. Eine Untersuchung wird in der Regel ausgelöst, wenn der AQL-Grenzwert überschritten wird oder wenn atypische Partikeln entdeckt werden.

Beachtenswerte Faktoren

Während der 100-Prozent-Kontrolle wird die Prüfung auf sichtbare Partikeln entsprechend der im Allgemeinen Kapitel 2.9.20 beschriebenen Methode durchgeführt. Das kann manuell oder, nach angemessener Validierung gegen die manuelle Prüfmethode, auch halbautomatisch oder vollautomatisch erfolgen. Diese Validierung unter Verwendung repräsentativer Proben und Vergleichssets umfasst in der Regel die Beurteilung zurückgewiesener Einheiten nach vordefinierten Akzeptanzkriterien. Dazu gehört auch die Rate des ungerechtfertigten Ausschlusses. Das Vergleichsset, das für die Qualifizierung des Personals der visuellen Kontrolle verwendet wird, sollte eine Auswahl von Qualitätsmängeln enthalten, insbesondere Einheiten, die die oben beschriebenen typischen Partikelkontaminationen beinhalten. Das Vergleichsset selbst sollte über den gesamten Zeitraum seiner vorgesehenen Verwendung ausreichend stabil sein. Normalerweise sind die Prüfenden nicht in der Lage, Partikeln allein durch die visuelle Prüfung in verschiedene Kategorien und Materialien einzuordnen und somit eine Ursachenanalyse zu ermöglichen.

Der Nachweis von sichtbaren Partikeln unterliegt von Natur aus einer gewissen Wahrscheinlichkeit und hängt von verschiedenen Faktoren ab. Dazu gehören die Lichtintensität, die Prüfbedingungen, die Verwendung und Art der Vergrößerung, die Beobachtungszeit, der Hintergrund des Prüfobjekts, der Abstand zu den Proben, die Art und Geschwindigkeit der Drehung, das Füllvolumen, die Größe und das Material der Primärverpackung, die Leistungsfähigkeit von Prüfenden und Ausstattung, sowie die Größe, Anzahl, Art und Brechungsindex der Partikeln. Daher könnten, auch wenn das Ziel einer 100-Prozent-Prüfung darin besteht, alle Behältnisse auszusortieren, die sichtbare Partikeln enthalten, einige davon aufgrund schlechter Detektierbarkeit und Sichtbarkeit unerkannt bleiben. Jedes System zur visuellen Prüfung verfügt daher über eine akzeptierte statistische Wahrscheinlichkeit, Behältnisse mit sichtbaren Partikeln zu erkennen und eine akzeptierte statistische Wahrscheinlichkeit, Behältnisse mit sichtbaren Partikeln zu übersehen. Abgesehen von begründeten und genehmigten Ausnahmen müssen alle Behältnisse, die sichtbare Partikeln enthalten oder Fehler aufweisen, die als nicht annehmbar eingestuft werden, aus dem annehmbaren Teil der Charge ausgeschlossen werden. Bei Lyophilisaten, die einer 100-Prozent-Prüfung mit anschließender AQL-Prüfung unterzogen werden, können nur der sichtbare Teil des Kuchens und die Primärverpackungskomponenten untersucht werden. Partikeln, die schon ursprünglich in der Lösung vorhanden waren, können während der Herstellung in den Kuchen eingebettet werden und unentdeckt bleiben.

Visuelle Prüfung zur Qualitätskontrolle

Die Prüfung auf sichtbare Partikeln zur Qualitätskontrolle wird auch wie in der Allgemeinen Methode 2.9.20 beschrieben durchgeführt, üblicherweise geschieht dies manuell.

Beachtenswerte Faktoren

Die visuelle Prüfung zur Qualitätskontrolle wird entweder an flüssigen Produkten oder an rekonstituierten Lösungen von getrockneten Produkten wie Lyophilisaten durchgeführt. Die Prüfung auf sichtbare Partikeln in gefriergetrockneten Produkten wird als Teil der Qualitätskontrolle zur Chargenfreigabe unter Verwendung von zerstörenden Methoden durchgeführt. Während die visuelle 100-Prozent-Prüfung und die AQL-Prüfung an Proben ohne weitere Vorbereitung (wie Rekonstitution) durchgeführt werden, werden Proben gefriergetrockneter Produkte für Prüfungen im Zuge der Qualitätskontrolle unter Bedingungen rekonstituiert, die die tatsächliche Verwendung durch den Patienten oder das medizinische Personal simulieren. Die Probenvorbereitung für Prüfungen im Rahmen der Qualitätskontrolle sollte unter Bedingungen durchgeführt werden, die geeignet sind, eine mögliche Kontaminierung mit Partikeln zu verhindern. Die Stichprobengrößen sollten auf der Grundlage statistischer Überlegungen festgelegt werden, wie einem speziellen Probennahmeplan für zerstörende Prüfungen nach ISO 2859-1. Es wird nicht empfohlen, nur einzelne Proben zu prüfen. Die für die Qualitätskontrolle verfügbare Stichprobengröße kann jedoch wegen Größe der Chargen und weiterer Faktoren begrenzt sein, zum Beispiel bei biologischen Produkten. Im Allgemeinen ist eine Stichprobengröße von 10 bis 20 Einheiten üblich.

Die Anforderungen in Bezug auf sichtbare Partikeln gelten für die gesamte Dauer der Verwendbarkeit des Produkts. Daher sollten die Prüfungen auf sichtbare Partikeln im Rahmen der Qualitätskontrolle regelmäßig während der Langzeitstabilitätsstudien und bevorzugt auch im Zuge von Studien zum beschleunigten Abbau durchgeführt werden. Der Schwerpunkt liegt auf stabilitätsindizierenden Merkmalen, wie Präzipitation, Agglomeration, Verfärbung sowie durch Delamination eingetragenes Glas und nicht auf potenziellen Verunreinigungen durch extrinsische Partikeln. Jegliche während der Stabilitätsprüfung entdeckte Partikeln, die nicht nur Einzelfälle darstellen, sondern ein Hinweis auf einen systematischen Fehler sein können, sollten identifiziert werden, um ihre mögliche Ursache zu ermitteln und geeignete Korrekturmaßnahmen festzulegen. Abgesehen von genehmigten und begründeten Ausnahmen sollte sich der Hersteller, wenn die Untersuchung ein systematisches Problem wie Proteinpartikeln aus der Formulierung oder durch Delamination eingetragenes Glas bestätigt, näher mit der Formulierung, der Primärverpackung oder dem Herstellungsprozess des Arzneimittels befassen, um das Auftreten von Partikeln zu minimieren.

Akzeptanzkriterien

Bei flüssigen Zubereitungen, die einer visuellen 100-Prozent-Prüfung mit anschließender AQL-Prüfung unterzogen werden, kann eine zusätzliche Qualitätskontrollprüfung auf sichtbare Partikeln (wie zum Beispiel die Prüfung zur Chargenfreigabe) entfallen. Eine erfolgreiche AQL-Prüfung zeigt an, dass die Charge der Anforderung „praktisch frei von sichtbaren Partikeln" entspricht. Bei Lyophilisaten hingegen lässt sich die zerstörende Prüfung zur Qualitätskontrolle nicht vermeiden, da sie am rekonstituierten Produkt durchgeführt wird, während sowohl die visuelle 100-Prozent-Prüfung als auch die AQL-Prüfung am getrockneten Material durchgeführt werden.

Die Akzeptanzkriterien für die Qualitätskontrolle beziehen sich oft auf das Auftreten sichtbarer Partikeln je Einheit innerhalb der Anzahl der analysierten Proben. So sind beispielsweise einige wenige kleine Partikeln in einem Behältnis aus einer Stichprobe, die 10 bis 20 analysierte Proben umfasst, nicht notwendigerweise von signifikanter Bedeutung. Andererseits wären signifikante Mengen von Partikeln in einer einzigen Einheit bedenklich.

Die Festlegung von Akzeptanzkriterien für sichtbare Partikeln in einzelnen Einheiten ist eine schwierige Aufgabe und es ist nicht realistisch, numerische Werte zu erwarten. Zwar bleibt völliges Freisein von sichtbaren Partikeln das Ziel, doch wird es nicht als realistisches Akzeptanzkriterium für die Qualitätskontrolle angesehen, da die Wahrscheinlichkeit und Zufälligkeit des Auftretens sichtbarer Partikeln häufig dazu führen, dass in einzelnen Einheiten einzelne Partikeln enthalten sind. Für jedes Produkt muss eine geeignete Herangehensweise definiert werden. Eine allgemeingültige Empfehlung wird nicht vorgeschlagen.

Die Bezeichnung „Praktisch frei von sichtbaren Partikeln" spiegelt das Leistungsvermögen des Herstellungs- und Prüfprozesses wider. Der Begriff ist auf Chargen eines Arzneimittels anwendbar, nicht aber auf individuelle Einheiten, die einzeln geprüft werden. Trotz aller Unwahrscheinlichkeit ist ein Produkt, das völlig frei von Partikeln ist, dennoch ein erstrebenswertes Ziel.

Mit einem Filter verabreichte Produkte

Bei einigen parenteralen Produkten, wie bei Arzneimitteln, für die der Kenntnisstand unzureichend ist, können Filter eingesetzt werden, um die Risiken ausgehend von Partikeln, die sich während der Lagerung bilden können, zu verringern. Die Verwendung solcher Filter stellt jedoch keine Akzeptanz von Partikeln nach der Herstellung dar und soll grundsätzlich keine Partikelkontamination erlauben. In begründeten und zugelassenen Fällen können Arzneimittel, die unter Verwendung eines Filters verabreicht werden, von der Anforderung „praktisch frei von Partikeln" ausgenommen werden, sofern nachgewiesen wurde, dass der Filter ein Filtrat liefert, das den Anforderungen entspricht.

5.22 Bezeichnungen von in der Traditionellen Chinesischen Medizin verwendeten pflanzlichen Drogen

10.3/5.22.00.00

5.22 Bezeichnungen von in der Traditionellen Chinesischen Medizin verwendeten pflanzlichen Drogen

Dieser Allgemeine Text dient zur Information.

In diesem Text sind pflanzliche Drogen aufgelistet, die in der Traditionellen Chinesischen Medizin (TCM) verwendet werden und für die eine Monographie im Europäischen Arzneibuch (Ph. Eur.) veröffentlicht wurde. Zur Übersicht und aus Gründen der Transparenz werden zusätzlich die chinesischen Namen dieser pflanzlichen Drogen in Pinyin und in chinesischen Schriftzeichen angegeben.

Die englischen, französischen und lateinischen Titel sind jedoch die offiziellen Bezeichnungen. Die Beschriftung der pflanzlichen Droge muss mindestens einen dieser offiziellen Titel enthalten.

Monographie-nummer	Lateinischer Monographietitel	Deutschsprachiger Monographietitel	Pinyin	Sinogramm
2827	Abelmoschi corolla	Abelmoschus-Blütenkrone	*huangshukui-hua*	黄蜀葵花
2432	Acanthopanacis gracilistyli cortex	Stachelpanaxwurzelrinde	*wujiapi*	五加皮
2999	Achyranthis bidentatae radix	Achyranthiswurzel	*niuxi*	牛膝
2472	Akebiae caulis	Akebiaspross	*mutong*	木通
2554	Amomi fructus	Amomum-Früchte	*sharen*	砂仁
2555	Amomi fructus rotundus	Runde Amomum-Früchte	*doukou*	豆蔻
2712	Andrographidis herba	Andrographiskraut	*chuanxinlian*	穿心莲
2661	Anemarrhenae asphodeloides rhizoma	Anemarrhena-asphodeloides-Wurzelstock	*zhimu*	知母
2556	Angelicae dahuricae radix	Angelica-dahurica-Wurzel	*baizhi*	白芷
2557	Angelicae pubescentis radix	Angelica-pubescens-Wurzel	*duhuo*	独活
2558	Angelicae sinensis radix	Angelica-sinensis-Wurzel	*danggui*	当归
2435	Astragali mongholici radix	Chinesischer-Tragant-Wurzel	*huangqi*	黄芪
2559	Atractylodis lanceae rhizoma	Atractylodes-lancea-Wurzelstock	*cangzhu*	苍术
2560	Atractylodis macrocephalae rhizoma	Atractylodes-macrocephala-Wurzelstock	*baizhu*	白术
1797	Aucklandiae radix	Himalayaschartenwurzel	*muxiang*	木香
2561	Belamcandae chinensis rhizoma	Leopardenblumenwurzelstock	*shegan*	射干
2384	Bistortae rhizoma	Schlangenwiesenknöterichwurzelstock	*quanshen*	拳参
2562	Bupleuri radix	Chinesisches-Hasenohr-Wurzel	*chaihu*	柴胡
2386	Carthami flos	Färberdistelblüten	*honghua*	红花
2430	Citri reticulatae epicarpium et mesocarpium	Mandarinenschale	*chenpi*	陈皮
2463	Clematidis armandii caulis	Clematis-armandii-Spross	*chuanmutong*	川木通
2714	Codonopsidis radix	Glockenwindenwurzel	*dangshen*	党参
2454	Coicis semen	Hiobstränensamen	*yiyiren*	薏苡仁
2715	Coptidis rhizoma	Goldfadenwurzelstock	*huang lian*	黄连
2976	Corydalis rhizoma	Lerchenspornwurzelstock	*yan husuo*	延胡索

Allg. Texte

Monographie-nummer	Lateinischer Monographietitel	Deutschsprachiger Monographietitel	Pinyin	Sinogramm
2998	Cyathulae radix	Cyathulawurzel	*chuanniuxi*	川牛膝
2890	Dioscoreae nipponicae rhizoma	Japanische Yamswurzelknollen	*chuanshan-long*	穿山龙
2473	Dioscoreae oppositifoliae rhizoma	Yamswurzelknollen	*shanyao*	山药
2563	Drynariae rhizoma	Drynariawurzelstock	*gusuibu*	骨碎补
2564	Ecliptae herba	Ecliptakraut	*mohanlian*	墨旱莲
2451	Ephedrae herba	Ephedrakraut	*ma huang*	麻黄
2412	Eucommiae cortex	Eucommiarinde	*duzhong*	杜仲
2718	Evodiae fructus	Stinkeschenfrüchte	*wuzhuyu*	吴茱萸
2452	Fraxini chinensis cortex	Chinesische-Esche-Rinde	*qinpi*	秦皮
3001	Ganoderma lucidum	Ganoderma	*lingzhi (reishi)*	灵芝 (赤芝)
2565	Gardeniae fructus	Gardenienfrüchte	*zhizi*	栀子
2721	Gastrodiae rhizoma	Gastrodienwurzelstock	*tianma*	天麻
2722	Houttuyniae herba	Houttuyniakraut	*yuxingcao*	鱼腥草
2566	Isatidis radix	Färberwaidwurzel	*banlangen*	板蓝根
2634	Ligustici chuanxiong rhizoma	Chinesischer-Liebstöckel-Wurzel	*chuanxiong*	川芎
2431	Ligustici radix et rhizoma	Chinesischer-Liebstöckel-Wurzelstock mit Wurzel	*gaoben*	藁本
2612	Lycii fructus	Bocksdornfrüchte	*gouqizi*	枸杞子
2723	Lycopi herba	Wolfstrappkraut	*zelan*	泽兰
2742	Magnoliae biondii flos immaturus	Magnolia-biondi-Blütenknospen	*xinyi*	辛夷
2567	Magnoliae officinalis cortex	Magnolienrinde	*houpo*	厚朴
2568	Magnoliae officinalis flos	Magnolia-officinalis-Blüten	*houpohua*	厚朴花
2474	Moutan cortex	Strauchpaeonienwurzelrinde	*mudanpi*	牡丹皮
2383	Notoginseng radix	Notoginsengwurzel	*sanqi*	三七
3000	Ophiopogonis radix	Schlangenbartwurzel	*maidong*	麦冬
2424	Paeoniae radix alba	Weiße Pfingstrosenwurzel	*baishao*	白芍
2425	Paeoniae radix rubra	Rote Pfingstrosenwurzel	*chishao*	赤芍
2727	Persicariae tinctoriae folium	Färberknöterichblätter	*liaodaqingye*	蓼大青叶
2477	Piperis fructus	Pfeffer	*hujiao*	胡椒
2453	Piperis longi fructus	Langer Pfeffer	*bibo*	荜茇
2660	Platycodonis radix	Ballonblumenwurzel	*jiegeng*	桔梗
2724	Polygoni cuspidati rhizoma et radix	Buschknöterichwurzelstock mit Wurzel	*huzhang*	虎杖
2433	Polygoni multiflori radix	Vielblütiger-Knöterich-Wurzel	*heshouwu*	何首乌
2726	Polygoni orientalis fructus	Orientalischer-Knöterich-Früchte	*shuihonguaz-hi*	水红花子
2475	Poria	Poria-cocos-Fruchtkörper	*fuling*	茯苓
2439	Prunellae spica	Braunellenähren	*xiakucao*	夏枯草
2434	Puerariae lobatae radix	Kopoubohnenwurzel	*gegen (yege)*	葛根 (野葛)

Monographie-nummer	Lateinischer Monographietitel	Deutschsprachiger Monographietitel	Pinyin	Sinogramm
2483	Puerariae thomsonii radix	Mehlige Kopoubohnenwurzel	*fenge*	粉葛
2569	Rehmanniae radix	Rehmanniawurzel	*dihuang*	地黄
2663	Salviae miltiorrhizae radix et rhizoma	Rotwurzsalbei-Wurzelstock mit Wurzel	*danshen*	丹参
2385	Sanguisorbae radix	Großer-Wiesenknopf-Wurzel	*diyu*	地榆
2428	Schisandrae chinensis fructus	Schisandrafrüchte	*wuweizi* *(bei wuweizi)*	五味子 (北五味子)
2438	Scutellariae baicalensis radix	Baikal-Helmkraut-Wurzel	*huangqin*	黄芩
2450	Sinomenii caulis	Sinomenium-acutum-Spross	*qingfengteng*	青风藤
2440	Sophorae flavescentis radix	Schnurbaumwurzel	*kushen*	苦参
2639	Sophorae japonicae flos	Japanischer-Pagodenbaum-Blüten	*huaihua*	槐花
2427	Sophorae japonicae flos immaturus	Japanischer-Pagodenbaum-Blütenknospen	*huaimi*	槐米
2478	Stephaniae tetrandrae radix	Stephania-tetrandra-Wurzel	*fenfangji* *(hanfangji)*	粉防己 (汉防己)
2937	Typhae pollis	Rohrkolbenpollen	*puhuang*	蒲黄
2729	Uncariae rhynchophyllae ramulus cum uncis	Uncariazweige mit Dornen	*gou teng*	钩藤
2656	Zanthoxyli bungeani pericarpium	Zanthoxylum-bungeanum-Schale	*huajiao*	花椒

Allg. Texte

Monographiegruppen

Allgemeine Monographien

10.3/2034

Substanzen zur pharmazeutischen Verwendung

Corpora ad usum pharmaceuticum

Definition

Als Substanzen zur pharmazeutischen Verwendung werden alle organischen und anorganischen Substanzen bezeichnet, die als Wirk- oder Hilfsstoffe zur Herstellung von Arzneimitteln zur Anwendung am Menschen und/oder am Tier verwendet werden. Sie können natürlichen Ursprungs sein oder durch Extraktion von Rohmaterialien, durch Fermentation oder Synthese hergestellt werden.

Die Anforderungen dieser Allgemeinen Monographie gelten nicht für pflanzliche Drogen, pflanzliche Drogen für homöopathische Zubereitungen, Zubereitungen aus pflanzlichen Drogen, Extrakte aus pflanzlichen Drogen oder Urtinkturen für homöopathische Zubereitungen, da diese in gesonderten Allgemeinen Monographien beschrieben werden **(Pflanzliche Drogen (Plantae medicinales), Pflanzliche Drogen für homöopathische Zubereitungen (Plantae medicinales ad praeparationes homoeopathicas), Zubereitungen aus pflanzlichen Drogen (Plantae medicinales praeparatae), Extrakte aus pflanzlichen Drogen (Plantarum medicinalium extracta), Urtinkturen für homöopathische Zubereitungen (Tincturae maternae ad praeparationes homoeopathicas)**). Die Anforderungen dieser Allgemeinen Monographie gelten nicht für Ausgangsstoffe für homöopathische Zubereitungen; ausgenommen sind Fälle, in denen für die entsprechende Substanz eine Einzelmonographie im nicht homöopathischen Teil des Europäischen Arzneibuchs existiert.

Die Anforderungen dieser Allgemeinen Monographie gelten nicht für chemische Vorläufersubstanzen für radioaktive Arzneimittel, da diese in einer gesonderten Allgemeinen Monographie beschrieben werden **(Chemische Vorläufersubstanzen für radioaktive Arzneimittel (Praecursores chimici ad radiopharmaceutica)**).

Wird zur Herstellung eines auf besondere Bedürfnisse einzelner Patienten zugeschnittenen Arzneimittels eine nicht in einer Einzelmonographie des Europäischen Arzneibuchs beschriebene Substanz zur pharmazeutischen Verwendung eingesetzt, wird die Notwendigkeit zur Übereinstimmung mit vorliegender Allgemeiner Monographie durch eine Risikobeurteilung bestimmt, die die zur Verfügung stehende Qualität der Substanz und ihre beabsichtigte Verwendung berücksichtigt.

Wenn für die Herstellung von Arzneimitteln Substanzen zur pharmazeutischen Verwendung menschlichen oder tierischen Ursprungs verwendet werden, gelten auch die Anforderungen des Allgemeinen Texts „5.1.7 Virussicherheit".

Substanzen zur pharmazeutischen Verwendung können als solche oder als Ausgangsmaterialien für nachfolgende Formulierungen zur Herstellung von Arzneimitteln verwendet werden. In Abhängigkeit von der Formulierung können bestimmte Substanzen entweder als Wirkstoffe oder als Hilfsstoffe eingesetzt werden. Feste Substanzen können verdichtet, überzogen, granuliert, zu einem bestimmten Feinheitsgrad pulverisiert oder auf andere Weise behandelt werden. Eine Monographie ist auf eine mit Hilfsstoffen verarbeitete Substanz nur dann anwendbar, wenn eine solche Bearbeitung im Abschnitt „Definition" dieser Monographie angegeben ist.

Besondere Qualitäten einer Substanz zur pharmazeutischen Verwendung: Wenn in der Einzelmonographie keine anderen Angaben oder Einschränkungen gemacht werden, ist eine Substanz zur pharmazeutischen Verwendung sowohl zur Anwendung am Menschen als auch am Tier bestimmt und muss eine geeignete Qualität zur Herstellung aller Darreichungsformen, für die sie verwendet werden kann, aufweisen.

Polymorphie: In Einzelmonographien werden im Allgemeinen keine kristallinen oder amorphen Formen vorgeschrieben, außer wenn durch die Form die Bioverfügbarkeit der Substanz beeinflusst wird. Wenn nichts anderes angegeben ist, müssen alle Formen einer Substanz zur pharmazeutischen Verwendung den Anforderungen der betreffenden Monographie entsprechen.

Herstellung

Substanzen zur pharmazeutischen Verwendung werden nach Verfahren hergestellt, die nachweislich eine gleichbleibende Qualität sicherstellen und den Anforderungen der Einzelmonographien oder zugelassenen Spezifikationen entsprechen.

Die Herstellung von Wirkstoffen muss entsprechend den Anforderungen der Guten Herstellungspraxis (GMP) erfolgen.

Die Vorgaben des Allgemeinen Texts 5.10 gelten für die Kontrolle von Verunreinigungen in Substanzen zur pharmazeutischen Verwendung.

Unabhängig davon, ob in der Einzelmonographie spezifiziert ist, dass die Substanz zur pharmazeutischen Verwendung

- ein rekombinantes Protein oder eine andere Substanz ist, die als direktes, auf einer genetischen Veränderung basierendes Genprodukt gewonnen wird, muss die Substanz, falls anwendbar, außerdem den Anforderungen der Allgemeinen Monographie **DNA-rekombinationstechnisch hergestellte Produkte (Producta ab arte ADN recombinandorum)** entsprechen;
- von Tieren gewonnen wird, die ohne experimentelle Belastung für übertragbare spongiforme Enzephalopathien empfänglich sind, muss die Substanz, falls

anwendbar, außerdem den Anforderungen der Allgemeinen Monographie **Produkte mit dem Risiko der Übertragung von Erregern der spongiformen Enzephalopathie tierischen Ursprungs (Producta cum possibili transmissione vectorium enkephalopathiarum spongiformium animalium)** entsprechen;
- eine Substanz ist, die durch ein Fermentationsverfahren gewonnen wird, und unabhängig davon, ob die einbezogenen Mikroorganismen nach herkömmlichen Verfahren oder durch DNA-Rekombinationstechniken (rDNA-Techniken) verändert worden sind, muss die Substanz, falls anwendbar, außerdem den Anforderungen der Allgemeinen Monographie **Fermentationsprodukte (Producta ab fermentatione)** entsprechen.

Während der Herstellung verwendete Lösungsmittel müssen von geeigneter Qualität sein. Außerdem müssen ihre Toxizität und ihr Restgehalt (5.4) berücksichtigt werden. Während der Herstellung verwendetes Wasser muss von geeigneter Qualität sein.

Die Identität von Verunreinigungen durch Elemente, die von absichtlich zugesetzten Katalysatoren und Reagenzien stammen, ist bekannt und Strategien zu ihrer Kontrolle sollten unter Anwendung der Grundsätze des Risikomanagements etabliert werden.

Wenn Substanzen hergestellt oder behandelt werden, um bestimmte Formen oder Qualitäten zu ergeben, so müssen diese spezifischen Substanzformen oder Qualitäten den Anforderungen der Monographie entsprechen. Bestimmte Prüfungen können zur Kontrolle funktionalitätsbezogener Eigenschaften beschrieben sein, die die Eignung der Substanz und nachfolgend die Eigenschaften der aus ihr hergestellten Darreichungsformen beeinflussen können.

Pulverisierte Substanzen können bearbeitet werden, um einen bestimmten Feinheitsgrad (2.9.35) zu erreichen.

Verdichtete Substanzen werden behandelt, um die Partikelgröße zu erhöhen oder um Partikeln einer spezifischen Form und/oder um eine Substanz mit einer höheren Schüttdichte zu erhalten.

Überzogene Wirkstoffe bestehen aus Wirkstoffpartikeln, die mit einem oder mehreren geeigneten Hilfsstoffen überzogen sind.

Granulierte Wirkstoffe sind Partikeln einer spezifizierten Größe und/oder Form, die aus den Wirkstoffen durch direkte Granulierung oder durch Granulierung mit einem oder mehreren geeigneten Hilfsstoffen hergestellt werden.

Werden Substanzen unter Zusatz von Hilfsstoffen verarbeitet, müssen diese den Anforderungen der Hilfsstoffmonographie oder, wenn eine solche Monographie nicht existiert, der zugelassenen Spezifikation entsprechen.

Wenn Wirkstoffe zusammen mit Hilfsstoffen verarbeitet werden, um zum Beispiel überzogene oder granulierte Substanzen herzustellen, erfolgt diese Verarbeitung unter den Bedingungen guter Herstellungspraxis und die verarbeiteten Substanzen werden als Zwischenprodukte in der Herstellung eines Arzneimittels betrachtet.

Eigenschaften

Die Angaben im Abschnitt „Eigenschaften" (zum Beispiel Angaben zur Löslichkeit oder zur Zersetzungstemperatur) sind nicht im strengen Sinn zu interpretieren und stellen keine Anforderungen dar. Sie dienen zur Information.

Wenn eine Substanz Polymorphie zeigt, kann dies im Abschnitt „Eigenschaften" angegeben sein, um den Benutzer darauf aufmerksam zu machen, dass er diese Eigenschaft bei der Formulierung einer Zubereitung möglicherweise berücksichtigen muss.

Prüfung auf Identität

Werden im Abschnitt „Prüfung auf Identität" einer Einzelmonographie eine 1. und eine 2. Identifikationsreihe angegeben, die mit „1:" und „2:" und den Buchstaben der zugehörigen Identitätsprüfungen bezeichnet sind, dann kann die Prüfung oder können die Prüfungen der 1. Reihe in jedem Fall durchgeführt werden. Die alleinige/n Prüfung/en der 2. Reihe kann/können in Apotheken nur durchgeführt werden, wenn sichergestellt ist, dass die Substanz oder Zubereitung eindeutig einer zertifizierten Charge entstammt, die sämtlichen weiteren Anforderungen der Monographie entspricht. Die Implementierung der Prüfungen der zweiten Identifikationsreihe unterliegen der nationalen Regelung.

Bestimmte Monographien enthalten in der 1. Identifikationsreihe zwei oder mehrere Kombinationen von Prüfungen. Diese Kombinationen sind gleichwertig und können unabhängig voneinander wahlweise angewendet werden. Eine oder mehrere dieser Kombinationen enthalten in der Regel einen Querverweis auf eine im Abschnitt „Prüfung auf Reinheit" vorgeschriebene Prüfung. Dies dient der Arbeitserleichterung bei der Durchführung der „Prüfung auf Identität" und der „Prüfung auf Reinheit". Eine Kombination von Identitätsprüfungen kann sich zum Beispiel auf eine Prüfung „Enantiomerenreinheit" beziehen, die andere auf die Prüfung „Spezifische Drehung". Der Zweck beider Prüfungen ist der gleiche, nämlich sicherzustellen, dass das gewünschte Enantiomer der Substanz vorliegt.

Prüfung auf Reinheit

Polymorphie (5.9): Falls die Eigenschaft einer kristallinen oder amorphen Form zu Einschränkungen bei ihrer Verwendung in Zubereitungen führt, muss diese spezifische Eigenschaft der kristallinen oder amorphen Form identifiziert, ihre Morphologie in geeigneter Weise kontrolliert und ihre Identität in der Beschriftung angegeben sein.

Verwandte Substanzen: Falls nichts anderes vorgeschrieben ist oder abgesehen von begründeten und zugelassenen Fällen müssen organische Verunreinigungen in Wirkstoffen entsprechend den Angaben in Tab. 2034-1 berichtet (deklariert), wenn möglich identifiziert und qualifiziert werden. Die Angaben in

Tab. 2034-1: Berichten, Identifizieren und Qualifizieren von organischen Verunreinigungen in Wirkstoffen

Anwendung	Maximale tägliche Dosis	Berichts-grenzwert	Grenzwert für Identifizierung	Grenzwert für Qualifizierung
Anwendung am Menschen oder am Menschen und am Tier	≤ 2 g je Tag	> 0,05 %	> 0,10 % oder eine tägliche Aufnahme von > 1,0 mg (stets der niedrigere Wert)	> 0,15 % oder eine tägliche Aufnahme von > 1,0 mg (stets der niedrigere Wert)
Anwendung am Menschen oder am Menschen und am Tier	> 2 g je Tag	> 0,03 %	> 0,05 %	> 0,05 %
Ausschließliche Anwendung am Tier	nicht anwendbar	> 0,10 %	> 0,20 %	> 0,50 %

Tab. 2034-2: Berichten, Identifizieren und Qualifizieren von organischen Verunreinigungen in Peptiden, die durch chemische Synthese hergestellt wurden

Berichtsgrenzwert	Grenzwert für Identifizierung	Grenzwert für Qualifizierung
> 0,1 %	> 0,5 %	> 1,0 %

Tab. 2034-2 gelten für Peptide, die durch chemische Synthese hergestellt wurden.
Spezifische Grenzwerte können für Verunreinigungen festgelegt werden, die für ungewöhnlich starke Wirkungen bekannt sind oder die toxische oder unerwartete pharmakologische Effekte hervorrufen.

Wirkstoffe in Arzneimitteln für den Menschen mit DNA-reaktiven Verunreinigungen müssen den im Geltungsbereich der ICH-Leitlinie M7 „Assessment and Control of DNA Reactive (Mutagenic) Impurities in Pharmaceuticals to Limit Potential Carcinogenic Risk“ festgelegten Anforderungen in den angegebenen Fällen entsprechen.

Ist in einer Einzelmonographie keine geeignete Prüfung für eine neue Verunreinigung angegeben, muss eine geeignete Prüfung zu ihrer Kontrolle entwickelt und den Spezifikationen der Substanz hinzugefügt werden.

Die vorstehend genannten Anforderungen gelten nicht für biologische und biotechnologisch hergestellte Produkte, Oligonukleotide, Fermentationsprodukte und von ihnen abgeleitete halbsynthetische Produkte und nicht für Rohprodukte tierischer oder pflanzlicher Herkunft oder pflanzliche Produkte.

Verunreinigungen durch Elemente: Die zulässige Tageshöchstbelastung an Verunreinigungen durch Elemente (wie zum Beispiel in der Leitlinie ICH Q3D enthalten, deren Grundsätze im Allgemeinen Text „5.20 Verunreinigungen durch Elemente“ wiedergegeben sind) ist auf Arzneimittel anwendbar. Einzelmonographien von Substanzen zur pharmazeutischen Verwendung enthalten daher keine Spezifikationen zu Verunreinigungen durch Elemente, wenn nichts anderes vorgeschrieben ist.

Lösungsmittel-Rückstände werden nach den im Allgemeinen Text 5.4 festgelegten Prinzipien unter Anwendung der Allgemeinen Methode 2.4.24 oder einer anderen geeigneten Methode begrenzt. Wenn eine quantitative Bestimmung der Lösungsmittel-Rückstände durchgeführt wird und keine Prüfung des Trocknungsverlusts erfolgt, muss der Gehalt an Lösungsmittel-Rückständen bei der Berechnung des Gehalts, der spezifischen Drehung und der spezifischen Absorption der Substanz berücksichtigt werden.

Mikrobiologische Qualität: In den Einzelmonographien werden Akzeptanzkriterien zur mikrobiologischen Qualität angegeben, wenn eine solche Kontrolle erforderlich ist. In „Tab. 5.1.4-2: Akzeptanzkriterien für die mikrobiologische Qualität nicht steriler Substanzen zur pharmazeutischen Verwendung“ im Allgemeinen Text „5.1.4 Mikrobiologische Qualität von nicht sterilen pharmazeutischen Zubereitungen und Substanzen zur pharmazeutischen Verwendung“ werden Empfehlungen zur mikrobiologischen Qualität gegeben, die von allgemeiner Bedeutung für Substanzen sind, welche von mikrobieller Kontamination betroffen sein können. Abhängig von der Art der Substanz und der vorgesehenen Verwendung können unterschiedliche Akzeptanzkriterien begründet sein.

Sterilität (2.6.1): Substanzen zur pharmazeutischen Verwendung, die zur Herstellung steriler Darreichungsformen bestimmt sind und dabei keinem weiteren geeigneten Sterilisationsverfahren unterworfen werden oder die als „steril“ deklariert werden, müssen der Prüfung auf Sterilität entsprechen.

Bakterien-Endotoxine (2.6.14): Substanzen zur pharmazeutischen Verwendung müssen der Prüfung auf Bakterien-Endotoxine entsprechen, wenn die Beschriftung angibt, dass die Substanz „frei von Bakterien-Endotoxinen” ist oder wenn die Substanz zur Herstellung von Parenteralia oder von Zubereitungen zum Spülen bestimmt ist und dabei keinem weiteren geeigneten Verfahren zur Beseitigung von Bakterien-Endotoxinen unterworfen wird. Wenn der Grenzwert nicht in der Einzelmonographie angegeben ist, wird er nach dem Allgemeinen Text „5.1.10 Empfehlungen zur Durchführung der Prüfung auf Bakterien-Endotoxine“ festgelegt.

Pyrogene (2.6.8): Wenn die Prüfung auf Pyrogene eher gerechtfertigt ist als die Prüfung auf Bakterien-Endotoxine und wenn Substanzen als „pyrogenfrei“ deklariert werden, müssen diese Substanzen der Prüfung auf Pyrogene entsprechen. Der Grenzwert und das Prüfverfahren werden in der Einzelmonographie angegeben oder von der zuständigen Behörde zugelassen. Auf der Grundlage einer geeigneten Validierung beider Prüfungen kann die Prüfung auf Bakterien-Endotoxine die Prüfung auf Pyrogene ersetzen.

Weitere Eigenschaften: Die Kontrolle weiterer Eigenschaften (zum Beispiel physikalischer oder funktionalitätsbezogener Eigenschaften) kann für einzelne Herstellungsverfahren oder Formulierungen erforderlich sein. Besondere Qualitäten einer Substanz (wie steril, frei von Bakterien-Endotoxinen, pyrogenfrei) können mit der Absicht hergestellt werden, sie zu Parenteralia oder anderen Darreichungsformen zu verarbeiten. Dazu können geeignete Anforderungen in einer Einzelmonographie spezifiziert sein.

Gehaltsbestimmung

Außer in begründeten und zugelassenen Fällen muss der Gehalt von Substanzen zur pharmazeutischen Verwendung mit Hilfe geeigneter Methoden bestimmt werden.

Beschriftung

Im Allgemeinen unterliegt die Beschriftung internationalen Vereinbarungen sowie supranationalen und nationalen Vorschriften. Angaben im Abschnitt „Beschriftung" sind demzufolge nicht umfassend. Für Arzneibuchzwecke sind Angaben nur verbindlich, wenn sie zur Feststellung der Übereinstimmung oder Nichtübereinstimmung der Substanz mit der Monographie erforderlich sind. Alle sonstigen Angaben zur Beschriftung sind als Empfehlungen aufzufassen. Der im Arzneibuch verwendete Begriff „Beschriftung" umfasst Angaben auf dem Behältnis, der Verpackung, der Packungsbeilage oder dem beigelegten Analysenzertifikat, je nach den Vorschriften der zuständigen Behörde.

Falls zutreffend enthält die Beschriftung Angaben, dass die Substanz

- für eine spezifische Anwendung bestimmt ist
- eine bestimmte Kristallform besitzt
- einen spezifischen Feinheitsgrad aufweist
- verdichtet ist
- überzogen ist
- granuliert ist
- steril ist
- frei von Bakterien-Endotoxinen ist
- pyrogenfrei ist
- Gleitmittel enthält.

Falls zutreffend gibt die Beschriftung an

- Hydratationsgrad
- Name und Konzentration jedes Hilfsstoffs.

Monographien zu Darreichungsformen

10.3/1807

Zubereitungen zur Anwendung in der Mundhöhle

Praeparationes buccales

Die Anforderungen der Monographie gelten nicht für wirkstofffreie Dentalzubereitungen und Zubereitungen wie ***Kautabletten, Wirkstoffhaltige Kaugummis (Masticabilia gummis medicata),*** *Lyophilisate zum Einnehmen und andere feste oder halbfeste Zubereitungen, die nicht spezifisch in dieser Monographie aufgeführt sind. In begründeten und zugelassenen Fällen sind die Anforderungen dieser Monographie nicht auf Tierarzneimittel anwendbar.*

Definition

Zubereitungen zur Anwendung in der Mundhöhle sind Zubereitungen, die zur Anwendung im Mund- und/oder Rachenraum bestimmt sind, um eine lokale oder systemische Wirkung zu erzielen. Zubereitungen, die dazu bestimmt sind, eine lokale Wirkung zu erzielen, sind so beschaffen, dass sie für die Anwendung an einer bestimmten Stelle in der Mundhöhle, wie dem Zahnfleisch (Zubereitungen zur Anwendung am Zahnfleisch), den Zähnen (Dentalzubereitungen) oder im Rachen (Zubereitungen zur Anwendung im Mund- und Rachenraum), geeignet sind. Zubereitungen, die dazu bestimmt sind eine systemische Wirkung zu erzielen, sind so beschaffen, dass sie hauptsächlich an einer oder an mehreren Stellen der Mundschleimhaut resorbiert werden (Zubereitungen zur sublingualen Anwendung). Mucoadhäsive Zubereitungen sind dazu bestimmt, durch Adhäsion am Schleimhautepithel in der Mundhöhle zurückgehalten zu werden, und können am Anwendungsort die systemische Arzneistoffresorption verändern. Bei vielen Zubereitungen zur Anwendung in der Mundhöhle wird wahrscheinlich ein gewisser Anteil des Wirkstoffs oder der Wirkstoffe verschluckt und über den Magen-Darm-Trakt resorbiert.

Zubereitungen zur Anwendung in der Mundhöhle sind flüssige, halbfeste oder feste Zubereitungen, die einen oder mehrere Wirkstoffe in einer geeigneten Trägersubstanz enthalten. Sie können geeignete Konservierungsmittel und andere Hilfsstoffe wie Dispergiermittel, Suspendiermittel, Verdickungsmittel, Emulgatoren, Puffer, Benetzungsmittel, Lösungsvermittler, Stabilisatoren, Geschmacksstoffe und Süßungsmittel enthalten. Feste Zubereitungen können zusätzlich Gleit- und Schmiermittel sowie Hilfsstoffe für eine modifizierte Wirkstofffreisetzung enthalten.

Falls zutreffend entsprechen die Behältnisse für Zubereitungen zur Anwendung in der Mundhöhle den Anforderungen unter „Material zur Herstellung von Behältnissen“ (3.1 und Unterabschnitte) sowie den Anforderungen unter „Behältnisse“ (3.2 und Unterabschnitte).

Zubereitungen zur Anwendung in der Mundhöhle können beispielsweise unterschieden werden in:
- Gurgellösungen
- Mundwässer
- Lösungen, Emulsionen und Suspensionen zur Anwendung in der Mundhöhle (zum Beispiel Lösungen, Emulsionen und Suspensionen zur Anwendung am Zahnfleisch und an den Zähnen)
- Halbfeste Zubereitungen zur Anwendung in der Mundhöhle (zum Beispiel Gele und Pasten zur Anwendung am Zahnfleisch, an den Zähnen oder in der Mundhöhle)
- Tropfen zur Anwendung in der Mundhöhle
- Sprays zur Anwendung in der Mundhöhle (zum Beispiel Sprays zur Anwendung in der Mundhöhle und im Rachenraum und Sublingualsprays)
- Lutschtabletten und Pastillen
- Gepresste Lutschtabletten
- Sublingualtabletten und Buccaltabletten
- Kapseln zur Anwendung in der Mundhöhle
- Mucoadhäsive Zubereitungen
- Schmelzfilme.

Herstellung

Im Rahmen der pharmazeutischen Entwicklung muss bei Zubereitungen zur Anwendung in der Mundhöhle, die ein Konservierungsmittel enthalten, dessen Notwendigkeit und ausreichende Wirksamkeit im Hinblick auf die Anforderungen der zuständigen Behörde nachgewiesen werden. Eine geeignete Methode zur Prüfung und Kriterien zur Beurteilung der konservierenden Eigenschaften der Zubereitung werden im Allgemeinen Text „Prüfung auf ausreichende antimikrobielle Konservierung“ (5.1.3) aufgeführt.

Bei der Herstellung, Verpackung, Lagerung und dem Inverkehrbringen von Zubereitungen zur Anwendung in der Mundhöhle sind geeignete Maßnahmen zu ergreifen, um ihre mikrobiologische Qualität zu gewährleisten. Empfehlungen dazu werden im Allgemeinen Text „Mikrobiologische Qualität von nicht sterilen pharmazeutischen Zubereitungen und Substanzen zur pharmazeutischen Verwendung“ (5.1.4) gegeben.

Bei der Herstellung von halbfesten und flüssigen Zubereitungen zur Anwendung in der Mundhöhle, die dispergierte Teilchen enthalten, sind geeignete Maßnahmen zu ergreifen, um sicherzustellen, dass die Teilchengröße im Hinblick auf die beabsichtigte Anwendung geeignet und kontrolliert ist.

Prüfungen

Gleichförmigkeit einzeldosierter Arzneiformen (2.9.40): Zubereitungen zur Anwendung in der Mundhöhle in Einzeldosisbehältnissen müssen der Prüfung

Darreichungsformen

entsprechen oder, in begründeten und zugelassenen Fällen, der Prüfung „Gleichförmigkeit des Gehalts" und/oder der Prüfung „Gleichförmigkeit der Masse", wie nachfolgend angeführt. Für in der Darreichungsform enthaltene pflanzliche Drogen oder Zubereitungen aus pflanzlichen Drogen finden die Angaben dieses Absatzes keine Anwendung.

Gleichförmigkeit des Gehalts (2.9.6): Falls nicht anders vorgeschrieben oder abgesehen von begründeten und zugelassenen Fällen müssen Zubereitungen zur Anwendung in der Mundhöhle in Einzeldosisbehältnissen mit einem Wirkstoffgehalt von weniger als 2 mg oder weniger als 2 Prozent der Gesamtmasse den Anforderungen unter „Prüfung A" (gepresste und gegossene Darreichungsformen) oder „Prüfung B" (Kapseln) entsprechen. Enthält die Zubereitung mehrere Wirkstoffe, bezieht sich diese Anforderung nur auf solche Wirkstoffe, die den vorstehend angeführten Bedingungen entsprechen.

Gleichförmigkeit der Masse (2.9.5): Feste, einzeldosierte Zubereitungen zur Anwendung in der Mundhöhle müssen der Prüfung entsprechen. Wenn die Prüfung „Gleichförmigkeit des Gehalts" für alle Wirkstoffe vorgeschrieben ist, wird die Prüfung „Gleichförmigkeit der Masse" nicht verlangt.

Beschriftung

Die Beschriftung gibt den Namen jedes zugesetzten Konservierungsmittels an.

Gurgellösungen

Definition

Gurgellösungen sind flüssige Zubereitungen zur Anwendung in der Mundhöhle, die einen oder mehrere Wirkstoffe enthalten, die beim Gurgeln eine lokale Wirkung erzielen. Sie dürfen nicht geschluckt werden.

Gurgellösungen sind wässrige Lösungen zum Gurgeln, die einen oder mehrere Wirkstoffe enthalten. Sie können Hilfsstoffe enthalten, um den pH-Wert einzustellen, der so weit wie möglich im neutralen Bereich liegt.

Gurgellösungen sind entweder gebrauchsfertige Lösungen oder zu verdünnende konzentrierte Lösungen. Sie können auch aus Pulvern oder Tabletten, die vor der Verwendung in Wasser aufgelöst werden, hergestellt sein.

Mundspülungen

Definition

Mundspülungen sind flüssige Zubereitungen, die zur Anwendung an der Schleimhaut in der Mundhöhle bestimmt sind, und dürfen nicht geschluckt werden. Sie sind wässrige Lösungen, die einen oder mehrere Wirkstoffe enthalten. Sie können Hilfsstoffe enthalten, um den pH-Wert einzustellen, der so weit wie möglich im neutralen Bereich liegt.

Mundspülungen sind entweder gebrauchsfertige Lösungen oder zu verdünnende konzentrierte Lösungen. Sie können auch aus Pulvern oder Tabletten, die vor der Verwendung in Wasser aufgelöst werden, hergestellt sein.

Lösungen, Emulsionen und Suspensionen zur Anwendung in der Mundhöhle

Definition

Lösungen, Emulsionen und Suspensionen zur Anwendung in der Mundhöhle sind flüssige Zubereitungen, die mit Hilfe eines geeigneten Applikators zur Anwendung in der Mundhöhle oder einem bestimmten Teil der Mundhöhle, wie dem Zahnfleisch (Lösungen, Emulsion und Suspensionen zur Anwendung am Zahnfleisch) oder den Zähnen (Dentallösungen, -emulsionen oder -suspensionen) bestimmt sind.

Emulsionen zur Anwendung in der Mundhöhle können Anzeichen einer Phasentrennung zeigen, die aber durch Schütteln leicht wieder aufgehoben wird. Suspensionen zur Anwendung in der Mundhöhle können ein Sediment aufweisen, das beim Schütteln leicht dispergiert wird, um eine für die Verabreichung der beabsichtigten Dosis notwendige ausreichend stabile Suspension zu erhalten.

Halbfeste Zubereitungen zur Anwendung in der Mundhöhle

Definition

Halbfeste Zubereitungen zur Anwendung in der Mundhöhle sind hydrophile Gele, Cremes, Salben oder Pasten und zur Anwendung in der Mundhöhle oder an einem bestimmten Teil der Mundhöhle wie dem Zahnfleisch (Gel, Creme, Salbe oder Paste zur Anwendung am Zahnfleisch) oder an den Zähnen (Dentalgel, -creme, -salbe oder -paste) bestimmt. Sie können in Einzeldosisbehältnissen in Verkehr gebracht werden.

Halbfeste Zubereitungen zur Anwendung in der Mundhöhle müssen den Anforderungen der Monographie **Halbfeste Zubereitungen zur kutanen Anwendung (Praeparationes molles ad usum dermicum)** entsprechen.

Tropfen zur Anwendung in der Mundhöhle

Definition

Tropfen zur Anwendung in der Mundhöhle sind flüssige Zubereitungen (Lösungen, Emulsionen oder Suspensionen). Sie sind zum Einträufeln in die Mundhöhle oder auf einen bestimmten Teil der Mundhöhle bestimmt, um dort Wirkstoffe für eine lokale oder systemische Wirkung freizusetzen.

Tropfen zur Anwendung in der Mundhöhle, bei denen es sich um Emulsionen handelt, können Anzeichen einer Phasentrennung zeigen, die aber durch Schütteln leicht wieder aufgehoben wird. Tropfen zur Anwendung in der Mundhöhle, bei denen es sich um Suspensionen handelt, können ein Sediment aufweisen, das beim Schütteln leicht dispergiert wird, um eine für die Verabreichung der beabsichtigten Dosis notwendige ausreichend stabile Suspension zu bilden.

Prüfungen

Falls nicht anders vorgeschrieben oder abgesehen von begründeten und zugelassenen Fällen müssen Tropfen zur Anwendung in der Mundhöhle, die eine systemische Wirkung zum Ziel haben und die in Einzeldosisbehältnissen vorliegen, den folgenden Prüfungen entsprechen.

Gleichförmigkeit einzeldosierter Arzneiformen (2.9.40): Tropfen zur Anwendung in der Mundhöhle in Einzeldosisbehältnissen müssen der Prüfung entsprechen oder, in begründeten und zugelassenen Fällen, der Prüfung „Gleichförmigkeit der Masse“ oder der Prüfung „Gleichförmigkeit des Gehalts“, wie nachfolgend angeführt. Für in der Darreichungsform enthaltene pflanzliche Drogen oder Zubereitungen aus pflanzlichen Drogen finden die Angaben dieses Absatzes keine Anwendung.

Gleichförmigkeit der Masse: *Tropfen zur Anwendung in der Mundhöhle, bei denen es sich um Lösungen handelt, müssen folgender Prüfung entsprechen:* 10 Behältnisse werden möglichst vollständig entleert und ihr jeweiliger Inhalt einzeln gewogen. Daraus wird die Durchschnittsmasse bestimmt. Höchstens 2 Einzelmassen dürfen um mehr als 10 Prozent und keine Einzelmasse darf um mehr als 20 Prozent von der Durchschnittsmasse abweichen.

Gleichförmigkeit des Gehalts (2.9.6): *Tropfen zur Anwendung in der Mundhöhle, bei denen es sich um Emulsionen oder Suspensionen handelt, müssen den Anforderungen unter „Prüfung B“ entsprechen.* Jedes Behältnis wird möglichst vollständig entleert und die Prüfung für jeden einzelnen Inhalt durchgeführt.

Sprays zur Anwendung in der Mundhöhle

Definition

Sprays zur Anwendung in der Mundhöhle sind flüssige Zubereitungen (Lösungen, Emulsionen oder Suspensionen). Sie sind zum Sprühen in die Mundhöhle oder an einen bestimmten Teil der Mundhöhle wie unter die Zunge (Sublingualsprays) oder in den Rachen (Sprays zur Anwendung in der Mundhöhle und im Rachenraum) bestimmt, um dort Wirkstoffe für eine lokale oder systemische Wirkung freizusetzen.

Sprays zur Anwendung in der Mundhöhle, bei denen es sich um Emulsionen handelt, können Anzeichen einer Phasentrennung zeigen, die aber durch Schütteln leicht wieder aufgehoben wird. Sprays zur Anwendung in der Mundhöhle, bei denen es sich um Suspensionen handelt, können ein Sediment aufweisen, das beim Schütteln leicht dispergiert wird, um eine für die Verabreichung der beabsichtigten Dosis notwendige ausreichend stabile Suspension zu bilden.

Sprays zur Anwendung in der Mundhöhle werden üblicherweise in Mehrdosenbehältnissen mit Zerstäuber oder in Druckbehältnissen mit einem geeigneten Adapter, mit oder ohne Dosierventil, die den Anforderungen der Monographie **Zubereitungen in Druckbehältnissen (Praeparationes pharmaceuticae in vasis cum pressu)** entsprechen, in Verkehr gebracht.

Die erzeugte Tröpfengröße des Sprays ermöglicht eine Ablagerung an der beabsichtigten Stelle in der Mundhöhle oder im Rachenraum.

Prüfungen

Falls nicht anders vorgeschrieben oder abgesehen von begründeten und zugelassenen Fällen müssen Dosiersprays zur Anwendung in der Mundhöhle und Sublingualsprays zum Erzielen einer systemischen Wirkung den folgenden Prüfungen entsprechen.

Die Behältnisse werden wie es die Anweisungen für den Patienten vorsehen vorbereitet und verwendet.

Gleichförmigkeit einzeldosierter Arzneiformen (2.9.40): Dosiersprays zur Anwendung in der Mundhöhle und Sublingualsprays in Dosierbehältnissen müssen der Prüfung entsprechen oder, in begründeten und zugelassenen Fällen, der Prüfung „Gleichförmigkeit der Masse“ oder der Prüfung „Gleichförmigkeit der abgegebenen Dosis“, wie nachfolgend angeführt. Für in der

Darreichungsformen

Darreichungsform enthaltene pflanzliche Drogen oder Zubereitungen aus pflanzlichen Drogen finden die Angaben dieses Absatzes keine Anwendung.

Im Falle von Dosiersprays zur Anwendung in der Mundhöhle und Sublingualsprays, bei denen es sich um Lösungen handelt, ist wie nachfolgend beschrieben vorzugehen. Mit einem Behältnis wird ein Sprühstoß ins Leere abgegeben. Nach einer Wartezeit von mindestens 5 s wird das Behältnis 5 s lang geschüttelt und anschließend erneut ein Sprühstoß ins Leere abgegeben. Dieser Vorgang wird noch 3-mal wiederholt. Im Anschluss wird das Behältnis gewogen, ein Sprühstoß ins Leere abgegeben und das Behältnis anschließend erneut gewogen. Die Differenz zwischen den beiden Massen wird berechnet. Dieser Vorgang wird für 9 weitere Behältnisse wiederholt.

Die Masseabweichungen werden bestimmt (2.9.40).

Gleichförmigkeit der Masse: *Dosiersprays zur Anwendung in der Mundhöhle und Sublingualsprays, bei denen es sich um Lösungen handelt, müssen folgender Prüfung entsprechen:* Mit einem Behältnis wird ein Sprühstoß ins Leere abgegeben. Nach einer Wartezeit von mindestens 5 s wird das Behältnis 5 s lang geschüttelt und anschließend erneut ein Sprühstoß ins Leere abgegeben. Dieses Vorgehen wird weitere 3-mal wiederholt. Im Anschluss wird das Behältnis gewogen, ein Sprühstoß ins Leere abgegeben und das Behältnis erneut gewogen. Die Differenz zwischen den beiden Massen wird berechnet. Dieser Vorgang wird für 9 weitere Behältnisse wiederholt.

Die Zubereitung entspricht der Prüfung, wenn höchstens 2 Einzelwerte um mehr als 25 Prozent und kein Wert um mehr als 35 Prozent vom Mittelwert abweichen.

Gleichförmigkeit der abgegebenen Dosis: *Dosiersprays zur Anwendung in der Mundhöhle und Sublingualsprays, bei denen es sich um Suspensionen oder Emulsionen handelt, müssen folgender Prüfung entsprechen:* Eine Apparatur wird verwendet, die die vom Sprühkopf abgegebene Dosis quantitativ auffängt.

Ein Behältnis wird 5 s lang geschüttelt und anschließend ein Sprühstoß ins Leere abgegeben. Nach einer Wartezeit von mindestens 5 s wird das Behältnis 5 s lang geschüttelt und anschließend erneut ein Sprühstoß ins Leere abgegeben. Dieser Vorgang wird weitere 3-mal wiederholt. Nach 2 s wird einmalig ein Sprühstoß in ein Auffanggefäß abgegeben. Durch mehrfaches Spülen wird der Inhalt des Auffanggefäßes quantitativ gesammelt und der Wirkstoffgehalt darin bestimmt. Dieser Vorgang wird für 9 weitere Behältnisse wiederholt.

Abgesehen von begründeten und zugelassenen Fällen entspricht die Zubereitung der Prüfung, wenn höchstens 1 Einzelgehalt außerhalb der Grenzen von 75 und 125 Prozent und kein Einzelgehalt außerhalb der Grenzen von 65 und 135 Prozent des Durchschnittsgehalts liegt.

Wenn 2 oder 3 Einzelgehalte außerhalb der Grenzen von 75 und 125, aber innerhalb der Grenzen von 65 und 135 Prozent des Durchschnittsgehalts liegen, wird die Prüfung mit weiteren 20 Behältnissen wiederholt. Die Zubereitung entspricht der Prüfung, wenn nicht mehr als 3 der 30 Einzelgehalte außerhalb der Grenzen von 75 und 125 Prozent liegen und kein Einzelgehalt außerhalb der Grenzen von 65 und 135 Prozent des Durchschnittsgehalts liegt.

Pastillen und Lutschtabletten

Definition

Pastillen und Lutschtabletten sind feste, einzeldosierte Zubereitungen zur Anwendung in der Mundhöhle. Sie sind zum Lutschen bestimmt, um beim langsamen Zerfallen oder Auflösen im Mund Wirkstoffe freizugeben und eine meist lokale Wirkung in der Mundhöhle und im Rachen zu erzielen. Sie enthalten einen oder mehrere Wirkstoffe, üblicherweise in einer aromatisierten und gesüßten Grundlage.

Pastillen sind weiche, verformbare Zubereitungen, die durch Gießen von Mischungen natürlicher oder synthetischer Polymere oder Gummis mit Süßungsmitteln hergestellt werden.

Lutschtabletten sind harte, durch Gießen hergestellte Zubereitungen.

Gepresste Lutschtabletten

Definition

Gepresste Lutschtabletten sind feste, einzeldosierte Zubereitungen zur Anwendung in der Mundhöhle. Sie sind zum Lutschen bestimmt, um Wirkstoffe freizusetzen und eine lokale oder systemische Wirkung zu erzielen. Sie werden durch Pressen hergestellt und sind oft rhombisch geformt.

Gepresste Lutschtabletten entsprechen der allgemeinen Definition von Tabletten.

Herstellung

Bei der Herstellung von gepressten Lutschtabletten ist sicherzustellen, dass sie eine ausreichende mechanische Festigkeit aufweisen, um einer Handhabung ohne Zerbröseln oder Zerbrechen standzuhalten. Diese Eigenschaft kann mit den Prüfungen, die in den Allgemeinen Methoden „Friabilität von nicht überzogenen Tabletten" (2.9.7) und „Bruchfestigkeit von Tabletten" (2.9.8) beschrieben sind, nachgewiesen werden.

Prüfungen

Wirkstofffreisetzung: Abgesehen von begründeten und zugelassenen Fällen muss für gepresste Lutschtabletten, die für eine systemische Wirkung bestimmt sind, eine geeignete Prüfung, wie eine der Prüfungen, die in der Allgemeinen Methode „Wirkstofffreisetzung aus festen Arzneiformen" (2.9.3) aufgeführt sind, durchgeführt werden, um die erforderliche Freisetzung des oder der Wirkstoffe nachzuweisen.

Sublingualtabletten und Buccaltabletten

Definition

Sublingualtabletten und Buccaltabletten sind feste, einzeldosierte Zubereitungen. Sie sind zur Anwendung in der Mundhöhle, für eine Anwendung unter der Zunge beziehungsweise in der Wangentasche bestimmt, um Wirkstoffe freizusetzen, die eine systemische Wirkung erzielen. Sie werden durch Verpressen von Mischungen von Pulvern oder Granulaten zu Tabletten hergestellt, die eine für die beabsichtigte Anwendung geeignete Form besitzen.

Sublingualtabletten und Buccaltabletten entsprechen der allgemeinen Definition für Tabletten.

Herstellung

Bei der Herstellung von Sublingualtabletten und Buccaltabletten ist sicherzustellen, dass sie eine ausreichende mechanische Festigkeit aufweisen, um einer Handhabung ohne Zerbröseln oder Zerbrechen standzuhalten. Diese Eigenschaft kann mit den Prüfungen, die in den Allgemeinen Methoden „Friabilität von nicht überzogenen Tabletten" (2.9.7) und „Bruchfestigkeit von Tabletten" (2.9.8) beschrieben sind, nachgewiesen werden.

Prüfungen

Wirkstofffreisetzung: Abgesehen von begründeten und zugelassenen Fällen muss eine geeignete Prüfung, wie eine der Prüfungen, die in der Allgemeinen Methode „Wirkstofffreisetzung aus festen Arzneistoffen" (2.9.3) aufgeführt sind, durchgeführt werden, um die erforderliche Freisetzung des oder der Wirkstoffe nachzuweisen.

Kapseln zur Anwendung in der Mundhöhle

Definition

Kapseln zur Anwendung in der Mundhöhle sind Weichkapseln, die zum Kauen oder Lutschen bestimmt sind.

Mucoadhäsive Zubereitungen

Definition

Mucoadhäsive Zubereitungen sind feste oder halbfeste Zubereitungen zur Anwendung in der Mundhöhle und enthalten einen oder mehrere Wirkstoffe, die für eine Resorption über die Mundschleimhaut bestimmt sind, um eine systemische Wirkung über einen längeren Zeitraum zu erzielen.

Sie können als mucoadhäsive Buccaltabletten, als Buccalfilme oder als andere mucoadhäsive, feste oder halbfeste Zubereitungen in Verkehr gebracht werden. Sie enthalten meist hydrophile Polymere, die mit Speichel Hydrogele bilden, die an der Mundschleimhaut haften. Buccalfilme können sich zusätzlich auch lösen.

Mucoadhäsive Buccaltabletten werden durch Verpressen hergestellt und können ein- oder mehrschichtige Tabletten sein.

Buccalfilme bestehen aus ein- oder mehrschichtigen Blättchen aus geeignetem Material.

Herstellung

Bei der Herstellung von mucoadhäsiven Buccaltabletten und von Buccalfilmen ist sicherzustellen, dass sie eine ausreichende mechanische Festigkeit aufweisen, um einer Handhabung ohne Zerbröseln oder Zerbrechen standzuhalten. Für mucoadhäsive Buccaltabletten kann diese Eigenschaft mit den Prüfungen, die in den Allgemeinen Methoden „Friabilität von nicht überzogenen Tabletten" (2.9.7) und „Bruchfestigkeit von Tabletten" (2.9.8) beschrieben sind, nachgewiesen werden.

Prüfungen

Wirkstofffreisetzung: Abgesehen von begründeten und zugelassenen Fällen muss eine geeignete Prüfung, wie eine der Prüfungen, die in der Allgemeinen Methode „Wirkstofffreisetzung aus festen Arzneistoffen" (2.9.3) aufgeführt sind, durchgeführt werden, um die erforderliche Freisetzung des oder der Wirkstoffe nachzuweisen.

Schmelzfilme

Definition

Schmelzfilme sind feste Zubereitungen zur Anwendung in der Mundhöhle, die zur Verabreichung in den Mund bestimmt sind, wo sie sich schnell auflösen und Wirkstoffe freisetzen. Sie bestehen aus ein- oder mehrschichtigen Blättchen aus geeigneten Materialien.

Herstellung

Bei der Herstellung von Schmelzfilmen ist sicherzustellen, dass sie eine ausreichende mechanische Festigkeit aufweisen, um einer Handhabung ohne Beschädigung standzuhalten.

Prüfungen

Wirkstofffreisetzung: Abgesehen von begründeten und zugelassenen Fällen muss eine geeignete Prüfung, wie eine der Prüfungen, die unter „Wirkstofffreisetzung aus festen Arzneistoffen" (2.9.3) aufgeführt sind, durchgeführt werden, um die erforderliche Freisetzung des oder der Wirkstoffe nachzuweisen.

10.3/0676

Zubereitungen zur nasalen Anwendung

Nasalia

Definition

Zubereitungen zur nasalen Anwendung sind flüssige, halbfeste oder feste Zubereitungen, die zur Anwendung in den Nasenhöhlen bestimmt sind, um dort Wirkstoffe für eine lokale oder systemische Wirkung freizusetzen. Sie enthalten einen oder mehrere Wirkstoffe in einer geeigneten Grundlage. Sie können Hilfsstoffe enthalten, die beispielsweise zum Einstellen der Tonizität oder Viskosität der Zubereitung, zum Einstellen oder Stabilisieren des pH-Werts, zum Erhöhen der Löslichkeit der Wirkstoffe, zum Stabilisieren der Zubereitung oder zum Erzielen angemessener antimikrobieller Eigenschaften dienen. Die Hilfsstoffe beeinträchtigen weder die gewünschte medizinische Wirkung der Zubereitung noch zeigen sie in den verwendeten Konzentrationen Toxizität oder verursachen übermäßige lokale Reizungen.

Nasale Zubereitungen kommen in Mehrdosen- oder Einzeldosisbehältnissen vor, die falls erforderlich mit einer geeigneten Applikationsvorrichtung versehen sind, die so konzipiert ist, dass eine Kontamination vermieden wird.

Abgesehen von begründeten und zugelassenen Fällen enthalten wässrige Zubereitungen zur nasalen Anwendung in Mehrdosenbehältnissen ein geeignetes Konservierungsmittel in angemessener Konzentration, sofern nicht die Zubereitung an sich ausreichende antimikrobielle Eigenschaften besitzt.

Zubereitungen für die Anwendung an der verletzten Nase, insbesondere bei einer Schädigung der Mucosa oder wenn die Anwendung einer Operation vorausgeht, sind steril und abgesehen von begründeten und zugelassenen Fällen frei von Konservierungsmitteln und werden in Einzeldosisbehältnissen in Verkehr gebracht.

Falls zutreffend entsprechen Behältnisse für Zubereitungen zur nasalen Anwendung den Anforderungen unter „Material zur Herstellung von Behältnissen" (3.1 und Unterabschnitte) sowie den Anforderungen unter „Behältnisse" (3.2 und Unterabschnitte).

Zubereitungen zur nasalen Anwendung werden unterschieden in:
- Nasentropfen
- Nasensprays
- Nasenpulver
- halbfeste Zubereitungen zur nasalen Anwendung
- Nasenspülungen
- Nasenstifte.

Herstellung

Im Rahmen der pharmazeutischen Entwicklung müssen bei Zubereitungen zur nasalen Anwendung, die ein Konservierungsmittel enthalten, dessen Notwendigkeit und die ausreichende Wirksamkeit im Hinblick auf die Anforderungen der zuständigen Behörde nachgewiesen werden. Eine geeignete Methode zur Prüfung und Kriterien zur Beurteilung der antimikrobiellen Eigenschaften der Zubereitung werden im Allgemeinen Text „Prüfung auf ausreichende antimikrobielle Konservierung" (5.1.3) aufgeführt.

Bei der Herstellung, Verpackung, Lagerung und dem Inverkehrbringen von Zubereitungen zur nasalen Anwendung sind geeignete Maßnahmen zu ergreifen, um ihre mikrobiologische Qualität zu gewährleisten. Empfehlungen dazu werden im Allgemeinen Text „Mikrobiologische Qualität von nicht sterilen pharmazeutischen Zubereitungen und Substanzen zur pharmazeutischen Verwendung" (5.1.4) gegeben.

Bei der Herstellung von sterilen Zubereitungen zur nasalen Anwendung werden Materialien und Methoden eingesetzt, die dazu bestimmt sind, Sterilität zu gewährleisten und die Kontamination mit sowie das Wachstum von Mikroorganismen zu vermeiden. Empfehlungen dazu werden im Allgemeinen Text „Methoden zur Herstellung steriler Zubereitungen" (5.1.1) gegeben.

Bei der Herstellung von Zubereitungen zur nasalen Anwendung, die dispergierte Teilchen enthalten, muss sichergestellt sein, dass die Teilchengröße im Hinblick auf die beabsichtigte Anwendung geeignet und kontrolliert ist.

Bei der Herstellung von Dosiernasensprays und Dosiernasenpulvern in Mehrdosenbehältnissen muss die Gleichförmigkeit der abgegebenen Dosen innerhalb eines Behältnisses (intra-container) und zwischen Behältnissen (inter-container) gewährleistet sein.

Für die Prüfung der Intra-Container-Gleichförmigkeit der von einem Mehrdosenbehältnis abgegebenen Dosen wird eine Prüfung im Abschnitt „Prüfungen" beschrieben.

Für die Prüfung der Inter-Container-Gleichförmigkeit der von einem Mehrdosenbehältnis abgegebenen Dosen wird nachfolgend eine Prüfung beschrieben.

Gleichförmigkeit der abgegebenen Dosis, Inter-Container-Prüfung: Abgesehen von begründeten und zugelassenen Fällen ist diese Prüfung durchzuführen.
Die Behältnisse werden wie es die Anweisungen an den Patienten vorsehen vorbereitet und verwendet.

Ein geeignetes Vorgehen kann beispielsweise darin bestehen, von 10 Mehrdosenbehältnissen je eine Dosis zu entnehmen. Dabei werden die Dosen bei 3 Behältnissen zu Beginn, bei 4 Behältnissen im Mittelfeld und bei 3 Behältnissen am Ende der laut Beschriftung enthaltenen Dosen genommen. Falls begründet sind andere Vorgehensweisen bei der Prüfung möglich.

Eine geeignete Apparatur zur Probennahme wird in der Monographie **Zubereitungen zur Inhalation (Inhalanda)** beschrieben.

Prüfungen

Sterilität (2.6.1): Falls die Beschriftung angibt, dass die Zubereitung steril ist, muss sie der Prüfung entsprechen.

Lagerung

Falls die Substanz steril ist, im sterilen, dicht verschlossenen Behältnis mit Originalitätsverschluss

Beschriftung

Die Beschriftung gibt an,
- Name jedes zugesetzten Konservierungsmittels
- falls zutreffend, dass die Zubereitung steril ist
- bei Mehrdosenbehältnissen:
  - die Dauer der Verwendbarkeit nach Anbruch
  - falls zutreffend, die Anzahl der Dosen je Behältnis
  - falls zutreffend, die abgegebene Dosis oder, falls begründet und zugelassen (zum Beispiel, wenn die abgegebene Dosis abgemessen ist oder die abgegebene Dosis vordosiert wurde), die abgemessene oder vordosierte Dosis.

Nasentropfen

Definition

Nasentropfen sind flüssige Zubereitungen (Lösungen, Emulsionen oder Suspensionen), die zum Eintropfen in die Nasenhöhlen bestimmt sind.

Emulsionen können Anzeichen einer Phasentrennung zeigen, werden aber durch Schütteln leicht homogenisiert. Suspensionen können ein Sediment aufweisen, das beim Schütteln leicht wieder dispergiert wird, um eine für die Verabreichung der beabsichtigten Dosis notwendige ausreichend stabile Suspension zu bilden.

Nasentropfen werden in der Regel in Mehrdosenbehältnissen aus Glas oder einem geeignetem Kunststoff in Verkehr gebracht, die mit einem integrierten Tropfer versehen sind, oder einer Schraubkappe aus einem geeigneten Material, welche mit einem Tropfer und einem Sauger aus Gummi oder Kunststoff ausgestattet ist. Diese Kappenvorrichtung kann auch separat mitgeliefert werden.

Herstellung

Bei der Entwicklung von Nasentropfen, die in Einzeldosisbehältnissen in Verkehr gebracht werden, muss nachgewiesen werden, dass der nominale Inhalt aus dem Behältnis entnommen werden kann.

Prüfungen

Falls nicht anders vorgeschrieben oder abgesehen von begründeten und zugelassenen Fällen müssen Nasentropfen in Einzeldosisbehältnissen den folgenden Prüfungen entsprechen.

Gleichförmigkeit einzeldosierter Arzneiformen (2.9.40): Nasentropfen, die in Einzeldosisbehältnissen in Verkehr gebracht werden, müssen der Prüfung entsprechen oder, in begründeten und zugelassenen Fällen, der Prüfung „Gleichförmigkeit der Masse" und/oder der Prüfung „Gleichförmigkeit des Gehalts", wie nachstehend angeführt. Für in der Darreichungsform enthaltene pflanzliche Drogen oder Zubereitungen aus pflanzlichen Drogen finden die Angaben dieses Absatzes keine Anwendung.

Gleichförmigkeit der Masse: Nasentropfen, bei denen es sich um Lösungen handelt, müssen der folgenden Prüfung entsprechen: 10 Behältnisse werden möglichst vollständig entleert und ihr jeweiliger Inhalt einzeln gewogen. Die Durchschnittsmasse wird berechnet. Höchstens 2 Einzelmassen dürfen um mehr als 10 Prozent und keine Einzelmasse darf um mehr als 20 Prozent von der Durchschnittsmasse abweichen.

Gleichförmigkeit des Gehalts (2.9.6): Nasentropfen, die als Suspensionen oder Emulsionen vorliegen, müssen den Anforderung unter „Prüfung B" entsprechen. Jedes Behältnis wird so vollständig wie möglich entleert und die Prüfung am Inhalt jedes einzelnen Behältnisses durchgeführt.

Nasensprays

Definition

Nasensprays sind flüssige Zubereitungen (Lösungen, Emulsionen oder Suspensionen), die zum Einsprühen in die Nasenhöhlen bestimmt sind.

Emulsionen können Anzeichen einer Phasentrennung zeigen, die aber durch Schütteln leicht wieder aufgehoben werden kann. Suspensionen können ein Sediment aufweisen, das beim Schütteln leicht dispergiert wird, um eine für die Verabreichung der beabsichtigten Dosis notwendige ausreichend stabile Suspension zu bilden.

Nasensprays werden üblicherweise in Mehrdosenbehältnissen mit Zerstäuber oder in Druckbehältnissen mit geeignetem Adapter, mit oder ohne Dosierventil, in Verkehr gebracht. Druckbehältnisse müssen den Anforderungen der Monographie **Zubereitungen in Druckbehältnissen (Praeparationes pharmaceuticae in vasis cum pressu)** entsprechen.

Die erzeugte Tröpfengröße des Sprays ermöglicht eine Ablagerung in der Nasenhöhle.

Prüfungen

Wenn nicht anders vorgeschrieben oder abgesehen von begründeten und zugelassenen Fällen müssen Dosiernasensprays den folgenden Prüfungen entsprechen.

Die Behältnisse werden wie es die Anweisungen für den Patienten vorsehen vorbereitet und verwendet.

Gleichförmigkeit der abgegebenen Dosis, Intra-Container-Prüfung: Dosiernasensprays, die in einem Mehrdosenbehältnis in Verkehr gebracht werden, müssen folgender Prüfung entsprechen: In begründeten und zugelassenen Fällen kann für Zubereitungen, bei denen es sich um Lösungen handelt, die Prüfung auf Gleichförmigkeit der abgegebenen Dosis durch die Prüfung auf Gleichförmigkeit der abgegebenen Masse ersetzt werden.

Die Apparatur zur Aufnahme der Dosen muss die vom Dosierbehältnis abgegebene Dosis quantitativ zurückhalten können. Eine geeignete Apparatur wird in der Monographie **Zubereitungen zur Inhalation** beschrieben.

Von einem Behältnis wird der Inhalt durch Sprühen in die Apparatur entleert, bis die Anzahl der abgegebenen Sprühstöße der empfohlenen Mindestdosis entspricht. Der Inhalt der Apparatur wird quantitativ gesammelt und die Menge des darin enthaltenen Wirkstoffs bestimmt. Dieser Vorgang wird für 2 weitere Dosen wiederholt.

Das Behältnis wird anschließend so lange ins Leere entleert, bis $(n/2) + 1$ Sprühstöße verbleiben, wobei n die in der Beschriftung angegebene Anzahl der Sprühstöße ist. 4 Dosen werden nach dem oben beschriebenen Verfahren gesammelt. Daraufhin wird das Behältnis ins Leere entleert, bis 3 Dosen übrigbleiben. Diese 3 Dosen werden nach dem zuvor beschriebenen Verfahren gesammelt.

Für Zubereitungen, die mehr als einen Wirkstoff enthalten, wird die Prüfung auf Gleichförmigkeit der abgegebenen Dosis für jeden Wirkstoff durchgeführt.

Bei Dosiernasensprays in Druckbehältnissen ist eine übermäßige Abkühlung zu vermeiden, indem zwischen den einzelnen Betätigungen mindestens 5 s lang gewartet wird.

Abgesehen von begründeten und zugelassenen Fällen, entspricht die Zubereitung der Prüfung, wenn 9 von 10 Ergebnissen zwischen 75 und 125 Prozent und alle Ergebnisse zwischen 65 und 135 Prozent des Mittelwerts liegen.

Wenn 2 oder 3 Werte außerhalb der Grenzen von 75 und 125 Prozent, aber innerhalb der Grenzen von 65 und 135 Prozent liegen, wird die Prüfung mit 2 weiteren Behältnissen wiederholt. Nicht mehr als 3 der 30 Werte dürfen außerhalb der Grenzen von 75 und 125 Prozent und kein Wert darf außerhalb der Grenzen von 65 und 135 Prozent liegen. Sofern nicht anders zugelassen, muss der Mittelwert zwischen 85 und 115 Prozent der angegebenen Dosis betragen.

Gleichförmigkeit der abgegebenen Masse bei Mehrdosenbehältnissen: Dosiernasensprays, die als Lösung in einem Mehrdosenbehältnis in Verkehr gebracht werden, müssen folgender Prüfung entsprechen: Ein Behältnis wird gewogen und sein Inhalt ins Leere gesprüht, bis die Anzahl der abgegebenen Sprühstöße der empfohlene Mindestdosis entspricht. Das Behältnis wird anschließend erneut gewogen und die Differenz der 2 Massen berechnet. Dieses Verfahren wird für 2 weitere Dosen wiederholt.

Das Behältnis wird so lange durch Sprühen ins Leere entleert, bis $(n/2) + 1$ Sprühstöße verbleiben, wobei n die in der Beschriftung angegebene Anzahl der Sprühstöße ist. Anschließend wird die Masse von 4 Dosen nach dem zuvor beschriebenen Verfahren bestimmt.

Das Behältnis wird anschließend durch Sprühen ins Leere entleert, bis 3 Dosen übrigbleiben. Die Masse dieser 3 Dosen wird nach dem oben beschriebenen Verfahren bestimmt.

Abgesehen von begründeten und zugelassenen Fällen, entspricht die Zubereitung der Prüfung, wenn 9 von 10 Werten zwischen 75 und 125 Prozent und alle zwischen 65 und 135 Prozent des Mittelwertes liegen.

Liegen 2 oder 3 Werte außerhalb der Grenzen von 75 und 125 Prozent, aber innerhalb der Grenzen von 65 und 135 Prozent, wird die Prüfung mit 2 weiteren Behältnissen wiederholt. Nicht mehr als 3 der 30 Werte dürfen außerhalb der Grenzen von 75 und 125 Prozent und kein Wert darf außerhalb der Grenzen von 65 und 135 Prozent liegen. Sofern nicht anders zugelassen, muss der Mittelwert zwischen 85 und 115 Prozent der angegebenen Menge betragen.

Gleichförmigkeit der abgegebenen Masse bei Einzeldosisbehältnissen: Dosiernasensprays, die als Lösung in einem Einzeldosisbehältnis in Verkehr gebracht werden, müssen folgender Prüfung entsprechen: Ein Behältnis wird gewogen und sein Inhalt ins Leere entleert, bis die Anzahl der abgegebenen Sprühstöße der empfohlenen Mindestdosis entspricht. Das Behältnis wird anschließend erneut gewogen und die Differenz der 2 Massen berechnet. Dieses Verfahren wird für 9 weitere Behältnisse wiederholt.

Die Zubereitung entspricht der Prüfung, wenn 8 von 10 Werten zwischen 75 und 125 Prozent und alle Werte zwischen 65 und 135 Prozent des Mittelwerts liegen.

Anzahl der Sprühstöße je Behältnis: Nasensprays, die in Mehrdosenbehältnissen in Verkehr gebracht werden, müssen folgender Prüfung entsprechen: Der Inhalt eines Behältnisses wird vollständig durch Sprühen ins Leere entsorgt. Die Anzahl der Sprühstöße wird erfasst. Die Gesamtzahl der aus dem Behältnis abgegebenen Sprühstöße darf nicht geringer als die in der Beschriftung angegebene Anzahl sein.

Leckrate: Dosiernasensprays in Druckbehältnissen müssen folgender Prüfung entsprechen: Von einer geeigneten Anzahl an Behältnissen, zum Beispiel 1 Behältnis, werden alle Etiketten entfernt und das Datum und die Uhrzeit auf die nächste halbe Stunde genau notiert. Das oder die Behältnisse werden auf ein Milligramm genau gewogen und die Masse(n) (m_1) in Milligramm notiert. Das oder die Behältnisse werden mindestens 3 Tage lang bei einer Temperatur von 25,0 ± 2,0 °C in aufrechter Position stehen gelassen und anschließend erneut gewogen, wobei die Masse (m_2) in Milligramm gemessen und zusammen mit dem Datum und der Uhrzeit auf die nächste halbe Stunde genau notiert wird. Die Prüfdauer t in Stunden wird bestimmt.

Der Gesamtmasseverlust (in Milligramm) über die gesamte Haltbarkeitsdauer des Behältnisses (D) in Monaten wird nach folgender Formel berechnet:

$$\frac{m_1 - m_2}{t} \cdot D \cdot 730$$

Dabei entspricht 730 der Anzahl an Stunden je Monat.

Falls nicht anders vorgeschrieben oder abgesehen von begründeten und zugelassenen Fällen entspricht die Zubereitung der Prüfung, falls der Verlust der Gesamtmasse während der gesamten Dauer der Halbbarkeit höchstens 10 Prozent (*m*/*m*) des nominalen Inhalts laut Beschriftung beträgt.

Nasenpulver

Definition

Nasenpulver sind Pulver, die zum Einblasen in die Nasenhöhlen bestimmt sind. Sie entsprechen den Anforderungen der Monographie **Pulver zur kutanen Anwendung (Pulveres ad usum dermicum)**.

Sie werden in einem Behältnis mit geeigneter Vorrichtung zum Einblasen in Verkehr gebracht.

Die Teilchengröße ist so, dass die Ablagerung der Teilchen in der Nasenhöhle erfolgt. Die Teilchengröße wird mit Hilfe geeigneter Methoden zur Partikelgrößenbestimmung bestätigt.

Prüfungen

Falls nicht anders vorgeschrieben oder abgesehen von begründeten und zugelassenen Fällen müssen Dosiernasenpulver, die in Mehrdosenbehältnissen in Verkehr gebracht werden, den folgenden Prüfungen entsprechen.

Die Behältnisse werden wie es die Anweisungen für den Patienten vorsehen vorbereitet und verwendet.

Gleichförmigkeit der abgegebenen Dosis, Intra-Container-Prüfung: Dosiernasenpulver, die in Mehrdosenbehältnissen in Verkehr gebracht werden, müssen dieser Prüfung entsprechen. Die Apparatur zur Aufnahme der Dosen muss die abgegebene Dosis quantitativ zurückhalten können. Eine geeignete Vorrichtung wird in der Monographie **Zubereitungen zur Inhalation** beschrieben.

Das Behältnis wird mit Hilfe eines gut abdichtenden Adapters mit der Apparatur verbunden. Unter den festgelegten Bedingungen wird ein Luftstrom durch das Behältnis erzeugt. Dies wird wiederholt, bis die Anzahl der Abgaben der empfohlenen Mindestdosis entspricht. Der in die Apparatur gelangte Inhalt wird quantitativ gesammelt und die Menge des darin enthaltenen Wirkstoffs bestimmt. Dieses Verfahren wird für 2 weitere Dosen wiederholt.

Das Behältnis wird anschließend so lange entleert und der Inhalt verworfen, bis (n/2) + 1 Sprühstöße verbleiben, wobei n die in der Beschriftung angegebene Anzahl der Sprühstöße ist. Nötigenfalls wird das Gerät so gelagert, dass elektrostatische Ladungen abgeleitet werden. 4 Dosen werden nach dem oben beschriebenen Verfahren gesammelt. Daraufhin wird das Behältnis ins Leere entleert, bis 3 Dosen übrigbleiben. Diese 3 Dosen werden nach dem zuvor beschriebenen Verfahren gesammelt.

Für Zubereitungen, die mehr als einen Wirkstoff enthalten, wird die Prüfung auf Gleichförmigkeit der abgegebenen Dosis für jeden Wirkstoff durchgeführt.

Abgesehen von begründeten und zugelassenen Fällen, entspricht die Zubereitung der Prüfung, wenn 9 von 10 Werten zwischen 75 und 125 Prozent und alle Werte zwischen 65 und 135 Prozent des Mittelwerts betragen.

Wenn 2 oder 3 Werte außerhalb der Grenzen von 75 und 125 Prozent, aber innerhalb der Grenzen von 65 und 135 Prozent liegen, wird die Prüfung mit 2 weiteren Behältnissen wiederholt. Nicht mehr als 3 der 30 Werte dürfen außerhalb der Grenzen von 75 bis 125 Prozent und kein Wert darf außerhalb der Grenzen von 65 bis 135 Prozent liegen.

In begründeten und zugelassenen Fällen können diese Grenzen ausgeweitet werden, wobei kein Wert mehr als 150 Prozent oder weniger als 50 Prozent betragen darf. Abgesehen von zugelassenen Fällen muss der Mittelwert zwischen 85 und 115 Prozent des in der Beschriftung angegebenen Werts für eine abgegebene Dosis liegen.

Anzahl der Einzeldosen je Behältnis: Nasenpulver, die in Mehrdosenbehältnissen in Verkehr gebracht werden, müssen dieser Prüfung entsprechen.

Ein Behältnis wird vollständig entleert und sein Inhalt verworfen. Die dafür benötigte Anzahl der Sprühstöße wird erfasst. Die Gesamtzahl der aus dem Behältnis abgegebenen Sprühstöße darf nicht geringer als die in der Beschriftung angegebene Anzahl sein.

Halbfeste Zubereitungen zur nasalen Anwendung

Definition

Halbfeste Zubereitungen zur nasalen Anwendung sind Salben, Cremes oder Gele, die zur Anwendung in den Nasenhöhlen bestimmt sind.

Halbfeste Zubereitungen zur nasalen Anwendung müssen den Anforderungen der Monographie **Halbfeste Zubereitungen zur kutanen Anwendung (Praeparationes molles ad usum dermicum)** entsprechen.

Die Zubereitungen werden in Behältnissen, die dazu geeignet sind, die Zubereitung an den Anwendungsort zu bringen, in Verkehr gebracht.

Prüfungen

Gleichförmigkeit einzeldosierter Arzneiformen (2.9.40): Falls nicht anders vorgeschrieben oder abgesehen von begründeten und zugelassenen Fällen, müssen halbfeste Zubereitungen zur nasalen Anwendung mit systemischer Wirkung, die in Einzeldosisbehältnissen in Verkehr gebracht werden und einer Einzeldosis Arzneimittel entsprechen, die zur einmaligen Anwendung bestimmt ist, der Prüfung oder, in begründeten und zugelassenen Fällen, der nachstehenden Prüfung auf Gleichförmigkeit des Gehalts einzeldosierter Arzneiformen entsprechen. Für in der Darreichungsform enthaltene pflanzliche Drogen finden die Angaben dieses Absatzes keine Anwendung.

Gleichförmigkeit des Gehalts (2.9.6): Halbfeste Zubereitungen zur nasalen Anwendung mit systemischer Wirkung, die in Einzeldosisbehältnissen in Verkehr gebracht werden und einer Einzeldosis Arzneimittel entsprechen, die zur einmaligen Anwendung bestimmt ist, müssen den Anforderungen unter „Prüfung B" entsprechen. Jedes Behältnis wird so vollständig wie möglich entleert und die Prüfung wird für jeden Inhalt separat durchgeführt.

Nasenspülungen

Definition

Nasenspülungen sind flüssige Zubereitungen, im Allgemeinen wässrige, isotonische Lösungen, und dazu bestimmt, die Nasenhöhlen zu reinigen.

Herstellung

Bei der Entwicklung von Nasenspülungen in Einzeldosisbehältnissen muss nachgewiesen werden, dass der nominale Inhalt aus dem Behältnis entnommen werden kann.

Nasenstifte

Definition

Nasenstifte müssen den Anforderungen der Monographie **Stifte und Stäbchen (Styli)** entsprechen.

Impfstoffe für Menschen

10.3/0444

Diphtherie-Tetanus-Adsorbat-Impfstoff

Vaccinum diphtheriae et tetani adsorbatum

Definition

Diphtherie-Tetanus-Adsorbat-Impfstoff ist eine Zubereitung aus Diphtherie-Formoltoxoid und Tetanus-Formoltoxoid, die an einen mineralischen Träger adsorbiert sind. Die Formoltoxoide werden aus den Toxinen gewonnen, die bei der Vermehrung von *Corynebacterium diphtheriae* beziehungsweise von *Clostridium tetani* gebildet werden.

Herstellung

Allgemeine Vorkehrungen

Spezifische Toxizität der Diphtherie-Komponente: Das Herstellungsverfahren wird einer Validierung unterzogen und muss gewährleisten, dass, falls der Impfstoff geprüft wird, die Zubereitung der folgenden Prüfung entspricht:
5 gesunden Meerschweinchen von je 250 bis 350 g Körpermasse, die zuvor keinerlei die Prüfung störende Behandlung erhalten haben, wird jeweils das 5fache der in der Beschriftung angegebenen Einzeldosis für den Menschen subkutan injiziert. Wenn innerhalb von 42 Tagen nach der Injektion ein Tier Symptome einer Vergiftung mit Diphtherie-Toxin aufweist oder daran stirbt, entspricht der Impfstoff nicht der Prüfung. Stirbt mehr als ein Tier aus unspezifischen Gründen, ist die Prüfung einmal zu wiederholen. Stirbt auch bei der Wiederholungsprüfung mehr als ein Tier, so entspricht der Impfstoff nicht der Prüfung.

Gereinigtes Diphtherie-Toxoid als Bulk und gereinigtes Tetanus-Toxoid als Bulk

Gereinigtes Diphtherie-Toxoid als Bulk und gereinigtes Tetanus-Toxoid als Bulk werden wie in den Monographien **Diphtherie-Adsorbat-Impfstoff (Vaccinum diphtheriae adsorbatum)** und **Tetanus-Adsorbat-Impfstoff (Vaccinum tetani adsorbatum)** beschrieben hergestellt und müssen den darin vorgeschriebenen Anforderungen entsprechen.

Fertiger Impfstoff als Bulk

Der fertige Impfstoff als Bulk wird durch Adsorption geeigneter Mengen von gereinigtem Diphtherie- und Tetanus-Toxoid als Bulk an einen mineralischen Träger wie hydratisiertes Aluminiumphosphat oder Aluminiumhydroxid hergestellt. Die erhaltene Mischung ist annähernd blutisotonisch. Geeignete Konservierungsmittel können zugesetzt werden. Bestimmte Konservierungsmittel, insbesondere solche vom Phenol-Typ, beeinflussen die antigene Aktivität nachteilig und dürfen nicht verwendet werden.

Nur fertiger Impfstoff als Bulk, der den nachfolgend beschriebenen Prüfungen entspricht, darf zur Herstellung der Fertigzubereitung verwendet werden.

Konservierungsmittel: Falls vorhanden wird der Gehalt an Konservierungsmittel mit Hilfe einer geeigneten chemischen Methode bestimmt. Der Gehalt muss mindestens 85 und darf höchstens 115 Prozent des vorgesehenen Gehalts betragen.

Sterilität (2.6.1): Die Prüfung wird mit 10 ml Zubereitung je Nährmedium durchgeführt.

Fertigzubereitung

Der fertige Impfstoff als Bulk wird unter aseptischen Bedingungen in sterile Behältnisse mit Originalitätsverschluss abgefüllt. Die Behältnisse werden so verschlossen, dass eine Kontamination verhindert wird.

Nur eine Fertigzubereitung, die allen Anforderungen unter „Prüfung auf Identität", „Prüfung auf Reinheit" und „Bestimmung der Wirksamkeit" entspricht, darf zur Verwendung freigegeben werden. Wenn die Prüfung „Konservierungsmittel" und die „Bestimmung der Wirksamkeit" am fertigen Impfstoff als Bulk mit zufriedenstellenden Ergebnissen durchgeführt wurden, kann auf die Durchführung dieser Prüfungen an der Fertigzubereitung verzichtet werden.

Falls der Gehalt an freiem Formaldehyd an den gereinigten Antigenen als Bulk oder am fertigen Impfstoff als Bulk bestimmt wurde und gezeigt wurde, dass der Gehalt in der Fertigzubereitung höchstens $0{,}2\ g \cdot l^{-1}$ betragen wird, kann die Prüfung „Freier Formaldehyd" bei der Fertigzubereitung entfallen.

Prüfung auf Identität

A. Diphtherie-Toxoid wird mit Hilfe einer geeigneten immunchemischen Methode (2.7.1) identifiziert.
Die folgende, auf bestimmte Impfstoffe anwendbare Methode ist als Beispiel angegeben. Im zu prüfenden Impfstoff wird so viel Natriumcitrat *R* gelöst, dass eine Lösung von $100\ g \cdot l^{-1}$ erhalten wird. Diese wird etwa 16 h lang bei 37 °C gehalten und zentrifugiert, bis ein klarer Überstand erhalten wird, der mit einem geeigneten Diphtherie-Antitoxin reagiert und einen Niederschlag bildet.

B. Tetanus-Toxoid wird mit Hilfe einer geeigneten immunchemischen Methode (2.7.1) identifiziert. Die folgende, auf bestimmte Impfstoffe anwendbare Methode ist als Beispiel angegeben. Der bei der „Prüfung auf Identität, A" erhaltene klare Überstand reagiert mit einem geeigneten Tetanus-Antitoxin und bildet einen Niederschlag.

Prüfung auf Reinheit

Aluminium (2.5.13): höchstens 1,25 mg je Einzeldosis für den Menschen, wenn Aluminiumhydroxid oder hydratisiertes Aluminiumphosphat als Adsorbens verwendet wurde

Freier Formaldehyd (2.4.18): höchstens $0{,}2\,g \cdot l^{-1}$

Konservierungsmittel: Falls vorhanden wird der Gehalt an Konservierungsmittel mit Hilfe einer geeigneten chemischen Methode bestimmt. Der Gehalt muss mindestens dem gerade noch wirksamen Gehalt entsprechen und darf höchstens 115 Prozent des in der Beschriftung angegebenen Gehalts betragen.

Sterilität (2.6.1): Der Impfstoff muss der Prüfung entsprechen.

Bestimmung der Wirksamkeit

Diphtherie-Komponente: Zur Bestimmung der Wirksamkeit des Impfstoffs wird eine der unter „Bestimmung der Wirksamkeit von Diphtherie-Adsorbat-Impfstoff" (2.7.6) vorgeschriebenen Methoden durchgeführt.

Die untere Vertrauensgrenze (p = 0,95) der ermittelten Wirksamkeit muss mindestens 30 I. E. je Einzeldosis für den Menschen betragen.

Tetanus-Komponente: Zur Bestimmung der Wirksamkeit des Impfstoffs wird eine der unter „Bestimmung der Wirksamkeit von Tetanus-Adsorbat-Impfstoff" (2.7.8) vorgeschriebenen Methoden durchgeführt.

Die untere Vertrauensgrenze (p = 0,95) der ermittelten Wirksamkeit muss mindestens 40 I. E. je Einzeldosis für den Menschen betragen.

Beschriftung

Die Beschriftung gibt an,
- Mindestanzahl der Internationalen Einheiten jeder Komponente je Einzeldosis für den Menschen
- Name und Menge des Adsorbens
- falls zutreffend, dass der Impfstoff für die Erstimpfung von Kindern bestimmt und nicht notwendigerweise für Auffrischimpfungen oder zur Impfung von Erwachsenen geeignet ist
- dass der Impfstoff vor der Verwendung geschüttelt werden muss
- dass der Impfstoff nicht gefrieren darf.

10.3/0647

Diphtherie-Tetanus-Adsorbat-Impfstoff (reduzierter Antigengehalt)

Vaccinum diphtheriae et tetani, antigeni-o(-is) minutum, adsorbatum

Definition

Diphtherie-Tetanus-Adsorbat-Impfstoff (reduzierter Antigengehalt) ist eine Zubereitung aus Diphtherie-Formoltoxoid und Tetanus-Formoltoxoid, die an einen mineralischen Träger adsorbiert sind. Die Formoltoxoide werden aus den Toxinen gewonnen, die bei der Vermehrung von *Corynebacterium diphtheriae* beziehungsweise von *Clostridium tetani* gebildet werden.

Verglichen mit allgemein für die Erstimmunisierung verwendeten Impfstoffen ist der Gehalt an Diphtherie-Toxoid je Einzeldosis für den Menschen reduziert; der Gehalt an Tetanus-Toxoid kann ebenfalls reduziert sein.

Herstellung

Allgemeine Vorkehrungen

Spezifische Toxizität der Diphtherie-Komponente: Das Herstellungsverfahren wird einer Validierung unterzogen und muss gewährleisten, dass, falls der Impfstoff geprüft wird, die Zubereitung der folgenden Prüfung entspricht:

5 gesunden Meerschweinchen von je 250 bis 350 g Körpermasse, die zuvor keinerlei die Prüfung störende Behandlung erhalten haben, wird jeweils das 5fache der in der Beschriftung angegebenen Einzeldosis für den Menschen subkutan injiziert. Wenn innerhalb von 42 Tagen nach der Injektion ein Tier Symptome einer Vergiftung mit Diphtherie-Toxin aufweist oder daran stirbt, entspricht der Impfstoff nicht der Prüfung. Stirbt mehr als ein Tier aus unspezifischen Gründen, ist die Prüfung einmal zu wiederholen. Stirbt auch bei der Wiederholungsprüfung mehr als ein Tier, so entspricht der Impfstoff nicht der Prüfung.

Gereinigtes Diphtherie-Toxoid als Bulk und gereinigtes Tetanus-Toxoid als Bulk

Gereinigtes Diphtherie-Toxoid als Bulk und gereinigtes Tetanus-Toxoid als Bulk werden wie in den Monographien **Diphtherie-Adsorbat-Impfstoff (Vaccinum diphtheriae adsorbatum)** und **Tetanus-Adsorbat-Impfstoff (Vaccinum tetani adsorbatum)** beschrieben hergestellt und müssen den darin vorgeschriebenen Anforderungen entsprechen.

Fertiger Impfstoff als Bulk

Der fertige Impfstoff als Bulk wird durch Adsorption geeigneter Mengen von gereinigtem Diphtherie- und Tetanus-Toxoid als Bulk an einen mineralischen Träger wie hydratisiertes Aluminiumphosphat oder Aluminiumhydroxid hergestellt. Die erhaltene Mischung ist annähernd blutisotonisch. Geeignete Konservierungsmittel können zugesetzt werden. Bestimmte Konservierungsmittel, insbesondere solche vom Phenol-Typ, beeinflussen die antigene Aktivität nachteilig und dürfen nicht verwendet werden.

Nur fertiger Impfstoff als Bulk, der den nachfolgend beschriebenen Prüfungen entspricht, darf zur Herstellung der Fertigzubereitung verwendet werden.

Konservierungsmittel: Falls vorhanden wird der Gehalt an Konservierungsmittel mit Hilfe einer geeigneten chemischen Methode bestimmt. Der Gehalt muss mindestens 85 und darf höchstens 115 Prozent des vorgesehenen Gehalts betragen.

Sterilität (2.6.1): Die Prüfung wird mit 10 ml Zubereitung je Nährmedium durchgeführt.

Fertigzubereitung

Der fertige Impfstoff als Bulk wird unter aseptischen Bedingungen in sterile Behältnisse mit Originalitätsverschluss abgefüllt. Die Behältnisse werden so verschlossen, dass eine Kontamination verhindert wird.

Nur eine Fertigzubereitung, die allen Anforderungen unter „Prüfung auf Identität“, „Prüfung auf Reinheit“ und „Bestimmung der Wirksamkeit“ entspricht, darf zur Verwendung freigegeben werden. Wenn die Prüfung „Konservierungsmittel“ und die „Bestimmung der Wirksamkeit“ am fertigen Impfstoff als Bulk mit zufriedenstellenden Ergebnissen durchgeführt wurden, kann auf die Durchführung dieser Prüfungen an der Fertigzubereitung verzichtet werden.

Falls der Gehalt an freiem Formaldehyd an den gereinigten Toxoiden als Bulk oder am fertigen Impfstoff als Bulk bestimmt wurde und gezeigt wurde, dass der Gehalt in der Fertigzubereitung höchstens $0{,}2\ g \cdot l^{-1}$ betragen wird, kann die Prüfung „Freier Formaldehyd“ an der Fertigzubereitung entfallen.

Prüfung auf Identität

A. Diphtherie-Toxoid wird mit Hilfe einer geeigneten immunchemischen Methode (2.7.1) identifiziert. Die nachfolgend beschriebene, auf bestimmte Impfstoffe anwendbare Methode ist als Beispiel angegeben. Im zu prüfenden Impfstoff wird so viel Natriumcitrat *R* gelöst, dass eine Lösung von $100\ g \cdot l^{-1}$ erhalten wird. Diese wird etwa 16 h lang bei 37 °C gehalten und anschließend zentrifugiert, bis ein klarer Überstand erhalten wird, der mit einem geeigneten Diphtherie-Antitoxin reagiert und einen Niederschlag bildet. Wenn mit einem an Aluminiumhydroxid adsorbierten Impfstoff kein zufriedenstellendes Ergebnis erreicht wird, ist die Prüfung wie folgt durchzuführen: 15 ml des zu prüfenden Impfstoffs werden zentrifugiert. Der Rückstand wird in 5 ml einer frisch hergestellten Mischung von 1 Volumteil einer Lösung von Natriumedetat *R* ($56\ g \cdot l^{-1}$) und 49 Volumteilen Natriummonohydrogenphosphat-Lösung *R* suspendiert. Nach mindestens 6 h langem Stehenlassen bei 37 °C wird die Suspension zentrifugiert. Der klare Überstand reagiert mit einem geeigneten Diphtherie-Antitoxin und bildet einen Niederschlag.
B. Tetanus-Toxoid wird mit Hilfe einer geeigneten immunchemischen Methode (2.7.1) identifiziert. Die nachfolgend beschriebene, auf bestimmte Impfstoffe anwendbare Methode ist als Beispiel angegeben. Der bei der „Prüfung auf Identität, A“ erhaltene klare Überstand reagiert mit einem geeigneten Tetanus-Antitoxin und bildet einen Niederschlag.

Prüfung auf Reinheit

Aluminium (2.5.13): höchstens 1,25 mg je Einzeldosis für den Menschen, wenn Aluminiumhydroxid oder hydratisiertes Aluminiumphosphat als Adsorbens verwendet wurde

Freier Formaldehyd (2.4.18): höchstens $0{,}2\ g \cdot l^{-1}$

Konservierungsmittel: Falls vorhanden wird der Gehalt an Konservierungsmittel mit Hilfe einer geeigneten chemischen Methode bestimmt. Der Gehalt muss mindestens dem gerade noch wirksamen Gehalt entsprechen und darf höchstens 115 Prozent des in der Beschriftung angegebenen Gehalts betragen.

Sterilität (2.6.1): Der Impfstoff muss der Prüfung entsprechen.

Bestimmung der Wirksamkeit

Diphtherie-Komponente: Zur Bestimmung der Wirksamkeit des Impfstoffs wird eine der unter „Bestimmung der Wirksamkeit von Diphtherie-Adsorbat-Impfstoff“ (2.7.6) vorgeschriebenen Methoden durchgeführt.

Die untere Vertrauensgrenze ($p = 0{,}95$) der ermittelten Wirksamkeit muss mindestens 2 I. E. je Einzeldosis für den Menschen betragen.

Tetanus-Komponente: Zur Bestimmung der Wirksamkeit des Impfstoffs wird eine der unter „Bestimmung der Wirksamkeit von Tetanus-Adsorbat-Impfstoff“ (2.7.8) vorgeschriebenen Methoden durchgeführt.

Die untere Vertrauensgrenze ($p = 0{,}95$) der ermittelten Wirksamkeit muss mindestens 20 I. E. je Einzeldosis für den Menschen betragen.

Beschriftung

Die Beschriftung gibt an,
- Mindestanzahl der Internationalen Einheiten jeder Komponente je Einzeldosis für den Menschen
- Name und Menge des Adsorbens
- dass der Impfstoff vor der Verwendung geschüttelt werden muss
- dass der Impfstoff nicht gefrieren darf.

10.3/2062

Diphtherie-Tetanus-Hepatitis-B(rDNA)-Adsorbat-Impfstoff

Vaccinum diphtheriae, tetani et hepatitidis B (ADNr) adsorbatum

Definition

Diphtherie-Tetanus-Hepatitis-B(rDNA)-Adsorbat-Impfstoff ist ein Kombinationsimpfstoff aus Diphtherie-Formoltoxoid, Tetanus-Formoltoxoid, Hepatitis-B-Oberflächenantigen (HBsAg) und einem mineralischen Adsorbens wie Aluminiumhydroxid oder hydratisiertem Aluminiumphosphat.

Die Formoltoxoide werden aus den Toxinen gewonnen, die bei der Vermehrung von *Corynebacterium diphtheriae* beziehungsweise von *Clostridium tetani* gebildet werden.

HBsAg ist eine Proteinkomponente des Hepatitis-B-Virus. Das Antigen wird durch DNA-Rekombinationstechnik gewonnen.

Herstellung

Allgemeine Vorkehrungen

Das Herstellungsverfahren muss nachweislich konstant Impfstoffe ergeben, die einem Impfstoff entsprechen, dessen klinische Wirksamkeit und Unschädlichkeit für den Menschen nachgewiesen wurde.

Spezifische Toxizität der Diphtherie-Komponente: Das Herstellungsverfahren wird einer Validierung unterzogen und muss gewährleisten, dass, falls der Impfstoff geprüft wird, die Zubereitung der folgenden Prüfung entspricht: 5 gesunden Meerschweinchen von je 250 bis 350 g Körpermasse, die zuvor keinerlei die Prüfung störende Behandlung erhalten haben, wird jeweils das 5fache der in der Beschriftung angegebenen Einzeldosis für den Menschen subkutan injiziert. Wenn innerhalb von 42 Tagen nach der Injektion ein Tier Symptome einer Vergiftung mit Diphtherie-Toxin aufweist oder daran stirbt, entspricht der Impfstoff nicht der Prüfung. Stirbt mehr als ein Tier aus unspezifischen Gründen, ist die Prüfung einmal zu wiederholen. Stirbt auch bei der Wiederholungsprüfung mehr als ein Tier, so entspricht der Impfstoff nicht der Prüfung.

Der Gehalt an Bakterien-Endotoxinen (2.6.14) in gereinigtem Diphtherie-Toxoid als Bulk und in gereinigtem Tetanus-Toxoid als Bulk wird bestimmt, um das Reinigungsverfahren zu überwachen und die Menge im fertigen Impfstoff zu begrenzen. Für jede Komponente muss der Gehalt an Bakterien-Endotoxinen geringer sein als die für den bestimmten Impfstoff zugelassenen Grenzen und in jedem Fall muss der Gehalt im fertigen Impfstoff weniger als 100 I. E. Bakterien-Endotoxine je Einzeldosis für den Menschen betragen.

Referenzimpfstoff(e): Unter der Voraussetzung, dass gültige Wirksamkeitsbestimmungen durchgeführt werden können, ist die Verwendung von Einzelkomponenten-Referenzimpfstoffen für die Wirksamkeitsbestimmung des Kombinationsimpfstoffs möglich. Wenn das aufgrund von Interaktionen zwischen den Komponenten des Kombinationsimpfstoffs oder aufgrund von Unterschieden in der Zusammensetzung zwischen dem Einzelkomponenten-Referenzimpfstoff und dem zu prüfenden Impfstoff nicht möglich ist, wird eine Charge des Kombinationsimpfstoffs, die sich in klinischen Studien als wirksam erwiesen hat, oder eine davon abgeleitete, repräsentative Charge als Referenzimpfstoff verwendet. Zur Herstellung einer repräsentativen Charge muss das Verfahren, das zur Herstellung der in klinischen Studien geprüften Charge geführt hat, streng eingehalten werden. Der Referenzimpfstoff kann mit Hilfe einer Methode stabilisiert werden, die nachweislich keinen Einfluss auf die Bestimmung der Wirksamkeit hat.

Herstellung der Komponenten

Die Herstellung der Komponenten entspricht den Anforderungen der Monographien **Diphtherie-Adsorbat-Impfstoff (Vaccinum diphtheriae adsorbatum), Tetanus-Adsorbat-Impfstoff (Vaccinum tetani adsorbatum)** und **Hepatitis-B-Impfstoff (rDNA) (Vaccinum hepatitidis B (ADNr))**.

Fertiger Impfstoff als Bulk

Der fertige Impfstoff als Bulk wird durch Adsorption geeigneter Mengen von gereinigtem Diphtherie-Toxoid als Bulk, gereinigtem Tetanus-Toxoid als Bulk und gereinigtem Hepatitis-B-Oberflächenantigen als Bulk einzeln oder zusammen an einen mineralischen Träger wie Aluminiumhydroxid oder hydratisiertes Aluminiumphosphat hergestellt. Geeignete Konservierungsmittel können zugesetzt werden.

Nur fertiger Impfstoff als Bulk, der den nachfolgend beschriebenen Prüfungen entspricht, darf zur Herstellung der Fertigzubereitung verwendet werden.

Konservierungsmittel: Falls vorhanden wird der Gehalt an Konservierungsmittel mit Hilfe einer geeigneten chemischen Methode bestimmt. Der Gehalt muss mindestens 85 und darf höchstens 115 Prozent des vorgesehenen Gehalts betragen.

Sterilität (2.6.1): Die Prüfung wird mit 10 ml Zubereitung je Nährmedium durchgeführt.

Fertigzubereitung

Nur eine Fertigzubereitung, die der Prüfung „Osmolalität" und allen nachfolgend aufgeführten Anforderungen unter „Prüfung auf Identität", „Prüfung auf Reinheit" und „Bestimmung der Wirksamkeit" entspricht, darf zur Verwendung freigegeben werden.

Falls die Prüfung „Konservierungsmittel" und die „Bestimmung der Wirksamkeit" der Diphtherie- und Tetanus-Komponenten beim fertigen Impfstoff als Bulk mit zufriedenstellenden Ergebnissen durchgeführt wurden, können sie bei der Fertigzubereitung entfallen.

Falls der Gehalt an freiem Formaldehyd an gereinigten Antigenen als Bulk oder am fertigen Impfstoff als Bulk bestimmt wurde und gezeigt wurde, dass der Gehalt in der Fertigzubereitung höchstens $0{,}2\ g \cdot l^{-1}$ betragen wird, kann die Prüfung „Freier Formaldehyd" bei der Fertigzubereitung entfallen.

Falls die „Bestimmung der Wirksamkeit" für die Hepatitis-B-Komponente *in vivo* mit zufriedenstellenden Ergebnissen am fertigen Impfstoff als Bulk durchgeführt wurde, kann sie bei der Fertigzubereitung entfallen.

Osmolalität (2.2.35): Die Osmolalität des Impfstoffs muss innerhalb der für die bestimmte Zubereitung zugelassenen Grenzen liegen.

Prüfung auf Identität

A. Diphtherie-Toxoid wird mit Hilfe einer geeigneten immunchemischen Methode (2.7.1) identifiziert. Die folgende, auf bestimmte Impfstoffe anwendbare Methode ist als Beispiel angegeben. Im zu prüfenden Impfstoff wird so viel Natriumcitrat *R* gelöst, dass eine Lösung von $100\ g \cdot l^{-1}$ erhalten wird. Diese wird etwa 16 h lang bei 37 °C gehalten und anschließend zentrifugiert, bis ein klarer Überstand erhalten wird, der mit einem geeigneten Diphtherie-Antitoxin reagiert und einen Niederschlag bildet.

B. Tetanus-Toxoid wird mit Hilfe einer geeigneten immunchemischen Methode (2.7.1) identifiziert. Die folgende, auf bestimmte Impfstoffe anwendbare Methode ist als Beispiel angegeben. Der bei der „Prüfung auf Identität, A" erhaltene klare Überstand reagiert mit einem geeigneten Tetanus-Antitoxin und bildet einen Niederschlag.

C. Die Bestimmung der Wirksamkeit oder, falls zutreffend, das elektrophoretische Profil dient auch zur Identifizierung der Hepatitis-B-Komponente des Impfstoffs.

Prüfung auf Reinheit

Aluminium (2.5.13): höchstens 1,25 mg je Einzeldosis für den Menschen, wenn Aluminiumhydroxid oder hydratisiertes Aluminiumphosphat als Adsorbens verwendet wurde

Freier Formaldehyd (2.4.18): höchstens $0{,}2\ g \cdot l^{-1}$

Konservierungsmittel: Falls vorhanden wird der Gehalt an Konservierungsmittel mit Hilfe einer geeigneten chemischen Methode bestimmt. Der Gehalt muss mindestens dem gerade noch wirksamen Gehalt entsprechen und darf höchstens 115 Prozent des in der Beschriftung angegebenen Gehalts betragen.

Sterilität (2.6.1): Der Impfstoff muss der Prüfung entsprechen.

Pyrogene (2.6.8): Der Impfstoff muss der Prüfung entsprechen. Jedem Kaninchen wird die einer Dosis für den Menschen entsprechende Menge injiziert.

Bestimmung der Wirksamkeit

Diphtherie-Komponente: Zur Bestimmung der Wirksamkeit der Diphtherie-Komponente wird eine der unter „Bestimmung der Wirksamkeit von Diphtherie-Adsorbat-Impfstoff" (2.7.6) vorgeschriebenen Methoden durchgeführt.

Die untere Vertrauensgrenze ($p = 0{,}95$) der ermittelten Wirksamkeit muss mindestens 30 I. E. je Einzeldosis für den Menschen betragen.

Tetanus-Komponente: Zur Bestimmung der Wirksamkeit der Tetanus-Komponente wird eine der unter „Bestimmung der Wirksamkeit von Tetanus-Adsorbat-Impfstoff" (2.7.8) vorgeschriebenen Methoden durchgeführt.

Die untere Vertrauensgrenze ($p = 0{,}95$) der ermittelten Wirksamkeit muss mindestens 40 I. E. je Einzeldosis für den Menschen betragen.

Hepatitis-B-Komponente: Der Impfstoff muss der „Bestimmung der Wirksamkeit von Hepatitis-B-Impfstoff (rDNA)" (2.7.15) entsprechen.

Beschriftung

Die Beschriftung gibt an,
- Mindestanzahl der Internationalen Einheiten von Diphtherie- und Tetanus-Toxoid je Einzeldosis für den Menschen
- Menge an HBsAg je Einzeldosis für den Menschen

- zur Herstellung der HBsAg-Komponente verwendeter Zelltyp
- Name und Menge des Adsorbens
- falls zutreffend, dass der Impfstoff für die Erstimmunisierung von Kindern bestimmt und nicht notwendigerweise für Auffrischimpfungen oder zur Impfung von Erwachsenen geeignet ist
- dass der Impfstoff vor der Verwendung geschüttelt werden muss
- dass der Impfstoff nicht gefrieren darf.

10.3/1931

Diphtherie-Tetanus-Pertussis(azellulär, aus Komponenten)-Adsorbat-Impfstoff

Vaccinum diphtheriae, tetani et pertussis sine cellulis ex elementis praeparatum adsorbatum

Definition

Diphtherie-Tetanus-Pertussis(azellulär, aus Komponenten)-Adsorbat-Impfstoff ist ein Kombinationsimpfstoff aus Diphtherie-Formoltoxoid, Tetanus-Formoltoxoid, einzeln gereinigten Antigenkomponenten von *Bordetella pertussis* und einem mineralischen Adsorbens wie Aluminiumhydroxid oder hydratisiertem Aluminiumphosphat.

Die Formoltoxoide werden aus den Toxinen gewonnen, die bei der Vermehrung von *Corynebacterium diphtheriae* beziehungsweise von *Clostridium tetani* gebildet werden.

Der Impfstoff enthält entweder Pertussis-Toxoid (chemisch entgiftetes Pertussis-Toxin) oder ein Pertussis-Toxin-ähnliches Protein, das keine toxischen Eigenschaften besitzt und durch Expression des entsprechenden gentechnisch veränderten Gens erhalten wurde. Der Impfstoff kann außerdem filamentöses Hämagglutinin, Pertaktin (ein 69-kDa-Membranprotein) und andere definierte Komponenten von *B. pertussis*, wie Agglutinin-2 und Agglutinin-3, enthalten. Die beiden letztgenannten Antigene können gemeinsam gereinigt werden. Die Zusammensetzung und die Eigenschaften der Antigene beruhen auf dem Nachweis der Schutzwirkung und dem Ausbleiben unerwarteter Reaktionen in der Zielgruppe, für die der Impfstoff bestimmt ist.

Herstellung

Allgemeine Vorkehrungen

Das Herstellungsverfahren muss nachweislich konstant Impfstoffe ergeben, die einem Impfstoff entsprechen, der den Anforderungen an die klinische Wirksamkeit und Unschädlichkeit für den Menschen entspricht.

Spezifische Toxizität der Diphtherie-Komponente: Das Herstellungsverfahren wird einer Validierung unterzogen und muss gewährleisten, dass, falls der Impfstoff geprüft wird, die Zubereitung der folgenden Prüfung entspricht:
5 gesunden Meerschweinchen von je 250 bis 350 g Körpermasse, die zuvor keinerlei die Prüfung störende Behandlung erhalten haben, wird jeweils das 5fache der in der Beschriftung angegebenen Einzeldosis für den Menschen subkutan injiziert. Wenn innerhalb von 42 Tagen nach der Injektion ein Tier Symptome einer Vergiftung mit Diphtherie-Toxin aufweist oder daran stirbt, entspricht der Impfstoff nicht der Prüfung. Stirbt mehr als ein Tier aus unspezifischen Gründen, ist die Prüfung einmal zu wiederholen. Stirbt auch bei der Wiederholungsprüfung mehr als ein Tier, entspricht der Impfstoff nicht der Prüfung.

Der Gehalt an Bakterien-Endotoxinen (2.6.14) in gereinigtem Diphtherie-Toxoid als Bulk, in gereinigtem Tetanus-Toxoid als Bulk und in gereinigten Pertussis-Komponenten als Bulk wird bestimmt, um das Reinigungsverfahren zu überwachen und den Gehalt an Bakterien-Endotoxinen im fertigen Impfstoff zu begrenzen. Für jede Komponente muss der Gehalt an Bakterien-Endotoxinen weniger als der für den bestimmten Impfstoff zugelassene Grenzwert betragen. In jedem Fall enthält der fertige Impfstoff weniger als 100 I. E. Bakterien-Endotoxine je Einzeldosis für den Menschen.

Referenzimpfstoff(e): Unter der Voraussetzung, dass gültige Wirksamkeitsbestimmungen durchgeführt werden können, ist die Verwendung von Einzelkomponenten-Referenzimpfstoffen für die Wirksamkeitsbestimmung von Kombinationsimpfstoffen möglich. Wenn dies aufgrund von Interaktionen zwischen den Komponenten des Kombinationsimpfstoffs oder aufgrund von Unterschieden in der Zusammensetzung zwischen dem Einzelkomponenten-Referenzimpfstoff und dem zu prüfenden Impfstoff nicht möglich ist, wird eine Charge des Kombinationsimpfstoffs, die sich in klinischen Studien als wirksam erwiesen hat, oder eine davon abgeleitete, repräsentative Charge als Referenzimpfstoff verwendet. Zur Herstellung einer repräsentativen Charge muss das Verfahren, das zur Herstellung der in klinischen Studien geprüften Charge verwendet wurde, streng eingehalten werden. Der Referenzimpfstoff kann mit Hilfe einer Methode stabilisiert werden, die nachweislich keinen Einfluss auf die Bestimmung der Wirksamkeit hat.

Herstellung der Komponenten

Die Herstellung der Komponenten entspricht den Anforderungen der Monographien **Diphtherie-Adsorbat-Impfstoff (Vaccinum diphtheriae adsorbatum), Te-**

tanus-Adsorbat-Impfstoff (Vaccinum tetani adsorbatum) und **Pertussis-Adsorbat-Impfstoff (azellulär, aus Komponenten) (Vaccinum pertussis sine cellulis ex elementis praeparatum adsorbatum)**.

Fertiger Impfstoff als Bulk

Der fertige Impfstoff als Bulk wird durch Adsorption geeigneter Mengen von gereinigtem Diphtherie-Toxoid als Bulk, gereinigtem Tetanus-Toxoid als Bulk und gereinigten Pertussis-Komponenten als Bulk einzeln oder zusammen an einen mineralischen Träger wie Aluminiumhydroxid oder hydratisiertes Aluminiumphosphat hergestellt. Geeignete Konservierungsmittel können zugesetzt werden.

Nur fertiger Impfstoff als Bulk, der den nachfolgend beschriebenen Prüfungen entspricht, darf zur Herstellung der Fertigzubereitung verwendet werden.

Konservierungsmittel: Falls vorhanden wird der Gehalt an Konservierungsmittel mit Hilfe einer geeigneten chemischen Methode bestimmt. Der Gehalt muss mindestens 85 und darf höchstens 115 Prozent des vorgesehenen Gehalts betragen.

Sterilität (2.6.1): Die Prüfung wird mit 10 ml Zubereitung je Nährmedium durchgeführt.

Fertigzubereitung

Nur eine Fertigzubereitung, die der Prüfung „Osmolalität“ und allen nachfolgend aufgeführten Anforderungen unter „Prüfung auf Identität“, „Prüfung auf Reinheit“ und „Bestimmung der Wirksamkeit“ entspricht, darf zur Verwendung freigegeben werden.

Falls die Prüfung „Freier Formaldehyd“, „Konservierungsmittel“ und die „Bestimmung der Wirksamkeit“ am fertigen Impfstoff als Bulk mit zufriedenstellenden Ergebnissen durchgeführt wurden, können sie bei der Fertigzubereitung entfallen.

Falls der Gehalt an freiem Formaldehyd an den gereinigten Antigenen als Bulk oder am fertigen Impfstoff als Bulk bestimmt wurde und gezeigt wurde, dass der Gehalt in der Fertigzubereitung höchstens $0{,}2\ g \cdot l^{-1}$ betragen wird, kann die Prüfung „Freier Formaldehyd“ bei der Fertigzubereitung entfallen.

Osmolalität (2.2.35): Die Osmolalität des Impfstoffs muss innerhalb der für die bestimmte Zubereitung zugelassenen Grenzen liegen.

Prüfung auf Identität

A. Diphtherie-Toxoid wird mit Hilfe einer geeigneten immunchemischen Methode (2.7.1) identifiziert. Die folgende, auf bestimmte Impfstoffe anwendbare Methode ist als Beispiel angegeben. Im zu prüfenden Impfstoff wird so viel Natriumcitrat *R* gelöst, dass eine Lösung von $100\ g \cdot l^{-1}$ erhalten wird. Diese wird etwa 16 h lang bei 37 °C gehalten und zentrifugiert, bis ein klarer Überstand erhalten wird, der mit einem geeigneten Diphtherie-Antitoxin reagiert und einen Niederschlag bildet.

B. Tetanus-Toxoid wird mit Hilfe einer geeigneten immunchemischen Methode (2.7.1) identifiziert. Die folgende, auf bestimmte Impfstoffe anwendbare Methode ist als Beispiel angegeben. Der unter „Prüfung auf Identität, A“ erhaltene klare Überstand reagiert mit einem geeigneten Tetanus-Antitoxin und bildet einen Niederschlag.

C. Die Pertussis-Komponenten werden mit Hilfe einer geeigneten immunchemischen Methode (2.7.1) identifiziert. Die folgende, auf bestimmte Impfstoffe anwendbare Methode ist als Beispiel angegeben. Der unter „Prüfung auf Identität, A“ erhaltene klare Überstand reagiert mit spezifischen Antisera gegen die Pertussis-Komponenten des Impfstoffs.

Prüfung auf Reinheit

Aluminium (2.5.13): höchstens 1,25 mg je Einzeldosis für den Menschen, wenn Aluminiumhydroxid oder hydratisiertes Aluminiumphosphat als Adsorbens verwendet wurde

Freier Formaldehyd (2.4.18): höchstens $0{,}2\ g \cdot l^{-1}$

Konservierungsmittel: Falls vorhanden wird der Gehalt an Konservierungsmittel mit Hilfe einer geeigneten chemischen Methode bestimmt. Der Gehalt muss mindestens dem gerade noch wirksamen Gehalt entsprechen und darf höchstens 115 Prozent des in der Beschriftung angegebenen Gehalts betragen.

Sterilität (2.6.1): Der Impfstoff muss der Prüfung entsprechen.

Bestimmung der Wirksamkeit

Diphtherie-Komponente: Zur Bestimmung der Wirksamkeit der Diphtherie-Komponente wird eine der unter „Bestimmung der Wirksamkeit von Diphtherie-Adsorbat-Impfstoff“ (2.7.6) vorgeschriebenen Methoden durchgeführt.

Die untere Vertrauensgrenze ($p = 0{,}95$) der ermittelten Wirksamkeit muss mindestens der in der Beschriftung angegebenen Mindestwirksamkeit entsprechen.

Abgesehen von begründeten und zugelassenen Fällen beträgt die in der Beschriftung angegebene Mindestwirksamkeit 30 I. E. je Einzeldosis für den Menschen.

Tetanus-Komponente: Zur Bestimmung der Wirksamkeit der Tetanus-Komponente wird eine der unter „Bestimmung der Wirksamkeit von Tetanus-Adsorbat-Impfstoff“ (2.7.8) vorgeschriebenen Methoden durchgeführt.

Die untere Vertrauensgrenze ($p = 0{,}95$) der ermittelten Wirksamkeit muss mindestens 40 I. E. je Einzeldosis für den Menschen betragen.

Pertussis-Komponente: Zur Bestimmung der Wirksamkeit der Pertussis-Komponente wird eine der unter „Bestimmung der Wirksamkeit von Pertussis-Impfstoff (azellulär)" (2.7.16) vorgeschriebenen Methoden durchgeführt. Der Impfstoff muss dem für das jeweilige Produkt zugelassenen Grenzwert entsprechen.

Beschriftung

Die Beschriftung gibt an,
- Mindestanzahl der Internationalen Einheiten von Diphtherie- und Tetanus-Toxoid je Einzeldosis für den Menschen
- Namen und Mengen der Pertussis-Komponenten je Einzeldosis für den Menschen
- falls zutreffend, dass der Impfstoff ein Pertussis-Toxin-ähnliches Protein enthält, das durch genetische Modifikation erhalten wurde.
- Name und Menge des Adsorbens
- falls zutreffend, dass der Impfstoff für die Erstimmunisierung von Kindern bestimmt und nicht notwendigerweise für Auffrischimpfungen oder zur Impfung von Erwachsenen geeignet ist
- dass der Impfstoff vor der Verwendung geschüttelt werden muss
- dass der Impfstoff nicht gefrieren darf.

10.3/2764

Diphtherie-Tetanus-Pertussis(azellulär, aus Komponenten)-Adsorbat-Impfstoff (reduzierter Antigengehalt)

Vaccinum diphtheriae, tetani et pertussis sine cellulis ex elementis praeparatum, antigeni-o(-is) minutum, adsorbatum

Definition

Diphtherie-Tetanus-Pertussis(azellulär, aus Komponenten)-Adsorbat-Impfstoff (reduzierter Antigengehalt) ist ein Kombinationsimpfstoff, bestehend aus Diphtherie-Formoltoxoid, Tetanus-Formoltoxoid, einzeln gereinigten Antigenkomponenten von *Bordetella pertussis* und einem mineralischen Adsorbens wie Aluminiumhydroxid oder hydratisiertem Aluminiumphosphat.

Die Formoltoxoide werden aus den Toxinen gewonnen, die bei der Vermehrung von *Corynebacterium diphtheriae* beziehungsweise *Clostridium tetani* gebildet werden.

Verglichen mit allgemein für die Erstimmunisierung verwendeten Impfstoffen ist der Gehalt an Diphtherie-Toxoid je Einzeldosis für den Menschen reduziert. Der Gehalt an Tetanus-Toxoid und an Pertussis-Komponenten kann ebenfalls reduziert sein.

Der Impfstoff enthält entweder Pertussis-Toxoid (chemisch entgiftetes Pertussis-Toxin) oder ein Pertussis-Toxin-ähnliches Protein, das keine toxischen Eigenschaften besitzt und durch Expression des entsprechenden gentechnisch veränderten Gens hergestellt wurde. Der Impfstoff kann außerdem filamentöses Hämagglutinin, Pertaktin (ein 69-kDa-Membranprotein) und andere definierte Komponenten von *B. pertussis*, wie Agglutinin-2 und Agglutinin-3, enthalten. Die beiden letztgenannten Antigene können gemeinsam gereinigt werden. Die Zusammensetzung und die Eigenschaften der Antigene beruhen auf dem Nachweis der Schutzwirkung und dem Ausbleiben unerwarteter Reaktionen in der Zielgruppe, für die der Impfstoff bestimmt ist.

Herstellung

Allgemeine Vorkehrungen

Das Herstellungsverfahren muss nachweislich konstant Impfstoffe ergeben, die einem Impfstoff entsprechen, dessen klinische Wirksamkeit und Unschädlichkeit für den Menschen nachgewiesen sind.

Spezifische Toxizität der Diphtherie-Komponente: Das Herstellungsverfahren wird einer Validierung unterzogen und muss gewährleisten, dass, falls der Impfstoff geprüft wird, die Zubereitung der folgenden Prüfung entspricht:
5 gesunden Meerschweinchen von je 250 bis 350 g Körpermasse, die zuvor keinerlei die Prüfung störende Behandlung erhalten haben, wird jeweils das 5fache der in der Beschriftung angegebenen Einzeldosis für den Menschen subkutan injiziert. Wenn innerhalb von 42 Tagen nach der Injektion ein Tier Symptome einer Vergiftung mit Diphtherie-Toxin aufweist oder daran stirbt, entspricht der Impfstoff nicht der Prüfung. Stirbt mehr als ein Tier aus unspezifischen Gründen, ist die Prüfung einmal zu wiederholen. Stirbt auch bei der Wiederholungsprüfung mehr als ein Tier, entspricht der Impfstoff nicht der Prüfung.

Der Gehalt an Bakterien-Endotoxinen (2.6.14) in den gereinigten Pertussis-Komponenten als Bulk wird bestimmt, um das Reinigungsverfahren zu überwachen und den Gehalt im fertigen Impfstoff zu begrenzen. Für jede Komponente muss der Gehalt an Bakterien-Endotoxinen weniger als der für den bestimmten Impfstoff zugelassene Grenzwert betragen. In jedem Fall muss der Gehalt im fertigen Impfstoff weniger als 100 I. E. Bakterien-Endotoxine je Einzeldosis für den Menschen betragen.

Referenzimpfstoff(e): Unter der Voraussetzung, dass gültige Wirksamkeitsbestimmungen durchgeführt werden können, ist die Verwendung von Einzelkomponenten-Referenzimpfstoffen für die Wirksamkeitsbestimmung des Kombinationsimpfstoffs möglich. Wenn dies aufgrund von Interaktionen zwischen den Komponenten des Kombinationsimpfstoffs oder aufgrund von Unterschieden in der Zusammensetzung zwischen dem Einzelkomponenten-Referenzimpfstoff und dem zu prüfenden Impfstoff nicht möglich ist, wird eine Charge des Kombinationsimpfstoffs, die sich in klinischen Studien als wirksam erwiesen hat, oder eine davon abgeleitete, repräsentative Charge als Referenzimpfstoff verwendet. Zur Herstellung einer repräsentativen Charge muss das Verfahren, das zur Herstellung der in klinischen Studien geprüften Charge verwendet wurde, streng eingehalten werden. Der Referenzimpfstoff kann mit Hilfe einer Methode stabilisiert werden, die nachweislich keinen Einfluss auf die Bestimmung der Wirksamkeit hat.

Herstellung der Komponenten

Die Herstellung der Komponenten entspricht den Anforderungen der Monographien **Diphtherie-Adsorbat-Impfstoff (Vaccinum diphtheriae adsorbatum)**, **Tetanus-Adsorbat-Impfstoff (Vaccinum tetani adsorbatum)** und **Pertussis-Adsorbat-Impfstoff (azellulär, aus Komponenten) (Vaccinum pertussis sine cellulis ex elementis praeparatum adsorbatum)**.

Fertiger Impfstoff als Bulk

Der fertige Impfstoff als Bulk wird durch Adsorption geeigneter Mengen von gereinigtem Diphtherie-Toxoid als Bulk, gereinigtem Tetanus-Toxoid als Bulk und gereinigten, azellulären Pertussis-Komponenten als Bulk einzeln oder zusammen an einen mineralischen Träger wie Aluminiumhydroxid oder hydratisiertes Aluminiumphosphat hergestellt. Geeignete Konservierungsmittel können zugesetzt werden.

Nur fertiger Impfstoff als Bulk, der den nachfolgend beschriebenen Prüfungen entspricht, darf zur Herstellung der Fertigzubereitung verwendet werden.

Konservierungsmittel: Falls vorhanden wird der Gehalt an Konservierungsmittel mit Hilfe einer geeigneten chemischen Methode bestimmt. Der Gehalt muss mindestens 85 und darf höchstens 115 Prozent des vorgesehenen Gehalts betragen.

Sterilität (2.6.1): Die Prüfung wird mit 10 ml Zubereitung je Nährmedium durchgeführt.

Fertigzubereitung

Der fertige Impfstoff als Bulk wird unter aseptischen Bedingungen in sterile Behältnisse mit Originalitätsverschluss abgefüllt. Die Behältnisse werden so verschlossen, dass eine Kontamination verhindert wird.

Nur eine Fertigzubereitung, die der Prüfung „Osmolalität" und allen nachfolgend aufgeführten Anforderungen unter „Prüfung auf Identität", „Prüfung auf Reinheit" und „Bestimmung der Wirksamkeit" entspricht, darf zur Verwendung freigegeben werden.

Falls die Prüfung „Konservierungsmittel" und die „Bestimmung der Wirksamkeit" der Diphtherie-, Tetanus- und Pertussis-Komponenten am fertigen Impfstoff als Bulk mit zufriedenstellenden Ergebnissen durchgeführt wurden, können sie an der Fertigzubereitung entfallen.

Falls der Gehalt an freiem Formaldehyd an den gereinigten Antigenen als Bulk oder am fertigen Impfstoff als Bulk bestimmt wurde und gezeigt wurde, dass der Gehalt in der Fertigzubereitung höchstens 0,2 $g \cdot l^{-1}$ betragen wird, kann die Prüfung „Freier Formaldehyd" an der Fertigzubereitung entfallen.

Bei einer signifikanten Änderung im Herstellungsverfahren der Antigene oder deren Formulierung muss jede Auswirkung auf die „Bestimmung der Wirksamkeit" *in vivo* und *in vitro* bewertet und die Notwendigkeit einer Revalidierung in Betracht gezogen werden.

Osmolalität (2.2.35): Die Osmolalität des Impfstoffs muss innerhalb der für die bestimmte Zubereitung zugelassenen Grenzen liegen.

Prüfung auf Identität

A. Diphtherie-Toxoid wird mit Hilfe einer geeigneten immunchemischen Methode (2.7.1) identifiziert. Die nachfolgend beschriebene, auf bestimmte Impfstoffe anwendbare Methode ist als Beispiel angegeben. Im zu prüfenden Impfstoff wird so viel Natriumcitrat *R* gelöst, dass eine Lösung von 100 $g \cdot l^{-1}$ erhalten wird. Diese Lösung wird etwa 16 h lang bei 37 °C gehalten und anschließend zentrifugiert, bis ein klarer Überstand erhalten wird, der mit einem geeigneten Diphtherie-Antitoxin reagiert und einen Niederschlag bildet. Wenn mit einem an Aluminiumhydroxid adsorbierten Impfstoff kein zufriedenstellendes Ergebnis erreicht wird, ist die Prüfung wie folgt durchzuführen: 15 ml des zu prüfenden Impfstoffs werden zentrifugiert. Der Rückstand wird in 5 ml einer frisch hergestellten Mischung von 1 Volumteil einer Lösung von Natriumedetat *R* (56 $g \cdot l^{-1}$) und 49 Volumteilen Natriummonohydrogenphosphat-Lösung *R* suspendiert. Nach mindestens 6 h langem Stehenlassen bei 37 °C wird die Suspension zentrifugiert. Der klare Überstand reagiert mit einem geeigneten Diphtherie-Antitoxin und bildet einen Niederschlag.

B. Tetanus-Toxoid wird mit Hilfe einer geeigneten immunchemischen Methode (2.7.1) identifiziert. Die nachfolgend beschriebene, auf bestimmte Impfstoffe anwendbare Methode ist als Beispiel angegeben. Der unter „Prüfung auf Identität, A" erhaltene klare Überstand reagiert mit einem geeigneten Tetanus-Antitoxin und bildet einen Niederschlag.

C. Die Pertussis-Komponenten werden mit Hilfe einer geeigneten immunchemischen Methode (2.7.1) identifiziert. Die nachfolgend beschriebene, auf bestimmte Impfstoffe anwendbare Methode ist als Beispiel angegeben. Der unter „Prüfung auf Identität, A" erhaltene klare Überstand reagiert mit spezifischen Antisera gegen die Pertussis-Komponenten des Impfstoffs.

Prüfung auf Reinheit

Aluminium (2.5.13): höchstens 1,25 mg je Einzeldosis für den Menschen, wenn Aluminiumhydroxid oder hydratisiertes Aluminiumphosphat als Adsorbens verwendet wurde

Freier Formaldehyd (2.4.18): höchstens 0,2 g · l^{-1}

Konservierungsmittel: Falls vorhanden wird der Gehalt an Konservierungsmittel mit Hilfe einer geeigneten chemischen Methode bestimmt. Der Gehalt muss mindestens dem gerade noch wirksamen Gehalt entsprechen und darf höchstens 115 Prozent des in der Beschriftung angegebenen Gehalts betragen.

Sterilität (2.6.1): Der Impfstoff muss der Prüfung entsprechen.

Bestimmung der Wirksamkeit

Diphtherie-Komponente: Zur Bestimmung der Wirksamkeit der Diphtherie-Komponente wird eine der unter „Bestimmung der Wirksamkeit von Diphtherie-Adsorbat-Impfstoff" (2.7.6) vorgeschriebenen Methoden durchgeführt.

Die untere Vertrauensgrenze ($p = 0{,}95$) der ermittelten Wirksamkeit muss mindestens 2 I. E. je Einzeldosis für den Menschen betragen.

Tetanus-Komponente: Zur Bestimmung der Wirksamkeit der Tetanus-Komponente wird eine der unter „Bestimmung der Wirksamkeit von Tetanus-Adsorbat-Impfstoff" (2.7.8) vorgeschriebenen Methoden durchgeführt.

Die untere Vertrauensgrenze ($p = 0{,}95$) der ermittelten Wirksamkeit muss mindestens 20 I. E. je Einzeldosis für den Menschen betragen.

Pertussis-Komponente: Zur Bestimmung der Wirksamkeit der Pertussis-Komponente wird eine der unter „Bestimmung der Wirksamkeit von Pertussis-Impfstoff (azellulär)" (2.7.16) vorgeschriebenen Methoden durchgeführt. Der Impfstoff muss dem für das jeweilige Produkt zugelassenen Grenzwert entsprechen.

Beschriftung

Die Beschriftung gibt an,
- Mindestanzahl der Internationalen Einheiten von Diphtherie- und Tetanus-Toxoid je Einzeldosis für den Menschen
- Namen und Mengen der Pertussis-Komponenten je Einzeldosis für den Menschen
- falls zutreffend, dass der Impfstoff ein Pertussis-Toxin-ähnliches Protein enthält, das durch genetische Modifikation hergestellt wurde
- Name und Menge des Adsorbens
- dass der Impfstoff vor der Verwendung geschüttelt werden muss
- dass der Impfstoff nicht gefrieren darf.

10.3/1932

Diphtherie-Tetanus-Pertussis(azellulär, aus Komponenten)-Haemophilus-Typ-b(konjugiert)-Adsorbat-Impfstoff

Vaccinum diphtheriae, tetani, pertussis sine cellulis ex elementis praeparatum et haemophili stirpis b coniugatum adsorbatum

Definition

Diphtherie-Tetanus-Pertussis(azellulär, aus Komponenten)-Haemophilus-Typ-b(konjugiert)-Adsorbat-Impfstoff ist ein Kombinationsimpfstoff aus Diphtherie-Formoltoxoid, Tetanus-Formoltoxoid, einzeln gereinigten Antigenkomponenten von *Bordetella pertussis*, kovalent an ein Trägerprotein gebundenem Polyribosylribitolphosphat (PRP) und einem mineralischen Adsorbens wie Aluminiumhydroxid oder hydratisiertem Aluminiumphosphat. Das Produkt wird entweder als tetravalente Flüssigzubereitung in nur einem Behältnis oder als trivalente Flüssigzubereitung mit der Haemophilus-Komponente in einem separaten Behältnis, die unmittelbar vor der Verwendung mit den anderen Komponenten gemischt werden muss, angeboten.

Die Formoltoxoide werden aus den Toxinen gewonnen, die bei der Vermehrung von *Corynebacterium diphtheriae* beziehungsweise von *Clostridium tetani* gebildet werden.

Der Impfstoff enthält entweder Pertussis-Toxoid (chemisch entgiftetes Pertussis-Toxin) oder ein Pertussis-Toxin-ähnliches Protein, das keine toxischen Eigenschaften besitzt und durch Expression des entsprechenden gentechnisch veränderten Gens erhalten wurde. Die azelluläre Pertussis-Komponente kann außerdem filamentöses Hämagglutinin, Pertaktin (ein 69-kDa-Membranprotein) und andere definierte Komponenten von *B. pertussis*, wie Agglutinin-2 und Agglutinin-3, enthalten. Die beiden letztgenannten Antigene können gemeinsam gereinigt werden. Die Zusammensetzung und die Eigenschaften der Antigene beruhen auf dem Nachweis der Schutzwirkung und dem Ausbleiben unerwarteter Reaktionen in der Zielgruppe, für die der Impfstoff bestimmt ist.

PRP ist ein lineares Copolymer aus sich wiederholenden Einheiten von 3-β-D-Ribofuranosyl-(1→1)-ribitol-5-phosphat [$(C_{10}H_{19}O_{11}P)_n$] mit einer definierten Molekülgröße und wird aus einem geeigneten *Haemophilus-influenzae*-Typ-b-Stamm gewonnen. Das mit dem PRP konjugierte Trägerprotein induziert eine T-Lymphozyten-abhängige Immunantwort der B-Lymphozyten gegen das Polysaccharid.

Herstellung

Allgemeine Vorkehrungen

Das Herstellungsverfahren muss nachweislich konstant Impfstoffe ergeben, die einem Impfstoff entsprechen, der den Anforderungen an die klinische Wirksamkeit und Unschädlichkeit für den Menschen entspricht.

Wenn der Impfstoff so angeboten wird, dass die Haemophilus-Komponente in einer separaten Durchstechflasche abgefüllt ist, muss als Teil der Gleichförmigkeitsprüfung des Herstellungsverfahrens die Bestimmung der Wirksamkeit der Diphtherie-, der Tetanus- und der Pertussis-Komponenten mit einer geeigneten Anzahl entsprechend der Gebrauchsanweisung rekonstituierter Impfstoffchargen durchgeführt werden. Für nachfolgende Routinekontrollen kann die Bestimmung der Wirksamkeit ohne Zusatz der Haemophilus-Komponente erfolgen.

Spezifische Toxizität der Diphtherie-Komponente: Das Herstellungsverfahren wird einer Validierung unterzogen und muss gewährleisten, dass, falls der Impfstoff geprüft wird, die Zubereitung der folgenden Prüfung entspricht:
5 gesunden Meerschweinchen von je 250 bis 350 g Körpermasse, die zuvor keine die Prüfung störende Behandlung erhalten haben, wird jeweils das 5fache der in der Beschriftung angegebenen Einzeldosis für den Menschen subkutan injiziert. Wenn innerhalb von 42 Tagen nach der Injektion ein Tier Symptome einer Vergiftung mit Diphtherie-Toxin aufweist oder daran stirbt, entspricht der Impfstoff nicht der Prüfung. Stirbt mehr als ein Tier aus unspezifischen Gründen, ist die Prüfung einmal zu wiederholen. Stirbt auch bei der Wiederholungsprüfung mehr als ein Tier, entspricht der Impfstoff nicht der Prüfung.

Der Gehalt an Bakterien-Endotoxinen (2.6.14) in gereinigtem Diphtherie-Toxoid als Bulk, in gereinigtem Tetanus-Toxoid als Bulk, in gereinigten Pertussis-Komponenten als Bulk und in gereinigtem PRP-Konjugat als Bulk wird bestimmt, um das Reinigungsverfahren zu überwachen und den Gehalt an Bakterien-Endotoxinen im fertigen Impfstoff zu begrenzen. Für jede Komponente muss der Gehalt an Bakterien-Endotoxinen weniger als der für den bestimmten Impfstoff zugelassene Grenzwert betragen. Wenn der Impfstoff so angeboten wird, dass die Haemophilus-Komponente in einer separaten Durchstechflasche abgefüllt ist, muss der Gehalt an Bakterien-Endotoxinen im Diphtherie-, Tetanus- und Pertussis-Antigen in jedem Fall weniger als 100 I. E. je Einzeldosis für den Menschen betragen.

Während der Entwicklungsstudien muss gezeigt werden, dass der Impfstoff konstant eine T-Lymphozyten-abhängige Immunantwort der B-Lymphozyten gegen das PRP induziert. Bei Änderungen im Herstellungsverfahren muss mit Hilfe von geeigneten In-vitro-Methoden nachgewiesen werden, dass die charakteristischen Eigenschaften des Konjugats nicht beeinträchtigt sind.

Wenn der Impfstoff so angeboten wird, dass die Haemophilus-Komponente in einem separaten Behältnis abgefüllt ist, wird das Herstellungsverfahren einer Validierung unterzogen und muss gewährleisten, dass, falls der Impfstoff geprüft wird, die Haemophilus-Komponente der wie folgt durchgeführten „Prüfung auf Pyrogene" (2.6.8) entspricht. Jedem Kaninchen wird je Kilogramm Körpermasse eine Impfstoffmenge injiziert, die 1 µg PRP für das Diphtherie-Toxoid oder -Protein CRM 197 oder 0,1 µg PRP für das Tetanus-Toxoid oder 0,025 µg PRP für den Proteinkomplex der äußeren Zellmembran (OMP, outer membrane protein complex) von Gruppe-B-Meningokokken entspricht.

Referenzimpfstoff(e): Unter der Voraussetzung, dass gültige Wirksamkeitsbestimmungen durchgeführt werden können, ist die Verwendung von Einzelkomponenten-Referenzimpfstoffen für die Wirksamkeitsbestimmung von Kombinationsimpfstoffen möglich. Wenn dies aufgrund von Interaktionen zwischen den Komponenten des Kombinationsimpfstoffs oder aufgrund von Unterschieden in der Zusammensetzung zwischen dem Einzelkomponenten-Referenzimpfstoff und dem zu prüfenden Impfstoff nicht möglich ist, wird eine Charge des Kombinationsimpfstoffs, die sich in klinischen Studien als wirksam erwiesen hat, oder eine davon abgeleitete, repräsentative Charge als Referenzimpfstoff verwendet. Zur Herstellung einer repräsentativen Charge muss das Verfahren, das zur Herstellung der in klinischen Studien geprüften Charge verwendet wurde, streng eingehalten werden. Der Referenzimpfstoff kann mit Hilfe einer Methode stabilisiert werden, die nachweislich keinen Einfluss auf die Bestimmung der Wirksamkeit hat.

Herstellung der Komponenten

Die Herstellung der Komponenten entspricht den Anforderungen der Monographien **Diphtherie-Adsorbat-Impfstoff (Vaccinum diphtheriae adsorbatum), Tetanus-Adsorbat-Impfstoff (Vaccinum tetani adsorbatum), Pertussis-Adsorbat-Impfstoff (azellulär, aus Komponenten) (Vaccinum pertussis sine cellulis ex elementis praeparatum adsorbatum)** und **Haemophilus-Typ-b-Impfstoff (konjugiert) (Vaccinum haemophili stirpis b coniugatum)**.

Fertiger Impfstoff als Bulk

Verschiedene Herstellungsverfahren können angewendet werden. Der fertige Impfstoff als Bulk wird durch Adsorption geeigneter Mengen von gereinigtem Diphtherie-Toxoid als Bulk, gereinigtem Tetanus-Toxoid

Impfstoffe für Menschen

als Bulk, gereinigten, azellulären Pertussis-Komponenten als Bulk und gereinigtem PRP-Konjugat als Bulk einzeln oder zusammen an einen mineralischen Träger wie Aluminiumhydroxid oder hydratisiertes Aluminiumphosphat hergestellt oder 2 fertige Bulks werden hergestellt und einzeln abgefüllt. Ein Bulk enthält die Diphtherie-, Tetanus- und Pertussis-Komponenten, der andere die Haemophilus-Komponente, die gefriergetrocknet sein kann. Geeignete Konservierungsmittel können zugesetzt werden.

Nur fertiger Impfstoff als Bulk, der den nachfolgend beschriebenen Prüfungen entspricht, darf zur Herstellung der Fertigzubereitung verwendet werden.

Konservierungsmittel: Falls vorhanden wird der Gehalt an Konservierungsmittel mit Hilfe einer geeigneten chemischen Methode bestimmt. Der Gehalt muss mindestens 85 und darf höchstens 115 Prozent des vorgesehenen Gehalts betragen.

Sterilität (2.6.1): Die Prüfung wird mit 10 ml Zubereitung je Nährmedium durchgeführt.

Fertigzubereitung

Nur eine Fertigzubereitung, die der Prüfung „Osmolalität" und allen nachfolgend aufgeführten Anforderungen unter „Prüfung auf Identität", „Prüfung auf Reinheit" und „Bestimmung der Wirksamkeit" entspricht, darf zur Verwendung freigegeben werden.

Falls die Prüfung „Konservierungsmittel" und die „Bestimmung der Wirksamkeit" am fertigen Impfstoff als Bulk mit zufriedenstellenden Ergebnissen durchgeführt wurden, können sie bei der Fertigzubereitung entfallen.

Falls der Gehalt an freiem Formaldehyd an den gereinigten Antigenen als Bulk oder am fertigen Impfstoff als Bulk bestimmt und gezeigt wurde, dass der Gehalt in der Fertigzubereitung höchstens $0{,}2\ g \cdot l^{-1}$ betragen wird, kann die Prüfung „Freier Formaldehyd" an der Fertigzubereitung entfallen.

Osmolalität (2.2.35): Die Osmolalität des, falls erforderlich rekonstituierten, Impfstoffs muss innerhalb der für die bestimmte Zubereitung zugelassenen Grenzen liegen.

pH-Wert (2.2.3): Der pH-Wert des, falls erforderlich rekonstituierten, Impfstoffs muss innerhalb der für das bestimmte Produkt zugelassenen Grenzen liegen.

Freies PRP: Nach Elimination des Konjugats erfolgt die Bestimmung des ungebundenen Proteins zum Beispiel mit Hilfe einer der folgenden Methoden: Anionenaustausch-, Ausschlusschromatographie oder hydrophobe Chromatographie, Ultrafiltration oder andere validierte Verfahren. Der Anteil an freiem PRP darf nicht größer sein als der für jedes bestimmte Produkt zugelassene Anteil.

Prüfung auf Identität

Wenn der Impfstoff so angeboten wird, dass die Haemophilus-Komponente in einem separaten Behältnis abgefüllt ist, werden die Prüfungen auf Identität A, B und C mit dem Inhalt des Behältnisses, das Diphtherie-, Tetanus- und Pertussis-Komponenten enthält, durchgeführt. Zur „Prüfung auf Identität, D" wird der Inhalt des Behältnisses mit der Haemophilus-Komponente verwendet.

A. Diphtherie-Toxoid wird mit Hilfe einer geeigneten immunchemischen Methode (2.7.1) identifiziert. Die folgende, auf bestimmte Impfstoffe anwendbare Methode ist als Beispiel angegeben. Im zu prüfenden Impfstoff wird so viel Natriumcitrat *R* gelöst, dass eine Lösung von $100\ g \cdot l^{-1}$ erhalten wird. Diese wird etwa 16 h lang bei 37 °C gehalten und zentrifugiert, bis ein klarer Überstand erhalten wird, der mit einem geeigneten Diphtherie-Antitoxin reagiert und einen Niederschlag bildet.

B. Tetanus-Toxoid wird mit Hilfe einer geeigneten immunchemischen Methode (2.7.1) identifiziert. Die folgende, auf bestimmte Impfstoffe anwendbare Methode ist als Beispiel angegeben. Der unter „Prüfung auf Identität, A" erhaltene klare Überstand reagiert mit einem geeigneten Tetanus-Antitoxin und bildet einen Niederschlag.

C. Die Pertussis-Komponenten werden mit Hilfe einer geeigneten immunchemischen Methode (2.7.1) identifiziert. Die folgende, auf bestimmte Impfstoffe anwendbare Methode ist als Beispiel angegeben. Der unter „Prüfung auf Identität, A" erhaltene klare Überstand reagiert mit spezifischen Antisera gegen die Pertussis-Komponenten des Impfstoffs.

D. Die Haemophilus-Komponente wird mit Hilfe einer für PRP geeigneten immunchemischen Methode (2.7.1) identifiziert.

Prüfung auf Reinheit

Wenn der Impfstoff so angeboten wird, dass die Haemophilus-Komponente in einem separaten Behältnis abgefüllt ist, werden die Prüfungen „Aluminium", „Freier Formaldehyd", „Konservierungsmittel" und „Sterilität" mit dem Inhalt des Behältnisses, das Diphtherie-, Tetanus- und Pertussis-Komponenten enthält, durchgeführt. Die Prüfungen „PRP", „Wasser" (falls zutreffend), „Sterilität" und „Bakterien-Endotoxine" werden mit dem Inhalt des Behältnisses der Haemophilus-Komponente durchgeführt.

Wenn die Haemophilus-Komponente gefriergetrocknet ist, werden verschiedene Prüfungen eher am gefriergetrockneten Produkt durchgeführt als an der Bulk-Komponente, da der Gefriertrocknungsprozess die zu prüfende Komponente schädigen kann.

PRP: mindestens 80 Prozent der in der Beschriftung angegebenen Menge

Der Gehalt an PRP wird entweder mit der Bestimmung der Ribose (2.5.31) oder des Phosphors (2.5.18), mit

Hilfe einer immunchemischen Methode (2.7.1) oder der Flüssigchromatographie (2.2.29), unter Verwendung der Anionenaustauschchromatographie mit gepulster amperometrischer Detektion, ermittelt.

Aluminium (2.5.13): höchstens 1,25 mg je Einzeldosis für den Menschen, wenn Aluminiumhydroxid oder hydratisiertes Aluminiumphosphat als Adsorbens verwendet wurde

Freier Formaldehyd (2.4.18): höchstens 0,2 g · l^{-1}

Konservierungsmittel: Falls vorhanden wird der Gehalt an Konservierungsmittel mit Hilfe einer geeigneten chemischen Methode bestimmt. Der Gehalt muss mindestens dem gerade noch wirksamen Gehalt entsprechen und darf höchstens 115 Prozent des in der Beschriftung angegebenen Gehalts betragen.

Wasser (2.5.12): höchstens 3,0 Prozent für die gefriergetrocknete Haemophilus-Komponente

Sterilität (2.6.1): Der Impfstoff muss der Prüfung entsprechen.

Bakterien-Endotoxine (2.6.14): Der Gehalt an Bakterien-Endotoxinen muss für die Haemophilus-Komponente des bestimmten Produkts innerhalb der von der zuständigen Behörde zugelassenen Grenzen liegen. Falls eine der Komponenten des Impfstoffs die Bestimmung von Endotoxin verhindert, wird, wie unter „Allgemeine Vorkehrungen“ beschrieben, eine Prüfung auf Pyrogene durchgeführt.

Bestimmung der Wirksamkeit

Diphtherie-Komponente: Zur Bestimmung der Wirksamkeit der Diphtherie-Komponente wird eine der unter „Bestimmung der Wirksamkeit von Diphtherie-Adsorbat-Impfstoff“ (2.7.6) vorgeschriebenen Methoden durchgeführt.

Die untere Vertrauensgrenze (p = 0,95) der ermittelten Wirksamkeit muss mindestens der in der Beschriftung angegebenen Mindestwirksamkeit entsprechen.

Abgesehen von begründeten und zugelassenen Fällen beträgt die in der Beschriftung angegebene Mindestwirksamkeit 30 I. E. je Einzeldosis für den Menschen.

Tetanus-Komponente: Zur Bestimmung der Wirksamkeit der Tetanus-Komponente wird eine der unter „Bestimmung der Wirksamkeit von Tetanus-Adsorbat-Impfstoff“ (2.7.8) vorgeschriebenen Methoden durchgeführt.

Die untere Vertrauensgrenze (p = 0,95) der ermittelten Wirksamkeit muss mindestens 40 I. E. je Einzeldosis für den Menschen betragen.

Pertussis-Komponente: Zur Bestimmung der Wirksamkeit der Pertussis-Komponente wird eine der unter „Bestimmung der Wirksamkeit von Pertussis-Impfstoff (azellulär)“ (2.7.16) vorgeschriebenen Methoden durchgeführt. Der Impfstoff muss dem für das jeweilige Produkt zugelassenen Grenzwert entsprechen.

Beschriftung

Die Beschriftung gibt an,
- Mindestanzahl der Internationalen Einheiten von Diphtherie- und Tetanus-Toxoid je Einzeldosis für den Menschen
- Namen und Mengen der Pertussis-Komponenten je Einzeldosis für den Menschen
- falls zutreffend, dass der Impfstoff ein Pertussis-Toxin-ähnliches Protein enthält, das durch genetische Modifikation erhalten wurde
- Menge an PRP in Mikrogramm je Einzeldosis für den Menschen
- Typ des Trägerproteins und seine Menge je Einzeldosis für den Menschen
- Name und Menge des Adsorbens
- falls zutreffend, dass der Impfstoff für die Erstimmunisierung von Kindern bestimmt und nicht notwendigerweise für Auffrischimpfungen oder zur Impfung von Erwachsenen geeignet ist
- dass der Impfstoff vor der Verwendung geschüttelt werden muss
- dass der Impfstoff nicht gefrieren darf.

10.3/1933

Diphtherie-Tetanus-Pertussis(azellulär, aus Komponenten)-Hepatitis-B(rDNA)-Adsorbat-Impfstoff

Vaccinum diphtheriae, tetani, pertussis sine cellulis ex elementis praeparatum et hepatitidis B (ADNr) adsorbatum

Definition

Diphtherie-Tetanus-Pertussis(azellulär, aus Komponenten)-Hepatitis-B(rDNA)-Adsorbat-Impfstoff ist ein Kombinationsimpfstoff aus Diphtherie-Formoltoxoid, Tetanus-Formoltoxoid, einzeln gereinigten Antigenkomponenten von *Bordetella pertussis*, Hepatitis-B-

Oberflächenantigen und einem mineralischen Adsorbens wie Aluminiumhydroxid oder hydratisiertem Aluminiumphosphat.

Die Formoltoxoide werden aus den Toxinen gewonnen, die bei der Vermehrung von *Corynebacterium diphtheriae* beziehungsweise von *Clostridium tetani* gebildet werden.

Der Impfstoff enthält entweder Pertussis-Toxoid (chemisch entgiftetes Pertussis-Toxin) oder ein Pertussis-Toxin-ähnliches Protein, das keine toxischen Eigenschaften besitzt und durch Expression des entsprechenden gentechnisch veränderten Gens erhalten wurde. Der Impfstoff kann außerdem filamentöses Hämagglutinin, Pertaktin (ein 69-kDa-Membranprotein) und andere definierte Komponenten von *B. pertussis*, wie Agglutinin-2 und Agglutinin-3, enthalten. Die beiden letztgenannten Antigene können gemeinsam gereinigt werden. Die Zusammensetzung und die Eigenschaften der Antigene beruhen auf dem Nachweis der Schutzwirkung und dem Ausbleiben unerwarteter Reaktionen in der Zielgruppe, für die der Impfstoff bestimmt ist.

Hepatitis-B-Oberflächenantigen ist eine Proteinkomponente des Hepatitis-B-Virus. Das Antigen wird durch DNA-Rekombinationstechnik hergestellt.

Herstellung

Allgemeine Vorkehrungen

Das Herstellungsverfahren muss nachweislich konstant Impfstoffe ergeben, die einem Impfstoff entsprechen, der den Anforderungen an die klinische Wirksamkeit und Unschädlichkeit für den Menschen entspricht.

Spezifische Toxizität der Diphtherie-Komponente: Das Herstellungsverfahren wird einer Validierung unterzogen und muss gewährleisten, dass, falls der Impfstoff geprüft wird, die Zubereitung der folgenden Prüfung entspricht:
5 gesunden Meerschweinchen von je 250 bis 350 g Körpermasse, die zuvor keinerlei die Prüfung störende Behandlung erhalten haben, wird jeweils das 5fache der in der Beschriftung angegebenen Einzeldosis für den Menschen subkutan injiziert. Wenn innerhalb von 42 Tagen nach der Injektion ein Tier Symptome einer Vergiftung mit Diphtherie-Toxin aufweist oder daran stirbt, entspricht der Impfstoff nicht der Prüfung. Stirbt mehr als ein Tier aus unspezifischen Gründen, ist die Prüfung einmal zu wiederholen. Stirbt auch bei der Wiederholungsprüfung mehr als ein Tier, entspricht der Impfstoff nicht der Prüfung.

Der Gehalt an Bakterien-Endotoxinen (2.6.14) in gereinigtem Diphtherie-Toxoid als Bulk, in gereinigtem Tetanus-Toxoid als Bulk und in gereinigten Pertussis-Komponenten als Bulk wird bestimmt, um das Reinigungsverfahren zu überwachen und den Gehalt an Bakterien-Endotoxinen im fertigen Impfstoff zu begrenzen. Für jede Komponente muss der Gehalt an Bakterien-Endotoxinen weniger als der für den bestimmten Impfstoff zugelassene Grenzwert betragen.

Referenzimpfstoff(e): Unter der Voraussetzung, dass gültige Wirksamkeitsbestimmungen durchgeführt werden können, ist die Verwendung von Einzelkomponenten-Referenzimpfstoffen für die Wirksamkeitsbestimmung von Kombinationsimpfstoffen möglich. Wenn dies aufgrund von Interaktionen zwischen den Komponenten des Kombinationsimpfstoffs oder aufgrund von Unterschieden in der Zusammensetzung zwischen dem Einzelkomponenten-Referenzimpfstoff und dem zu prüfenden Impfstoff nicht möglich ist, wird eine Charge des Kombinationsimpfstoffs, die sich in klinischen Studien als wirksam erwiesen hat, oder eine davon abgeleitete, repräsentative Charge als Referenzimpfstoff verwendet. Zur Herstellung einer repräsentativen Charge muss das Verfahren, das zur Herstellung der in klinischen Studien geprüften Charge verwendet wurde, streng eingehalten werden. Der Referenzimpfstoff kann mit Hilfe einer Methode stabilisiert werden, die nachweislich keinen Einfluss auf die Bestimmung der Wirksamkeit hat.

Herstellung der Komponenten

Die Herstellung der Komponenten entspricht den Anforderungen der Monographien **Diphtherie-Adsorbat-Impfstoff (Vaccinum diphtheriae adsorbatum), Tetanus-Adsorbat-Impfstoff (Vaccinum tetani adsorbatum), Pertussis-Adsorbat-Impfstoff (azellulär, aus Komponenten) (Vaccinum pertussis sine cellulis ex elementis praeparatum adsorbatum)** und **Hepatitis-B-Impfstoff (rDNA) (Vaccinum hepatitidis B (ADNr))**.

Fertiger Impfstoff als Bulk

Der fertige Impfstoff als Bulk wird durch Adsorption geeigneter Mengen von gereinigtem Diphtherie-Toxoid als Bulk, gereinigtem Tetanus-Toxoid als Bulk, gereinigten, azellulären Pertussis-Komponenten als Bulk und gereinigtem Hepatitis-B-Oberflächenantigen als Bulk einzeln oder zusammen an einen mineralischen Träger wie Aluminiumhydroxid oder hydratisiertes Aluminiumphosphat hergestellt. Geeignete Konservierungsmittel können zugesetzt werden.

Nur fertiger Impfstoff als Bulk, der den nachfolgend beschriebenen Prüfungen entspricht, darf zur Herstellung der Fertigzubereitung verwendet werden.

Konservierungsmittel: Falls vorhanden wird der Gehalt an Konservierungsmittel mit Hilfe einer geeigneten chemischen Methode bestimmt. Der Gehalt muss mindestens 85 und darf höchstens 115 Prozent des vorgesehenen Gehalts betragen.

Sterilität (2.6.1): Die Prüfung wird mit 10 ml Zubereitung je Nährmedium durchgeführt.

Fertigzubereitung

Nur eine Fertigzubereitung, die der Prüfung „Osmolalität" und allen nachfolgend aufgeführten Anforderungen unter „Prüfung auf Identität", „Prüfung auf Reinheit" und „Bestimmung der Wirksamkeit" entspricht, darf zur Verwendung freigegeben werden.

Falls die Prüfung „Konservierungsmittel“ und die „Bestimmung der Wirksamkeit“ der Diphtherie-, der Tetanus- und der Pertussis-Komponenten beim fertigen Impfstoff als Bulk mit zufriedenstellenden Ergebnissen durchgeführt wurden, können sie bei der Fertigzubereitung entfallen.

Falls der Gehalt an freiem Formaldehyd an den gereinigten Antigenen als Bulk oder am fertigen Impfstoff als Bulk bestimmt wurde und gezeigt wurde, dass der Gehalt in der Fertigzubereitung höchstens 0,2 g · l^{-1} betragen wird, kann die Prüfung „Freier Formaldehyd“ bei der Fertigzubereitung entfallen.

Falls die „Bestimmung der Wirksamkeit“ für die Hepatitis-B-Komponente *in vivo* mit zufriedenstellenden Ergebnissen am fertigen Impfstoff als Bulk durchgeführt wurde, kann sie bei der Fertigzubereitung entfallen.

Osmolalität (2.2.35): Die Osmolalität des Impfstoffs muss innerhalb der für die bestimmte Zubereitung zugelassenen Grenzen liegen.

Prüfung auf Identität

A. Diphtherie-Toxoid wird mit Hilfe einer geeigneten immunchemischen Methode (2.7.1) identifiziert. Die folgende, auf bestimmte Impfstoffe anwendbare Methode ist als Beispiel angegeben. Im zu prüfenden Impfstoff wird so viel Natriumcitrat *R* gelöst, dass eine Lösung von 100 g · l^{-1} erhalten wird. Diese wird etwa 16 h lang bei 37 °C gehalten und zentrifugiert, bis ein klarer Überstand erhalten wird, der mit einem geeigneten Diphtherie-Antitoxin reagiert und einen Niederschlag bildet.

B. Tetanus-Toxoid wird mit Hilfe einer geeigneten immunchemischen Methode (2.7.1) identifiziert. Die folgende, auf bestimmte Impfstoffe anwendbare Methode ist als Beispiel angegeben. Der unter „Prüfung auf Identität, A“ erhaltene klare Überstand reagiert mit einem geeigneten Tetanus-Antitoxin und bildet einen Niederschlag.

C. Die Pertussis-Komponenten werden mit Hilfe einer geeigneten immunchemischen Methode (2.7.1) identifiziert. Die folgende, auf bestimmte Impfstoffe anwendbare Methode ist als Beispiel angegeben. Der unter „Prüfung auf Identität, A“ erhaltene klare Überstand reagiert mit spezifischen Antisera gegen die Pertussis-Komponenten des Impfstoffs.

D. Die Bestimmung der Wirksamkeit oder, falls zutreffend, das elektrophoretische Profil dient auch zur Identifizierung der Hepatitis-B-Komponente des Impfstoffs.

Prüfung auf Reinheit

Aluminium (2.5.13): höchstens 1,25 mg je Einzeldosis für den Menschen, wenn Aluminiumhydroxid oder hydratisiertes Aluminiumphosphat als Adsorbens verwendet wurde

Freier Formaldehyd (2.4.18): höchstens 0,2 g · l^{-1}

Konservierungsmittel: Falls vorhanden wird der Gehalt an Konservierungsmittel mit Hilfe einer geeigneten chemischen Methode bestimmt. Der Gehalt muss mindestens dem gerade noch wirksamen Gehalt entsprechen und darf höchstens 115 Prozent des in der Beschriftung angegebenen Gehalts betragen.

Sterilität (2.6.1): Der Impfstoff muss der Prüfung entsprechen.

Pyrogene (2.6.8): Der Impfstoff muss der Prüfung entsprechen. Jedem Kaninchen wird die einer Dosis für den Menschen entsprechende Menge injiziert.

Bestimmung der Wirksamkeit

Diphtherie-Komponente: Zur Bestimmung der Wirksamkeit der Diphtherie-Komponente wird eine der unter „Bestimmung der Wirksamkeit von Diphtherie-Adsorbat-Impfstoff“ (2.7.6) vorgeschriebenen Methoden durchgeführt.

Die untere Vertrauensgrenze ($p = 0,95$) der ermittelten Wirksamkeit muss mindestens der in der Beschriftung angegebenen Mindestwirksamkeit entsprechen.

Abgesehen von begründeten und zugelassenen Fällen beträgt die in der Beschriftung angegebene Mindestwirksamkeit 30 I. E. je Einzeldosis für den Menschen.

Tetanus-Komponente: Zur Bestimmung der Wirksamkeit der Tetanus-Komponente wird eine der unter „Bestimmung der Wirksamkeit von Tetanus-Adsorbat-Impfstoff“ (2.7.8) vorgeschriebenen Methoden durchgeführt.

Die untere Vertrauensgrenze ($p = 0,95$) der ermittelten Wirksamkeit muss mindestens 40 I. E. je Einzeldosis für den Menschen betragen.

Pertussis-Komponente: Zur Bestimmung der Wirksamkeit der Pertussis-Komponente wird eine der unter „Bestimmung der Wirksamkeit von Pertussis-Impfstoff (azellulär)“ (2.7.16) vorgeschriebenen Methoden durchgeführt. Der Impfstoff muss dem für das jeweilige Produkt zugelassenen Grenzwert entsprechen.

Hepatitis-B-Komponente: Der Impfstoff muss der „Bestimmung der Wirksamkeit von Hepatitis-B-Impfstoff (rDNA)“ (2.7.15) entsprechen.

Beschriftung

Die Beschriftung gibt an,
- Mindestanzahl der Internationalen Einheiten von Diphtherie- und Tetanus-Toxoid je Einzeldosis für den Menschen
- Namen und Mengen der Pertussis-Komponenten je Einzeldosis für den Menschen
- falls zutreffend, dass der Impfstoff ein Pertussis-Toxin-ähnliches Protein enthält, das durch genetische Modifikation erhalten wurde

- Menge an Hepatitis-B-Oberflächenantigen je Einzeldosis für den Menschen
- zur Herstellung der Hepatitis-B-Komponente verwendeter Zelltyp
- Name und Menge des Adsorbens
- falls zutreffend, dass der Impfstoff für die Erstimmunisierung von Kindern bestimmt und nicht notwendigerweise für Auffrischimpfungen oder zur Impfung von Erwachsenen geeignet ist
- dass der Impfstoff vor der Verwendung geschüttelt werden muss
- dass der Impfstoff nicht gefrieren darf.

10.3/2067

Diphtherie-Tetanus-Pertussis(azellulär, aus Komponenten)-Hepatitis-B(rDNA)-Poliomyelitis(inaktiviert)-Haemophilus-Typ-b(konjugiert)-Adsorbat-Impfstoff

Vaccinum diphtheriae, tetani, pertussis sine cellulis ex elementis praeparatum, hepatitidis B (ADNr), poliomyelitidis inactivatum et haemophili stirpis b coniugatum adsorbatum

Definition

Diphtherie-Tetanus-Pertussis(azellulär, aus Komponenten)-Hepatitis-B(rDNA)-Poliomyelitis(inaktiviert)-Haemophilus-Typ-b(konjugiert)-Adsorbat-Impfstoff ist ein Kombinationsimpfstoff aus Diphtherie-Formoltoxoid, Tetanus-Formoltoxoid, einzeln gereinigten Antigenkomponenten von *Bordetella pertussis*, Hepatitis-B-Oberflächenantigen (HBsAg), humanem Polio-Virus Typ 1, 2 und 3, vermehrt in geeigneten Zellkulturen und inaktiviert durch ein validiertes Verfahren, sowie kovalent an ein Trägerprotein gebundenem Polyribosylribitolphosphat (PRP). Die Antigene des Impfstoffs können an einen mineralischen Träger, wie Aluminiumhydroxid oder hydratisiertem Aluminiumphosphat, adsorbiert sein. Das Produkt wird entweder als hexavalente Flüssigzubereitung in nur einem Behältnis oder als pentavalente Flüssigzubereitung mit der Haemophilus-Komponente in einem separaten Behältnis, die unmittelbar vor oder während der Verwendung mit den anderen Komponenten gemischt werden muss, angeboten.

Die Formoltoxoide werden aus den Toxinen gewonnen, die bei der Vermehrung von *Corynebacterium diphtheriae* beziehungsweise *Clostridium tetani* gebildet werden.

Der Impfstoff enthält entweder Pertussis-Toxoid (chemisch entgiftetes Pertussis-Toxin) oder ein Pertussis-Toxin-ähnliches Protein, das keine toxischen Eigenschaften besitzt und durch Expression des entsprechenden gentechnisch veränderten Gens erhalten wurde. Die azelluläre Pertussis-Komponente kann außerdem filamentöses Hämagglutinin, Pertaktin (ein 69-kDa-Membranprotein) und andere definierte Komponenten von *B. pertussis*, wie Agglutinin-2 und Agglutinin-3, enthalten. Die beiden letztgenannten Antigene können gemeinsam gereinigt werden. Die Auswahl der Zusammensetzung und der Eigenschaften der Antigene beruht auf dem Nachweis der Schutzwirkung und dem Ausbleiben unerwarteter Reaktionen in der Zielgruppe, für die der Impfstoff bestimmt ist.

Hepatitis-B-Oberflächenantigen ist eine Proteinkomponente des Hepatitis-B-Virus und wird durch DNA-Rekombinationstechnik hergestellt.

PRP ist ein lineares Copolymer aus sich wiederholenden Einheiten von 3-β-D-Ribofuranosyl-(1→1)-ribitol-5-phosphat $[(C_{10}H_{19}O_{11}P)_n]$ mit einer definierten Molekülgröße und wird aus einem geeigneten *Haemophilus-influenzae*-Typ-b-Stamm gewonnen. Das mit PRP konjugierte Trägerprotein induziert eine T-Lymphozyten-abhängige Immunantwort der B-Lymphozyten gegen das Polysaccharid.

Herstellung

Allgemeine Vorkehrungen

Das Herstellungsverfahren muss nachweislich konstant Impfstoffe ergeben, die einem Impfstoff entsprechen, dessen klinische Wirksamkeit und Unschädlichkeit für den Menschen nachgewiesen wurden.

Wenn der Impfstoff so angeboten wird, dass die Haemophilus-Komponente in einer separaten Durchstechflasche abgefüllt ist, muss als Teil der Gleichförmigkeitsprüfung des Herstellungsverfahrens die Bestimmung der Wirksamkeit der Diphtherie-, der Tetanus-, der Pertussis-, der Hepatitis-B- und der Poliomyelitis-Komponente mit einer geeigneten Anzahl entsprechend der Gebrauchsanweisung rekonstituierter Impfstoffchargen durchgeführt werden. Für nachfolgende Routinekontrollen kann die Bestimmung der Wirksamkeit dieser Komponenten ohne Zusatz der Haemophilus-Komponente erfolgen.

Spezifische Toxizität der Diphtherie-Komponente: Das Herstellungsverfahren wird einer Validierung unterzogen und muss gewährleisten, dass, falls der Impfstoff

geprüft wird, die Zubereitung der folgenden Prüfung entspricht:
5 gesunden Meerschweinchen von je 250 bis 350 g Körpermasse, die zuvor keine die Prüfung störende Behandlung erhalten haben, wird jeweils das 5fache der in der Beschriftung angegebenen Einzeldosis für den Menschen subkutan injiziert. Wenn innerhalb von 42 Tagen nach der Injektion ein Tier Symptome einer Vergiftung mit Diphtherie-Toxin aufweist oder daran stirbt, entspricht der Impfstoff nicht der Prüfung. Stirbt mehr als ein Tier aus unspezifischen Gründen, ist die Prüfung einmal zu wiederholen. Stirbt auch bei der Wiederholungsprüfung mehr als ein Tier, entspricht der Impfstoff nicht der Prüfung.

Der Gehalt an Bakterien-Endotoxinen (2.6.14) in gereinigtem Diphtherie-Toxoid als Bulk, in gereinigtem Tetanus-Toxoid als Bulk, in gereinigten Pertussis-Komponenten als Bulk, in gereinigtem Hepatitis-B-Oberflächenantigen als Bulk, in gereinigten, inaktivierten monovalenten Polio-Virusernten und in PRP-Konjugat als Bulk wird bestimmt, um das Reinigungsverfahren zu überwachen und den Gehalt an Bakterien-Endotoxinen im fertigen Impfstoff zu begrenzen. Für jede Komponente muss der Gehalt an Bakterien-Endotoxinen weniger als der für den bestimmten Impfstoff zugelassene Grenzwert betragen.

Während der Entwicklungsstudien und bei jeder erforderlichen Revalidierung des Herstellungsverfahrens muss die Prüfung auf Pyrogene (2.6.8) mit Kaninchen durchgeführt werden. Den Tieren wird eine geeignete Dosis der Fertigzubereitung injiziert. Der Impfstoff muss sich nachweislich hinsichtlich der Abwesenheit von Pyrogenen als zufriedenstellend erweisen.

Während der Entwicklungsstudien muss gezeigt werden, dass der Impfstoff konstant eine T-Lymphozyten-abhängige Immunantwort der B-Lymphozyten gegen das PRP induziert. Bei Änderungen im Herstellungsverfahren muss mit Hilfe von geeigneten In-vitro-Methoden nachgewiesen werden, dass die charakteristischen Eigenschaften des Konjugats nicht beeinträchtigt sind.

Die Stabilität der Fertigzubereitung und die der relevanten Zwischenprodukte wird mit Hilfe einer oder mehrerer Indikator-Prüfungen bestimmt. Für die Haemophilus-Komponente können diese Prüfungen die Bestimmung der Molekülgröße und des freien PRP im Konjugat sowie die Kinetik der Depolymerisation beinhalten. Mit den Ergebnissen der Stabilitätsprüfungen werden Chargen-Freigabekriterien für diese Indikator-Prüfungen festgelegt, um sicherzustellen, dass der Impfstoff für die angegebene Dauer der Verwendbarkeit den Anforderungen entspricht.

Referenzimpfstoff(e): Unter der Voraussetzung, dass gültige Wirksamkeitsbestimmungen durchgeführt werden können, ist die Verwendung von Einzelkomponenten-Referenzimpfstoffen für die Wirksamkeitsbestimmung des Kombinationsimpfstoffs möglich. Wenn dies aufgrund von Interaktionen zwischen den Komponenten des Kombinationsimpfstoffs oder aufgrund von Unterschieden in der Zusammensetzung zwischen dem Einzelkomponenten-Referenzimpfstoff und dem zu prüfenden Impfstoff nicht möglich ist, wird eine Charge des Kombinationsimpfstoffs, die sich in klinischen Studien als wirksam erwiesen hat, oder eine davon abgeleitete, repräsentative Charge als Referenzimpfstoff verwendet. Zur Herstellung einer repräsentativen Charge muss das Verfahren, das zur Herstellung der in klinischen Studien geprüften Charge verwendet wurde, streng eingehalten werden. Der Referenzimpfstoff kann mit Hilfe einer Methode stabilisiert werden, die nachweislich keinen Einfluss auf die Bestimmung der Wirksamkeit hat.

Herstellung der Komponenten

Die Herstellung der Komponenten entspricht den Anforderungen der Monographien **Diphtherie-Adsorbat-Impfstoff (Vaccinum diphtheriae adsorbatum), Tetanus-Adsorbat-Impfstoff (Vaccinum tetani adsorbatum), Pertussis-Adsorbat-Impfstoff (azellulär, aus Komponenten) (Vaccinum pertussis sine cellulis ex elementis praeparatum adsorbatum), Hepatitis-B-Impfstoff (rDNA) (Vaccinum hepatitidis B (ADNr)), Poliomyelitis-Impfstoff (inaktiviert) (Vaccinum poliomyelitidis inactivatum)** und **Haemophilus-Typ-b-Impfstoff (konjugiert) (Vaccinum haemophili stirpis b coniugatum)**.

Fertige Impfstoffe als Bulk

Impfstoffe mit allen Komponenten in einem Behältnis: Der fertige Impfstoff als Bulk wird durch Adsorption geeigneter Mengen von gereinigtem Diphtherie-Toxoid als Bulk, gereinigtem Tetanus-Toxoid als Bulk, gereinigten, azellulären Pertussis-Komponenten als Bulk und gereinigtem Hepatitis-B-Oberflächenantigen als Bulk einzeln oder zusammen an einen mineralischen Träger wie Aluminiumhydroxid oder hydratisiertes Aluminiumphosphat hergestellt. Eine geeignete Menge PRP-Konjugat und geeignete Mengen gereinigter und inaktivierter, monovalenter Virusernten von humanem Polio-Virus Typ 1, 2 oder 3 oder eine geeignete Menge eines trivalenten Pools solcher gereinigter, monovalenter Virusernten werden zugesetzt. Geeignete Konservierungsmittel können zugesetzt werden.

Impfstoffe mit der Haemophilus-Komponente in einem separaten Behältnis: Der fertige Impfstoff als Bulk der Diphtherie-, Tetanus-, Pertussis-, Hepatitis-B- und Poliomyelitis-Komponenten wird durch Adsorption geeigneter Mengen von gereinigtem Diphtherie-Toxoid als Bulk, gereinigtem Tetanus-Toxoid als Bulk, gereinigten, azellulären Pertussis-Komponenten als Bulk und gereinigtem Hepatitis-B-Oberflächenantigen als Bulk einzeln oder zusammen an einen mineralischen Träger wie Aluminiumhydroxid oder hydratisiertes Aluminiumphosphat und durch Zusatz geeigneter Mengen gereinigter und inaktivierter, monovalenter Virusernten von humanem Polio-Virus Typ 1, 2 oder 3 oder einer geeigneten Menge eines trivalenten Pools solcher gereinigter, monovalenter Virusernten hergestellt. Dieser Bulk wird als Teil des fertigen Impfstoffs separat abgefüllt. Geeignete Konservierungsmittel können zugesetzt werden.
Der fertige Impfstoff als Bulk der Haemophilus-Komponente wird durch Verdünnen des Konjugats als Bulk zur Endkonzentration mit einem geeigneten Verdünnungsmittel hergestellt. Ein Stabilisator kann zugesetzt werden.

Nur fertiger Impfstoff als Bulk, der den nachfolgend beschriebenen Prüfungen entspricht, darf zur Herstellung der Fertigzubereitung verwendet werden.

Rinderserumalbumin: Nach der Reinigung der Ernten und vor dem Zusatz des Adsorbens vor der Herstellung des fertigen Impfstoffs als Bulk beträgt der Gehalt an Rinderserumalbumin nur so viel, dass in der Fertigzubereitung höchstens 50 ng je Einzeldosis für den Menschen enthalten sein werden, bestimmt mit Hilfe einer geeigneten immunchemischen Methode (2.7.1) an der Poliomyelitis-Komponente.

Konservierungsmittel: Falls vorhanden wird der Gehalt an Konservierungsmittel mit Hilfe einer geeigneten chemischen Methode bestimmt. Der Gehalt muss mindestens 85 und darf höchstens 115 Prozent des vorgesehenen Gehalts betragen.

Sterilität (2.6.1): Die Prüfung wird mit 10 ml Zubereitung je Nährmedium durchgeführt.

Fertigzubereitung

Wenn die Haemophilus-Komponente in einem separaten Behältnis abgefüllt ist, wird der fertige Impfstoff als Bulk der Haemophilus-Komponente gefriergetrocknet.

Nur eine Fertigzubereitung, die der Prüfung „Osmolalität" und allen nachfolgend aufgeführten Anforderungen unter „Prüfung auf Identität", „Prüfung auf Reinheit" und „Bestimmung der Wirksamkeit" entspricht, darf zur Verwendung freigegeben werden.

Falls die Prüfungen „Osmolalität", „Konservierungsmittel" und die „Bestimmung der Wirksamkeit" der Diphtherie-, der Tetanus- und der Pertussis-Komponenten beim fertigen Impfstoff als Bulk mit zufriedenstellenden Ergebnissen durchgeführt wurden, können sie bei der Fertigzubereitung entfallen.

Falls der Gehalt an freiem Formaldehyd an den gereinigten Antigenen als Bulk und an gereinigten monovalenten Virusernten oder einem trivalenten Pool von Polio-Viren oder am fertigen Impfstoff als Bulk bestimmt und gezeigt wurde, dass der Gehalt in der Fertigzubereitung höchstens 0,2 g · l^{-1} betragen wird, kann die Prüfung „Freier Formaldehyd" bei der Fertigzubereitung entfallen.

Falls die Prüfung auf Rinderserumalbumin am trivalenten Pool aus inaktivierten monovalenten Polio-Virusernten oder am fertigen Impfstoff als Bulk mit zufriedenstellenden Ergebnissen durchgeführt wurde, kann sie bei der Fertigzubereitung entfallen.

Falls die „Bestimmung der Wirksamkeit" der Hepatitis-B-Komponente *in vivo* mit zufriedenstellenden Ergebnissen am fertigen Impfstoff als Bulk durchgeführt wurde, kann sie bei der Fertigzubereitung entfallen.

Falls die „Bestimmung der Wirksamkeit" der Poliomyelitis-Komponente *in vivo* mit zufriedenstellenden Ergebnissen am fertigen Impfstoff als Bulk durchgeführt wurde, kann sie bei der Fertigzubereitung entfallen.

Auf die „Bestimmung der Wirksamkeit" der Poliomyelitis-Komponente *in vivo* kann verzichtet werden, wenn für ein bestimmtes Produkt und jeden Polio-Virustyp nachgewiesen wurde, dass die Akzeptanzkriterien für die D-Antigen-Bestimmung das gleiche Ergebnis wie die „Bestimmung der Wirksamkeit" *in vivo* im Hinblick auf Akzeptanz oder Ablehnung einer Charge ergeben. Dieser Nachweis muss die Prüfung von Chargen mit verminderter Wirksamkeit beinhalten, die, falls erforderlich, experimentell hergestellt werden, zum Beispiel durch Wärmebehandlung oder andere Methoden zur Verringerung der immunogenen Aktivität. Bei einer signifikanten Änderung im Herstellungsverfahren der Antigene oder deren Formulierung muss jede Auswirkung auf die „Bestimmung der Wirksamkeit" *in vivo* und *in vitro* bewertet und die Notwendigkeit einer Revalidierung in Betracht gezogen werden.

Freies PRP: Der Gehalt an freiem PRP in Impfstoffen, deren Komponenten zusammen in einem Behältnis abgefüllt sind, wird an der nicht adsorbierten Fraktion bestimmt. Nach Elimination des Konjugats erfolgt die Bestimmung des freien PRP für die Haemophilus-Komponente zum Beispiel mit Hilfe einer der folgenden Methoden: Anionenaustausch-, Ausschlusschromatographie oder hydrophobe Chromatographie, Ultrafiltration oder andere validierte Verfahren. Der Gehalt an freiem PRP darf nicht größer sein als der für das bestimmte Produkt zugelassene Gehalt.

Bakterien-Endotoxine (2.6.14): Der Gehalt muss geringer sein als der für das bestimmte Produkt zugelassene Gehalt.

Osmolalität (2.2.35): Die Osmolalität des, falls erforderlich rekonstituierten, Impfstoffs muss innerhalb der für das bestimmte Produkt zugelassenen Grenzen liegen.

Prüfung auf Identität

Wenn der Impfstoff die Haemophilus-Komponente in einem separaten Behältnis enthält, werden die Prüfungen auf Identität A, B, C, D und E mit dem Inhalt des Behältnisses, das die Diphtherie-, Tetanus-, Pertussis-, Hepatitis-B- und Poliomyelitis-Komponenten enthält, durchgeführt. Zur „Prüfung auf Identität, F" wird der Inhalt des Behältnisses mit der Haemophilus-Komponente verwendet.

A. Diphtherie-Toxoid wird mit Hilfe einer geeigneten immunchemischen Methode (2.7.1) identifiziert. Die folgende Methode ist als Beispiel angegeben. Im zu prüfenden Impfstoff wird so viel Natriumcitrat *R* gelöst, dass eine Lösung von 100 g · l^{-1} erhalten wird. Diese Lösung wird etwa 16 h lang bei 37 °C gehalten und zentrifugiert, bis ein klarer Überstand erhalten wird, der mit einem geeigneten Diphtherie-Antitoxin reagiert und einen Niederschlag bildet.

B. Tetanus-Toxoid wird mit Hilfe einer geeigneten immunchemischen Methode (2.7.1) identifiziert. Die folgende Methode ist als Beispiel angegeben. Der unter „Prüfung auf Identität, A" erhaltene klare

Überstand reagiert mit einem geeigneten Tetanus-Antitoxin und bildet einen Niederschlag.

C. Die Pertussis-Komponenten werden mit Hilfe einer geeigneten immunchemischen Methode (2.7.1) identifiziert. Der unter „Prüfung auf Identität, A“ erhaltene klare Überstand reagiert mit spezifischen Antisera gegen die Pertussis-Komponenten des Impfstoffs.

D. Die Hepatitis-B-Komponente wird mit Hilfe einer geigneten immunchemischen Methode (2.7.1), wie der „In-vitro-Bestimmung“ der Wirksamkeit (2.7.15), oder einer geeigneten elektrophoretischen Methode (2.2.31) identifiziert.

E. Für den Impfstoff muss, mit Hilfe einer geeigneten immunchemischen Methode (2.7.1), wie der Bestimmung von D-Antigen mittels ELISA geprüft, nachgewiesen werden, dass er humane Polio-Viren Typ 1, 2 und 3 enthält.

F. PRP und Haemophilus-Trägerprotein werden mit Hilfe einer geeigneten immunchemischen Methode (2.7.1) identifiziert.

Prüfung auf Reinheit

Wenn das Produkt die Haemophilus-Komponente in einem separaten Behältnis enthält, werden die Prüfungen „Freier Formaldehyd“, „Aluminium“, „Konservierungsmittel“ und „Sterilität“ mit dem Inhalt des Behältnisses, das die Diphtherie-, Tetanus-, Pertussis-, Poliomyelitis- und Hepatitis-B-Komponenten enthält, durchgeführt. Für die Prüfungen „PRP“, „Wasser“, „Sterilität“ und, falls zutreffend, „Aluminium“ und „Konservierungsmittel“ wird der Inhalt des Behältnisses mit der Haemophilus-Komponente verwendet.

Verschiedene Prüfungen der Haemophilus-Komponente werden eher am gefriergetrockneten Produkt durchgeführt als am Konjugat als Bulk, da der Gefriertrocknungsprozess die zu prüfende Komponente schädigen kann.

PRP: mindestens 80 Prozent der in der Beschriftung angegebenen PRP-Menge für einen Impfstoff, der die Haemophilus-Komponente in einem separaten Behältnis enthält

Der Gehalt an PRP bei Impfstoffen, deren Komponenten alle in einem Behältnis abgefüllt sind, wird an der nicht adsorbierten Fraktion bestimmt und darf nicht geringer sein als der für das bestimmte Produkt zugelassene Gehalt.

Der Gehalt an PRP wird entweder durch Bestimmung der Ribose (2.5.31) oder des Phosphors (2.5.18), mit Hilfe einer immunchemischen Methode (2.7.1) oder der Flüssigchromatographie (2.2.29), unter Verwendung der Anionenaustauschchromatographie mit gepulster amperometrischer Detektion, ermittelt.

Aluminium (2.5.13): höchstens 1,25 mg je Einzeldosis für den Menschen, wenn Aluminiumhydroxid oder hydratisiertes Aluminiumphosphat als Adsorbens verwendet wurde

Freier Formaldehyd (2.4.18): höchstens $0{,}2\ g \cdot l^{-1}$ je Einzeldosis für den Menschen

Konservierungsmittel: Falls vorhanden wird der Gehalt an Konservierungsmittel mit Hilfe einer geeigneten chemischen Methode bestimmt. Der Gehalt muss mindestens dem gerade noch wirksamen Gehalt entsprechen und darf höchstens 115 Prozent des in der Beschriftung angegebenen Gehalts betragen.

Wasser (2.5.12): höchstens 3,0 Prozent in der gefriergetrockneten Haemophilus-Komponente

Sterilität (2.6.1): Der Impfstoff muss der Prüfung entsprechen.

Bestimmung der Wirksamkeit

Diphtherie-Komponente: Zur Bestimmung der Wirksamkeit der Diphtherie-Komponente wird eine der unter „Bestimmung der Wirksamkeit von Diphtherie-Adsorbat-Impfstoff“ (2.7.6) vorgeschriebenen Methoden durchgeführt.

Die untere Vertrauensgrenze ($p = 0{,}95$) der ermittelten Wirksamkeit muss mindestens der in der Beschriftung angegebenen Mindestwirksamkeit entsprechen.

Abgesehen von begründeten und zugelassenen Fällen muss die in der Beschriftung angegebene Mindestwirksamkeit 30 I. E. je Einzeldosis für den Menschen betragen.

Tetanus-Komponente: Zur Bestimmung der Wirksamkeit der Tetanus-Komponente wird eine der unter „Bestimmung der Wirksamkeit von Tetanus-Adsorbat-Impfstoff“ (2.7.8) vorgeschriebenen Methoden durchgeführt.

Die untere Vertrauensgrenze ($p = 0{,}95$) der ermittelten Wirksamkeit muss mindestens 40 I. E. je Einzeldosis für den Menschen betragen.

Pertussis-Komponente: Zur Bestimmung der Wirksamkeit der Pertussis-Komponente wird eine der unter „Bestimmung der Wirksamkeit von Pertussis-Impfstoff (azellulär)“ (2.7.16) vorgeschriebenen Methoden durchgeführt. Der Impfstoff muss dem für das jeweilige Produkt zugelassenen Grenzwert entsprechen.

Hepatitis-B-Komponente: Der Impfstoff muss der „Bestimmung der Wirksamkeit von Hepatitis-B-Impfstoff (rDNA)“ (2.7.15) entsprechen.

Poliomyelitis-Komponente

D-Antigen-Gehalt: Als Maß für die Gleichförmigkeit der Herstellung wird der Gehalt an D-Antigen der humanen Polio-Viren Typ 1, 2 und 3 nach der Desorption mit Hilfe einer geeigneten immunchemischen Methode (2.7.1) bestimmt. Dabei wird eine Standardzubereitung verwendet, die in D-Antigen-Einheiten der Ph. Eur. kalibriert ist. Der ermittelte Gehalt an D-Antigen, bezogen auf den in der Beschriftung angegebenen Gehalt, muss für jeden Typ innerhalb der für das bestimmte Produkt zugelassenen Grenzen liegen.

Poliomyelitis-Impfstoff (inaktiviert) *BRP* ist in Ph.-Eur.-Einheiten kalibriert und zur Verwendung bei der Bestimmung des D-Antigen-Gehalts vorgesehen. Die Ph.-Eur.-Einheiten entsprechen den Internationalen Einheiten.

Bestimmung der Wirksamkeit in vivo: Der Impfstoff muss der „In-vivo-Bestimmung der Wirksamkeit von Poliomyelitis-Impfstoff (inaktiviert)" (2.7.20) entsprechen.

Beschriftung

Die Beschriftung gibt an,
- Mindestanzahl der Internationalen Einheiten von Diphtherie- und Tetanus-Toxoid je Einzeldosis für den Menschen
- Namen und Mengen der Pertussis-Komponenten je Einzeldosis für den Menschen
- falls zutreffend, dass der Impfstoff ein Pertussis-Toxin-ähnliches Protein enthält, das durch genetische Modifikation erhalten wurde
- Menge an Hepatitis-B-Oberflächenantigen je Einzeldosis für den Menschen
- die in jeder Einzeldosis für den Menschen nominal enthaltene Menge des Polio-Virus jedes Typs (1, 2 und 3), ausgedrückt in Ph.-Eur.-Einheiten an D-Antigen
- zur Herstellung der Poliomyelitis- und Hepatitis-B-Komponente verwendete Zelltypen
- Menge an PRP in Mikrogramm je Einzeldosis für den Menschen
- Typ und nominal enthaltene Menge des Trägerproteins je Einzeldosis für den Menschen
- Name und Menge des Adsorbens
- falls zutreffend, dass der Impfstoff für die Erstimmunisierung von Kindern bestimmt und nicht notwendigerweise für Auffrischimpfungen oder zur Impfung von Erwachsenen geeignet ist
- dass der Impfstoff vor der Verwendung geschüttelt werden muss
- dass der Impfstoff nicht gefrieren darf.

10.3/1934

Diphtherie-Tetanus-Pertussis(azellulär, aus Komponenten)-Poliomyelitis(inaktiviert)-Adsorbat-Impfstoff

Vaccinum diphtheriae, tetani, pertussis sine cellulis ex elementis praeparatum et poliomyelitidis inactivatum adsorbatum

Definition

Diphtherie-Tetanus-Pertussis(azellulär, aus Komponenten)-Poliomyelitis(inaktiviert)-Adsorbat-Impfstoff ist ein Kombinationsimpfstoff aus Diphtherie-Formoltoxoid, Tetanus-Formoltoxoid, einzeln gereinigten Antigenkomponenten von *Bordetella pertussis*, geeigneten Stämmen des humanen Polio-Virus Typ 1, 2 und 3, vermehrt in geeigneten Zellkulturen und inaktiviert durch ein validiertes Verfahren, und einem mineralischen Adsorbens wie Aluminiumhydroxid oder hydratisiertem Aluminiumphosphat.

Die Formoltoxoide werden aus den Toxinen gewonnen, die bei der Vermehrung von *Corynebacterium diphtheriae* beziehungsweise von *Clostridium tetani* gebildet werden.

Der Impfstoff enthält entweder Pertussis-Toxoid (chemisch entgiftetes Pertussis-Toxin) oder ein Pertussis-Toxin-ähnliches Protein, das keine toxischen Eigenschaften besitzt und durch Expression des entsprechenden gentechnisch veränderten Gens erhalten wurde. Der Impfstoff kann außerdem filamentöses Hämagglutinin, Pertaktin (ein 69-kDa-Membranprotein) und andere definierte Komponenten von *B. pertussis*, wie Agglutinin-2 und Agglutinin-3, enthalten. Die beiden letztgenannten Antigene können gemeinsam gereinigt werden. Die Zusammensetzung und die Eigenschaften der Antigene beruhen auf dem Nachweis der Schutzwirkung und dem Ausbleiben unerwarteter Reaktionen in der Zielgruppe, für die der Impfstoff bestimmt ist.

Herstellung

Allgemeine Vorkehrungen

Das Herstellungsverfahren muss nachweislich konstant Impfstoffe ergeben, die einem Impfstoff entsprechen, der den Anforderungen an die klinische Wirksamkeit und Unschädlichkeit für den Menschen entspricht.

Spezifische Toxizität der Diphtherie-Komponente: Das Herstellungsverfahren wird einer Validierung unterzogen und muss gewährleisten, dass, falls der Impfstoff geprüft wird, die Zubereitung der folgenden Prüfung entspricht:
5 gesunden Meerschweinchen von je 250 bis 350 g Körpermasse, die zuvor keinerlei die Prüfung störende Behandlung erhalten haben, wird jeweils das 5fache der in der Beschriftung angegebenen Einzeldosis für den Menschen subkutan injiziert. Wenn innerhalb von 42 Tagen nach der Injektion ein Tier Symptome einer Vergiftung mit Diphtherie-Toxin aufweist oder daran stirbt, entspricht der Impfstoff nicht der Prüfung. Stirbt mehr als ein Tier aus unspezifischen Gründen, ist die Prüfung einmal zu wiederholen. Stirbt auch bei der Wiederholungsprüfung mehr als ein Tier, entspricht der Impfstoff nicht der Prüfung.

Der Gehalt an Bakterien-Endotoxinen (2.6.14) in gereinigtem Diphtherie-Toxoid als Bulk, in gereinigtem Tetanus-Toxoid als Bulk, in gereinigten Pertussis-Komponenten als Bulk und in gereinigten, inaktivierten monovalenten Polio-Virusernten wird bestimmt, um das Reinigungsverfahren zu überwachen und den Gehalt an Bakterien-Endotoxinen im fertigen Impfstoff zu begrenzen. Für jede Komponente muss der Gehalt an Bakterien-Endotoxinen weniger als der für den bestimmten Impfstoff zugelassene Grenzwert betragen. In jedem Fall muss der Gehalt im fertigen Impfstoff weniger als 100 I. E. je Einzeldosis für den Menschen betragen.

Referenzimpfstoff(e): Unter der Voraussetzung, dass gültige Wirksamkeitsbestimmungen durchgeführt werden können, ist die Verwendung von Einzelkomponenten-Referenzimpfstoffen für die Wirksamkeitsbestimmung von Kombinationsimpfstoffen möglich. Wenn dies aufgrund von Interaktionen zwischen den Komponenten des Kombinationsimpfstoffs oder aufgrund von Unterschieden in der Zusammensetzung zwischen dem Einzelkomponenten-Referenzimpfstoff und dem zu prüfenden Impfstoff nicht möglich ist, wird eine Charge des Kombinationsimpfstoffs, die sich in klinischen Studien als wirksam erwiesen hat, oder eine davon abgeleitete, repräsentative Charge als Referenzimpfstoff verwendet. Zur Herstellung einer repräsentativen Charge muss das Verfahren, das zur Herstellung der in klinischen Studien geprüften Charge verwendet wurde, streng eingehalten werden. Der Referenzimpfstoff kann mit Hilfe einer Methode stabilisiert werden, die nachweislich keinen Einfluss auf die Bestimmung der Wirksamkeit hat.

Herstellung der Komponenten

Die Herstellung der Komponenten entspricht den Anforderungen der Monographien **Diphtherie-Adsorbat-Impfstoff (Vaccinum diphtheriae adsorbatum), Tetanus-Adsorbat-Impfstoff (Vaccinum tetani adsorbatum), Pertussis-Adsorbat-Impfstoff (azellulär, aus Komponenten) (Vaccinum pertussis sine cellulis ex elementis praeparatum adsorbatum)** und **Poliomyelitis-Impfstoff (inaktiviert) (Vaccinum poliomyelitidis inactivatum)**.

Fertiger Impfstoff als Bulk

Der fertige Impfstoff als Bulk wird durch Adsorption geeigneter Mengen von gereinigtem Diphtherie-Toxoid als Bulk, gereinigtem Tetanus-Toxoid als Bulk, gereinigten, azellulären Pertussis-Komponenten als Bulk und geeigneter Mengen von gereinigten, monovalenten Virusernten von humanem Polio-Virus Typ 1, 2 und 3 oder einem trivalenten Pool solcher gereinigter, monovalenter Virusernten, einzeln oder zusammen an einen mineralischen Träger wie Aluminiumhydroxid oder hydratisiertes Aluminiumphosphat hergestellt. Geeignete Konservierungsmittel können zugesetzt werden.

Nur fertiger Impfstoff als Bulk, der den nachfolgend beschriebenen Prüfungen entspricht, darf zur Herstellung der Fertigzubereitung verwendet werden.

Rinderserumalbumin: Nach der Virusernte und vor dem Zusatz des Adsorbens bei der Herstellung des fertigen Impfstoffs als Bulk beträgt der Gehalt an Rinderserumalbumin so viel, dass in der Fertigzubereitung höchstens 50 ng je Einzeldosis für den Menschen enthalten sein werden, bestimmt mit Hilfe einer geeigneten immunchemischen Methode (2.7.1) an der Poliomyelitis-Komponente.

Konservierungsmittel: Falls vorhanden wird der Gehalt an Konservierungsmittel mit Hilfe einer geeigneten chemischen Methode bestimmt. Der Gehalt muss mindestens 85 und darf höchstens 115 Prozent des vorgesehenen Gehalts betragen.

Sterilität (2.6.1): Die Prüfung wird mit 10 ml Zubereitung je Nährmedium durchgeführt.

Fertigzubereitung

Nur eine Fertigzubereitung, die der Prüfung „Osmolalität“ und allen nachfolgend aufgeführten Anforderungen unter „Prüfung auf Identität“, „Prüfung auf Reinheit“ und „Bestimmung der Wirksamkeit“ entspricht, darf zur Verwendung freigegeben werden.

Falls die Prüfung „Konservierungsmittel“ und die „Bestimmung der Wirksamkeit“ der Diphtherie-, der Tetanus- und der Pertussis-Komponenten beim fertigen Impfstoff als Bulk mit zufriedenstellenden Ergebnissen durchgeführt wurden, können sie bei der Fertigzubereitung entfallen.

Falls der Gehalt an freiem Formaldehyd an den gereinigten Antigenen als Bulk oder am fertigen Impfstoff als Bulk bestimmt wurde und gezeigt wurde, dass der Gehalt in der Fertigzubereitung höchstens $0{,}2\ g \cdot l^{-1}$ betragen wird, kann die Prüfung „Freier Formaldehyd“ bei der Fertigzubereitung entfallen.

Falls die Bestimmung des D-Antigen-Gehalts mit zufriedenstellenden Ergebnissen bei der Herstellung des fertigen Impfstoffs als Bulk vor Zusatz des Adsorbens durchgeführt wurde, kann sie bei der Fertigzubereitung entfallen.

Falls die „Bestimmung der Wirksamkeit" der Poliomyelitis-Komponente *in vivo* mit zufriedenstellenden Ergebnissen am fertigen Impfstoff als Bulk durchgeführt wurde, kann sie bei der Fertigzubereitung entfallen.

Auf die „Bestimmung der Wirksamkeit" der Poliomyelitis-Komponente *in vivo* kann verzichtet werden, wenn für ein bestimmtes Produkt und jeden Polio-Virustyp nachgewiesen wurde, dass die Akzeptanzkriterien für die D-Antigen-Bestimmung das gleiche Ergebnis wie die „Bestimmung der Wirksamkeit" *in vivo* im Hinblick auf Akzeptanz oder Ablehnung einer Charge ergeben. Dieser Nachweis muss die Prüfung von Chargen mit verminderter Wirksamkeit beinhalten, die, falls erforderlich, experimentell hergestellt werden, zum Beispiel durch Wärmebehandlung oder andere Methoden zur Verringerung der immunogenen Aktivität. Bei einer signifikanten Änderung im Herstellungsverfahren der Antigene oder deren Formulierung muss jede Auswirkung auf die „Bestimmung der Wirksamkeit" *in vivo* und *in vitro* bewertet und die Notwendigkeit einer Revalidierung in Betracht gezogen werden.

Osmolalität (2.2.35): Die Osmolalität des Impfstoffs muss innerhalb der für die bestimmte Zubereitung zugelassenen Grenzen liegen.

Prüfung auf Identität

A. Diphtherie-Toxoid wird mit Hilfe einer geeigneten immunchemischen Methode (2.7.1) identifiziert. Die folgende, auf bestimmte Impfstoffe anwendbare Methode ist als Beispiel angegeben. Im zu prüfenden Impfstoff wird so viel Natriumcitrat *R* gelöst, dass eine Lösung von $100\,g \cdot l^{-1}$ erhalten wird. Diese wird etwa 16 h lang bei 37 °C gehalten und zentrifugiert, bis ein klarer Überstand erhalten wird, der mit einem geeigneten Diphtherie-Antitoxin reagiert und einen Niederschlag bildet.

B. Tetanus-Toxoid wird mit Hilfe einer geeigneten immunchemischen Methode (2.7.1) identifiziert. Die folgende, auf bestimmte Impfstoffe anwendbare Methode ist als Beispiel angegeben. Der unter „Prüfung auf Identität, A" erhaltene klare Überstand reagiert mit einem geeigneten Tetanus-Antitoxin und bildet einen Niederschlag.

C. Die Pertussis-Komponenten werden mit Hilfe einer geeigneten immunchemischen Methode (2.7.1) identifiziert. Die folgende, auf bestimmte Impfstoffe anwendbare Methode ist als Beispiel angegeben. Der unter „Prüfung auf Identität, A" erhaltene klare Überstand reagiert mit spezifischen Antisera gegen die Pertussis-Komponenten des Impfstoffs.

D. Der Impfstoff muss, unter Anwendung einer geeigneten immunchemischen Methode (2.7.1), wie der Bestimmung von D-Antigen mittels ELISA geprüft, nachweislich humane Polio-Viren Typ 1, 2 und 3 enthalten.

Prüfung auf Reinheit

Aluminium (2.5.13): höchstens 1,25 mg je Einzeldosis für den Menschen, wenn Aluminiumhydroxid oder hydratisiertes Aluminiumphosphat als Adsorbens verwendet wurde

Freier Formaldehyd (2.4.18): höchstens $0{,}2\,g \cdot l^{-1}$

Konservierungsmittel: Falls vorhanden wird der Gehalt an Konservierungsmittel mit Hilfe einer geeigneten chemischen Methode bestimmt. Der Gehalt muss mindestens dem gerade noch wirksamen Gehalt entsprechen und darf höchstens 115 Prozent des in der Beschriftung angegebenen Gehalts betragen.

Sterilität (2.6.1): Der Impfstoff muss der Prüfung entsprechen.

Bestimmung der Wirksamkeit

Diphtherie-Komponente: Zur Bestimmung der Wirksamkeit der Diphtherie-Komponente wird eine der unter „Bestimmung der Wirksamkeit von Diphtherie-Adsorbat-Impfstoff" (2.7.6) vorgeschriebenen Methoden durchgeführt.

Die untere Vertrauensgrenze ($p = 0{,}95$) der ermittelten Wirksamkeit muss mindestens der in der Beschriftung angegebenen Mindestwirksamkeit entsprechen.

Abgesehen von begründeten und zugelassenen Fällen beträgt die in der Beschriftung angegebene Mindestwirksamkeit 30 I. E. je Einzeldosis für den Menschen.

Tetanus-Komponente: Zur Bestimmung der Wirksamkeit der Tetanus-Komponente wird eine der unter „Bestimmung der Wirksamkeit von Tetanus-Adsorbat-Impfstoff" (2.7.8) vorgeschriebenen Methoden durchgeführt.

Die untere Vertrauensgrenze ($p = 0{,}95$) der ermittelten Wirksamkeit muss mindestens 40 I. E. je Einzeldosis für den Menschen betragen.

Pertussis-Komponente: Zur Bestimmung der Wirksamkeit der Pertussis-Komponente wird eine der unter „Bestimmung der Wirksamkeit von Pertussis-Impfstoff (azellulär)" (2.7.16) vorgeschriebenen Methoden durchgeführt. Der Impfstoff muss dem für das jeweilige Produkt zugelassenen Grenzwert entsprechen.

Poliomyelitis-Komponente

D-Antigen-Gehalt: Als Maß für die Gleichförmigkeit der Herstellung wird der Gehalt an D-Antigen der humanen Polio-Viren Typ 1, 2 und 3 nach der Desorption mit Hilfe einer geeigneten immunchemischen Methode (2.7.1) bestimmt. Dabei wird eine Standardzubereitung verwendet, die in D-Antigen-Einheiten der Ph. Eur. kalibriert ist. Der ermittelte Gehalt an D-Antigen, bezogen auf den in der Beschriftung angegebenen Gehalt, muss für jeden Typ innerhalb der für das bestimmte Produkt zugelassenen Grenzen liegen.

Poliomyelitis-Impfstoff (inaktiviert) *BRP* ist in Ph.-Eur.-Einheiten kalibriert und zur Verwendung bei der Bestimmung des D-Antigen-Gehalts vorgesehen. Die Ph.-Eur.-Einheiten entsprechen den Internationalen Einheiten.

Bestimmung der Wirksamkeit in vivo: Der Impfstoff muss der „In-vivo-Bestimmung der Wirksamkeit von Poliomyelitis-Impfstoff (inaktiviert)“ (2.7.20) entsprechen.

Beschriftung

Die Beschriftung gibt an,
- Mindestanzahl der Internationalen Einheiten von Diphtherie- und Tetanus-Toxoid je Einzeldosis für den Menschen
- Namen und Mengen der Pertussis-Komponenten je Einzeldosis für den Menschen
- falls zutreffend, dass der Impfstoff ein Pertussis-Toxin-ähnliches Protein enthält, das durch genetische Modifikation erhalten wurde
- im Impfstoff enthaltene Typen des Polio-Virus
- die in jeder Einzeldosis für den Menschen nominal enthaltene Menge des Polio-Virus eines jeden Typs (1, 2 und 3), ausgedrückt in Ph.-Eur.-Einheiten an D-Antigen
- zur Herstellung der Poliomyelitis-Komponente verwendeter Zelltyp
- Name und Menge des Adsorbens
- falls zutreffend, dass der Impfstoff für die Erstimmunisierung von Kindern bestimmt und nicht notwendigerweise für Auffrischimpfungen oder zur Impfung von Erwachsenen geeignet ist
- dass der Impfstoff vor der Verwendung geschüttelt werden muss
- dass der Impfstoff nicht gefrieren darf.

10.3/2329

Diphtherie-Tetanus-Pertussis(azellulär, aus Komponenten)-Poliomyelitis(inaktiviert)-Adsorbat-Impfstoff (reduzierter Antigengehalt)

Vaccinum diphtheriae, tetani, pertussis sine cellulis ex elementis praeparatum et poliomyelitidis inactivatum, antigeni-o(-is) minutum, adsorbatum

Definition

Diphtherie-Tetanus-Pertussis(azellulär, aus Komponenten)-Poliomyelitis(inaktiviert)-Adsorbat-Impfstoff (reduzierter Antigengehalt) ist ein Kombinationsimpfstoff bestehend aus Diphtherie-Formoltoxoid, Tetanus-Formoltoxoid, einzeln gereinigten Antigenkomponenten von *Bordetella pertussis*, geeigneten Stämmen des humanen Polio-Virus Typ 1, 2 und 3, vermehrt in geeigneten Zellkulturen und inaktiviert durch ein validiertes Verfahren, und einem mineralischen Adsorbens wie Aluminiumhydroxid oder hydratisiertem Aluminiumphosphat.

Die Formoltoxoide werden aus den Toxinen gewonnen, die bei der Vermehrung von *Corynebacterium diphtheriae* beziehungsweise *Clostridium tetani* gebildet werden.

Verglichen mit allgemein für die Erstimmunisierung verwendeten Impfstoffen ist der Gehalt an Diphtherie-Toxoid je Einzeldosis für den Menschen reduziert. Der Gehalt an Tetanus-Toxoid und an Pertussiskomponenten kann ebenfalls reduziert sein.

Der Impfstoff enthält entweder Pertussis-Toxoid (chemisch entgiftetes Pertussis-Toxin) oder ein Pertussis-Toxin-ähnliches Protein, das keine toxischen Eigenschaften besitzt und durch Expression des entsprechenden gentechnisch veränderten Gens hergestellt wurde. Der Impfstoff kann außerdem filamentöses Hämagglutinin, Pertaktin (ein 69-kDa-Membranprotein) und andere definierte Komponenten von *B. pertussis*, wie Agglutinin-2 und Agglutinin-3, enthalten. Die beiden letztgenannten Antigene können gemeinsam gereinigt werden. Die Zusammensetzung und die Eigenschaften der Antigene beruhen auf dem Nachweis der Schutzwirkung und dem Ausbleiben unerwarteter Reaktionen in der Zielgruppe, für die der Impfstoff bestimmt ist.

Herstellung

Allgemeine Vorkehrungen

Das Herstellungsverfahren muss nachweislich konstant Impfstoffe ergeben, die einem Impfstoff entsprechen, dessen klinische Wirksamkeit und Unschädlichkeit für den Menschen nachgewiesen sind.

Spezifische Toxizität der Diphtherie-Komponente: Das Herstellungsverfahren wird einer Validierung unterzogen und muss gewährleisten, dass, falls der Impfstoff geprüft wird, die Zubereitung der folgenden Prüfung entspricht:
5 gesunden Meerschweinchen von je 250 bis 350 g Körpermasse, die zuvor keinerlei die Prüfung störende Behandlung erhalten haben, wird jeweils das 5fache der in der Beschriftung angegebenen Einzeldosis für den Menschen subkutan injiziert. Wenn innerhalb von 42 Tagen nach der Injektion ein Tier Symptome einer Vergiftung mit Diphtherie-Toxin aufweist oder daran stirbt, entspricht der Impfstoff nicht der Prüfung. Stirbt mehr als ein Tier aus unspezifischen Gründen, ist die Prüfung einmal zu wiederholen. Stirbt auch bei der Wiederholungsprüfung mehr als ein Tier, entspricht der Impfstoff nicht der Prüfung.

Der Gehalt an Bakterien-Endotoxinen (2.6.14) in gereinigtem Diphtherie-Toxoid als Bulk, in gereinigtem Tetanus-Toxoid als Bulk, in gereinigten Pertussis-Komponenten als Bulk und in gereinigten, inaktivierten monovalenten Polio-Virusernten wird bestimmt, um das Reinigungsverfahren zu überwachen und den Gehalt an Bakterien-Endotoxinen im fertigen Impfstoff zu begrenzen. Für jede Komponente muss der Gehalt an Bakterien-Endotoxinen weniger als der für den bestimmten Impfstoff zugelassene Grenzwert betragen. In jedem Fall muss der Gehalt im fertigen Impfstoff weniger als 100 I. E. Bakterien-Endotoxine je Einzeldosis für den Menschen betragen.

Referenzimpfstoff(e): Unter der Voraussetzung, dass gültige Wirksamkeitsbestimmungen durchgeführt werden können, ist die Verwendung von Einzelkomponenten-Referenzimpfstoffen für die Wirksamkeitsbestimmung des Kombinationsimpfstoffs möglich. Wenn dies aufgrund von Interaktionen zwischen den Komponenten des Kombinationsimpfstoffs oder aufgrund von Unterschieden in der Zusammensetzung zwischen dem Einzelkomponenten-Referenzimpfstoff und dem zu prüfenden Impfstoff nicht möglich ist, wird eine Charge des Kombinationsimpfstoffs, die sich in klinischen Studien als wirksam erwiesen hat, oder eine davon abgeleitete, repräsentative Charge als Referenzimpfstoff verwendet. Zur Herstellung einer repräsentativen Charge muss das Verfahren, das zur Herstellung der in klinischen Studien geprüften Charge verwendet wurde, streng eingehalten werden. Der Referenzimpfstoff kann mit Hilfe einer Methode stabilisiert werden, die nachweislich keinen Einfluss auf die Bestimmung der Wirksamkeit hat.

Herstellung der Komponenten

Die Herstellung der Komponenten entspricht den Anforderungen der Monographien **Diphtherie-Adsorbat-Impfstoff (Vaccinum diphtheriae adsorbatum), Tetanus-Adsorbat-Impfstoff (Vaccinum tetani adsorbatum), Pertussis-Adsorbat-Impfstoff (azellulär, aus Komponenten) (Vaccinum pertussis sine cellulis ex elementis praeparatum adsorbatum)** und **Poliomyelitis-Impfstoff (inaktiviert) (Vaccinum poliomyelitidis inactivatum).**

Fertiger Impfstoff als Bulk

Der fertige Impfstoff als Bulk wird durch Adsorption geeigneter Mengen von gereinigtem Diphtherie-Toxoid als Bulk, gereinigtem Tetanus-Toxoid als Bulk und gereinigten, azellulären Pertussis-Komponenten als Bulk einzeln oder zusammen an einen mineralischen Träger wie Aluminiumhydroxid oder hydratisiertes Aluminiumphosphat hergestellt. Geeignete Mengen von gereinigten, monovalenten Ernten von humanem Polio-Virus Typ 1, 2 und 3 oder einem trivalenten Pool solcher gereinigter, monovalenter Virusernten werden zugesetzt. Geeignete Konservierungsmittel können zugesetzt werden.

Nur fertiger Impfstoff als Bulk, der den nachfolgend beschriebenen Prüfungen entspricht, darf zur Herstellung der Fertigzubereitung verwendet werden.

Rinderserumalbumin: Nach der Virusernte und vor dem Zusatz des Adsorbens bei der Herstellung des fertigen Impfstoffs als Bulk beträgt der Gehalt an Rinderserumalbumin so viel, dass in der Fertigzubereitung höchstens 50 ng je Einzeldosis für den Menschen enthalten sein werden, bestimmt mit Hilfe einer geeigneten immunchemischen Methode (2.7.1) an der Poliomyelitis-Komponente.

Konservierungsmittel: Falls vorhanden wird der Gehalt an Konservierungsmittel mit Hilfe einer geeigneten chemischen Methode bestimmt. Der Gehalt muss mindestens 85 und darf höchstens 115 Prozent des vorgesehenen Gehalts betragen.

Sterilität (2.6.1): Die Prüfung wird mit 10 ml Zubereitung je Nährmedium durchgeführt.

Fertigzubereitung

Der fertige Impfstoff als Bulk wird unter aseptischen Bedingungen in sterile Behältnisse mit Originalitätsverschluss abgefüllt. Die Behältnisse werden so verschlossen, dass eine Kontamination verhindert wird.

Nur eine Fertigzubereitung, die der Prüfung „Osmolalität" und allen nachfolgend aufgeführten Anforderungen unter „Prüfung auf Identität", „Prüfung auf Reinheit" und „Bestimmung der Wirksamkeit" entspricht, darf zur Verwendung freigegeben werden.

Falls die Prüfung „Konservierungsmittel" und die „Bestimmung der Wirksamkeit" der Diphtherie-, der Tetanus- und der Pertussis-Komponenten am fertigen

Impfstoff als Bulk mit zufriedenstellenden Ergebnissen durchgeführt wurden, können sie an der Fertigzubereitung entfallen.

Falls der Gehalt an freiem Formaldehyd an den gereinigten Antigenen als Bulk oder am fertigen Impfstoff als Bulk bestimmt wurde und gezeigt wurde, dass der Gehalt in der Fertigzubereitung höchstens 0,2 g · l^{-1} betragen wird, kann die Prüfung „Freier Formaldehyd" an der Fertigzubereitung entfallen.

Falls die Bestimmung des D-Antigen-Gehalts nicht an der Fertigzubereitung durchgeführt werden kann, ist sie bei der Herstellung des fertigen Impfstoffs als Bulk vor Zusatz des Adsorbens durchzuführen.

Falls die „Bestimmung der Wirksamkeit" der Poliomyelitis-Komponente *in vivo* mit zufriedenstellenden Ergebnissen am fertigen Impfstoff als Bulk durchgeführt wurde, kann sie an der Fertigzubereitung entfallen.

Auf die „Bestimmung der Wirksamkeit" der Poliomyelitis-Komponente *in vivo* kann verzichtet werden, wenn für ein bestimmtes Produkt und jeden Polio-Virustyp nachgewiesen wurde, dass die Akzeptanzkriterien für die D-Antigen-Bestimmung das gleiche Ergebnis wie die „Bestimmung der Wirksamkeit" *in vivo* im Hinblick auf Akzeptanz oder Ablehnung einer Charge ergeben. Dieser Nachweis muss die Prüfung von Chargen mit verminderter Wirksamkeit beinhalten, die, falls erforderlich, experimentell hergestellt wurden, zum Beispiel durch Wärmebehandlung oder andere Methoden zur Verringerung der immunogenen Aktivität. Bei einer signifikanten Änderung im Herstellungsverfahren der Antigene oder deren Formulierung muss jede Auswirkung auf die „Bestimmung der Wirksamkeit" *in vivo* und *in vitro* bewertet und die Notwendigkeit einer Revalidierung in Betracht gezogen werden.

Osmolalität (2.2.35): Die Osmolalität des Impfstoffs muss innerhalb der für die bestimmte Zubereitung zugelassenen Grenzen liegen.

Prüfung auf Identität

A. Diphtherie-Toxoid wird mit Hilfe einer geeigneten immunchemischen Methode (2.7.1) identifiziert. Die nachfolgend beschriebene, auf bestimmte Impfstoffe anwendbare Methode ist als Beispiel angegeben. Im zu prüfenden Impfstoff wird so viel Natriumcitrat *R* gelöst, dass eine Lösung von 100 g · l^{-1} erhalten wird. Diese Lösung wird etwa 16 h lang bei 37 °C gehalten und zentrifugiert, bis ein klarer Überstand erhalten wird, der mit einem geeigneten Diphtherie-Antitoxin reagiert und einen Niederschlag bildet. Wenn mit einem an Aluminiumhydroxid adsorbierten Impfstoff kein zufriedenstellendes Ergebnis erreicht wird, ist die Prüfung wie folgt durchzuführen: 15 ml des zu prüfenden Impfstoffs werden zentrifugiert. Der Rückstand wird in 5 ml einer frisch hergestellten Mischung von 1 Volumteil einer Lösung von Natriumedetat *R* (56 g · l^{-1}) und 49 Volumteilen Natriummonohydrogenphosphat-Lösung *R* suspendiert. Nach mindestens 6 h langem Stehenlassen bei 37 °C wird die Suspension zentrifugiert. Der klare Überstand reagiert mit einem geeigneten Diphtherie-Antitoxin und bildet einen Niederschlag.

B. Tetanus-Toxoid wird mit Hilfe einer geeigneten immunchemischen Methode (2.7.1) identifiziert. Die nachfolgend beschriebene, auf bestimmte Impfstoffe anwendbare Methode ist als Beispiel angegeben. Der unter „Prüfung auf Identität, A" erhaltene klare Überstand reagiert mit einem geeigneten Tetanus-Antitoxin und bildet einen Niederschlag.

C. Die Pertussis-Komponenten werden mit Hilfe einer geeigneten immunchemischen Methode (2.7.1) identifiziert. Die nachfolgend beschriebene, auf bestimmte Impfstoffe anwendbare Methode ist als Beispiel angegeben. Der unter „Prüfung auf Identität, A" erhaltene klare Überstand reagiert mit spezifischen Antisera gegen die Pertussis-Komponenten des Impfstoffs.

D. Der Impfstoff muss, unter Anwendung einer geeigneten immunchemischen Methode (2.7.1), wie der Bestimmung von D-Antigen mittels ELISA geprüft, nachweislich humane Polio-Viren Typ 1, 2 und 3 enthalten.

Prüfung auf Reinheit

Aluminium (2.5.13): höchstens 1,25 mg je Einzeldosis für den Menschen, wenn Aluminiumhydroxid oder hydratisiertes Aluminiumphosphat als Adsorbens verwendet wurde

Freier Formaldehyd (2.4.18): höchstens 0,2 g · l^{-1}

Konservierungsmittel: Falls vorhanden wird der Gehalt an Konservierungsmittel mit Hilfe einer geeigneten chemischen Methode bestimmt. Der Gehalt muss mindestens dem gerade noch wirksamen Gehalt entsprechen und darf höchstens 115 Prozent des in der Beschriftung angegebenen Gehalts betragen.

Sterilität (2.6.1): Der Impfstoff muss der Prüfung entsprechen.

Bestimmung der Wirksamkeit

Diphtherie-Komponente: Zur Bestimmung der Wirksamkeit der Diphtherie-Komponente wird eine der unter „Bestimmung der Wirksamkeit von Diphtherie-Adsorbat-Impfstoff" (2.7.6) vorgeschriebenen Methoden durchgeführt.

Die untere Vertrauensgrenze ($p = 0{,}95$) der ermittelten Wirksamkeit muss mindestens 2 I. E. je Einzeldosis für den Menschen betragen.

Tetanus-Komponente: Zur Bestimmung der Wirksamkeit der Tetanus-Komponente wird eine der unter „Bestimmung der Wirksamkeit von Tetanus-Adsorbat-Impfstoff" (2.7.8) vorgeschriebenen Methoden durchgeführt.

Die untere Vertrauensgrenze ($p = 0{,}95$) der ermittelten Wirksamkeit muss mindestens 20 I. E. je Einzeldosis für den Menschen betragen.

Pertussis-Komponente: Zur Bestimmung der Wirksamkeit der Pertussis-Komponente wird eine der unter „Bestimmung der Wirksamkeit von Pertussis-Impfstoff (azellulär)“ (2.7.16) vorgeschriebenen Methoden durchgeführt. Der Impfstoff muss dem für das jeweilige Produkt zugelassenen Grenzwert entsprechen.

Poliomyelitis-Komponente

D-Antigen-Gehalt: Als Maß für die Gleichförmigkeit der Herstellung wird der Gehalt an D-Antigen der humanen Polio-Viren Typ 1, 2 und 3 nach der Desorption mit Hilfe einer geeigneten immunchemischen Methode (2.7.1) bestimmt. Dabei wird eine Standardzubereitung verwendet, die in D-Antigen-Einheiten der Ph. Eur. kalibriert ist. Der Gehalt an D-Antigen, bezogen auf den in der Beschriftung angegebenen Gehalt, muss für jeden Typ innerhalb der für das bestimmte Produkt zugelassenen Grenzen liegen.

Poliomyelitis-Impfstoff (inaktiviert) *BRP* ist in Ph.-Eur.-Einheiten kalibriert und zur Verwendung bei der Bestimmung des D-Antigen-Gehalts vorgesehen. Die Ph.-Eur.-Einheiten entsprechen den Internationalen Einheiten.

Bestimmung der Wirksamkeit in vivo: Der Impfstoff muss der „In-vivo-Bestimmung der Wirksamkeit von Poliomyelitis-Impfstoff (inaktiviert)“ (2.7.20) entsprechen.

Beschriftung

Die Beschriftung gibt an,
- Mindestanzahl der Internationalen Einheiten von Diphtherie- und Tetanus-Toxoid je Einzeldosis für den Menschen
- Namen und Mengen der Pertussis-Komponenten je Einzeldosis für den Menschen
- falls zutreffend, dass der Impfstoff ein Pertussis-Toxin-ähnliches Protein enthält, das durch genetische Modifikation hergestellt wurde
- im Impfstoff enthaltene Typen des Polio-Virus
- die in jeder Einzeldosis für den Menschen nominal enthaltene Menge des Polio-Virus eines jeden Typs (1, 2 und 3), ausgedrückt in Ph.-Eur.-Einheiten an D-Antigen
- zur Herstellung der Poliomyelitis-Komponente verwendeter Zelltyp
- Name und Menge des Adsorbens
- dass der Impfstoff vor der Verwendung geschüttelt werden muss
- dass der Impfstoff nicht gefrieren darf.

10.3/2065

Diphtherie-Tetanus-Pertussis(azellulär, aus Komponenten)-Poliomyelitis(inaktiviert)-Haemophilus-Typ-b(konjugiert)-Adsorbat-Impfstoff

Vaccinum diphtheriae, tetani, pertussis sine cellulis ex elementis praeparatum, poliomyelitidis inactivatum et haemophili stirpis b coniugatum adsorbatum

Definition

Diphtherie-Tetanus-Pertussis(azellulär, aus Komponenten)-Poliomyelitis(inaktiviert)-Haemophilus-Typ-b(konjugiert)-Adsorbat-Impfstoff ist ein Kombinationsimpfstoff aus Diphtherie-Formoltoxoid, Tetanus-Formoltoxoid, einzeln gereinigten Antigenkomponenten von *Bordetella pertussis*, geeigneten Stämmen des humanen Polio-Virus Typ 1, 2 und 3, in geeigneten Zellkulturen vermehrt und inaktiviert durch ein validiertes Verfahren, Polyribosylribitolphosphat (PRP), das kovalent an ein Trägerprotein gebunden ist, und einem mineralischen Adsorbens wie Aluminiumhydroxid oder hydratisiertem Aluminiumphosphat. Das Produkt wird entweder als pentavalente Flüssigzubereitung in nur einem Behältnis oder als tetravalente Flüssigzubereitung mit der gefriergetrockneten Haemophilus-Komponente in einem separaten Behältnis, die unmittelbar vor der Verwendung mit den anderen Komponenten gemischt werden muss, angeboten.

Die Formoltoxoide werden aus den Toxinen gewonnen, die bei der Vermehrung von *Corynebacterium diphtheriae* beziehungsweise von *Clostridium tetani* gebildet werden.

Der Impfstoff enthält entweder Pertussis-Toxoid (chemisch entgiftetes Pertussis-Toxin) oder ein Pertussis-Toxin-ähnliches Protein, das keine toxischen Eigenschaften besitzt und durch Expression des entsprechenden gentechnisch veränderten Gens erhalten wurde. Die azelluläre Pertussis-Komponente kann außerdem filamentöses Hämagglutinin, Pertaktin (ein 69-kDa-Membranprotein) und andere definierte Komponenten von *B. pertussis*, wie Agglutinin-2 und Agglutinin-3, enthalten. Die beiden letztgenannten Antigene können gemeinsam gereinigt werden. Die Zusammensetzung und die Eigenschaften der Antigene beruhen auf dem Nachweis der Schutzwirkung und dem Ausbleiben unerwarteter Reaktionen in der Zielgruppe, für die der Impfstoff bestimmt ist.

PRP ist ein lineares Copolymer aus sich wiederholenden Einheiten von 3-β-D-Ribofuranosyl-(1→1)-ribitol-5-phosphat [$(C_{10}H_{19}O_{11}P)_n$] mit einer definierten Molekülgröße und wird aus einem geeigneten Stamm von *Haemophilus influenzae* Typ b gewonnen.

Das mit PRP konjugierte Trägerprotein induziert eine T-Lymphozyten-abhängige Immunantwort der B-Lymphozyten gegen das Polysaccharid.

Herstellung

Allgemeine Vorkehrungen

Das Herstellungsverfahren muss nachweislich konstant Impfstoffe ergeben, die einem Impfstoff entsprechen, dessen klinische Wirksamkeit und Unschädlichkeit für den Menschen nachgewiesen wurden.

Spezifische Toxizität der Diphtherie-Komponente: Das Herstellungsverfahren wird einer Validierung unterzogen und muss gewährleisten, dass, falls der Impfstoff geprüft wird, die Zubereitung der folgenden Prüfung entspricht:
5 gesunden Meerschweinchen von je 250 bis 350 g Körpermasse, die zuvor keine die Prüfung störende Behandlung erhalten haben, wird jeweils das 5fache der in der Beschriftung angegebenen Einzeldosis für den Menschen subkutan injiziert. Wenn innerhalb von 42 Tagen nach der Injektion ein Tier Symptome einer Vergiftung mit Diphtherie-Toxin aufweist oder daran stirbt, entspricht der Impfstoff nicht der Prüfung. Stirbt mehr als ein Tier aus unspezifischen Gründen, ist die Prüfung einmal zu wiederholen. Stirbt auch bei der Wiederholungsprüfung mehr als ein Tier, entspricht der Impfstoff nicht der Prüfung.

Der Gehalt an Bakterien-Endotoxinen (2.6.14) in gereinigtem Diphtherie-Toxoid als Bulk, in gereinigtem Tetanus-Toxoid als Bulk, in gereinigten Pertussis-Komponenten als Bulk, in gereinigten, inaktivierten monovalenten Polio-Virusernten und in gereinigtem PRP-Konjugat als Bulk wird bestimmt, um das Reinigungsverfahren zu überwachen und den Gehalt an Bakterien-Endotoxinen im fertigen Impfstoff zu begrenzen. Für jede Komponente muss der Gehalt an Bakterien-Endotoxinen weniger als der für den bestimmten Impfstoff durch die zuständige Behörde zugelassene Grenzwert betragen.

Während der Entwicklungsstudien muss gezeigt werden, dass der Impfstoff konstant eine T-Lymphozyten-abhängige Immunantwort der B-Lymphozyten gegen das PRP induziert. Bei Änderungen im Herstellungsverfahren muss mit Hilfe von geeigneten In-vitro-Methoden nachgewiesen werden, dass die charakteristischen Eigenschaften des Konjugats nicht beeinträchtigt sind.

Als Bestandteil der Prüfung auf Gleichförmigkeit wird, wenn die Haemophilus-Komponente in einem separaten Behältnis abgefüllt ist, die Bestimmung der Wirksamkeit der Diphtherie-, Tetanus-, Pertussis- und Poliomyelitis-Komponenten mit einer ausreichenden Anzahl entsprechend der Gebrauchsanweisung rekonstituierter Impfstoffchargen durchgeführt. Nachfolgende Routinebestimmungen dieser Komponenten können ohne Zusatz der Haemophilus-Komponente durchgeführt werden.

Wenn der Impfstoff so angeboten wird, dass die Haemophilus-Komponente in einem separaten Behältnis abgefüllt ist, wird das Herstellungsverfahren einer Validierung unterzogen und muss gewährleisten, dass, falls der Impfstoff geprüft wird, die Haemophilus-Komponente der wie folgt durchgeführten „Prüfung auf Pyrogene" (2.6.8) entspricht. Jedem Kaninchen wird je Kilogramm Körpermasse eine Impfstoffmenge injiziert, die 1 µg PRP für das Diphtherie-Toxoid oder -Protein CRM 197 oder 0,1 µg PRP für das Tetanus-Toxoid oder 0,025 µg PRP für das Protein der äußeren Zellmembran (OMP, outer membrane protein) von Gruppe-B-Meningokokken, entspricht.

Referenzimpfstoff(e): Unter der Voraussetzung, dass gültige Wirksamkeitsbestimmungen durchgeführt werden können, ist die Verwendung von Einzelkomponenten-Referenzimpfstoffen für die Wirksamkeitsbestimmung des Kombinationsimpfstoffs möglich. Wenn dies aufgrund von Interaktionen zwischen den Komponenten des Kombinationsimpfstoffs oder aufgrund von Unterschieden in der Zusammensetzung zwischen dem Einzelkomponenten-Referenzimpfstoff und dem zu prüfenden Impfstoff nicht möglich ist, wird eine Charge des Kombinationsimpfstoffs, die sich in klinischen Studien als wirksam erwiesen hat, oder eine davon abgeleitete, repräsentative Charge als Referenzimpfstoff verwendet. Zur Herstellung einer repräsentativen Charge muss das Verfahren, das zur Herstellung der in klinischen Studien geprüften Charge verwendet wurde, streng eingehalten werden. Der Referenzimpfstoff kann mit Hilfe einer Methode stabilisiert werden, die nachweislich keinen Einfluss auf die Bestimmung der Wirksamkeit hat.

Herstellung der Komponenten

Die Herstellung der Komponenten entspricht den Anforderungen der Monographien **Diphtherie-Adsorbat-Impfstoff (Vaccinum diphtheriae adsorbatum), Tetanus-Adsorbat-Impfstoff (Vaccinum tetani adsorbatum), Pertussis-Adsorbat-Impfstoff (azellulär, aus Komponenten) (Vaccinum pertussis sine cellulis ex elementis praeparatum adsorbatum), Poliomyelitis-Impfstoff (inaktiviert) (Vaccinum poliomyelitidis inactivatum)** und **Haemophilus-Typ-b-Impfstoff (konjugiert) (Vaccinum haemophili stirpis b coniugatum)**.

Fertige Impfstoffe als Bulk

Der fertige tetravalente Impfstoff als Bulk der Diphtherie-, Tetanus-, Pertussis und Poliomyelitis-Komponenten wird durch Adsorption geeigneter Mengen von gereinigtem Diphtherie-Toxoid als Bulk, gereinigtem Tetanus-Toxoid als Bulk, gereinigten, azellulären Pertussis-Komponenten als Bulk einzeln oder zusammen an einen mineralischen Träger wie Aluminiumhydroxid oder hydratisiertes Aluminiumphosphat hergestellt. Geeignete Mengen von gereinigten, monovalenten Ernten von humanem Polio-Virus Typ 1, 2 und 3 oder einem trivalenten Pool solcher gereinigter, monovalenter Virusernten werden zugesetzt. Geeignete Konservierungsmittel können zugesetzt werden.

Wenn der Impfstoff mit allen 5 Komponenten in einem Behältnis abgefüllt ist, wird der fertige Impfstoff als Bulk so hergestellt, dass dem tetravalenten Impfstoff als Bulk eine geeignete Menge an Haemophilus-Konjugat als Bulk zugesetzt wird. Wenn die Haemophilus-Komponente in einem separaten Behältnis abgefüllt ist, wird der fertige Impfstoff als Bulk durch Verdünnen des Konjugats als Bulk zur Endkonzentration mit zur Gefriertrocknung geeigneten Verdünnungsmitteln hergestellt. Ein Stabilisator kann zugesetzt werden.

Nur fertiger Impfstoff als Bulk, der den nachfolgend beschriebenen Prüfungen entspricht, darf zur Herstellung der Fertigzubereitung verwendet werden.

Rinderserumalbumin: Vor dem Zusatz des Adsorbens bei der Herstellung des fertigen Impfstoffs als Bulk beträgt der Gehalt an Rinderserumalbumin nur so viel, dass in der Fertigzubereitung höchstens 50 ng je Einzeldosis für den Menschen enthalten sein werden, bestimmt mit Hilfe einer geeigneten immunchemischen Methode (2.7.1) an der Poliomyelitis-Komponente.

Konservierungsmittel: Falls vorhanden wird der Gehalt an Konservierungsmittel mit Hilfe einer geeigneten chemischen Methode bestimmt. Der Gehalt muss mindestens 85 und darf höchstens 115 Prozent des vorgesehenen Gehalts betragen.

Sterilität (2.6.1): Die Prüfung wird mit 10 ml Zubereitung je Nährmedium durchgeführt.

Fertigzubereitung

Wenn die Haemophilus-Komponente in einem separaten Behältnis abgefüllt ist, wird der fertige Impfstoff als Bulk der Haemophilus-Komponente gefriergetrocknet.

Nur eine Fertigzubereitung, die der Prüfung „Osmolalität" und allen nachfolgend aufgeführten Anforderungen unter „Prüfung auf Identität", „Prüfung auf Reinheit" und „Bestimmung der Wirksamkeit" entspricht, darf zur Verwendung freigegeben werden.

Falls die Prüfung „Konservierungsmittel" und die „Bestimmung der Wirksamkeit" beim fertigen Impfstoff als Bulk mit zufriedenstellenden Ergebnissen durchgeführt wurden, können sie bei der Fertigzubereitung entfallen.

Falls der Gehalt an freiem Formaldehyd an den gereinigten Antigenen als Bulk und an gereinigten, monovalenten Virusernten oder einem trivalenten Pool von Polio-Viren oder am fertigen Impfstoff als Bulk bestimmt und gezeigt wurde, dass der Gehalt in der Fertigzubereitung höchstens $0{,}2\,\text{g}\cdot\text{l}^{-1}$ betragen wird, kann die Prüfung „Freier Formaldehyd" bei der Fertigzubereitung entfallen.

Falls die „Bestimmung der Wirksamkeit" der Poliomyelitis-Komponente *in vivo* nachweislich mit zufriedenstellenden Ergebnissen am fertigen Impfstoff als Bulk durchgeführt wurde, kann sie bei der Fertigzubereitung entfallen.

Auf die „Bestimmung der Wirksamkeit" der Poliomyelitis-Komponente *in vivo* kann verzichtet werden, wenn für ein bestimmtes Produkt und jeden Polio-Virustyp nachgewiesen wurde, dass die Akzeptanzkriterien für die D-Antigen-Bestimmung das gleiche Ergebnis wie die „Bestimmung der Wirksamkeit" *in vivo* im Hinblick auf Akzeptanz oder Ablehnung einer Charge ergeben. Dieser Nachweis muss die Prüfung von Chargen mit verminderter Wirksamkeit beinhalten, die, falls erforderlich, experimentell hergestellt werden, zum Beispiel durch Wärmebehandlung oder andere Methoden zur Verringerung der immunogenen Aktivität. Bei einer signifikanten Änderung im Herstellungsverfahren der Antigene oder deren Formulierung muss jede Auswirkung auf die „Bestimmung der Wirksamkeit" *in vivo* und *in vitro* bewertet und die Notwendigkeit einer Revalidierung in Betracht gezogen werden.

Osmolalität (2.2.35): Die Osmolalität des, falls erforderlich rekonstituierten, Impfstoffs muss innerhalb der für die bestimmte Zubereitung zugelassenen Grenzen liegen.

Freies PRP: Wenn die Haemophilus-Komponente in der flüssigen Zubereitung enthalten ist, kann die Anwesenheit der anderen Komponenten die Bestimmung der Wirksamkeit beeinflussen und das PRP kann möglicherweise nicht vom Adjuvans abgetrennt werden. Freies PRP kann am Konjugat als Bulk vor Zusatz der anderen Komponenten oder an der nicht adsorbierten Fraktion des fertigen Kombinationsimpfstoffs bestimmt werden.

Wenn die Haemophilus-Komponente in einem separaten Behältnis abgefüllt ist, sind unterschiedliche Methoden, einschließlich Präzipitation, Gelfiltration, Ausschluss-, Anionenaustauschchromatographie, hydrophobe Chromatographie, Ultrafiltration und Ultrazentrifugation, eingesetzt worden, um freies PRP vom Konjugat abzutrennen. Das freie PRP kann anschließend mit einer Reihe von Techniken, einschließlich Hochleistungsanionenaustauschchromatographie mit gepulster amperometrischer Detektion (HPAEC-PAD, high-performance anion-exchange chromatography with pulsed amperometric detection) und Immunassays mit anti-PRP-Antikörpern, quantitativ bestimmt werden.

Der Gehalt an freiem PRP darf nicht größer sein als der für das bestimmte Produkt zugelassene Gehalt.

Prüfung auf Identität

Die Prüfungen auf Identität A, B, C und D werden mit dem Inhalt des Behältnisses, das die Diphtherie-, Tetanus-, Pertussis- und Poliomyelitis-Komponenten enthält, durchgeführt. Zur „Prüfung auf Identität, E" wird entweder der Inhalt des Behältnisses mit allen 5 Komponenten oder der Inhalt des Behältnisses mit der Haemophilus-Komponente verwendet.

A. Diphtherie-Toxoid wird mit Hilfe einer geeigneten immunchemischen Methode (2.7.1) identifiziert.
Die folgende, auf bestimmte Impfstoffe anwendbare Methode ist als Beispiel angegeben. Im zu prüfenden

Impfstoff wird so viel Natriumcitrat *R* gelöst, dass eine Lösung von 100 g · l^{-1} erhalten wird. Diese wird etwa 16 h lang bei 37 °C gehalten und zentrifugiert, bis ein klarer Überstand erhalten wird, der mit einem geeigneten Diphtherie-Antitoxin reagiert und einen Niederschlag bildet.

B. Tetanus-Toxoid wird mit Hilfe einer geeigneten immunchemischen Methode (2.7.1) identifiziert. Die folgende, auf bestimmte Impfstoffe anwendbare Methode ist als Beispiel angegeben. Der unter „Prüfung auf Identität, A" erhaltene klare Überstand reagiert mit einem geeigneten Tetanus-Antitoxin und bildet einen Niederschlag.

C. Die Pertussis-Komponenten werden mit Hilfe einer geeigneten immunchemischen Methode (2.7.1) identifiziert. Die folgende, auf bestimmte Impfstoffe anwendbare Methode ist als Beispiel angegeben. Der unter „Prüfung auf Identität, A" erhaltene klare Überstand reagiert mit spezifischen Antisera gegen die Pertussis-Komponenten des Impfstoffs.

D. Für den Impfstoff muss mit Hilfe einer geeigneten immunchemischen Methode (2.7.1), wie der Bestimmung von D-Antigen mittels ELISA, nachgewiesen werden, dass er humane Polio-Viren Typ 1, 2 und 3 enthält.

E. Die Haemophilus-Komponente wird mit Hilfe einer für PRP geeigneten immunchemischen Methode (2.7.1) identifiziert.

Prüfung auf Reinheit

Wenn die Haemophilus-Komponente in einem separaten Behältnis abgefüllt ist, werden die Prüfungen „Aluminium", „Freier Formaldehyd", „Konservierungsmittel" und „Sterilität" mit dem Inhalt des Behältnisses, das die Diphtherie-, Tetanus-, Pertussis- und Poliomyelitis-Komponenten enthält, durchgeführt. Für die Prüfungen „PRP", „Wasser", „Sterilität" und „Bakterien-Endotoxine" wird der Inhalt des Behältnisses mit der Haemophilus-Komponente verwendet.

Wenn die Haemophilus-Komponente in einem separaten Behältnis abgefüllt ist, werden einige Prüfungen der Haemophilus-Komponente eher am gefriergetrockneten Produkt durchgeführt als am Konjugat als Bulk, da der Gefriertrocknungsprozess die zu prüfende Komponente beeinflussen kann.

PRP: mindestens 80 Prozent der in der Beschriftung angegebenen PRP-Menge

Der Gehalt an PRP wird entweder mit der Bestimmung der Ribose (2.5.31) oder des Phosphors (2.5.18), mit Hilfe einer immunchemischen Methode (2.7.1) oder der Flüssigchromatographie (2.2.29), unter Verwendung der Anionenaustauschchromatographie mit gepulster amperometrischer Detektion, ermittelt.

Aluminium (2.5.13): höchstens 1,25 mg je Einzeldosis für den Menschen, wenn Aluminiumhydroxid oder hydratisiertes Aluminiumphosphat als Adsorbens verwendet wurde

Freier Formaldehyd (2.4.18): höchstens 0,2 g · l^{-1}

Konservierungsmittel: Falls vorhanden wird der Gehalt an Konservierungsmittel mit Hilfe einer geeigneten chemischen Methode bestimmt. Der Gehalt muss mindestens dem gerade noch wirksamen Gehalt entsprechen und darf höchstens 115 Prozent des in der Beschriftung angegebenen Gehalts betragen.

Wasser (2.5.12): höchstens 3,0 Prozent in der gefriergetrockneten Haemophilus-Komponente

Sterilität (2.6.1): Der Impfstoff muss der Prüfung entsprechen.

Bakterien-Endotoxine (2.6.14): Der Gehalt an Bakterien-Endotoxinen muss für die Haemophilus-Komponente des bestimmten Produkts innerhalb der von der zuständigen Behörde zugelassenen Grenzen liegen. Falls eine der Komponenten des Impfstoffs die Bestimmung von Endotoxin verhindert, wird, wie unter „Allgemeine Vorkehrungen" beschrieben, die „Prüfung auf Pyrogene" durchgeführt.

Bestimmung der Wirksamkeit

Diphtherie-Komponente: Zur Bestimmung der Wirksamkeit der Diphtherie-Komponente wird eine der unter „Bestimmung der Wirksamkeit von Diphtherie-Adsorbat-Impfstoff" (2.7.6) vorgeschriebenen Methoden durchgeführt.

Abgesehen von begründeten und zugelassenen Fällen muss die untere Vertrauensgrenze ($p = 0{,}95$) der ermittelten Wirksamkeit mindestens 30 I. E. je Einzeldosis für den Menschen betragen.

Tetanus-Komponente: Zur Bestimmung der Wirksamkeit der Tetanus-Komponente wird eine der unter „Bestimmung der Wirksamkeit von Tetanus-Adsorbat-Impfstoff" (2.7.8) vorgeschriebenen Methoden durchgeführt.

Die untere Vertrauensgrenze ($p = 0{,}95$) der ermittelten Wirksamkeit muss mindestens 40 I. E. je Einzeldosis für den Menschen betragen.

Pertussis-Komponente: Zur Bestimmung der Wirksamkeit der Pertussis-Komponente wird eine der unter „Bestimmung der Wirksamkeit von Pertussis-Impfstoff (azellulär)" (2.7.16) vorgeschriebenen Methoden durchgeführt. Der Impfstoff muss dem für das jeweilige Produkt zugelassenen Grenzwert entsprechen.

Poliomyelitis-Komponente

D-Antigen-Gehalt: Als Maß für die Gleichförmigkeit der Herstellung wird der Gehalt an D-Antigen der humanen Polio-Viren Typ 1, 2 und 3 nach der Desorption mit Hilfe einer geeigneten immunchemischen Methode (2.7.1) bestimmt. Dabei wird eine Standardzubereitung verwendet, die in D-Antigen-Einheiten der Ph. Eur. kalibriert ist. Der ermittelte Gehalt an D-Antigen, bezogen auf den in der Beschriftung angegebenen Gehalt, muss für jeden Typ innerhalb der für das bestimmte Produkt zugelassenen Grenzen liegen.

Poliomyelitis-Impfstoff (inaktiviert) *BRP* ist in Ph.-Eur.-Einheiten kalibriert und zur Verwendung bei der Bestimmung des D-Antigen-Gehalts vorgesehen. Die Ph.-Eur.-Einheiten entsprechen den Internationalen Einheiten.

Bestimmung der Wirksamkeit in vivo: Der Impfstoff muss der „In-vivo-Bestimmung der Wirksamkeit von Poliomyelitis-Impfstoff (inaktiviert)" (2.7.20) entsprechen.

Beschriftung

Die Beschriftung gibt an,
- Mindestanzahl der Internationalen Einheiten von Diphtherie- und Tetanus-Toxoid je Einzeldosis für den Menschen
- Namen und Mengen der Pertussis-Komponenten je Einzeldosis für den Menschen
- falls zutreffend, dass der Impfstoff ein Pertussis-Toxin-ähnliches Protein enthält, das durch genetische Modifikation erhalten wurde
- die in jeder Einzeldosis für den Menschen nominal enthaltene Menge des Polio-Virus eines jeden Typs (1, 2 und 3), ausgedrückt in Ph.-Eur.-Einheiten an D-Antigen
- zur Herstellung der Poliomyelitis-Komponente verwendeter Zelltyp
- Menge an PRP in Mikrogramm je Einzeldosis für den Menschen
- Typ und nominal enthaltene Menge des Trägerproteins je Einzeldosis für den Menschen
- Name und Menge des Adsorbens
- falls zutreffend, dass der Impfstoff für die Erstimmunisierung von Kindern bestimmt und nicht notwendigerweise für Auffrischimpfungen oder zur Impfung von Erwachsenen geeignet ist
- dass der Impfstoff vor der Verwendung geschüttelt werden muss
- dass der Impfstoff nicht gefrieren darf.

10.3/0445

Diphtherie-Tetanus-Pertussis(Ganzzell)-Adsorbat-Impfstoff

Vaccinum diphtheriae, tetani et pertussis ex cellulis integris adsorbatum

Definition

Diphtherie-Tetanus-Pertussis(Ganzzell)-Adsorbat-Impfstoff ist eine Zubereitung aus Diphtherie-Formoltoxoid und Tetanus-Formoltoxoid, die an einen mineralischen Träger adsorbiert sind, der eine Suspension inaktivierter *Bordetella pertussis* zugesetzt wurde. Die Formoltoxoide werden aus den Toxinen gewonnen, die bei der Vermehrung von *Corynebacterium diphtheriae* beziehungsweise von *Clostridium tetani* gebildet werden.

Herstellung

Allgemeine Vorkehrungen

Spezifische Toxizität der Diphtherie-Komponente: Das Herstellungsverfahren wird einer Validierung unterzogen und muss gewährleisten, dass, falls der Impfstoff geprüft wird, die Zubereitung der folgenden Prüfung entspricht:
5 gesunden Meerschweinchen von je 250 bis 350 g Körpermasse, die zuvor keinerlei die Prüfung störende Behandlung erhalten haben, wird jeweils das 5fache der in der Beschriftung angegebenen Einzeldosis für den Menschen subkutan injiziert. Wenn innerhalb von 42 Tagen nach der Injektion ein Tier Symptome einer Vergiftung mit Diphtherie-Toxin aufweist oder daran stirbt, entspricht der Impfstoff nicht der Prüfung. Stirbt mehr als ein Tier aus unspezifischen Gründen, ist die Prüfung einmal zu wiederholen. Stirbt auch bei der Wiederholungsprüfung mehr als ein Tier, entspricht der Impfstoff nicht der Prüfung.

Gereinigtes Diphtherie-Toxoid als Bulk, gereinigtes Tetanus-Toxoid als Bulk und inaktivierte B.-pertussis-Suspension als Bulk

Gereinigtes Diphtherie-Toxoid als Bulk, gereinigtes Tetanus-Toxoid als Bulk und inaktivierte *B.-pertussis*-Suspension als Bulk werden wie in den Monographien

Diphtherie-Adsorbat-Impfstoff (Vaccinum diphtheriae adsorbatum), Tetanus-Adsorbat-Impfstoff (Vaccinum tetani adsorbatum) und **Pertussis(Ganzzell)-Adsorbat-Impfstoff (Vaccinum pertussis ex cellulis integris adsorbatum)** beschrieben hergestellt und müssen den darin vorgeschriebenen Anforderungen entsprechen.

Fertiger Impfstoff als Bulk

Der fertige Impfstoff als Bulk wird durch Adsorption geeigneter Mengen von gereinigtem Diphtherie- und Tetanus-Toxoid als Bulk an einen mineralischen Träger wie hydratisiertes Aluminiumphosphat oder Aluminiumhydroxid und Zumischen einer geeigneten Menge einer inaktivierten *B.-pertussis*-Suspension hergestellt. Die erhaltene Mischung ist annähernd blutisotonisch. Die *B.-pertussis*-Konzentration des fertigen Impfstoffs als Bulk darf die Konzentration, die einer Trübung von 20 I. E. je Einzeldosis für den Menschen entspricht, nicht überschreiten. Wenn 2 oder mehrere Stämme von *B. pertussis* verwendet werden, muss die Zusammensetzung des fertigen Impfstoffs als Bulk bei aufeinanderfolgenden Chargen hinsichtlich des Verhältnisses jedes Stamms, gemessen in Trübungseinheiten, konstant sein. Geeignete Konservierungsmittel können dem Impfstoff zugesetzt werden. Bestimmte Konservierungsmittel, insbesondere solche vom Phenol-Typ, beeinflussen die antigene Aktivität nachteilig und dürfen nicht verwendet werden.

Nur fertiger Impfstoff als Bulk, der den nachfolgend beschriebenen Prüfungen entspricht, darf zur Herstellung der Fertigzubereitung verwendet werden.

Konservierungsmittel: Falls vorhanden wird der Gehalt an Konservierungsmittel mit Hilfe einer geeigneten chemischen Methode bestimmt. Der Gehalt muss mindestens 85 und darf höchstens 115 Prozent des vorgesehenen Gehalts betragen.

Sterilität (2.6.1): Die Prüfung wird mit 10 ml Zubereitung je Nährmedium durchgeführt.

Fertigzubereitung

Der fertige Impfstoff als Bulk wird unter aseptischen Bedingungen in sterile Behältnisse mit Originalitätsverschluss abgefüllt. Die Behältnisse werden so verschlossen, dass eine Kontamination verhindert wird.

Nur eine Fertigzubereitung, die allen Anforderungen unter „Prüfung auf Identität", „Prüfung auf Reinheit" und „Bestimmung der Wirksamkeit" entspricht, darf zur Verwendung freigegeben werden. Wenn die Prüfungen „Spezifische Toxizität der Pertussis-Komponente", „Konservierungsmittel" und die „Bestimmung der Wirksamkeit" am fertigen Impfstoff als Bulk mit zufriedenstellenden Ergebnissen durchgeführt wurden, kann auf die Durchführung dieser Prüfungen an der Fertigzubereitung verzichtet werden.

Falls der Gehalt an freiem Formaldehyd an den gereinigten Antigenen als Bulk oder am fertigen Impfstoff als Bulk bestimmt wurde und gezeigt wurde, dass der Gehalt in der Fertigzubereitung höchstens 0,2 $g \cdot l^{-1}$ betragen wird, kann die Prüfung „Freier Formaldehyd" bei der Fertigzubereitung entfallen.

Prüfung auf Identität

A. Diphtherie-Toxoid wird mit Hilfe einer geeigneten immunchemischen Methode (2.7.1) identifiziert. Die folgende, auf bestimmte Impfstoffe anwendbare Methode ist als Beispiel angegeben. Im zu prüfenden Impfstoff wird so viel Natriumcitrat *R* gelöst, dass eine Lösung von 100 $g \cdot l^{-1}$ erhalten wird. Diese wird etwa 16 h lang bei 37 °C gehalten und zentrifugiert, bis ein klarer Überstand erhalten wird. Der klare Überstand reagiert mit einem geeigneten Diphtherie-Antitoxin und bildet einen Niederschlag.

B. Tetanus-Toxoid wird mit Hilfe einer geeigneten immunchemischen Methode (2.7.1) identifiziert. Die folgende, auf bestimmte Impfstoffe anwendbare Methode ist als Beispiel angegeben. Der bei der „Prüfung auf Identität, A" erhaltene klare Überstand reagiert mit einem geeigneten Tetanus-Antitoxin und bildet einen Niederschlag.

C. Der bei der „Prüfung auf Identität, A" erhaltene Zentrifugationsrückstand kann verwendet werden. Andere geeignete Methoden zur Trennung der Bakterien vom Adsorbens können auch angewendet werden. Der Pertussis-Impfstoff wird aus dem suspendierten Rückstand durch Agglutination der Bakterien mit spezifischen Antisera gegen *B. pertussis* oder durch die unter „Bestimmung der Wirksamkeit" beschriebene Bestimmung der Pertussis-Komponente identifiziert.

Prüfung auf Reinheit

Spezifische Toxizität der Pertussis-Komponente: Jeweils mindestens 5 gesunde Mäuse von je 14 bis 16 g Körpermasse werden für die Impfstoffgruppe und die Kontrollgruppe verwendet. Mäuse desselben Geschlechts werden verwendet oder männliche und weibliche Tiere gleichmäßig auf die Gruppen verteilt. Die Tiere müssen bis mindestens 2 h vor der Injektion und während der Prüfung mit Futter und Wasser versorgt werden. Jeder Maus der Impfstoffgruppe wird in 0,5 ml eine Impfstoffmenge von mindestens der halben Einzeldosis für den Menschen intraperitoneal injiziert. Jeder Maus der Kontrollgruppe werden 0,5 ml einer sterilen Lösung von Natriumchlorid *R* (9 $g \cdot l^{-1}$) injiziert, die vorzugsweise die gleiche Menge Konservierungsmittel enthält wie die 0,5 ml des injizierten Impfstoffs. Die Tiere beider Gruppen werden unmittelbar vor der Injektion und 72 h sowie 7 Tage nach der Injektion gewogen. Der Impfstoff entspricht der Prüfung, wenn
- die Gesamtkörpermasse der Mäuse der Impfstoffgruppe nach 72 h nicht geringer ist als vor der Injektion
- die durchschnittliche Massezunahme je geimpfter Maus nach 7 Tagen mindestens 60 Prozent der eines Kontrolltiers beträgt und

– höchstens 5 Prozent der geimpften Mäuse während der Prüfung sterben.

Die Prüfung kann wiederholt werden und die Ergebnisse der Prüfungen werden zusammengefasst.

Aluminium (2.5.13): höchstens 1,25 mg je Einzeldosis für den Menschen, wenn Aluminiumhydroxid oder hydratisiertes Aluminiumphosphat als Adsorbens verwendet wurde

Freier Formaldehyd (2.4.18): höchstens 0,2 g · l^{-1}

Konservierungsmittel: Falls vorhanden wird der Gehalt an Konservierungsmittel mit Hilfe einer geeigneten chemischen Methode bestimmt. Der Gehalt muss mindestens dem gerade noch wirksamen Gehalt entsprechen und darf höchstens 115 Prozent des in der Beschriftung angegebenen Gehalts betragen.

Sterilität (2.6.1): Der Impfstoff muss der Prüfung entsprechen.

Bestimmung der Wirksamkeit

Diphtherie-Komponente: Zur Bestimmung der Wirksamkeit des Impfstoffs wird eine der unter „Bestimmung der Wirksamkeit von Diphtherie-Adsorbat-Impfstoff" (2.7.6) vorgeschriebenen Methoden durchgeführt.

Die untere Vertrauensgrenze (p = 0,95) der ermittelten Wirksamkeit muss mindestens 30 I. E. je Einzeldosis für den Menschen betragen.

Tetanus-Komponente: Zur Bestimmung der Wirksamkeit des Impfstoffs wird eine der unter „Bestimmung der Wirksamkeit von Tetanus-Adsorbat-Impfstoff" (2.7.8) vorgeschriebenen Methoden durchgeführt.

Wenn die Bestimmung an Meerschweinchen erfolgt, muss die untere Vertrauensgrenze (p = 0,95) der ermittelten Wirksamkeit mindestens 40 I. E. je Einzeldosis für den Menschen betragen. Wenn die Bestimmung an Mäusen erfolgt, muss die untere Vertrauensgrenze (p = 0,95) der ermittelten Wirksamkeit mindestens 60 I. E. je Einzeldosis für den Menschen betragen.

Pertussis-Komponente: Die Bestimmung erfolgt nach der unter „Bestimmung der Wirksamkeit von Pertussis(Ganzzell)-Impfstoff" (2.7.7) beschriebenen Methode.

Die ermittelte Wirksamkeit muss mindestens 4,0 I. E. je Einzeldosis für den Menschen und die untere Vertrauensgrenze (p = 0,95) der ermittelten Wirksamkeit mindestens 2,0 I. E. je Einzeldosis für den Menschen betragen.

Beschriftung

Die Beschriftung gibt an,
- Mindestanzahl an Internationalen Einheiten jeder Komponente je Einzeldosis für den Menschen
- Name und Menge des Adsorbens
- falls zutreffend, dass der Impfstoff für die Erstimpfung von Kindern vorgesehen und nicht notwendigerweise für Auffrischimpfungen oder zur Impfung von Erwachsenen geeignet ist
- dass der Impfstoff vor der Verwendung geschüttelt werden muss
- dass der Impfstoff nicht gefrieren darf.

10.3/2061

Diphtherie-Tetanus-Pertussis(Ganzzell)-Poliomyelitis(inaktiviert)-Adsorbat-Impfstoff

Vaccinum diphtheriae, tetani, pertussis ex cellulis integris et poliomyelitidis inactivatum adsorbatum

Definition

Diphtherie-Tetanus-Pertussis(Ganzzell)-Poliomyelitis-(inaktiviert)-Adsorbat-Impfstoff ist ein Kombinationsimpfstoff aus Diphtherie-Formoltoxoid, Tetanus-Formoltoxoid, einer inaktivierten Suspension von *Bordetella pertussis* (PER$_w$, Pertussis whole cell), geeigneten Stämmen des humanen Polio-Virus Typ 1, 2 und 3, in geeigneten Zellkulturen vermehrt und inaktiviert durch ein validiertes Verfahren, und einem mineralischen Adsorbens wie Aluminiumhydroxid oder hydratisiertem Aluminiumphosphat.

Die Formoltoxoide werden aus den Toxinen gewonnen, die bei der Vermehrung von *Corynebacterium diphtheriae* beziehungsweise von *Clostridium tetani* gebildet werden.

Herstellung

Allgemeine Vorkehrungen

Das Herstellungsverfahren muss nachweislich konstant Impfstoffe ergeben, die einem Impfstoff entsprechen, der den Anforderungen an die klinische Wirksamkeit und Unschädlichkeit für den Menschen entspricht.

Spezifische Toxizität der Diphtherie-Komponente: Das Herstellungsverfahren wird einer Validierung unterzogen und muss gewährleisten, dass, falls der Impfstoff

geprüft wird, die Zubereitung der folgenden Prüfung entspricht:
5 gesunden Meerschweinchen von je 250 bis 350 g Körpermasse, die zuvor keinerlei die Prüfung störende Behandlung erhalten haben, wird jeweils das 5fache der in der Beschriftung angegebenen Einzeldosis für den Menschen subkutan injiziert. Wenn innerhalb von 42 Tagen nach der Injektion ein Tier Symptome einer Vergiftung mit Diphtherie-Toxin aufweist oder daran stirbt, entspricht der Impfstoff nicht der Prüfung. Stirbt mehr als ein Tier aus unspezifischen Gründen, ist die Prüfung einmal zu wiederholen. Stirbt auch bei der Wiederholungsprüfung mehr als ein Tier, so entspricht der Impfstoff nicht der Prüfung.

Referenzimpfstoff(e): Unter der Voraussetzung, dass gültige Wirksamkeitsbestimmungen durchgeführt werden können, ist die Verwendung von Einzelkomponenten-Referenzimpfstoffen für die Wirksamkeitsbestimmung des Kombinationsimpfstoffs möglich. Wenn das aufgrund von Interaktionen zwischen den Komponenten des Kombinationsimpfstoffs oder aufgrund von Unterschieden in der Zusammensetzung zwischen dem Einzelkomponenten-Referenzimpfstoff und dem zu prüfenden Impfstoff nicht möglich ist, wird eine Charge des Kombinationsimpfstoffs, die sich in klinischen Studien als wirksam erwiesen hat, oder eine davon abgeleitete, repräsentative Charge als Referenzimpfstoff verwendet. Zur Herstellung einer repräsentativen Charge muss das Verfahren, das zur Herstellung der in klinischen Studien geprüften Charge geführt hat, streng eingehalten werden. Der Referenzimpfstoff kann mit Hilfe einer Methode stabilisiert werden, die nachweislich keinen Einfluss auf die Bestimmung der Wirksamkeit hat.

Herstellung der Komponenten

Die Herstellung der Komponenten entspricht den Anforderungen der Monographien **Diphtherie-Adsorbat-Impfstoff (Vaccinum diphtheriae adsorbatum)**, **Tetanus-Adsorbat-Impfstoff (Vaccinum tetani adsorbatum)**, **Pertussis(Ganzzell)-Adsorbat-Impfstoff (Vaccinum pertussis ex cellulis integris adsorbatum)** und **Poliomyelitis-Impfstoff (inaktiviert) (Vaccinum poliomyelitidis inactivatum)**.

Fertiger Impfstoff als Bulk

Der fertige Impfstoff als Bulk wird durch Adsorption geeigneter Mengen von gereinigtem Diphtherie-Toxoid als Bulk und gereinigtem Tetanus-Toxoid als Bulk einzeln oder zusammen an einen mineralischen Träger wie Aluminiumhydroxid oder hydratisiertes Aluminiumphosphat hergestellt. Geeignete Mengen einer inaktivierten Suspension von *B. pertussis* und von gereinigten, monovalenten Ernten von humanem Polio-Virus Typ 1, 2 und 3 oder einem trivalenten Pool solcher gereinigter, monovalenter Virusernten werden zugesetzt. Geeignete Konservierungsmittel können zugesetzt werden.

Nur fertiger Impfstoff als Bulk, der den nachfolgend beschriebenen Prüfungen entspricht, darf zur Herstellung der Fertigzubereitung verwendet werden.

Rinderserumalbumin: Vor dem Zusatz des Adsorbens bei der Herstellung des fertigen Impfstoffs als Bulk beträgt der Gehalt an Rinderserumalbumin so viel, dass in der Fertigzubereitung höchstens 50 ng je Einzeldosis für den Menschen enthalten sein werden, bestimmt mit Hilfe einer geeigneten immunchemischen Methode (2.7.1) an der Poliomyelitis-Komponente.

Konservierungsmittel: Falls vorhanden wird der Gehalt an Konservierungsmittel mit Hilfe einer geeigneten chemischen Methode bestimmt. Der Gehalt muss mindestens 85 und darf höchstens 115 Prozent des vorgesehenen Gehalts betragen.

Sterilität (2.6.1): Die Prüfung wird mit 10 ml Zubereitung je Nährmedium durchgeführt.

Fertigzubereitung

Nur eine Fertigzubereitung, die der Prüfung „Osmolalität" und allen nachfolgend aufgeführten Anforderungen unter „Prüfung auf Identität", „Prüfung auf Reinheit" und „Bestimmung der Wirksamkeit" entspricht, darf zur Verwendung freigegeben werden.

Wenn die Prüfungen „Spezifische Toxizität der Pertussis-Komponente", „Konservierungsmittel" und die „Bestimmung der Wirksamkeit" der Diphtherie-, Tetanus- und Pertussis-Komponenten beim fertigen Impfstoff als Bulk mit zufriedenstellenden Ergebnissen durchgeführt wurden, können sie bei der Fertigzubereitung entfallen.

Falls der Gehalt an freiem Formaldehyd an gereinigten Antigenen als Bulk, der inaktivierten *B.-pertussis*-Suspension und an gereinigten, monovalenten Virusernten oder dem trivalenten Pool von Polio-Viren oder am fertigen Impfstoff als Bulk bestimmt wurde und gezeigt wurde, dass der Gehalt in der Fertigzubereitung höchstens $0{,}2\ g \cdot l^{-1}$ betragen wird, kann die Prüfung „Freier Formaldehyd" bei der Fertigzubereitung entfallen.

Falls die „Bestimmung der Wirksamkeit" für die Poliomyelitis-Komponente *in vivo* mit zufriedenstellenden Ergebnissen am fertigen Impfstoff als Bulk durchgeführt wurde, kann sie bei der Fertigzubereitung entfallen.

Auf die „Bestimmung der Wirksamkeit" der Poliomyelitis-Komponente *in vivo* kann verzichtet werden, wenn für ein bestimmtes Produkt und jeden Polio-Virustyp nachgewiesen wurde, dass die Akzeptanzkriterien für die D-Antigen-Bestimmung das gleiche Ergebnis wie die „Bestimmung der Wirksamkeit" *in vivo* im Hinblick auf Akzeptanz oder Ablehnung einer Charge ergeben. Dieser Nachweis muss die Prüfung von Chargen mit verminderter Wirksamkeit beinhalten, die, falls erforderlich, experimentell hergestellt werden, zum Beispiel durch Wärmebehandlung oder andere Methoden zur Verringerung der immunogenen Aktivität. Bei einer signifikanten Änderung im Herstellungsverfahren der Antigene oder deren Formulierung muss jede Auswirkung auf die „Bestimmung der Wirksamkeit" *in vivo* und *in vitro* bewertet und eine Revalidierung in Betracht gezogen werden.

Impfstoffe für Menschen

Osmolalität (2.2.35): Die Osmolalität des Impfstoffs muss innerhalb der für die bestimmte Zubereitung zugelassenen Grenzen liegen.

Prüfung auf Identität

A. Diphtherie-Toxoid wird mit Hilfe einer geeigneten immunchemischen Methode (2.7.1) identifiziert. Die folgende, auf bestimmte Impfstoffe anwendbare Methode ist als Beispiel angegeben. Im zu prüfenden Impfstoff wird so viel Natriumcitrat *R* gelöst, dass eine Lösung von 100 g · l^{-1} erhalten wird. Diese Lösung wird etwa 16 h lang bei 37 °C gehalten und zentrifugiert, bis ein klarer Überstand erhalten wird, der mit einem geeigneten Diphtherie-Antitoxin reagiert und einen Niederschlag bildet.

B. Tetanus-Toxoid wird mit Hilfe einer geeigneten immunchemischen Methode (2.7.1) identifiziert. Die folgende, auf bestimmte Impfstoffe anwendbare Methode ist als Beispiel angegeben. Der unter „Prüfung auf Identität, A" erhaltene klare Überstand reagiert mit einem geeigneten Tetanus-Antitoxin und bildet einen Niederschlag.

C. Der unter „Prüfung auf Identität, A" erhaltene Rückstand kann verwendet werden. Andere geeignete Methoden zum Abtrennen der Bakterien vom Adsorbens können angewendet werden. Der Pertussis-Impfstoff wird aus dem suspendierten Niederschlag durch Agglutination der Bakterien durch spezifische Antisera gegen *B. pertussis* oder durch die „Bestimmung der Wirksamkeit" identifiziert.

D. Der Impfstoff muss unter Anwendung einer geeigneten immunchemischen Methode (2.7.1), wie der Bestimmung von D-Antigen mittels ELISA, nachweislich humane Polio-Viren Typ 1, 2 und 3 enthalten.

Prüfung auf Reinheit

Spezifische Toxizität der Pertussis-Komponente: Jeweils mindestens 5 gesunde Mäuse von je 14 bis 16 g Körpermasse werden für die Impfstoffgruppe und für die Kontrollgruppe mit Salzlösung verwendet. Tiere desselben Geschlechts werden verwendet oder männliche und weibliche Tiere gleichmäßig auf die Gruppen verteilt. Die Tiere werden bis mindestens 2 h vor der Injektion und während der Prüfung mit Futter und Wasser versorgt. Jeder Maus der Impfstoffgruppe wird in 0,5 ml eine Impfstoffmenge von mindestens der halben Einzeldosis für den Menschen intraperitoneal injiziert. Jeder Maus der Kontrollgruppe werden 0,5 ml einer sterilen Lösung von Natriumchlorid *R* (9 g · l^{-1}) injiziert, die vorzugsweise die gleiche Menge Konservierungsmittel enthält wie die des injizierten Impfstoffs. Die Mäuse beider Gruppen werden unmittelbar vor der Injektion und 72 h sowie 7 Tage nach der Injektion gewogen. Der Impfstoff entspricht der Prüfung, wenn

- die Gesamtkörpermasse der Mäuse der Impfstoffgruppe nach 72 h nicht geringer ist als vor der Injektion
- die durchschnittliche Massezunahme je geimpfter Maus nach 7 Tagen mindestens 60 Prozent der eines Kontrolltiers beträgt
- höchstens 5 Prozent der geimpften Mäuse während der Prüfung sterben.

Die Prüfung kann wiederholt werden; die Ergebnisse der Prüfungen müssen zusammengefasst werden.

Aluminium (2.5.13): höchstens 1,25 mg je Einzeldosis für den Menschen, wenn Aluminiumhydroxid oder hydratisiertes Aluminiumphosphat als Adsorbens verwendet wurde

Freier Formaldehyd (2.4.18): höchstens 0,2 g · l^{-1}

Konservierungsmittel: Falls vorhanden wird der Gehalt an Konservierungsmittel mit Hilfe einer geeigneten chemischen Methode bestimmt. Der Gehalt muss mindestens dem gerade noch wirksamen Gehalt entsprechen und darf höchstens 115 Prozent des in der Beschriftung angegebenen Gehalts betragen.

Sterilität (2.6.1): Der Impfstoff muss der Prüfung entsprechen.

Bestimmung der Wirksamkeit

Diphtherie-Komponente: Zur Bestimmung der Wirksamkeit der Diphtherie-Komponente wird eine der unter „Bestimmung der Wirksamkeit von Diphtherie-Adsorbat-Impfstoff" (2.7.6) vorgeschriebenen Methoden durchgeführt.

Die untere Vertrauensgrenze ($p = 0{,}95$) der ermittelten Wirksamkeit muss mindestens 30 I. E. je Einzeldosis für den Menschen betragen.

Tetanus-Komponente: Zur Bestimmung der Wirksamkeit der Tetanus-Komponente wird eine der unter „Bestimmung der Wirksamkeit von Tetanus-Adsorbat-Impfstoff" (2.7.8) vorgeschriebenen Methoden durchgeführt.

Wenn die Bestimmung an Meerschweinchen erfolgt, muss die untere Vertrauensgrenze ($p = 0{,}95$) der ermittelten Wirksamkeit mindestens 40 I. E. je Einzeldosis für den Menschen betragen. Wenn die Bestimmung an Mäusen erfolgt, muss die untere Vertrauensgrenze ($p = 0{,}95$) der ermittelten Wirksamkeit mindestens 60 I. E. je Einzeldosis für den Menschen betragen.

Pertussis-Komponente: Die Bestimmung erfolgt nach der unter „Bestimmung der Wirksamkeit von Pertussis(Ganzzell)-Impfstoff" (2.7.7) beschriebenen Methode.

Die ermittelte Wirksamkeit muss mindestens 4,0 I. E. je Einzeldosis für den Menschen und die untere Vertrauensgrenze ($p = 0{,}95$) der ermittelten Wirksamkeit mindestens 2,0 I. E. je Einzeldosis für den Menschen betragen.

Poliomyelitis-Komponente

D-Antigen-Gehalt: Als Maß für die Gleichförmigkeit der Herstellung wird der Gehalt an D-Antigen der humanen Polio-Viren Typ 1, 2 und 3 nach der Desorption mit Hilfe einer geeigneten immunchemischen Methode (2.7.1) bestimmt. Dabei wird eine Standardzubereitung verwendet, die in D-Antigen-Einheiten der Ph. Eur. kalibriert ist. Der Gehalt an D-Antigen, bezogen auf den in der Beschriftung angegebenen Gehalt, muss für jeden Typ innerhalb der für das bestimmte Produkt zugelassenen Grenzen liegen.

Poliomyelitis-Impfstoff (inaktiviert) *BRP* ist in Ph.-Eur.-Einheiten kalibriert und zur Verwendung bei der Bestimmung des D-Antigen-Gehalts vorgesehen. Die Ph.-Eur.-Einheiten entsprechen den Internationalen Einheiten.

Bestimmung der Wirksamkeit in vivo: Der Impfstoff muss der „In-vivo-Bestimmung der Wirksamkeit von Poliomyelitis-Impfstoff (inaktiviert)“ (2.7.20) entsprechen.

Beschriftung

Die Beschriftung gibt an,
- Mindestanzahl an Internationalen Einheiten von Diphtherie- und Tetanus-Toxoid je Einzeldosis für den Menschen
- Mindestanzahl an Internationalen Einheiten der Pertussis-Komponente je Einzeldosis für den Menschen
- die in jeder Einzeldosis für den Menschen nominal enthaltene Menge des Polio-Virus eines jeden Typs (1, 2 und 3), ausgedrückt in Ph.-Eur.-Einheiten an D-Antigen
- zur Herstellung der Poliomyelitis-Komponente verwendeter Zelltyp
- Name und Menge des Adsorbens
- falls zutreffend, dass der Impfstoff für die Erstimmunisierung von Kindern bestimmt und nicht notwendigerweise für Auffrischimpfungen oder zur Impfung von Erwachsenen geeignet ist
- dass der Impfstoff vor der Verwendung geschüttelt werden muss
- dass der Impfstoff nicht gefrieren darf.

10.3/2066

Diphtherie-Tetanus-Pertussis(Ganzzell)-Poliomyelitis(inaktiviert)-Haemophilus-Typ-b(konjugiert)-Adsorbat-Impfstoff

Vaccinum diphtheriae, tetani, pertussis ex cellulis integris, poliomyelitidis inactivatum et haemophili stirpis b coniugatum adsorbatum

Definition

Diphtherie-Tetanus-Pertussis(Ganzzell)-Poliomyelitis-(inaktiviert)-Haemophilus-Typ-b(konjugiert)-Adsorbat-Impfstoff ist ein Kombinationsimpfstoff aus Diphtherie-Formoltoxoid, Tetanus-Formoltoxoid, einer inaktivierten Suspension von *Bordetella pertussis* (PER$_w$, Pertussis whole cell), geeigneten Stämmen des humanen Polio-Virus Typ 1, 2 und 3, in geeigneten Zellkulturen vermehrt und inaktiviert durch ein validiertes Verfahren, Polyribosylribitolphosphat (PRP), das kovalent an ein Trägerprotein gebunden ist, und einem mineralischen Adsorbens wie Aluminiumhydroxid oder hydratisiertem Aluminiumphosphat. Die Haemophilus-Komponente befindet sich in einem separaten Behältnis und muss unmittelbar vor der Verwendung mit den anderen Komponenten gemischt werden.

Die Formoltoxoide werden aus den Toxinen gewonnen, die bei der Vermehrung von *Corynebacterium diphtheriae* beziehungsweise von *Clostridium tetani* gebildet werden.

PRP ist ein lineares Copolymer aus sich wiederholenden Einheiten von 3-β-D-Ribofuranosyl-(1→1)-ribitol-5-phosphat $[(C_{10}H_{19}O_{11}P)_n]$ mit einer definierten Molekülgröße und wird aus einem geeigneten Stamm von *Haemophilus influenzae* Typ b gewonnen.

Das mit PRP konjugierte Trägerprotein induziert eine T-Lymphozyten-abhängige Immunantwort der B-Lymphozyten gegen das Polysaccharid.

Impfstoffe für Menschen

Herstellung

Allgemeine Vorkehrungen

Das Herstellungsverfahren muss nachweislich konstant Impfstoffe ergeben, die einem Impfstoff entsprechen, der den Anforderungen an die klinische Wirksamkeit und Unschädlichkeit für den Menschen entspricht.

Während der Entwicklungsstudien muss gezeigt werden, dass der Impfstoff konstant eine T-Lymphozyten-abhängige Immunantwort der B-Lymphozyten gegen das PRP induziert. Bei Änderungen im Herstellungsverfahren muss mit Hilfe von geeigneten In-vitro-Methoden nachgewiesen werden, dass die charakteristischen Eigenschaften des Konjugats nicht beeinträchtigt sind.

Als Bestandteil der Prüfung auf Gleichförmigkeit werden die Bestimmung der Wirksamkeit der Diphtherie-, Tetanus-, Pertussis- und Poliomyelitis-Komponenten mit einer ausreichenden Anzahl entsprechend der Gebrauchsanweisung rekonstituierter Impfstoffchargen durchgeführt. Nachfolgende Routinebestimmungen dieser Komponenten können ohne Zusatz der Haemophilus-Komponente durchgeführt werden.

Für die Haemophilus-Komponente wird das Herstellungsverfahren einer Validierung unterzogen und muss gewährleisten, dass, falls der Impfstoff geprüft wird, die Haemophilus-Komponente der wie folgt durchgeführten „Prüfung auf Pyrogene" (2.6.8) entspricht. Je nach Trägerprotein des Impfstoffs wird jedem Kaninchen je Kilogramm Körpermasse eine Impfstoffmenge injiziert, die 1 µg PRP für das Diphtherie-Toxoid oder -Protein CRM 197 oder 0,1 µg PRP für das Tetanus-Toxoid oder 0,025 µg PRP für den Proteinkomplex der äußeren Zellmembran (OMP, outer membrane protein complex) von Gruppe-B-Meningokokken entspricht.

Spezifische Toxizität der Diphtherie-Komponente: Das Herstellungsverfahren wird einer Validierung unterzogen und muss gewährleisten, dass, falls der Impfstoff geprüft wird, die Zubereitung der folgenden Prüfung entspricht:
5 gesunden Meerschweinchen von je 250 bis 350 g Körpermasse, die zuvor keine die Prüfung störende Behandlung erhalten haben, wird jeweils das 5fache der in der Beschriftung angegebenen Einzeldosis für den Menschen subkutan injiziert. Wenn innerhalb von 42 Tagen nach der Injektion ein Tier Symptome einer Vergiftung mit Diphtherie-Toxin aufweist oder daran stirbt, entspricht der Impfstoff nicht der Prüfung. Stirbt mehr als ein Tier aus unspezifischen Gründen, ist die Prüfung einmal zu wiederholen. Stirbt bei der Wiederholungsprüfung mehr als ein Tier, so entspricht der Impfstoff nicht der Prüfung.

Referenzimpfstoff/e: Unter der Voraussetzung, dass gültige Wirksamkeitsbestimmungen durchgeführt werden können, ist die Verwendung von Einzelkomponenten-Referenzimpfstoffen für die Wirksamkeitsbestimmung des Kombinationsimpfstoffs möglich. Wenn das aufgrund von Interaktionen zwischen den Komponenten des Kombinationsimpfstoffs oder aufgrund von Unterschieden in der Zusammensetzung zwischen dem Einzelkomponenten-Referenzimpfstoff und dem zu prüfenden Impfstoff nicht möglich ist, wird eine Charge des Kombinationsimpfstoffs, die sich in klinischen Studien als wirksam erwiesen hat, oder eine davon abgeleitete, repräsentative Charge als Referenzimpfstoff verwendet. Zur Herstellung einer repräsentativen Charge muss das Verfahren, das zur Herstellung der in klinischen Studien geprüften Charge geführt hat, streng eingehalten werden. Der Referenzimpfstoff kann mit Hilfe einer Methode stabilisiert werden, die nachweislich keinen Einfluss auf die Bestimmung der Wirksamkeit hat.

Herstellung der Komponenten

Die Herstellung der Komponenten entspricht den Anforderungen der Monographien **Diphtherie-Adsorbat-Impfstoff (Vaccinum diphtheriae adsorbatum), Tetanus-Adsorbat-Impfstoff (Vaccinum tetani adsorbatum), Pertussis(Ganzzell)-Adsorbat-Impfstoff (Vaccinum pertussis ex cellulis integris adsorbatum), Poliomyelitis-Impfstoff (inaktiviert) (Vaccinum poliomyelitidis inactivatum)** und **Haemophilus-Typ-b-Impfstoff (konjugiert) (Vaccinum haemophili stirpis b coniugatum)**.

Fertiger Impfstoff als Bulk

Der fertige Impfstoff als Bulk der Diphtherie-, Tetanus-, Pertussis- und Poliomyelitis-Komponenten wird durch Adsorption geeigneter Mengen von gereinigtem Diphtherie-Toxoid als Bulk und gereinigtem Tetanus-Toxoid als Bulk einzeln oder zusammen an einen mineralischen Träger wie Aluminiumhydroxid oder hydratisiertes Aluminiumphosphat hergestellt. Geeignete Mengen einer inaktivierten Suspension von *B. pertussis* und von gereinigten, monovalenten Virusernten von humanem Polio-Virus Typ 1, 2 und 3 oder einem trivalenten Pool solcher gereinigter, monovalenter Virusernten werden zugesetzt. Geeignete Konservierungsmittel können zugesetzt werden.

Der fertige Impfstoff als Bulk der Haemophilus-Komponente wird durch Verdünnen des Konjugats als Bulk zur Endkonzentration mit einem geeigneten Verdünnungsmittel hergestellt. Ein Stabilisator kann zugesetzt werden.

Nur fertiger Impfstoff als Bulk, der den nachfolgend beschriebenen Prüfungen entspricht, darf zur Herstellung der Fertigzubereitung verwendet werden.

Rinderserumalbumin: Vor dem Zusatz des Adsorbens bei der Herstellung des fertigen Impfstoffs als Bulk beträgt der Gehalt an Rinderserumalbumin nur so viel, dass in der Fertigzubereitung höchstens 50 ng je Einzeldosis für den Menschen enthalten sein werden, bestimmt mit Hilfe einer geeigneten immunchemischen Methode (2.7.1) an der Poliomyelitis-Komponente.

Konservierungsmittel: Falls vorhanden wird der Gehalt an Konservierungsmittel mit Hilfe einer geeigneten chemischen Methode bestimmt. Der Gehalt muss mindestens 85 und darf höchstens 115 Prozent des vorgesehenen Gehalts betragen.

Sterilität (2.6.1): Die Prüfung wird mit 10 ml Zubereitung je Nährmedium durchgeführt.

Fertigzubereitung

Der fertige Impfstoff als Bulk der Haemophilus-Komponente wird gefriergetrocknet.

Nur eine Fertigzubereitung, die der Prüfung „Osmolalität" und allen nachfolgend aufgeführten Anforderungen unter „Prüfung auf Identität", „Prüfung auf Reinheit" und „Bestimmung der Wirksamkeit" entspricht, darf zur Verwendung freigegeben werden.

Falls die Prüfungen „Spezifische Toxizität der Pertussis-Komponente", „Konservierungsmittel" und die „Bestimmung der Wirksamkeit" der Diphtherie-, Tetanus- und Pertussis-Komponenten beim fertigen Impfstoff als Bulk mit zufriedenstellenden Ergebnissen durchgeführt wurden, können sie bei der Fertigzubereitung entfallen.

Falls der Gehalt an freiem Formaldehyd an den gereinigten Antigenen als Bulk, an der inaktivierten Suspension von *B. pertussis* und an gereinigten, monovalenten Virusernten oder dem trivalenten Pool von Polio-Viren oder am fertigen Impfstoff als Bulk bestimmt und gezeigt wurde, dass der Gehalt in der Fertigzubereitung höchstens $0{,}2\ g \cdot l^{-1}$ betragen wird, kann die Prüfung „Freier Formaldehyd" bei der Fertigzubereitung entfallen.

Falls die „Bestimmung der Wirksamkeit" der Poliomyelitis-Komponente *in vivo* mit zufriedenstellenden Ergebnissen am fertigen Impfstoff als Bulk durchgeführt wurde, kann sie bei der Fertigzubereitung entfallen.

Auf die „Bestimmung der Wirksamkeit" der Poliomyelitis-Komponente *in vivo* kann verzichtet werden, wenn für ein bestimmtes Produkt und jeden Polio-Virustyp nachgewiesen wurde, dass die Akzeptanzkriterien für die D-Antigen-Bestimmung das gleiche Ergebnis wie die „Bestimmung der Wirksamkeit" *in vivo* im Hinblick auf Akzeptanz oder Ablehnung einer Charge ergeben. Dieser Nachweis muss die Prüfung von Chargen mit verminderter Wirksamkeit beinhalten, die, falls erforderlich, experimentell hergestellt werden, zum Beispiel durch Wärmebehandlung oder andere Methoden zur Verringerung der immunogenen Aktivität. Bei einer signifikanten Änderung im Herstellungsverfahren der Antigene oder deren Formulierung muss jede Auswirkung auf die „Bestimmung der Wirksamkeit" *in vivo* und *in vitro* bewertet und die Notwendigkeit einer Revalidierung in Betracht gezogen werden.

Osmolalität (2.2.35): Die Osmolalität des, falls erforderlich rekonstituierten, Impfstoffs muss innerhalb der für die bestimmte Zubereitung zugelassenen Grenzen liegen.

Freies PRP: Nach Elimination des Konjugats erfolgt die Bestimmung des ungebundenen PRPs für die Haemophilus-Komponente, zum Beispiel mit Hilfe einer der folgenden Methoden: Anionenaustausch-, Ausschlusschromatographie oder hydrophobe Chromatographie, Ultrafiltration oder andere validierte Verfahren.

Der Gehalt an freiem PRP darf nicht größer sein als der für das bestimmte Produkt zugelassene Gehalt.

Prüfung auf Identität

Die Prüfungen auf Identität A, B, C und D werden mit dem Inhalt des Behältnisses, das die Diphtherie-, Tetanus-, Pertussis- und Poliomyelitis-Komponenten enthält, durchgeführt. Zur „Prüfung auf Identität E" wird der Inhalt des Behältnisses mit der Haemophilus-Komponente verwendet.

A. Diphtherie-Toxoid wird mit Hilfe einer geeigneten immunchemischen Methode (2.7.1) identifiziert. Die folgende, auf bestimmte Impfstoffe anwendbare Methode ist als Beispiel angegeben. Im zu prüfenden Impfstoff wird so viel Natriumcitrat *R* gelöst, dass eine Lösung von $100\ g \cdot l^{-1}$ erhalten wird. Diese Lösung wird etwa 16 h lang bei 37 °C gehalten und zentrifugiert, bis ein klarer Überstand erhalten wird, der mit einem geeigneten Diphtherie-Antitoxin reagiert und einen Niederschlag bildet.

B. Tetanus-Toxoid wird mit Hilfe einer geeigneten immunchemischen Methode (2.7.1) identifiziert. Die folgende, auf bestimmte Impfstoffe anwendbare Methode ist als Beispiel angegeben. Der unter „Prüfung auf Identität, A" erhaltene klare Überstand reagiert mit einem geeigneten Tetanus-Antitoxin und bildet einen Niederschlag.

C. Der unter „Prüfung auf Identität, A" erhaltene Rückstand kann verwendet werden. Andere geeignete Methoden zum Abtrennen der Bakterien vom Adsorbens können angewendet werden. Der Pertussis-Impfstoff wird aus dem suspendierten Niederschlag durch Agglutination der Bakterien durch spezifische Antisera gegen *B. pertussis* oder durch die „Bestimmung der Wirksamkeit" identifiziert.

D. Für den Impfstoff muss mit Hilfe einer geeigneten immunchemischen Methode (2.7.1), wie der Bestimmung von D-Antigen mittels ELISA, nachgewiesen werden, dass er humane Polio-Viren Typ 1, 2 und 3 enthält.

E. Die Haemophilus-Komponente wird mit Hilfe einer für PRP geeigneten immunchemischen Methode (2.7.1) identifiziert.

Prüfung auf Reinheit

Die Prüfungen „Spezifische Toxizität der Pertussis-Komponente", „Aluminium", „Freier Formaldehyd", „Konservierungsmittel" und „Sterilität" werden mit dem Inhalt des Behältnisses, das die Diphtherie-, Tetanus-, Pertussis- und Poliomyelitis-Komponenten enthält, durchgeführt. Für die Prüfungen „PRP", „Wasser", „Sterilität" und „Bakterien-Endotoxine" wird der Inhalt des Behältnisses mit der Haemophilus-Komponente verwendet.

Verschiedene Prüfungen der Haemophilus-Komponente werden eher am gefriergetrockneten Produkt durchgeführt als am Konjugat als Bulk, da der Gefriertrocknungsprozess die zu prüfende Komponente schädigen kann.

Impfstoffe für Menschen

Spezifische Toxizität der Pertussis-Komponente: Jeweils mindestens 5 gesunde Mäuse von je 14 bis 16 g Körpermasse werden für die Impfstoffgruppe und für die Kontrollgruppe mit Salzlösung verwendet. Tiere desselben Geschlechts werden verwendet oder männliche und weibliche Tiere gleichmäßig auf die Gruppen verteilt. Die Tiere werden bis mindestens 2 h vor der Injektion und während der Prüfung mit Futter und Wasser versorgt. Jeder Maus der Impfstoffgruppe wird in 0,5 ml eine Impfstoffmenge von mindestens der halben Einzeldosis für den Menschen intraperitoneal injiziert. Jeder Maus der Kontrollgruppe werden 0,5 ml einer sterilen Lösung von Natriumchlorid *R* ($9 g \cdot l^{-1}$) injiziert, die vorzugsweise die gleiche Menge Konservierungsmittel enthält wie die des injizierten Impfstoffs. Die Mäuse beider Gruppen werden unmittelbar vor der Injektion und 72 h sowie 7 Tage nach der Injektion gewogen. Der Impfstoff entspricht der Prüfung, wenn

- die Gesamtkörpermasse der Mäuse der Impfstoffgruppe nach 72 h nicht geringer ist als vor der Injektion
- die durchschnittliche Massezunahme je geimpfter Maus nach 7 Tagen mindestens 60 Prozent der eines Kontrolltiers beträgt
- höchstens 5 Prozent der geimpften Mäuse während der Prüfung sterben.

Die Prüfung kann wiederholt werden und die Ergebnisse der Prüfungen werden zusammengefasst.

PRP: mindestens 80 Prozent der in der Beschriftung angegebenen PRP-Menge

Der Gehalt an PRP wird entweder durch Bestimmung der Ribose (2.5.31) oder des Phosphors (2.5.18), mit Hilfe einer immunchemischen Methode (2.7.1) oder der Flüssigchromatographie (2.2.29), unter Verwendung der Anionenaustauschchromatographie mit gepulster amperometrischer Detektion, ermittelt.

Aluminium (2.5.13): höchstens 1,25 mg je Einzeldosis für den Menschen, wenn Aluminiumhydroxid oder hydratisiertes Aluminiumphosphat als Adsorbens verwendet wurde

Freier Formaldehyd (2.4.18): höchstens $0,2 g \cdot l^{-1}$

Konservierungsmittel: Falls vorhanden wird der Gehalt an Konservierungsmittel mit Hilfe einer geeigneten chemischen Methode bestimmt. Der Gehalt muss mindestens dem gerade noch wirksamen Gehalt entsprechen und darf höchstens 115 Prozent des in der Beschriftung angegebenen Gehalts betragen.

Wasser (2.5.12): höchstens 3,0 Prozent in der Haemophilus-Komponente

Sterilität (2.6.1): Der Impfstoff muss der Prüfung entsprechen.

Bakterien-Endotoxine (2.6.14): Der Gehalt an Bakterien-Endotoxinen muss für die Haemophilus-Komponente des bestimmten Produkts innerhalb der von der zuständigen Behörde zugelassenen Grenzen liegen. Falls eine der Komponenten des Impfstoffs die Bestimmung von Endotoxin verhindert, wird, wie unter „Allgemeine Vorkehrungen" beschrieben, eine „Prüfung auf Pyrogene" durchgeführt.

Bestimmung der Wirksamkeit

Diphtherie-Komponente: Zur Bestimmung der Wirksamkeit der Diphtherie-Komponente wird eine der unter „Bestimmung der Wirksamkeit von Diphtherie-Adsorbat-Impfstoff" (2.7.6) vorgeschriebenen Methoden durchgeführt.

Die untere Vertrauensgrenze ($p = 0,95$) der ermittelten Wirksamkeit muss mindestens 30 I. E. je Einzeldosis für den Menschen betragen.

Tetanus-Komponente: Zur Bestimmung der Wirksamkeit der Tetanus-Komponente wird eine der unter „Bestimmung der Wirksamkeit von Tetanus-Adsorbat-Impfstoff" (2.7.8) vorgeschriebenen Methoden durchgeführt.

Wenn die Bestimmung an Meerschweinchen erfolgt, muss die untere Vertrauensgrenze ($p = 0,95$) der ermittelten Wirksamkeit mindestens 40 I. E. je Einzeldosis für den Menschen betragen. Wenn die Bestimmung an Mäusen erfolgt, muss die untere Vertrauensgrenze ($p = 0,95$) der ermittelten Wirksamkeit mindestens 60 I. E. je Einzeldosis für den Menschen betragen.

Pertussis-Komponente: Die Bestimmung erfolgt nach der unter „Bestimmung der Wirksamkeit von Pertussis(Ganzzell)-Impfstoff" (2.7.7) beschriebenen Methode.

Die ermittelte Wirksamkeit muss mindestens 4,0 I. E. je Einzeldosis für den Menschen und die untere Vertrauensgrenze ($p = 0,95$) der ermittelten Wirksamkeit mindestens 2,0 I. E. je Einzeldosis für den Menschen betragen.

Poliomyelitis-Komponente

D-Antigen-Gehalt: Als Maß für die Gleichförmigkeit der Herstellung wird der Gehalt an D-Antigen der humanen Polio-Viren Typ 1, 2 und 3 nach der Desorption mit Hilfe einer geeigneten immunchemischen Methode (2.7.1) bestimmt. Dabei wird eine Standardzubereitung verwendet, die in D-Antigen-Einheiten der Ph. Eur. kalibriert ist. Der Gehalt an D-Antigen, bezogen auf den in der Beschriftung angegebenen Gehalt, muss für jeden Typ innerhalb der für das bestimmte Produkt zugelassenen Grenzen liegen.

Poliomyelitis-Impfstoff (inaktiviert) *BRP* ist in Ph.-Eur.-Einheiten kalibriert und zur Verwendung bei der Bestimmung des D-Antigen-Gehalts vorgesehen. Die Ph.-Eur.-Einheiten entsprechen den Internationalen Einheiten.

Bestimmung der Wirksamkeit in vivo: Der Impfstoff muss der „In-vivo-Bestimmung der Wirksamkeit von Poliomyelitis-Impfstoff (inaktiviert)" (2.7.20) entsprechen.

Beschriftung

Die Beschriftung gibt an,
- Mindestanzahl an Internationalen Einheiten von Diphtherie- und Tetanus-Toxoid je Einzeldosis für den Menschen
- Mindestanzahl an Internationalen Einheiten der Pertussis-Komponente je Einzeldosis für den Menschen
- die in jeder Einzeldosis für den Menschen nominal enthaltene Menge des Polio-Virus eines jeden Typs (1, 2 und 3), ausgedrückt in Ph.-Eur.-Einheiten an D-Antigen
- zur Herstellung der Poliomyelitis-Komponente verwendeter Zelltyp
- Menge an PRP in Mikrogramm je Einzeldosis für den Menschen
- Typ und nominal enthaltene Menge der Trägerproteine je Einzeldosis für den Menschen
- Name und Menge des Adsorbens
- falls zutreffend, dass der Impfstoff für die Erstimmunisierung von Kindern bestimmt und nicht notwendigerweise für Auffrischimpfungen oder zur Impfung von Erwachsenen geeignet ist
- dass der Impfstoff vor der Verwendung geschüttelt werden muss
- dass der Impfstoff nicht gefrieren darf.

10.3/2328

Diphtherie-Tetanus-Poliomyelitis(inaktiviert)-Adsorbat-Impfstoff (reduzierter Antigengehalt)

Vaccinum diphtheriae, tetani et poliomyelitidis inactivatum, antigeni-o(-is) minutum, adsorbatum

Definition

Diphtherie-Tetanus-Poliomyelitis(inaktiviert)-Adsorbat-Impfstoff (reduzierter Antigengehalt) ist ein Kombinationsimpfstoff bestehend aus Diphtherie-Formoltoxoid, Tetanus-Formoltoxoid, geeigneten Stämmen des humanen Polio-Virus Typ 1, 2 und 3, vermehrt in geeigneten Zellkulturen und inaktiviert durch ein validiertes Verfahren, und einem mineralischen Adsorbens wie Aluminiumhydroxid oder hydratisiertem Aluminiumphosphat.

Die Formoltoxoide werden jeweils aus den Toxinen gewonnen, die bei Vermehrung von *Corynebacterium diphtheriae* beziehungsweise *Clostridium tetani* gebildet werden.

Verglichen mit allgemein für die Erstimmunisierung verwendeten Impfstoffen ist der Gehalt an Diphtherie-Toxoid je Einzeldosis für den Menschen reduziert. Der Gehalt an Tetanus-Toxoid kann ebenfalls reduziert sein.

Herstellung

Allgemeine Vorkehrungen

Das Herstellungsverfahren muss nachweislich konstant Impfstoffe ergeben, die einem Impfstoff entsprechen, dessen klinische Wirksamkeit und Unschädlichkeit für den Menschen nachgewiesen sind.

Spezifische Toxizität der Diphtherie-Komponente: Das Herstellungsverfahren wird einer Validierung unterzogen und muss gewährleisten, dass, falls der Impfstoff geprüft wird, die Zubereitung der folgenden Prüfung entspricht:
5 gesunden Meerschweinchen von je 250 bis 350 g Körpermasse, die zuvor keinerlei die Prüfung störende Behandlung erhalten haben, wird jeweils das 5fache der in der Beschriftung angegebenen Einzeldosis für den Menschen subkutan injiziert. Wenn innerhalb von 42 Tagen nach der Injektion ein Tier Symptome einer Vergiftung mit Diphtherie-Toxin aufweist oder daran stirbt, entspricht der Impfstoff nicht der Prüfung. Stirbt mehr als ein Tier aus unspezifischen Gründen, ist die Prüfung einmal zu wiederholen. Stirbt auch bei der Wiederholungsprüfung mehr als ein Tier, so entspricht der Impfstoff nicht der Prüfung.

Der Gehalt an Bakterien-Endotoxinen (2.6.14) in gereinigtem Diphtherie-Toxoid als Bulk, in gereinigtem Tetanus-Toxoid als Bulk und in gereinigten, inaktivierten monovalenten Polio-Virusernten wird bestimmt, um das Reinigungsverfahren zu überwachen und die Menge im fertigen Impfstoff zu begrenzen. Für jede Komponente darf der Gehalt an Bakterien-Endotoxinen nicht größer sein als der für den bestimmten Impfstoff zugelassene Grenzwert. In jedem Fall muss der Gehalt im fertigen Impfstoff weniger als 100 I. E. Bakterien-Endotoxine je Einzeldosis für den Menschen betragen.

Referenzimpfstoff(e): Unter der Voraussetzung, dass gültige Wirksamkeitsbestimmungen durchgeführt werden können, ist die Verwendung von Einzelkomponenten-Referenzimpfstoffen für die Wirksamkeitsbestimmung des Kombinationsimpfstoffs möglich. Wenn das aufgrund von Interaktionen zwischen den Komponenten des Kombinationsimpfstoffs oder aufgrund von Unterschieden in der Zusammensetzung zwischen dem Einzelkomponenten-Referenzimpfstoff und dem zu prüfenden Impfstoff nicht möglich ist, wird eine Charge des Kombinationsimpfstoffs, die sich in klinischen Studien als wirksam erwiesen hat, oder eine davon abgeleitete, repräsentative Charge als Referenzimpfstoff verwendet. Zur Herstellung einer repräsentativen Charge muss das Verfahren, das zur Herstellung der in klinischen Studien geprüften Charge verwendet wurde, streng eingehalten werden. Der Referenzimpfstoff kann mit Hilfe einer

Impfstoffe für Menschen

Methode stabilisiert werden, die nachweislich keinen Einfluss auf die Bestimmung der Wirksamkeit hat.

Herstellung der Komponenten

Die Herstellung der Komponenten entspricht den Anforderungen der Monographien **Diphtherie-Adsorbat-Impfstoff (Vaccinum diphtheriae adsorbatum), Tetanus-Adsorbat-Impfstoff (Vaccinum tetani adsorbatum)** und **Poliomyelitis-Impfstoff (inaktiviert) (Vaccinum poliomyelitidis inactivatum)**.

Fertiger Impfstoff als Bulk

Der fertige Impfstoff als Bulk der Diphtherie-, Tetanus- und Poliomyelitis-Komponenten wird durch Adsorption geeigneter Mengen von gereinigtem Diphtherie-Toxoid als Bulk und gereinigtem Tetanus-Toxoid als Bulk einzeln oder zusammen an einen mineralischen Träger wie Aluminiumhydroxid oder hydratisiertes Aluminiumphosphat hergestellt. Geeignete Mengen von gereinigten, monovalenten Ernten von humanem Polio-Virus Typ 1, 2 und 3 oder einem trivalenten Pool solcher gereinigter, monovalenter Virusernten werden zugesetzt. Geeignete Konservierungsmittel können zugesetzt werden.

Nur fertiger Impfstoff als Bulk, der den nachfolgend beschriebenen Prüfungen entspricht, darf zur Herstellung der Fertigzubereitung verwendet werden.

Rinderserumalbumin: Nach der Virusernte und vor dem Zusatz des Adsorbens bei der Herstellung des fertigen Impfstoffs als Bulk beträgt der Gehalt an Rinderserumalbumin so viel, dass in der Fertigzubereitung höchstens 50 ng je Einzeldosis für den Menschen enthalten sein werden, bestimmt mit Hilfe einer geeigneten immunchemischen Methode (2.7.1) an der Poliomyelitis-Komponente.

Konservierungsmittel: Falls vorhanden wird der Gehalt an Konservierungsmittel mit Hilfe einer geeigneten chemischen Methode bestimmt. Der Gehalt muss mindestens 85 und darf höchstens 115 Prozent des vorgesehenen Gehalts betragen.

Sterilität (2.6.1): Die Prüfung wird mit 10 ml Zubereitung je Nährmedium durchgeführt.

Fertigzubereitung

Der fertige Impfstoff als Bulk wird unter aseptischen Bedingungen in sterile Behältnisse mit Originalitätsverschluss abgefüllt. Die Behältnisse werden so verschlossen, dass eine Kontamination verhindert wird.

Nur eine Fertigzubereitung, die der Prüfung „Osmolalität" und allen nachfolgend aufgeführten Anforderungen unter „Prüfung auf Identität", „Prüfung auf Reinheit" und „Bestimmung der Wirksamkeit" entspricht, darf zur Verwendung freigegeben werden.

Falls die Prüfung „Konservierungsmittel" und die „Bestimmung der Wirksamkeit" der Diphtherie- und Tetanus-Komponenten beim fertigen Impfstoff als Bulk mit zufriedenstellenden Ergebnissen durchgeführt wurden, können sie an der Fertigzubereitung entfallen.

Falls der Gehalt an freiem Formaldehyd an gereinigten Antigenen als Bulk oder am fertigen Impfstoff als Bulk bestimmt wurde und gezeigt wurde, dass der Gehalt in der Fertigzubereitung höchstens $0{,}2\ g \cdot l^{-1}$ betragen wird, kann die Prüfung „Freier Formaldehyd" an der Fertigzubereitung entfallen.

Falls die Bestimmung des D-Antigen-Gehalts nicht an der Fertigzubereitung durchgeführt werden kann, ist sie bei der Herstellung des fertigen Impfstoffs als Bulk vor Zusatz des Adsorbens durchzuführen.

Falls die „Bestimmung der Wirksamkeit" der Poliomyelitis-Komponente *in vivo* mit zufriedenstellenden Ergebnissen am fertigen Impfstoff als Bulk durchgeführt wurde, kann sie an der Fertigzubereitung entfallen.

Auf die „Bestimmung der Wirksamkeit" der Poliomyelitis-Komponente *in vivo* kann verzichtet werden, wenn für ein bestimmtes Produkt und jeden Polio-Virustyp nachgewiesen wurde, dass die Akzeptanzkriterien für die D-Antigen-Bestimmung das gleiche Ergebnis wie die „Bestimmung der Wirksamkeit" *in vivo* im Hinblick auf Akzeptanz oder Ablehnung einer Charge ergeben. Dieser Nachweis muss die Prüfung von Chargen mit verminderter Wirksamkeit beinhalten, die, falls erforderlich, experimentell hergestellt wurden, zum Beispiel durch Wärmebehandlung oder andere Methoden zur Verringerung der immunogenen Aktivität. Bei einer signifikanten Änderung im Herstellungsverfahren der Antigene oder deren Formulierung muss jede Auswirkung auf die „Bestimmung der Wirksamkeit" *in vivo* und *in vitro* bewertet und die Notwendigkeit einer Revalidierung in Betracht gezogen werden.

Osmolalität (2.2.35): Die Osmolalität des Impfstoffs muss innerhalb der für die bestimmte Zubereitung zugelassenen Grenzen liegen.

Prüfung auf Identität

A. Diphtherie-Toxoid wird mit Hilfe einer geeigneten immunchemischen Methode (2.7.1) identifiziert. Die nachfolgend beschriebene, auf bestimmte Impfstoffe anwendbare Methode ist als Beispiel angegeben. Im zu prüfenden Impfstoff wird so viel Natriumcitrat *R* gelöst, dass eine Lösung von $100\ g \cdot l^{-1}$ erhalten wird. Diese Lösung wird etwa 16 h lang bei 37 °C gehalten und zentrifugiert, bis ein klarer Überstand erhalten wird, der mit einem geeigneten Diphtherie-Antitoxin reagiert und einen Niederschlag bildet.

   Wenn mit einem an Aluminiumhydroxid adsorbierten Impfstoff kein zufriedenstellendes Ergebnis erreicht wird, ist die Prüfung wie folgt durchzuführen: 15 ml des zu prüfenden Impfstoffs werden zentrifugiert. Der Rückstand wird in 5 ml einer frisch hergestellten Mischung von 1 Volumteil einer Lösung von Natriumedetat *R* ($56\ g \cdot l^{-1}$) und 49 Volumteilen Natriummonohydrogenphosphat-Lösung *R* suspendiert. Nach mindestens 6 h langem Stehenlassen bei 37 °C wird die Suspension zentrifugiert. Der klare

Überstand reagiert mit einem geeigneten Diphtherie-Antitoxin und bildet einen Niederschlag.

B. Tetanus-Toxoid wird mit Hilfe einer geeigneten immunchemischen Methode (2.7.1) identifiziert. Die nachfolgend beschriebene, auf bestimmte Impfstoffe anwendbare Methode ist als Beispiel angegeben. Der unter „Prüfung auf Identität, A" erhaltene klare Überstand reagiert mit einem geeigneten Tetanus-Antitoxin und bildet einen Niederschlag.

C. Der Impfstoff muss unter Anwendung einer geeigneten immunchemischen Methode (2.7.1), wie der Bestimmung von D-Antigen mittels ELISA, nachweislich humane Polio-Viren Typ 1, 2 und 3 enthalten.

Prüfung auf Reinheit

Aluminium (2.5.13): höchstens 1,25 mg je Einzeldosis für den Menschen, wenn Aluminiumhydroxid oder hydratisiertes Aluminiumphosphat als Adsorbens verwendet wurde

Freier Formaldehyd (2.4.18): höchstens $0{,}2\ g \cdot l^{-1}$

Konservierungsmittel: Falls vorhanden wird der Gehalt an Konservierungsmittel mit Hilfe einer geeigneten chemischen Methode bestimmt. Der Gehalt muss mindestens dem gerade noch wirksamen Gehalt entsprechen und darf höchstens 115 Prozent des in der Beschriftung angegebenen Gehalts betragen.

Sterilität (2.6.1): Der Impfstoff muss der Prüfung entsprechen.

Bestimmung der Wirksamkeit

Diphtherie-Komponente: Zur Bestimmung der Wirksamkeit der Diphtherie-Komponente wird eine der unter „Bestimmung der Wirksamkeit von Diphtherie-Adsorbat-Impfstoff" (2.7.6) vorgeschriebenen Methoden durchgeführt.

Die untere Vertrauensgrenze (p = 0,95) der ermittelten Wirksamkeit muss mindestens 2 I. E. je Einzeldosis für den Menschen betragen.

Tetanus-Komponente: Zur Bestimmung der Wirksamkeit der Tetanus-Komponente wird eine der unter „Bestimmung der Wirksamkeit von Tetanus-Adsorbat-Impfstoff" (2.7.8) vorgeschriebenen Methoden durchgeführt.

Die untere Vertrauensgrenze (p = 0,95) der ermittelten Wirksamkeit muss mindestens 20 I. E. je Einzeldosis für den Menschen betragen.

Poliomyelitis-Komponente

D-Antigen-Gehalt: Als Maß für die Gleichförmigkeit der Herstellung wird der Gehalt an D-Antigen der humanen Polio-Viren Typ 1, 2 und 3 mit Hilfe einer geeigneten immunchemischen Methode (2.7.1) nach der Desorption bestimmt. Dabei wird eine Standardzubereitung verwendet, die in D-Antigen-Einheiten der Ph. Eur. kalibriert ist. Der Gehalt an D-Antigen, bezogen auf den in der Beschriftung angegebenen Gehalt, muss für jeden Typ innerhalb der für das bestimmte Produkt zugelassenen Grenzen liegen.

Poliomyelitis-Impfstoff (inaktiviert) *BRP* ist in Ph.-Eur.-Einheiten kalibriert und zur Verwendung bei der Bestimmung des D-Antigen-Gehalts vorgesehen. Die Ph.-Eur.-Einheiten entsprechen den Internationalen Einheiten.

Bestimmung der Wirksamkeit in vivo: Der Impfstoff muss der „In-vivo-Bestimmung der Wirksamkeit von Poliomyelitis-Impfstoff (inaktiviert)" (2.7.20) entsprechen.

Beschriftung

Die Beschriftung gibt an,
- Mindestanzahl der Internationalen Einheiten von Diphtherie- und Tetanus-Toxoid je Einzeldosis für den Menschen
- im Impfstoff enthaltene Typen des Polio-Virus
- die in jeder Einzeldosis für den Menschen nominal enthaltene Menge des Polio-Virus eines jeden Typs (1, 2 und 3), ausgedrückt in Ph.-Eur.-Einheiten an D-Antigen
- zur Herstellung der Poliomyelitis-Komponente verwendeter Zelltyp
- Name und Menge des Adsorbens
- dass der Impfstoff vor der Verwendung geschüttelt werden muss
- dass der Impfstoff nicht gefrieren darf.

10.3/0452

Tetanus-Adsorbat-Impfstoff

Vaccinum tetani adsorbatum

Definition

Tetanus-Adsorbat-Impfstoff ist eine Zubereitung von Tetanus-Formoltoxoid mit einem mineralischen Adsorbens. Das Formoltoxoid wird aus dem Toxin gewonnen, das bei der Vermehrung von *Clostridium tetani* gebildet wird.

Impfstoffe für Menschen

Herstellung

Gereinigtes Toxoid als Bulk

Zur Gewinnung von Tetanus-Toxin, aus dem das Toxoid hergestellt wird, werden definierte Saatkulturen etabliert, in denen die toxinproduzierenden Eigenschaften bewahrt sind und, falls erforderlich, durch gezielte Reselektion wiederhergestellt werden. In einem geeigneten flüssigen Nährmedium wird ein stark toxinproduzierender, gut charakterisierter Stamm von *C. tetani* bekannter Herkunft vermehrt. Nach beendeter Vermehrung wird die Reinheit jeder Kultur geprüft. Verunreinigte Kulturen werden verworfen. Das toxinhaltige Kulturmedium wird unter aseptischen Bedingungen gesammelt. Der Toxingehalt (Lf je Milliliter) wird bestimmt (2.7.27), um die Gleichförmigkeit der Herstellung zu gewährleisten. Zur Herstellung des gereinigten Toxoids als Bulk können einzelne Ernten gepoolt werden. Das Toxin wird gereinigt, um Bestandteile, die unerwünschte Wirkungen beim Menschen verursachen können, zu beseitigen. Das gereinigte Toxin wird mit Formaldehyd entgiftet. Der Entgiftungsprozess wird validiert, um zu gewährleisten, dass er in der Lage ist, konstant Toxoid zu erzeugen, das immunogen und stabil detoxifiziert ist. Dies schließt alle Konzentrationen, einschließlich die der Fertigzubereitung, ein. Alternativ kann die Reinigung nach der Entgiftung erfolgen.

Nur gereinigtes Toxoid als Bulk, das den nachfolgend beschriebenen Prüfungen entspricht, darf zur Herstellung des fertigen Impfstoffs als Bulk verwendet werden.

Sterilität (2.6.1): Die Prüfung wird mit 10 ml Zubereitung je Nährmedium durchgeführt.

Abwesenheit von Tetanus-Toxin: 5 gesunden Meerschweinchen von je 250 bis 350 g Körpermasse, die zuvor mit keinerlei die Prüfung potenziell störendem Material behandelt wurden, werden subkutan je 1 ml des gereinigten Toxoids als Bulk mit einer Konzentration von mindestens 500 Lf injiziert.

Falls innerhalb von 21 Tagen nach der Injektion ein Tier Symptome einer Tetanuserkrankung zeigt oder daran stirbt, entspricht das Toxoid nicht der Prüfung. Stirbt mehr als ein Tier aus unspezifischen Gründen, wird die Prüfung 1-mal wiederholt. Stirbt in der zweiten Prüfung mehr als ein Tier, entspricht das Toxoid nicht der Prüfung.

Antigenreinheit (2.7.27): mindestens 1000 Lf je Milligramm Proteinstickstoff

Fertiger Impfstoff als Bulk

Der fertige Impfstoff als Bulk wird durch Adsorption einer geeigneten Menge von gereinigtem Toxoid als Bulk an einen mineralischen Träger wie hydratisiertes Aluminiumphosphat oder Aluminiumhydroxid hergestellt. Die erhaltene Mischung ist annähernd blutisotonisch. Geeignete Konservierungsmittel können zugesetzt werden. Bestimmte Konservierungsmittel, insbesondere solche vom Phenol-Typ, beeinflussen die antigene Aktivität nachteilig und dürfen nicht verwendet werden.

Nur fertiger Impfstoff als Bulk, der den nachfolgend beschriebenen Prüfungen entspricht, darf zur Herstellung der Fertigzubereitung verwendet werden.

Konservierungsmittel: Falls vorhanden wird der Gehalt an Konservierungsmittel mit Hilfe einer geeigneten chemischen Methode bestimmt. Der Gehalt muss mindestens 85 und darf höchstens 115 Prozent des vorgesehenen Gehalts betragen.

Sterilität (2.6.1): Die Prüfung wird mit 10 ml Zubereitung je Nährmedium durchgeführt.

Fertigzubereitung

Der fertige Impfstoff als Bulk wird unter aseptischen Bedingungen in sterile Behältnisse mit Originalitätsverschluss abgefüllt. Die Behältnisse werden so verschlossen, dass eine Kontamination verhindert wird.

Nur eine Fertigzubereitung, die allen Anforderungen unter „Prüfung auf Identität", „Prüfung auf Reinheit" und „Bestimmung der Wirksamkeit" entspricht, darf zur Verwendung freigegeben werden. Wenn die Prüfung „Konservierungsmittel" und die „Bestimmung der Wirksamkeit" am fertigen Impfstoff als Bulk mit zufriedenstellenden Ergebnissen durchgeführt wurden, kann auf die Durchführung dieser Prüfungen an der Fertigzubereitung verzichtet werden.

Falls der Gehalt an freiem Formaldehyd am gereinigten Toxoid als Bulk oder am fertigen Impfstoff als Bulk bestimmt wurde und gezeigt wurde, dass der Gehalt in der Fertigzubereitung höchstens 0,2 g · l^{-1} betragen wird, kann die Prüfung „Freier Formaldehyd" bei der Fertigzubereitung entfallen.

Prüfung auf Identität

Tetanus-Toxoid wird mit Hilfe einer geeigneten immunchemischen Methode (2.7.1) identifiziert. Die folgende, auf bestimmte Impfstoffe anwendbare Methode ist als Beispiel angegeben. Im zu prüfenden Impfstoff wird so viel Natriumcitrat *R* gelöst, dass eine Lösung von 100 g · l^{-1} erhalten wird. Diese wird etwa 16 h lang bei 37 °C gehalten und anschließend zentrifugiert, bis ein klarer Überstand erhalten wird. Der klare Überstand reagiert mit einem geeigneten Tetanus-Antitoxin und bildet einen Niederschlag.

Prüfung auf Reinheit

Aluminium (2.5.13): höchstens 1,25 mg je Einzeldosis für den Menschen, wenn Aluminiumhydroxid oder hydratisiertes Aluminiumphosphat als Adsorbens verwendet wurde

Freier Formaldehyd (2.4.18): höchstens 0,2 g · l^{-1}

Konservierungsmittel: Falls vorhanden wird der Gehalt an Konservierungsmittel mit Hilfe einer geeigneten chemischen Methode bestimmt. Der Gehalt muss mindestens dem gerade noch wirksamen Gehalt entsprechen und darf höchstens 115 Prozent des in der Beschriftung angegebenen Gehalts betragen.

Sterilität (2.6.1): Der Impfstoff muss der Prüfung entsprechen.

Bestimmung der Wirksamkeit

Zur Bestimmung der Wirksamkeit des Impfstoffs wird eine der unter „Bestimmung der Wirksamkeit von Tetanus-Adsorbat-Impfstoff" (2.7.8) vorgeschriebenen Methoden durchgeführt.

Die untere Vertrauensgrenze ($p = 0,95$) der ermittelten Wirksamkeit muss mindestens 40 I. E. je Einzeldosis für den Menschen betragen.

Beschriftung

Die Beschriftung gibt an,
- Mindestanzahl der Internationalen Einheiten je Einzeldosis für den Menschen
- Name und Menge des Adsorbens
- dass der Impfstoff vor der Verwendung geschüttelt werden muss
- dass der Impfstoff nicht gefrieren darf.

Impfstoffe für Tiere

10.3/0697

Tetanus-Impfstoff für Tiere

Vaccinum tetani ad usum veterinarium

1 Definition

Tetanus-Impfstoff für Tiere ist eine Zubereitung aus dem Neurotoxin von *Clostridium tetani*, dessen Toxizität durch Inaktivierung eliminiert ist, wobei ausreichend immunogene Eigenschaften erhalten bleiben. Diese Monographie gilt für Impfstoffe, die zur aktiven Immunisierung und/oder zum passiven Schutz von Tieren gegen Tetanus bestimmt sind.

2 Herstellung

2-1 Impfstoffherstellung

Der für die Herstellung verwendete Stamm von *C. tetani* wird in einem geeigneten Flüssigmedium vermehrt. Das Toxin wird gereinigt und dann entgiftet oder vor der Reinigung entgiftet. Der Entgiftungsprozess wird validiert, um zu gewährleisten, dass er in der Lage ist, konstant Toxoid zu erzeugen, das immunogen und stabil detoxifiziert ist. Dies schließt alle Konzentrationen, einschließlich die der Fertigzubereitung, ein. Die antigene Reinheit wird in Lf-Einheiten Tetanus-Toxoid je Milligramm Protein bestimmt. Dieser Wert darf nachweislich nicht geringer sein als der für das bestimmte Produkt zugelassene Wert.

Der Toxingehalt (Lf je Milliliter) wird zur Überwachung der Gleichförmigkeit der Herstellung kontrolliert (2.7.27).

2-2 Auswahl der Impfstoffzusammensetzung

Der Impfstoff muss für die Tiere, für die er bestimmt ist, nachweislich zufriedenstellende Ergebnisse hinsichtlich Unschädlichkeit (5.2.6) und Wirksamkeit (5.2.7) aufweisen.

Zum Nachweis dieser Eigenschaften können die nachfolgend beschriebenen Prüfungen „Gewinnung von Antigenen" (Abschnitt 2-2-1), „Unschädlichkeit" (Abschnitt 2-2-2) und „Immunogenität" (Abschnitt 2-2-3) durchgeführt werden.

Der für die Herstellung des Impfstoffs verwendete Stamm von *C. tetani* muss nachweislich zufriedenstellende Ergebnisse hinsichtlich der Bildung von Neurotoxin aufweisen.

2-2-1 Gewinnung von Antigenen: Die Bildung des Neurotoxins von *C. tetani* wird mit Hilfe einer geeigneten immunchemischen Methode (2.7.1) nachgewiesen. Die Prüfung wird mit dem Neurotoxin des Impfstoffstamms, der unter den für die Herstellung des Impfstoffs verwendeten Bedingungen gewonnen wurde, durchgeführt.

2-2-2 Unschädlichkeit: Die Prüfung wird für jede für die Impfung empfohlene Art und Methode der Anwendung und, falls zutreffend, mit Tieren jeder Kategorie durchgeführt, für die der Impfstoff bestimmt ist. In jedem Fall werden Tiere im für die Impfung empfohlenen Mindestalter und der empfindlichsten Kategorie innerhalb der Tierspezies verwendet. Eine Impfstoffcharge, die mindestens die höchstmögliche Wirksamkeit enthält, die in einer Impfstoffcharge erwartet werden kann, wird verwendet.

Für jede Prüfung werden mindestens 8 Tiere, die frei von antitoxischen Antikörpern sind, verwendet. Jedem Tier wird eine Impfstoffdosis verabreicht. Wenn das empfohlene Impfschema eine zweite Dosis vorsieht, wird jedem Tier nach mindestens 14 Tagen eine weitere Impfstoffdosis verabreicht. Die Tiere werden bis mindestens 14 Tage nach der letzten Impfung mindestens 1-mal täglich beobachtet.

Der Impfstoff entspricht der Prüfung, wenn kein Tier anomale lokale oder systemische Reaktionen zeigt oder aus Gründen stirbt, die auf den Impfstoff zurückzuführen sind. Wenn die Prüfung mit trächtigen Tieren durchgeführt wird, dürfen keine unerwünschten Wirkungen auf die Trächtigkeit und die Nachkommen auftreten.

2-2-3 Immunogenität

2-2-3-1 Immunogenität in der Zielspezies: Für jede Zielspezies muss nachgewiesen werden, dass der entsprechend dem empfohlenen Impfschema und auf die für die Impfung empfohlene Art der Anwendung verabreichte Impfstoff eine den Anforderungen an das Produkt entsprechende Immunantwort (zum Beispiel Induktion von antitoxischen Antikörpern oder Induktion von schützenden Titern antitoxischer Antikörper) stimuliert.

2-2-3-2 Immunogenität in Meerschweinchen: Mindestens 5 Meerschweinchen, die frei von Antikörpern gegen das Neurotoxin von *C. tetani* sind, wird subkutan jeweils eine Impfstoffdosis verabreicht. Nach 28 Tagen wird jedem Meerschweinchen subkutan eine weitere Impfstoffdosis verabreicht. 14 Tage nach der zweiten Impfung wird von jedem Meerschweinchen Blut genommen und Serumproben werden gewonnen. Für jedes Serum wird mit Hilfe einer geeigneten immunchemischen Methode (2.7.1) wie dem Toxin-Bindungsinhibitionstest (ToBI-Test) und mit einem homologen Referenzserum der Titer der Antikörper gegen das Neurotoxin von *C. tetani* bestimmt. Der durchschnittliche Antikörpertiter der Serumproben wird ermittelt.

Clostridium-tetani-Antiserum vom Meerschweinchen (für Impfstoffe für Tiere) BRP ist zur Verwendung als Referenzserum geeignet.

Tetanus-Impfstoff, der zur Verwendung an Tieren außer an Pferden bestimmt ist, entspricht der Prüfung, wenn der durchschnittliche Antikörpertiter im Serum der geimpften Meerschweinchen mindestens 7,5 I. E. je Milliliter beträgt.

Tetanus-Impfstoff, der zur Verwendung an Pferden bestimmt ist, entspricht der Prüfung, wenn der durchschnittliche Antikörpertiter im Serum der geimpften Meerschweinchen mindestens 30 I. E. je Milliliter beträgt.

Tetanus-Impfstoff als Bestandteil eines Kombinationsimpfstoffs für Tiere, außer für Pferde, kann an empfänglichen Kaninchen anstelle von Meerschweinchen geprüft werden.

Der Impfstoff entspricht der Prüfung, wenn der durchschnittliche Antikörpertiter im Serum der geimpften Kaninchen mindestens 2,5 I. E. je Milliliter beträgt.

Clostridien(Mehrkomponenten)-Antiserum vom Kaninchen *BRP* und Clostridium-tetani-Antiserum vom Kaninchen *BRP* sind zur Verwendung als Referenzserum geeignet.

2-3 Prüfungen durch den Hersteller

2-3-1 Abwesenheit von Tetanus-Toxin: 5 gesunden Meerschweinchen von je 250 bis 350 g Körpermasse, die zuvor mit keinerlei die Prüfung potenziell störendem Material behandelt wurden, werden subkutan je 1 ml des gereinigten Toxoids als Bulk mit einer Konzentration von mindestens 500 Lf injiziert.

Falls innerhalb von 21 Tagen nach der Injektion ein Tier Symptome einer Tetanuserkrankung zeigt oder daran stirbt, entspricht das Toxoid nicht der Prüfung. Stirbt mehr als ein Tier aus unspezifischen Gründen, wird die Prüfung 1-mal wiederholt. Stirbt in der zweiten Prüfung mehr als ein Tier, entspricht das Toxoid nicht der Prüfung.

2-3-2 Bestimmung der Wirksamkeit einer Charge: Die „Bestimmung der Wirksamkeit" (Abschnitt 3-3) an jeder Impfstoffcharge ist nicht erforderlich, wenn die Prüfung an einer Impfstoffcharge mit der geringstmöglichen Wirksamkeit durchgeführt wurde. Wenn diese Bestimmung nicht durchgeführt wird, muss eine alternative, validierte Methode angewendet werden, wobei sich die Akzeptanzkriterien nach einer Impfstoffcharge richten, die nach der unter „Bestimmung der Wirksamkeit" beschriebenen Methode zufriedenstellende Ergebnisse erzielte.

Wenn die unter „Bestimmung der Wirksamkeit" beschriebene Methode zur Bestimmung der Wirksamkeit der Chargen verwendet wird, entspricht der Impfstoff der Prüfung, wenn der Antikörpertiter, ausgedrückt in Internationalen Einheiten, mindestens dem Titer einer Impfstoffcharge entspricht, für die eine zufriedenstellende Immunogenität in der Zielspezies nachgewiesen wurde.

3 Prüfungen an jeder Charge

3-1 Prüfung auf Identität

Bei geeigneter Beschaffenheit des Adjuvans wird Prüfung A, ansonsten Prüfung B durchgeführt.

A. Dem Impfstoff wird so viel Natriumcitrat *R* zugesetzt, dass eine Lösung von 100 g · l^{-1} erhalten wird. Diese wird etwa 16 h lang bei 37 °C gehalten und anschließend zentrifugiert, bis ein klarer Überstand erhalten wird. Der Überstand reagiert mit einem geeigneten Tetanus-Antitoxin und bildet einen Niederschlag.

B. Nach Impfung von Tieren, die frei von Antikörpern gegen das Neurotoxin von *C. tetani* sind, stimuliert der Impfstoff die Bildung solcher Antikörper.

3-2 Bakterien, Pilze

Der Impfstoff und, falls zutreffend, das für das Rekonstituieren mitgelieferte Verdünnungsmittel müssen der Prüfung „Sterilität" der Monographie **Impfstoffe für Tiere (Vaccina ad usum veterinarium)** entsprechen.

3-3 Bestimmung der Wirksamkeit

Der Impfstoff muss den Anforderungen der unter „Immunogenität" (Abschnitt 2-2-3-2) beschriebenen Prüfung entsprechen.

Radioaktive Arzneimittel und Ausgangsmaterialien für radioaktive Arzneimittel

10.3/2551

Betiatid zur Herstellung von radioaktiven Arzneimitteln

Betiatidum ad radiopharmaceutica

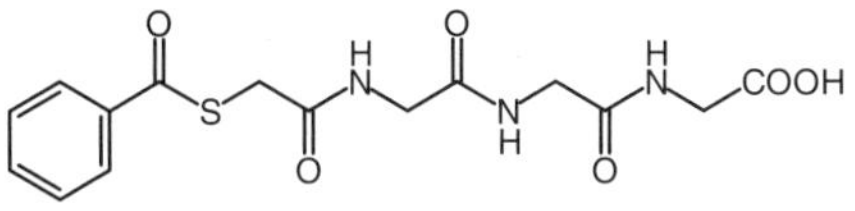

$C_{15}H_{17}N_3O_6S$ M_r 367,4

CAS Nr. 103725-47-9

Definition

N-[2-(Benzoylsulfanyl)acetyl]glycylglycylglycin

Gehalt: 98,0 bis 102,0 Prozent (wasserfreie Substanz)

Eigenschaften

Aussehen: weißes bis fast weißes Pulver

Löslichkeit: praktisch unlöslich in Wasser, löslich in Dimethylsulfoxid, sehr schwer löslich in wasserfreiem Ethanol

Prüfung auf Identität

IR-Spektroskopie (2.2.24)

Vergleich: Betiatid *CRS*

Prüfung auf Reinheit

Verwandte Substanzen: Flüssigchromatographie (2.2.29)

Die Lösungen sind unmittelbar vor Gebrauch herzustellen.

Lösungsmittelmischung: Acetonitril *R*, Wasser *R* (50:50 *V/V*)

Untersuchungslösung: 10,0 mg Substanz werden, falls erforderlich durch 10 bis 20 s lange Behandlung mit Ultraschall, in 8 ml Lösungsmittelmischung gelöst. Die Lösung wird mit der Lösungsmittelmischung zu 10,0 ml verdünnt.

Referenzlösung a: 1,0 ml Untersuchungslösung wird mit der Lösungsmittelmischung zu 100,0 ml verdünnt. 1,0 ml dieser Lösung wird mit der Lösungsmittelmischung zu 10,0 ml verdünnt.

Referenzlösung b: 2 mg Betiatid-Verunreinigung D *CRS* werden, falls erforderlich mit Hilfe von Ultraschall, in 20 ml Lösungsmittelmischung gelöst. Die Lösung wird mit der Lösungsmittelmischung zu 50 ml verdünnt. 2,5 ml dieser Lösung werden mit der Lösungsmittelmischung zu 50 ml verdünnt.

Referenzlösung c: 1 ml Untersuchungslösung wird mit der Referenzlösung b zu 10 ml verdünnt.

Säule
- Größe: l = 0,25 m, ∅ = 4,6 mm
- Stationäre Phase: nachsilanisiertes, octadecylsilyliertes Kieselgel zur Chromatographie *R* (5 µm)

Mobile Phase
- Mobile Phase A: Wasser zur Chromatographie *R*, Acetonitril *R* (30:70 *V/V*)
- Mobile Phase B: 0,1-prozentige Lösung (*V/V*) von Trifluoressigsäure *R*

Zeit (min)	Mobile Phase A (% *V/V*)	Mobile Phase B (% *V/V*)
0 – 35	10 → 85	90 → 15

Durchflussrate: 1,0 ml · min^{-1}

Detektion: Spektrometer bei 254 nm

Einspritzen: 10 µl; Untersuchungslösung, Referenzlösungen a und c

Relative Retention (bezogen auf Betiatid, t_R etwa 17 min)
- Verunreinigung D: etwa 1,1

Eignungsprüfung: Referenzlösung c
- Auflösung: mindestens 2,5 zwischen den Peaks von Betiatid und Verunreinigung D

Berechnung der Prozentgehalte
- Für jede Verunreinigung wird die Konzentration an Betiatid in der Referenzlösung a verwendet.

Grenzwerte
- Verunreinigung D: höchstens 0,2 Prozent
- Nicht spezifizierte Verunreinigungen: jeweils höchstens 0,20 Prozent; höchstens eine Verunreinigung darf mehr als 0,10 Prozent betragen.
- Summe aller nicht spezifizierten Verunreinigungen: höchstens 3,0 Prozent
- Berichtsgrenzwert: 0,05 Prozent

Wasser (2.5.12): höchstens 1,0 Prozent, mit 0,100 g Substanz bestimmt

Als Lösungsmittel wird eine Mischung gleicher Volumteile Methanol *R* und Formamid *R* verwendet.

Gehaltsbestimmung

0,100 g Substanz werden in 50 ml einer Mischung gleicher Volumteile wasserfreies Ethanol *R* und Wasser *R* durch Erhitzen bei 50 bis 60 °C unter stetigem Rühren gelöst. Mit Hilfe von Ultraschall wird sichergestellt, dass die Substanz vollständig gelöst ist. Nach dem Erkalten auf Raumtemperatur wird die Lösung mit Natriumhydroxid-Lösung (0,1 mol · l^{-1}) titriert. Der Endpunkt wird mit Hilfe der Potentiometrie (2.2.20) bestimmt.

1 ml Natriumhydroxid-Lösung (0,1 mol · l^{-1}) entspricht 36,74 mg $C_{15}H_{17}N_3O_6S$.

Lagerung

Dicht verschlossen, vor Licht geschützt, bei 2 bis 8 °C

Verunreinigungen

Spezifizierte Verunreinigung:

D

Andere bestimmbare Verunreinigungen

(Die folgenden Substanzen werden, falls in einer bestimmten Menge vorhanden, durch eine oder mehrere Prüfmethoden in der Monographie erfasst. Sie werden begrenzt durch das allgemeine Akzeptanzkriterium für weitere Verunreinigungen/nicht spezifizierte Verunreinigungen. Diese Verunreinigungen müssen daher nicht identifiziert werden, um die Konformität der Substanz zu zeigen.):

A, B, C, E, F

A.

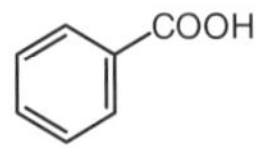

Benzoesäure

B.

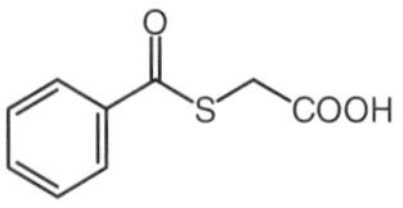

(Benzoylsulfanyl)essigsäure

C.

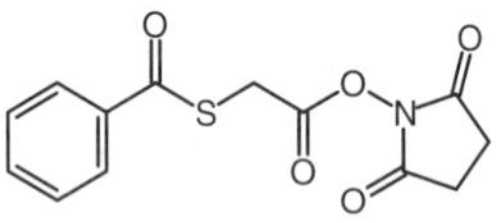

(2,5-Dioxopyrrolidin-1-yl)-2-(benzoylsulfanyl)acetat

D.

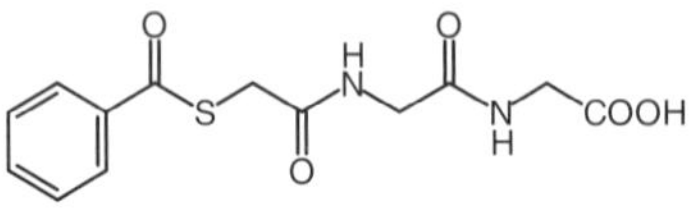

N-[2-(Benzoylsulfanyl)acetyl]glycylglycin

E.

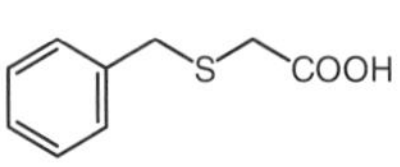

(Benzylsulfanyl)essigsäure

F.

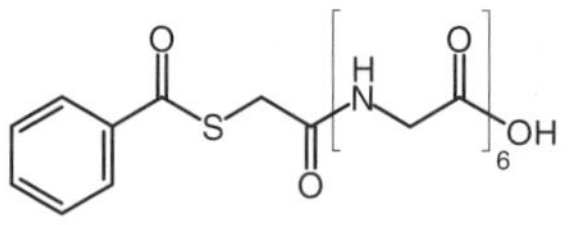

N-[2-(Benzoylsulfanyl)acetyl]hexaglycin

10.3/3109

(^{68}Ga)Galliumchlorid-Lösung zur Radiomarkierung (hergestellt in einem Beschleuniger)

Gallii(^{68}Ga) chloridi acceleratore formati solutio ad radio-signandum

$^{68}GaCl_3$ M_r 174,3

Definition

Lösung, die Gallium-68 in Form von Galliumchlorid in verdünnter Salzsäure enthält

Gallium-68 wird durch Protonenbestrahlung von angereichertem Zink-68 hergestellt.

Gehalt

– Gallium-68: 90 bis 110 Prozent der deklarierten Gallium-68-Radioaktivität zu dem in der Beschriftung angegebenen Zeitpunkt

Herstellung

[^{68}Ga]Galliumchlorid wird durch Protonenbestrahlung von angereichertem Zink-68 hergestellt.

Eigenschaften

Aussehen: klare, farblose Lösung

Halbwertszeit und Art der Strahlung von Gallium-68: siehe Allgemeinen Text „5.7 Tabelle mit physikalischen Eigenschaften der im Arzneibuch erwähnten Radionuklide“

Prüfung auf Identität

A. Gammaspektrometrie

Ergebnis: Die wichtigsten Gammaphotonen von Gallium-68 haben Energien von 0,511 MeV und 1,077 MeV und in Abhängigkeit von der Messgeometrie kann ein Summenpeak von 1,022 MeV festgestellt werden.

Peaks von Gammaphotonen mit einer Energie von 1,883 MeV können auftreten.

B. Ungefähre Halbwertszeit: 62 bis 74 min

C. Die Zubereitung entspricht der Prüfung „pH-Wert" (siehe „Prüfung auf Reinheit").

D. Ein geeignetes Volumen der Zubereitung zwischen 20 und 100 µl, mit dem die Radioaktivität mit ausreichender Genauigkeit gemessen werden kann, wird mit 1 ml einer Lösung von Salzsäure *R* (1,03 g · l^{-1}) versetzt. Die Mischung wird auf eine Säule mit stark saurem Kationenaustauscher *R* gegeben. 5 ml Luft werden durch die Säule geleitet und das Eluat wird aufgefangen. Die Radioaktivität des Eluats (A1) wird gemessen. Die Säule wird mit 1 ml einer Lösung von Salzsäure *R* (1,03 g · l^{-1}) eluiert. Die Radioaktivität dieses Eluats (A2) wird gemessen. Die Säule wird mit 1 ml einer Mischung von 2 Volumteilen Salzsäure *R* und 98 Volumteilen Aceton *R* eluiert. Anschließend werden 5 ml Luft durch die Säule geleitet. Die Radioaktivität dieses Eluats (A3) und die Restaktivität auf der Säule (A4) werden gemessen.

Der Prozentgehalt an Radioaktivität im Eluat (A3) wird nach folgender Formel berechnet:

$$\frac{A3 \cdot 100}{(A1 + A2 + A3 + A4)}$$

Ergebnis: Der Prozentgehalt an Radioaktivität im Eluat (A3) beträgt mindestens 90 Prozent der Gesamtradioaktivität, die auf die Säule gegeben wurde.

E. Werden 100 µl Silbernitrat-Lösung *R* 2 mit 5 µl Zubereitung versetzt, entsteht ein weißer Niederschlag.

Prüfung auf Reinheit

pH-Wert (2.2.4): höchstens 2

Eisen: höchstens 10 µg je Gigabecquerel

Atomabsorptionsspektrometrie (2.2.23, Methode I)

Matrixmodifikationslösung: Lösung von Magnesiumnitrat *R* (14 g · l^{-1})

Untersuchungslösung: Die Zubereitung wird mit einer 1-prozentigen Lösung (*V*/*V*) von Salpetersäure *R* so verdünnt, dass eine Radioaktivitätskonzentration von 2,5 MBq · ml^{-1} erhalten wird.

Referenzlösungen: Die Referenzlösungen werden aus der Eisen-Lösung (20 ppm Fe) *R* durch Verdünnen mit einer 1-prozentigen Lösung (*V*/*V*) von Salpetersäure *R* hergestellt.

Strahlungsquelle: Eisen-Hohlkathodenlampe

Wellenlänge: 248,3 nm

Atomisierungseinrichtung: Graphitrohrofen

Ein Beispiel für das Einspritzen und die Geräteparameter zur Messung der Atomabsorption im Graphitrohrofen ist nachstehend angegeben.

Internes und externes Schutzgas: Argon *R*

Einspritzen: 20 µl; Untersuchungslösung und Referenzlösungen; 1 µl Matrixmodifikationslösung

Einspritztemperatur: 20 °C

Ofenprogramm

Phase	Endtemperatur (°C)	Aufheizzeit (s)	Haltezeit (s)	Durchflussrate Internes Schutzgas (ml · min^{-1})
Trocknung	110	1	30	250
Trocknung	130	15	30	250
Pyrolyse	1400	10	20	250
Atomisierung	2100	0	5	0
Reinigung	2450	1	3	250

Die Zubereitung kann vor Abschluss der Prüfung zur Verwendung freigegeben werden.

Zink: höchstens 10 µg je Gigabecquerel

Atomabsorptionsspektrometrie (2.2.23, Methode I)

Untersuchungslösung: Die Zubereitung wird mit einer 1-prozentigen Lösung (*V*/*V*) von Salpetersäure *R* so verdünnt, dass eine Radioaktivitätskonzentration von 50 MBq · ml^{-1} erhalten wird.

Referenzlösungen: Die Referenzlösungen werden aus der Zink-Lösung (10 ppm Zn) *R* durch Verdünnen mit einer 1-prozentigen Lösung (*V*/*V*) von Salpetersäure *R* hergestellt.

Strahlungsquelle: Zink-Hohlkathodenlampe

Wellenlänge: 213,9 nm

Atomisierung: Luft-Acetylen-Flamme

Die Zubereitung kann vor Abschluss der Prüfung zur Verwendung freigegeben werden.

Bakterien-Endotoxine (2.6.14): weniger als 175 I. E./*V* Bakterien-Endotoxine für die Zubereitung zur Herstellung von Parenteralia, die dabei keinem weiteren geeigneten Verfahren zur Beseitigung von Bakterien-Endotoxinen unterworfen wird, wobei *V* dem Maximalvolumen an Zubereitung entspricht, das zur Herstellung einer Einzeldosis verwendet wird.

Die Zubereitung kann vor Abschluss der Prüfung zur Verwendung freigegeben werden.

Radionuklid-Reinheit

Die Zubereitung kann vor Abschluss der Prüfungen B und C zur Verwendung freigegeben werden.

Gallium-68: mindestens 98 Prozent der Gesamtradioaktivität

A. Gammaspektrometrie

Grenzwert: Im Gammaspektrum dürfen Peaks, die durch Photonen mit einer anderen Energie als 0,511 MeV, 1,077 MeV und 1,883 MeV hervorgerufen werden, höchstens 2 Prozent der Gesamtradioaktivität entsprechen. Der Peak, der 1,022 MeV entspricht, wird nicht berücksichtigt.

B. Gallium-66, Gallium-67: Gammaspektrometrie

Die Mengen an Gallium-68, Gallium-66 und Gallium-67 werden bestimmt. Für die Detektion und Quantifizierung von Gallium-66 und Gallium-67 wird die Zubereitung zum Abklingen mindestens 12 h lang stehen gelassen um sicherzustellen, dass Gallium-68 soweit zerfallen ist, dass Gallium-66 und Gallium-67 detektiert werden können.

Ergebnis: Die Radioaktivität der Summe von Gallium-66 und Gallium-67 darf höchstens 2 Prozent der Gesamtradioaktivität betragen.

C. Weitere Gammastrahlen emittierende Verunreinigungen: Gammaspektrometrie

Die Menge an Gallium-68 wird bestimmt. Für die Detektion und Quantifizierung weiterer Gammastrahlen emittierender Verunreinigungen wird die Zubereitung mindestens 24 h lang stehen gelassen um sicherzustellen, dass Gallium-68 soweit zerfallen ist, und dass weitere Gammastrahlen emittierende Verunreinigungen detektiert werden können. Peaks, die den Zerfallsprodukten von Gallium-66 und Gallium-67 entsprechen, werden nicht berücksichtigt.

Ergebnis: Die Summe der Radioaktivität der Gammastrahlen emittierenden Verunreinigungen darf höchstens 0,1 Prozent der Gesamtradioaktivität betragen.

Radiochemische Reinheit

[^{68}Ga]Gallium(III)-Ion: Dünnschichtchromatographie (2.2.27)

Untersuchungslösung: Die Zubereitung wird so verdünnt, dass eine Konzentration an Salzsäure *R* von 10,3 g · l^{-1} erhalten wird.

Referenzlösung a: 0,2 ml Untersuchungslösung werden mit 0,3 ml einer Lösung von Natriumhydroxid *R* (4 g · l^{-1}) versetzt. Diese Lösung ist innerhalb von 30 min nach Herstellung zu verwenden.

Referenzlösung b: 1 ml Untersuchungslösung wird mit 1 ml einer Lösung von Pentetsäure *R* (10 g · l^{-1}) in einer Lösung von Natriumhydroxid *R* (4 g · l^{-1}) versetzt. Diese Lösung ist innerhalb von 30 min nach Herstellung zu verwenden.

Platte: DC-Platte mit Kieselgel *R*; eine Glasfiberplatte wird verwendet.

Fließmittel: Lösung von Ammoniumacetat *R* (77 g · l^{-1}), Methanol *R* (50:50 *V/V*)

Auftragen: etwa 5 µl

Entwicklung: sofort; über eine Laufstrecke von mindestens 7 cm

Trocknen: an der Luft

Detektion: Die Radioaktivitätsverteilung wird mit einem geeigneten Detektor bestimmt.

Retardationsfaktor
- [^{68}Ga]Gallium(III)-Ion: 0 bis 0,2

Eignungsprüfung: Der Retardationsfaktor des Hauptpeaks im Chromatogramm der Referenzlösung a darf höchstens 0,1 betragen. Der Retardationsfaktor des Hauptpeaks im Chromatogramm der Referenzlösung b muss mindestens 0,7 betragen.

Grenzwert
- [^{68}Ga]Gallium(III)-Ion: mindestens 95 Prozent der Gesamtradioaktivität von Gallium-68

Radioaktivität

Die Radioaktivität der Zubereitung wird mit einem kalibrierten Gerät bestimmt.

Beschriftung

Die Beschriftung gibt an
- dass die Zubereitung nicht zur direkten Anwendung am Menschen bestimmt ist
- dass die Zubereitung, falls zutreffend, steril ist
- das Maximalvolumen, das zur Herstellung einer Einzeldosis verwendet werden kann
- die Konzentration an Salzsäure
- dass die Grenzwerte für Radionuklid-Verunreinigungen bis zum Verfallsdatum der mit Gallium-68 markierten radioaktiven Arzneimittel gelten, wenn diese mit der Zubereitung hergestellt wurden.

Verunreinigungen

A. Gallium-67

B. Gallium-66

Pflanzliche Drogen und Zubereitungen aus pflanzlichen Drogen

10.3/2998

Cyathulawurzel

Cyathulae radix

Definition

Die ganze oder zerkleinerte, von den Nebenwurzeln befreite, getrocknete Wurzel von *Cyathula officinalis* K.C.Kuan

Gehalt: mindestens 0,065 Prozent Cyasteron ($C_{29}H_{44}O_8$; M_r 520,7), bezogen auf die getrocknete Droge

Prüfung auf Identität

A. Die ganze Wurzel ist zylindrisch, gerade oder leicht gekrümmt, etwas gedreht, manchmal verzweigt und läuft nach distal leicht konisch zu. Sie ist 14 bis 60 cm lang und hat einen Durchmesser von 0,5 bis 5 cm. Die zerkleinerte Wurzel liegt als quer oder schräg geschnittene, rundliche bis elliptische Scheiben mit einem Durchmesser von 0,5 bis 1,8 cm vor. Die äußere Oberfläche ist gelblich braun oder graubraun und zeigt ausgeprägte, feine Längsfurchen, viele querverlaufende, lenticellenartige Protuberanzen und einige wenige Narben von Nebenwurzeln. Das Gewebe ist fest, die unzerkleinerte Wurzel schwer zu brechen. Der Bruch ist hornartig und leicht uneben. Die Schnittfläche der Scheiben und die Bruchstellen sind bräunlich gelb und zeigen zahlreiche Leitbündel, die meist als gelblich weiße Punkte erscheinen und in konzentrischen Kreisen angeordnet sind; zentrale Leitbündel sind größer als weiter peripher liegende Bündel. Die Rinde ist dünn und dunkelbraun.

B. Mikroskopische Prüfung (2.8.23)

Das Pulver ist graubraun bis braun. Die Prüfung erfolgt unter dem Mikroskop, wobei Chloralhydrat-Lösung *R* verwendet wird. Das Pulver zeigt folgende Merkmale (Abb. 2998-1): sehr viele kleine Calciumoxalatkristalle mit einem Durchmesser von 1 bis 18 µm, dreieckig, zugespitzt, annähernd quadratisch oder von unregelmäßiger Form; die Kristalle liegen frei vor [E], sind in Parenchymzellen verteilt oder füllen diese völlig aus [F, Ha]; Gefäße mit einem Durchmesser von 12 bis 73 µm und normalerweise mit Hoftüpfeln [C]; Fasern, gewöhnlich in Bündeln, ganz [B] oder fragmentiert [D], langgestreckt, mit gekrümmten oder spitz zulaufenden Enden, einem Durchmesser von 6 bis 26 µm, meist schwach lignifizierten verdickten Zellwänden und schräggestellten schlitz-, kreuz- oder V-förmigen Tüpfeln; die Tüpfelkanäle sind deutlich zu erkennen und von unterschiedlicher Größe [Ba]; zahlreiche Fragmente von farblosem Parenchym mit eiförmigen oder rechteckigen Zellen [H]; Fragmente von bräunlich gelbem Kork aus fast quadratischen, polyedrischen oder rechteckigen Zellen (Aufsicht [A]) oder übereinanderliegenden, flachen, rechteckigen Zellen (Seitenansicht [G]).

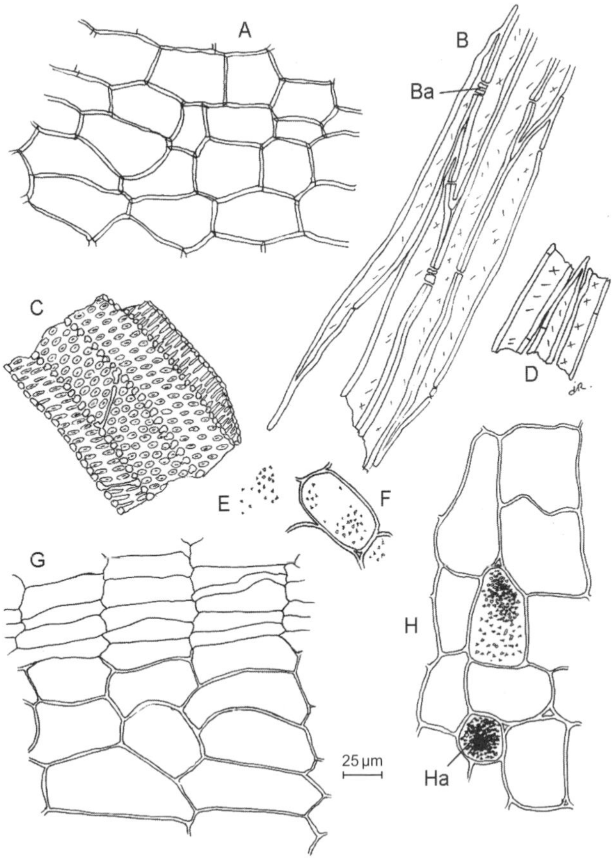

Abb. 2998-1: Zeichnerische Darstellung zu „Prüfung auf Identität, B“ von pulverisierter Cyathulawurzel

C. Hochleistungsdünnschichtchromatographie (2.8.25) wie unter „Prüfung auf Reinheit, *Cyathula capitata* Moq. und *Achyranthes bidentata* Blume“ beschrieben mit folgender Änderung:

Ergebnis: Die Zonenfolge in den Chromatogrammen von Referenzlösung a und Untersuchungslösung ist aus den nachstehenden Angaben ersichtlich. Im Chromatogramm der Untersuchungslösung können weitere schwache, blaue, schwache grüne oder schwache rötliche Zonen vorhanden sein.

Pflanzliche Drogen

Oberer Plattenrand	
	eine blau fluoreszierende Zone
	eine rötliche Zone, schwach
	eine rötliche Zone, schwach
Cyasteron: eine leuchtend blau fluoreszierende Zone	eine leuchtend blau fluoreszierende Zone (Cyasteron)
———	———
	eine leuchtend blau fluoreszierende Zone
	eine grüne Zone, schwach
	eine grüne Zone, schwach
———	———
Ginsenosid Ro: eine grüne Zone	eine grüne Zone, schwach
	eine grüne Zone, schwach
Referenzlösung a	**Untersuchungslösung**

Prüfung auf Reinheit

***Cyathula capitata* Moq. und *Achyranthes bidentata* Blume:** Hochleistungsdünnschichtchromatographie (2.8.25)

Untersuchungslösung: 1,0 g pulverisierte Droge (710) (2.9.12) wird mit 5 ml einer Mischung von 2 Volumteilen Wasser *R* und 8 Volumteilen Methanol *R* versetzt, 30 min lang mit Ultraschall behandelt und anschließend zentrifugiert. Der Überstand wird dekantiert. Der Rückstand wird mit 8 ml Wasser *R* aufgenommen, 1 min lang mit Ultraschall behandelt (oder geschüttelt) und anschließend zentrifugiert. Die Überstände werden vereinigt. Eine 4-ml-Festphasen-Extraktionssäule, die 0,200 g octadecylsilyliertes Kieselgel zur Chromatographie *R* enthält, wird mit 5 ml Methanol *R* und dann mit 3 ml Wasser *R* und einer Rate von 1 Tropfen je Sekunde konditioniert, wobei die Säule nicht trockenlaufen darf. Die vereinigten Überstände werden auf die Säule gegeben und eluiert, wobei die Säule nicht trockenlaufen darf. Das Eluat wird verworfen. Die Säule wird mit 2 ml Wasser *R* gewaschen und die Waschflüssigkeit verworfen. Die Säule wird mit 1 ml Methanol *R* eluiert und das Eluat verwendet.

Referenzlösung a: 1,0 mg Cyasteron *R* und 1,0 mg Ginsenosid Ro *R* werden in 2,0 ml Methanol *R* gelöst.

Referenzlösung b: 1,0 ml Referenzlösung a wird mit 3,0 ml Methanol *R* gemischt.

Referenzlösung c: 1 mg β-Ecdysteron *R* und 1 mg Cyasteron *R* werden in 2 ml Methanol *R* gelöst.

Intensitätsmarker: Cyasteron

Platte: DC-Platte mit Kieselgel F_{254} *R* (2 bis 10 μm)

Fließmittel: wasserfreie Ameisensäure *R*, Wasser *R*, Methanol *R*, Dichlormethan *R* (5:5:25:70 *V/V/V/V*)

Auftragen: 3 μl; bandförmig 8 mm

Laufstrecke: 70 mm vom unteren Rand der Platte

Trocknen: 5 min lang im Kaltluftstrom

Detektion: Die Platte wird mit einer Lösung von Schwefelsäure *R* ($100 g \cdot l^{-1}$) in Ethanol 96 % *R* behandelt und anschließend 5 min lang bei 100 °C erhitzt. Die Auswertung erfolgt im ultravioletten Licht bei 366 nm

Eignungsprüfung: Referenzlösung c
- Das Chromatogramm muss im mittleren und oberen Drittel 2 deutlich erkennbare Zonen zeigen, die sich berühren können; die untere Zone (β-Ecdysteron) muss eine blaue Fluoreszenz und die obere Zone (Cyasteron) eine leuchtend blaue Fluoreszenz zeigen.

Ergebnis: Das Chromatogramm der Untersuchungslösung darf weder in der unteren Hälfte noch direkt unterhalb der Zone von Cyasteron im Chromatogramm der Referenzlösung a intensive rötliche Zonen zeigen.

Trocknungsverlust (2.2.32): höchstens 12,0 Prozent, mit 1,000 g pulverisierter Droge (710) (2.9.12) durch 2 h langes Trocknen im Trockenschrank bei 105 °C bestimmt

Asche (2.4.16): höchstens 8,0 Prozent

Salzsäureunlösliche Asche (2.8.1): höchstens 2,0 Prozent

Gehaltsbestimmung

Flüssigchromatographie (2.2.29)

Untersuchungslösung: 1,00 g pulverisierte Droge (710) (2.9.12) wird mit 20,0 ml einer 80-prozentigen Lösung (*V/V*) von Methanol *R* versetzt. Die Mischung wird gewogen und 60 min lang mit Ultraschall behandelt. Nach dem Erkalten wird die Mischung erneut gewogen und der Lösungsmittelverlust mit einer 80-prozentigen Lösung (*V/V*) von Methanol *R* ausgeglichen. Die Mischung wird gründlich geschüttelt und durch einen Membranfilter (nominale Porengröße 0,45 μm) filtriert.

Referenzlösung: 4,0 mg Cyasteron *CRS* werden in einer 80-prozentigen Lösung (*V/V*) von Methanol *R* zu 10,0 ml gelöst. 1,0 ml Lösung wird in einer 80-prozentigen Lösung (*V/V*) von Methanol *R* zu 10,0 ml verdünnt.

Säule
- Größe: $l = 0,15$ m, $\varnothing = 4,6$ mm
- Stationäre Phase: octylsilyliertes Kieselgel zur Chromatographie mit festem Kern *R* (2,7 μm)
- Temperatur: 35 °C

Mobile Phase
- Mobile Phase A: Phosphorsäure 85 % *R*, Wasser zur Chromatographie *R* (0,1:99,9 *V/V*)
- Mobile Phase B: Methanol *R* 1

Zeit (min)	Mobile Phase A (% V/V)	Mobile Phase B (% V/V)
0 – 3	88	12
3 – 5	88 → 67	12 → 33
5 – 35	67 → 64	33 → 36
35 – 39	64 → 5	36 → 95

Durchflussrate: 0,6 ml · min^{-1}

Detektion: Spektrometer bei 248 nm

Einspritzen: 10 µl

Identifizierung von Peaks: Zur Identifizierung des Peaks von Cyasteron und von Peak 2 wird das mitgelieferte Chromatogramm von Cyasteron *CRS* und das mit der Referenzlösung erhaltene Chromatogramm verwendet.

Retentionszeiten
- Cyasteron: etwa 32,6 min
- Peak 2 (unbekannt): etwa 34 min

Eignungsprüfung: Referenzlösung
- Auflösung: mindestens 1,7 zwischen dem Peak von Cyasteron und Peak 2

Der Prozentgehalt an Cyasteron wird nach folgender Formel berechnet:

$$\frac{A_1 \cdot m_2 \cdot p}{A_2 \cdot m_1 \cdot 5}$$

A_1 = Fläche des Peaks von Cyasteron im Chromatogramm der Untersuchungslösung
A_2 = Fläche des Peaks von Cyasteron im Chromatogramm der Referenzlösung
m_1 = Einwaage der Droge zur Herstellung der Untersuchungslösung in Gramm
m_2 = Masse von Cyasteron *CRS* zur Herstellung der Referenzlösung in Gramm
p = Prozentgehalt an Cyasteron in Cyasteron *CRS*

10.3/3001

Ganoderma

Ganoderma lucidum

Definition

Der kultivierte oder aus Wildsammlung stammende, im Schatten oder in einem Ofen bei 40 bis 50 °C getrocknete, ganze oder zerkleinerte Fruchtkörper (Sporophor) des Glänzenden Lackporlings *Ganoderma lucidum* (Curtis) P.Karst.

Gehalt: mindestens 0,3 Prozent Gesamttriterpensäuren, berechnet als Ganoderinsäure A ($C_{30}H_{44}O_7$; M_r 516,7) und bezogen auf die getrocknete Droge

Prüfung auf Identität

A. *Ganze Droge:* Der Fruchtkörper besteht aus einem Stiel und einem Hut (pileus) von holzartigem Aussehen und ist im ausgereiften Zustand mit Ausnahme der Unterseite des Huts von einer harten, glänzenden, violettbraunen bis rötlich braunen Schicht bedeckt. Der Stiel ist etwa 7 bis 15 cm lang und misst etwa 1 bis 5 cm im Durchmesser. Er ist zylindrisch, uneben und leicht gekrümmt. Der normalerweise exzentrisch sitzende Hut ist nierenförmig oder annähernd rund, misst 10 bis 18 cm im Durchmesser und ist 1 bis 2 cm dick. Die Oberseite ist hart und glänzend und zeigt konzentrische Furchen und radiale Streifen. Der Rand ist entweder fein und leicht nach innen eingerollt oder er tritt dick, stumpf, matt und weißlich hervor. Die Unterseite ist weißlich bis bräunlich gefärbt und zeigt kleine, runde, orangebraune Poren mit einem Durchmesser von weniger als 0,2 mm. Kultivierter Ganoderma besitzt häufig einen größeren Hut (10 bis 22 cm im Durchmesser und 1,5 bis 4 cm dick) und seine weniger glänzende Oberfläche ist häufig von einem gelblich braunen Sporenpulver bedeckt.

Zerkleinerte Droge: Scheiben des Huts mit rötlich brauner bis schwarzbrauner Oberseite; die Bruchfläche ist schwammartig und zeigt mehrere braune bis blassbraune Bereiche. Nahe der Unterseite des Huts erkennt man eine dunklere braune Zone aus zahlreichen parallelen Röhren mit einer Länge von 0,5 bis 2 mm.

B. Mikroskopische Prüfung (2.8.23)

Das Pulver ist braun, schwarzbraun oder gelblich braun. Die Prüfung erfolgt unter dem Mikroskop, wobei Milchsäure-Reagenz *R* verwendet wird. Das Pulver zeigt folgende Merkmale (Abb. 3001-1): einzeln oder in Gruppen vorliegende gekrümmte, gedrehte oder verzweigte, dünnwandige, farblose oder blassbraune Hyphen [A] mit einem Durchmesser von 2,5 bis 6,5 µm; orangebraune Sporen, 8 bis 12 µm lang und 5 bis 8 µm breit, oval, gestutzt, mit einer Keimpore an der Spitze [B]; die Außenwände der Sporen sind farblos und die Innenwände zeigen Protuberanzen; ihr orangegelber Inhalt ist körnig und zeigt manchmal Tröpfchen.

C. Hochleistungsdünnschichtchromatographie (2.8.25)

Untersuchungslösung: 0,5 g pulverisierte Droge (4000) (2.9.12) werden mit 5,0 ml Ethanol 70 % *R* versetzt. Die Mischung wird 15 min lang mit Ultraschall behandelt und anschließend zentrifugiert. Der Überstand wird verwendet.

Referenzlösung a: 2,5 mg Oleanolsäure *R* und 5,0 mg Ganoderinsäure A *R* werden in Ethanol 70 % *R* zu 10,0 ml gelöst.

Referenzlösung b: 2,5 ml Referenzlösung a werden mit Ethanol 70 % *R* zu 10,0 ml *R* verdünnt.

Referenzlösung c: 2,5 mg Oleanolsäure *R* und 5 mg Diosgenin *R* werden in Ethanol 70 % *R* zu 10 ml gelöst.

Pflanzliche Drogen

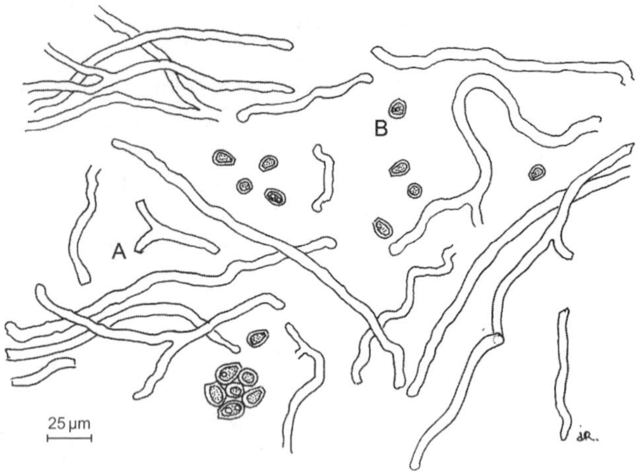

Abb. 3001-1: Zeichnerische Darstellung zu „Prüfung auf Identität, B" von pulverisiertem Ganoderma

Intensitätsmarker: Oleanolsäure

Platte: DC-Platte mit Kieselgel F_{254} *R* (2 bis 10 µm)

Fließmittel: wasserfreie Ameisensäure *R*, Ethylformiat *R*, Toluol *R* (2:50:50 *V/V/V*)

Auftragen: 10 µl; bandförmig 8 mm

Laufstrecke: 70 mm vom unteren Rand der Platte

Trocknen: 5 min lang im Kaltluftstrom

Detektion: Die Platte wird mit einer 10-prozentigen Lösung (*V/V*) von Schwefelsäure *R* in Ethanol 96 % *R* behandelt und anschließend 5 min lang bei 105 °C erhitzt. Die Auswertung erfolgt im ultravioletten Licht bei 366 nm.

Eignungsprüfung: Referenzlösung c
- Das Chromatogramm muss im oberen Drittel 2 deutlich erkennbare Zonen zeigen, die sich berühren können; die obere Zone (Oleanolsäure) muss rötlich braun sein und die untere Zone (Diosgenin) muss eine leuchtend blaue Fluoreszenz zeigen.

Ergebnis: Die Zonenfolge in den Chromatogrammen von Referenzlösung a und Untersuchungslösung ist aus den nachstehenden Angaben ersichtlich. Im Chromatogramm der Untersuchungslösung können weitere schwache Zonen unterschiedlicher Färbung vorhanden sein.

Oberer Plattenrand	
	eine blassgelbe Zone
	eine intensive, dunkelrote Zone
———	———
Oleanolsäure: eine intensive, rötlich braune Zone	eine intensive, rötlich braune Zone, die mit einer gelben Zone überlappt
	1 bis 3 gelbe Zonen unterschiedlicher Intensität
	eine schwache bis intensive, gelbe Zone
———	———
Ganoderinsäure A: eine grünlich blau fluoreszierende Zone	eine sehr schwache bis schwache, grünlich blau fluoreszierende Zone (Ganoderinsäure A)
	eine sehr schwache oder intensive, gelbe Zone
Referenzlösung a	**Untersuchungslösung**

Prüfung auf Reinheit

Trocknungsverlust (2.2.32): höchstens 17,0 Prozent, mit 1,000 g pulverisierter Droge (4000) (2.9.12) durch 4 h langes Trocknen im Trockenschrank bei 105 °C bestimmt

Asche (2.4.16): höchstens 2,0 Prozent

Gehaltsbestimmung

Flüssigchromatographie (2.2.29)

Stammlösung: 2,0 g pulverisierte Droge (4000) (2.9.12) werden mit 75 ml Ethanol 96 % *R* versetzt. Die Mischung wird auf dem Wasserbad unter Rückflusskühlung erhitzt, 45 min lang im Sieden gehalten und nach dem Erkalten filtriert. Das Filtrat wird unter vermindertem Druck zur Trockne eingedampft. Der Rückstand wird in Ethanol 96 % *R* zu 25,0 ml gelöst. Die Lösung wird durch einen Membranfilter (nominale Porengröße 0,45 µm) filtriert.

Untersuchungslösung: 2,0 ml Stammlösung werden mit 18 ml Wasser *R* versetzt und gründlich gemischt. Die Lösung wird auf eine 4-ml-Festphasen-Extraktionssäule mit 0,200 g octadecylsilyliertem Kieselgel zur Chromatographie *R* gegeben, die zuvor mit 5 ml Methanol *R* und dann mit 3 ml Wasser *R*, ohne dass die Säule trocken läuft, konditioniert wurde. Die Säule wird mit 3 ml Wasser *R* gespült, die Spülflüssigkeit wird verworfen. Die Säule wird mit 2 ml Methanol *R* eluiert. Das Eluat wird gesammelt, gründlich gemischt und durch einen Membranfilter (nominale Porengröße 0,22 µm) filtriert.

Referenzlösung a: 5,0 mg Ganoderinsäure A *CRS* werden in Methanol *R* zu 5,0 ml gelöst. 1,0 ml Lösung wird mit Methanol *R* zu 10,0 ml verdünnt.

Referenzlösung b: 0,200 g Ganodermatrockenextrakt zur Eignungsprüfung *HRS* werden mit 25 ml Ethanol 96 % *R* versetzt. Die Mischung wird 10 min lang mit Ultraschall behandelt und anschließend zentrifugiert. 2 ml Überstand werden mit 18 ml Wasser *R* versetzt und gründlich gemischt. Die Lösung wird auf eine 4-ml-Festphasen-Extraktionssäule mit 0,200 g octadecylsilyliertem Kieselgel zur Chromatographie *R* gegeben, die zuvor mit 5 ml Methanol *R* und dann mit 3 ml Wasser *R*, ohne dass die Säule trocken läuft, konditioniert wurde. Die Säule wird mit 3 ml Wasser *R* gespült, die Spülflüssigkeit wird verworfen. Die Säule wird mit 2 ml Methanol *R* eluiert. Das Eluat wird gesammelt, gründlich gemischt und durch einen Membranfilter (nominale Porengröße 0,22 µm) filtriert.

Säule
- Größe: $l = 0{,}15$ m, $\varnothing = 2{,}1$ mm
- Stationäre Phase: nachsilanisiertes, octadecylsilyliertes, mit zu 100 Prozent wässrigen mobilen Phasen kompatibles Kieselgel zur Chromatographie *R* (1,8 µm)
- Temperatur: 25 °C

Mobile Phase
- Mobile Phase A: 0,075-prozentige Lösung von Phosphorsäure 85 % *R*
- Mobile Phase B: Acetonitril *R*

Zeit (min)	Mobile Phase A (% *V/V*)	Mobile Phase B (% *V/V*)
0 – 3	80 → 73,5	20 → 26,5
3 – 35	73,5	26,5
35 – 53	73,5 → 61,5	26,5 → 38,5

Durchflussrate: 0,4 ml · min^{-1}

Detektion: Spektrometer bei 257 nm

Einspritzen: 5 µl

Identifizierung von Peaks: Zur Identifizierung der Peaks der Triterpene 1, 2, 3, 4, 5, 6 (Ganoderinsäure A), 7, 8, 9 und 10 wird das mitgelieferte Chromatogramm von Ganodermatrockenextrakt zur Eignungsprüfung *HRS* und das mit der Referenzlösung b erhaltene Chromatogramm verwendet; zur Identifizierung des Peaks von Ganoderinsäure A wird das mit der Referenzlösung a erhaltene Chromatogramm verwendet.

Relative Retention (bezogen auf Ganoderinsäure A, t_R etwa 34,4 min)
- Triterpen 1: etwa 0,36
- Triterpen 2: etwa 0,41
- Triterpen 3: etwa 0,56
- Triterpen 4: etwa 0,60
- Triterpen 5: etwa 0,66
- Triterpen 7: etwa 1,05
- Triterpen 8: etwa 1,25
- Triterpen 9: etwa 1,33
- Triterpen 10: etwa 1,54

Eignungsprüfung: Referenzlösung b
- Peak-Tal-Verhältnis: mindestens 10,0, wobei H_p die Höhe des Peaks der Ganoderinsäure A über der Basislinie und H_v die Höhe des niedrigsten Punkts der Kurve über der Basislinie zwischen den Peaks von Ganoderinsäure A und Triterpen 7 darstellt

Der Prozentgehalt an Gesamttriterpensäuren wird als Prozentgehalt an Ganoderinsäure A nach folgender Formel berechnet:

$$\frac{A_1 \cdot m_2 \cdot p}{A_2 \cdot m_1 \cdot 2}$$

A_1 = Summe der Flächen der Peaks der Triterpene 1, 2, 3, 4, 5, 7, 8, 9, 10 und der Ganoderinsäure A im Chromatogramm der Untersuchungslösung

A_2 = Fläche des Peaks von Ganoderinsäure A im Chromatogramm der Referenzlösung a

m_1 = Einwaage der Droge zur Herstellung der Stammlösung in Gramm

m_2 = Masse von Ganoderinsäure A *CRS* zur Herstellung der Referenzlösung a in Gramm

p = Prozentgehalt an Ganoderinsäure A in Ganoderinsäure A *CRS*

10.3/0376

Gewürznelken

Caryophylli flos

Definition

Die ganzen Blütenknospen von *Syzygium aromaticum* (L.) Merr. et L.M.Perry (Syn. *Eugenia caryophyllus* (Spreng.) Bullock et S.G.Harrison), so lange getrocknet, bis sie rötlich braun sind

Gehalt: mindestens 150 ml · kg^{-1} ätherisches Öl

Prüfung auf Identität

A. Die Blütenknospe ist rötlich braun und besteht aus einem vierkantigen, 10 bis 12 mm langen und 2 bis 3 mm breiten, gestielten Bereich, dem Achsenbecher, überragt von 4 abstehenden Kelchblattzipfeln, die ein kugeliges Köpfchen von 4 bis 6 mm Durchmesser umgeben. Im oberen Bereich des Achsenbechers liegt ein 2-fächriger Fruchtknoten, der zahlreiche Samenanlagen enthält. Das Köpfchen ist rund und kuppelförmig und besteht aus 4 dachziegelartig überlappenden Kronblättern, die zahlreiche nach innen gekrümmte Staubblätter und einen kurzen, aufrechten

Griffel mit scheibenförmigem Nektarium am Grund umschließen. Aus dem Achsenbecher tritt ätherisches Öl aus, wenn er mit dem Fingernagel eingedrückt wird.

B. Mikroskopische Prüfung (2.8.23)

Das Pulver ist dunkelbraun. Die Prüfung erfolgt unter dem Mikroskop, wobei Chloralhydrat-Lösung *R* verwendet wird. Das Pulver zeigt folgende Merkmale (Abb. 0376-1): Epidermisfragmente des Achsenbechers (Aufsicht [A]) aus polygonalen Zellen [Aa] und Spaltöffnungen vom anomocytischen Typ (2.8.3) [Ab]; Fragmente des Achsenbechers (Aufsicht [D], Querschnitt [J]) aus der mit einer dicken Kutikula [Jb] bedeckten Epidermis [Da, Ja] und darunterliegendem Parenchym [Db, Jc] mit großen Ölbehältern [Dd, Jd]; zahlreiche Parenchymfragmente des Achsenbechers [C, Ca] mit Ölbehältern [Cd] und Zellen, von denen manche eine [Cb, Dc] oder mehrere Calciumoxalatdrusen [Cc] enthalten; kurze Fasern, einzeln oder in kleinen Gruppen, mit verdickten, lignifizierten und wenig getüpfelten Wänden [F], manchmal im Verbund mit Parenchym, dessen Zellen teilweise in Reihen angeordnet sind und Calciumoxalatdrusen enthalten [Fa]; Gefäßbündel [G], manchmal von Parenchym umschlossen [K]; Fragmente der Staubblattfäden mit einer Epidermis aus kleinen, langgestreckten, mit einer fein gestreiften Kutikula bedeckten Zellen [H]; Fragmente des Endotheciums der Staubblätter (Aufsicht [L]); einzeln vorliegende Sklereiden des Blütenstiels [B]; zahlreiche dreiseitige Pollenkörner von etwa 20 µm Durchmesser mit 3 Keimporen an den Ecken [E].

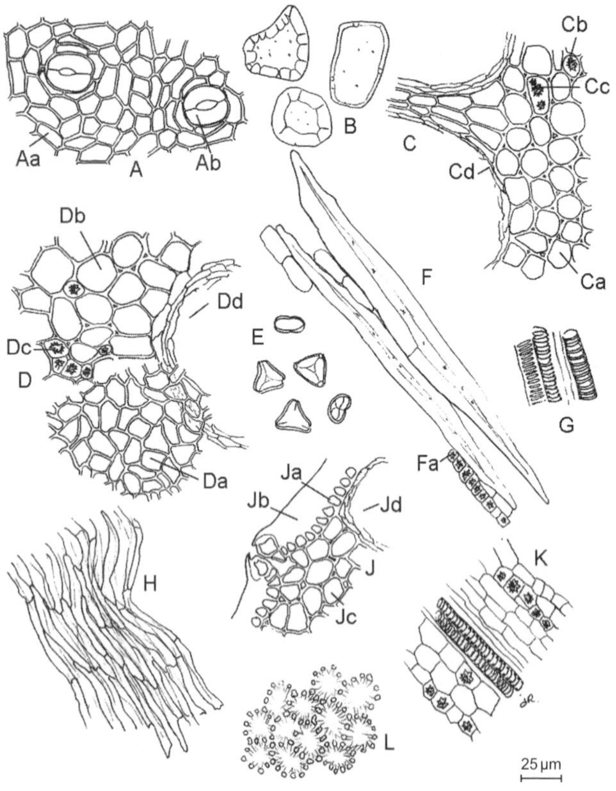

Abb. 0376-1: Zeichnerische Darstellung zu „Prüfung auf Identität, B" von pulverisierten Gewürznelken

C. Dünnschichtchromatographie (2.2.27)

Untersuchungslösung: 0,1 g pulverisierte Droge (500) (2.9.12) werden 15 min lang mit 2 ml Dichlormethan *R* geschüttelt und abfiltriert. Das Filtrat wird auf dem Wasserbad vorsichtig zur Trockne eingedampft und der Rückstand in 2 ml Toluol *R* gelöst.

Referenzlösung: 20 µl Eugenol *R* werden in 2 ml Toluol *R* gelöst.

Platte: DC-Platte mit Kieselgel GF_{254} *R*

Fließmittel: Toluol *R*

Auftragen: 10 µl Referenzlösung und 20 µl Untersuchungslösung; bandförmig (20 × 3 mm)

Entwicklung: 2-mal über eine Laufstrecke von 10 cm; ohne Kammersättigung; die Platte wird zwischen den beiden Entwicklungen 5 min lang stehen gelassen

Trocknen: an der Luft

Detektion A: im ultravioletten Licht bei 254 nm; die fluoreszenzmindernden Zonen werden markiert.

Ergebnis A: Das Chromatogramm der Untersuchungslösung zeigt im mittleren Bereich eine fluoreszenzmindernde Zone (Eugenol), die in Bezug auf ihre Lage der fluoreszenzmindernden Zone im Chromatogramm der Referenzlösung entspricht. Das Chromatogramm der Untersuchungslösung kann knapp unterhalb der Zone des Eugenols eine weitere, schwach fluoreszenzmindernde Zone (Acetyleugenol) zeigen.

Detektion B: Die Platte wird mit Anisaldehyd-Reagenz *R* besprüht, wobei 10 ml für eine Platte von 200 mm × 200 mm verwendet werden, und 5 bis 10 min lang bei 100 bis 105 °C erhitzt. Die Auswertung erfolgt im Tageslicht.

Ergebnis B: Die dem Eugenol entsprechenden Zonen in den Chromatogrammen von Untersuchungs- und Referenzlösung sind kräftig bräunlich violett, die dem Acetyleugenol entsprechende Zone im Chromatogramm der Untersuchungslösung ist schwach violettblau. Das Chromatogramm der Untersuchungslösung zeigt weitere gefärbte Zonen, insbesondere eine schwache, rote Zone im unteren und eine rötlich violette Zone (Caryophyllen) im oberen Bereich.

Prüfung auf Reinheit

Fremde Bestandteile (2.8.2): höchstens 6 Prozent Blütenstiele, Blattstiele und Früchte; höchstens 2 Prozent verdorbene Knospen und höchstens 0,5 Prozent andere fremde Bestandteile

Asche (2.4.16): höchstens 7,0 Prozent

Gehaltsbestimmung

Ätherisches Öl (2.8.12): Die Bestimmung erfolgt in einem 250-ml-Rundkolben unter Verwendung von 100 ml

Wasser *R* als Destillationsflüssigkeit und 0,50 ml Xylol *R* als Vorlage. 5,0 g Droge und 5,0 g Kieselgur *R* werden zu einem feinen, homogenen Pulver verrieben. 4,0 g dieser Mischung werden unverzüglich 2 h lang mit einer Geschwindigkeit von 2,5 bis 3,5 ml je Minute destilliert.

10.3/1080

Kümmel

Carvi fructus

Definition

Die ganzen, getrockneten Teilfrüchte von *Carum carvi* L.

Gehalt: mindestens 30 ml · kg^{-1} ätherisches Öl, berechnet auf die wasserfreie Droge

Eigenschaften

An Carvon erinnernder Geruch

Prüfung auf Identität

A. Die Frucht ist eine fast zylindrische Doppelachäne. Sie ist im Allgemeinen 3 bis 6,5 mm lang und 1 bis 1,5 mm dick. Die gewöhnlich einzeln vorliegenden Teilfrüchte sind graubraun oder braun, kahl, meist sichelförmig mit kurzen Enden. Sie zeigen 5 hervortretende, schmale Rippen. Der Querschnitt hat die Form eines nahezu gleichseitigen Fünfecks, unter der Lupe sind auf der dorsalen Seite 4 und auf der Fugenseite 2 Ölgänge erkennbar.

B. Mikroskopische Prüfung (2.8.23)

Das Pulver ist gelblich braun. Die Prüfung erfolgt unter dem Mikroskop, wobei Chloralhydrat-Lösung *R* verwendet wird. Das Pulver zeigt folgende Merkmale (Abb. 1080-1): Fragmente von breiten Sekretkanälen (Aufsicht [C, D], Querschnitt [F]) aus gelblich braunen, dünnwandigen, polygonalen Sekretzellen [Ca, Da, Fa], oft im Verbund mit einer Lage dünnwandiger, quergestreckter Endokarpzellen [Cb, Db] mit einer Breite von 8 bis 12 µm, die im Querschnitt mehr oder weniger rechteckig sind [Fb]; Fragmente des Epikarps aus dickwandigen Zellen [Ba], bedeckt von einer gestreiften Kutikula (Aufsicht [B, L]) und gelegentlich mit Spaltöffnungen vom anomocytischen Typ (2.8.3) [Bb]; zahlreiche Endospermfragmente aus polygonalen Zellen mit mehr oder weniger verdickten Wänden [A, H], die Aleuronkörner, Tröpfchen fetter Öle [Aa, Ha] und rosettenförmige Mikrokristalle aus Calciumoxalat [Ab, Hb] enthalten; von Sklerenchymfasern begleitete Spiralgefäße [G]; selten Faserbündel des Karpophors; rechteckige oder annähernd rechteckige Sklereiden aus dem Mesokarp [E, J, K] mit mäßig verdickten und getüpfelten Zellwänden, manchmal begleitet von dünnwandigen Parenchymzellen [Ja].

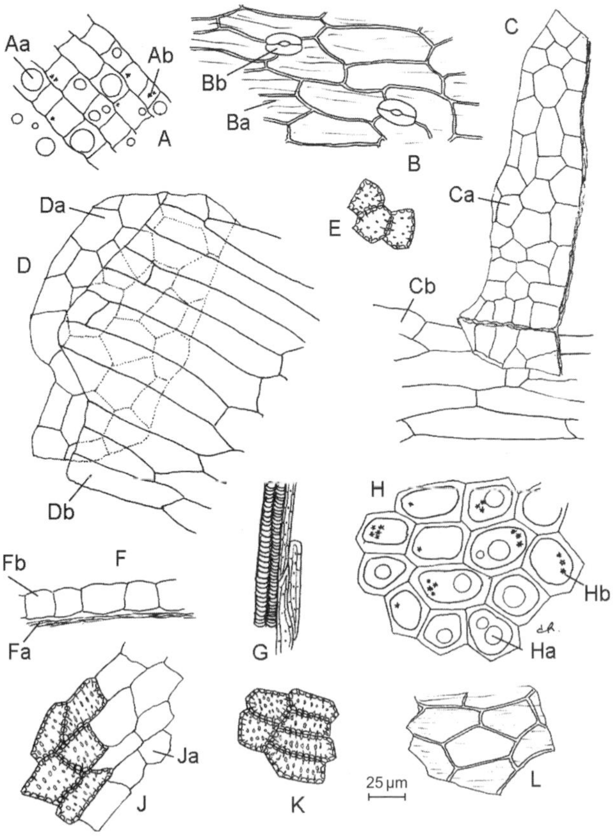

Abb. 1080-1: Zeichnerische Darstellung zu „Prüfung auf Identität, B" von pulverisiertem Kümmel

C. Dünnschichtchromatographie (2.2.27)

Untersuchungslösung: 0,5 g pulverisierte Droge (710) (2.9.12) werden 2 bis 3 min lang mit 5,0 ml Ethylacetat *R* geschüttelt und über 2 g wasserfreies Natriumsulfat *R* abfiltriert.

Referenzlösung: 2 µl (+)-Carvon *R* und 5 µl Olivenöl *R* werden in 1,0 ml Ethylacetat *R* gelöst.

Platte: DC-Platte mit Kieselgel F_{254} *R*

Fließmittel: Ethylacetat *R*, Toluol *R* (5:95 *V/V*)

Auftragen: 20 µl Untersuchungslösung, 10 µl Referenzlösung; bandförmig

Laufstrecke: 10 cm

Trocknen: an der Luft

Detektion A: im ultravioletten Licht bei 254 nm

Ergebnis A: Die Chromatogramme von Untersuchungslösung und Referenzlösung zeigen vor hellem

Hintergrund im mittleren Bereich eine fluoreszenzmindernde Zone (Carvon).

Detektion B: Die Platte wird mit Anisaldehyd-Reagenz *R* besprüht und unter Beobachtung 2 bis 4 min lang bei 100 bis 105 °C erhitzt. Die Auswertung erfolgt im Tageslicht.

Ergebnis B: Die Zonen von Carvon sind dunkel orangebraun gefärbt. Das Chromatogramm der Untersuchungslösung zeigt oberhalb der Zone von Carvon eine violette Zone, die in Bezug auf Lage und Farbe der Zone der Triglyceride des Olivenöls im Chromatogramm der Referenzlösung entspricht. Das Chromatogramm der Untersuchungslösung zeigt nahe der Fließmittelfront eine schwache violette Zone von Terpenkohlenwasserstoffen und im unteren Bereich einige schwache, meist violettgraue oder bräunliche Zonen.

Prüfung auf Reinheit

Wasser (2.2.13): höchstens 100 ml · kg^{-1}, mit 10,0 g pulverisierter Droge (710) (2.9.12) bestimmt

Asche (2.4.16): höchstens 7,0 Prozent

Gehaltsbestimmung

Ätherisches Öl (2.8.12): Für die Bestimmung werden 10,0 g pulverisierte Droge (710) (2.9.12), ein 500-ml-Rundkolben, 200 ml Wasser *R* als Destillationsflüssigkeit und 0,50 ml Xylol *R* als Vorlage verwendet. Die Destillation erfolgt 90 min lang bei einer Geschwindigkeit von 2 bis 3 ml je Minute.

10.3/2561

Leopardenblumenwurzelstock

Belamcandae chinensis rhizoma

Definition

Das zu Beginn des Frühjahrs, wenn die Pflanze austreibt, oder im Spätherbst, wenn die oberirdischen Teile der Pflanze verwelken, geerntete, von den Wurzeln befreite, getrocknete, ganze oder zerkleinerte Rhizom von *Iris domestica* (L.) Goldblatt et Mabb. (Syn. *Belamcanda chinensis* (L.) DC.)

Gehalt: mindestens 0,10 Prozent Irisflorentin ($C_{20}H_{18}O_8$; M_r 386,4), bezogen auf die getrocknete Droge

Prüfung auf Identität

A. Das unzerkleinerte Rhizom ist etwa 3 bis 10 cm lang und misst 1 bis 2 cm im Durchmesser. Es ist unregelmäßig, knotig, rundlich, mehr oder weniger verzweigt und mit zahlreichen ringförmigen Streifen versehen. Auf seiner Oberseite befinden sich eingesenkte, ringförmige Stängelnarben und an der Unterseite kleine Wurzeln mit einem Durchmesser von etwa 2 bis 3 mm. Das in Längsrichtung zerkleinerte Rhizom liegt in Stücken von 2 bis 8 cm Länge, 2 cm Breite und 1 cm Dicke vor, Stängelnarben und Wurzelstücke sind vorhanden. Die orangebraune oder dunkelbraune äußere Oberfläche hat die gleiche Färbung wie der Bruch. Durch die zahlreichen primären Leitbündel erscheint das zentrale Parenchym in Querschnittansicht punktiert. Das Gewebe ist hart, der Bruch körnig.

B. Mikroskopische Prüfung (2.8.23)

Das Pulver ist orangebraun oder dunkelbraun. Die Prüfung erfolgt unter dem Mikroskop, wobei Chloralhydrat-Lösung *R* verwendet wird. Das Pulver zeigt folgende Merkmale (Abb. 2561-1): Seltene Fragmente von braunem Kork mit in Lagen übereinanderliegenden, polyedrischen Zellen (Aufsicht [B]); zahlreiche Parenchymfragmente [D, G] aus leicht abgerundeten Zellen mit unregelmäßig verdickten und getüpfelten Wänden [Da]; manche der Zellen sind dünnwandig und enthalten einen sehr großen prismatischen Calciumoxalatkristall mit einer Länge von bis zu 250 µm und einem Durchmesser von etwa 50 µm [Db]; sehr zahlreiche frei vorliegende prismatische Calciumoxalatkristalle, normalerweise in Bruchstücken [A]; Ring-, Netz- oder Tüpfelgefäße [C], manchmal zusammen mit langen Fasern [F]. Erfolgt die Prüfung unter dem Mikroskop unter Verwendung einer 50-prozentigen Lösung (*V/V*) von Glycerol *R*, zeigt das Pulver sehr viele rundliche oder eiförmige Stärkekörner mit einem Durchmesser von 3 bis 15 µm, einfach oder aus 2 bis 5 Elementen zusammengesetzt. Das punktförmige Bildungszentrum ist manchmal sichtbar [E].

C. Die bei der Prüfung „*Iris tectorum* Maxim." erhaltenen Chromatogramme werden ausgewertet.

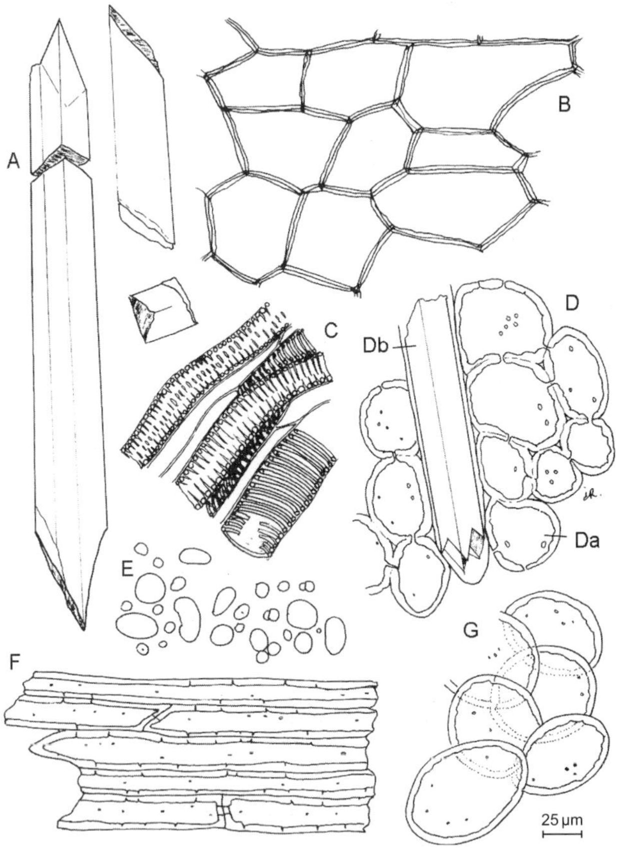

Abb. 2561-1: Zeichnerische Darstellung zu „Prüfung auf Identität, B“ von pulverisiertem Leopardenblumenwurzelstock

Ergebnis A: Die Zonenfolge in den Chromatogrammen von Referenzlösung und Untersuchungslösung ist aus den nachstehenden Angaben ersichtlich. Im Chromatogramm der Untersuchungslösung können weitere, schwache Zonen vorhanden sein.

Oberer Plattenrand	
Cumarin: eine fluoreszenzmindernde Zone	eine fluoreszenzmindernde Zone
———	———
Irisflorentin: eine fluoreszenzmindernde Zone	eine fluoreszenzmindernde Zone (Irisflorentin)
———	———
Referenzlösung	**Untersuchungslösung**

Ergebnis B: Die Zonenfolge in den Chromatogrammen von Referenzlösung und Untersuchungslösung ist aus den nachstehenden Angaben ersichtlich. Im Chromatogramm der Untersuchungslösung können weitere schwache fluoreszierende Zonen vorhanden sein.

Oberer Plattenrand	
Cumarin: eine schwache, dunkelblau fluoreszierende Zone	eine schwache, blau fluoreszierende Zone
———	———
	eine schwarze Zone
	eine breite, blau fluoreszierende Zone
Irisflorentin: eine blau fluoreszierende Zone	eine blau fluoreszierende Zone (Irisflorentin)
———	———
Referenzlösung	**Untersuchungslösung**

Prüfung auf Reinheit

***Iris tectorum* Maxim.:** Dünnschichtchromatographie (2.2.27)

Untersuchungslösung: 0,5 g pulverisierte Droge (355) (2.9.12) werden mit 5 ml Methanol *R* versetzt. Die Mischung wird 10 min lang mit Ultraschall behandelt. Nach dem Zentrifugieren wird der Überstand filtriert.

Referenzlösung: 1 mg Cumarin *R* und 1 mg Irisflorentin *R* werden in 4 ml Methanol *R* gelöst.

Platte: DC-Platte mit Kieselgel F_{254} *R* (2 bis 10 µm)

Fließmittel: Essigsäure 99 % *R*, Cyclohexan *R*, Ethylacetat *R* (1:20:80 *V/V/V*)

Auftragen: 4 µl; bandförmig 8 mm

Laufstrecke: 6 cm

Trocknen: an der Luft

Detektion A: im ultravioletten Licht bei 254 nm

Ergebnis A: Das Chromatogramm der Untersuchungslösung darf keine fluoreszenzmindernde Zone zwischen den Zonen von Cumarin und Irisflorentin im Chromatogramm der Referenzlösung zeigen. Das Chromatogramm der Untersuchungslösung darf im unteren Drittel keine fluoreszenzmindernde Zone zeigen.

Detektion B: im ultravioletten Licht bei 365 nm

Ergebnis B: Das Chromatogramm der Untersuchungslösung darf keine blassblau fluoreszierende Zone oberhalb der Zone des Cumarins im Chromatogramm der Referenzlösung zeigen.

Trocknungsverlust (2.2.32): höchstens 10,0 Prozent, mit 1,000 g pulverisierter Droge (355) (2.9.12) durch 2 h langes Trocknen im Trockenschrank bei 105 °C bestimmt

Asche (2.4.16): höchstens 7,0 Prozent

Salzsäureunlösliche Asche (2.8.1): höchstens 1,0 Prozent

Gehaltsbestimmung

Flüssigchromatographie (2.2.29)

Untersuchungslösung: 0,100 g pulverisierte Droge (355) (2.9.12) werden in einem 50-ml-Zentrifugenröhrchen in 10 ml Ethanol 70 % *R* dispergiert. Die Dispersion wird 30 min lang mit Ultraschall behandelt, anschließend gemischt und 5 min lang zentrifugiert. Der Überstand wird in einen 25-ml-Messkolben überführt. Der Rückstand wird in 10 ml Ethanol 70 % *R* aufgenommen und 30 min lang mit Ultraschall behandelt. Nach Filtrieren wird das Filtrat mit der Flüssigkeit im Messkolben vereinigt, mit Ethanol 70 % *R* zu 25,0 ml verdünnt und gemischt. Die Mischung wird durch einen Membranfilter (nominale Porengröße 0,45 µm) filtriert.

Referenzlösung a: 5,0 mg Irisflorentin *CRS* werden in Ethanol 70 % *R* zu 50,0 ml gelöst. 5,0 ml Lösung werden mit Ethanol 70 % *R* zu 50,0 ml verdünnt.

Referenzlösung b: 0,10 g Leopardenblumenwurzelstock *HRS* werden in einem 50-ml-Zentrifugenröhrchen in 10 ml Ethanol 70 % *R* dispergiert. Die Dispersion wird 30 min lang mit Ultraschall behandelt, anschließend gemischt und 5 min lang zentrifugiert. Der Überstand wird in einen 25-ml-Messkolben überführt. Der Rückstand wird in 10 ml Ethanol 70 % *R* aufgenommen und 30 min lang mit Ultraschall behandelt. Nach Filtrieren wird das Filtrat mit der Flüssigkeit im Messkolben vereinigt, mit Ethanol 70 % *R* zu 25,0 ml verdünnt und gemischt. Die Mischung wird durch einen Membranfilter (nominale Porengröße 0,45 µm) filtriert.

Säule
- Größe: $l = 0{,}25$ m, $\varnothing = 4{,}6$ mm
- Stationäre Phase: desaktiviertes, nachsilanisiertes, octadecylsilyliertes Kieselgel zur Chromatographie *R* (5 µm)

Mobile Phase
- Mobile Phase A: 0,05-prozentige Lösung (*V/V*) von Phosphorsäure 85 % *R*
- Mobile Phase B: Acetonitril *R*

Zeit (min)	Mobile Phase A (% *V/V*)	Mobile Phase B (% *V/V*)
0 – 5	82	18
5 – 20	82 → 80	18 → 20
20 – 30	80 → 67	20 → 33
30 – 50	67 → 60	33 → 40
50 – 65	60 → 47	40 → 53

Durchflussrate: 1,0 ml · min^{-1}

Detektion: Spektrometer bei 266 nm

Einspritzen: 10 µl

Identifizierung von Peaks: Zur Identifizierung des Peaks von Irisflorentin wird das mit der Referenzlösung a erhaltene Chromatogramm verwendet; zur Identifizierung des Peaks von Tectoridin und von Peak 2 (unbekannte Substanz) werden das mitgelieferte Chromatogramm von Leopardenblumenwurzelstock *HRS* und das mit der Referenzlösung b erhaltene Chromatogramm verwendet.

Relative Retention (bezogen auf Irisflorentin, t_R etwa 54 min)
- Tectoridin: etwa 0,39
- Peak 2: etwa 0,42

Eignungsprüfung: Referenzlösung b
- Auflösung: mindestens 1,5 zwischen den Peaks von Tectoridin und Peak 2

Der Prozentgehalt an Irisflorentin wird nach folgender Formel berechnet:

$$\frac{A_1 \cdot m_2 \cdot p}{A_2 \cdot m_1 \cdot 20}$$

A_1 = Fläche des Peaks von Irisflorentin im Chromatogramm der Untersuchungslösung
A_2 = Fläche des Peaks von Irisflorentin im Chromatogramm der Referenzlösung a
m_1 = Einwaage der Droge zur Herstellung der Untersuchungslösung in Gramm
m_2 = Masse von Irisflorentin *CRS* zur Herstellung der Referenzlösung a in Gramm
p = Prozentgehalt an Irisflorentin in Irisflorentin *CRS*

10.3/1233

Liebstöckelwurzel

Levistici radix

Definition

Getrocknetes Rhizom und getrocknete Wurzeln von *Levisticum officinale* W.D.J.Koch, ganz oder geschnitten

Gehalt an essentiellen Ölen
- ganze Droge: mindestens 4,0 ml · kg^{-1} (getrocknete Droge)
- geschnittene Droge: mindestens 3,0 ml · kg^{-1} (getrocknete Droge)

Prüfung auf Identität

A. Das Rhizom und die großen Wurzeln sind oft längs gespalten. Das Rhizom ist kurz, bis 5 cm dick, hellgraubraun oder gelblich braun, ebenmäßig oder mit mehreren Protuberanzen. Die wenig verzweigten Wurzeln sind von gleicher Farbe wie das Rhizom, gewöhnlich bis 1,5 cm dick und bis etwa 25 cm lang. Der Bruch ist meist glatt und zeigt eine sehr breite, gelblich weiße Rinde und einen schmalen, bräunlich gelben Holzkörper.

B. Mikroskopische Prüfung (2.8.23)

Das Pulver ist gelblich braun. Die Prüfung erfolgt unter dem Mikroskop, wobei Chloralhydrat-Lösung *R* verwendet wird. Das Pulver zeigt folgende Merkmale (Abb. 1233-1): polygonale oder rundliche Korkzellen (Aufsicht [C]) mit braunem Inhalt; reichlich Parenchym aus überwiegend dünnwandigen, rundlichen Zellen (Querschnitt [E]), einige sind dickwandiger, einige langgestreckt mit Wänden, die eine feine, über Kreuz verlaufende Streifung zeigen (Längsschnitt [H]); Gruppen kleiner, netzartig verdickter Gefäße, eingebettet in kleinzelliges, nicht lignifiziertes Parenchym [G]; einzeln vorliegende Fragmente von Netzgefäßen [F] mit einem Durchmesser von bis zu 125 µm; Fragmente von Sekretkanälen (Querschnitt [A], Längsschnitt [B]), die bis zu 180 µm breit sein können. Unter dem Mikroskop unter Verwendung einer 50-prozentigen Lösung (*V/V*) von Glycerol *R* geprüft, zeigt das Pulver bis zu 12 µm große, einfache, rundliche oder ovale Stärkekörner sowie zahlreiche größere, zusammengesetzte, oft aus mehreren Elementen bestehende Körner [D].

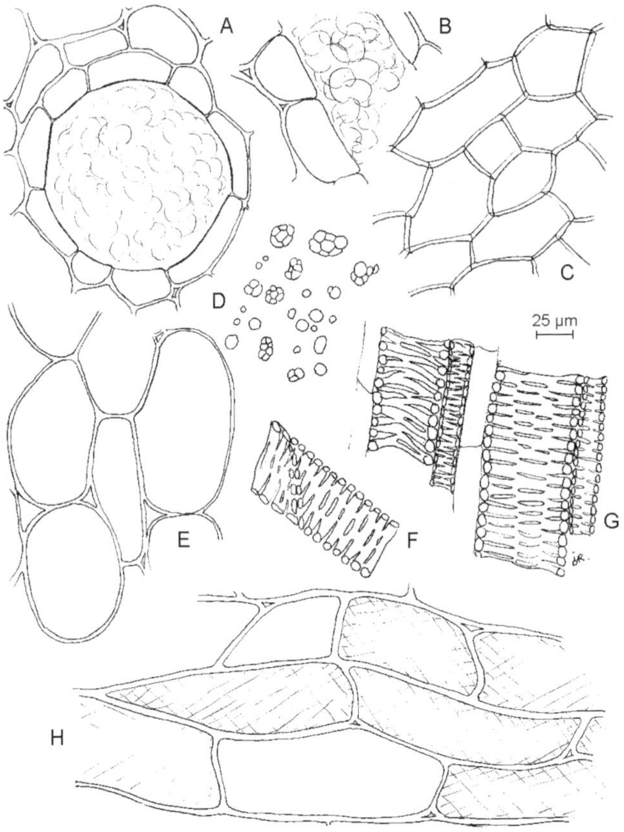

Abb. 1233-1: Zeichnerische Darstellung zu „Prüfung auf Identität, B" von pulverisierter Liebstöckelwurzel

C. Die bei der Prüfung „Im Europäischen Arzneibuch beschriebene Arten der Gattungen *Angelica* und *Ligusticum*" (siehe „Prüfung auf Reinheit") erhaltenen Chromatogramme werden ausgewertet.

Ergebnis A: Die Zonenfolge in den Chromatogrammen von Referenzlösung und Untersuchungslösung ist aus den nachstehenden Angaben ersichtlich. Im Chromatogramm der Untersuchungslösung können weitere schwache fluoreszierende Zonen vorhanden sein.

Oberer Plattenrand	
(Z)-Ligustilid: eine bläulich weiß fluoreszierende Zone	eine bläulich weiß fluoreszierende Zone
———	———
Osthol: eine blau fluoreszierende Zone	
Imperatorin: eine weißlich fluoreszierende Zone	eine schwache, weißlich fluoreszierende Zone
———	———
	eine schwache, weißlich fluoreszierende Zone
Referenzlösung	**Untersuchungslösung**

Ergebnis B: Die Zonenfolge in den Chromatogrammen von Referenzlösung und Untersuchungslösung ist aus den nachstehenden Angaben ersichtlich. Im Chromatogramm der Untersuchungslösung können weitere schwache fluoreszenzmindernde Zonen vorhanden sein.

Oberer Plattenrand	
(Z)-Ligustilid: eine bläulich fluoreszierende Zone	eine bläulich fluoreszierende Zone
———	———
Osthol: eine fluoreszenzmindernde Zone	eine schwache, fluoreszenzmindernde Zone
Imperatorin: eine fluoreszenzmindernde Zone	
———	———
Referenzlösung	**Untersuchungslösung**

Ergebnis C: Die Zonenfolge in den Chromatogrammen von Referenzlösung und Untersuchungslösung ist aus den nachstehenden Angaben ersichtlich. Im Chromatogramm der Untersuchungslösung können weitere, schwache Zonen vorhanden sein.

Oberer Plattenrand	
	2 markante, rötliche Zonen
(Z)-Ligustilid: eine graue Zone	eine graue Zone
———	———
Osthol: eine violette Zone	
Imperatorin: eine graue Zone	
———	———
	2 purpurne Zonen
	eine deutliche, braune Zone
Referenzlösung	**Untersuchungslösung**

Prüfung auf Reinheit

Im Europäischen Arzneibuch beschriebene Arten der Gattungen *Angelica* und *Ligusticum*: Dünnschichtchromatographie (2.2.27)

Untersuchungslösung: 1 g frisch pulverisierte Droge (355) (2.9.12) wird mit 4 ml Heptan *R* versetzt. Die Mischung wird 5 min lang mit Ultraschall behandelt und anschließend zentrifugiert. Der Überstand wird verwendet.

Referenzlösung: 1 mg Imperatorin *R*, 1 mg (Z)-Ligustilid *R* und 1 mg Osthol *R* werden in Methanol *R* zu 10 ml gelöst.

Platte: DC-Platte mit Kieselgel F_{254} *R* (2 bis 10 µm)

Fließmittel: Essigsäure 99 % *R*, Ethylacetat *R*, Toluol *R* (1:10:90 *V/V/V*)

Auftragen: 4 µl; bandförmig 8 mm

Laufstrecke: 6 cm

Trocknen: an der Luft

Detektion A: im ultravioletten Licht bei 365 nm

Ergebnis A: Das Chromatogramm der Untersuchungslösung darf keine blau fluoreszierende Zone direkt unter- oder oberhalb der Zone von Imperatorin im Chromatogramm der Referenzlösung aufweisen.

Detektion B: im ultravioletten Licht bei 254 nm

Ergebnis B: Das Chromatogramm der Untersuchungslösung darf keine Zone in Höhe oder direkt unterhalb der Zone von Imperatorin im Chromatogramm der Referenzlösung aufweisen.

Detektion C: Die Platte wird mit einer Lösung von 20 ml Schwefelsäure *R* in 180 ml eisgekühltem Methanol *R* behandelt und 5 min lang bei 100 bis 105 °C erhitzt. Die Auswertung erfolgt im Tageslicht.

Ergebnis C: Das Chromatogramm der Untersuchungslösung darf keine purpurne Zone zwischen den 2 rötlichen Zonen am oberen Ende des Chromatogramms und der Zone von (Z)-Ligustilid im Chromatogramm der Referenzlösung aufweisen; das Chromatogramm der Untersuchungslösung darf keine purpurne Zone zwischen den Zonen von (Z)-Ligustilid und Osthol im Chromatogramm der Referenzlösung aufweisen.

Fremde Bestandteile (2.8.2): höchstens 3 Prozent, mit 50 g Droge bestimmt

Trocknungsverlust (2.2.32): höchstens 12,0 Prozent, mit 1,000 g pulverisierter Droge (355) (2.9.12) durch 2 h langes Trocknen im Trockenschrank bei 105 °C bestimmt

Asche (2.4.16): höchstens 8,0 Prozent

Salzsäureunlösliche Asche (2.8.1): höchstens 2,0 Prozent

Gehaltsbestimmung

Ätherisches Öl (2.8.12): Für die Bestimmung werden 40,0 g unmittelbar vor der Bestimmung pulverisierte Droge (500) (2.9.12), ein 2-Liter-Rundkolben, 10 Tropfen flüssiges Paraffin *R*, 500 ml Wasser *R* als Destillationsflüssigkeit und 0,50 ml Xylol *R* als Vorlage verwendet. Die Destillation erfolgt 4 h lang mit einer Geschwindigkeit von 2 bis 3 ml je Minute.

10.3/0957

Lindenblüten

Tiliae flos

Definition

Die ganzen, getrockneten Blütenstände von *Tilia cordata* Mill., *Tilia platyphyllos* Scop., *Tilia* × *europaea* L. oder eine Mischung der genannten Arten

Prüfung auf Identität

A. Der Blütenstand ist gelblich grün. Die Hauptachse des Blütenstands trägt ein zungenförmiges, häutiges, gelblich grünes, fast kahles Hochblatt, dessen Mittelrippe bis etwa über die halbe Länge mit dem Blütenstiel verwachsen ist. Der Blütenstand besteht meistens aus 2 bis 7, gelegentlich bis zu 16 Einzelblüten. Die Kelchblätter lassen sich leicht aus der Blütenhülle lösen; sie sind bis zu 6 mm lang, auf der Oberseite fast immer kahl, an den Rändern und auf der Unterseite dicht flaumig behaart. Die 5 spatelförmigen, dünnen Kronblätter sind bis zu 8 mm lang und gelblich weiß; sie zeigen eine feine Aderung und sind nur am Rande vereinzelt behaart. Die zahlreichen freien Staubgefäße sind meist in 5 Gruppen angeordnet. Der oberständige Fruchtknoten trägt einen Griffel mit schwach 5-lappiger Narbe.

B. Mikroskopische Prüfung (2.8.23)

Das Pulver ist gelblich grün. Die Prüfung erfolgt unter dem Mikroskop, wobei Chloralhydrat-Lösung *R* verwendet wird. Das Pulver zeigt folgende Merkmale (Abb. 0957-1): Fragmente des Hochblatts, die obere Epidermis aus Zellen mit geraden oder leicht buchtigen antiklinen Wänden [H], die untere Epidermis [C] aus Zellen mit wellig-buchtigen Wänden [Ca] und Stomata vom anomocytischen Typ (2.8.3) [Cb], bedeckt von einer fein gestreiften Kutikula; Fragmente der Kelchblätter [A] aus Epidermiszellen mit geraden antiklinen Wänden [Aa], rundlichen bis ovalen Ansatzstellen von Deckhaaren mit verdickten, von Tüpfelkanälen durchzogenen und grob getüpfelten Wänden [Ac], dickwandigen, einzelligen Deckhaaren, einzeln vorliegend [Ab] oder in sternförmiger Anordnung mit bis zu 5 Zellen und einer Länge von bis zu 350 µm [K]; Mesophyllfragmente der Kelchblätter oder der Kronblattspreite (Querschnitt [J]) aus Parenchymzellen, die Calciumoxalatdrusen enthalten [Ja] und großen Schleimzellen [Jb]; Fragmente der oberen Kelchblattepidermis [B] aus Zellen mit geraden Wänden [Ba] und länglichen, mehrzelligen Drüsenhaaren [Bb]; Pollenkörner mit einem Durchmesser von etwa 30 bis 40 µm, 3 Keimporen und feinkörniger Exine [G]; gewundene, einzellige Haare des Fruchtknotens können vorhanden sein, einzeln vorliegend [D, E, F] oder sternförmig mit 2 bis 4 Strahlen.

C. Hochleistungsdünnschichtchromatographie (2.8.25)

Untersuchungslösung: 0,5 g pulverisierte Droge (355) (2.9.12) werden mit 5,0 ml Methanol *R* versetzt. Die Mischung wird 15 min lang mit Ultraschall behandelt und anschließend filtriert oder zentrifugiert. Das Filtrat oder der Überstand wird verwendet.

Referenzlösung a: 5,0 mg Hyperosid *R* und 5,0 mg Rutosid-Trihydrat *R* werden in Methanol *R* zu 10,0 ml gelöst.

Referenzlösung b: 2,5 ml Referenzlösung a werden mit Methanol *R* zu 10,0 ml verdünnt.

Referenzlösung c: 5 mg Hyperosid *R* und 2 mg Chlorogensäure *R* werden in Methanol *R* zu 10 ml gelöst.

Intensitätsmarker: Hyperosid für die gelben oder orangen Zonen im mittleren Drittel des Chromatogramms und Rutosid für die gelben oder orangen Zonen am oberen Ende des unteren Drittels des Chromatogramms.

Platte: DC-Platte mit Kieselgel F_{254} *R* (2 bis 10 µm)

Fließmittel: wasserfreie Ameisensäure *R*, Wasser *R*, Ethylmethylketon *R*, Ethylacetat *R* (10:10:30:50 *V/V/V/V*)

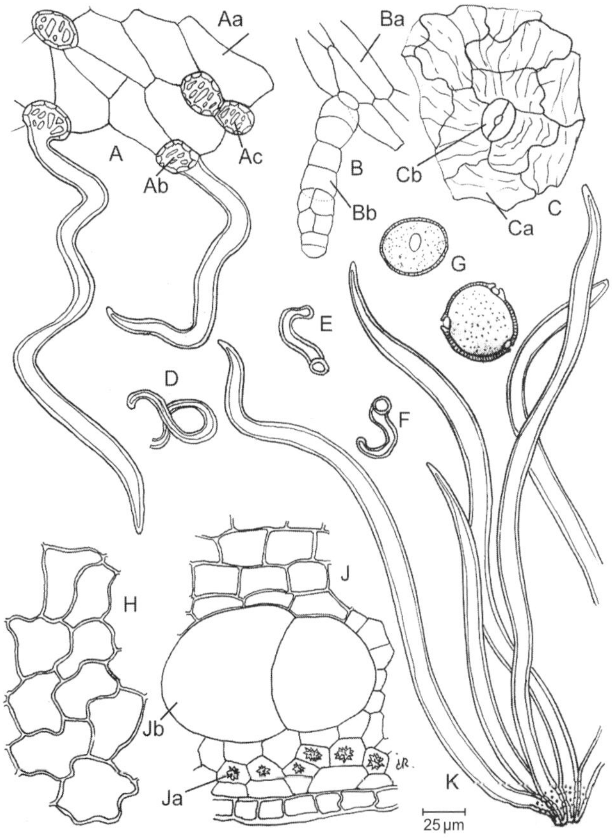

Abb. 0957-1: Zeichnerische Darstellung zu „Prüfung auf Identität, B" von pulverisierten Lindenblüten

Auftragen: 4 µl; bandförmig 8 mm

Laufstrecke: 70 mm vom unteren Rand der Platte

Trocknen: 5 min lang im Luftstrom von Raumtemperatur

Detektion: Die Platte wird 5 min lang bei 100 bis 105 °C erhitzt; die warme Platte wird mit einer Lösung von Diphenylboryloxyethylamin *R* ($10\ g \cdot l^{-1}$) in Methanol *R* und anschließend mit einer Lösung von Macrogol 400 *R* ($50\ g \cdot l^{-1}$) in Methanol *R* besprüht. Alternativ kann die warme Platte in eine Lösung von Diphenylboryloxyethylamin *R* ($5\ g \cdot l^{-1}$) in Ethylacetat *R* und anschließend in eine Lösung von Macrogol 400 *R* ($50\ g \cdot l^{-1}$) in Dichlormethan *R* getaucht werden. Die Platte wird etwa 1 min lang an der Luft trocknen gelassen. Die Auswertung erfolgt im ultravioletten Licht bei 366 nm.

Eignungsprüfung: Referenzlösung c

– Das Chromatogramm muss im mittleren Drittel 2 getrennte Zonen zeigen, die sich berühren können; die untere Zone (Chlorogensäure) muss hellblau, die obere Zone (Hyperosid) muss gelb oder orange fluoreszieren.

Ergebnis: Die Folge der fluoreszierenden Zonen in den Chromatogrammen von Referenzlösung a und Untersuchungslösung ist aus den nachstehenden Angaben ersichtlich. Im Chromatogramm der Untersuchungslösung können weitere schwache blau, gelb oder orange, bräunlich und grünlich fluoreszierende Zonen vorhanden sein, insbesondere im oberen und unteren Drittel. Die Zonen unterhalb der Zone von Hyperosid zeigen eine relativ große Variation von Intensität und Farbe.

Oberer Plattenrand	
	eine blaue Zone, schwach bis äquivalent
———	———
	2 gelbe oder orange Zonen, schwach bis äquivalent
	eine gelbe oder orange Zone, äquivalent
Hyperosid: eine gelbe oder orange Zone	
	eine bräunliche Zone, sehr schwach bis schwach
	eine gelbe, orange oder grünliche Zone, schwach
———	———
Rutosid: eine gelbe oder orange Zone	eine gelbe, orange oder bläuliche Zone, schwach bis äquivalent
Referenzlösung a	**Untersuchungslösung**

Prüfung auf Reinheit

Fremde Bestandteile (2.8.2): höchstens 2 Prozent, mit 30 g Droge bestimmt

***Tilia americana* L., *Tilia tomentosa* Moench:** Blütenstände, deren Hochblatt an der Unterseite 5- bis 8-strahlige Sternhaare trägt, Blüten, deren Krone durch Umwandlung von 5 Staubgefäßen in kronblattartige Staminodien doppelt erscheint, sowie Narben, die weder gelappt noch eingeschnitten sind, sind nicht vorhanden.

Trocknungsverlust (2.2.32): höchstens 12,0 Prozent, mit 1,000 g pulverisierter Droge (355) (2.9.12) durch 2 h langes Trocknen im Trockenschrank bei 105 °C bestimmt

Asche (2.4.16): höchstens 8,0 Prozent

10.3/1839

Eingestellter Opiumtrockenextrakt

Opii extractum siccum normatum

Definition

Der aus **Opium (Opium crudum)** hergestellte eingestellte Trockenextrakt

Gehalt

- Morphin ($C_{17}H_{19}NO_3$; M_r 285,3): 19,0 bis 21,0 Prozent (getrockneter Extrakt)
- Codein ($C_{18}H_{21}NO_3$; M_r 299,4): mindestens 2,0 Prozent (getrockneter Extrakt)

Falls erforderlich wird der Gehalt durch Zusatz eines geeigneten Hilfsstoffs (wie Lactose, Dextrin) eingestellt.

Herstellung

Der Trockenextrakt wird aus der Droge unter Verwendung von Wasser nach einem geeigneten Verfahren hergestellt.

Eigenschaften

Aussehen: braunes, amorphes Pulver

Prüfung auf Identität

A. Dünnschichtchromatographie (2.2.27)

Untersuchungslösung: 50 mg Trockenextrakt werden mit 5 ml Ethanol 70 % *R* verrieben. Die Suspension wird unter Spülen mit 3 ml Ethanol 70 % *R* in einen 25-ml-Erlenmeyerkolben überführt und im Wasserbad von 50 bis 60 °C unter Rühren 30 min lang erhitzt. Nach dem Abkühlen wird die Mischung filtriert und der Filter mit Ethanol 70 % *R* gewaschen. Das Filtrat und die Waschflüssigkeit werden vereinigt und mit Ethanol 70 % *R* zu 10 ml verdünnt.

Referenzlösung: 5 mg Morphinhydrochlorid *R* werden in einer Lösung, die wie folgt hergestellt wird, zu 5 ml gelöst: 2 mg Papaverinhydrochlorid *R*, 12 mg Codeinphosphat *R* und 12 mg Noscapinhydrochlorid *R* werden in Ethanol 70 % *R* zu 25 ml gelöst.

Platte: DC-Platte mit Kieselgel *R* (5 bis 40 µm) [oder DC-Platte mit Kieselgel *R* (2 bis 10 µm)]

Fließmittel: konzentrierte Ammoniak-Lösung *R*, Ethanol 96 % *R*, Aceton *R*, Toluol *R* (2:6:40:40 *V/V/V/V*)
Eine frisch hergestellte Mischung wird verwendet.

Auftragen: 20 µl [oder 6 µl]; bandförmig 10 mm [oder 8 mm]

Laufstrecke: 15 cm [oder 8 cm]

Trocknen: 15 min lang bei 100 bis 105 °C

Detektion: Nach dem Erkalten wird die Platte mit Dragendorffs Reagenz *R* 2 und anschließend mit einer Lösung von Schwefelsäure *R* (4 g · l^{-1}) behandelt. Die Auswertung erfolgt im Tageslicht.

Ergebnis: Die Zonenfolge in den Chromatogrammen von Referenzlösung und Untersuchungslösung ist aus den nachstehenden Angaben ersichtlich. Im Chromatogramm der Untersuchungslösung kann zwischen der Codein-Zone und der Papaverin-Zone eine dunkelrote Zone (Thebain) vorhanden sein. Im Chromatogramm der Untersuchungslösung können weitere, schwache Zonen vorhanden sein.

Oberer Plattenrand	
Noscapin: eine orangerote oder rote Zone	eine orangerote oder rote Zone (Noscapin)
_______	_______
Papaverin: eine orangerote oder rote Zone	eine orangerote oder rote Zone (Papaverin)
_______	_______
Codein: eine orangerote oder rote Zone	eine orangerote oder rote Zone (Codein)
Morphin: eine orangerote oder rote Zone	eine orangerote oder rote Zone (Morphin)
Referenzlösung	**Untersuchungslösung**

B. 0,5 g Trockenextrakt werden mit 5 ml Wasser *R* versetzt. Die Mischung wird 5 min lang geschüttelt und filtriert. Das Filtrat wird mit 0,25 ml Eisen(III)-chlorid-Lösung *R* 2 versetzt. Eine rote Färbung entsteht, die nach Zusatz von 0,5 ml verdünnter Salzsäure *R* bestehen bleibt.

Prüfung auf Reinheit

Thebain: Flüssigchromatographie (2.2.29)

Untersuchungslösung: 0,500 g Trockenextrakt werden in 50 ml Ethanol 50 % *R* suspendiert. Nach 1 h langem Mischen mit Hilfe von Ultraschall wird die Suspension erkalten gelassen, mit Ethanol 50 % *R* zu 100,0 ml verdünnt und stehen gelassen. 10,0 ml Überstand werden mit 5 ml Ammoniumchlorid-Pufferlösung pH 9,5 *R* versetzt, mit Wasser *R* zu 25,0 ml verdünnt und gemischt. 20,0 ml dieser Lösung werden auf eine Chromatographiesäule von etwa 0,15 m Länge und etwa 30 mm innerem Durchmesser gegeben, die mit 15 g Kieselgur-Filtrierhilfsmittel *R* gefüllt ist. Die Säule wird 15 min lang stehen gelassen. Die Elution erfolgt 2-mal mit je 40 ml einer Mischung von 15 Volumteilen 2-Propanol *R* und 85 Volumteilen Dichlormethan *R*. Die vereinigten Eluate werden im Vakuum bei 40 °C zur Trockne eingedampft. Der Rückstand wird mit der mobilen Phase in einen Messkolben überführt und mit der mobilen Phase zu 25,0 ml verdünnt.

Referenzlösung a: 5,0 mg Thebain *CRS* werden in der mobilen Phase zu 50,0 ml gelöst.

Referenzlösung b: 12,0 mg Morphinhydrochlorid-Trihydrat *CRS* werden in der mobilen Phase zu 15,0 ml gelöst.

Referenzlösung c: 10,0 mg Codein *CRS* werden in der mobilen Phase zu 50,0 ml gelöst. 10,0 ml Lösung werden mit 10,0 ml Referenzlösung b versetzt.

Vorsäule
- Größe: $l = 4$ mm, ∅ = 4,0 mm
- Stationäre Phase: octylsilyliertes Kieselgel zur Chromatographie *R* (5 µm)

Säule
- Größe: $l = 0{,}25$ m, ∅ = 4,0 mm
- Stationäre Phase: nachsilanisiertes, octylsilyliertes Kieselgel zur Chromatographie *R* (5 µm)

Mobile Phase: 1,0 g Natriumheptansulfonat-Monohydrat *R* wird in 420 ml Wasser zur Chromatographie *R* gelöst. Die Lösung wird mit einer Lösung von Phosphorsäure 85 % *R* (4,9 g · l^{-1}) auf einen pH-Wert von 3,2 eingestellt und mit 180 ml Acetonitril *R* versetzt.

Durchflussrate: 1,5 ml · min^{-1}

Detektion: Spektrometer bei 280 nm

Einspritzen: 20 µl; Untersuchungslösung, Referenzlösungen a und c

Chromatographiedauer: 2fache Retentionszeit von Thebain

Eignungsprüfung: Referenzlösung c
- Auflösung: mindestens 2,5 zwischen den Peaks von Morphin und Codein

Der Prozentgehalt des entsprechenden Alkaloids wird nach folgender Formel berechnet:

$$\frac{A_1 \cdot m_2 \cdot F \cdot p}{A_2 \cdot m_1}$$

A_1 = Fläche des Peaks des entsprechenden Alkaloids im Chromatogramm der Untersuchungslösung
A_2 = Fläche des Peaks des entsprechenden Alkaloids im Chromatogramm der Referenzlösung a für Thebain oder im Chromatogramm der Referenzlösung c für Morphin und Codein
m_1 = Einwaage des Trockenextrakts zur Herstellung der Untersuchungslösung in Gramm

Pflanzliche Drogen

m_2 = Masse des entsprechenden Alkaloids zur Herstellung der Referenzlösung a für Thebain, Referenzlösung b für Morphin oder Referenzlösung c für Codein, in Gramm
F = 6,250 für die Berechnung des Thebaingehalts
p = Prozentgehalt des entsprechenden Alkaloids in der zugehörigen *CRS*

Grenzwert
- Thebain: höchstens 6,0 Prozent (getrockneter Extrakt)

Trocknungsverlust (2.2.32): höchstens 5,0 Prozent, mit 1,000 g Trockenextrakt durch 4 h langes Trocknen im Trockenschrank bei 105 °C bestimmt

Gehaltsbestimmung

Flüssigchromatographie (2.2.29) wie unter „Thebain“ beschrieben, mit folgenden Änderungen:

Einspritzen: Untersuchungslösung, Referenzlösung c

Eignungsprüfung: Referenzlösung c
- Wiederholpräzision: höchstens 1,0 Prozent relative Standardabweichung für die Fläche des Morphin-Peaks, mit 6 Einspritzungen bestimmt

Die Prozentgehalte an Morphin und Codein werden nach der unter „Thebain“ angegebenen Formel berechnet, wobei $F = 10,417$ für die Berechnung des Morphingehalts und $F = 3,125$ für die Berechnung des Codeingehalts eingesetzt werden.

Um den für die Berechnung des Morphingehalts notwendigen *p*-Wert zu erhalten, wird der Prozentgehalt an Morphinhydrochlorid in Morphinhydrochlorid-Trihydrat *CRS* mit 0,887 multipliziert.

10.3/1459

Passionsblumenkraut

Passiflorae herba

Definition

Die getrockneten, zerkleinerten oder geschnittenen, oberirdischen Teile von *Passiflora incarnata* L. vom Swertisin-Chemotyp oder vom Isovitexin-Chemotyp oder einer Mischung der beiden Typen

Blüten und/oder Früchte können vorhanden sein.

Gehalt: mindestens 1,0 Prozent Gesamtflavonoide, berechnet als Isovitexin ($C_{21}H_{20}O_{10}$; M_r 432,4) und bezogen auf die getrocknete Droge

Prüfung auf Identität

A. Der grüne oder grünlich graue oder bräunliche Stängel ist verholzt, hohl, längs gestreift, kahl oder nur sehr schwach flaumig behaart; sein Durchmesser beträgt gewöhnlich weniger als 8 mm. Die grünen oder grünlich braunen Blätter sind wechselständig, fein gezähnt und flaumig behaart, tief in 3 spitz zulaufende Lappen geteilt, von denen der Mittellappen am größten ist. Der Mittelnerv tritt an der Blattunterseite viel stärker hervor. Der Blattstiel ist flaumig behaart und trägt nahe der Blattspreite 2 dunkel gefärbte Nektarien. Die zahlreichen, feinen, glatten und runden Ranken wachsen aus den Blattachseln und enden in zylindrischen Spiralen. Blüten, falls vorhanden, sind radiärsymmetrisch mit 3 kleinen Tragblättern und einer Blütenkrone aus 5 weißen, länglichen Kronblättern mit mehreren Reihen fadenförmiger, kronblattartiger Anhängsel. Früchte, falls vorhanden, sind grünlich oder bräunlich, flach und eiförmig; sie enthalten zahlreiche flache, bräunlich gelbe Samen mit kleinen Gruben auf der Oberfläche.

B. Mikroskopische Prüfung (2.8.23)

Das Pulver ist hellgrün. Die Prüfung erfolgt unter dem Mikroskop, wobei Chloralhydrat-Lösung *R* verwendet wird. Das Pulver zeigt folgende Merkmale (Abb. 1459-1): Fragmente der oberen Blattepidermis (Aufsicht [A]) aus Zellen mit buchtigen, fast kantigen Zellwänden, begleitet von darunterliegendem Palisadenparenchym [Aa]; Fragmente der unteren Blattepidermis (Aufsicht [B]) aus Zellen mit buchtigen Zellwänden und Spaltöffnungen vom anomocytischen [Ba] oder anisocytischen [Bb] Typ (2.8.3); Fragmente der Blattadern [C, F] mit Ring- oder Spiralgefäßen [Ca, Fb] und Kristallzellreihen mit Calciumoxalatdrusen [Cb, Fa]; Fragmente des Sprosses (Längsschnitt [D]) mit zahlreichen Fasern [Db] im Verbund mit Tüpfel- oder Netzgefäßen [Da] und Markstrahlen [Dc]; Fragmente von Parenchym des Hauptsprosses [K] aus Zellen mit leicht verdickten und getüpfelten Wänden; einreihige Trichome [J] aus 1 bis 3 dünnwandigen Zellen, gerade oder leicht gekrümmt und in einer Spitze endend. Sind Blüten vorhanden, zeigt das Pulver außerdem Fragmente der Epidermis von Blütenblättern und Anhängseln aus papillösen Zellen [G] sowie Pollenkörner mit netzartig gemusterter Exine [E]; sind reife Früchte vorhanden, kann das Pulver auch vereinzelt braune Tanninzellen und Fragmente von bräunlich gelber Samenschale aus Zellen mit regelmäßig verdickten und stark getüpfelten Wänden zeigen [H].

C. Hochleistungsdünnschichtchromatographie (2.8.25)

Untersuchungslösung: 0,5 g pulverisierte Droge (355) (2.9.12) werden mit 5,0 ml Methanol *R* versetzt. Die Mischung wird 15 min lang mit Ultraschall behandelt und anschließend filtriert oder zentrifugiert. Das Filtrat oder der Überstand wird verwendet.

Referenzlösung a: 1,5 mg Homoorientin *R* und 1,5 mg Isovitexin *R* werden in Methanol *R* zu 10,0 ml gelöst.

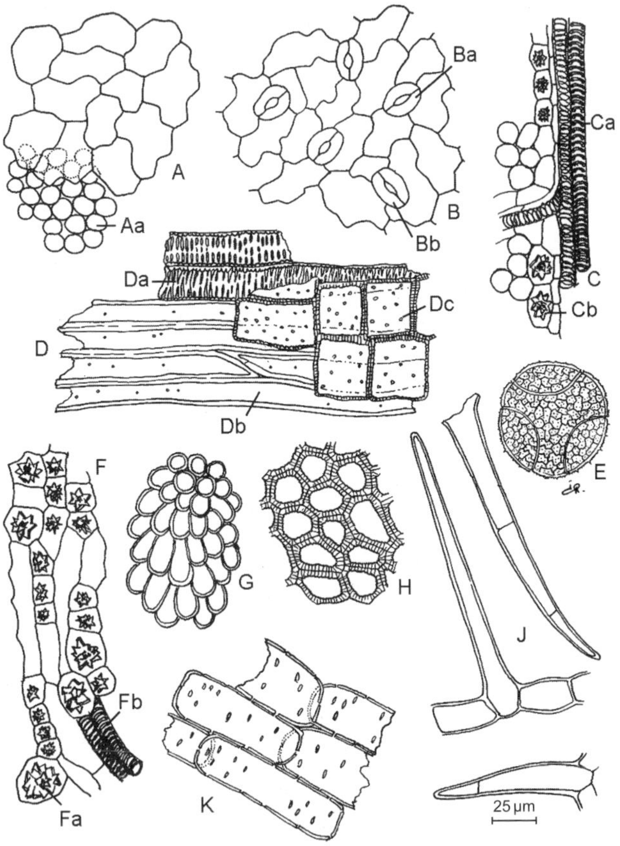

Abb. 1459-1: Zeichnerische Darstellung zu „Prüfung auf Identität, B" von pulverisiertem Passionsblumenkraut

Referenzlösung b: 2,5 ml Referenzlösung a werden mit Methanol *R* zu 10,0 ml verdünnt.

Referenzlösung c: 1,5 mg Isovitexin *R* und 1,5 mg Orientin *R* werden in Methanol *R* zu 10 ml gelöst.

Intensitätsmarker: Homoorientin für die gelb fluoreszierenden Zonen und Isovitexin für die grün oder grünlich blau fluoreszierenden Zonen

Platte: DC-Platte mit Kieselgel F_{254} *R* (2 bis 10 µm)

Fließmittel: wasserfreie Ameisensäure *R*, Wasser *R*, Ethylmethylketon *R*, Ethylacetat *R* (10:10:30:50 *V/V/V/V*)

Auftragen: 4 µl; bandförmig 8 mm

Laufstrecke: 70 mm vom unteren Rand der Platte

Trocknen: 5 min lang in einem Luftstrom von Raumtemperatur

Detektion: Die Platte wird 5 min lang bei 100 bis 105 °C erhitzt. Anschließend wird die warme Platte mit einer Lösung von Diphenylboryloxyethylamin *R* ($10\,g \cdot l^{-1}$) in Methanol *R* und anschließend mit einer Lösung von Macrogol 400 *R* ($50\,g \cdot l^{-1}$) in Methanol *R* besprüht. Alternativ kann die Platte in eine Lösung von Diphenylboryloxyethylamin *R* ($5\,g \cdot l^{-1}$) in Ethylacetat *R* und anschließend in eine Lösung von Macrogol 400 *R* ($50\,g \cdot l^{-1}$) in Dichlormethan *R* getaucht werden. Nach etwa 1 min langem Trocknenlassen erfolgt die Auswertung im ultravioletten Licht bei 366 nm.

Eignungsprüfung: Referenzlösung c

– Das Chromatogramm muss im mittleren Drittel 2 deutliche Zonen zeigen, die sich berühren können, die untere Zone (Isovitexin) muss grün oder grünlich blau und die obere Zone (Orientin) hellgelb fluoreszieren.

Ergebnis: Die Zonenfolge in den Chromatogrammen von Referenzlösung a und Untersuchungslösung ist aus den nachstehenden Angaben ersichtlich. Im Chromatogramm der Untersuchungslösung kann die sehr schwache bis schwache grün oder grünlich blau fluoreszierende Zone im unteren Drittel des Chromatogramms mit einer schwachen, gelb fluoreszierenden Zone darunter überlappen und es können weitere sehr schwache bis schwache gelb, grünlich gelb oder bräunlich gelb und grün oder grünlich blau fluoreszierende Zonen vorhanden sein, insbesondere im unteren Drittel des Chromatogramms.

Oberer Plattenrand		
	2 rote Zonen, intensiv	2 rote Zonen, intensiv
_______	_______	_______
	eine grüne oder grünlich blaue Zone, schwach bis äquivalent	eine grüne oder grünlich blaue Zone, schwach bis äquivalent
	eine gelbe Zone, schwach bis äquivalent	eine gelbe Zone, schwach bis äquivalent
Isovitexin: eine grüne oder grünlich blaue Zone	eine grüne oder grünlich blaue Zone, schwach bis äquivalent (Isovitexin)	
		eine bläulich grüne Zone (Swertisin)
Homoorientin: eine gelbe Zone	eine gelbe Zone, schwach bis äquivalent (Homoorientin)	eine gelbe Zone, schwach bis äquivalent (Homoorientin)
_______	_______	_______
	eine grüne oder grünlich blaue Zone, sehr schwach bis schwach	eine grüne oder grünlich blaue Zone, sehr schwach bis schwach
Referenzlösung a	**Untersuchungslösung (Isovitexin-Typ)**	**Untersuchungslösung (Swertisin-Typ)**

Prüfung auf Reinheit

Asche (2.4.16): höchstens 13,0 Prozent

Trocknungsverlust (2.2.32): höchstens 10,0 Prozent, mit 1,000 g pulverisierter Droge (355) (2.9.12) nach 2 h langem Trocknen im Trockenschrank bei 105 °C bestimmt

Gehaltsbestimmung

Flüssigchromatographie (2.2.29)

Lösungsmittelmischung: Wasser *R*, Methanol *R* (20:80 *V/V*)

Untersuchungslösung: 0,800 g pulverisierte Droge (355) (2.9.12) werden in einer Probeflasche mit Schraubverschluss mit 25,0 ml Lösungsmittelmischung versetzt und 40 min lang mit Ultraschall behandelt. Die Probeflasche wird dabei alle 10 min sowie am Ende des Vorgangs geschüttelt und anschließend 5 min lang bei 9000 bis 10 000 *g* zentrifugiert. Der Überstand wird in ein Probefläschchen gegeben.

Referenzlösung a: 5,0 mg Isovitexin *CRS* werden in der Lösungsmittelmischung zu 50,0 ml gelöst. Die Lösung wird etwa 10 min lang mit Ultraschall behandelt.

Referenzlösung b: 0,5 mg Homoorientin *R* und 0,5 mg Orientin *R* werden in der Lösungsmittelmischung zu 10,0 ml gelöst.

Referenzlösung c: 1,0 ml Referenzlösung a wird mit der Lösungsmittelmischung zu 50,0 ml verdünnt.

Säule
- Größe: $l = 0{,}10$ m, $\varnothing = 2{,}1$ mm
- Stationäre Phase: nachsilanisiertes, octadecylsilyliertes Kieselgel zur Chromatographie *R* (1,8 µm)
- Temperatur: 50 °C

Mobile Phase
- Mobile Phase A: wasserfreie Ameisensäure *R*, Wasser zur Chromatographie *R* (1:1000 *V/V*)
- Mobile Phase B: Acetonitril *R*
- Mobile Phase C: Methanol *R*

Zeit (min)	**Mobile Phase A** (% *V/V*)	**Mobile Phase B** (% *V/V*)	**Mobile Phase C** (% *V/V*)
0 – 0,5	95	0	5
0,5 – 26,5	95 → 84	0 → 11	5

Durchflussrate: 0,7 ml · min^{-1}

Detektion: Spektrometer bei 338 nm

Einspritzen: 2 µl

Identifizierung von Peaks: Zur Identifizierung des Peaks von Isovitexin wird das mit der Referenzlösung a erhaltene Chromatogramm verwendet; die Peaks der Flavonoide mit relativen Retentionen zwischen 0,64 und 1,12, bezogen auf Isovitexin, werden identifiziert.

Eignungsprüfung: Referenzlösung b
- Auflösung: mindestens 3,0 zwischen den Peaks von Orientin und Homoorientin

Berichtsgrenzwert
- 0,006 Prozent (Referenzlösung c)

Der Prozentgehalt an Gesamtflavonoiden wird als Prozentgehalt an Isovitexin nach folgender Formel berechnet:

$$\frac{A_1 \cdot m_2 \cdot p}{A_2 \cdot m_1 \cdot 2}$$

A_1 = Summe der Peakflächen der Flavonoide mit relativen Retentionen zwischen 0,64 und 1,12, bezogen auf Isovitexin, im Chromatogramm der Untersuchungslösung
A_2 = Fläche des Peaks von Isovitexin im Chromatogramm der Referenzlösung a
m_1 = Einwaage der Droge zur Herstellung der Untersuchungslösung in Gramm
m_2 = Masse von Isovitexin *CRS* zur Herstellung der Referenzlösung a in Gramm
p = Prozentgehalt an Isovitexin in Isovitexin *CRS*

10.3/1882

Passionsblumenkraut-trockenextrakt

Passiflorae herbae extractum siccum

Definition

Der aus **Passionsblumenkraut (Passiflorae herba)** hergestellte Trockenextrakt

Gehalt: mindestens 1,5 Prozent Gesamtflavonoide, berechnet als Isovitexin ($C_{21}H_{20}O_{10}$; M_r 432,4) und bezogen auf den wasserfreien Extrakt

Herstellung

Der Trockenextrakt wird aus der Droge und Ethanol 40 bis 90 % (*V/V*), Methanol 60 % (*V/V*) oder Aceton 40 % (*V/V*) durch ein geeignetes Verfahren hergestellt.

Eigenschaften

Aussehen: grünlich braunes, amorphes Pulver

Prüfung auf Identität

Hochleistungsdünnschichtchromatographie (2.8.25)

Untersuchungslösung: 0,1 g Trockenextrakt werden mit 5,0 ml Methanol *R* versetzt. Die Mischung wird 15 min lang mit Ultraschall behandelt und anschließend filtriert oder zentrifugiert. Das Filtrat oder der Überstand wird verwendet.

Referenzlösung a: 1,5 mg Homoorientin *R* und 1,5 mg Isovitexin *R* werden in Methanol *R* zu 10,0 ml gelöst.

Referenzlösung b: 2,5 ml Referenzlösung a werden mit Methanol *R* zu 10,0 ml verdünnt.

Referenzlösung c: 1,5 mg Isovitexin *R* und 1,5 mg Orientin *R* werden in Methanol *R* zu 10 ml gelöst.

Intensitätsmarker: Homoorientin für die gelb fluoreszierenden Zonen und Isovitexin für die grün oder grünlich blau fluoreszierenden Zonen

Platte: DC-Platte mit Kieselgel F_{254} *R* (2 bis 10 µm)

Fließmittel: wasserfreie Ameisensäure *R*, Wasser *R*, Ethylmethylketon *R*, Ethylacetat *R* (10:10:30:50 *V/V/V/V*)

Auftragen: 4 µl; bandförmig 8 mm

Laufstrecke: 70 mm vom unteren Rand der Platte

Trocknen: 5 min lang in einem Luftstrom von Raumtemperatur

Detektion: Die Platte wird 5 min lang bei 100 bis 105 °C erhitzt. Anschließend wird die warme Platte mit einer Lösung von Diphenylboryloxyethylamin *R* (10 g · l^{-1}) in Methanol *R* und anschließend mit einer Lösung von Macrogol 400 *R* (50 g · l^{-1}) in Methanol *R* besprüht. Alternativ kann die Platte in eine Lösung von Diphenylboryloxyethylamin *R* (5 g · l^{-1}) in Ethylacetat *R* und anschließend in eine Lösung von Macrogol 400 *R* (50 g · l^{-1}) in Dichlormethan *R* getaucht werden. Nach etwa 1 min langem Trocknenlassen erfolgt die Auswertung im ultravioletten Licht bei 366 nm.

Eignungsprüfung: Referenzlösung c

- Das Chromatogramm muss im mittleren Drittel 2 deutliche Zonen zeigen, die sich berühren können, die untere Zone (Isovitexin) muss grün oder grünlich blau und die obere Zone (Orientin) hellgelb fluoreszieren.

Ergebnis: Die Zonenfolge in den Chromatogrammen von Referenzlösung a und Untersuchungslösung ist aus den nachstehenden Angaben ersichtlich. Im Chromatogramm der Untersuchungslösung kann die sehr schwache bis schwache grün oder grünlich blau fluoreszierende Zone im unteren Drittel des Chromatogramms mit einer schwachen, gelb fluoreszierenden Zone darunter überlappen und es können weitere sehr schwache bis schwache, gelb, grünlich gelb oder bräunlich gelb und grün oder grünlich blau fluoreszierende Zonen vorhanden sein, insbesondere im unteren Drittel des Chromatogramms.

Oberer Plattenrand		
———	———	———
	eine grüne oder grünlich blaue Zone, schwach bis äquivalent	eine grüne oder grünlich blaue Zone, schwach bis äquivalent
	eine gelbe Zone, schwach bis äquivalent	eine gelbe Zone, sehr schwach bis schwach
Isovitexin: eine grüne oder grünlich blaue Zone	eine grüne oder grünlich blaue Zone, schwach bis äquivalent (Isovitexin)	
		eine bläulich grüne Zone (Swertisin)
Homoorientin: eine gelbe Zone	eine gelbe Zone, schwach bis äquivalent (Homoorientin)	eine gelbe Zone, schwach bis äquivalent (Homoorientin)
———	———	———
	eine grüne oder grünlich blaue Zone, sehr schwach bis schwach	eine grüne oder grünlich blaue Zone, sehr schwach bis schwach
Referenzlösung a	**Untersuchungslösung (Isovitexin-Typ)**	**Untersuchungslösung (Swertisin-Typ)**

Prüfung auf Reinheit

Wasser (2.5.12): höchstens 5,0 Prozent, mit 0,500 g Trockenextrakt bestimmt

Gehaltsbestimmung

Flüssigchromatographie (2.2.29)

Lösungsmittelmischung: Wasser *R*, Methanol *R* (20:80 *V/V*)

Untersuchungslösung: 0,450 g Trockenextrakt werden in einer Probeflasche mit Schraubverschluss mit 25,0 ml Lösungsmittelmischung versetzt und 40 min lang mit Ultraschall behandelt. Die Probeflasche wird dabei alle 10 min sowie am Ende des Vorgangs geschüttelt und anschließend 5 min lang bei 9000 bis 10 000 *g* zentrifugiert. Der Überstand wird in ein Probefläschchen gegeben.

Referenzlösung a: 5,0 mg Isovitexin *CRS* werden in der Lösungsmittelmischung zu 50,0 ml gelöst. Die Lösung wird etwa 10 min lang mit Ultraschall behandelt.

Referenzlösung b: 0,5 mg Homoorientin *R* und 0,5 mg Orientin *R* werden in der Lösungsmittelmischung zu 10,0 ml gelöst.

Referenzlösung c: 1,0 ml Referenzlösung a wird mit der Lösungsmittelmischung zu 50,0 ml verdünnt.

Säule

- Größe: $l = 0{,}10$ m, $\varnothing = 2{,}1$ mm

Pflanzliche Drogen

- Stationäre Phase: nachsilanisiertes, octadecylsilyliertes Kieselgel zur Chromatographie *R* (1,8 µm)
- Temperatur: 50 °C

Mobile Phase
- Mobile Phase A: wasserfreie Ameisensäure *R*, Wasser zur Chromatographie *R* (1:1000 *V/V*)
- Mobile Phase B: Acetonitril *R*
- Mobile Phase C: Methanol *R*

Zeit (min)	Mobile Phase A (% *V/V*)	Mobile Phase B (% *V/V*)	Mobile Phase C (% *V/V*)
0 – 0,5	95	0	5
0,5 – 26,5	95 → 84	0 → 11	5

Durchflussrate: 0,7 ml · min^{-1}

Detektion: Spektrometer bei 338 nm

Einspritzen: 2 µl

Identifizierung von Peaks: Zur Identifizierung des Peaks von Isovitexin wird das mit der Referenzlösung a erhaltene Chromatogramm verwendet; die Peaks der Flavonoide mit relativen Retentionen zwischen 0,64 und 1,12, bezogen auf Isovitexin, werden identifiziert.

Eignungsprüfung: Referenzlösung b
- Auflösung: mindestens 3,0 zwischen den Peaks von Orientin und Homoorientin

Berichtsgrenzwert
- 0,01 Prozent (Referenzlösung c)

Der Prozentgehalt an Gesamtflavonoiden wird als Prozentgehalt an Isovitexin nach folgender Formel berechnet:

$$\frac{A_1 \cdot m_2 \cdot p}{A_2 \cdot m_1 \cdot 2}$$

A_1 = Summe der Peakflächen der Flavonoide mit relativen Retentionen zwischen 0,64 und 1,12, bezogen auf Isovitexin, im Chromatogramm der Untersuchungslösung
A_2 = Fläche des Peaks von Isovitexin im Chromatogramm der Referenzlösung a
m_1 = Einwaage des Trockenextrakts zur Herstellung der Untersuchungslösung in Gramm
m_2 = Masse von Isovitexin *CRS* zur Herstellung der Referenzlösung a in Gramm
p = Prozentgehalt an Isovitexin in Isovitexin *CRS*

10.3/1432

Weißdornblätter mit Blüten

Crataegi folium cum flore

Definition

Die ganzen oder zerkleinerten, getrockneten, blühenden Triebspitzen von *Crataegus monogyna* Jacq. (Lindm.), *C. laevigata* (Poir.) DC. oder ihren Hybriden, oder, seltener, von *C. pentagyna* Waldst. et Kit. ex Willd. oder *C. azarolus* L.

Diese Arten können miteinander gemischt sein.

Gehalt: mindestens 0,2 Prozent Gesamtgehalt an Vitexin-2″-*O*-rhamnosid-Derivaten, berechnet als Vitexin-2″-*O*-rhamnosid ($C_{27}H_{30}O_{14}$; M_r 578,5) und bezogen auf die getrocknete Droge

Prüfung auf Identität

A. Die Triebspitzen sind dunkelbraun, holzig, haben einen Durchmesser von 1 bis 2,5 mm und tragen wechselständige, gestielte Laubblätter mit kleinen, Nebenblättern, die häufig abgefallen sein können und Doldenrispen mit zahlreichen, kleinen, weißen Blüten. Die Blätter sind mehr oder weniger tief gelappt und am Rand leicht gesägt oder beinahe ganzrandig; die Blätter von *C. azarolus* sind die schmalsten innerhalb der Gattung, fiederschnittig mit 3, 5 oder 7 langen, schmalen, beinahe ganzrandigen, spitz zulaufenden oder mit aufgesetzter Spitze endenden Lappen; die Blätter von *C. laevigata* sind breit, fiederlappig oder fiederspaltig mit 3, 5 oder 7 stumpfen bis spitz zulaufenden Lappen und fein gekerbt-gesägtem Blattrand; bei *C. monogyna* sind die Blätter fiederschnittig mit 3, 5 oder 7 spitz zulaufenden Lappen und ganzen oder unregelmäßig gesägten Rändern; die Blätter von *C. pentagyna* sind fiederschnittig mit 3, 5, 7 oder 9 stumpfen oder spitz zulaufenden Lappen und unregelmäßig gesägten Rändern. Die Blattoberseite ist dunkelgrün oder bräunlich grün, die Unterseite heller graugrün mit einer hervortretenden, dichten, netzförmigen Aderung. Die Blätter von *C. laevigata*, *C. monogyna* und *C. azarolus* sind mehr oder weniger kahl oder tragen nur wenige Haare, die von *C. pentagyna* sind meist dicht flaumig behaart. Die Blüten haben einen bräunlich grünen, röhrenförmigen Kelch aus 5 freien, zurückgebogenen Kelchblättern, eine Blütenkrone aus 5 freien, gelblich weißen oder bräunlichen, abgerundeten oder breit eiförmigen, kurz genagelten Kronblättern und zahlreiche Staubblätter. Achsenbecher und Kelch von *C. azarolus*, *C. laevigata* und *C. monogyna* sind kahl oder tragen nur wenige Haare; bei *C. pentagyna* ist die Behaarung meistens dicht-flaumig. Der Fruchtknoten ist mit dem Kelch verwachsen und besteht aus 1 bis 5 Fruchtblättern, jedes mit langem Griffel und einer einzelnen Samenanlage; bei *C. monogyna* besteht der Fruchtknoten aus einem Fruchtblatt, bei *C. laevigata* sind es 2 oder 3, bei *C. azarolus* 2, 3, oder manchmal nur eines, bei *C. pentagyna* sind es 5 oder, selten, 3 oder 4.

B. Mikroskopische Prüfung (2.8.23)

Das Pulver ist gelblich grün bis bräunlich grün. Die Prüfung erfolgt unter dem Mikroskop, wobei Chloralhydrat-Lösung *R* verwendet wird. Unabhängig von der Spezies zeigt das Pulver folgende Merkmale (Abb. 1432-1 und 1432-2): einzellige Deckhaare, üblicherweise mit verdickten Zellwänden und weitem Lumen, fast gerade oder schwach gekrümmt, einzeln vorliegend oder durch eine Rosette aus Zellen mit der Epidermis verbunden [A]; Fragmente von Kronblättern aus abgerundeten oder polygonalen, stark papillösen Epidermiszellen, die von einer Kutikula mit deutlich erkennbarer, wellenförmiger Streifung bedeckt sind (Aufsicht [M]); Fragmente der Blattepidermis mit Spaltöffnungen vom anomocytischen Typ (2.8.3), umgeben von 4 bis 7 Nebenzellen [Da, La, Pa, Qa, Ta]; Fragmente des Endotheciums der Antheren [G]; Fragmente von Stängeln [B, J] aus Hoftüpfelgefäßen [Ba] und Gruppen lignifizierter Fasern mit engem Lumen [Ja], verbunden mit Calciumoxalat-Kristallzellreihen [Jb], Sklereiden [Bb, Jc] und manchmal Zellen des Marks mit verdickten, getüpfelten Wänden [Bc]; einzellige Deckhaare von Kelchblättern mit buchtigen Wänden und einer Länge von bis zu 400 µm [H]; Fragmente des Mesophylls [F] aus normalerweise 10 bis 20 µm messenden Parenchymzellen, die Drusen aus Calciumoxalat [Fa] enthalten, und Blattadern mit anhängenden Fasern [Fb], umgeben von Calciumoxalat-Kristallzellreihen [Fc]; einzeln vorliegende Drusen und prismatische Kristalle aus Calciumoxalat [E, S, U]; zahlreiche tricolpate, kugelige bis elliptische oder dreiseitige Pollenkörner mit einem Durchmesser von bis zu 45 µm [N].

Die einzelnen Arten können anhand ihrer Blattepidermis wie folgt unterschieden werden

C. laevigata: Die untere Epidermis [D] ist von einer glatten Kutikula bedeckt und umfasst polygonale Zellen oder Zellen mit buchtigen antiklinen Wänden; Spaltöffnungen [Db]; häufig Ansatzstellen von Deckhaaren [De], umgeben von einer Rosette aus Zellen mit verdickten Wänden [Dd]; langgestreckte Zellen [Dc] entlang der Blattadern. Die obere Epidermis [C] besteht aus polygonalen, von einer glatten Kutikula bedeckten Zellen, die mit Palisadenparenchym [Ca] verbunden sind.

C. monogyna: Die untere Epidermis [L] ist von einer gestreiften Kutikula bedeckt und besteht aus polygonalen Zellen oder Zellen mit buchtigen antiklinen Wänden; Spaltöffnungen [Lb]; häufig Ansatzstellen von Deckhaaren, umgeben von einer Rosette aus Zellen mit verdickten Wänden; langgestreckte Zellen entlang der Blattadern. Die obere Epidermis [K] besteht aus polygonalen, von einer gestreiften Kutikula bedeckten Zellen, die mit Palisadenparenchym [Ka] verbunden sind.

C. azarolus: Die untere Epidermis (Aufsicht auf die Kutikula [O], Aufsicht auf die Epidermiszellen [Q]) ist von einer dicken und stark faltigen Kutikula [Oa] bedeckt und umfasst polygonale Zellen [Qb], Spaltöffnungen [Qc] und einzellige Deckhaare. Die obere Epidermis [T] umfasst polygonale, von einer gestreiften Kutikula bedeckte Zellen und Spaltöffnungen, im Verbund mit Palisadenparenchym [Tb], dessen Zellen teilweise eine Druse oder einen prismatischen Einzelkristall aus Calciumoxalat enthalten.

C. pentagyna: Die untere Epidermis [P] ist von einer glatten Kutikula bedeckt und umfasst Zellen mit buchtigen antiklinen Wänden, Spaltöffnungen [Pb] und gewellte, einzellige Deckhaare [Pc]. Die obere Epidermis [R] umfasst polygonale, von einer fein gestreiften Kutikula bedeckte Zellen und leicht wellige, einzellige Deckhaare [Ra]; sie ist verbunden mit Palisadenparenchym [Rb], dessen Zellen teilweise Drusen aus Calciumoxalat enthalten.

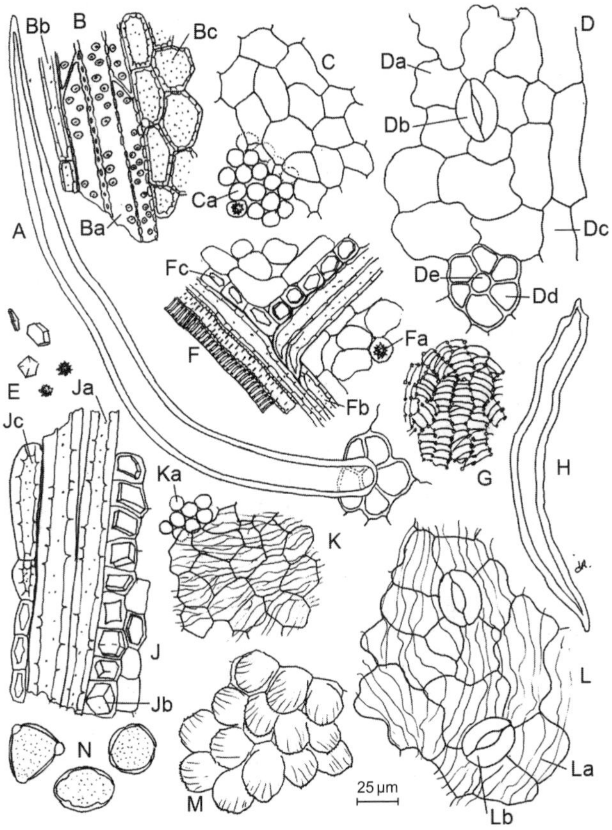

Abb. 1432-1: Zeichnerische Darstellung zu „Prüfung auf Identität, B" von pulverisierten Weißdornblättern mit Blüten

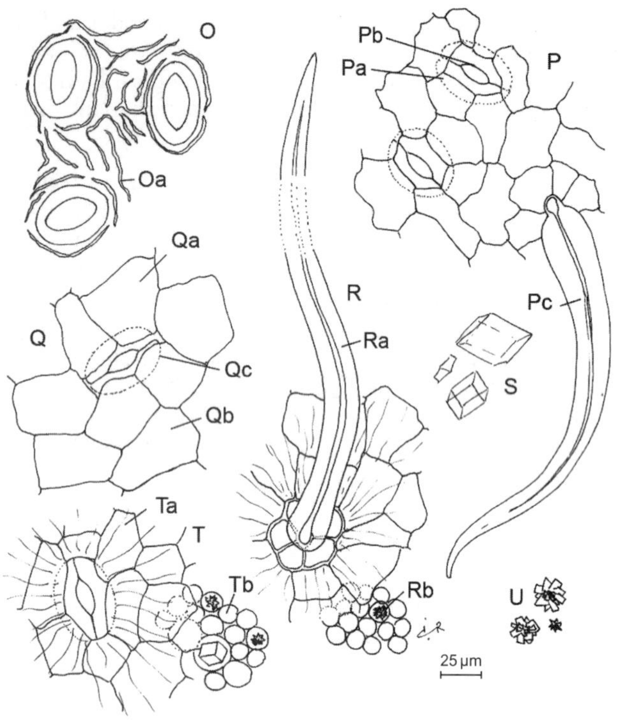

Abb. 1432-2: Zeichnerische Darstellung zu „Prüfung auf Identität, B“ von pulverisierten Weißdornblättern mit Blüten

C. Hochleistungsdünnschichtchromatographie (2.8.25)

Untersuchungslösung: 0,5 g pulverisierte Droge (355) (2.9.12) werden mit 5,0 ml Methanol *R* versetzt. Die Mischung wird 15 min lang mit Ultraschall behandelt und anschließend filtriert oder zentrifugiert. Das Filtrat oder der Überstand wird verwendet.

Referenzlösung a: 2,5 mg Hyperosid *R* und 4,0 mg Vitexin-2″-*O*-rhamnosid *R* werden in Methanol *R* zu 10,0 ml gelöst.

Referenzlösung b: 2,5 ml Referenzlösung a werden mit Methanol *R* zu 10,0 ml verdünnt.

Referenzlösung c: 2,5 mg Hyperosid *R* und 3 mg Chlorogensäure *R* werden in Methanol *R* zu 10 ml gelöst.

Intensitätsmarker: Referenzlösungen a und b
- Hyperosid für gelb, orange oder rot fluoreszierende Zonen
- Vitexin-2″-*O*-rhamnosid für grün, grünlich blau oder blau fluoreszierende Zonen

Platte: DC-Platte mit Kieselgel F_{254} *R* (2 bis 10 µm)

Fließmittel: wasserfreie Ameisensäure *R*, Wasser *R*, Ethylmethylketon *R*, Ethylacetat *R* (10:10:30:50 *V/V/V/V*)

Auftragen: 4 µl; bandförmig 8 mm

Laufstrecke: 70 mm vom unteren Rand der Platte

Trocknen: 5 min lang in einem Luftstrom von Raumtemperatur

Detektion: Die Platte wird 5 min lang bei 100 bis 105 °C erhitzt; die warme Platte wird mit einer Lösung von Diphenylboryloxyethylamin *R* (10 g · l^{-1}) in Methanol *R* und anschließend mit einer Lösung von Macrogol 400 *R* (50 g · l^{-1}) in Methanol *R* besprüht. Alternativ kann die warme Platte in eine Lösung von Diphenylboryloxyethylamin *R* (5 g · l^{-1}) in Ethylacetat *R* und anschließend in eine Lösung von Macrogol 400 *R* (50 g · l^{-1}) in Dichlormethan *R* getaucht werden. Die Platte wird etwa 1 min lang an der Luft trocknen gelassen. Die Auswertung erfolgt im ultravioletten Licht bei 366 nm.

Eignungsprüfung: Referenzlösung c
- Das Chromatogramm muss im mittleren Drittel zwei deutlich erkennbare Zonen zeigen, die sich berühren können; die untere Zone (Chlorogensäure) muss hellblau, die obere (Hyperosid) muss gelb oder orange fluoreszieren.

Ergebnis: Die Zonenfolge in den Chromatogrammen von Referenzlösung a und Untersuchungslösung ist aus den nachstehenden Angaben ersichtlich. Im Chromatogramm der Untersuchungslösung können weitere sehr schwache bis schwache, blau, grünlich blau, bräunlich, gelb oder orange fluoreszierende Zonen vorhanden sein.

Oberer Plattenrand		
	1 oder 2 rote Zonen, sehr schwach bis äquivalent	1 oder 2 rote Zonen, sehr schwach bis äquivalent
	1 oder 2 hellblaue Zonen, sehr schwach bis äquivalent	1 oder 2 hellblaue Zonen, sehr schwach bis äquivalent
———	———	———
	eine hellblaue Zone, sehr schwach bis äquivalent	eine hellblaue Zone, sehr schwach bis äquivalent
	eine gelbe oder orange Zone, sehr schwach bis äquivalent	eine gelbe oder orange Zone, schwach bis intensiv
Hyperosid: eine gelbe oder orange Zone	eine gelbe oder orange Zone, schwach bis intensiv	eine gelbe oder orange Zone, sehr schwach bis intensiv
	eine hellblaue Zone, sehr schwach bis intensiv (Chlorogensäure)	eine hellblaue Zone, schwach bis intensiv (Chlorogensäure)
		eine gelbe oder orange Zone, schwach bis äquivalent
———	———	———
Vitexin-2″-*O*-rhamnosid: eine grüne oder grünlich blaue Zone	eine grüne oder grünlich blaue Zone (Vitexin-2″-*O*-rhamnosid)	eine grüne oder grünlich blaue Zone, sehr schwach bis schwach (Vitexin-2″-*O*-rhamnosid)
	eine gelbe oder orange Zone, sehr schwach bis schwach	eine gelbe oder orange Zone, schwach bis äquivalent
Referenzlösung a	**Untersuchungslösung (*C. monogyna, C. laevigata, C. azarolus*)**	**Untersuchungslösung (*C. pentagyna* und Mischungen mit anderen zulässigen Arten)**

Prüfung auf Reinheit

Fremde Bestandteile (2.8.2): höchstens 8 Prozent verholzte Äste mit einem Durchmesser von über 2,5 mm; höchstens 2 Prozent sonstige fremde Bestandteile

Trocknungsverlust (2.2.32): höchstens 10,0 Prozent, mit 1,000 g pulverisierter Droge (355) (2.9.12) durch 2 h langes Trocknen im Trockenschrank bei 105 °C bestimmt

Asche (2.4.16): höchstens 10,0 Prozent

Gehaltsbestimmung

Flüssigchromatographie (2.2.29)

Untersuchungslösung: Etwa 0,35 g pulverisierte Droge (710) (2.9.12) werden mit 10 ml einer 50-prozentigen Lösung (*V/V*) von Methanol *R* und 10 ml einer Lösung von Natriumhydroxid *R* (2 g · l^{-1}) versetzt. Die Mischung wird 20 min lang bei etwa 25 bis 35 °C mit Ultraschall behandelt, anschließend erkalten gelassen und mit 50 µl wasserfreier Ameisensäure *R* neutralisiert. Diese Mischung wird mit einer 50-prozentigen Lösung (*V/V*) von Methanol *R* zu 25,0 ml verdünnt und durch einen Membranfilter (nominale Porengröße 0,2 µm) filtriert.

Referenzlösung a: 2,0 mg Vitexin-2″-*O*-rhamnosid *CRS* werden in einer 50-prozentigen Lösung (*V/V*) von Methanol *R* zu 10,0 ml gelöst.

Referenzlösung b: Etwa 0,1 g Weißdornblätter-mit-Blüten-Trockenextrakt *HRS* werden mit 10 ml einer 50-prozentigen Lösung (*V/V*) von Methanol *R* und 10 ml einer Lösung von Natriumhydroxid *R* (2 g · l^{-1}) versetzt. Die Mischung wird 20 min lang bei etwa 25 bis 35 °C mit Ultraschall behandelt, anschließend erkalten gelassen und mit 50 µl wasserfreier Ameisensäure *R* neutralisiert. Diese Mischung wird mit einer 50-prozentigen Lösung (*V/V*) von Methanol *R* zu 25 ml verdünnt und durch einen Membranfilter (nominale Porengröße 0,2 µm) filtriert.

Säule
- Größe: l = 0,125 m, ∅ = 4,0 mm
- Stationäre Phase: nachsilanisiertes, octadecylsilyliertes Kieselgel zur Chromatographie *R* (3 µm)
- Temperatur: 40 °C

Mobile Phase
- Mobile Phase A: 1,0 g Phosphorsäure 85 % *R*, 2,6 g Acetonitril *R*, 3,3 g Methanol *R* und 82,1 g Tetrahydrofuran *R* werden mit Wasser zur Chromatographie *R* zu 1000,0 g verdünnt.
- Mobile Phase B: Methanol *R*

Zeit (min)	**Mobile Phase A (% *V/V*)**	**Mobile Phase B (% *V/V*)**
0 – 20	100	0
20 – 22	100 → 10	0 → 90
22 – 26	10	90

Durchflussrate: 1,0 ml · min^{-1}

Detektion: Spektrometer bei 340 nm

Einspritzen: 10 µl

Identifizierung von Peaks: Zur Identifizierung des Peaks von Vitexin-2″-*O*-rhamnosid wird das mit der Referenzlösung a erhaltene Chromatogramm verwendet; zur Identifizierung von Peak 2 (unbekannte Struktur) werden das mitgelieferte Chromatogramm von Weißdornblätter-mit-Blüten-Trockenextrakt *HRS* und das

Pflanzliche Drogen

mit der Referenzlösung b erhaltene Chromatogramm verwendet.

Eignungsprüfung: Referenzlösung b

– Peak-Tal-Verhältnis: mindestens 1,5, wobei H_p die Höhe von Peak 2 (eluiert unmittelbar nach Vitexin-2″-*O*-rhamnosid) über der Basislinie und H_v die Höhe des niedrigsten Punkts der Kurve über der Basislinie zwischen dem Peak von Vitexin-2″-*O*-rhamnosid und Peak 2 darstellt

Der Prozentgehalt an Vitexin-2″-*O*-rhamnosid-Derivaten wird als Prozentgehalt an durch alkalische Hydrolyse erhaltenem Vitexin-2″-*O*-rhamnosid nach folgender Formel berechnet:

$$\frac{A_1 \cdot m_2 \cdot p \cdot 2{,}5}{A_2 \cdot m_1}$$

A_1 = Fläche des Peaks von Vitexin-2″-*O*-rhamnosid im Chromatogramm der Untersuchungslösung
A_2 = Fläche des Peaks von Vitexin-2″-*O*-rhamnosid im Chromatogramm der Referenzlösung a
m_1 = Einwaage der Droge zur Herstellung der Untersuchungslösung in Gramm
m_2 = Masse von Vitexin-2″-*O*-rhamnosid *CRS* zur Herstellung der Referenzlösung a in Gramm
p = Prozentgehalt an Vitexin-2″-*O*-rhamnosid in Vitexin-2″-*O*-rhamnosid *CRS*

10.3/1864

Weißdornblätter-mit-Blüten-Fluidextrakt

Crataegi folii cum flore extractum fluidum

Definition

Der aus **Weißdornblättern mit Blüten (Crataegi folium cum flore)** hergestellte Fluidextrakt

Gehalt: mindestens 0,4 Prozent Gesamtgehalt an Vitexin-2″-*O*-rhamnosid-Derivaten, berechnet als Vitexin-2″-*O*-rhamnosid ($C_{27}H_{30}O_{14}$; M_r 578,5)

Herstellung

Der Fluidextrakt wird aus der Droge unter Verwendung von Ethanol 30 bis 70 % (*V/V*) nach einem geeigneten Verfahren hergestellt.

Prüfung auf Identität

Hochleistungsdünnschichtchromatographie (2.8.25)

Untersuchungslösung: 2,0 g Fluidextrakt werden mit 10,0 ml Methanol *R* verdünnt. Die Lösung wird filtriert oder zentrifugiert. Das Filtrat oder der Überstand wird verwendet.

Referenzlösung a: 2,5 mg Hyperosid *R* und 4,0 mg Vitexin-2″-*O*-rhamnosid *R* werden in Methanol *R* zu 10,0 ml gelöst.

Referenzlösung b: 2,5 ml Referenzlösung a werden mit Methanol *R* zu 10,0 ml verdünnt.

Referenzlösung c: 2,5 mg Hyperosid *R* und 3 mg Chlorogensäure *R* werden in Methanol *R* zu 10 ml gelöst.

Intensitätsmarker: Referenzlösungen a und b

– Hyperosid für gelb, orange oder rot fluoreszierende Zonen
– Vitexin-2″-*O*-rhamnosid für grün, grünlich blau oder blau fluoreszierende Zonen

Platte: DC-Platte mit Kieselgel F_{254} *R* (2 bis 10 µm)

Fließmittel: wasserfreie Ameisensäure *R*, Wasser *R*, Ethylmethylketon *R*, Ethylacetat *R* (10:10:30:50 *V/V/V/V*)

Auftragen: 4 µl; bandförmig 8 mm

Laufstrecke: 70 mm vom unteren Rand der Platte

Trocknen: 5 min lang in einem Luftstrom von Raumtemperatur

Detektion: Die Platte wird 5 min lang bei 100 bis 105 °C erhitzt; die warme Platte wird mit einer Lösung von Diphenylboryloxyethylamin *R* ($10\ g \cdot l^{-1}$) in Methanol *R* und anschließend mit einer Lösung von Macrogol 400 *R* ($50\ g \cdot l^{-1}$) in Methanol *R* besprüht. Alternativ kann die warme Platte in eine Lösung von Diphenylboryloxyethylamin *R* ($5\ g \cdot l^{-1}$) in Ethylacetat *R* und anschließend in eine Lösung von Macrogol 400 *R* ($50\ g \cdot l^{-1}$) in Dichlormethan *R* getaucht werden. Die Platte wird etwa 1 min lang an der Luft trocknen gelassen. Die Auswertung erfolgt im ultravioletten Licht bei 366 nm.

Eignungsprüfung: Referenzlösung c
Das Chromatogramm muss im mittleren Drittel zwei ausgeprägte Zonen zeigen, die sich berühren können; die untere Zone (Chlorogensäure) muss hellblau, die obere (Hyperosid) muss gelb oder orange fluoreszieren.

Ergebnis: Die Zonenfolge in den Chromatogrammen von Referenzlösung a und Untersuchungslösung ist aus den nachstehenden Angaben ersichtlich. Im Chromatogramm der Untersuchungslösung können weitere sehr schwache oder schwache blau oder rot fluoreszierende Zonen vorhanden sein.

Oberer Plattenrand	
	1 oder 2 blaue Zonen, sehr schwach bis schwach
———	———
	eine grüne oder grünlich blaue Zone, schwach
	eine gelbe oder orange Zone
Hyperosid: eine gelbe oder orange Zone	eine gelbe oder orange Zone, intensiv
	eine blaue Zone
———	———
Vitexin-2″-*O*-rhamnosid: eine grüne oder grünlich blaue Zone	eine grüne oder grünlich blaue Zone (Vitexin-2″-*O*-rhamnosid)
	eine orange Zone, sehr schwach bis schwach
Referenzlösung a	**Untersuchungslösung**

Prüfung auf Reinheit

Ethanolgehalt (2.9.10): 95 bis 105 Prozent des in der Beschriftung angegebenen Gehalts

Gehaltsbestimmung

Flüssigchromatographie (2.2.29)

Untersuchungslösung: Etwa 1,0 g Fluidextrakt wird mit 10 ml einer 50-prozentigen Lösung (*V/V*) von Methanol *R* und 10 ml einer Lösung von Natriumhydroxid *R* ($2\ g \cdot l^{-1}$) versetzt. Die Mischung wird 20 min lang bei etwa 25 bis 35 °C mit Ultraschall behandelt, anschließend erkalten gelassen und mit 50 µl wasserfreier Ameisensäure *R* neutralisiert. Diese Mischung wird mit einer 50-prozentigen Lösung (*V/V*) von Methanol *R* zu 25,0 ml verdünnt und durch einen Membranfilter (nominale Porengröße 0,2 µm) filtriert.

Referenzlösung a: 2,0 mg Vitexin-2″-*O*-rhamnosid *CRS* werden in einer 50-prozentigen Lösung (*V/V*) von Methanol *R* zu 10,0 ml gelöst.

Referenzlösung b: Etwa 0,1 g Weißdornblätter-mit-Blüten-Trockenextrakt *HRS* werden mit 10 ml einer 50-prozentigen Lösung (*V/V*) von Methanol *R* und 10 ml einer Lösung von Natriumhydroxid *R* ($2\ g \cdot l^{-1}$) versetzt. Die Mischung wird 20 min lang bei etwa 25 bis 35 °C mit Ultraschall behandelt, anschließend erkalten gelassen und mit 50 µl wasserfreier Ameisensäure *R* neutralisiert. Diese Mischung wird mit einer 50-prozentigen Lösung (*V/V*) von Methanol *R* zu 25 ml verdünnt und durch einen Membranfilter (nominale Porengröße 0,2 µm) filtriert.

Säule
- Größe: l = 0,125 m, Ø = 4,0 mm
- Stationäre Phase: nachsilanisiertes, octadecylsilyliertes Kieselgel zur Chromatographie *R* (3 µm)
- Temperatur: 40 °C

Mobile Phase
- Mobile Phase A: 1,0 g Phosphorsäure 85 % *R*, 2,6 g Acetonitril *R*, 3,3 g Methanol *R* und 82,1 g Tetrahydrofuran *R* werden mit Wasser zur Chromatographie *R* zu 1000,0 g verdünnt.
- Mobile Phase B: Methanol *R*

Zeit (min)	Mobile Phase A (% *V/V*)	Mobile Phase B (% *V/V*)
0 – 20	100	0
20 – 22	100 → 10	0 → 90
22 – 26	10	90

Durchflussrate: $1{,}0\ ml \cdot min^{-1}$

Detektion: Spektrometer bei 340 nm

Einspritzen: 10 µl

Identifizierung von Peaks: Zur Identifizierung des Peaks von Vitexin-2″-*O*-rhamnosid wird das mit der Referenzlösung a erhaltene Chromatogramm verwendet; zur Identifizierung von Peak 2 (unbekannte Struktur) werden das mitgelieferte Chromatogramm von Weißdornblätter-mit-Blüten-Trockenextrakt *HRS* und das mit der Referenzlösung b erhaltene Chromatogramm verwendet.

Eignungsprüfung: Referenzlösung b
- Peak-Tal-Verhältnis: mindestens 1,5, wobei H_p die Höhe von Peak 2 (eluiert unmittelbar nach Vitexin-2″-*O*-rhamnosid) über der Basislinie und H_v die Höhe des niedrigsten Punkts der Kurve über der Basislinie zwischen dem Peak von Vitexin-2″-*O*-rhamnosid und Peak 2 darstellt

Der Prozentgehalt an Vitexin-2″-*O*-rhamnosid-Derivaten wird als Prozentgehalt an durch alkalische Hydrolyse erhaltenem Vitexin-2″-*O*-rhamnosid nach folgender Formel berechnet:

$$\frac{A_1 \cdot m_2 \cdot p \cdot 2{,}5}{A_2 \cdot m_1}$$

A_1 = Fläche des Peaks von Vitexin-2″-*O*-rhamnosid im Chromatogramm der Untersuchungslösung
A_2 = Fläche des Peaks von Vitexin-2″-*O*-rhamnosid im Chromatogramm der Referenzlösung a
m_1 = Einwaage des Fluidextrakts zur Herstellung der Untersuchungslösung in Gramm
m_2 = Masse von Vitexin-2″-*O*-rhamnosid *CRS* zur Herstellung der Referenzlösung a in Gramm
p = Prozentgehalt an Vitexin-2″-*O*-rhamnosid in Vitexin-2″-*O*-rhamnosid *CRS*

10.3/1865

Weißdornblätter-mit-Blüten-Trockenextrakt

Crataegi folii cum flore extractum siccum

Definition

Der aus **Weißdornblättern mit Blüten (Crataegi folium cum flore)** hergestellte Trockenextrakt

Gehalt

- *wässrige Extrakte:* mindestens 1,0 Prozent Gesamtgehalt an Vitexin-2″-*O*-rhamnosid-Derivaten, berechnet als Vitexin-2″-*O*-rhamnosid ($C_{27}H_{30}O_{14}$; M_r 578,5) und bezogen auf den getrockneten Extrakt
- *wässrig-alkoholische Extrakte:* mindestens 2,0 Prozent Gesamtgehalt an Vitexin-2″-*O*-rhamnosid-Derivaten, berechnet als Vitexin-2″-*O*-rhamnosid ($C_{27}H_{30}O_{14}$; M_r 578,5) und bezogen auf den getrockneten Extrakt

Herstellung

Der Trockenextrakt wird aus der pflanzlichen Droge unter Verwendung von Wasser oder einem wässrig-alkoholischen Lösungsmittel, dessen Extraktionsstärke der von Ethanol 45 % (*V/V*) mindestens äquivalent sein muss, nach einem geeigneten Verfahren hergestellt.

Eigenschaften

Aussehen: hellbraunes oder grünlich braunes Pulver

Prüfung auf Identität

Hochleistungsdünnschichtchromatographie (2.8.25)

Untersuchungslösung: 0,2 g Trockenextrakt werden in 20,0 ml Methanol *R* suspendiert. Die Mischung wird 5 min lang mit Ultraschall behandelt und anschließend filtriert oder zentrifugiert. Das Filtrat oder der Überstand wird verwendet.

Referenzlösung a: 2,5 mg Hyperosid *R* und 4,0 mg Vitexin-2″-*O*-rhamnosid *R* werden in Methanol *R* zu 10,0 ml gelöst.

Referenzlösung b: 2,5 ml Referenzlösung a werden mit Methanol *R* zu 10,0 ml verdünnt.

Referenzlösung c: 2,5 mg Hyperosid *R* und 3 mg Chlorogensäure *R* werden in Methanol *R* zu 10 ml gelöst.

Intensitätsmarker: Referenzlösungen a und b

- Hyperosid für gelb, orange oder rot fluoreszierende Zonen
- Vitexin-2″-*O*-rhamnosid für grün, grünlich blau oder blau fluoreszierende Zonen

Platte: DC-Platte mit Kieselgel F_{254} *R* (2 bis 10 µm)

Fließmittel: wasserfreie Ameisensäure *R*, Wasser *R*, Ethylmethylketon *R*, Ethylacetat *R* (10:10:30:50 *V/V/V/V*)

Auftragen: 4 µl; bandförmig 8 mm

Laufstrecke: 70 mm vom unteren Rand der Platte

Trocknen: 5 min lang in einem Luftstrom von Raumtemperatur

Detektion: Die Platte wird 5 min lang bei 100 bis 105 °C erhitzt; die warme Platte wird mit einer Lösung von Diphenylboryloxyethylamin *R* ($10 g \cdot l^{-1}$) in Methanol *R* und anschließend mit einer Lösung von Macrogol 400 *R* ($50 g \cdot l^{-1}$) in Methanol *R* besprüht. Alternativ kann die warme Platte in eine Lösung von Diphenylboryloxyethylamin *R* ($5 g \cdot l^{-1}$) in Ethylacetat *R* und anschließend in eine Lösung von Macrogol 400 *R* ($50 g \cdot l^{-1}$) in Dichlormethan *R* getaucht werden. Die Platte wird etwa 1 min lang an der Luft trocknen gelassen. Die Auswertung erfolgt im ultravioletten Licht bei 366 nm.

Eignungsprüfung: Referenzlösung c

Das Chromatogramm muss im mittleren Drittel zwei ausgeprägte Zonen zeigen, die sich berühren können; die untere Zone (Chlorogensäure) muss hellblau, die obere (Hyperosid) muss gelb oder orange fluoreszieren.

Ergebnis (wässrige Extrakte): Die Zonenfolge in den Chromatogrammen von Referenzlösung a und Untersuchungslösung ist aus den nachstehenden Angaben ersichtlich. Im Chromatogramm der Untersuchungslösung können weitere sehr schwache oder schwache blau oder bräunlich fluoreszierende Zonen vorhanden sein.

Oberer Plattenrand	
	eine blaue Zone, sehr schwach bis schwach
———	———
	eine grüne oder grünlich blaue Zone, sehr schwach bis schwach
Hyperosid: eine gelbe oder orange Zone	eine grüne oder grünlich blaue Zone, schwach bis äquivalent
	eine blaue Zone, sehr schwach bis schwach
———	———
Vitexin-2″-*O*-rhamnosid: eine grüne oder grünlich blaue Zone	eine grüne oder grünlich blaue Zone, schwach bis äquivalent (Vitexin-2″-*O*-rhamnosid)
Referenzlösung a	**Untersuchungslösung (wässrige Extrakte)**

Ergebnis (wässrig-alkoholische Extrakte): Die Zonenfolge in den Chromatogrammen von Referenzlösung a und Untersuchungslösung ist aus den nachstehenden Angaben ersichtlich. Im Chromatogramm der Untersuchungslösung können weitere sehr schwache oder schwache blau, grünlich blau, grün, bräunlich, gelb oder orange fluoreszierende Zonen vorhanden sein.

Oberer Plattenrand	
	eine rote Zone, sehr schwach bis schwach
	eine breite blaue Zone, sehr schwach bis schwach
———	———
	eine grüne oder grünlich blaue Zone, sehr schwach
	eine gelbe oder orange Zone, schwach bis äquivalent
Hyperosid: eine gelbe oder orange Zone	eine gelbe oder orange Zone (Hyperosid)
	eine hellblaue Zone (Chlorogensäure)
———	———
Vitexin-2″-*O*-rhamnosid: eine grüne oder grünlich blaue Zone	eine grüne oder grünlich blaue Zone (Vitexin-2″-*O*-rhamnosid)
	eine gelbe oder orange Zone, sehr schwach bis schwach
Referenzlösung a	**Untersuchungslösung (wässrig-alkoholische Extrakte)**

Prüfung auf Reinheit

Trocknungsverlust (2.2.32): höchstens 6,0 Prozent, mit 0,500 g Trockenextrakt durch 2 h langes Trocknen im Trockenschrank bei 105 °C bestimmt

Gehaltsbestimmung

Flüssigchromatographie (2.2.29)

Untersuchungslösung: Etwa 0,1 g Trockenextrakt werden mit 10 ml einer 50-prozentigen Lösung (*V/V*) von Methanol *R* und 10 ml einer Lösung von Natriumhydroxid *R* ($2 g \cdot l^{-1}$) versetzt. Die Mischung wird 20 min lang bei etwa 25 bis 35 °C mit Ultraschall behandelt, anschließend erkalten gelassen und mit 50 µl wasserfreier Ameisensäure *R* neutralisiert. Diese Mischung wird mit einer 50-prozentigen Lösung (*V/V*) von Methanol *R* zu 25,0 ml verdünnt und durch einen Membranfilter (nominale Porengröße 0,2 µm) filtriert.

Referenzlösung a: 2,0 mg Vitexin-2″-*O*-rhamnosid *CRS* werden in einer 50-prozentigen Lösung (*V/V*) von Methanol *R* zu 10,0 ml gelöst.

Referenzlösung b: Etwa 0,1 g Weißdornblätter-mit-Blüten-Trockenextrakt *HRS* werden mit 10 ml einer 50-prozentigen Lösung (*V/V*) von Methanol *R* und 10 ml einer Lösung von Natriumhydroxid *R* ($2\ g \cdot l^{-1}$) versetzt. Die Mischung wird 20 min lang bei etwa 25 bis 35 °C mit Ultraschall behandelt, anschließend erkalten gelassen und mit 50 µl wasserfreier Ameisensäure *R* neutralisiert. Diese Mischung wird mit einer 50-prozentigen Lösung (*V/V*) von Methanol *R* zu 25 ml verdünnt und durch einen Membranfilter (nominale Porengröße 0,2 µm) filtriert.

Säule
- Größe: $l = 0{,}125$ m, $\varnothing = 4{,}0$ mm
- Stationäre Phase: nachsilanisiertes, octadecylsilyliertes Kieselgel zur Chromatographie *R* (3 µm)
- Temperatur: 40 °C

Mobile Phase
- Mobile Phase A: 1,0 g Phosphorsäure 85 % *R*, 2,6 g Acetonitril *R*, 3,3 g Methanol *R* und 82,1 g Tetrahydrofuran *R* werden mit Wasser zur Chromatographie *R* zu 1000,0 g verdünnt.
- Mobile Phase B: Methanol *R*

Zeit (min)	**Mobile Phase A (% *V/V*)**	**Mobile Phase B (% *V/V*)**
0 – 20	100	0
20 – 22	100 → 10	0 → 90
22 – 26	10	90

Durchflussrate: $1{,}0\ ml \cdot min^{-1}$

Detektion: Spektrometer bei 340 nm

Einspritzen: 10 µl

Identifizierung von Peaks: Zur Identifizierung des Peaks von Vitexin-2″-*O*-rhamnosid wird das mit der Referenzlösung a erhaltene Chromatogramm verwendet; zur Identifizierung von Peak 2 (unbekannte Struktur) werden das mitgelieferte Chromatogramm von Weißdornblätter-mit-Blüten-Trockenextrakt *HRS* und das mit der Referenzlösung b erhaltene Chromatogramm verwendet.

Eignungsprüfung: Referenzlösung b
- Peak-Tal-Verhältnis: mindestens 1,5, wobei H_p die Höhe von Peak 2 (eluiert unmittelbar nach Vitexin-2″-*O*-rhamnosid) über der Basislinie und H_v die Höhe des niedrigsten Punkts der Kurve über der Basislinie zwischen dem Peak von Vitexin-2″-*O*-rhamnosid und Peak 2 darstellt

Der Prozentgehalt an Vitexin-2″-*O*-rhamnosid-Derivaten wird als Prozentgehalt an durch alkalische Hydrolyse erhaltenem Vitexin-2″-*O*-rhamnosid nach folgender Formel berechnet:

$$\frac{A_1 \cdot m_2 \cdot p \cdot 2{,}5}{A_2 \cdot m_1}$$

A_1 = Fläche des Peaks von Vitexin-2″-*O*-rhamnosid im Chromatogramm der Untersuchungslösung

A_2 = Fläche des Peaks von Vitexin-2″-*O*-rhamnosid im Chromatogramm der Referenzlösung a

m_1 = Einwaage des Fluidextrakts zur Herstellung der Untersuchungslösung in Gramm

m_2 = Masse von Vitexin-2″-*O*-rhamnosid *CRS* zur Herstellung der Referenzlösung a in Gramm

p = Prozentgehalt an Vitexin-2″-*O*-rhamnosid in Vitexin-2″-*O*-rhamnosid *CRS*

Homöopathische Zubereitungen und Stoffe für homöopathische Zubereitungen

10.3/1038

Homöopathische Zubereitungen

Praeparationes homoeopathicae

Definition

Homöopathische Zubereitungen werden aus Substanzen, Stoffen oder konzentrierten Zubereitungen nach einer homöopathischen Verfahrenstechnik hergestellt. Eine homöopathische Zubereitung wird in der Regel mit der lateinischen Bezeichnung der konzentrierten Zubereitung sowie dem Verdünnungsgrad und/oder, falls zutreffend, mit dem Potenzierungsgrad gekennzeichnet.

Ausgangsstoffe

Ausgangsstoffe für die Herstellung homöopathischer Zubereitungen können natürlichen oder synthetischen Ursprungs sein.

Für Ausgangsstoffe tierischen oder menschlichen Ursprungs müssen geeignete Maßnahmen getroffen werden, die das Risiko durch vorhandene infektiöse Agenzien, insbesondere Viren (5.1.7), in den homöopathischen Zubereitungen minimieren.

Zu diesem Zweck muss gezeigt werden,
- dass die Herstellungsverfahren einen oder mehrere Schritte einschließen, die erwiesenermaßen infektiöse Agenzien eliminieren oder inaktivieren
- dass Ausgangsstoffe tierischen Ursprungs den Anforderungen der Allgemeinen Monographie **Produkte mit dem Risiko der Übertragung von Erregern der spongiformen Enzephalopathie tierischen Ursprungs (Producta cum possibili transmissione vectorium enkephalopathiarum spongiformium animalium)**, falls zutreffend, entsprechen
- dass Tiere und Gewebe zur Gewinnung der Ausgangsstoffe den lebensmittelrechtlichen Anforderungen an die Gesundheit von Tieren, die für den menschlichen Verzehr bestimmt sind, falls zutreffend, entsprechen
- dass der Spender von Materialien menschlichen Ursprungs, abgesehen von begründeten und zugelassenen Fällen, den Empfehlungen entspricht, die für Blutspender und gespendetes Blut gelten (siehe **Plasma vom Menschen (Humanplasma) zur Fraktionierung (Plasma humanum ad separationem)**).

Ausgangsstoffe pflanzlichen, tierischen oder menschlichen Ursprungs können entweder in frischem oder getrocknetem Zustand verwendet werden. Frische Ausgangsstoffe können gegebenenfalls tiefgefroren gelagert werden. Ausgangsstoffe pflanzlichen Ursprungs entsprechen den Anforderungen der allgemeinen Monographie **Pflanzliche Drogen für homöopathische Zubereitungen (Plantae medicinales ad praeparationes homoeopathicas)**.

Frische Ausgangsstoffe pflanzlichen Ursprungs können in begründeten und zugelassenen Fällen für Transport oder Lagerung in Ethanol 96 % (*V/V*) oder in Ethanol geeigneter Konzentration aufbewahrt werden, vorausgesetzt, die Gesamtmenge des in dieser Weise behandelten Ausgangsstoffs einschließlich des dabei verwendeten Ethanols wird für die weitere Verarbeitung eingesetzt.

Ausgangsstoffe entsprechen den Anforderungen der jeweiligen Monographien im Europäischen Arzneibuch.

Arzneiträger

Arzneiträger sind Hilfsstoffe für die Herstellung bestimmter konzentrierter Zubereitungen oder für die Potenzierung, zum Beispiel gereinigtes Wasser, Ethanol geeigneter Konzentration, Glycerol und Lactose.

Arzneiträger entsprechen den Anforderungen der jeweiligen Monographien im Europäischen Arzneibuch.

Konzentrierte Zubereitungen

Konzentrierte Zubereitungen sind Substanzen, Produkte oder Zubereitungen, die als Ausgangsmaterial für die Herstellung homöopathischer Zubereitungen eingesetzt werden. Ausgangsmaterial pflanzlichen, tierischen oder menschlichen Ursprungs ist in der Regel eine Urtinktur oder ein Glycerolmazerat; Ausgangsmaterial chemischen oder mineralischen Ursprungs ist die Substanz selbst.

Urtinkturen entsprechen den Anforderungen der allgemeinen Monographie **Urtinkturen für homöopathische Zubereitungen (Tincturae maternae ad praeparationes homoeopathicas)**.

Glycerolmazerate sind flüssige Zubereitungen, die durch Einwirkenlassen von Glycerol oder einer Mischung von Glycerol mit Ethanol geeigneter Konzentration oder einer Mischung von Glycerol mit einer Natriumchlorid-Lösung geeigneter Konzentration auf Ausgangsstoffe pflanzlichen, tierischen oder menschlichen Ursprungs erhalten werden.

Potenzierung

Durch Potenzierung nach einer homöopathischen Verfahrenstechnik werden aus konzentrierten Zubereitungen Verdünnungen (Dilutionen) und Verreibungen (Triturationen) hergestellt; das bedeutet stufenweises Verdünnen und Verschütteln oder stufenweises geeignetes Verreiben oder eine Kombination beider Verfahren.

Jeweils eine Potenzierungsstufe wird in der Regel wie folgt hergestellt:
- aus 1 Teil konzentrierter Zubereitung und 9 Teilen Arzneiträger; diese Potenzierungsstufe kann mit „D" oder „DH" oder „X" (Dezimal) bezeichnet werden

– aus 1 Teil konzentrierter Zubereitung und 99 Teilen Arzneiträger; diese Potenzierungsstufe kann mit „C" oder „CH" (Centesimal) bezeichnet werden.

Die Anzahl der Potenzierungsstufen bestimmt den in der Bezeichnung anzugebenden Verdünnungsgrad; zum Beispiel bedeutet „D3" oder „3 DH" oder „3 X" die dritte Potenzierungsstufe im Dezimalsystem; „C3" oder „3 CH" oder „3 C" bedeutet die dritte Potenzierungsstufe im Centesimalsystem.

„LM"-Potenzen werden nach einer spezifischen Verfahrenstechnik mit einem Verdünnungsfaktor von 50 000 durch regelmäßig wechselnde Verdünnungsschritte von flüssigen Verdünnungen und Imprägnieren von Streukügelchen hergestellt. Die Anzahl der Potenzierungsstufen bestimmt den Verdünnungsgrad, zum Beispiel bedeutet „LM III" drei aufeinanderfolgende LM-Verdünnungen.

Darreichungsformen

Darreichungsformen homöopathischer Zubereitungen entsprechen den diesbezüglichen, in den jeweiligen Monographien zu „Darreichungsformen" im Europäischen Arzneibuch enthaltenen Anforderungen, mit den folgenden Präzisierungen:

- Als „Wirkstoffe (Arzneistoffe)" der Darreichungsformen homöopathischer Zubereitungen gelten „Verdünnungen (Dilutionen) oder Verreibungen (Triturationen) konzentrierter homöopathischer Zubereitungen" oder „konzentrierte homöopathische Zubereitungen" (wie eine Urtinktur oder ein Glycerolmazerat).
- Diese Darreichungsformen können einen oder mehrere Wirkstoffe enthalten.
- Sie werden unter Verwendung geeigneter Hilfsstoffe hergestellt.

Homöopathische Darreichungsformen „Streukügelchen" und „Globuli velati"

Wirkstofffreie Kügelchen zur homöopathischen Anwendung sind feste Zubereitungen. Sie werden aus Saccharose, Lactose oder anderen geeigneten Hilfsstoffen hergestellt. **Wirkstofffreie Kügelchen für homöopathische Zubereitungen (Granula ad praeparationes homoeopathicas)** sind dazu bestimmt, mit einer oder mehreren homöopathischen Zubereitungen imprägniert oder umhüllt zu werden. Die imprägnierten Kügelchen (Streukügelchen/Globuli) erfüllen die Anforderungen der Monographie **Imprägnierte homöopathische Kügelchen (Streukügelchen/Globuli) (Granula homoeopathica imbuta)**. Die umhüllten Kügelchen (Globuli velati) erfüllen die Anforderungen der Monographie **Umhüllte homöopathische Kügelchen (Globuli velati) (Granula homoeopathica velata).** Beide Arten von Kügelchen sind zur sublingualen oder oralen Anwendung bestimmt.

Homöopathische Darreichungsformen „Tabletten" und „Imprägnierte Tabletten"

Tabletten zur homöopathischen Anwendung sind feste Zubereitungen, die aus Saccharose, Lactose oder anderen geeigneten Hilfsstoffen entsprechend der Monographie **Tabletten (Compressi)** hergestellt werden. Sie können entweder durch Verpressen eines oder mehrerer „Wirkstoffe" mit den Hilfsstoffen oder durch Imprägnierung vorgefertigter Tabletten mit einem oder mehreren flüssigen „Wirkstoffen" hergestellt werden. Die vorgefertigten Tabletten zur Imprägnierung werden aus Saccharose, Lactose oder anderen geeigneten Hilfsstoffen entsprechend der Monographie **Tabletten** hergestellt. Tabletten zur homöopathischen Anwendung sind zur sublingualen oder oralen Anwendung bestimmt.

Homöopathische Darreichungsformen „Zubereitungen zur parenteralen Anwendung", „Augentropfen", „Zubereitungen zur nasalen Anwendung"

Für den oder die letzten Verdünnungsschritte wird ein ethanolfreier Arzneiträger verwendet, um den Gehalt an Ethanol im Endprodukt gering zu halten.

Der Restgehalt an Ethanol (2.9.10) darf nicht größer sein als 1 Prozent (*V/V*), abgesehen von begründeten und genehmigten Fällen.

Homöopathische Darreichungsform „Flüssige Zubereitungen zum Einnehmen"

Falls erforderlich wird für den oder die letzten Verdünnungsschritte gereinigtes Wasser verwendet, um den Gehalt an Ethanol im Endprodukt gering zu halten.

Herstellungsverfahren

Homöopathische Zubereitungen werden nach den in der Monographie **Vorschriften zur Herstellung homöopathischer konzentrierter Zubereitungen und zur**

Tabelle 1038-1

Herstellungs-vorschriften	Darreichungsformen
1.4.1, 1.4.2, 1.4.3, 1.4.4	Augentropfen Umhüllte homöopathische Kügelchen Injektionslösungen
2.1.2	Augentropfen Injektionslösungen Zubereitungen zur nasalen Anwendung
2.2.1, 2.2.2, 2.2.3	Augentropfen Umhüllte homöopathische Kügelchen Injektionslösungen Zubereitungen zur nasalen Anwendung Salben, Cremes, Gele Pulver zum Einnehmen (Verreibungen) Zäpfchen
2.2.4	Injektionslösungen
3.1.2, 3.2.2	Augentropfen Umhüllte homöopathische Kügelchen Injektionslösungen Zubereitungen zur nasalen Anwendung Salben, Cremes, Gele Zäpfchen

Potenzierung (Via praeparandi stirpes homoeopathicas et potentificandi) beschriebenen Vorschriften hergestellt. Die erhaltenen Zubereitungen, die nach den in Tab. 1038-1 aufgeführten Vorschriften hergestellt wurden, sind auf die angegebenen Darreichungsformen, die in der rechten Spalte der Tabelle aufgeführt sind, beschränkt.

Die zuständige Behörde kann entscheiden, ob eine bestimmte Herstellungsvorschrift bei der Verarbeitung einer bestimmten Substanz zulässig ist.

10.3/2153

Wirkstofffreie Kügelchen für homöopathische Zubereitungen

Granula ad praeparationes homoeopathicas

Definition

Wirkstofffreie Kügelchen für homöopathische Zubereitungen sind feste Zubereitungen aus Saccharose, Lactose oder anderen geeigneten Hilfsstoffen. Sie besitzen eine ausreichende Festigkeit, so dass sie bei der Handhabung nicht bröckeln oder brechen. Sie sind dazu bestimmt, mit einer oder mehreren homöopathischen Zubereitungen imprägniert oder umhüllt zu werden. Die imprägnierten Kügelchen (Streukügelchen/Globuli) erfüllen die Anforderungen der Monographie **Imprägnierte homöopathische Kügelchen (Streukügelchen/Globuli) (Granula homoeopathica imbuta).** Die umhüllten Kügelchen erfüllen die Anforderungen der Monographie **Umhüllte homöopathische Kügelchen (Globuli velati) (Granula homoeopathica velata).**

Herstellung

Während der Herstellung, der Verpackung, der Lagerung und dem Vertrieb der wirkstofffreien Kügelchen für homöopathische Zubereitungen sind geeignete Vorkehrungen zu treffen, die die mikrobiologische Qualität des Produkts sicherstellen. Entsprechende Empfehlungen sind im Allgemeinen Text „5.1.4 Mikrobiologische Qualität von nicht sterilen pharmazeutischen Zubereitungen und Substanzen zur pharmazeutischen Verwendung" gegeben.

Wird eine Klassifizierung der wirkstofffreien Kügelchen nach Größe verwendet, gelten die Angaben in Tab. 2153-1.

Tab. 2153-1: Klassifizierung der wirkstofffreien Kügelchen nach Masse und Größe

Kategorie	Anzahl der wirkstofffreien Kügelchen für homöopathische Zubereitungen	Masse (g)	Feinheit (µm)
1	470–530	1,0	1000–1600
2	160–333	1,0	1400–2000
3	110–130	1,0	1800–2500
4	70–90	1,0	2000–2800
5	40–50	1,0	2500–3350
6	16–30	1,0	3150–4500
7	10	0,9–1,1	4000–5600
8	5	0,9–1,1	5600–6700
9	3	0,9–1,1	7100–8000
10	2	0,9–1,1	8000–9500

Hinweis: Für die Kategorien 7 bis 10 wird die Masse durch Wägen der angegebenen Anzahl wirkstofffreier Kügelchen erhalten.

Eigenschaften

Aussehen: weiße bis fast weiße Kügelchen

Löslichkeit: im Allgemeinen leicht löslich in Wasser

Prüfung auf Identität

Die Hilfsstoffe zur Herstellung der wirkstofffreien Kügelchen für homöopathische Zubereitungen werden durch eine oder mehrere geeignete Prüfungen identifiziert.

Prüfung auf Reinheit

Wenn die Prüfung „Feinheit von Pulvern" durchgeführt wird, muss die Prüfung „Gleichförmigkeit der Masse" nicht durchgeführt werden, und umgekehrt.

Gleichförmigkeit der Masse: Zur Durchführung der Prüfung wird eine Einheit aus 20 wirkstofffreien Kügelchen gebildet. 20 nach dem Zufallsprinzip entnommene Einheiten werden einzeln gewogen und der Mittelwert wird bestimmt. Die wirkstofffreien Kügelchen für homöopathische Zubereitungen entsprechen der Prüfung, wenn höchstens 2 Einzelmassen um mehr als 10 Prozent von diesem Mittelwert abweichen und wenn keine Einzelmasse um mehr als 20 Prozent vom Mittelwert abweicht.

Feinheit von Pulvern (2.9.35): Mindestens 90 Prozent (*m/m*) der wirkstofffreien Kügelchen müssen zwischen dem in Tab. 2153-1 angegebenen oberen und unteren Grenzwert ihrer Kategorie liegen.

Homöopathie

Gleichförmigkeit der Imprägnierung: Kein Einzelwert darf um mehr als 10 Prozent relativ vom Mittelwert aus 10 Bestimmungen abweichen.

Die Gleichförmigkeit der Imprägnierung kann entweder nach Methode A oder nach Methode B bestimmt werden. 10 Einzelbestimmungen werden durchgeführt.

Methode A – Methylenblau

Methylenblau-Imprägnierlösung: Eine frisch hergestellte Lösung ist zu verwenden.

1,000 g Methylenblau *R* wird in 50 ml Ethanol 70 % *R* gelöst. Die Lösung wird mit Ethanol 70 % *R* zu 1000,0 ml verdünnt.

Imprägnierung: Eine geeignete Menge wirkstofffreier Kügelchen für homöopathische Zubereitungen wird mit einer geeigneten Menge der Methylenblau-Imprägnierlösung so imprägniert, dass ein Gehalt von 10 µl Imprägnierlösung je Gramm Kügelchen erhalten wird.

Untersuchungslösung: 5,00 g dieser imprägnierten Kügelchen werden in Wasser *R* zu 25,0 ml gelöst.

Referenzlösung: 1,0 ml Methylenblau-Imprägnierlösung wird mit Wasser *R* zu 100,0 ml verdünnt. 5,0 ml dieser Lösung werden mit 5,00 g wirkstofffreien Kügelchen für homöopathische Zubereitungen versetzt. Die Kügelchen werden in Wasser *R* zu 25,0 ml gelöst.

Die Absorption (2.2.25) der Untersuchungslösung und der Referenzlösung wird bei 665 nm gemessen. Der Prozentgehalt der Imprägnierung der wirkstofffreien Kügelchen für homöopathische Zubereitungen wird nach folgender Formel berechnet:

$$\frac{A_1 \cdot 500}{A_2 \cdot m}$$

A_1 = Absorption der Untersuchungslösung
A_2 = Absorption der Referenzlösung
m = Einwaage der imprägnierten wirkstofffreien Kügelchen zur Herstellung der Untersuchungslösung in Gramm

Methode B – Coffein

Da die Ergebnisse der Prüfung insbesondere von den Verfahren zur Imprägnierung und Trocknung der Kügelchen beeinflusst werden, werden die Parameter dieser Verfahren definiert und mit dem Ergebnis angegeben.

Coffein-Imprägnierlösung: Eine Lösung von Coffein *R* ($15 \text{ g} \cdot \text{l}^{-1}$) in Ethanol 70 % *R* wird hergestellt.

Imprägnierung: Eine geeignete Menge wirkstofffreier Kügelchen für homöopathische Zubereitungen wird mit einer geeigneten Menge Coffein-Imprägnierlösung so imprägniert, dass ein Gehalt von 10 µl Imprägnierlösung je Gramm Kügelchen erhalten wird.

Wenn sich die Kügelchen bei der Herstellung der folgenden Lösungen nicht vollständig lösen, wird die Dispersion 30 min lang mit Ultraschall behandelt und anschließend auf 20 °C abgekühlt. Vor der Messung der Absorption wird die Dispersion zentrifugiert und der Überstand durch einen Membranfilter filtriert (nominale Porengröße 0,45 µm).

Untersuchungslösung: 5,00 g imprägnierte Kügelchen werden mit 30 ml Wasser *R* versetzt. Die Mischung wird manuell geschüttelt und anschließend mit Ultraschall bis zum vollständigen Lösen der Kügelchen behandelt. Die Lösung wird mit Wasser *R* zu 50,0 ml verdünnt.

Referenzlösung: 1,0 ml Coffein-Imprägnierlösung wird mit Wasser *R* zu 100,0 ml verdünnt. 5,0 ml dieser Lösung werden mit 5,00 g wirkstofffreien Kügelchen für homöopathische Zubereitungen und 30 ml Wasser *R* versetzt. Die Mischung wird manuell geschüttelt und anschließend bis zum vollständigen Lösen der Kügelchen mit Ultraschall behandelt. Die Lösung wird mit Wasser *R* zu 50,0 ml verdünnt.

Kompensationsflüssigkeit: 5,00 g wirkstofffreie Kügelchen für homöopathische Zubereitungen werden mit 30 ml Wasser *R* versetzt. Die Mischung wird manuell geschüttelt und anschließend bis zum vollständigen Lösen der Kügelchen mit Ultraschall behandelt. Die Lösung wird mit Wasser *R* zu 50,0 ml verdünnt.

Die Absorption (2.2.25) der Untersuchungslösung und der Referenzlösung wird bei 273 nm gegen die Kompensationsflüssigkeit gemessen. Der Prozentgehalt der Imprägnierung der wirkstofffreien Kügelchen für homöopathische Zubereitungen wird nach folgender Formel berechnet:

$$\frac{A_1 \cdot 500}{A_2 \cdot m}$$

A_1 = Absorption der Untersuchungslösung
A_3 = Absorption der Referenzlösung
m = Einwaage der imprägnierten wirkstofffreien Kügelchen zur Herstellung der Untersuchungslösung in Gramm

Mikrobielle Verunreinigung

TAMC: Akzeptanzkriterium 10^2 KBE je Gramm (2.6.12)

TYMC: Akzeptanzkriterium 10^1 KBE je Gramm (2.6.12)

Abwesenheit von *Staphylococcus aureus* (2.6.13)

Abwesenheit von *Pseudomonas aeruginosa* (2.6.13)

Beschriftung

Die Beschriftung gibt an,
- die Zusammensetzung der wirkstofffreien Kügelchen
- falls zutreffend, die Größe der wirkstofffreien Kügelchen.

Monographien A-Z

A

10.3/1585

Acamprosat-Calcium

Acamprosatum calcicum

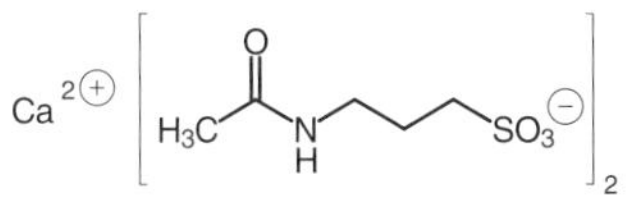

$C_{10}H_{20}CaN_2O_8S_2$ M_r 400,5

CAS Nr. 77337-73-6

Definition

Calciumbis(3-acetamidopropan-1-sulfonat)

Gehalt: 98,0 bis 102,0 Prozent (getrocknete Substanz)

Eigenschaften

Aussehen: weißes bis fast weißes Pulver

Löslichkeit: leicht löslich in Wasser, praktisch unlöslich in Dichlormethan und in Ethanol 96 %

Prüfung auf Identität

A. IR-Spektroskopie (2.2.24)

Vergleich: Acamprosat-Calcium *CRS*

B. Die Substanz gibt die Identitätsreaktion a auf Calcium (2.3.1).

Prüfung auf Reinheit

Prüflösung: 5,0 g Substanz werden in kohlendioxidfreiem Wasser *R* zu 100 ml gelöst.

Aussehen der Lösung: Die Prüflösung muss klar (2.2.1) und farblos (2.2.2, Methode II) sein.

pH-Wert (2.2.3): 5,5 bis 7,0; an der Prüflösung bestimmt

Verunreinigung A: Flüssigchromatographie (2.2.29)

Untersuchungslösung: 0,400 g Substanz werden in destilliertem Wasser *R* zu 20,0 ml gelöst. 10,0 ml Lösung werden mit Borat-Pufferlösung pH 10,4 *R* zu 100,0 ml verdünnt. 3,0 ml dieser Lösung werden in ein 25-ml-Reagenzglas mit Schliffstopfen gegeben und mit 0,15 ml einer frisch hergestellten Lösung von Fluorescamin *R* (5 g · l^{-1}) in Acetonitril *R* versetzt. Die Mischung wird sofort 30 s lang kräftig geschüttelt, 30 min lang im Wasserbad von 50 °C erhitzt und anschließend unter fließendem kaltem Wasser abgekühlt. Die Mischung wird zentrifugiert und der Überstand durch einen Membranfilter (nominale Porengröße 0,45 µm) filtriert.

Referenzlösung: 50,0 mg Acamprosat-Verunreinigung A *CRS* werden in destilliertem Wasser *R* zu 200,0 ml gelöst. 0,4 ml Lösung werden mit Borat-Pufferlösung pH 10,4 *R* zu 100,0 ml verdünnt. 3,0 ml dieser Lösung werden in ein 25-ml-Reagenzglas mit Schliffstopfen gegeben und weiterbehandelt wie unter „Untersuchungslösung" beschrieben, beginnend bei „mit 0,15 ml einer frisch hergestellten Lösung von Fluorescamin *R* (5g · l^{-1})...".

Säule
- Größe: l = 0,15 m, Ø = 4,6 mm
- Stationäre Phase: nachsilanisiertes, octadecylsilyliertes Kieselgel zur Chromatographie *R* (5 µm)

Mobile Phase: Acetonitril *R*, Methanol *R*, Phosphat-Pufferlösung pH 6,5 (0,1 mol · l^{-1}) *R* (10:10:80 *V/V/V*)

Durchflussrate: 1 ml · min^{-1}

Detektion: Spektrometer bei 261 nm

Einspritzen: 20 µl

Chromatographiedauer: 6fache Retentionszeit des Derivats der Verunreinigung A

Retentionszeiten
- Fluorescamin: etwa 4 min
- Derivat der Verunreinigung A: etwa 8 min
- Acamprosat: wird durch diese Prüfung nicht detektiert

Grenzwert
- Verunreinigung A: nicht größer als die Fläche des entsprechenden Peaks im Chromatogramm der Referenzlösung (0,05 Prozent)

Verwandte Substanzen: Flüssigchromatographie (2.2.29)

Untersuchungslösung a: 0,100 g Substanz werden in 8 ml Wasser *R* gelöst. Die Lösung wird, falls erforderlich mit Hilfe von Ultraschall, mit Wasser *R* zu 10,0 ml verdünnt.

Untersuchungslösung b: 3,0 ml Untersuchungslösung a werden mit Wasser *R* zu 100,0 ml verdünnt.

Referenzlösung a: 1,0 ml Untersuchungslösung a wird mit Wasser *R* zu 100,0 ml verdünnt. 1,0 ml dieser Lösung wird mit Wasser *R* zu 20,0 ml verdünnt.

Referenzlösung b: 30,0 mg Acamprosat-Calcium *CRS* werden in 20 ml Wasser *R* gelöst. Die Lösung wird, falls erforderlich mit Hilfe von Ultraschall, mit Wasser *R* zu 100,0 ml verdünnt.

Referenzlösung c: 10 mg Calciumbis(formylhomotaurin) *R* (entspricht etwa 9 mg Verunreinigung B) werden in 1 ml Untersuchungslösung a gelöst und mit Wasser *R* zu 100 ml verdünnt.

Säule
- Größe: $l = 0{,}25$ m, $\varnothing = 4{,}6$ mm
- Stationäre Phase: nachsilanisiertes, octadecylsilyliertes, mit zu 100 Prozent wässrigen mobilen Phasen kompatibles Kieselgel zur Chromatographie *R* (5 µm)

Mobile Phase: 5 ml Triethylamin *R* und etwa 900 ml Wasser zur Chromatographie *R* werden gemischt, mit Phosphorsäure 85 % *R* auf einen pH-Wert von 4,0 eingestellt und mit Wasser zur Chromatographie *R* zu 1000 ml verdünnt.

Durchflussrate: 0,7 ml · min^{-1}

Detektion: Spektrometer bei 210 nm

Einspritzen: 20 µl; Untersuchungslösung a, Referenzlösungen a und c

Chromatographiedauer: 2,5fache Retentionszeit von Acamprosat

Identifizierung von Verunreinigungen: Zur Identifizierung des Peaks der Verunreinigung B wird das mit der Referenzlösung c erhaltene Chromatogramm verwendet.

Relative Retention (bezogen auf Acamprosat, t_R etwa 9 min)
- Calcium: etwa 0,4
- Verunreinigung B: etwa 0,8

Eignungsprüfung: Referenzlösung c
- Auflösung: mindestens 5,0 zwischen den Peaks von Verunreinigung B und Acamprosat

Berechnung der Prozentgehalte
- Für jede Verunreinigung wird die Konzentration an Acamprosat-Calcium in der Referenzlösung a verwendet.

Grenzwerte
- Nicht spezifizierte Verunreinigungen: jeweils höchstens 0,05 Prozent
- Summe aller Verunreinigungen: höchstens 0,3 Prozent
- Berichtsgrenzwert: 0,03 Prozent; der Calcium-Peak wird nicht berücksichtigt.

Trocknungsverlust (2.2.32): höchstens 0,4 Prozent, mit 1,000 g Substanz durch Trocknen im Trockenschrank bei 105 °C bestimmt

Gehaltsbestimmung

Flüssigchromatographie (2.2.29) wie unter „Verwandte Substanzen" beschrieben, mit folgender Änderung:

Einspritzen: 20 µl; Untersuchungslösung b, Referenzlösung b

Der Prozentgehalt an $C_{10}H_{20}CaN_2O_8S_2$ wird unter Berücksichtigung des für Acamprosat-Calcium *CRS* angegebenen Gehalts berechnet.

Verunreinigungen

Spezifizierte Verunreinigung:

A

Andere bestimmbare Verunreinigungen

(Die folgenden Substanzen werden, falls in einer bestimmten Menge vorhanden, durch eine oder mehrere Prüfmethoden in der Monographie erfasst. Sie werden begrenzt durch das allgemeine Akzeptanzkriterium für weitere Verunreinigungen/nicht spezifizierte Verunreinigungen und/oder durch die Anforderungen der Allgemeinen Monographie **Substanzen zur pharmazeutischen Verwendung (Corpora ad usum pharmaceuticum)**. Diese Verunreinigungen müssen daher nicht identifiziert werden, um die Konformität der Substanz zu zeigen. Siehe auch „5.10 Kontrolle von Verunreinigungen in Substanzen zur pharmazeutischen Verwendung"):

B, C

A.

3-Aminopropan-1-sulfonsäure (Homotaurin)

B.

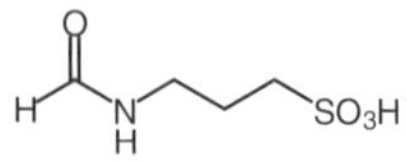

3-Formamidopropan-1-sulfonsäure (Formylhomotaurin)

C.

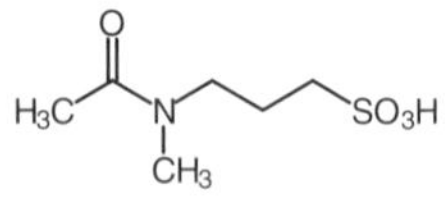

3-(*N*-Methylacetamido)propan-1-sulfonsäure

10.3/0967

Acetylcystein

Acetylcysteinum

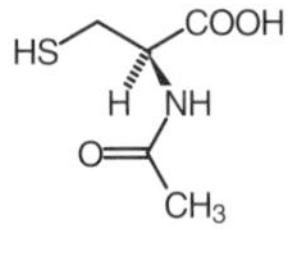

$C_5H_9NO_3S$ M_r 163,2

CAS Nr. 616-91-1

Definition

(2*R*)-2-Acetamido-3-sulfanylpropansäure

Gehalt: 98,5 bis 101,0 Prozent (getrocknete Substanz)

Eigenschaften

Aussehen: weißes bis fast weißes, kristallines Pulver oder farblose Kristalle

Löslichkeit: leicht löslich in Wasser und in Ethanol 96 %, praktisch unlöslich in Dichlormethan

Prüfung auf Identität

1: A, C

2: B

A. Die Substanz entspricht der Prüfung „Spezifische Drehung" (siehe „Prüfung auf Reinheit").

B. Schmelztemperatur (2.2.14)

Bestimmung A: Die Schmelztemperatur der Substanz wird bestimmt.

Ergebnis A: 108 bis 110 °C

Bestimmung B: Gleiche Teile Substanz und Acetylcystein *CRS* werden gemischt. Die Schmelztemperatur der Mischung wird bestimmt.

Ergebnis B: Die absolute Differenz zwischen der Schmelztemperatur der Mischung und dem in Bestimmung A erhaltenen Wert ist nicht größer als 2 °C.

C. IR-Spektroskopie (2.2.24)

Vergleich: Acetylcystein *CRS*

Prüfung auf Reinheit

Aussehen der Lösung: Die Lösung muss klar (2.2.1) und farblos (2.2.2, Methode II) sein.

0,5 g Substanz werden in Wasser *R* zu 10 ml gelöst.

Spezifische Drehung (2.2.7): +21,0 bis +27,0 (getrocknete Substanz)

1,25 g Substanz und 1 ml einer Lösung von Natriumedetat *R* (10 g · l^{-1}) werden gemischt. 7,5 ml einer Lösung von Natriumhydroxid *R* (40 g · l^{-1}) werden zugesetzt und die Substanz wird durch Mischen gelöst. Die Lösung wird mit Phosphat-Pufferlösung pH 7,0 *R* 2 zu 25,0 ml verdünnt.

Verwandte Substanzen: Flüssigchromatographie (2.2.29)

Die Lösungen müssen unmittelbar vor Gebrauch hergestellt werden.

Lösung A: eine Lösung von Salzsäure *R* (1,03 g · l^{-1})

Untersuchungslösung: 0,120 g Substanz werden in der Lösung A suspendiert. Die Suspension wird mit der Lösung A zu 15,0 ml verdünnt; ein vollständiges Lösen ist sicherzustellen.

Referenzlösung a: 5,0 ml Untersuchungslösung werden mit der Lösung A zu 50,0 ml verdünnt. 1,0 ml dieser Lösung wird mit der Lösung A zu 100,0 ml verdünnt.

Referenzlösung b: 4 mg L-Cystin *R* (Verunreinigung A) werden in der Lösung A zu 10 ml gelöst.

Referenzlösung c: 3 mg L-Cystein *R* (Verunreinigung B), 5 mg Acetylcystein-Verunreinigung C *CRS* und 2,5 mg Acetylcystein-Verunreinigung D *CRS* werden in der Lösung A gelöst. Die Lösung wird mit 4 ml Referenzlösung b gemischt und mit der Lösung A zu 20 ml verdünnt. 1 ml dieser Lösung wird mit der Untersuchungslösung zu 10 ml verdünnt.

Referenzlösung d: 2 mg Natrium-2-methyl-2-thiazolin-4-carboxylat *R* werden in der Lösung A zu 50 ml gelöst.

Säule
- Größe: l = 0,25 m, ∅ = 4,0 mm
- Stationäre Phase: nachsilanisiertes, octadecylsilyliertes Kieselgel zur Chromatographie *R* (5 µm)

Mobile Phase: Acetonitril zur Chromatographie *R*, Wasser zur Chromatographie *R*, das zuvor mit Phosphorsäure 85 % *R* auf einen pH-Wert von 3,0 eingestellt wurde (3:97 *V/V*)

Durchflussrate: 1,0 ml · min^{-1}

Detektion: Spektrometer bei 220 nm

Einspritzen: 20 µl; Untersuchungslösung, Referenzlösungen a, c und d

Chromatographiedauer: 3fache Retentionszeit von Acetylcystein

Identifizierung von Verunreinigungen: Zur Identifizierung der Peaks der Verunreinigungen A, B, C und D wird das mit der Referenzlösung c erhaltene Chromatogramm verwendet; zur Identifizierung des Peaks von 2-Methyl-2-thiazolin-4-carbonsäure wird das mit der Referenzlösung d erhaltene Chromatogramm verwendet.

Relative Retention (bezogen auf Acetylcystein, t_R etwa 5 min)
- Verunreinigung A: etwa 0,48
- Verunreinigung B: etwa 0,53
- 2-Methyl-2-thiazolin-4-carbonsäure: etwa 0,8
- Verunreinigung C: etwa 2,1
- Verunreinigung D: etwa 2,6

Eignungsprüfung
- Auflösung: mindestens 1,5 zwischen den Peaks der Verunreinigungen A und B im Chromatogramm der Referenzlösung c

- Peak-Tal-Verhältnis: mindestens 5,0, wobei H_p die Höhe des Peaks von 2-Methyl-2-thiazolin-4-carbonsäure über der Basislinie und H_v die Höhe des niedrigsten Punkts der Kurve über der Basislinie zwischen den Peaks von 2-Methyl-2-thiazolin-4-carbonsäure und Acetylcystein im Chromatogramm der Referenzlösung c darstellt
- Symmetriefaktor: höchstens 2,2 für den Peak von Acetylcystein im Chromatogramm der Referenzlösung a

Berechnung der Prozentgehalte
- Korrekturfaktoren: Die Flächen der Peaks folgender Verunreinigungen werden mit dem entsprechenden Korrekturfaktor multipliziert:
  - Verunreinigung B: 3,4
  - Verunreinigung C: 0,7
  - Verunreinigung D: 0,3
- Für jede Verunreinigung wird die Konzentration an Acetylcystein in der Referenzlösung a verwendet.

Grenzwerte
- Verunreinigung C: höchstens 0,3 Prozent
- Verunreinigung B: höchstens 0,2 Prozent
- Verunreinigung D: höchstens 0,15 Prozent
- Nicht spezifizierte Verunreinigungen: jeweils höchstens 0,10 Prozent
- Summe aller Verunreinigungen: höchstens 0,5 Prozent
- Berichtsgrenzwert: 0,05 Prozent; der Peak von 2-Methyl-2-thiazolin-4-carbonsäure, die durch In-situ-Abbau von Acetylcystein in sauren Lösungen wie der Lösung A entsteht, wird nicht berücksichtigt.

Die in der Allgemeinen Monographie **Substanzen zur pharmazeutischen Verwendung (Corpora ad usum pharmaceuticum)** unter „Verwandte Substanzen" angegebenen Grenzwerte (Tab. 2034-1) finden keine Anwendung.

Zink: höchstens 10 ppm

Atomabsorptionsspektrometrie (2.2.23, Methode II)

Untersuchungslösung: 1,00 g Substanz wird in einer Lösung von Salzsäure *R* (0,103 g · l^{-1}) zu 50,0 ml gelöst.

Referenzlösungen: Die Referenzlösungen werden aus der Zink-Lösung (5 mg · ml^{-1} Zn) *R* durch Verdünnen mit einer Lösung von Salzsäure *R* (0,103 g · l^{-1}) hergestellt.

Strahlungsquelle: Zink-Hohlkathodenlampe

Wellenlänge: 213,9 nm

Atomisierung: Luft-Acetylen-Flamme

Ein Korrekturverfahren für die nicht spezifische Absorption wird angewendet.

Trocknungsverlust (2.2.32): höchstens 1,0 Prozent, mit 1,000 g Substanz durch 3 h langes Trocknen im Vakuum bei 70 °C bestimmt

Sulfatasche (2.4.14): höchstens 0,2 Prozent, mit 1,0 g Substanz bestimmt

Gehaltsbestimmung

0,140 g Substanz werden in 60 ml Wasser *R* gelöst. Die Lösung wird mit 10 ml verdünnter Salzsäure *R* versetzt. Diese Lösung wird mit 10 ml Kaliumiodid-Lösung *R* versetzt und mit Iod-Lösung (0,05 mol · l^{-1}) titriert. Der Endpunkt wird mit Hilfe der Potentiometrie (2.2.20) bestimmt.

1 ml Iod-Lösung (0,05 mol · l^{-1}) entspricht 16,32 mg $C_5H_9NO_3S$.

Lagerung

Vor Licht geschützt

Verunreinigungen

Spezifizierte Verunreinigungen:

B, C, D

Andere bestimmbare Verunreinigungen

(Die folgenden Substanzen werden, falls in einer bestimmten Menge vorhanden, durch eine oder mehrere Prüfmethoden in der Monographie erfasst. Sie werden begrenzt durch das allgemeine Akzeptanzkriterium für weitere Verunreinigungen/nicht spezifizierte Verunreinigungen. Diese Verunreinigungen müssen daher nicht identifiziert werden, um die Konformität der Substanz zu zeigen. Siehe auch „5.10 Kontrolle von Verunreinigungen in Substanzen zur pharmazeutischen Verwendung"):

A

A.

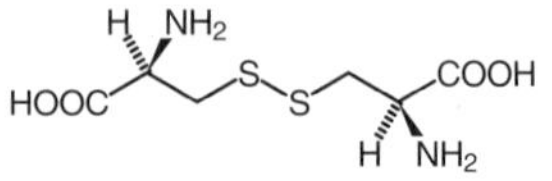

3,3′-Disulfandiylbis[(2*R*)-2-aminopropansäure]
(L-Cystin)

B.

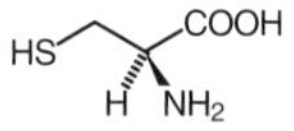

(2*R*)-2-Amino-3-sulfanylpropansäure
(L-Cystein)

C.

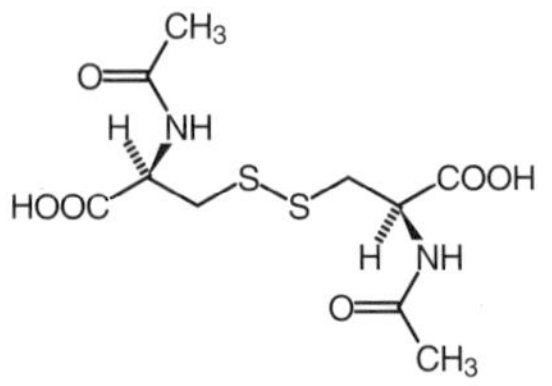

3,3′-Disulfandiylbis[(2*R*)-2-acetamidopropansäure]
(*N*,*N*′-Diacetyl-L-cystin)

D.

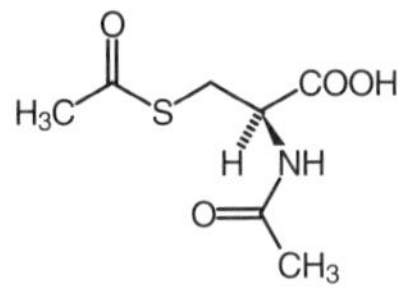

(2*R*)-2-Acetamido-3-(acetylsulfanyl)propansäure (*N*,*S*-Diacetyl-L-cystein)

10.3/3010

Amproliumhydrochlorid für Tiere

Amprolii hydrochloridum ad usum veterinarium

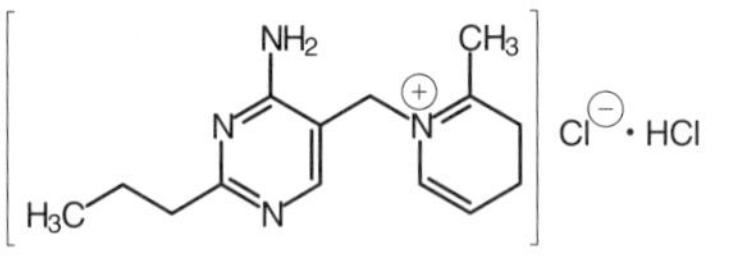

$C_{14}H_{20}Cl_2N_4$ M_r 315,2

CAS Nr. 137-88-2

Definition

1-[(4-Amino-2-propylpyrimidin-5-yl)methyl]-2-methylpyridin-1-ium-chlorid-hydrochlorid

Gehalt: 97,5 bis 102,0 Prozent (getrocknete Substanz)

Eigenschaften

Aussehen: weißes bis fast weißes Pulver

Löslichkeit: leicht löslich in Wasser, schwer löslich in Ethanol 96 %, praktisch unlöslich in Heptan

Prüfung auf Identität

A. IR-Spektroskopie (2.2.24)

Vergleich: Amproliumhydrochlorid *CRS*

B. Die Substanz gibt die Identitätsreaktion a auf Chlorid (2.3.1).

Prüfung auf Reinheit

Aussehen der Lösung: Die Lösung muss klar (2.2.1) und darf nicht stärker gefärbt sein als die Farbvergleichslösung BG_5 (2.2.2, Methode II).

0,5 g Substanz werden in 50 ml Wasser *R* gelöst.

Verwandte Substanzen: Flüssigchromatographie (2.2.29)

Lösung A: Pufferlösung A, mobile Phase (12,5:87,5 *V/V*)

Pufferlösung A: 6,8 g Kaliumdihydrogenphosphat *R* werden in etwa 900 ml Wasser *R* gelöst. Die Lösung wird mit verdünnter Natriumhydroxid-Lösung *R* auf einen pH-Wert von 7,0 eingestellt und mit Wasser *R* zu 1000 ml verdünnt.

Pufferlösung B: 1,2 g Natriumhexansulfonat *R* und 3,0 g Ammoniumacetat *R* werden in etwa 900 ml Wasser zur Chromatographie *R* gelöst. Die Lösung wird mit Essigsäure 99 % *R* auf einen pH-Wert von 3,5 eingestellt und mit Wasser zur Chromatographie *R* zu 1000 ml verdünnt.

Untersuchungslösung a: 75,0 mg Substanz werden in der Lösung A zu 10,0 ml gelöst.

Untersuchungslösung b: 4,0 ml Untersuchungslösung a werden mit der Lösung A zu 30,0 ml verdünnt. 1,0 ml dieser Lösung wird mit der Lösung A zu 10,0 ml verdünnt.

Referenzlösung a: 1,0 ml Untersuchungslösung a wird mit der Lösung A zu 10,0 ml verdünnt. 1,0 ml dieser Lösung wird mit der Lösung A zu 50,0 ml verdünnt.

Referenzlösung b: 10,0 mg Amproliumhydrochlorid *CRS* werden in der Lösung A zu 100,0 ml gelöst.

Referenzlösung c: 12 mg 2-Methylpyridin *R* (Verunreinigung A) werden in 1 ml Untersuchungslösung a gelöst. Die Lösung wird mit der Lösung A zu 100 ml verdünnt.

Säule
- Größe: $l = 0{,}15$ m, $\varnothing = 4{,}6$ mm
- Stationäre Phase: nachsilanisiertes, octylsilyliertes Kieselgel zur Chromatographie *R* (5 µm)
- Temperatur: 30 °C

Mobile Phase: 2-Propanol *R* 1, Methanol *R* 1, Pufferlösung B (5:10:85 *V/V/V*)

Durchflussrate: 1,0 ml · min^{-1}

Detektion: Spektrometer bei 247 nm

Einspritzen: 5 µl; Untersuchungslösung a, Referenzlösungen a und c

Chromatographiedauer: 3,0fache Retentionszeit von Amprolium

Identifizierung von Verunreinigungen: Zur Identifizierung des Peaks der Verunreinigung A wird das mit der Referenzlösung c erhaltene Chromatogramm verwendet.

Relative Retention (bezogen auf Amprolium, t_R etwa 8 min)
- Verunreinigung A: etwa 0,3

Eignungsprüfung: Referenzlösung c
- Auflösung: mindestens 10,0 zwischen den Peaks von Verunreinigung A und Amprolium

Berechnung der Prozentgehalte
- Korrekturfaktor: Die Fläche des Peaks von Verunreinigung A wird mit 1,6 multipliziert.
- Für jede Verunreinigung wird die Konzentration an Amproliumhydrochlorid in der Referenzlösung a verwendet.

Grenzwerte
- Verunreinigung A: höchstens 0,7 Prozent
- Nicht spezifizierte Verunreinigungen: jeweils höchstens 0,20 Prozent
- Summe aller Verunreinigungen: höchstens 1,0 Prozent
- Berichtsgrenzwert: 0,10 Prozent

Trocknungsverlust (2.2.32): höchstens 1,0 Prozent, mit 1,000 g Substanz durch Trocknen im Trockenschrank bei 110 °C bestimmt

Sulfatasche (2.4.14): höchstens 0,1 Prozent, mit 1,0 g Substanz bestimmt

Gehaltsbestimmung

Flüssigchromatographie (2.2.29) wie unter „Verwandte Substanzen" beschrieben, mit folgender Änderung:

Einspritzen: Untersuchungslösung b, Referenzlösung b

Der Prozentgehalt an $C_{14}H_{20}Cl_2N_4$ wird unter Berücksichtigung des für Amproliumhydrochlorid *CRS* angegebenen Gehalts berechnet.

Verunreinigungen

Spezifizierte Verunreinigung:

A

A.

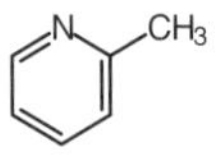

2-Methylpyridin

10.3/0369

Azathioprin

Azathioprinum

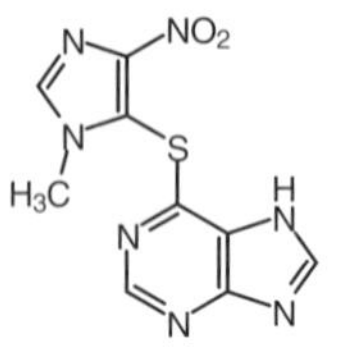

$C_9H_7N_7O_2S$ M_r 277,3

CAS Nr. 446-86-6

Definition

6-[(1-Methyl-4-nitro-1*H*-imidazol-5-yl)sulfanyl]-7*H*-purin

Gehalt: 98,5 bis 101,0 Prozent (getrocknete Substanz)

Eigenschaften

Aussehen: blassgelbes Pulver

Löslichkeit: praktisch unlöslich in Wasser und in Ethanol 96 %

Die Substanz ist in verdünnten Alkalihydroxid-Lösungen löslich, in verdünnten Mineralsäuren wenig löslich.

Prüfung auf Identität

IR-Spektroskopie (2.2.24)

Vergleich: Azathioprin *CRS*

Prüfung auf Reinheit

Verwandte Substanzen: Flüssigchromatographie (2.2.29)

Lösung A: Lösung von Natriumdihydrogenphosphat-Monohydrat *R* (2,76 g · l^{-1}), die mit Phosphorsäure 85 % *R* auf einen pH-Wert von 2,5 eingestellt wurde

Untersuchungslösung: 10 mg Substanz werden in 35 ml einer Lösung von Natriumhydroxid *R* (0,8 g · l^{-1}) gelöst. Die Lösung wird mit der Lösung A zu 100,0 ml verdünnt.

Referenzlösung a: 5 mg Azathioprin-Verunreinigung A *CRS* und 5 mg Mercaptopurin-Monohydrat *R* (Verunreinigung B) werden in 8,75 ml einer Lösung von Natriumhydroxid *R* (0,8 g · l^{-1}) gelöst. Die Lösung wird mit der Lösung A zu 25,0 ml verdünnt. 1,0 ml dieser Lösung wird mit 35 ml einer Lösung von Natriumhydroxid *R* (0,8 g · l^{-1}) versetzt. Die Lösung wird mit der Lösung A zu 100,0 ml verdünnt.

Referenzlösung b: 2,5 mg Azathioprin-Verunreinigung G *CRS* und 2,5 mg Substanz werden in 8,8 ml einer Lösung von Natriumhydroxid *R* (0,8 g · l^{-1}) gelöst. Die Lösung wird mit der Lösung A zu 25,0 ml verdünnt. 1,0 ml dieser Lösung wird mit 17,5 ml einer Lösung von Natriumhydroxid *R* (0,8 g · l^{-1}) versetzt und mit der Lösung A zu 50,0 ml verdünnt.

Referenzlösung c: 1,0 ml Untersuchungslösung wird mit der Lösung A zu 100,0 ml verdünnt. 1,0 ml dieser Lösung wird mit der Lösung A zu 10,0 ml verdünnt.

Säule
- Größe: l = 0,15 m, ∅ = 4,6 mm
- Stationäre Phase: phenylsilyliertes Kieselgel zur Chromatographie *R* (5 µm)
- Temperatur: 30 °C

Mobile Phase
- Mobile Phase A: Methanol *R*, Lösung A (5:95 *V/V*)
- Mobile Phase B: Lösung A, Methanol *R* (40:60 *V/V*)

Zeit (min)	Mobile Phase A (% *V/V*)	Mobile Phase B (% *V/V*)
0 – 5	100	0
5 – 15	100 → 0	0 → 100
15 – 20	0	100

Durchflussrate: 1,0 ml · min^{-1}

Detektion: Spektrometer bei 240 nm

Einspritzen: 20 µl

Identifizierung von Verunreinigungen: Zur Identifizierung der Peaks der Verunreinigungen A und B wird das mit der Referenzlösung a erhaltene Chromatogramm verwendet; zur Identifizierung des Peaks der Verunreinigung G wird das mit der Referenzlösung b erhaltene Chromatogramm verwendet.

Relative Retention (bezogen auf Azathioprin, t_R etwa 15 min)
- Verunreinigung A: etwa 0,3
- Verunreinigung B: etwa 0,4
- Verunreinigung G: etwa 0,97

Eignungsprüfung
- Auflösung:
  - mindestens 2,0 zwischen den Peaks der Verunreinigungen A und B im Chromatogramm der Referenzlösung a
  - mindestens 2,0 zwischen den Peaks von Verunreinigung G und Azathioprin im Chromatogramm der Referenzlösung b

Grenzwerte
- Verunreinigungen A, B: jeweils nicht größer als das 1,5fache der Fläche des Hauptpeaks im Chromatogramm der Referenzlösung c (0,15 Prozent)
- Nicht spezifizierte Verunreinigungen: jeweils nicht größer als die Fläche des Hauptpeaks im Chromatogramm der Referenzlösung c (0,10 Prozent)
- Summe aller Verunreinigungen: nicht größer als das 5fache der Fläche des Hauptpeaks im Chromatogramm der Referenzlösung c (0,5 Prozent)
- Ohne Berücksichtigung bleiben: Peaks, deren Fläche nicht größer ist als das 0,5fache der Fläche des Hauptpeaks im Chromatogramm der Referenzlösung c (0,05 Prozent)

Trocknungsverlust (2.2.32): höchstens 1,0 Prozent, mit 0,500 g Substanz durch Trocknen im Trockenschrank bei 105 °C bestimmt

Sulfatasche (2.4.14): höchstens 0,1 Prozent, mit 1,0 g Substanz bestimmt

Gehaltsbestimmung

0,250 g Substanz werden in 25 ml Dimethylformamid *R* gelöst und mit Tetrabutylammoniumhydroxid-Lösung (0,1 mol · l^{-1}) titriert. Der Endpunkt wird mit Hilfe der Potentiometrie (2.2.20) bestimmt.

1 ml Tetrabutylammoniumhydroxid-Lösung (0,1 mol · l^{-1}) entspricht 27,73 mg $C_9H_7N_7O_2S$.

Lagerung

Vor Licht geschützt

Verunreinigungen

Spezifizierte Verunreinigungen:

A, B

Andere bestimmbare Verunreinigungen

(Die folgenden Substanzen werden, falls in einer bestimmten Menge vorhanden, durch eine oder mehrere Prüfmethoden in der Monographie erfasst. Sie werden begrenzt durch das allgemeine Akzeptanzkriterium für weitere Verunreinigungen/nicht spezifizierte Verunreinigungen und/oder durch die Anforderungen der Allgemeinen Monographie **Substanzen zur pharmazeutischen Verwendung (Corpora ad usum pharmaceuticum)**. Diese Verunreinigungen müssen daher nicht identifiziert werden, um die Konformität der Substanz zu zeigen. Siehe auch „5.10 Kontrolle von Verunreinigungen in Substanzen zur pharmazeutischen Verwendung"):

C, D, E, F, G

A.

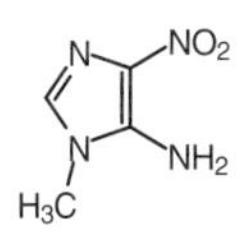

1-Methyl-4-nitro-1*H*-imidazol-5-amin

A

Monographien

B.

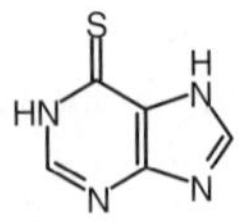

7H-Purin-6-thiol
(Mercaptopurin)

C.

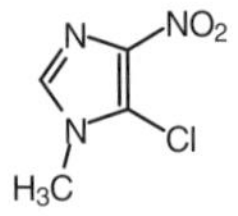

5-Chlor-1-methyl-4-nitro-1*H*-imidazol

D.

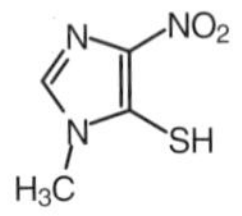

1-Methyl-4-nitro-1*H*-imidazol-5-thiol

E.

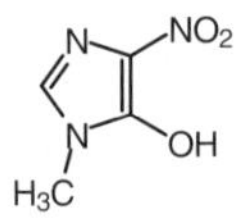

1-Methyl-4-nitro-1*H*-imidazol-5-ol

F.

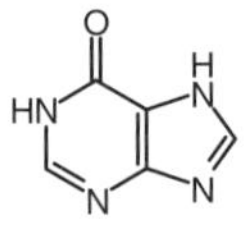

1,7-Dihydro-6*H*-purin-6-on
(Hypoxanthin)

G.

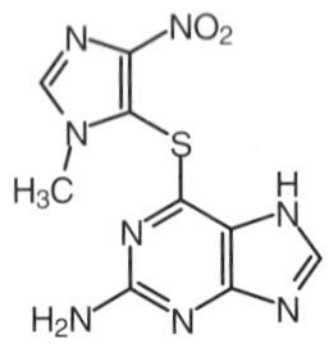

6-[(1-Methyl-4-nitro-1*H*-imidazol-5-yl)sulfanyl]-
7*H*-purin-2-amin
(Thiamiprin)

B

10.3/1293

Bambuterolhydrochlorid

Bambuteroli hydrochloridum

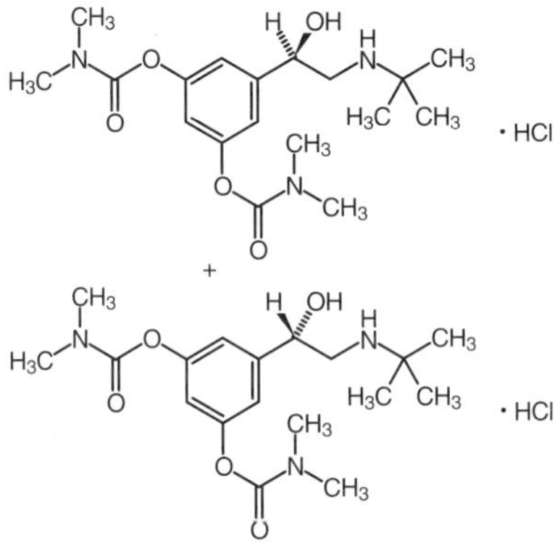

$C_{18}H_{30}ClN_3O_5$ M_r 403,9

CAS Nr. 81732-46-9

Definition

5-[(1*RS*)-2-(*tert*-Butylamino)-1-hydroxyethyl]-1,3-phenylenbis(dimethylcarbamat)-hydrochlorid

Gehalt: 98,5 bis 101,5 Prozent (wasserfreie Substanz)

Eigenschaften

Aussehen: weißes bis fast weißes, kristallines Pulver

Löslichkeit: leicht löslich in Wasser, löslich in Ethanol 96 %, praktisch unlöslich in Heptan

Die Substanz zeigt Polymorphie (5.9).

Prüfung auf Identität

A. IR-Spektroskopie (2.2.24)

Vergleich: Bambuterolhydrochlorid *CRS*

Wenn die erhaltenen Spektren unterschiedlich sind, werden Substanz und Referenzsubstanz getrennt in einer Mischung von 1 Volumteil Wasser *R* und 6 Volumteilen Aceton *R* gelöst. Die Lösungen werden in Eis abgekühlt, bis sich ein Niederschlag bildet. Die Niederschläge werden im Vakuum bei 50 °C bis zur Massekonstanz getrocknet. Mit den getrockneten Niederschlägen werden erneut Spektren aufgenommen.

B. Die Substanz gibt die Identitätsreaktion a auf Chlorid (2.3.1).

Prüfung auf Reinheit

Prüflösung: 4,0 g Substanz werden in kohlendioxidfreiem Wasser *R* zu 20,0 ml gelöst.

Sauer oder alkalisch reagierende Substanzen: Werden 10 ml Prüflösung mit 0,2 ml Methylrot-Lösung *R* und 0,2 ml Salzsäure (0,01 mol · l^{-1}) versetzt, muss die Lösung rot gefärbt sein. Nach Zusatz von 0,4 ml Natriumhydroxid-Lösung (0,01 mol · l^{-1}) muss die Lösung gelb gefärbt sein.

Optische Drehung (2.2.7): –0,10° bis +0,10°

1 ml Prüflösung wird mit kohlendioxidfreiem Wasser *R* zu 10 ml verdünnt.

Verwandte Substanzen: Flüssigchromatographie (2.2.29)

Phosphat-Pufferlösung (0,050 mol · l^{-1}): 6,90 g Natriumdihydrogenphosphat-Monohydrat *R* werden in Wasser zur Chromatographie *R* gelöst. Die Lösung wird mit einer Lösung von Phosphorsäure 10 % *R* (50 g · l^{-1}) auf einen pH-Wert von 3,0 eingestellt und mit Wasser zur Chromatographie *R* zu 1000 ml verdünnt.

Untersuchungslösung: 5,0 mg Substanz werden in der mobilen Phase zu 10,0 ml gelöst.

Referenzlösung a: Der Inhalt einer Durchstechflasche mit Bambuterol-Verunreinigungsmischung *CRS* (Verunreinigungen C und D) wird in 1 ml mobiler Phase gelöst.

Referenzlösung b: 1,0 ml Untersuchungslösung wird mit der mobilen Phase zu 100,0 ml verdünnt. 1,0 ml dieser Lösung wird mit der mobilen Phase zu 10,0 ml verdünnt.

Säule
- Größe: l = 0,15 m, ∅ = 4,6 mm
- Stationäre Phase: desaktiviertes, nachsilanisiertes, octadecylsilyliertes Kieselgel zur Chromatographie *R* (5 µm)

Mobile Phase: 1,3 g Natriumoctansulfonat *R* werden in 430 ml einer Mischung von 25 Volumteilen Acetonitril *R* 1 und 75 Volumteilen Methanol *R* 2 gelöst. Die Lösung wird mit 570 ml der Phosphat-Pufferlösung (0,050 mol · l^{-1}) gemischt.

Durchflussrate: 1,5 ml · min^{-1}

Detektion: Spektrometer bei 214 nm

Einspritzen: 20 µl; mobile Phase als Blindlösung

Chromatographiedauer: 1,5fache Retentionszeit von Bambuterol

Identifizierung von Verunreinigungen: Zur Identifizierung der Peaks der Verunreinigungen C und D werden das mitgelieferte Chromatogramm von Bambuterol-Verunreinigungsmischung *CRS* und das mit der Referenzlösung a erhaltene Chromatogramm verwendet.

Relative Retention (bezogen auf Bambuterol, t_R etwa 9 min)
- Verunreinigung C: etwa 0,45
- Verunreinigung D: etwa 0,50

Eignungsprüfung: Referenzlösung a
- Auflösung: mindestens 2,0 zwischen den Peaks der Verunreinigungen C und D

Berechnung der Prozentgehalte
- Für jede Verunreinigung wird die Konzentration an Bambuterolhydrochlorid in der Referenzlösung b verwendet.

Grenzwerte
- Verunreinigung C: höchstens 0,2 Prozent
- Nicht spezifizierte Verunreinigungen: jeweils höchstens 0,10 Prozent
- Summe aller Verunreinigungen: höchstens 0,4 Prozent
- Berichtsgrenzwert: 0,05 Prozent

Wasser (2.5.12): höchstens 0,5 Prozent, mit 0,500 g Substanz bestimmt

Sulfatasche (2.4.14): höchstens 0,1 Prozent, mit 1,0 g Substanz bestimmt

Gehaltsbestimmung

0,320 g Substanz werden in 50 ml Ethanol 96 % *R* gelöst, mit 5 ml Salzsäure (0,01 mol · l^{-1}) versetzt und mit Natriumhydroxid-Lösung (0,1 mol · l^{-1}) titriert. Das zwischen den beiden mit Hilfe der Potentiometrie (2.2.20) bestimmten Wendepunkten zugesetzte Volumen wird abgelesen.

1 ml Natriumhydroxid-Lösung (0,1 mol · l^{-1}) entspricht 40,39 mg $C_{18}H_{30}ClN_3O_5$.

Verunreinigungen

Spezifizierte Verunreinigung:

C

Andere bestimmbare Verunreinigungen

(Die folgenden Substanzen werden, falls in einer bestimmten Menge vorhanden, durch eine oder mehrere Prüfmethoden in der Monographie erfasst. Sie werden begrenzt durch das allgemeine Akzeptanzkriterium für weitere Verunreinigungen/nicht spezifizierte Verunreinigungen und/oder durch die Anforderungen der Allgemeinen Monographie **Substanzen zur pharmazeutischen Verwendung (Corpora ad usum pharmaceuticum)**. Diese Verunreinigungen müssen daher nicht identifiziert werden, um die Konformität der Substanz zu zeigen. Siehe auch „5.10 Kontrolle von Verunreinigungen in Substanzen zur pharmazeutischen Verwendung"):

A, B, D, E, F

A.

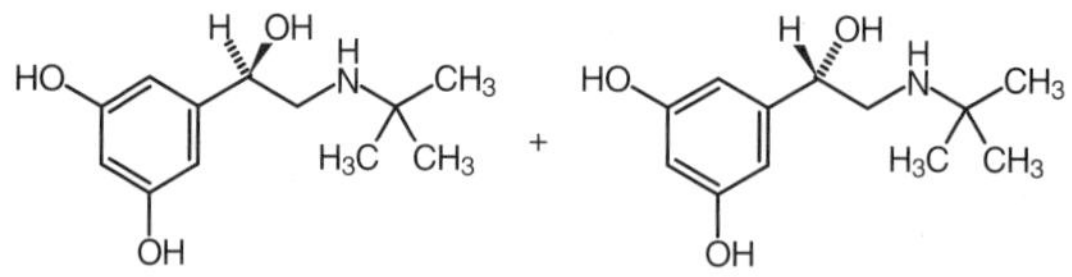

5-[(1*RS*)-2-(*tert*-Butylamino)-1-hydroxyethyl]benzol-1,3-diol
(Terbutalin)

B.

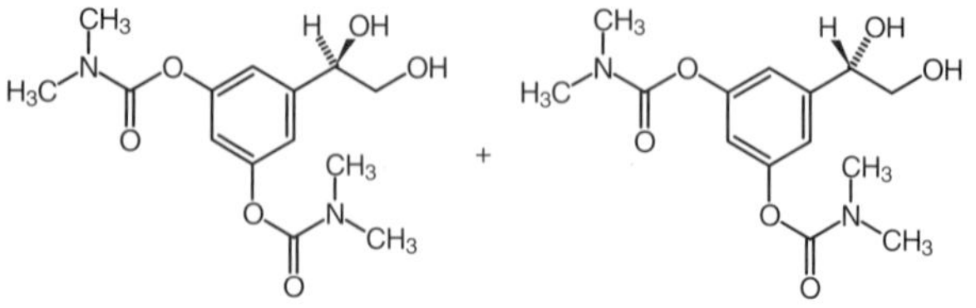

5-[(1*RS*)-1,2-Dihydroxyethyl]-1,3-phenylenbis(dimethylcarbamat)

C.

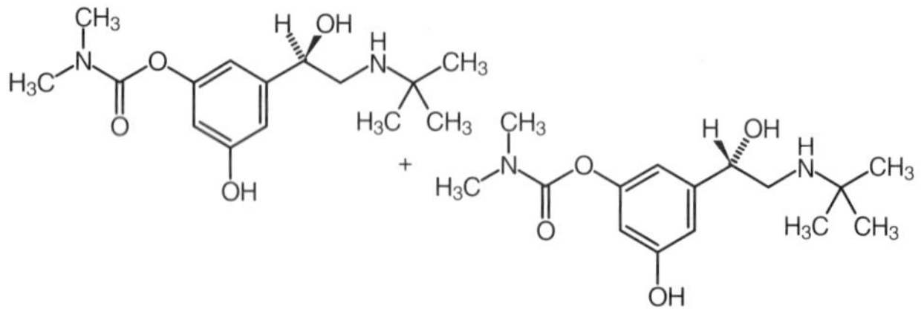

3-[(1*RS*)-2-(*tert*-Butylamino)-1-hydroxyethyl]-5-hydroxyphenyldimethylcarbamat

D.

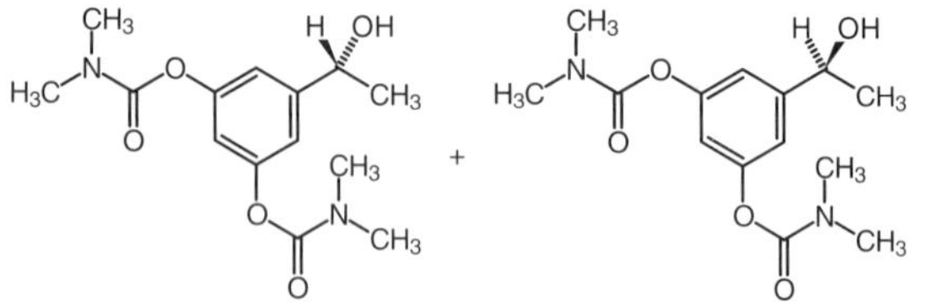

5-[(1*RS*)-1-Hydroxyethyl]-1,3-phenylenbis(dimethylcarbamat)

E.

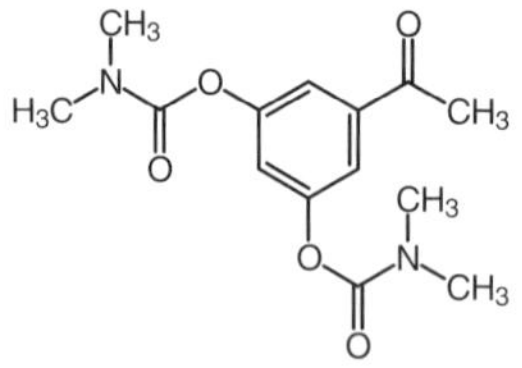

5-Acetyl-1,3-phenylenbis(dimethylcarbamat)

F.

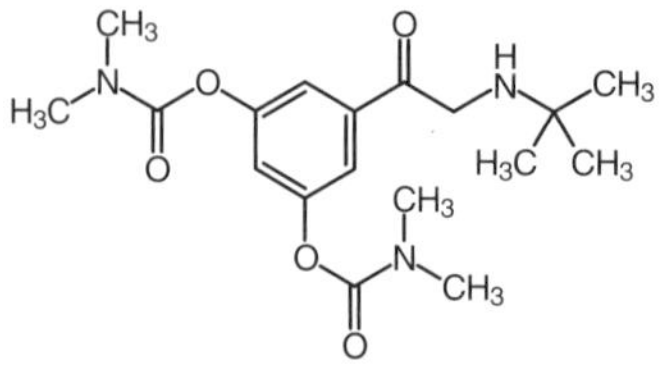

5-[(*tert*-Butylamino)acetyl]-1,3-phenylenbis(dimethylcarbamat)

10.3/0312

Betamethason

Betamethasonum

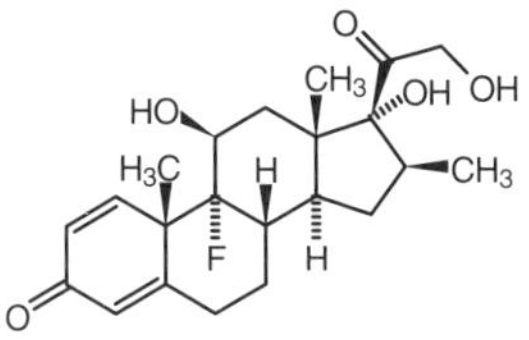

$C_{22}H_{29}FO_5$ M_r 392,5

CAS Nr. 378-44-9

Definition

9-Fluor-11β,17,21-trihydroxy-16β-methylpregna-1,4-dien-3,20-dion

Gehalt: 97,0 bis 103,0 Prozent (getrocknete Substanz)

Eigenschaften

Aussehen: weißes bis fast weißes, kristallines Pulver

Löslichkeit: praktisch unlöslich in Wasser, wenig löslich in wasserfreiem Ethanol, sehr schwer löslich in Dichlormethan

Die Substanz zeigt Polymorphie (5.9).

Prüfung auf Identität

1: A, B
2: B, C

A. IR-Spektroskopie (2.2.24)

Vergleich: Betamethason *CRS*

Wenn die Spektren bei der Prüfung in fester Form unterschiedlich sind, werden Substanz und Referenzsubstanz getrennt in der eben notwendigen Menge Dichlormethan *R* gelöst. Nach dem Eindampfen der Lösungen auf dem Wasserbad zur Trockne werden mit den Rückständen erneut Spektren aufgenommen.

B. Dünnschichtchromatographie (2.2.27)

Untersuchungslösung: 10 mg Substanz werden im Fließmittel zu 10,0 ml gelöst.

Referenzlösung: 10 mg Betamethason *CRS* werden im Fließmittel zu 10,0 ml gelöst.

Platte: DC-Platte mit Kieselgel F_{254} *R*

Fließmittel: Methanol *R*, Dichlormethan *R* (10:90 *V/V*)

Auftragen: 5 µl

Laufstrecke: 3/4 der Platte

Trocknen: an der Luft

Detektion: Die Platte wird mit einer Lösung, die wie folgt hergestellt wird, besprüht: 0,25 g 2,4-Dihydroxybenzaldehyd *R* werden in Essigsäure 99 % *R* zu 50 ml gelöst. Die Lösung wird mit einer Mischung von 12,5 ml Schwefelsäure *R* und 37,5 ml Essigsäure 99 % *R* versetzt. Die Platte wird 35 min lang oder bis zum Erscheinen der Flecke bei 90 °C erhitzt und anschließend erkalten gelassen. Die Auswertung erfolgt im Tageslicht und im ultravioletten Licht bei 365 nm.

Ergebnis: Der Hauptfleck im Chromatogramm der Untersuchungslösung entspricht in Bezug auf Lage, Farbe und Größe dem Hauptfleck im Chromatogramm der Referenzlösung.

C. Etwa 2 mg Substanz werden zu 2 ml Schwefelsäure *R* gegeben und unter Schütteln gelöst. Innerhalb von 5 min entwickelt sich eine tief-rötlich-braune Färbung. Die Lösung wird zu 10 ml Wasser *R* gegeben. Nach dem Mischen verblasst die Färbung und die Lösung bleibt klar.

Prüfung auf Reinheit

Spezifische Drehung (2.2.7): +118 bis +126 (getrocknete Substanz)

0,125 g Substanz werden in Methanol *R* zu 25,0 ml gelöst.

Verwandte Substanzen: Flüssigchromatographie (2.2.29)

Untersuchungslösung: 25,0 mg Substanz werden in einer Mischung gleicher Volumteile Acetonitril *R* und Methanol *R* zu 10,0 ml gelöst.

Referenzlösung a: 2 mg Betamethason *CRS* und 2 mg Methylprednisolon *CRS* werden in der mobilen Phase A zu 100 ml gelöst.

Referenzlösung b: 1,0 ml Untersuchungslösung wird mit der mobilen Phase A zu 100,0 ml verdünnt.

Säule
- Größe: $l = 0{,}25$ m, $\varnothing = 4{,}6$ mm
- Stationäre Phase: nachsilanisiertes, octadecylsilyliertes Kieselgel zur Chromatographie *R* (5 µm)
- Temperatur: 45 °C

Mobile Phase
- Mobile Phase A: 250 ml Acetonitril *R* und 700 ml Wasser zur Chromatographie *R* werden gemischt; die Mischung wird zum Äquilibrieren stehen gelassen, mit Wasser zur Chromatographie *R* zu 1000 ml verdünnt und erneut gemischt.
- Mobile Phase B: Acetonitril *R*

Zeit (min)	Mobile Phase A (% *V/V*)	Mobile Phase B (% *V/V*)
0 – 15	100	0
15 – 40	100 → 0	0 → 100
40 – 41	0 → 100	100 → 0
41 – 46	100	0

Durchflussrate: 2,5 ml · min^{-1}

Detektion: Spektrometer bei 254 nm

Äquilibrieren: mindestens 30 min lang mit der mobilen Phase B und anschließend 5 min lang mit der mobilen Phase A

Für die nachstehend aufgeführten Chromatogramme wird wie in der Tabelle von Minute 40 bis 46 beschrieben äquilibriert.

Einspritzen: 20 µl; eine Mischung gleicher Volumteile Acetonitril *R* und Methanol *R* als Blindlösung

Retentionszeiten
- Methylprednisolon: etwa 11,5 min
- Betamethason: etwa 12,5 min

Eignungsprüfung: Referenzlösung a
- Auflösung: mindestens 1,5 zwischen den Peaks von Methylprednisolon und Betamethason

  Falls erforderlich wird die Konzentration an Acetonitril in der mobilen Phase A geändert.

Grenzwerte
- Verunreinigungen A, B, C, D, E, F, G, H, I, J: jeweils nicht größer als die Fläche des Hauptpeaks im Chromatogramm der Referenzlösung b (1,0 Prozent) und höchstens eine dieser Peakflächen größer als das 0,5fache der Fläche des Hauptpeaks im Chromatogramm der Referenzlösung b (0,5 Prozent)
- Summe aller Verunreinigungen: nicht größer als das 2fache der Fläche des Hauptpeaks im Chromatogramm der Referenzlösung b (2,0 Prozent)
- Ohne Berücksichtigung bleiben: Peaks, deren Fläche nicht größer ist als das 0,05fache der Fläche des Hauptpeaks im Chromatogramm der Referenzlösung b (0,05 Prozent)

Trocknungsverlust (2.2.32): höchstens 0,5 Prozent, mit 0,500 g Substanz durch Trocknen im Trockenschrank bei 105 °C bestimmt

Gehaltsbestimmung

0,100 g Substanz werden in Ethanol 96 % *R* zu 100,0 ml gelöst. 2,0 ml Lösung werden mit Ethanol 96 % *R* zu 100,0 ml verdünnt. Die Absorption (2.2.25) wird im Maximum bei 238,5 nm gemessen.

Der Gehalt an $C_{22}H_{29}FO_5$ wird mit Hilfe der spezifischen Absorption berechnet ($A_{1cm}^{1\%} = 395$).

Lagerung

Vor Licht geschützt

Verunreinigungen

Spezifizierte Verunreinigungen:

A, B, C, D, E, F, G, H, I, J

A.

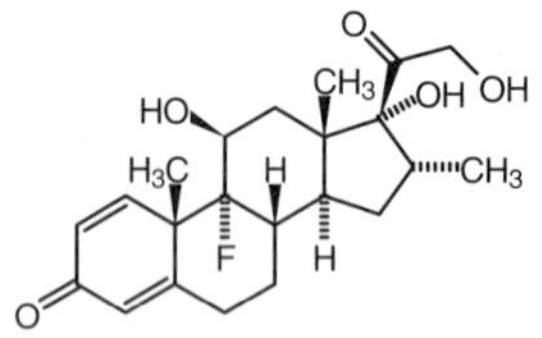

9-Fluor-11β,17,21-trihydroxy-16α-methylpregna-1,4-dien-3,20-dion (Dexamethason)

B.

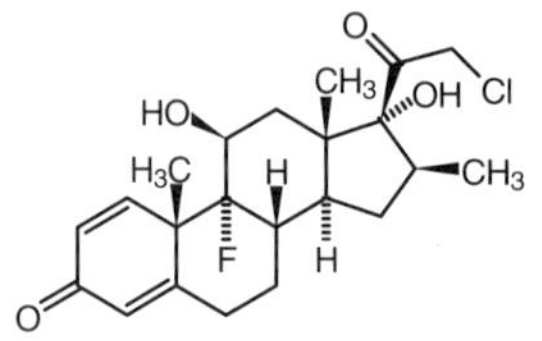

21-Chlor-9-fluor-11β,17-dihydroxy-16β-methylpregna-1,4-dien-3,20-dion

C.

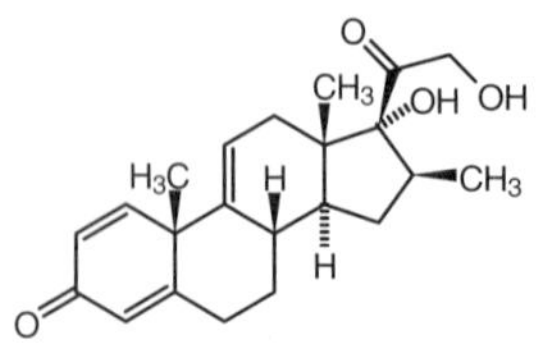

17,21-Dihydroxy-16β-methylpregna-1,4,9(11)-trien-3,20-dion

D.

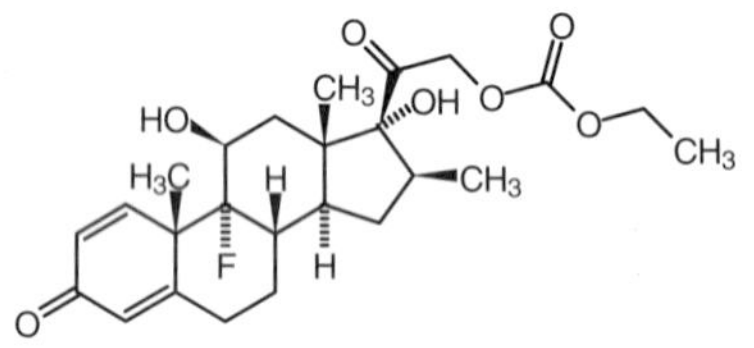

9-Fluor-11β,17-dihydroxy-16β-methyl-3,20-dioxopregna-1,4-dien-21-ylethoxycarboxylat

E.

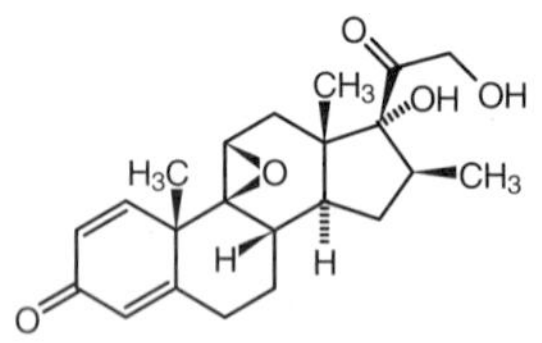

9,11β-Epoxy-17,21-dihydroxy-16β-methyl-9β-pregna-1,4-dien-3,20-dion

F.

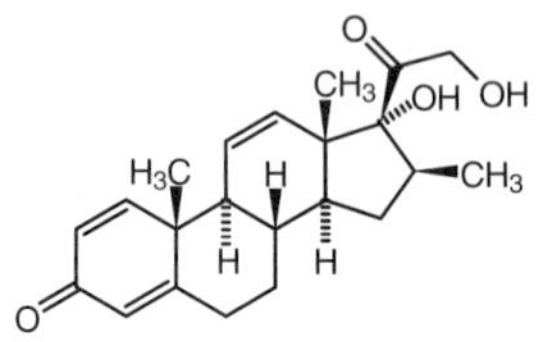

17,21-Dihydroxy-16β-methylpregna-1,4,11-trien-3,20-dion

G.

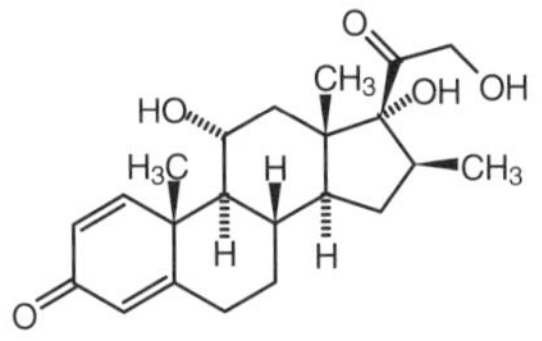

11α,17,21-Trihydroxy-16β-methylpregna-1,4-dien-3,20-dion

H.

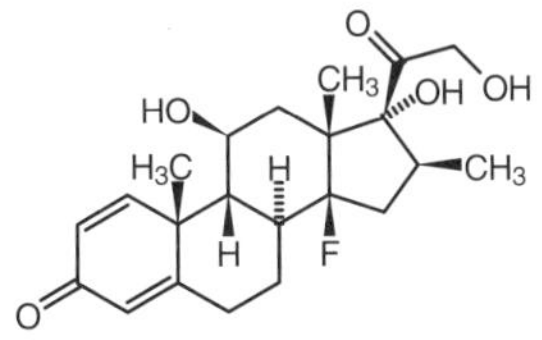

14-Fluor-11β,17,21-trihydroxy-16β-methyl-8α,9β,14β-pregna-1,4-dien-3,20-dion

I.

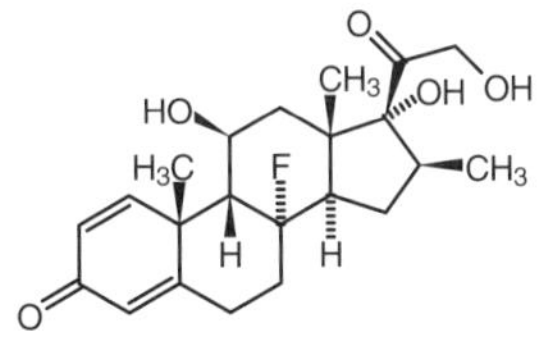

8-Fluor-11β,17,21-trihydroxy-16β-methyl-8α,9β-pregna-1,4-dien-3,20-dion

J.

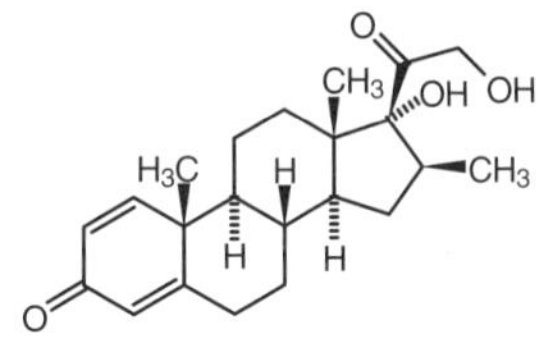

17,21-Dihydroxy-16β-methylpregna-1,4-dien-3,20-dion

10.3/0975

Betamethasonacetat

Betamethasoni acetas

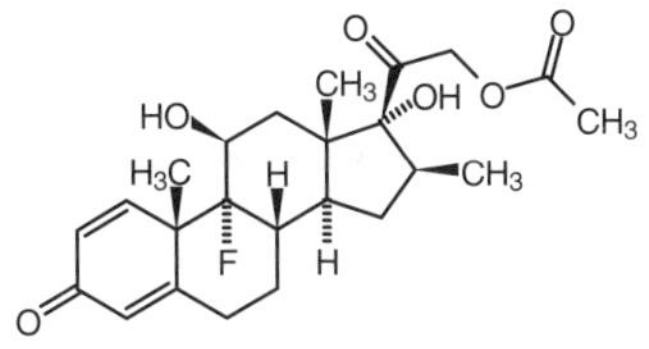

$C_{24}H_{31}FO_6$ M_r 434,5

CAS Nr. 987-24-6

Definition

9-Fluor-11β,17-dihydroxy-16β-methyl-3,20-dioxopregna-1,4-dien-21-ylacetat

Gehalt: 97,0 bis 103,0 Prozent (wasserfreie Substanz)

Eigenschaften

Aussehen: weißes bis fast weißes, kristallines Pulver

Löslichkeit: praktisch unlöslich in Wasser, leicht löslich in Aceton, löslich in Dichlormethan und in Ethanol 96 %

Die Substanz zeigt Polymorphie (5.9).

Prüfung auf Identität

1: A, B
2: B, C

A. IR-Spektroskopie (2.2.24)

Vergleich: Betamethasonacetat *CRS*

Wenn die Spektren bei der Prüfung in fester Form unterschiedlich sind, werden Substanz und Referenzsubstanz getrennt in der eben notwendigen Menge Methanol *R* gelöst. Nach dem Eindampfen der Lösungen auf dem Wasserbad zur Trockne werden mit den Rückständen erneut Spektren aufgenommen.

B. Dünnschichtchromatographie (2.2.27)

Untersuchungslösung: 10 mg Substanz werden im Fließmittel zu 10,0 ml gelöst.

Referenzlösung: 10 mg Betamethasonacetat *CRS* werden im Fließmittel zu 10,0 ml gelöst.

Platte: DC-Platte mit Kieselgel F_{254} *R*

Fließmittel: Methanol *R*, Dichlormethan *R* (10:90 *V/V*)

Auftragen: 5 µl

Laufstrecke: 3/4 der Platte

Trocknen: an der Luft

Detektion: Die Platte wird mit einer Lösung, die wie folgt hergestellt wird, besprüht: 0,25 g 2,4-Dihydroxybenzaldehyd *R* werden in Essigsäure 99 % *R* zu 50 ml gelöst. Die Lösung wird mit einer Mischung von 12,5 ml Schwefelsäure *R* und 37,5 ml Essigsäure 99 % *R* versetzt. Die Platte wird 35 min lang oder bis zum Erscheinen der Flecke bei 90 °C erhitzt und anschließend erkalten gelassen. Die Auswertung erfolgt im Tageslicht und im ultravioletten Licht bei 365 nm.

Ergebnis: Der Hauptfleck im Chromatogramm der Untersuchungslösung entspricht in Bezug auf Lage, Farbe und Größe dem Hauptfleck im Chromatogramm der Referenzlösung.

C. Etwa 2 mg Substanz werden zu 2 ml Schwefelsäure *R* gegeben und unter Schütteln gelöst. Innerhalb von 5 min entwickelt sich eine tief-rötlich-braune Färbung. Die Lösung wird zu 10 ml Wasser *R* gegeben. Nach dem Mischen verblasst die Färbung und die Lösung bleibt klar.

Prüfung auf Reinheit

Spezifische Drehung (2.2.7): +120 bis +128 (wasserfreie Substanz)

0,250 g Substanz werden in Dioxan *R* zu 25,0 ml gelöst.

Verwandte Substanzen: Flüssigchromatographie (2.2.29)

Untersuchungslösung: 25,0 mg Substanz werden in 4 ml Acetonitril *R* gelöst. Die Lösung wird mit Acetonitril *R* zu 10,0 ml verdünnt.

Referenzlösung a: 2 mg Betamethasonacetat *CRS* und 2 mg Dexamethasonacetat *CRS* (Verunreinigung B) werden in der mobilen Phase zu 100 ml gelöst.

Referenzlösung b: 1,0 ml Untersuchungslösung wird mit der mobilen Phase zu 100,0 ml verdünnt.

Säule
- Größe: $l = 0{,}25$ m, $\varnothing = 4{,}6$ mm
- Stationäre Phase: nachsilanisiertes, octadecylsilyliertes Kieselgel zur Chromatographie *R* (5 µm)

Mobile Phase: 380 ml Acetonitril *R* und 550 ml Wasser zur Chromatographie *R* werden gemischt; die Mischung wird zum Äquilibrieren stehen gelassen, mit Wasser zur Chromatographie *R* zu 1000 ml verdünnt und erneut gemischt.

Durchflussrate: 1 ml · min^{-1}

Detektion: Spektrometer bei 254 nm

Einspritzen: 20 µl

Chromatographiedauer: 2,5fache Retentionszeit von Betamethasonacetat

Retentionszeiten
- Betamethasonacetat: etwa 19 min
- Verunreinigung B: etwa 22 min

Eignungsprüfung: Referenzlösung a
- Auflösung: mindestens 3,3 zwischen den Peaks von Betamethasonacetat und Verunreinigung B

  Falls erforderlich wird die Konzentration an Acetonitril in der mobilen Phase leicht geändert.

Grenzwerte
- Verunreinigungen A, B, C, D: jeweils nicht größer als das 0,5fache der Fläche des Hauptpeaks im Chromatogramm der Referenzlösung b (0,5 Prozent)
- Summe aller Verunreinigungen: nicht größer als das 1,25fache der Fläche des Hauptpeaks im Chromatogramm der Referenzlösung b (1,25 Prozent)
- Ohne Berücksichtigung bleiben: Peaks, deren Fläche nicht größer ist als das 0,05fache der Fläche des Hauptpeaks im Chromatogramm der Referenzlösung b (0,05 Prozent)

Wasser (2.5.12): höchstens 4,0 Prozent, mit 0,100 g Substanz bestimmt

Gehaltsbestimmung

0,100 g Substanz werden in Ethanol 96 % *R* zu 100,0 ml gelöst. 2,0 ml Lösung werden mit Ethanol 96 % *R* zu 100,0 ml verdünnt. Die Absorption (2.2.25) wird im Maximum bei 240 nm gemessen.

Der Gehalt an $C_{24}H_{31}FO_6$ wird mit Hilfe der spezifischen Absorption berechnet ($A_{1cm}^{1\%} = 350$).

Lagerung

Vor Licht geschützt

Verunreinigungen

Spezifizierte Verunreinigungen:

A, B, C, D

A.

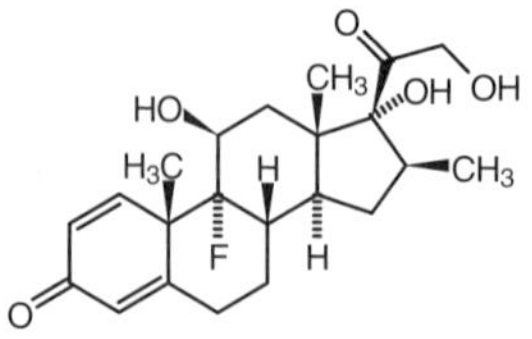

9-Fluor-11β,17,21-trihydroxy-16β-methylpregna-1,4-dien-3,20-dion
(Betamethason)

B.

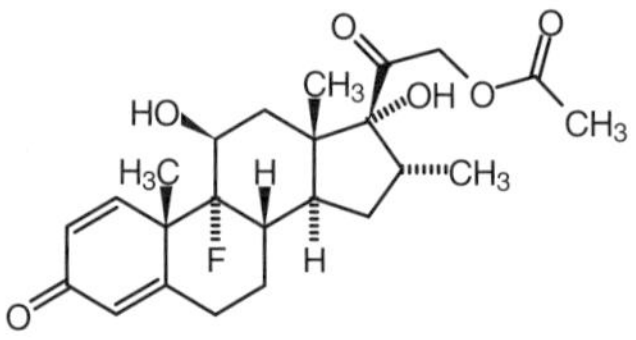

9-Fluor-11β,17-dihydroxy-16α-methyl-3,20-dioxopregna-1,4-dien-21-ylacetat
(Dexamethasonacetat)

C.

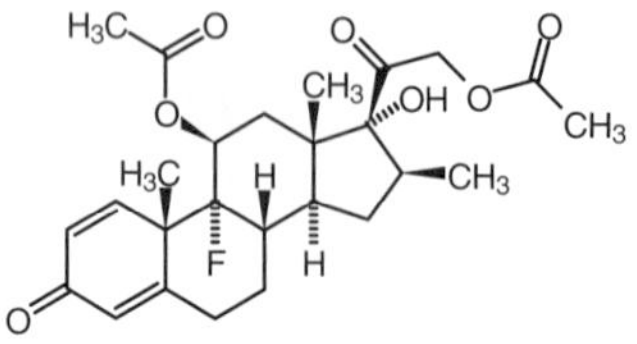

9-Fluor-17-hydroxy-16β-methyl-3,20-dioxopregna-1,4-dien-11β,21-diyldiacetat
(Betamethason-11,21-diacetat)

D. 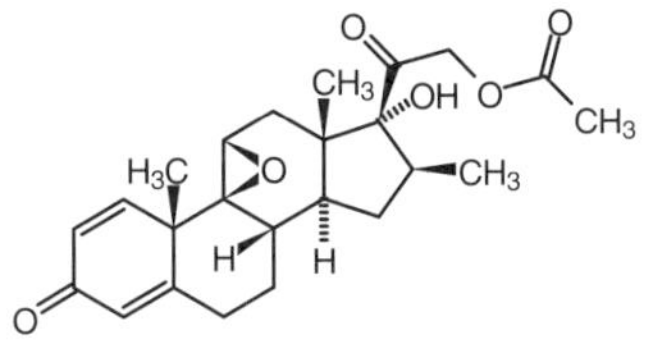

9,11β-Epoxy-17-hydroxy-16β-methyl-3,20-dioxo-9β-pregna-1,4-dien-21-ylacetat

10.3/0809

Betamethasondipropionat

Betamethasoni dipropionas

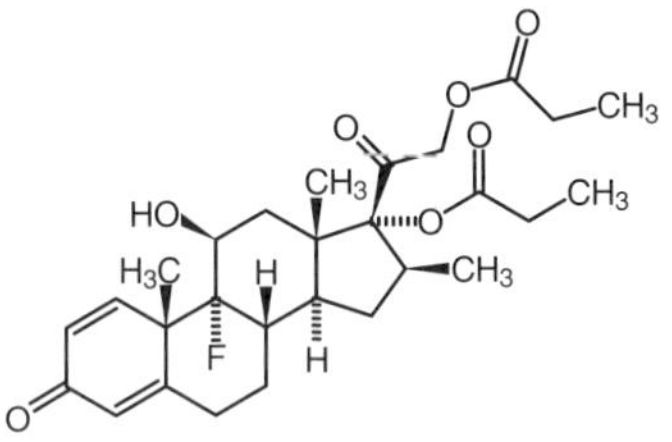

$C_{28}H_{37}FO_7$ M_r 504,6

CAS Nr. 5593-20-4

Definition

9-Fluor-11β-hydroxy-16β-methyl-3,20-dioxopregna-1,4-dien-17,21-diyldipropanoat

Gehalt: 97,0 bis 102,0 Prozent (getrocknete Substanz)

Eigenschaften

Aussehen: weißes bis fast weißes, kristallines Pulver

Löslichkeit: praktisch unlöslich in Wasser, leicht löslich in Aceton und in Dichlormethan, wenig löslich in Ethanol 96 %

Prüfung auf Identität

1: A
2: B, C

A. IR-Spektroskopie (2.2.24)

Vergleich: Betamethasondipropionat *CRS*

B. Dünnschichtchromatographie (2.2.27)

Untersuchungslösung: 10 mg Substanz werden im Fließmittel zu 10,0 ml gelöst.

Referenzlösung: 10 mg Betamethasondipropionat *CRS* werden im Fließmittel zu 10,0 ml gelöst.

Platte: DC-Platte mit Kieselgel F_{254} *R*

Fließmittel: Methanol *R*, Dichlormethan *R* (10:90 *V/V*)

Auftragen: 5 µl

Laufstrecke: 3/4 der Platte

Trocknen: an der Luft

Detektion: Die Platte wird mit einer Lösung, die wie folgt hergestellt wird, besprüht: 0,25 g 2,4-Dihydroxybenzaldehyd *R* werden in Essigsäure 99 % *R* zu 50 ml gelöst. Die Lösung wird mit einer Mischung von 12,5 ml Schwefelsäure *R* und 37,5 ml Essigsäure 99 % *R* versetzt. Die Platte wird 35 min lang oder bis zum Erscheinen der Flecke bei 90 °C erhitzt und anschließend erkalten gelassen. Die Auswertung erfolgt im Tageslicht und im ultravioletten Licht bei 365 nm.

Ergebnis: Der Hauptfleck im Chromatogramm der Untersuchungslösung entspricht in Bezug auf Lage, Farbe und Größe dem Hauptfleck im Chromatogramm der Referenzlösung.

C. Etwa 2 mg Substanz werden zu 2 ml Schwefelsäure *R* gegeben und unter Schütteln gelöst. Innerhalb von 5 min entwickelt sich eine tief-rötlich-braune Färbung. Die Lösung wird zu 10 ml Wasser *R* gegeben. Nach dem Mischen verblasst die Färbung und die Lösung bleibt klar.

Prüfung auf Reinheit

Spezifische Drehung (2.2.7): +84 bis +88 (getrocknete Substanz)

0,250 g Substanz werden in wasserfreiem Ethanol *R* zu 25,0 ml gelöst.

Verwandte Substanzen: Flüssigchromatographie (2.2.29)

Untersuchungslösung a: 60,0 mg Substanz werden in der mobilen Phase zu 25,0 ml gelöst.

Untersuchungslösung b: 1,0 ml Untersuchungslösung a wird mit der mobilen Phase zu 10,0 ml verdünnt.

Referenzlösung a: 5 mg Betamethasondipropionat zur Eignungsprüfung A *CRS* (mit den Verunreinigungen B, C, D, E, G und I) werden in der mobilen Phase zu 2 ml gelöst.

Referenzlösung b: 1,0 ml Untersuchungslösung a wird mit der mobilen Phase zu 100,0 ml verdünnt. 1,0 ml dieser Lösung wird mit der mobilen Phase zu 10,0 ml verdünnt.

Referenzlösung c: 60,0 mg Betamethasondipropionat *CRS* werden in der mobilen Phase zu 25,0 ml gelöst.

1,0 ml Lösung wird mit der mobilen Phase zu 10,0 ml verdünnt.

Referenzlösung d: 5 mg Betamethasondipropionat zur Peak-Identifizierung *CRS* (mit Verunreinigung H) werden in der mobilen Phase zu 2 ml gelöst.

Säule
- Größe: *l* = 0,10 m, ∅ = 2,0 mm
- Stationäre Phase: nachsilanisiertes, octadecylsilyliertes Kieselgel zur Chromatographie *R* (2,5 µm)
- Temperatur: 20 ± 2 °C

Mobile Phase: 35 ml Wasser zur Chromatographie *R* und 56 ml Acetonitril *R* werden gemischt. Die Mischung wird zum Äquilibrieren stehen gelassen, mit Wasser zur Chromatographie *R* zu 100 ml verdünnt und gemischt.

Durchflussrate: 0,2 ml · min^{-1}

Detektion: Spektrometer bei 254 nm

Einspritzen: 5 µl; Untersuchungslösung a, Referenzlösungen a, b und d

Chromatographiedauer: 3fache Retentionszeit von Betamethasondipropionat

Identifizierung von Verunreinigungen: Zur Identifizierung der Peaks der Verunreinigungen B, C, D, E, G und I werden das mitgelieferte Chromatogramm von Betamethasondipropionat zur Eignungsprüfung A *CRS* und das mit der Referenzlösung a erhaltene Chromatogramm verwendet; zur Identifizierung des Peaks der Verunreinigung H werden das mitgelieferte Chromatogramm von Betamethasondipropionat zur Peak-Identifizierung *CRS* und das mit der Referenzlösung d erhaltene Chromatogramm verwendet.

Relative Retention (bezogen auf Betamethasondipropionat, t_R etwa 10 min)
- Verunreinigung B: etwa 0,4
- Verunreinigung C: etwa 0,5
- Verunreinigung D: etwa 0,7
- Verunreinigung I: etwa 1,16
- Verunreinigung E: etwa 1,22
- Verunreinigung H: etwa 1,7
- Verunreinigung G: etwa 2,1

Eignungsprüfung: Referenzlösung a
- Peak-Tal-Verhältnis: mindestens 2,0, wobei H_p die Höhe des Peaks der Verunreinigung I über der Basislinie und H_v die Höhe des niedrigsten Punkts der Kurve über der Basislinie zwischen den Peaks von Betamethasondipropionat und Verunreinigung I darstellt; mindestens 4,0, wobei H_p die Höhe des Peaks der Verunreinigung I über der Basislinie und H_v die Höhe des niedrigsten Punkts der Kurve über der Basislinie zwischen den Peaks von Verunreinigung I und Verunreinigung E darstellt

Grenzwerte
- Korrekturfaktoren: Für die Berechnung der Gehalte werden die Flächen der Peaks folgender Verunreinigungen mit dem entsprechenden Korrekturfaktor multipliziert:
  - Verunreinigung G: 1,3
  - Verunreinigung H: 1,4
- Verunreinigung C: nicht größer als das 5fache der Fläche des Hauptpeaks im Chromatogramm der Referenzlösung b (0,5 Prozent)
- Verunreinigungen B, H: jeweils nicht größer als das 3fache der Fläche des Hauptpeaks im Chromatogramm der Referenzlösung b (0,3 Prozent)
- Verunreinigungen D, E, G: jeweils nicht größer als das 2fache der Fläche des Hauptpeaks im Chromatogramm der Referenzlösung b (0,2 Prozent)
- Verunreinigung I: nicht größer als das 1,5fache der Fläche des Hauptpeaks im Chromatogramm der Referenzlösung b (0,15 Prozent)
- Nicht spezifizierte Verunreinigungen: jeweils nicht größer als die Fläche des Hauptpeaks im Chromatogramm der Referenzlösung b (0,10 Prozent)
- Summe aller Verunreinigungen: nicht größer als das 10fache der Fläche des Hauptpeaks im Chromatogramm der Referenzlösung b (1,0 Prozent)
- Ohne Berücksichtigung bleiben: Peaks, deren Fläche nicht größer ist als das 0,5fache der Fläche des Hauptpeaks im Chromatogramm der Referenzlösung b (0,05 Prozent)

Trocknungsverlust (2.2.32): höchstens 1,0 Prozent, mit 0,500 g Substanz durch Trocknen im Trockenschrank bei 105 °C bestimmt

Gehaltsbestimmung

Flüssigchromatographie (2.2.29) wie unter „Verwandte Substanzen" beschrieben, mit folgender Änderung:

Einspritzen: Untersuchungslösung b, Referenzlösung c

Der Prozentgehalt an $C_{28}H_{37}FO_7$ wird unter Berücksichtigung des für Betamethasondipropionat *CRS* angegebenen Gehalts berechnet.

Lagerung

Vor Licht geschützt

Verunreinigungen

Spezifizierte Verunreinigungen:

B, C, D, E, G, H, I

Andere bestimmbare Verunreinigungen

(Die folgenden Substanzen werden, falls in einer bestimmten Menge vorhanden, durch eine oder mehrere Prüfmethoden in der Monographie erfasst. Sie werden begrenzt durch das allgemeine Akzeptanzkriterium für weitere Verunreinigungen/nicht spezifizierte Verunreinigungen und/oder durch die Anforderungen der Allgemeinen Monographie **Substanzen zur pharmazeutischen Verwendung (Corpora ad usum pharmaceuticum)**. Diese Verunreinigungen müssen daher nicht identifiziert werden, um die Konformität der Substanz zu zeigen. Siehe auch „5.10 Kontrolle von Ver-

unreinigungen in Substanzen zur pharmazeutischen Verwendung“):

A, F

A.

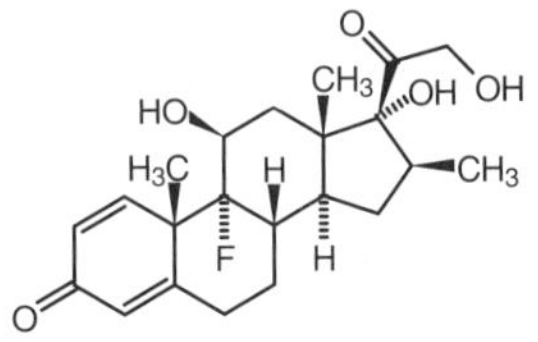

9-Fluor-11β,17,21-trihydroxy-16β-methylpregna-1,4-dien-3,20-dion
(Betamethason)

B.

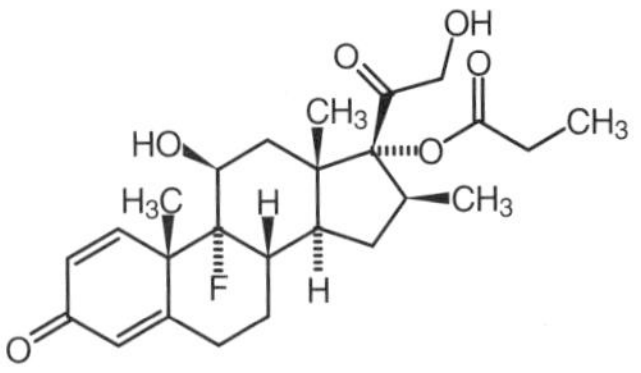

9-Fluor-11β,21-dihydroxy-16β-methyl-3,20-dioxo=
pregna-1,4-dien-17-ylpropanoat
(Betamethason-17-propionat)

C.

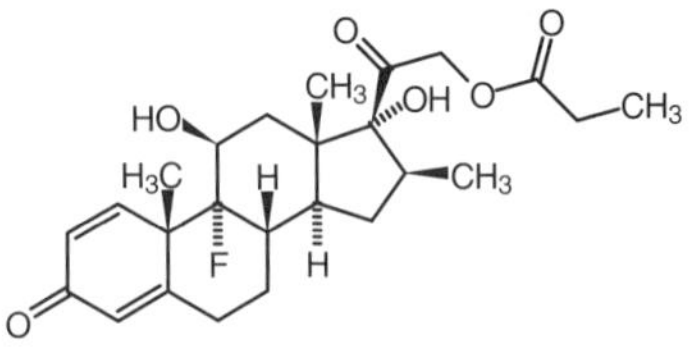

9-Fluor-11β,17-dihydroxy-16β-methyl-3,20-dioxo=
pregna-1,4-dien-21-ylpropanoat
(Betamethason-21-propionat)

D.

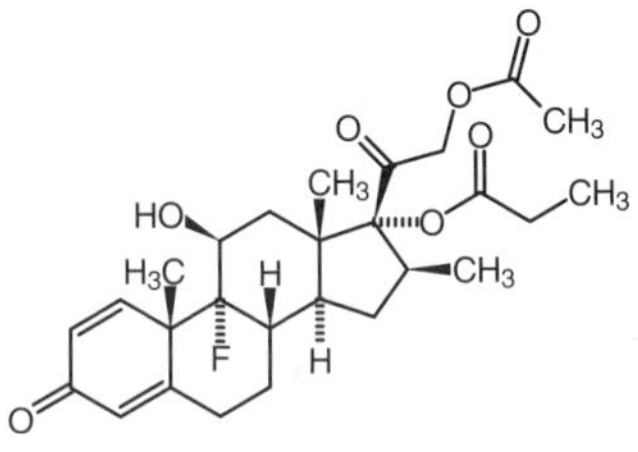

9-Fluor-11β-hydroxy-16β-methyl-3,20-dioxopregna-1,4-dien-17,21-diyl-21-acetat-17-propanoat
(Betamethason-21-acetat-17-propionat)

E.

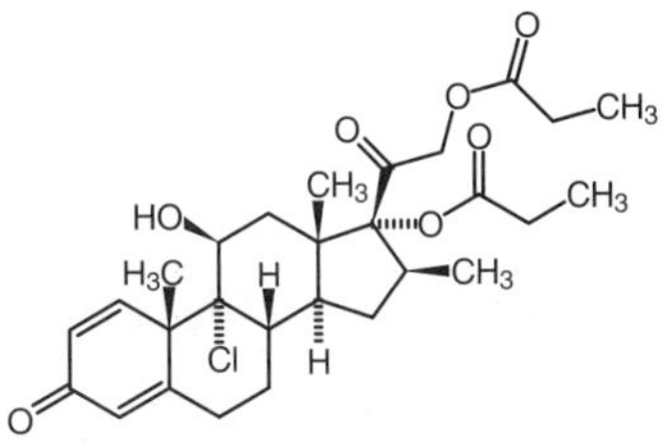

9-Chlor-11β-hydroxy-16β-methyl-3,20-dioxopregna-1,4-dien-17,21-diyldipropanoat
(Beclometasondipropionat)

F.

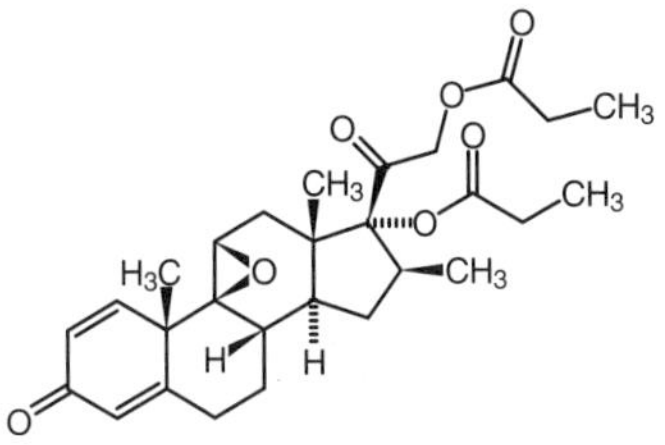

9,11β-Epoxy-16β-methyl-3,20-dioxo-9β-pregna-1,4-dien-17,21-diyldipropanoat
(9β,11β-Epoxybetamethasondipropionat)

G.

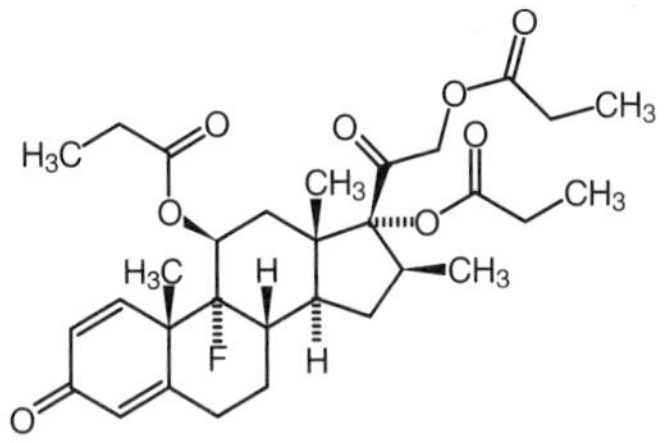

9-Fluor-16β-methyl-3,20-dioxopregna-1,4-dien-11β,17,21-triyltripropanoat
(Betamethasontripropionat)

H.

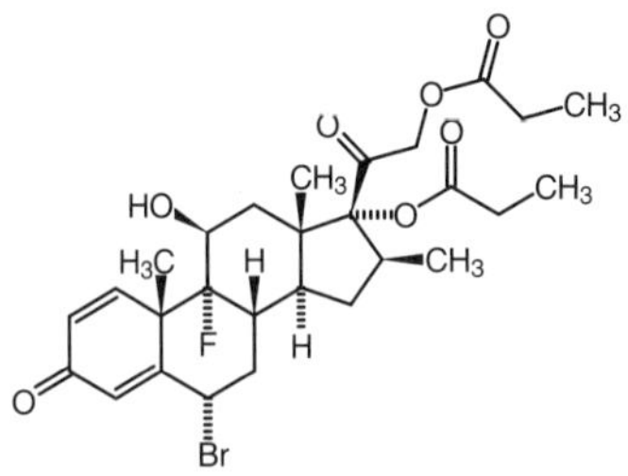

6α-Brom-9-fluor-11β-hydroxy-16β-methyl-3,20-di=
oxopregna-1,4-dien-17,21-diyldipropanoat
(6α-Brombetamethasondipropionat)

I.

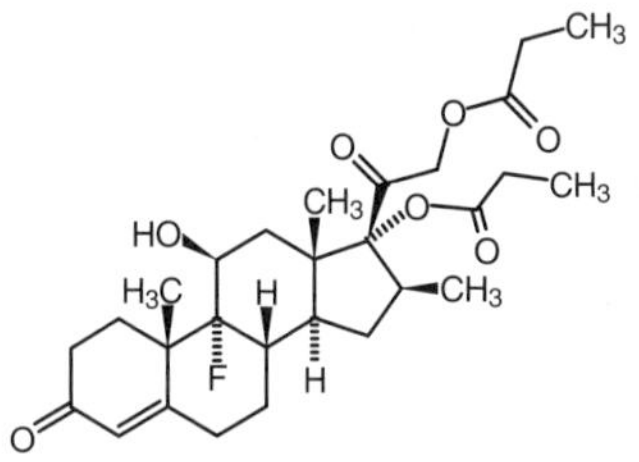

9-Fluor-11β-hydroxy-16β-methyl-3,20-dioxopregn-4-en-17,21-diyldipropanoat
(1,2-Dihydrobetamethasondipropionat)

10.3/0976

Bleomycinsulfat

Bleomycini sulfas

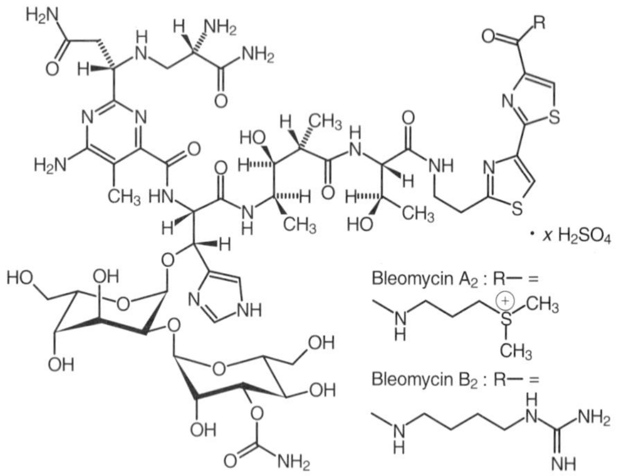

CAS Nr. 9041-93-4

Definition

Sulfat eines Gemischs von Glycopeptiden, das von *Streptomyces verticillus* gewonnen oder durch andere Verfahren hergestellt wird. Die beiden Hauptkomponenten des Gemischs sind *N*-[3-(Dimethylsulfaniumyl)propyl]bleomycinamid (Bleomycin A_2) und *N*-[4-(Carbamimidoylamino)butyl]bleomycinamid (Bleomycin B_2).

Aktivität: mindestens 1500 I. E. je Milligramm (getrocknete Substanz)

Eigenschaften

Aussehen: weißes bis gelblich weißes, stark hygroskopisches Pulver

Löslichkeit: sehr leicht löslich in Wasser, schwer löslich in wasserfreiem Ethanol, praktisch unlöslich in Aceton

Prüfung auf Identität

A. Die bei der Prüfung „Zusammensetzung" (siehe „Prüfung auf Reinheit") erhaltenen Chromatogramme werden ausgewertet.

Ergebnis: Die 2 Hauptpeaks im Chromatogramm der Untersuchungslösung entsprechen in Bezug auf Retentionszeit und Größe den 2 Hauptpeaks im Chromatogramm der Referenzlösung a.

B. Die Substanz gibt die Identitätsreaktionen auf Sulfat (2.3.1).

Prüfung auf Reinheit

Aussehen der Lösung: Die Lösung muss klar (2.2.1) sein. Die Absorption (2.2.25) der Lösung, bei 430 nm gemessen, darf höchstens 0,10 betragen.

0,200 g Substanz werden in Wasser *R* zu 10,0 ml gelöst.

pH-Wert (2.2.3): 4,5 bis 6,0

50 mg Substanz werden in kohlendioxidfreiem Wasser *R* zu 10 ml gelöst.

Zusammensetzung: Flüssigchromatographie (2.2.29) mit Hilfe des Verfahrens „Normalisierung"

Untersuchungslösung: 25,0 mg Substanz werden in Wasser *R* zu 50,0 ml gelöst.

Referenzlösung a: Der Inhalt einer Durchstechflasche mit Bleomycinsulfat *CRS* wird in Wasser *R* zu 10,0 ml gelöst.

Referenzlösung b: 1,5 ml Referenzlösung a werden mit Wasser *R* zu 100,0 ml verdünnt.

Säule
- Größe: l = 0,25 m, ∅ = 4,6 mm
- Stationäre Phase: nachsilanisiertes, octadecylsilyliertes Kieselgel zur Chromatographie *R* (7 µm)

Mobile Phase
- Mobile Phase A: Methanol *R*
- Mobile Phase B: 0,960 g Natriumpentansulfonat *R* werden in 900 ml Essigsäure (4,8 g · l^{-1} $C_2H_4O_2$) gelöst; die Lösung wird mit 1,86 g Natriumedetat *R* versetzt und mit dem gleichen Lösungsmittel zu 1000 ml verdünnt; diese Lösung wird mit Ammoniak-Lösung *R* auf einen pH-Wert von 4,3 eingestellt.

Zeit (min)	Mobile Phase A (% *V/V*)	Mobile Phase B (% *V/V*)
0 – 60	10 → 40	90 → 60
60 – Ende	40	60

Durchflussrate: 1,2 ml · min^{-1}

Detektion: Spektrometer bei 254 nm

Einspritzen: 20 µl

Chromatographiedauer: bis Verunreinigung D eluiert ist (etwa 80 min)

Relative Retention (bezogen auf Bleomycin A_2)
- Verunreinigung D: 1,5 bis 2,5

Eignungsprüfung
- Auflösung: mindestens 5,0 zwischen den Peaks von Bleomycin A_2 (erster Hauptpeak) und Bleomycin B_2 (zweiter Hauptpeak) im Chromatogramm der Referenzlösung a
- Signal-Rausch-Verhältnis: mindestens 20 für den Hauptpeak im Chromatogramm der Referenzlösung b
- Wiederholpräzision: höchstens 2 Prozent relative Standardabweichung für den Hauptpeak, mit 6 Einspritzungen der Referenzlösung a bestimmt

Grenzwerte
- Bleomycin A_2: 55 bis 70 Prozent
- Bleomycin B_2: 25 bis 32 Prozent
- Summe von Bleomycin A_2 und B_2: mindestens 85 Prozent
- Verunreinigung D: höchstens 5,5 Prozent
- Summe aller Verunreinigungen ohne Verunreinigung D: höchstens 9,5 Prozent
- Berichtsgrenzwert: 0,1 Prozent der Summe aller Peakflächen

Trocknungsverlust (2.2.32): höchstens 3,0 Prozent, mit 50 mg Substanz durch 3 h langes Trocknen bei 60 °C und höchstens 0,67 kPa bestimmt

Bakterien-Endotoxine (2.6.14): weniger als 5 I. E. Bakterien-Endotoxine je Milligramm Bleomycinsulfat zur Herstellung von Parenteralia, das dabei keinem weiteren geeigneten Verfahren zur Beseitigung von Bakterien-Endotoxinen unterworfen wird

Wertbestimmung

Die Bestimmung erfolgt nach „Mikrobiologische Wertbestimmung von Antibiotika" (2.7.2) unter Anwendung der Diffusionsmethode. Als Referenzsubstanz wird Bleomycinsulfat *CRS* verwendet.

Lagerung

Dicht verschlossen, bei 2 bis 8 °C

Falls die Substanz steril ist, im sterilen, dicht verschlossenen Behältnis mit Originalitätsverschluss

Verunreinigungen

Spezifizierte Verunreinigung:

D

Andere bestimmbare Verunreinigungen

(Die folgenden Substanzen werden, falls in einer bestimmten Menge vorhanden, durch eine oder mehrere Prüfmethoden in der Monographie erfasst. Sie werden begrenzt durch das allgemeine Akzeptanzkriterium für weitere Verunreinigungen/nicht spezifizierte Verunreinigungen und/oder durch die Anforderungen der Allgemeinen Monographie **Substanzen zur pharmazeutischen Verwendung (Corpora ad usum pharmaceuticum)**. Diese Verunreinigungen müssen daher nicht identifiziert werden, um die Konformität der Substanz zu zeigen. Siehe auch „5.10 Kontrolle von Verunreinigungen in Substanzen zur pharmazeutischen Verwendung"):

A, B, C

A.

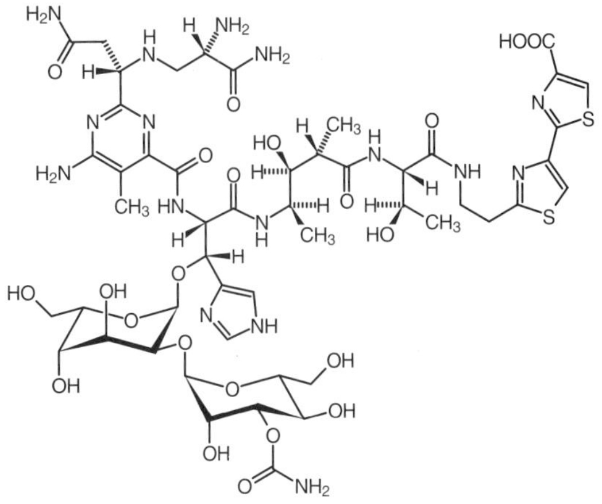

Bleomycinsäure

B.

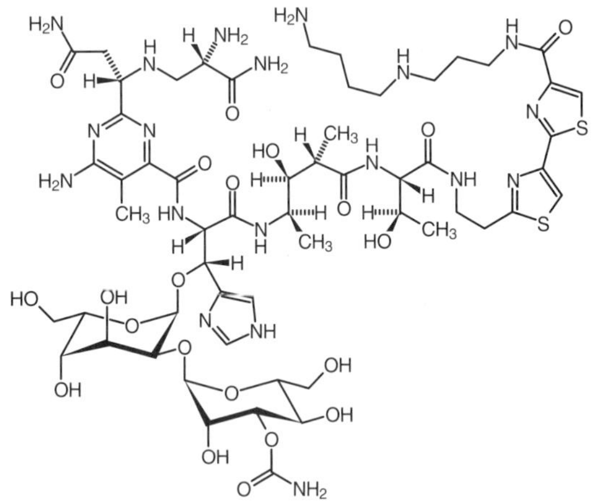

N-[3-[(4-Aminobutyl)amino]propyl]bleomycinamid (Bleomycin A_5)

C.

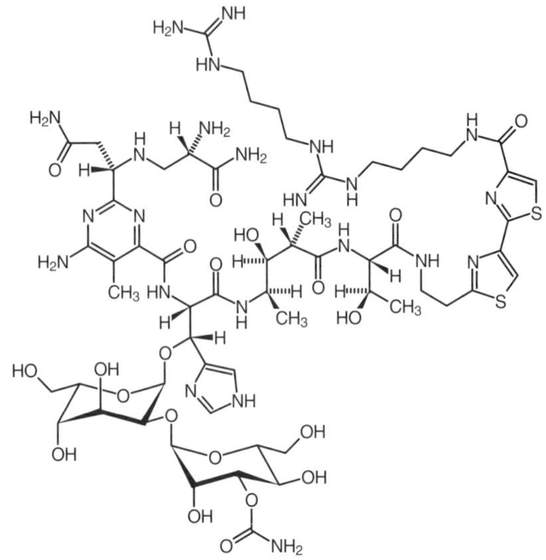

N-[4-[[*N*-[4-(Carbamimidoylamino)butyl]carbamimidoyl]amino]butyl]bleomycinamid (Bleomycin B_4)

D. 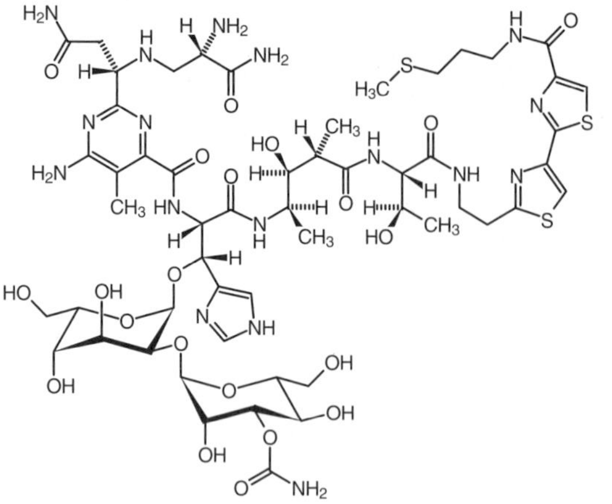

N-[3-(Methylsulfanyl)propyl]bleomycinamid (S-Demethylbleomycin A_2)

10.3/2522

Konzentrierte Lösung von Blutgerinnungsfaktor IX (rDNA) human

Factoris IX coagulationis humani (ADNr) solutio concentrata

YNSGKLEEFV	QGNLERECME	EKCSFEEARE	VFENTERTTE	40
FWKQYVDGDQ	CESNPCLNGG	SCKDDINSYE	CWCPFGFEGK	80
NCELDVTCNI	KNGRCEQFCK	NSADNKVVCS	CTEGYRLAEN	120
QKSCEPAVPF	PCGRVSVSQT	SKLTRAEAVF	PDVDYVNSTE	160
AETILDNITQ	STQSFNDFTR	VVGGEDAKPG	QFPWQVVLNG	200
KVDAFCGGSI	VNEKWIVTAA	HCVETGVKIT	VVAGEHNIEE	240
TEHTEQKRNV	IRIIPHHNYN	AAINKYNHDI	ALLELDEPLV	280
LNSYVTPICI	ADKEYTNIFL	KFGSGYVSGW	GRVFHKGRSA	320
LVLQYLRVPL	VDRATCLRST	KFTIYNNMFC	AGFHEGGRDS	360
CQGDSGGPHV	TEVEGTSFLT	GIISWGEECA	MKGKYGIYTK	400
VSRYVNWIKE	KTKLT			415

Disulfid-Brücken: 18-23, 51-62, 56-71, 73-82, 88-99, 95-109, 111-124, 132-289, 206-222, 336-350, 361-389

Glycosylierungsstellen: Ser-53, Ser-61, Asn-157, Thr-159, Asn-167, Thr-169

Modifizierte Reste:
E (4-carboxyGlu) in Position 7, 8, 15, 17, 20, 21, 26, 27, 30, 33, 36, 40
D ((3*R*)-3-hydroxyAsp) in Position 64
S (O^3-phosphoSer) in Position 68, 158
Y (O^4-sulfoTyr) in Position 155

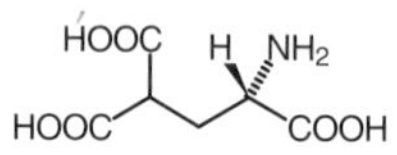

E = 4-carboxyGlu

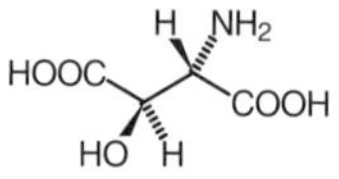

D = (3*R*)-3-hydroxyAsp

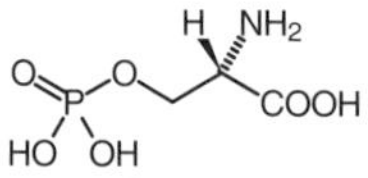

S = (O^3-phosphoSer)

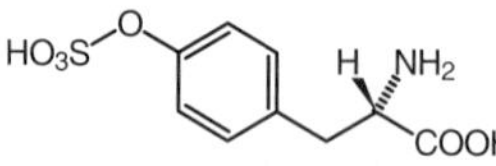

Y = (O^4-sulfoTyr)

$C_{2053}H_{3116}N_{558}O_{674}P_2S_{26}$ M_r etwa 55 000

Definition

Die Lösung enthält einander nah verwandte Glycoproteine mit der gleichen Aminosäurensequenz (415 Aminosäuren) wie das natürlich vorkommende Analogon mit der Allelform Ala 148 (aus Plasma gewonnener Blutgerinnungsfaktor IX). Der Blutgerinnungsfaktor ist ein einkettiges Glycoprotein mit strukturellen und funktionellen Eigenschaften ähnlich denen des endogenen Faktors IX. Puffersalze und/oder nicht proteinartige Stabilisatoren können enthalten sein.

Gehalt: mindestens 150 I. E. je Milliliter

Aktivität: 200 bis 360 I. E. je Milligramm Protein

Herstellung

Blutgerinnungsfaktor IX (rDNA) human wird mit Hilfe eines Verfahrens, das auf der DNA-Rekombinationstechnik beruht, in Säugetierzellen hergestellt. Das Herstellungsverfahren ist so ausgelegt, dass die funktionelle Integrität des Blutgerinnungsfaktors IX erhalten bleibt und zugleich die Aktivierung (das heißt die potenzielle Thrombogenität) des Blutgerinnungsfaktors IX (rDNA) human minimiert ist.

Weder Konservierungsmittel noch Antibiotika dürfen zugesetzt werden.

Vor der Freigabe müssen an jeder Charge konzentrierter Lösung von Blutgerinnungsfaktor IX (rDNA) human folgende Prüfungen durchgeführt werden, sofern nicht durch die zuständige Behörde eine Ausnahme genehmigt ist:

Von Wirtszellen stammende Proteine: Der Grenzwert wird von der zuständigen Behörde genehmigt.

Von Wirtszellen oder Vektoren stammende DNA: Der Grenzwert wird von der zuständigen Behörde genehmigt.

Glycan-Analyse: Eine geeignete Methode wird entsprechend den Anforderungen der Allgemeinen Methode „2.2.59 Glycan-Analyse von Glycoproteinen", Abschnitt 2.3 angewendet.

- Freisetzung der Glycane unter Verwendung eines der in Tab. 2.2.59-1 genannten enzymatischen Spaltungsreagenzien, zum Beispiel Peptid-*N*-glycosidase F (PNGase F)
- Markierung der freigesetzten Glycane mit einem der in Tab 2.2.59-2 genannten Fluoreszenzmarker, zum Beispiel 2-Aminobenzamid
- Analyse der markierten Glycane mit Hilfe der Flüssigchromatographie (2.2.29) mit einer gegen hohe pH-Werte resistenten Säule und fluorimetrischer Detektion

Die folgende Vorgehensweise kann als Beispiel betrachtet werden.

Untersuchungslösung: Die Zubereitung wird mit dem Formulierungspuffer (siehe „Prüfung auf Reinheit") so verdünnt, dass eine Konzentration von etwa 2 mg · ml^{-1} erhalten wird. 50 µl Lösung werden für die Glycanfreisetzung und -markierung verwendet. Die markierten Glycane werden mit 200 µl Wasser *R* resuspendiert oder verdünnt.

Referenzlösung a: Der Inhalt einer Durchstechflasche mit Blutgerinnungsfaktor IX (rDNA) human *CRS* wird mit dem Formulierungspuffer (siehe „Prüfung auf Reinheit") so verdünnt, dass eine Konzentration von etwa 2 mg · ml^{-1} erhalten wird. 50 µl Lösung werden für die Glycanfreisetzung und -markierung verwendet. Die markierten Glycane werden mit 200 µl Wasser *R* resuspendiert oder verdünnt.

Referenzlösung b: Eine geeignete In-House-Referenzzubereitung des Blutgerinnungsfaktors IX (rDNA) human, die nachweislich sowohl für klinisch geprüfte Chargen als auch für Chargen, die die Gleichförmigkeit der Herstellung belegen, repräsentativ ist, wird verwendet. Die Zubereitung wird mit dem Formulierungspuffer so verdünnt, dass eine Konzentration von etwa 2 mg · ml^{-1} erhalten wird. 50 µl dieser Lösung werden für die Glycanfreisetzung und -markierung verwendet. Die markierten Glycane werden mit 200 µl Wasser *R* resuspendiert oder verdünnt.

Blindlösung: 50 µl Formulierungspuffer werden für die Glycanfreisetzung und -markierung verwendet.

Die Analyse der markierten Glycane erfolgt mit Hilfe der Flüssigchromatographie (2.2.29).

Vorsäule
- Größe: l = 0,01 m, ∅ = 4,6 mm
- Stationäre Phase: Polyamin-Poly(vinylalkohol)-Pfropfcopolymer *R*

Säule
- Größe: l = 0,25 m, ∅ = 4,6 mm
- Stationäre Phase: Polyamin-Poly(vinylalkohol)-Pfropfcopolymer *R* (5 µm)
- Temperatur: 50 °C

Mobile Phase
- Mobile Phase A: Wasser zur Chromatographie *R*, Essigsäure 99 % *R*, Acetonitril *R* (1:2:97 *V/V/V*)
- Mobile Phase B: konzentrierte Ammoniak-Lösung *R*, Essigsäure 99 % *R*, Wasser zur Chromatographie *R* (1:3:96 *V/V/V*)

Zeit (min)	Mobile Phase A (% *V/V*)	Mobile Phase B (% *V/V*)
0 – 2	70	30
2 – 67	70 → 0	30 → 100
67 – 70	0	100
70 – 70,1	0 → 70	100 → 30
70,1 – 95	70	30

Durchflussrate: 0,5 ml · min^{-1}

Detektion: Fluorimeter bei 330 nm zur Anregung und 420 nm zur Emission

Einspritzen: 20 µl; unter Verwendung einer automatischen Einspritzvorrichtung bei 2 bis 8 °C

Falls eine Verschleppung beobachtet wird, kann nach jedem Einspritzen ein Lauf mit der Blindlösung angebracht sein.

Identifizierung von Peak-Gruppen: Das Chromatogramm der Abb. 2522-1 wird zur Identifizierung der 5 Oligosaccharid-Gruppen verwendet, wobei es sich bei P0 um neutrale, bei P1 um mono-, bei P2 um di-, bei P3 um tri- und bei P4 um tetrasialylierte Oligosaccharide handelt. Die Retentionszeiten der Hauptpeaks in den Gruppen P0 bis P4 werden aufgezeichnet. Die relative Retention dieser Peaks der Gruppen P0 bis P3 wird in Bezug auf den entsprechenden Peak der Gruppe P4 berechnet.

B

Monographien

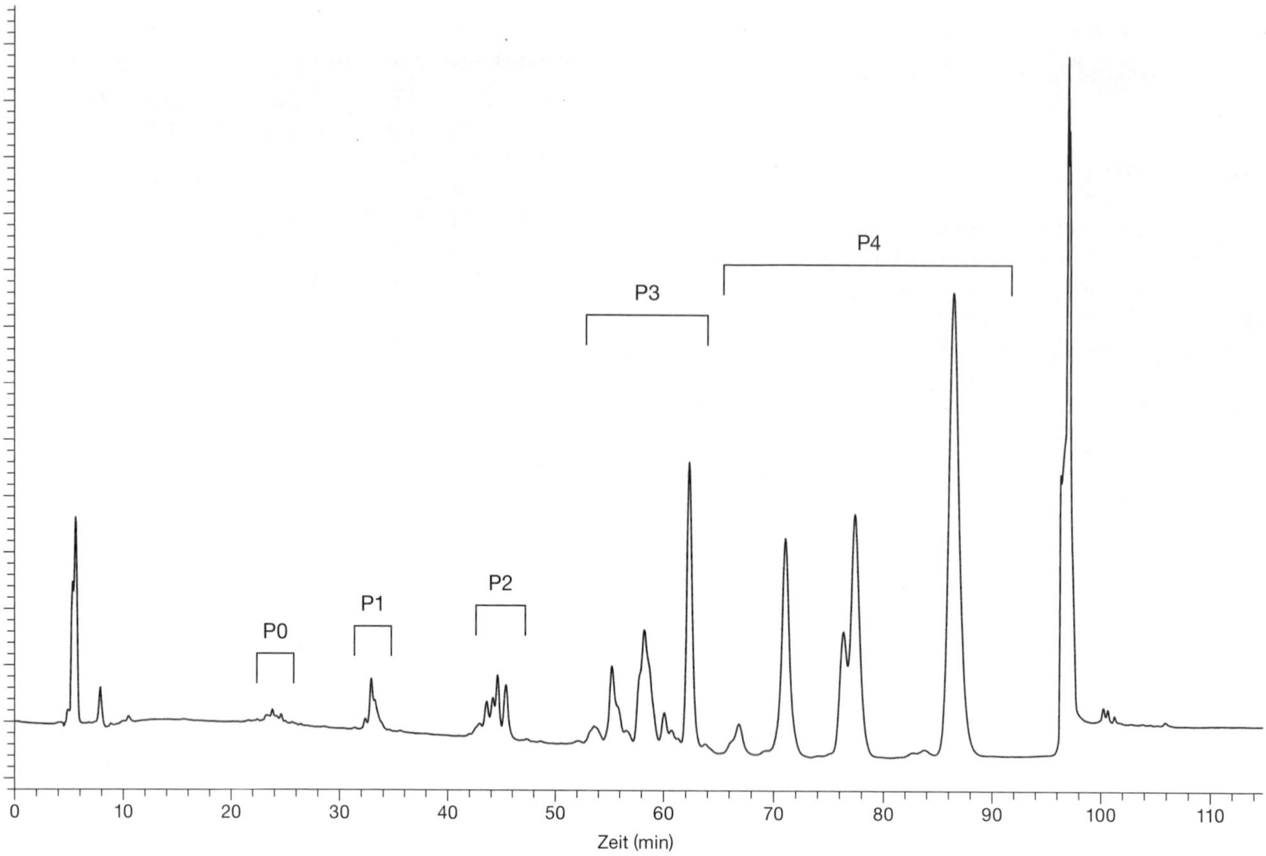

Abb. 2522-1: Chromatogramm zur Prüfung „Glycan-Analyse" von Blutgerinnungsfaktor IX (rDNA) human

Für die Untersuchungslösung wird das Verhältnis der Peakflächen der tetrasialylierten Oligosaccharide nach folgender Formel berechnet:

$$\frac{A_{P4}}{\sum_{i=0}^{3} A_{Pi}}$$

A_{P4} = Peakfläche der Gruppe P4

A_{Pi} = Peakfläche der Gruppen P0 bis P3

Eignungsprüfung

- Das Chromatogramm der Referenzlösung a muss qualitativ dem mitgelieferten Chromatogramm von Blutgerinnungsfaktor IX (rDNA) human *CRS* entsprechen; 5 Gruppen von Peaks der Oligosaccharide, die P0 neutralen, P1 mono-, P2 di-, P3 tri- und P4 tetrasialylierten Oligosacchariden entsprechen, müssen erkennbar sein. Die Gruppe P4 muss den höchsten Peak und die Gruppe P3 den zweithöchsten Peak zeigen.
- Das Chromatogramm der Blindlösung darf in den Regionen P0 bis P4 keine signifikanten Peaks zeigen.

Ergebnis

- Das chromatographische Profil der Untersuchungslösung entspricht dem der Referenzlösung b.
- Die relativen Retentionen der Hauptpeaks in den Gruppen P0 bis P3 im Chromatogramm der Untersuchungslösung entsprechen denen des Chromatogramms der Referenzlösung b.
- Das Verhältnis der Peakflächen der tetrasialylierten Oligosaccharide für die Untersuchungslösung liegt innerhalb der von der zuständigen Behörde genehmigten Grenzen.

Eigenschaften

Aussehen: klare, farblose Flüssigkeit

Prüfung auf Identität

A. Wird die Zubereitung wie unter „Wertbestimmung" beschrieben geprüft, bildet sich ein Gerinnsel.

B. Peptidmustercharakterisierung (2.2.55)

Selektive Spaltung der Peptidbindungen

Lösung A: 143,3 g Guanidinhydrochlorid *R*, 9,086 g Trometamol *R* und 0,931 g Natriumedetat *R* werden in 250 ml Wasser *R* gelöst. Die Lösung wird mit Salzsäure *R* auf einen pH-Wert von 8,0 ± 0,1 eingestellt.

Untersuchungslösung: Die Zubereitung wird mit dem Formulierungspuffer (siehe „Prüfung auf Reinheit") so verdünnt, dass eine Konzentration von etwa 1,5 mg · ml^{-1} erhalten wird.

Referenzlösung: Der Inhalt einer Durchstechflasche mit Blutgerinnungsfaktor IX (rDNA) human *CRS* wird im Formulierungspuffer (siehe „Prüfung auf Reinheit") so gelöst, dass eine Konzentration von etwa 1,5 mg · ml^{-1} erhalten wird.

Reduktion und Alkylierung: 67 µl Untersuchungslösung werden mit 28 µl Wasser *R*, 100 µl Lösung A und anschließend mit 5 µl einer Lösung von Dithiothreitol *R* (30,85 g · l^{-1}) versetzt. Die Lösung wird gründlich gemischt, kurz zentrifugiert und anschließend 1 h lang unter Stickstoffatmosphäre im Wasserbad von 40 °C inkubiert. Diese Lösung wird mit 6,6 µl einer frisch hergestellten Lösung von Iodessigsäure *R* (115,04 g · l^{-1}) versetzt, gründlich gemischt und kurz zentrifugiert. Die so erhaltene Lösung wird 1 h lang unter Stickstoffatmosphäre und vor Licht geschützt bei Raumtemperatur inkubiert. Anschließend wird die Lösung mit 5,3 µl einer Lösung von Dithiothreitol *R* (30,85 g · l^{-1}) versetzt, gründlich gemischt und mit 188,1 µl Wasser *R* verdünnt.

Enzymatische Spaltung: Die zuvor hergestellte reduzierte Lösung wird mit 10 µl einer frisch hergestellten Lösung von Lysyl-Endopeptidase *R* (3,4 Einheiten je Milliliter) versetzt, gründlich gemischt und kurz zentrifugiert. Diese Lösung wird 4 h lang unter Stickstoffatmosphäre bei 30 °C inkubiert. Nach der enzymatischen Spaltung werden 90 µl Lösung mit 180 µl einer Lösung von Natriumedetat *R* (33,22 g · l^{-1}) gemischt.

Für die Referenzlösung werden die Reduktion und Alkylierung sowie die enzymatische Spaltung in gleicher Weise wie für die Untersuchungslösung beschrieben durchgeführt.

Chromatographische Trennung

Flüssigchromatographie (2.2.29)

Säule

- Größe: l = 0,25 m, ∅ = 2,1 mm
- Stationäre Phase: nachsilanisiertes, octadecylsilyliertes Kieselgel zur Chromatographie *R* (5 µm), mit einer Porengröße von 30 nm
- Temperatur: 25 °C

Mobile Phase

- Mobile Phase A: 0,5 ml Trifluoressigsäure *R* werden mit 1000 ml Wasser zur Chromatographie *R* gemischt und entgast.
- Mobile Phase B: 0,5 ml Trifluoressigsäure *R*, 50 ml Wasser zur Chromatographie *R* und 950 ml Acetonitril *R* 1 werden gemischt und entgast.

Zeit (min)	Mobile Phase A (% *V/V*)	Mobile Phase B (% *V/V*)
0 – 5	97	3
5 – 35	97 → 85	3 → 15
35 – 60	85 → 81	15 → 19
60 – 81	81 → 74	19 → 26
81 – 101	74 → 71	26 → 29
101 – 135	71 → 60	29 → 40
135 – 140	60 → 0	40 → 100
140 – 150	0	100
150 – 150,01	0 → 97	100 → 3
150,01 – 190	97	3
190 – 191	97 → 50	3 → 50
191 – 251	50	50

Durchflussrate: 0,25 ml · min^{-1}

Detektion: Spektrometer bei 214 nm

Einspritzen: 240 µl, unter Verwendung einer automatischen Einspritzvorrichtung bei 2 bis 8 °C

Eignungsprüfung

- Das Chromatogramm der Referenzlösung muss qualitativ dem mitgelieferten Chromatogramm von Blutgerinnungsfaktor IX (rDNA) human *CRS* entsprechen.
- Alle identifizierten Peaks im mitgelieferten Chromatogramm von Blutgerinnungsfaktor IX (rDNA) human *CRS* müssen auch im Chromatogramm der Referenzlösung erkennbar sein.

Ergebnis

- Das chromatographische Profil der Untersuchungslösung entspricht dem der Referenzlösung.
- Im Chromatogramm der Untersuchungslösung treten keine zusätzlichen größeren Peaks auf, die nicht auch im Chromatogramm der Referenzlösung erkennbar sind.

C. Polyacrylamid-Gelelektrophorese (2.2.31)

Die bei der Prüfung „Verunreinigungen mit einer von der des Blutgerinnungsfaktors IX (rDNA) human abweichenden Molekülmasse“ (siehe „Prüfung auf Reinheit“) erhaltenen Elektropherogramme werden ausgewertet.

Die relative Mobilität (in Prozent) der Hauptbande im Elektropherogramm der Untersuchungslösung wird in Bezug auf die Mobilität der Hauptbande im Elektropherogramm der Referenzlösung a nach folgender Formel berechnet:

$$\frac{M_1 - M_2}{M_2} \cdot 100$$

M_1 = Molekülmasse der Hauptbande im Elektropherogramm der Untersuchungslösung

M_2 = Molekülmasse der Hauptbande im Elektropherogramm der Referenzlösung a

Ergebnis

- Das Elektropherogramm der Untersuchungslösung entspricht dem der Referenzlösung a.
- Die Mobilität der Hauptbande im Elektropherogramm der Untersuchungslösung weicht um höchstens 10 Prozent von der der Hauptbande im Elektropherogramm der Referenzlösung a ab.

Prüfung auf Reinheit

Formulierungspuffer: 19,53 g Glycin *R*, 1,55 g L-Histidin *R* und 10,00 g Saccharose *R* werden in 1000 ml Wasser *R* gelöst. Die Lösung wird mit 50 µl Polysorbat 80 *R* versetzt und mit Salzsäure *R* auf einen pH-Wert von 6,8 eingestellt.

Gamma-Carboxyglutaminsäure (Gla): Flüssigchromatographie (2.2.29) mit Hilfe des Verfahrens „Normalisierung“

Untersuchungslösung: Die Zubereitung wird mit dem Formulierungspuffer so verdünnt, dass eine Konzentration von etwa 1 mg · ml^{-1} erhalten wird.

Referenzlösung: Der Inhalt einer Durchstechflasche mit Blutgerinnungsfaktor IX (rDNA) human *CRS* wird im Formulierungspuffer so gelöst, dass eine Konzentration von etwa 1 mg · ml^{-1} erhalten wird.

Blindlösung: der Formulierungspuffer

Säule
- Größe: l = 0,05 m, ∅ = 5 mm
- Stationäre Phase: stark basischer Anionenaustauscher zur Chromatographie *R* (10 µm)

Mobile Phase
- Mobile Phase A: Lösung von Trometamol *R* (2,42 g · l^{-1}), mit Salzsäure *R* auf einen pH-Wert von 9,0 eingestellt
- Mobile Phase B: Lösung von Trometamol *R* (2,42 g · l^{-1}) und Natriumchlorid *R* (58,45 g · l^{-1}), mit Salzsäure *R* auf einen pH-Wert von 9,0 eingestellt

Zeit (min)	**Mobile Phase A (% *V/V*)**	**Mobile Phase B (% *V/V*)**
0 – 40	70 → 60	30 → 40
40 – 49	60 → 0	40 → 100
49 – 50	0 → 70	100 → 30
50 – 71	70	30

Durchflussrate: 0,75 ml · min^{-1}

Detektion: Spektrometer bei 214 nm

Einspritzen: 50 µl; jeweils mindestens als Dreifacheinspritzung mit einer automatischen Einspritzvorrichtung bei 2 bis 8 °C

Relative Retention: bezogen auf Blutgerinnungsfaktor IX (rDNA) human, der 12 Gla-Domänen je Molekül (12Gla, t_R etwa 25 min) enthält
- 9Gla: 0,60
- 10Gla: 0,75
- 11Gla: 0,85

Hinweis: Molekulare Spezies, die 9 oder weniger Gla-Domänen je Molekül Blutgerinnungsfaktor IX (rDNA) human enthalten, können in der Zubereitung fehlen.

Eignungsprüfung: Referenzlösung
- Wiederholpräzision: höchstens 3 Prozent relative Standardabweichung für die gesamte Fläche des Peaks des Blutgerinnungsfaktors IX (rDNA) human, mit 3 Einspritzungen unmittelbar vor der Messung bestimmt
- Der 10Gla-Peak muss erkennbar sein und dem entsprechenden Peak im mitgelieferten Chromatogramm von Blutgerinnungsfaktor IX (rDNA) human *CRS* entsprechen.
- Peak-Tal-Verhältnis: mindestens 1,2, wobei H_p die Höhe des Peaks von 11Gla über der Basislinie und H_v die Höhe des niedrigsten Punkts der Kurve über der Basislinie zwischen den Peaks von 11Gla und 12Gla darstellt

Ergebnis
- Wiederholpräzision: höchstens 3 Prozent relative Standardabweichung für die gesamte Fläche des Peaks des Blutgerinnungsfaktors IX (rDNA) human, mit 3 Einspritzungen der Untersuchungslösung bestimmt
- Das chromatographische Profil der Untersuchungslösung muss dem der Referenzlösung entsprechen.

Der Gesamtgehalt an Gla wird nach folgender Formel berechnet:

$$\sum_{i=9}^{12} \frac{A_{Pi}}{\text{gesamte Peakfläche}} \cdot i \text{ Gla} \cdot \text{mol}^{-1}$$

- A_{Pi} = Fläche des betreffenden Peaks (9Gla, 10Gla, 11Gla oder 12Gla); jede Schulter, die im absteigenden Teil des 12Gla-Peaks auftritt, wird in die Fläche des 12Gla-Peaks einbezogen
- Gesamte Peakfläche = Summe der Peakflächen von 9Gla bis 12Gla
- i Gla · mol^{-1} = 9, 10, 11 oder 12, entsprechend der theoretischen Anzahl an Gla-Resten je Mol Blutgerinnungsfaktor IX (rDNA) human für den betreffenden Peak

Grenzwert
- 11,0 bis 12,0 Mole Gla je Mol Blutgerinnungsfaktor IX (rDNA) human

Verwandte Proteine, Verunreinigungen: Flüssigchromatographie (2.2.29)

Untersuchungslösung: Die Zubereitung wird mit dem Formulierungspuffer so verdünnt, dass eine Konzentration von etwa 0,5 mg · ml^{-1} erhalten wird.

Referenzlösung: Der Inhalt einer Durchstechflasche mit Blutgerinnungsfaktor IX (rDNA) human *CRS* wird im Formulierungspuffer so gelöst, dass eine Konzentration von etwa 0,5 mg · ml^{-1} erhalten wird.

Säule
- Größe: l = 0,10 m, ∅ = 4,6 mm
- Stationäre Phase: Styrol-Divinylbenzol-Copolymer *R* (10 µm), mit einer Porengröße von 400 nm
- Temperatur: 37 °C

Mobile Phase
- Mobile Phase A: 1000 ml Wasser zur Chromatographie *R* werden mit 1 ml Trifluoressigsäure *R* versetzt.
- Mobile Phase B: 1 ml Trifluoressigsäure *R*, 200 ml Wasser zur Chromatographie *R* und 800 ml Acetonitril *R* 1 werden gemischt.

Zeit (min)	**Mobile Phase A (% *V/V*)**	**Mobile Phase B (% *V/V*)**
0 – 0,5	75	25
0,5 – 30	75 → 20	25 → 80
30 – 31	20 → 0	80 → 100
31 – 33	0	100

Durchflussrate: 2,0 ml · min^{-1}

Detektion: Spektrometer bei 214 nm

Einspritzen: 100 µl; jeweils mindestens als Dreifacheinspritzung unter Verwendung einer automatischen Einspritzvorrichtung

Relative Retention (bezogen auf den zweiten Peak des Doppelpeaks von Blutgerinnungsfaktor IX (rDNA) human, t_R etwa 12 bis 14 min)
- Verwandtes Protein A: etwa 0,75
- Verwandtes Protein B: etwa 0,78
- Verwandtes Protein C: etwa 0,80
- Verwandtes Protein D: etwa 0,85
- Verwandtes Protein E: etwa 0,93

Eignungsprüfung: Referenzlösung
- Das Chromatogramm muss qualitativ dem mitgelieferten Chromatogramm von Blutgerinnungsfaktor IX (rDNA) human *CRS* entsprechen.
- Wiederholpräzision: höchstens 3 Prozent relative Standardabweichung für die gesamte Fläche des Peaks von Blutgerinnungsfaktor IX (rDNA) human, mit 3 Einspritzungen unmittelbar vor der Messung bestimmt
- Peak-Tal-Verhältnis: mindestens 1,2, wobei H_p die Höhe des Peaks des verwandten Proteins E über der Basislinie und H_v die Höhe des niedrigsten Punkts der Kurve über der Basislinie zwischen diesem Peak und dem des Blutgerinnungsfaktors IX (rDNA) human darstellt

Die einzelnen relativen Peakflächen (berechnet als Mittelwert aus 3 Einspritzungen der Untersuchungslösung) werden in Bezug auf die Fläche aller Peaks im Chromatogramm berechnet.

Ergebnis
- Das chromatographische Profil der Untersuchungslösung muss dem der Referenzlösung entsprechen. Kleinere Peaks, die von Verunreinigungen herrühren, können im Chromatogramm der Untersuchungslösung fehlen.

Grenzwerte
- Verwandtes Protein C: höchstens 0,6 Prozent
- Summe aller Verunreinigungen (alle Peaks, die nicht an den für Blutgerinnungsfaktor IX (rDNA) human und dessen verwandten Proteinen erwarteten Positionen auftreten): höchstens 1,0 Prozent

Verunreinigungen mit einer von der des Blutgerinnungsfaktors IX (rDNA) human abweichenden Molekülmasse: Polyacrylamid-Gelelektrophorese (2.2.31) unter Verwendung eines Gradientengels mit folgenden Änderungen:

Geldicke: 1,0 mm

Trenngel: 3 bis 15 Prozent Acrylamid-Gradientengel

Acrylamid-Lösung: 30-prozentige Acrylamid-Bisacrylamid-Lösung (36,5:1) *R*

Zur Herstellung einer 15-prozentigen Acrylamid-Lösung wird Saccharose *R* zugesetzt, so dass eine Konzentration von 142 g · l^{-1} erhalten wird.

Zur Herstellung des Anreicherungsgels sind folgende Substanzen als Beispiele für das Befüllen der gradientengelbildenden Apparatur angegeben.

Anreicherungsgel: eine Anreicherungsgel-Lösung wird hergestellt durch Mischen von
- 100 Volumteilen einer 30-prozentigen Acrylamid-Bisacrylamid-Lösung (36,5:1) *R*
- 125 Volumteilen Trometamol-Pufferlösung pH 6,8 (1 mol · l^{-1}) *R*
- 740,5 Volumteilen Wasser *R*
- 1,5 Volumteilen Tetramethylethylendiamin *R*
- 33 Volumteilen einer Lösung von Ammoniumpersulfat *R* (150 mg · ml^{-1})

Die Kammern der gradientengelbildenden Apparatur werden mit den Acrylamid-Lösungen beladen. Das polymerisierte Gradientengel wird gemäß den Angaben des Geräteherstellers hergestellt.

Nach vollständiger Polymerisation wird das Gradientengel mit Wasser *R* gespült. Überschüssige Flüssigkeit wird entfernt. Die Lösung, die die Grundlage für das Anreicherungsgel bildet, wird in die Apparatur eingefüllt, ein sauberer Kamm wird eingelegt und die Lösung polymerisieren gelassen.

Alternativ können kommerziell erhältliche Gradientengele verwendet werden.

Untersuchungslösung: Die Zubereitung wird mit dem Formulierungspuffer so verdünnt, dass eine Konzentration von etwa 1 mg · ml^{-1} erhalten wird.

Referenzlösung a: Der Inhalt einer Durchstechflasche mit Blutgerinnungsfaktor IX (rDNA) human *CRS* wird im Formulierungspuffer so gelöst, dass eine Konzentration von etwa 1 mg · ml^{-1} erhalten wird.

Referenzlösung b: Lösung von Rinderalbumin *R* (0,01 mg · ml^{-1}) im Formulierungspuffer

Referenzlösung c: eine Lösung geeigneter Marker für Molekülmassen zur Kalibrierung von SDS-Polyacrylamidgelen im Bereich von 5 bis 200 kDa

Probenpuffer: konzentrierte SDS-PAGE-Proben-Pufferlösung für reduzierende Bedingungen *R*, die Dithiothreitol *R* als Reduktionsmittel enthält

Probenvorbereitung: Die Probe wird 5 min lang im Wasserbad inkubiert.

Auftragen: 35 µl

Zur Durchführung der Elektrophorese wird gepufferte SDS-PAGE-Lösung *R* verwendet.

In jedem Gel läuft/laufen
- 1 Bahn mit Referenzlösung b
- 2 Bahnen mit Referenzlösung c
- 2 Bahnen mit dem inkubierten Probenpuffer (als Blindlösung)
- mindestens 1 Bahn mit reduzierter Referenzlösung a
- alle anderen Bahnen mit reduzierten Untersuchungslösungen

Detektion: Coomassie-Färbung

Identifizierung von Banden: Blutgerinnungsfaktor IX (rDNA) human hat eine Molekülmasse von etwa 55 kDa. Banden verwandter Proteine mit Molekülmassen von etwa 54 kDa, 44 kDa, 29 bis 32 kDa, 27 kDa und 14 kDa sind vorhanden.

Eignungsprüfung
- Nach dem Entfärben muss der Hintergrund klar sein.
- Die im Elektropherogramm der Referenzlösung b erhaltene Bande muss klar erkennbar sein.
- Alle erwarteten Banden im Elektropherogramm der Referenzlösung c müssen erkennbar sein.

B

Monographien

- Die im Elektropherogramm der Referenzlösung c erhaltenen Banden müssen deutlich voneinander getrennt sein.
- Die Blindlösung darf keine Bande zeigen.

Ergebnis
- Das Elektropherogramm der Untersuchungslösung muss dem Elektropherogramm der Referenzlösung a entsprechen.
- Keine der im Elektropherogramm der Untersuchungslösung zusätzlich zur Hauptbande erhaltenen Banden darf intensiver sein als die Bande im Elektropherogramm der Referenzlösung b.

Verunreinigungen mit einer größeren Molekülmasse als der von Blutgerinnungsfaktor IX (rDNA) human: Ausschlusschromatographie (2.2.30) mit Hilfe des Verfahrens „Normalisierung"

Untersuchungslösung: Die Zubereitung wird mit dem Formulierungspuffer so verdünnt, dass eine Konzentration von etwa 400 µg · ml^{-1} erhalten wird.

Referenzlösung: Der Inhalt einer Durchstechflasche mit Blutgerinnungsfaktor IX (rDNA) human *CRS* wird im Formulierungspuffer so gelöst, dass eine Konzentration von etwa 400 µg · ml^{-1} erhalten wird.

Lösung zur Bestimmung des Auflösungsvermögens: Der Inhalt einer Durchstechflasche mit Blutgerinnungsfaktor IX (rDNA) human *CRS* wird im Formulierungspuffer so gelöst, dass eine Konzentration von etwa 400 µg · ml^{-1} erhalten wird. Die Lösung wird mit Hilfe einer in geeigneter Weise validierten Methode entsalzt und konzentriert. Das erhaltene Material wird in Phosphat-Pufferlösung pH 8,0 (0,1 mol · l^{-1}) *R* so gelöst, dass eine Konzentration von 400 µg · ml^{-1} erhalten wird. 500 µl dieser Lösung werden mit 1,4 µl einer Lösung von Glutaraldehyd *R* (250 mg · l^{-1}) versetzt, gemischt und 120 min lang bei 37 °C inkubiert.

Blindlösung: der Formulierungspuffer

Vorsäule
- Größe: l = 0,04 m; ∅ = 6 mm
- Stationäre Phase: hydrophiles Kieselgel zur Chromatographie *R* (5 µm) einer Qualität, die zur Fraktionierung globulärer Proteine mit einer relativen Molekülmasse von 10 000 bis 500 000 kDa geeignet ist

Säule
- Größe: l = 0,30 m; ∅ = 7,8 mm
- Stationäre Phase: hydrophiles Kieselgel zur Chromatographie *R* (5 µm) einer Qualität, die zur Fraktionierung globulärer Proteine mit einer relativen Molekülmasse von 10 000 bis 500 000 kDa geeignet ist

Mobile Phase: 7,10 g wasserfreies Natriummonohydrogenphosphat *R* und 8,77 g Natriumchlorid *R* werden in 1000 ml Wasser zur Chromatographie *R* gelöst. Die Lösung wird mit Phosphorsäure 85 % *R* auf einen pH-Wert von 7,00 ± 0,05 eingestellt.

Durchflussrate: 1,0 ml · min^{-1}

Detektion: Spektrometer bei 214 nm

Einspritzen: 50 µl; jeweils als Dreifacheinspritzung unter Verwendung einer automatischen Einspritzvorrichtung bei 2 bis 8 °C

Retentionszeit
- Blutgerinnungsfaktor IX (rDNA) human: etwa 9 min

Eignungsprüfung
- Das mit der Referenzlösung erhaltene Chromatogramm muss qualitativ dem mitgelieferten Chromatogramm von Blutgerinnungsfaktor IX (rDNA) human *CRS* entsprechen.
- Peak-Tal-Verhältnis: mindestens 2,0, wobei H_p die Höhe des Peaks der Moleküle mit großen Massen über der Basislinie und H_v die Höhe des niedrigsten Punkts der Kurve über der Basislinie zwischen diesem Peak und dem Peak des Blutgerinnungsfaktors IX (rDNA) human im Chromatogramm der Lösung zur Bestimmung des Auflösungsvermögens darstellt

Die relative Fläche (in Prozent) der Summe der Peaks mit einer kürzeren Retentionszeit als der des Blutgerinnungsfaktors IX (rDNA) human wird in Bezug zur Fläche des Blutgerinnungsfaktors IX (rDNA) human berechnet. Jede Schulter, die im absteigenden Teil des Peaks des Blutgerinnungsfaktors IX (rDNA) human auftritt, wird in dessen Fläche einbezogen.

Ergebnis
- Das chromatographische Profil der Untersuchungslösung muss dem der Referenzlösung entsprechen.

Grenzwert
- Summe der Flächen der Peaks, die vor dem Hauptpeak auftreten: höchstens 1,3 Prozent

Mikrobielle Verunreinigung (2.6.12): höchstens 10 KBE je Milliliter

Bakterien-Endotoxine (2.6.14): weniger als 1 I. E. Bakterien-Endotoxine je 100 I. E. Faktor-IX-Aktivität

Gehaltsbestimmung

Die spezifische biologische Aktivität der Zubereitung wird vor einem eventuellen Zusatz eines Proteinstabilisators bestimmt.

Protein: Ausschlusschromatographie (2.2.30) wie unter „Verunreinigungen mit einer größeren Molekülmasse als der von Blutgerinnungsfaktor IX (rDNA) human" beschrieben, mit folgenden Änderungen:

Untersuchungslösung: Die Verdünnung wird als Dreifachansatz hergestellt.

Referenzlösungen: Der Inhalt einer Durchstechflasche mit Blutgerinnungsfaktor IX (rDNA) human *CRS* wird im Formulierungspuffer so gelöst, dass eine Konzentration von 1 mg · ml^{-1} erhalten wird. Diese Lösung wird zur Erstellung einer Kalibrierkurve im Bereich von 100 bis 800 µg · ml^{-1} (typischerweise 5 Konzentrationen: 100 µg · ml^{-1}, 200 µg · ml^{-1}, 400 µg · ml^{-1}, 600 µg · ml^{-1} und 800 µg · ml^{-1}) weiter verdünnt.

In einem Diagramm werden die Peakflächen gegen die Menge des eingespritzten Proteins aufgetragen. Daraus wird mit Hilfe der linearen Regression eine Kalibrierkurve erstellt.

Eignungsprüfung (ergänzend zu den in der Prüfung „Verunreinigungen mit einer größeren Molekülmasse als der von Blutgerinnungsfaktor IX (rDNA) human" beschriebenen Anforderungen)

- Der für die Kalibrierkurve berechnete Korrelationskoeffizient r^2 muss mindestens 0,995 betragen.

Die Proteinkonzentration jeder der 3 Einzelbestimmungen der Zubereitung wird unter Verwendung der Kalibrierkurve und unter Berücksichtigung des für Blutgerinnungsfaktor IX (rDNA) human *CRS* angegebenen Proteingehalts berechnet.

Wertbestimmung: Die Wertbestimmung von Blutgerinnungsfaktor IX human (2.7.11) wird durchgeführt.

Die ermittelte Aktivität muss mindestens 80 und darf höchstens 125 Prozent des angegebenen Werts betragen. Die Vertrauensgrenzen ($p = 0{,}95$) müssen mindestens 80 und dürfen höchstens 120 Prozent des ermittelten Werts betragen.

Blutgerinnungsfaktor-IX-Konzentrat vom Menschen *BRP* ist zur Verwendung als Referenzzubereitung geeignet.

Lagerung

Dicht verschlossen, unter zugelassenen Bedingungen

Beschriftung

Die Beschriftung gibt den Gehalt an Blutgerinnungsfaktor IX in Internationalen Einheiten je Milliliter und in Internationalen Einheiten je Milligramm Protein an.

10.3/2994

Pulver zur Herstellung einer Injektionslösung von Blutgerinnungsfaktor IX (rDNA) human

Factoris IX coagulationis humani (ADNr) pulvis ad solutionem iniectabilem

Definition

Sterile, gefriergetrocknete Zubereitung, die einander nah verwandte Glycoproteine mit der gleichen Aminosäuresequenz (415 Aminosäuren) wie das natürlich vorkommende Analogon mit der Allelform Ala 148 (aus Plasma gewonnener Blutgerinnungsfaktor IX) enthält.

Die Zubereitung ist zur intravenösen Injektion bestimmt.

Aktivität: 80 bis 125 Prozent der in der Beschriftung angegebenen Aktivität, wenn gemäß den unter „Wertbestimmung" beschriebenen Bedingungen bestimmt

Pulver zur Herstellung einer Injektionslösung von Blutgerinnungsfaktor IX (rDNA) human entspricht der Monographie ***Parenteralia*** *und den folgenden zusätzlichen Anforderungen.*

Herstellung

Pulver zur Herstellung einer Injektionslösung von Blutgerinnungsfaktor IX (rDNA) human wird aus **Konzentrierter Lösung von Blutgerinnungsfaktor IX (rDNA) human (Factoris IX coagulationis humani (ADNr) solutio concentrata)** hergestellt. Die konzentrierte Lösung wird mit einem Formulierungspuffer, der Hilfsstoffe wie Histidin, Saccharose, Glycin und Polysorbat 80 enthält, verdünnt. Diese Zubereitung wird durch einen Bakterien zurückhaltenden Filter filtriert, unter aseptischen Bedingungen in Endbehältnisse abgefüllt und gefriergetrocknet. Die Behältnisse werden unter Vakuum oder unter Inertgas verschlossen. Wenn andere als die oben aufgeführten Hilfsstoffe verwendet werden, muss deren Kompatibilität mit den nachfolgend beschriebenen Prüfungen nachgewiesen werden.

Eigenschaften

Aussehen (vor der Rekonstituierung): weißes Pulver oder brüchige Masse, hygroskopisch, frei von sichtbaren fremden Partikeln

Prüfung auf Identität

Die Zubereitung wird unmittelbar vor der „Prüfung auf Identität" wie in der Beschriftung angegeben rekonstituiert.

A. Die Zubereitung entspricht den Grenzwerten der Gehaltsbestimmung.

B. Polyacrylamid-Gelelektrophorese (2.2.31)

Die bei der Prüfung „Verunreinigungen mit einer von der des Blutgerinnungsfaktors IX (rDNA) human abweichenden Molekülmasse" erhaltenen Elektropherogramme werden ausgewertet.
Die relative Mobilität (in Prozent) der Hauptbande im Elektropherogramm der Untersuchungslösung wird in Bezug auf die Mobilität der Hauptbande im Elektropherogramm der Referenzlösung a nach folgender Formel berechnet:

$$\frac{M_1 - M_2}{M_2} \cdot 100$$

M_1 = Molekülmasse der Hauptbande im Elektropherogramm der Untersuchungslösung
M_2 = Molekülmasse der Hauptbande im Elektropherogramm der Referenzlösung a

Ergebnis
- Das Elektropherogramm der Untersuchungslösung entspricht dem der Referenzlösung a.
- Die Mobilität der Hauptbande im Elektropherogramm der Untersuchungslösung weicht um höchstens 10 Prozent von der der Hauptbande im Elektropherogramm der Referenzlösung a ab.

Prüfung auf Reinheit

Die Zubereitung wird unmittelbar vor der „Prüfung auf Reinheit" (mit Ausnahme der Prüfungen „Löslichkeit" und „Wasser") wie in der Beschriftung angegeben rekonstituiert.

Formulierungspuffer: 19,53 g Glycin *R*, 1,55 g L-Histidin *R* und 10,00 g Saccharose *R* werden in 1000 ml Wasser *R* gelöst. Die Lösung wird mit 50 µl Polysorbat 80 *R* versetzt und mit Salzsäure *R* auf einen pH-Wert von 6,8 eingestellt.

Aussehen der Lösung: Die Lösung muss nach dem Rekonstituieren klar (2.2.1), farblos (2.2.2, *Methode II*) und ohne sichtbare Partikeln sein.

Löslichkeit: Der Durchstechflasche mit der zu prüfenden Zubereitung wird das in der Beschriftung angegebene Volumen des Lösungsmittels mit der empfohlenen Temperatur zugesetzt. Unter leichtem Schütteln muss sich die Zubereitung innerhalb von 5 min vollständig lösen.

pH-Wert (2.2.3): Die Grenzwerte werden von der zuständigen Behörde genehmigt.

Verwandte Proteine: Flüssigchromatographie (2.2.29)

Untersuchungslösung: Die rekonstituierte Zubereitung wird mit dem Formulierungspuffer so verdünnt, dass eine Konzentration von 0,5 mg · ml^{-1} erhalten wird.

Referenzlösung: Der Inhalt einer Durchstechflasche mit Blutgerinnungsfaktor IX (rDNA) human *CRS* wird mit dem Formulierungspuffer so verdünnt, dass eine Konzentration von etwa 0,5 mg · ml^{-1} erhalten wird.

Säule
- Größe: l = 0,10 m, ∅ = 4,6 mm
- Stationäre Phase: Styrol-Divinylbenzol-Copolymer *R* (10 µm), mit einer Porengröße von 400 nm
- Temperatur: 37 °C

Mobile Phase
- Mobile Phase A: 1000 ml Wasser zur Chromatographie *R* werden mit 1 ml Trifluoressigsäure *R* versetzt.
- Mobile Phase B: 1 ml Trifluoressigsäure *R*, 200 ml Wasser zur Chromatographie *R* und 800 ml Acetonitril *R* 1 werden gemischt.

Zeit (min)	Mobile Phase A (% *V/V*)	Mobile Phase B (% *V/V*)
0 – 0,5	75	25
0,5 – 30	75 → 20	25 → 80
30 – 31	20 → 0	80 → 100
31 – 33	0	100

Durchflussrate: 2,0 ml · min^{-1}

Detektion: Spektrometer bei 214 nm

Einspritzen: 100 µl; die Lösungen werden mindestens 3-mal unter Verwendung einer automatischen Einspritzvorrichtung eingespritzt.

Relative Retention (bezogen auf den zweiten Peak des Doppelpeaks von Blutgerinnungsfaktor IX (rDNA) human, t_R etwa 12 bis 14 min)
- Verwandtes Protein A: etwa 0,75
- Verwandtes Protein B: etwa 0,78
- Verwandtes Protein C: etwa 0,80
- Verwandtes Protein D: etwa 0,85
- Verwandtes Protein E: etwa 0,93

Eignungsprüfung: Referenzlösung
- Das Chromatogramm muss qualitativ dem mitgelieferten Chromatogramm von Blutgerinnungsfaktor IX (rDNA) human *CRS* entsprechen.
- Wiederholpräzision: höchstens 3 Prozent relative Standardabweichung für die gesamte Fläche des Peaks von Blutgerinnungsfaktor IX (rDNA) human, mit 3 Einspritzungen unmittelbar vor der Messung bestimmt
- Peak-Tal-Verhältnis: mindestens 1,2, wobei H_p die Höhe des Peaks des verwandten Proteins E über der Basislinie und H_v die Höhe des niedrigsten Punkts der Kurve über der Basislinie zwischen diesem Peak

und dem des Blutgerinnungsfaktors IX (rDNA) human darstellt

Die einzelnen relativen Peakflächen in Prozent werden als Mittelwert aus 3 Einspritzungen der Untersuchungslösung in Bezug auf die Fläche aller Peaks im Chromatogramm berechnet.

Peaks, die den verwandten Proteinen A und D entsprechen, sind nicht immer vorhanden.

Ergebnis

- Das chromatographische Profil der Untersuchungslösung muss dem der Referenzlösung entsprechen. Kleinere Peaks, die von Verunreinigungen herrühren, können im Chromatogramm der Untersuchungslösung fehlen.

Grenzwert

- Verwandtes Protein C: höchstens 0,6 Prozent

Verunreinigungen mit einer von der des Blutgerinnungsfaktors IX (rDNA) human abweichenden Molekülmasse: Polyacrylamid-Gelelektrophorese (2.2.31) unter Verwendung eines Gradientengels mit folgenden Änderungen:

Geldicke: 1,0 mm

Trenngel: 3 bis 15 Prozent Acrylamid-Gradientengel

Acrylamid-Lösung: 30-prozentige Acrylamid-Bisacrylamid-Lösung (36,5:1) *R*

Zur Herstellung einer 15-prozentigen Acrylamid-Lösung wird Saccharose *R* so zugesetzt, dass eine Konzentration von 142 g · l^{-1} erhalten wird.

Zur Herstellung des Anreicherungsgels sind folgende Substanzen als Beispiele für das Befüllen der gradientengelbildenden Apparatur angegeben.

Anreicherungsgel: Eine Anreicherungsgel-Lösung wird hergestellt durch Mischen von

- 100 Volumteilen einer 30-prozentigen Acrylamid-Bisacrylamid-Lösung (36,5:1) *R*
- 125 Volumteilen Trometamol-Pufferlösung pH 6,8 (1 mol · l^{-1}) *R*
- 740,5 Volumteilen Wasser *R*
- 1,5 Volumteilen Tetramethylethylendiamin *R*
- 33 Volumteilen einer Lösung von Ammoniumpersulfat *R* (150 mg · ml^{-1}).

Die Kammern der gradientengelbildenden Apparatur werden mit den Acrylamid-Lösungen beladen. Gemäß den Angaben des Geräteherstellers wird fortgefahren, um das polymerisierte Gradientengel zu erhalten.

Nach vollständiger Polymerisation wird das Gradientengel mit Wasser *R* gespült. Überschüssige Flüssigkeit wird entfernt. Die Lösung, die die Grundlage für das Anreicherungsgel bildet, wird in die Apparatur eingefüllt, ein sauberer Kamm wird eingelegt und die Lösung polymerisieren gelassen.

Alternativ können kommerziell erhältliche Gradientengele verwendet werden.

Untersuchungslösung: Die rekonstituierte Zubereitung wird mit dem Formulierungspuffer so verdünnt, dass eine Konzentration von etwa 1 mg · ml^{-1} erhalten wird.

Referenzlösung a: Der Inhalt einer Durchstechflasche mit Blutgerinnungsfaktor IX (rDNA) human *CRS* wird im Formulierungspuffer so gelöst, dass eine Konzentration von etwa 1 mg · ml^{-1} erhalten wird.

Referenzlösung b: Lösung von Rinderalbumin *R* (0,01 mg · ml^{-1}) im Formulierungspuffer

Referenzlösung c: eine Lösung geeigneter Marker für Molekülmassen zur Kalibrierung von SDS-Polyacrylamidgelen im Bereich von 5 bis 200 kDa

Probenpuffer: konzentrierte SDS-PAGE-Proben-Pufferlösung für reduzierende Bedingungen *R*, die Dithiothreitol *R* als Reduktionsmittel enthält

Probenvorbereitung: Die Proben werden 5 min lang im Wasserbad inkubiert.

Auftragen: 35 µl

Zur Durchführung der Elektrophorese wird gepufferte SDS-PAGE-Lösung *R* verwendet.

In jedem Gel läuft/laufen

- 1 Bahn mit Referenzlösung b
- 2 Bahnen mit Referenzlösung c
- 2 Bahnen mit dem inkubierten Probenpuffer (als Blindlösung)
- mindestens 1 Bahn mit reduzierter Referenzlösung a
- alle anderen Bahnen mit reduzierten Untersuchungslösungen.

Detektion: Coomassie-Färbung

Identifizierung von Banden: Blutgerinnungsfaktor IX (rDNA) human hat eine Molekülmasse von etwa 55 kDa. Banden verwandter Proteine mit Molekülmassen von etwa 54 kDa, 44 kDa, 29 bis 32 kDa, 27 kDa und 14 kDa sind vorhanden.

Eignungsprüfung

- Nach dem Entfärben muss der Hintergrund klar sein.
- Die im Elektropherogramm der Referenzlösung b erhaltene Bande muss klar erkennbar sein.
- Alle erwarteten Banden im Elektropherogramm der Referenzlösung c müssen erkennbar sein.
- Die im Elektropherogramm der Referenzlösung c erhaltenen Banden müssen deutlich voneinander getrennt sein.
- Die Blindlösung darf keine Bande zeigen.

Ergebnis

- Das Elektropherogramm der Untersuchungslösung muss dem Elektropherogramm der Referenzlösung a entsprechen.
- Keine der im Elektropherogramm der Untersuchungslösung zusätzlich zur Hauptbande erhaltenen Banden darf intensiver sein als die Bande im Elektropherogramm der Referenzlösung b.

Verunreinigungen mit einer größeren Molekülmasse als der von Blutgerinnungsfaktor IX (rDNA) human: Ausschlusschromatographie (2.2.30) mit Hilfe des Verfahrens „Normalisierung"

Untersuchungslösung: Die rekonstituierte Zubereitung wird mit dem Formulierungspuffer so verdünnt, dass eine Konzentration von 400 µg · ml^{-1} erhalten wird.

Referenzlösung: Der Inhalt einer Durchstechflasche mit Blutgerinnungsfaktor IX (rDNA) human *CRS* wird im Formulierungspuffer so gelöst, dass eine Konzentration von etwa 400 µg · ml^{-1} erhalten wird.

Lösung zur Bestimmung des Auflösungsvermögens: Der Inhalt einer Durchstechflasche mit Blutgerinnungsfaktor IX (rDNA) human *CRS* wird im Formulierungspuffer so gelöst, dass eine Konzentration von etwa 400 µg · ml^{-1} erhalten wird. Die Lösung wird mit Hilfe einer in geeigneter Weise validierten Methode entsalzt und konzentriert. Das erhaltene Material wird in Phosphat-Pufferlösung pH 8,0 (0,1 mol · l^{-1}) *R* so gelöst, dass eine Konzentration von 400 µg · ml^{-1} erhalten wird. 500 µl dieser Lösung werden mit 1,4 µl einer Lösung von Glutaraldehyd *R* (250 mg · l^{-1}) versetzt, gemischt und 120 min lang bei 37 °C inkubiert.

Blindlösung: der Formulierungspuffer

Vorsäule
- Größe: *l* = 0,04 m; ∅ = 6 mm
- Stationäre Phase: hydrophiles Kieselgel zur Chromatographie *R* (5 µm) einer Qualität, die zur Fraktionierung globulärer Proteine mit einer relativen Molekülmasse von 10 000 bis 500 000 kDa geeignet ist

Säule
- Größe: *l* = 0,30 m; ∅ = 7,8 mm
- Stationäre Phase: hydrophiles Kieselgel zur Chromatographie *R* (5 µm) einer Qualität, die zur Fraktionierung globulärer Proteine mit einer relativen Molekülmasse von 10 000 bis 500 000 kDa geeignet ist

Mobile Phase: 7,10 g wasserfreies Natriummonohydrogenphosphat *R* und 8,77 g Natriumchlorid *R* werden in 1000 ml Wasser zur Chromatographie *R* gelöst. Die Lösung wird mit Phosphorsäure 85 % *R* auf einen pH-Wert von 7,00 ± 0,05 eingestellt.

Durchflussrate: 1,0 ml · min^{-1}

Detektion: Spektrometer bei 214 nm

Einspritzen: 50 µl; die Lösungen werden mindestens 3-mal unter Verwendung einer automatischen Einspritzvorrichtung bei 2 bis 8 °C eingespritzt.

Retentionszeit
- Blutgerinnungsfaktor IX (rDNA) human: etwa 9 min

Eignungsprüfung
- Das mit der Referenzlösung erhaltene Chromatogramm muss qualitativ dem mitgelieferten Chromatogramm von Blutgerinnungsfaktor IX (rDNA) human *CRS* entsprechen.
- Peak-Tal-Verhältnis: mindestens 2,0, wobei H_p die Höhe des Peaks der Moleküle mit großen Massen über der Basislinie und H_v die Höhe des niedrigsten Punkts der Kurve über der Basislinie zwischen diesem Peak und dem Peak des Blutgerinnungsfaktors IX (rDNA) human im Chromatogramm der Lösung zur Bestimmung des Auflösungsvermögens darstellt

Die relative Fläche (in Prozent) der Summe der Peaks mit einer kürzeren Retentionszeit als der des Blutgerinnungsfaktors IX (rDNA) human wird in Bezug zur Fläche des Blutgerinnungsfaktors IX (rDNA) human berechnet. Jede Schulter, die im absteigenden Teil des Peaks des Blutgerinnungsfaktors IX (rDNA) human auftritt, wird in dessen Fläche einbezogen.

Ergebnis
- Das chromatographische Profil der Untersuchungslösung muss dem der Referenzlösung entsprechen.

Grenzwert
- Summe der Flächen der Peaks, die vor dem Hauptpeak auftreten: höchstens 1,8 Prozent

Aktivierter Blutgerinnungsfaktor IX (rDNA) human (2.6.22): Die rekonstituierte Zubereitung wird mit Trometamol-Pufferlösung pH 7,5 *R* so verdünnt, dass eine Konzentration an Blutgerinnungsfaktor IX (rDNA) human von 20 I. E. je Milliliter erhalten wird. Für jede der Verdünnungen muss die Gerinnungszeit mindestens 150 s betragen.

Osmolalität (2.2.35): Die Grenzwerte müssen von der zuständigen Behörde genehmigt werden.

Wasser (2.5.32): höchstens 2,0 Prozent

Sterilität (2.6.1): Die Zubereitung muss der Prüfung entsprechen.

Bakterien-Endotoxine (2.6.14): weniger als 1 I. E. Bakterien-Endotoxine je 100 I. E. Faktor IX-Aktivität

Gehaltsbestimmung

Die Zubereitung wird unmittelbar vor der Bestimmung wie in der Beschriftung angegeben rekonstituiert.

Protein: Ausschlusschromatographie (2.2.30) wie unter „Verunreinigungen mit einer größeren Molekülmasse als der von Blutgerinnungsfaktor IX (rDNA) human" beschrieben, mit folgenden Änderungen:

Untersuchungslösung: Die Verdünnung wird als Dreifachansatz hergestellt.

Referenzlösungen: Der Inhalt einer Durchstechflasche mit Blutgerinnungsfaktor IX (rDNA) human *CRS* wird im Formulierungspuffer so gelöst, dass eine Konzentration von 1 mg · ml^{-1} erhalten wird. Diese Lösung wird zur Erstellung einer Kalibrierkurve im Bereich von 100 bis 800 µg · ml^{-1} (typischerweise 5 Konzentrationen: 100 µg · ml^{-1}, 200 µg · ml^{-1}, 400 µg · ml^{-1}, 600 µg · ml^{-1} und 800 µg · ml^{-1}) weiter verdünnt.

In einem Diagramm werden die Peakflächen gegen die Menge des eingespritzten Proteins aufgetragen. Daraus wird mit Hilfe der linearen Regression eine Kalibrierkurve erstellt.

Eignungsprüfung (ergänzend zu den in der Prüfung „Verunreinigungen mit einer größeren Molekülmasse als der von Blutgerinnungsfaktor IX (rDNA) human" beschriebenen Anforderungen)
- Der für die Kalibrierkurve berechnete Korrelationskoeffizient r^2 muss mindestens 0,995 betragen.

Die Proteinkonzentration jeder der 3 Einzelbestimmungen der Zubereitung wird unter Verwendung der Kalibrierkurve und unter Berücksichtigung des für Blutgerinnungsfaktor IX (rDNA) human *CRS* angegebenen Proteingehalts berechnet.

Wertbestimmung: Die Wertbestimmung von Blutgerinnungsfaktor IX human (2.7.11) wird durchgeführt.

Die ermittelte Aktivität muss mindestens 80 und darf höchstens 125 Prozent des angegebenen Werts betragen. Die Vertrauensgrenzen ($p = 0{,}95$) müssen mindestens 80 und dürfen höchstens 120 Prozent des ermittelten Werts betragen.

Blutgerinnungsfaktor-IX-Konzentrat vom Menschen *BRS* ist zur Verwendung als Referenzzubereitung geeignet.

Lagerung

Dicht verschlossen, vor Licht geschützt, bei 2 bis 8 °C

Beschriftung

Die Beschriftung gibt an,
- den Gehalt an Blutgerinnungsfaktor IX in Internationalen Einheiten
- den Namen jedes Hilfsstoffs und jeder zugesetzten Substanz
- die Zusammensetzung und das Volumen der zum Rekonstituieren der Zubereitung zuzusetzenden Flüssigkeit

C

10.3/0014

Calciumcarbonat

Calcii carbonas

$CaCO_3$ M_r 100,1

CAS Nr. 471-34-1

Definition

Gehalt: 98,5 bis 100,5 Prozent (getrocknete Substanz)

Eigenschaften

Aussehen: weißes bis fast weißes Pulver

Löslichkeit: praktisch unlöslich in Wasser

Prüfung auf Identität

A. Die Substanz gibt die Identitätsreaktion auf Carbonat (2.3.1).

B. 0,2 ml Prüflösung (siehe „Prüfung auf Reinheit") geben die Identitätsreaktionen auf Calcium (2.3.1).

Prüfung auf Reinheit

Prüflösung: 5,0 g Substanz werden in 80 ml verdünnter Essigsäure *R* gelöst. Nach Abklingen der Gasentwicklung wird die Lösung zum Sieden erhitzt und 2 min lang im Sieden gehalten. Nach dem Erkalten wird die Lösung mit verdünnter Essigsäure *R* zu 100 ml verdünnt und, falls erforderlich, durch einen Glassintertiegel (2.1.2) filtriert. Der Rückstand wird für die Prüfung „In Essigsäure unlösliche Substanzen" aufbewahrt.

In Essigsäure unlösliche Substanzen: höchstens 0,2 Prozent

Ein bei der Herstellung der Prüflösung verbleibender Rückstand wird 4-mal mit je 5 ml heißem Wasser *R* gewaschen und anschließend 1 h lang bei 100 bis 105 °C getrocknet. Der Rückstand darf höchstens 10 mg wiegen.

Chlorid (2.4.4): höchstens 330 ppm

3 ml Prüflösung werden mit Wasser *R* zu 15 ml verdünnt.

Sulfat (2.4.13): höchstens 0,25 Prozent

1,2 ml Prüflösung werden mit destilliertem Wasser *R* zu 15 ml verdünnt.

Eisen (2.4.9): höchstens 200 ppm

50 mg Substanz werden in 5 ml verdünnter Salzsäure *R* gelöst. Die Lösung wird mit Wasser *R* zu 10 ml verdünnt.

Magnesium, Alkalimetalle: höchstens 1,5 Prozent

1,0 g Substanz wird in 12 ml verdünnter Salzsäure *R* gelöst. Die Lösung wird zum Sieden erhitzt und etwa 2 min lang im Sieden gehalten, mit 20 ml Wasser *R*, 1 g Ammoniumchlorid *R* und 0,1 ml Methylrot-Lösung *R* versetzt. Nach Zusatz von verdünnter Ammoniak-Lösung *R* 1 bis zum Farbumschlag des Indikators werden weitere 2 ml verdünnter Ammoniak-Lösung *R* 1 hinzugefügt. Im Anschluss wird diese Lösung zum Sieden erhitzt und mit 50 ml heißer Ammoniumoxalat-Lösung *R* versetzt. Nach 4 h langem Stehenlassen wird die Lösung mit Wasser *R* zu 100 ml verdünnt und durch einen geeigneten Filter filtriert. 50 ml Filtrat werden nach Zusatz von 0,25 ml Schwefelsäure *R* im Wasserbad zur Trockne eingedampft. Der Rückstand wird bei 600 ± 50 °C bis zur Massekonstanz geglüht und darf höchstens 7,5 mg wiegen.

Trocknungsverlust (2.2.32): höchstens 2,0 Prozent, mit 1,000 g Substanz durch Trocknen im Trockenschrank bei 200 ± 10 °C bestimmt

Gehaltsbestimmung

0,150 g Substanz werden in einer Mischung von 3 ml verdünnter Salzsäure *R* und 20 ml Wasser *R* gelöst. Die Lösung wird zum Sieden erhitzt, 2 min lang im Sieden gehalten und nach dem Erkalten mit Wasser *R* zu 50 ml verdünnt. Das Calcium wird nach „Komplexometrische Titrationen" (2.5.11) bestimmt.

1 ml Natriumedetat-Lösung ($0,1\ mol \cdot l^{-1}$) entspricht 10,01 mg $CaCO_3$.

Funktionalitätsbezogene Eigenschaften

Dieser Abschnitt liefert Informationen zu Eigenschaften, die sich als relevante Prüfparameter für eine oder mehrere Funktionen der Substanz erwiesen haben, wenn diese als Hilfsstoff (siehe 5.15) verwendet wird. Einige der Eigenschaften, die im Abschnitt „Funktionalitätsbezogene Eigenschaften" beschrieben sind, können ebenfalls im verbindlichen Teil der Monographie aufgeführt sein, da sie auch verbindliche Qualitätskriterien darstellen. In diesen Fällen enthält der Abschnitt „Funktionalitätsbezogene Eigenschaften" einen Verweis auf die im verbindlichen Teil der Monographie beschriebenen Prüfungen. Die Kontrolle der Eigenschaften kann zur Qualität eines Arzneimittels beitragen, indem die Gleichförmigkeit des Herstellungsverfahrens und die Funktionalität des Arzneimittels bei der Anwendung verbessert werden. Wenn Prüfmethoden angegeben sind, haben sie sich für den jeweiligen Zweck als geeignet erwiesen, jedoch können andere Methoden ebenfalls angewendet werden. Werden für eine bestimmte Eigenschaft Ergebnisse vorgelegt, muss die Prüfmethode angegeben sein.

Die folgenden Eigenschaften können für Calciumcarbonat, das als Füllmittel in Tabletten und Kapseln verwendet wird, relevant sein.

Partikelgrößenverteilung (2.9.31 oder 2.9.38)

Fließverhalten von Pulvern (2.9.36)

10.3/0015

Calciumchlorid-Dihydrat

Calcii chloridum dihydricum

$CaCl_2 \cdot 2\,H_2O$ M_r 147,0

CAS Nr. 10035-04-8

Definition

Gehalt: 97,0 bis 103,0 Prozent $CaCl_2 \cdot 2\,H_2O$

Eigenschaften

Aussehen: weißes bis fast weißes, kristallines, hygroskopisches Pulver

Löslichkeit: leicht löslich in Wasser, löslich in Ethanol 96 %

Prüfung auf Identität

A. Die Prüflösung (siehe „Prüfung auf Reinheit") gibt die Identitätsreaktion a auf Chlorid (2.3.1).

B. Die Substanz gibt die Identitätsreaktion b auf Calcium (2.3.1).

C. Die Substanz entspricht den Grenzwerten der „Gehaltsbestimmung".

Prüfung auf Reinheit

Prüflösung: 10,0 g Substanz werden in kohlendioxidfreiem Wasser *R*, das aus destilliertem Wasser *R* hergestellt wurde, zu 100 ml gelöst.

Aussehen der Lösung: Die Prüflösung muss klar (2.2.1) und darf nicht stärker gefärbt sein als die Farbvergleichslösung G_6 (2.2.2, Methode II).

Sauer oder alkalisch reagierende Substanzen: 10 ml frisch hergestellte Prüflösung werden mit 0,1 ml Phenolphthalein-Lösung *R* versetzt. Ist die Lösung rot gefärbt, dürfen bis zur Entfärbung des Indikators höchstens 0,2 ml Salzsäure (0,01 mol · l^{-1}) verbraucht werden; ist die Lösung farblos, dürfen bis zur Rotfärbung höchstens 0,2 ml Natriumhydroxid-Lösung (0,01 mol · l^{-1}) verbraucht werden.

Sulfat (2.4.13): höchstens 300 ppm

5 ml Prüflösung werden mit destilliertem Wasser *R* zu 15 ml verdünnt.

Aluminium: 10 ml Prüflösung werden mit 2 ml Ammoniumchlorid-Lösung *R* und 1 ml verdünnter Ammoniak-Lösung *R* 1 versetzt. Wird die Lösung zum Sieden erhitzt, darf sich weder eine Trübung noch ein Niederschlag bilden.

Calciumchlorid-Dihydrat zur Herstellung von Dialyselösungen muss anstelle der vorstehend beschriebenen Prüfung folgender Prüfung entsprechen (2.4.17): höchstens 1 ppm

Vorgeschriebene Lösung: 4 g Substanz werden in 100 ml Wasser *R* gelöst. Die Lösung wird mit 10 ml Acetat-Pufferlösung pH 6,0 *R* versetzt.

Referenzlösung: 2 ml Aluminium-Lösung (2 ppm Al) *R*, 10 ml Acetat-Pufferlösung pH 6,0 *R* und 98 ml Wasser *R* werden gemischt.

Kompensationsflüssigkeit: 10 ml Acetat-Pufferlösung pH 6,0 *R* und 100 ml Wasser *R* werden gemischt.

Eisen (2.4.9): höchstens 10 ppm, mit der Prüflösung bestimmt

Magnesium, Alkalimetalle: höchstens 0,5 Prozent

2 g Ammoniumchlorid *R* werden in einer Mischung von 20 ml Prüflösung und 80 ml Wasser *R* gelöst. Nach Zusatz von 2 ml verdünnter Ammoniak-Lösung *R* 1 wird diese Mischung zum Sieden erhitzt. Die siedende Lösung wird mit einer heißen Lösung von 5 g Ammoniumoxalat *R* in 75 ml Wasser *R* versetzt. Nach 4 h langem Stehenlassen wird die Mischung mit Wasser *R* zu 200 ml verdünnt und durch einen geeigneten Filter filtriert. 100 ml Filtrat werden nach Zusatz von 0,5 ml Schwefelsäure *R* im Wasserbad zur Trockne eingedampft. Der Rückstand wird bei 600 ± 50 °C bis zur Massekonstanz geglüht und darf höchstens 5 mg wiegen.

Gehaltsbestimmung

0,280 g Substanz werden in 100 ml Wasser *R* gelöst. Das Calcium wird nach „Komplexometrische Titrationen“ (2.5.11) bestimmt.

1 ml Natriumedetat-Lösung (0,1 mol · l^{-1}) entspricht 14,70 mg $CaCl_2 \cdot 2\,H_2O$.

Beschriftung

Die Beschriftung gibt, falls zutreffend, an, dass die Substanz zur Herstellung von Dialyselösungen geeignet ist.

Lagerung

Dicht verschlossen

10.3/0982

Calciumsulfat-Dihydrat

Calcii sulfas dihydricus

$CaSO_4 \cdot 2\,H_2O$ M_r 172,2

CAS Nr. 10101-41-4

Definition

Gehalt: 98,0 bis 102,0 Prozent $CaSO_4 \cdot 2\,H_2O$

Eigenschaften

Aussehen: weißes bis fast weißes, feines Pulver

Löslichkeit: sehr schwer löslich in Wasser, praktisch unlöslich in Ethanol 96 %

Prüfung auf Identität

A. Die Substanz entspricht der Prüfung „Glühverlust“ (siehe „Prüfung auf Reinheit“).

B. Die Prüflösung (siehe „Prüfung auf Reinheit“) gibt die Identitätsreaktion a auf Sulfat (2.3.1).

C. Die Prüflösung gibt die Identitätsreaktion a auf Calcium (2.3.1).

Prüfung auf Reinheit

Prüflösung: 1,0 g Substanz wird unter 5 min langem Erwärmen bei 50 °C in 50 ml einer 10-prozentigen Lösung (*V/V*) von Salzsäure *R* gelöst. Die Lösung wird erkalten gelassen.

Sauer oder alkalisch reagierende Substanzen: 1,5 g Substanz werden 5 min lang mit 15 ml kohlendioxidfreiem Wasser *R* geschüttelt; nach 5 min langem Stehenlassen wird die Mischung filtriert. 10 ml Filtrat müssen sich nach Zusatz von 0,1 ml Phenolphthalein-Lösung *R* und 0,25 ml Natriumhydroxid-Lösung (0,01 mol · l^{-1}) rot färben. Nach Zusatz von 0,30 ml Salzsäure (0,01 mol · l^{-1}) muss die Lösung farblos sein. Nach Zusatz von 0,2 ml Methylrot-Lösung *R* muss die Lösung rotorange gefärbt sein.

Chlorid (2.4.4): höchstens 300 ppm

0,5 g Substanz werden 5 min lang mit 15 ml Wasser *R* geschüttelt; nach 15 min langem Stehenlassen wird die Mischung filtriert. 5 ml Filtrat werden mit Wasser *R* zu 15 ml verdünnt.

Eisen (2.4.9): höchstens 100 ppm

0,25 g Substanz werden mit einer Mischung von 5 ml Salzsäure *R* und 20 ml Wasser *R* versetzt. Nach dem Erhitzen zum Sieden und Abkühlen wird die Mischung filtriert.

Glühverlust: 18,0 bis 22,0 Prozent, mit 1,000 g Substanz durch Erhitzen auf 800 ± 50 °C bis zur Massekonstanz bestimmt

Gehaltsbestimmung

0,150 g Substanz werden in 120 ml Wasser *R* gelöst. Calcium wird nach „Komplexometrische Titrationen“ (2.5.11) bestimmt.

1 ml Natriumedetat-Lösung (0,1 mol · l^{-1}) entspricht 17,22 mg $CaSO_4 \cdot 2\,H_2O$.

Funktionalitätsbezogene Eigenschaften

Dieser Abschnitt liefert Informationen zu Eigenschaften, die sich als relevante Prüfparameter für eine oder mehrere Funktionen der Substanz erwiesen haben, wenn diese als Hilfsstoff (siehe 5.15) verwendet wird. Einige der Eigenschaften, die im Abschnitt „Funktionalitätsbezogene Eigenschaften“ beschrieben sind, können ebenfalls im verbindlichen Teil der Monographie aufgeführt sein, da sie auch verbindliche Qualitätskriterien darstellen. In diesen Fällen enthält der Abschnitt „Funktionalitätsbezogene Eigenschaften“ einen Verweis auf die im verbindlichen Teil der Monographie beschriebenen Prüfungen. Die Kontrolle der Eigenschaften kann zur Qualität eines Arzneimittels beitragen, indem die Gleichförmigkeit des Herstellungsverfahrens und die Funktionalität des Arzneimittels bei der Anwendung verbessert werden. Wenn Prüfmethoden angegeben sind, haben sie sich für den jeweiligen Zweck als geeignet erwiesen, jedoch können andere Methoden ebenfalls angewendet werden. Werden für eine bestimmte Eigenschaft Ergebnisse vorgelegt, muss die Prüfmethode angegeben sein.

Die folgenden Eigenschaften können für Calciumsulfat-Dihydrat, das als Füllmittel in Tabletten und Kapseln verwendet wird, relevant sein.

Partikelgrößenverteilung (2.9.31 oder 2.9.38)

Schütt- und Stampfdichte (2.9.34)

Fließverhalten von Pulvern (2.9.36)

10.3/2573

Candesartancilexetil

Candesartanum cilexetili

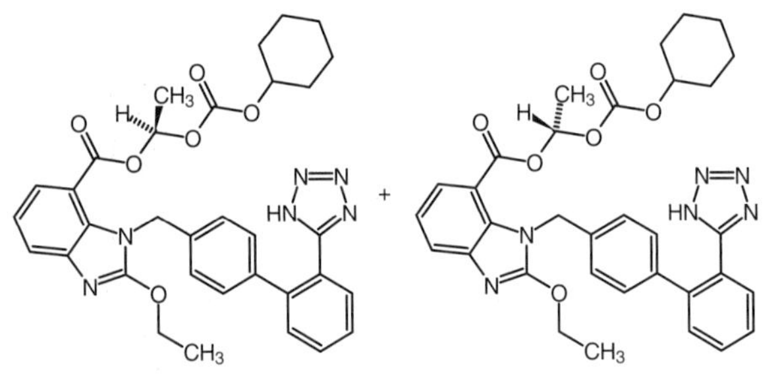

$C_{33}H_{34}N_6O_6$ M_r 611

CAS Nr. 145040-37-5

Definition

[(1*RS*)-1-[[(Cyclohexyloxy)carbonyl]oxy]ethyl][2-ethoxy-1-[[2′-(1*H*-tetrazol-5-yl)biphenyl-4-yl]methyl]-1*H*-benzimidazol-7-carboxylat]

Gehalt: 99,0 bis 101,0 Prozent (wasserfreie Substanz)

Herstellung

Da *N*-Nitrosamine als mögliche Kanzerogene für den Menschen eingestuft werden, sollte ihr Vorhandensein in Candesartancilexetil so weit wie möglich vermieden oder begrenzt werden. Aus diesem Grund wird von den Herstellern von Candesartancilexetil für Menschen erwartet, dass sie eine Risikobeurteilung der *N*-Nitrosaminbildung und -kontamination in Bezug auf den verwendeten Herstellungsprozess durchführen. Wenn diese Beurteilung ein potenzielles Risiko identifiziert, sollte der Herstellungsprozess geändert werden, um die Kontamination zu minimieren, und eine Kontrollstrategie implementiert werden, um *N*-Nitrosamin-Verunreinigungen in Candesartancilexetil zu detektieren und zu kontrollieren. Die Allgemeine Methode „2.5.42 *N*-Nitrosamine in Wirkstoffen" ist zur Unterstützung der Hersteller verfügbar.

Eigenschaften

Aussehen: weißes bis fast weißes Pulver

Löslichkeit: praktisch unlöslich in Wasser, leicht löslich in Dichlormethan, schwer löslich in wasserfreiem Ethanol

Die Substanz zeigt Polymorphie (5.9).

Prüfung auf Identität

IR-Spektroskopie (2.2.24)

Vergleich: Candesartancilexetil *CRS*

Wenn die erhaltenen Spektren unterschiedlich sind, werden Substanz und Referenzsubstanz getrennt in wasserfreiem Ethanol *R* gelöst. Nach Eindampfen der Lösungen zur Trockne werden mit den Rückständen erneut Spektren aufgenommen.

Prüfung auf Reinheit

Verwandte Substanzen: Flüssigchromatographie (2.2.29)

Die Lösungen sind unmittelbar vor Gebrauch herzustellen.

Lösungsmittelmischung: Wasser *R*, Acetonitril *R* (40:60 *V/V*)

Untersuchungslösung: 20 mg Substanz werden in 50,0 ml Lösungsmittelmischung gelöst.

Referenzlösung a: 1,0 ml Untersuchungslösung wird mit der Lösungsmittelmischung zu 100,0 ml verdünnt. 1,0 ml dieser Lösung wird mit der Lösungsmittelmischung zu 10,0 ml verdünnt.

Referenzlösung b: 5 mg Candesartancilexetil zur Eignungsprüfung *CRS* (mit den Verunreinigungen A, B und F) werden in der Lösungsmittelmischung zu 10 ml gelöst.

Referenzlösung c: 2,5 mg Candesartancilexetil zur Peak-Identifizierung *CRS* (mit den Verunreinigungen G und H) werden in der Lösungsmittelmischung zu 5 ml gelöst.

Säule
- Größe: l = 0,15 m, ∅ = 3,9 mm
- Stationäre Phase: nachsilanisiertes, octadecylsilyliertes Kieselgel zur Chromatographie *R* (4 µm)

Mobile Phase
- Mobile Phase A: Essigsäure 99 % *R*, Wasser zur Chromatographie *R*, Acetonitril *R* (1:43:57 *V/V/V*)
- Mobile Phase B: Essigsäure 99 % *R*, Wasser zur Chromatographie *R*, Acetonitril *R* (1:10:90 *V/V/V*)

Zeit (min)	Mobile Phase A (% *V/V*)	Mobile Phase B (% *V/V*)
0 – 3	100	0
3 – 33	100 → 0	0 → 100
33 – 40	0	100

Durchflussrate: 0,8 ml · min^{-1}

Detektion: Spektrometer bei 254 nm

Einspritzen: 10 µl

Identifizierung von Verunreinigungen: Zur Identifizierung der Peaks der Verunreinigungen A, B und F werden das mitgelieferte Chromatogramm von Candesartancilexetil zur Eignungsprüfung *CRS* und das mit der Referenzlösung b erhaltene Chromatogramm verwendet; zur Identifizierung der Peaks der Verunreinigungen G und H werden das mitgelieferte Chromatogramm von Candesartancilexetil zur Peak-Identifizierung *CRS* und das mit der Referenzlösung c erhaltene Chromatogramm verwendet.

Relative Retention (bezogen auf Candesartancilexetil, t_R etwa 11 min)
- Verunreinigung G: etwa 0,2
- Verunreinigung A: etwa 0,4
- Verunreinigung B: etwa 0,5
- Verunreinigung F: etwa 2,0
- Verunreinigung H: etwa 3,5

Eignungsprüfung: Referenzlösung b
- Auflösung: mindestens 4,0 zwischen den Peaks der Verunreinigungen A und B

Grenzwerte
- Korrekturfaktoren: Für die Berechnung der Gehalte werden die Flächen der Peaks folgender Verunreinigungen mit dem entsprechenden Korrekturfaktor multipliziert:
  - Verunreinigungen A und G: 0,7
  - Verunreinigung H: 1,6
- Verunreinigung B: nicht größer als das 3fache der Fläche des Hauptpeaks im Chromatogramm der Referenzlösung a (0,3 Prozent)
- Verunreinigungen F, G: jeweils nicht größer als das 2fache der Fläche des Hauptpeaks im Chromatogramm der Referenzlösung a (0,2 Prozent)
- Verunreinigungen A, H: jeweils nicht größer als das 1,5fache der Fläche des Hauptpeaks im Chromatogramm der Referenzlösung a (0,15 Prozent)
- Nicht spezifizierte Verunreinigungen: jeweils nicht größer als die Fläche des Hauptpeaks im Chromatogramm der Referenzlösung a (0,10 Prozent)
- Summe aller Verunreinigungen: nicht größer als das 6fache der Fläche des Hauptpeaks im Chromatogramm der Referenzlösung a (0,6 Prozent)
- Ohne Berücksichtigung bleiben: Peaks, deren Fläche nicht größer ist als das 0,5fache der Fläche des Hauptpeaks im Chromatogramm der Referenzlösung a (0,05 Prozent)

Wasser (2.5.32): höchstens 0,3 Prozent, mit 60,0 mg Substanz bestimmt

Sulfatasche (2.4.14): höchstens 0,1 Prozent, mit 1,0 g Substanz bestimmt

Gehaltsbestimmung

0,500 g Substanz werden in 60 ml Essigsäure 99 % *R* gelöst und sofort mit Perchlorsäure (0,1 mol · l^{-1}) titriert. Der Endpunkt wird am ersten Wendepunkt mit Hilfe der Potentiometrie (2.2.20) bestimmt.

1 ml Perchlorsäure (0,1 mol · l^{-1}) entspricht 61,1 mg $C_{33}H_{34}N_6O_6$.

Verunreinigungen

Spezifizierte Verunreinigungen:

A, B, F, G, H

Andere bestimmbare Verunreinigungen

(Die folgenden Substanzen werden, falls in einer bestimmten Menge vorhanden, durch eine oder mehrere Prüfmethoden in der Monographie erfasst. Sie werden begrenzt durch das allgemeine Akzeptanzkriterium für weitere Verunreinigungen/nicht spezifizierte Verunreinigungen und/oder durch die Anforderungen der Allgemeinen Monographie **Substanzen zur pharmazeutischen Verwendung (Corpora ad usum pharmaceuticum)**. Diese Verunreinigungen müssen daher nicht identifiziert werden, um die Konformität der Substanz zu zeigen. Siehe auch „5.10 Kontrolle von Verunreinigungen in Substanzen zur pharmazeutischen Verwendung“):

C, D, E, I

A.

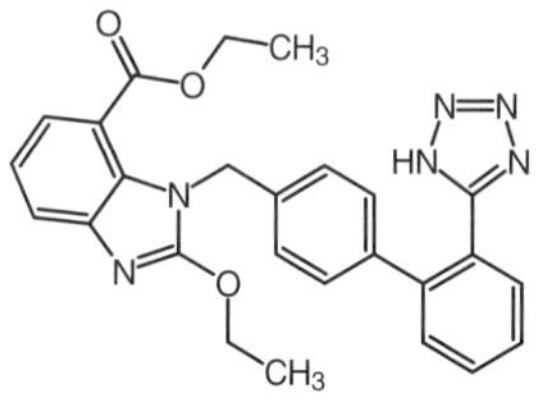

Ethyl[2-ethoxy-1-[[2′-(1*H*-tetrazol-5-yl)biphenyl-4-yl]methyl]-1*H*-benzimidazol-7-carboxylat]

C

Monographien

B.

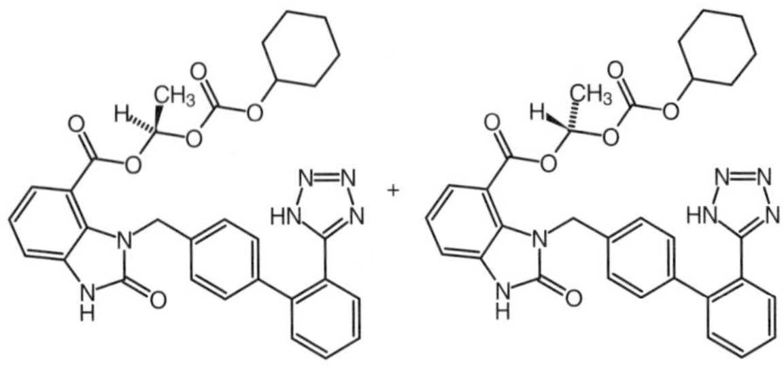

[(1*RS*)-1-[[(Cyclohexyloxy)carbonyl]oxy]ethyl][2-oxo-3-[[2′-(1*H*-tetrazol-5-yl)biphenyl-4-yl]methyl]-2,3-dihydro-1*H*-benzimidazol-4-carboxylat]

C.

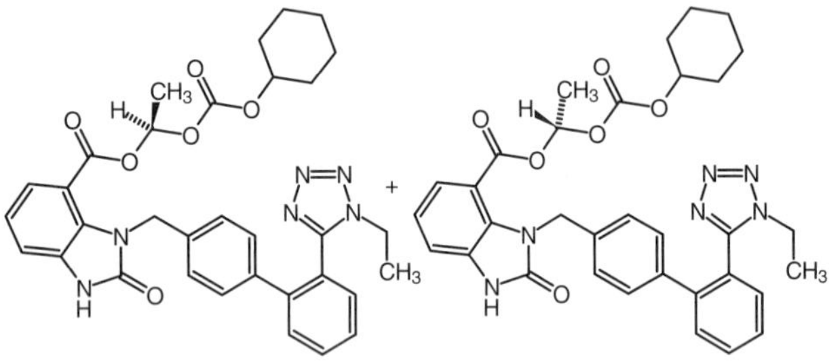

[(1*RS*)-1-[[(Cyclohexyloxy)carbonyl]oxy]ethyl][3-[[2′-(1-ethyl-1*H*-tetrazol-5-yl)biphenyl-4-yl]methyl]-2-oxo-2,3-dihydro-1*H*-benzimidazol-4-carboxylat]

D.

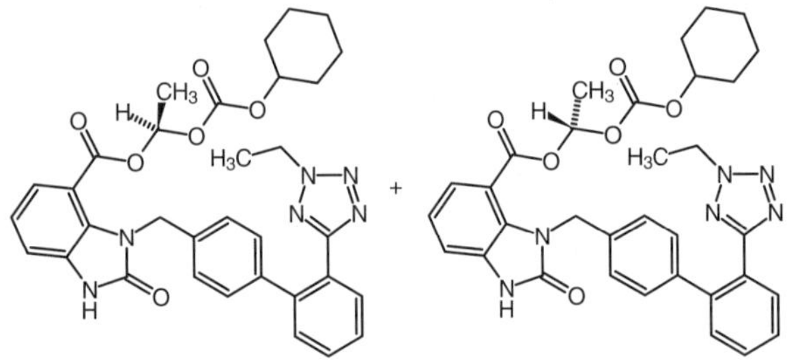

[(1*RS*)-1-[[(Cyclohexyloxy)carbonyl]oxy]ethyl][3-[[2′-(2-ethyl-2*H*-tetrazol-5-yl)biphenyl-4-yl]methyl]-2-oxo-2,3-dihydro-1*H*-benzimidazol-4-carboxylat]

E.

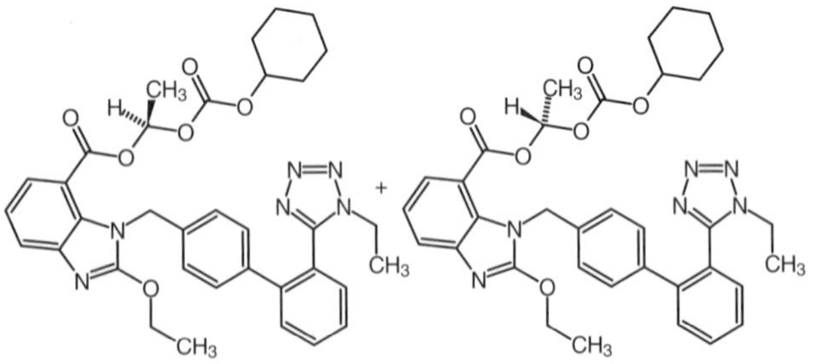

[(1*RS*)-1-[[(Cyclohexyloxy)carbonyl]oxy]ethyl][2-ethoxy-1-[[2′-(1-ethyl-1*H*-tetrazol-5-yl)biphenyl-4-yl]methyl]-1*H*-benzimidazol-7-carboxylat]

F.

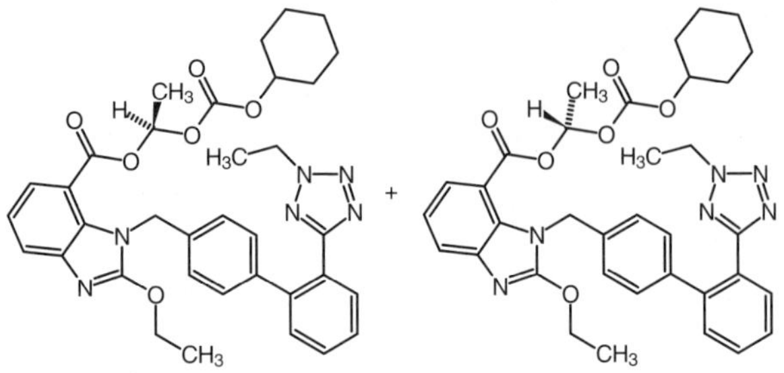

[(1*RS*)-1-[[(Cyclohexyloxy)carbonyl]oxy]ethyl][2-ethoxy-1-[[2′-(2-ethyl-2*H*-tetrazol-5-yl)biphenyl-4-yl]methyl]-1*H*-benzimidazol-7-carboxylat]

G.

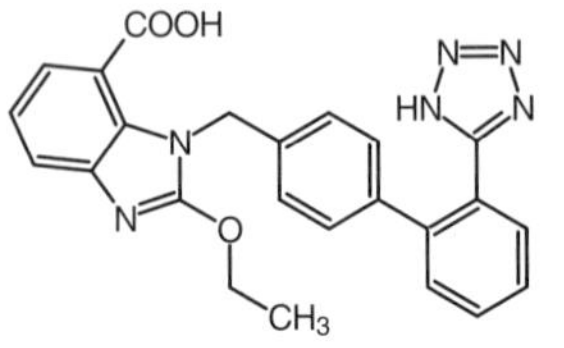

2-Ethoxy-1-[[2′-(1*H*-tetrazol-5-yl)biphenyl-4-yl]methyl]-1*H*-benzimidazol-7-carbonsäure
(Candesartan)

H.

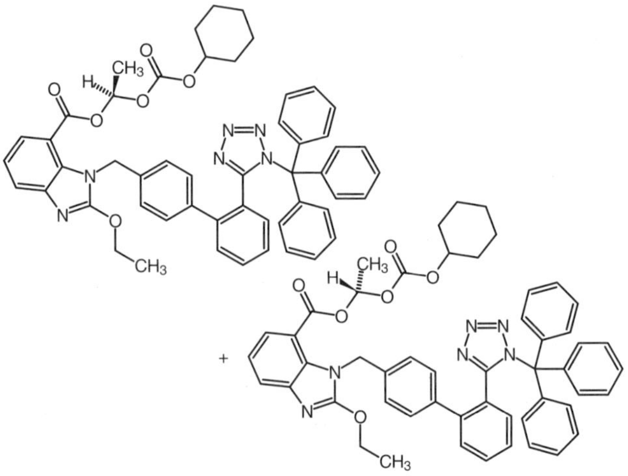

[(1*RS*)-1-[[(Cyclohexyloxy)carbonyl]oxy]ethyl][2-ethoxy-1-[[2′-[1-(triphenylmethyl)-1*H*-tetrazol-5-yl)biphenyl-4-yl]methyl]-1*H*-benzimidazol-7-carboxylat]
(*N*-Tritylcandesartan)

I.

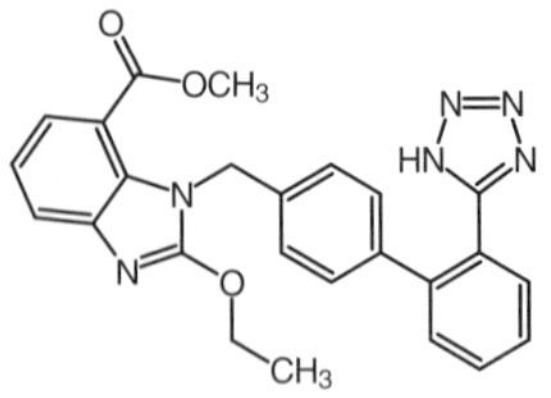

Methyl[2-ethoxy-1-[[2′-(1*H*-tetrazol-5-yl)biphenyl-4-yl]methyl]-1*H*-benzimidazol-7-carboxylat]

10.3/1632

Celiprololhydrochlorid

Celiprololi hydrochloridum

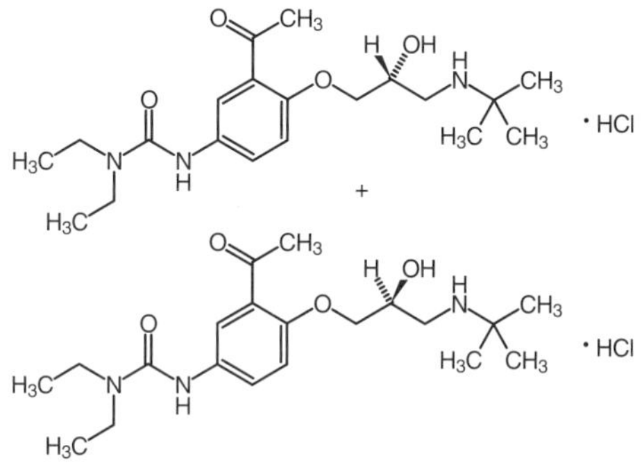

$C_{20}H_{34}ClN_3O_4$ M_r 416,0

CAS Nr. 57470-78 7

Definition

N-[3-Acetyl-4-[(2*RS*)-3-(*tert*-butylamino)-2-hydroxypropoxy]phenyl]-*N′*,*N′*-diethylharnstoff-hydrochlorid

Gehalt: 99,0 bis 101,0 Prozent (getrocknete Substanz)

Eigenschaften

Aussehen: weißes bis sehr schwach gelbes, kristallines Pulver

Löslichkeit: leicht löslich in Wasser und in Methanol, löslich in Ethanol 96 %, sehr schwer löslich in Dichlormethan

Die Substanz zeigt Polymorphie (5.9).

Prüfung auf Identität

A. IR-Spektroskopie (2.2.24)

Vergleich: Celiprololhydrochlorid *CRS*

Wenn die Spektren bei der Prüfung in fester Form unterschiedlich sind, werden Substanz und Referenzsubstanz getrennt in Methanol *R* gelöst. Nach dem Eindampfen der Lösungen zur Trockne werden mit den Rückständen erneut Spektren aufgenommen.

B. Die Substanz gibt die Identitätsreaktion a auf Chlorid (2.3.1).

Prüfung auf Reinheit

Optische Drehung (2.2.7): –0,10° bis +0,10°

1,0 g Substanz wird in Wasser *R* zu 10,0 ml gelöst.

Verwandte Substanzen: Flüssigchromatographie (2.2.29)

Die Lösungen müssen unmittelbar vor Gebrauch hergestellt werden, mit Ausnahme der Referenzlösung a.

Untersuchungslösung: 0,100 g Substanz werden in der mobilen Phase A zu 20,0 ml gelöst.

Referenzlösung a: Um die Verunreinigung A *in situ* herzustellen, werden 10 mg Substanz in der mobilen Phase A zu 2 ml gelöst. Die Lösung wird 24 h lang stehen gelassen.

Referenzlösung b: 10 mg Celiprolol zur Eignungsprüfung *CRS* (mit den Verunreinigungen B und F) werden in der mobilen Phase A zu 2 ml gelöst.

Referenzlösung c: 1,0 ml Untersuchungslösung wird mit der mobilen Phase A zu 100,0 ml verdünnt. 1,0 ml dieser Lösung wird mit der mobilen Phase A zu 10,0 ml verdünnt.

Säule
- Größe: l = 0,15 m, ∅ = 4,6 mm
- Stationäre Phase: nachsilanisiertes, octylsilyliertes Kieselgel zur Chromatographie *R* (5 µm)
- Temperatur: 30 °C

Mobile Phase
- Mobile Phase A: 91 ml Tetrahydrofuran *R*, 63 ml Acetonitril zur Chromatographie *R*, 0,6 ml Pentafluorpropansäure *R* und 0,2 ml Trifluoressigsäure *R* werden gemischt. Die Mischung wird mit Wasser zur Chromatographie *R* zu 1000 ml verdünnt.
- Mobile Phase B: Acetonitril zur Chromatographie *R*

Zeit (min)	Mobile Phase A (% *V/V*)	Mobile Phase B (% *V/V*)
0 – 50	100 → 80	0 → 20

Durchflussrate: 1,4 ml · min^{-1}

Detektion: Spektrometer bei 232 nm

Einspritzen: 10 µl

Identifizierung von Verunreinigungen: Zur Identifizierung der Peaks der Verunreinigungen B und F werden das mitgelieferte Chromatogramm von Celiprolol zur Eignungsprüfung *CRS* und das mit der Referenzlösung b erhaltene Chromatogramm verwendet; zur Identifizierung des Peaks der Verunreinigung A wird das mit der Referenzlösung a erhaltene Chromatogramm verwendet.

Relative Retention (bezogen auf Celiprolol, t_R etwa 10 min)
- Verunreinigung A: etwa 0,3
- Verunreinigung B: etwa 1,4
- Verunreinigung F: etwa 1,6

C

Monographien

Eignungsprüfung: Referenzlösung b

- Auflösung: mindestens 4,0 zwischen den Peaks der Verunreinigungen B und F.

Berechnung der Prozentgehalte

- Korrekturfaktor: Die Fläche des Peaks der Verunreinigung A wird mit 4,0 multipliziert.
- Für jede Verunreinigung wird die Konzentration an Celiprololhydrochlorid in der Referenzlösung c verwendet.

Grenzwerte

- Verunreinigung A: höchstens 0,10 Prozent
- Nicht spezifizierte Verunreinigungen: jeweils höchstens 0,10 Prozent
- Summe aller Verunreinigungen: höchstens 0,3 Prozent
- Berichtsgrenzwert: 0,05 Prozent

Trocknungsverlust (2.2.32): höchstens 0,5 Prozent, mit 1,000 g Substanz durch 3 h langes Trocknen im Trockenschrank bei 105 °C bestimmt

Gehaltsbestimmung

0,350 g Substanz werden unter Stickstoffatmosphäre in 50 ml Ethanol 96 % *R* gelöst und nach Zusatz von 1,0 ml Salzsäure (0,1 mol · l⁻¹) mit Natriumhydroxid-Lösung (0,1 mol · l⁻¹) titriert. Das zwischen den beiden mit Hilfe der Potentiometrie (2.2.20) bestimmten Wendepunkten zugesetzte Volumen wird abgelesen.

1 ml Natriumhydroxid-Lösung (0,1 mol · l⁻¹) entspricht 41,60 mg $C_{20}H_{34}ClN_3O_4$.

Lagerung

Vor Licht geschützt

Verunreinigungen

Spezifizierte Verunreinigung:

A

Andere bestimmbare Verunreinigungen

(Die folgenden Substanzen werden, falls in einer bestimmten Menge vorhanden, durch eine oder mehrere Prüfmethoden in der Monographie erfasst. Sie werden begrenzt durch das allgemeine Akzeptanzkriterium für weitere Verunreinigungen/nicht spezifizierte Verunreinigungen und/oder durch die Anforderungender Allgemeinen Monographie **Substanzen zur pharmazeutischen Verwendung (Corpora ad usum pharmaceuticum)**. Diese Verunreinigungen müssen daher nicht identifiziert werden, um die Konformität der Substanz zu zeigen. Siehe auch „5.10 Kontrolle von Verunreinigungen in Substanzen zur pharmazeutischen Verwendung“):

B, C, D, E, F, G, H, I

A.

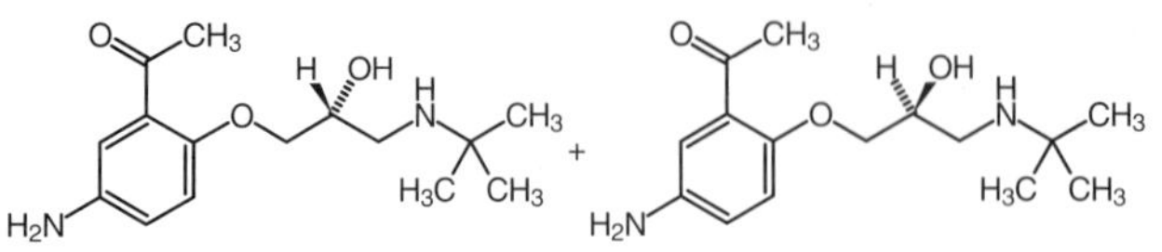

1-[5-Amino-2-[(2*RS*)-3-(*tert*-butylamino)-2-hydroxypropoxy]phenyl]ethan-1-on

B.

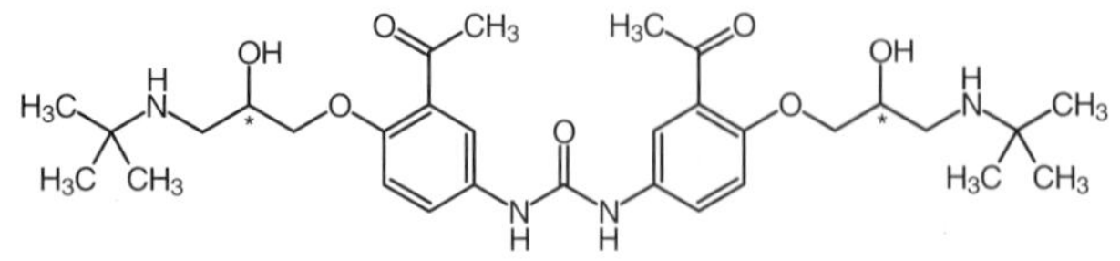

N,*N*′-Bis[3-acetyl-4-[(2Ξ)-3-(*tert*-butylamino)-2-hydroxypropoxy]phenyl]harnstoff

C.

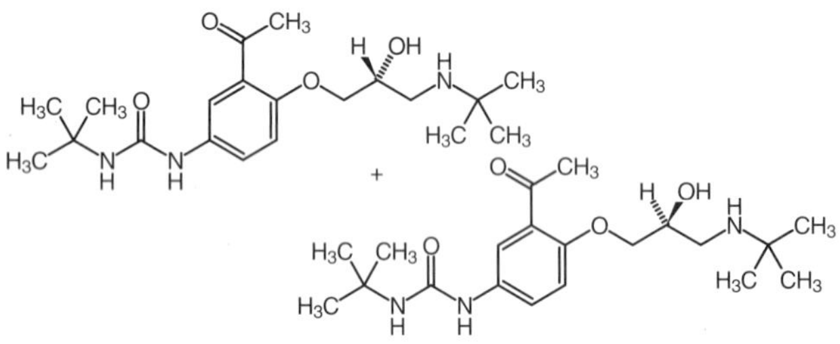

N-[3-Acetyl-4-[(2*RS*)-3-(*tert*-butylamino)-2-hydroxypropoxy]phenyl]-*N*′-*tert*-butylharnstoff

D.

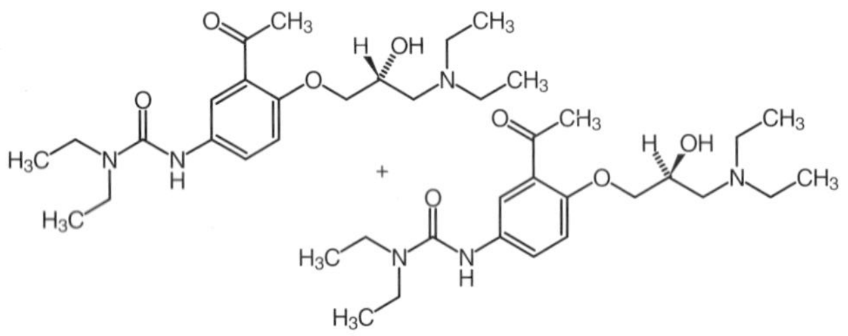

N-[3-Acetyl-4-[(2*RS*)-3-(diethylamino)-2-hydroxypropoxy]phenyl]-*N*′,*N*′-diethylharnstoff

E.

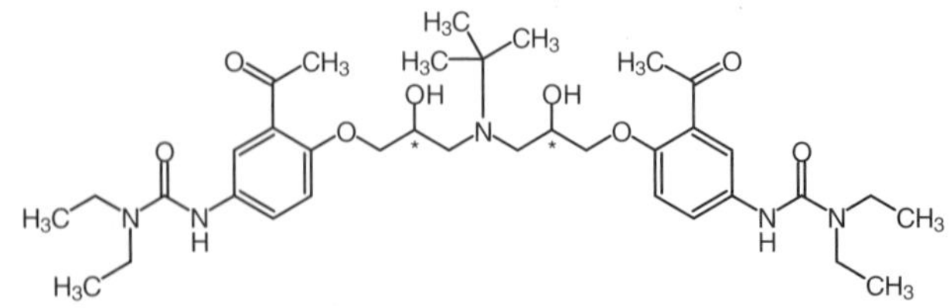

N-[3-Acetyl-4[(2Ξ)-3-[[(2Ξ)-3-[2-acetyl-4-[(diethylcarbamoyl)amino]phenoxy]-2-hydroxypropyl](*tert*-butyl)amino]-2-hydroxypropoxy]phenyl]-*N*′,*N*′-diethylharnstoff

F.

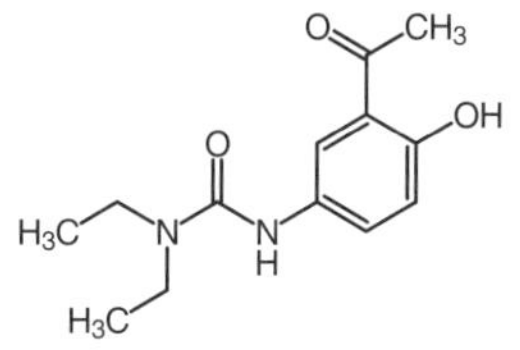

N-(3-Acetyl-4-hydroxyphenyl)-N',N'-diethylharnstoff

G.

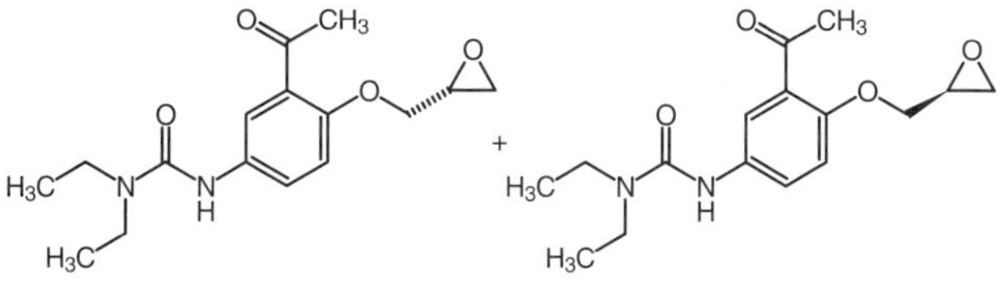

N-[3-Acetyl-4-[[(RS)-oxiranyl]methoxy]phenyl]-N',N'-diethylharnstoff

H.

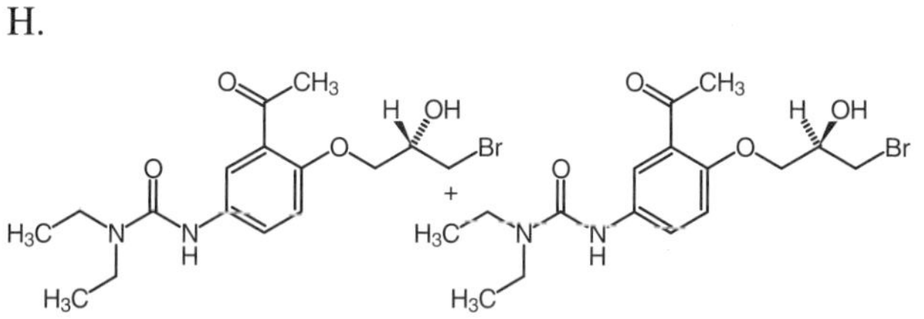

N-[3-Acetyl-4-[(2RS)-3-bromo-2-hydroxypropoxy]phenyl]-N',N'-diethylharnstoff

I.

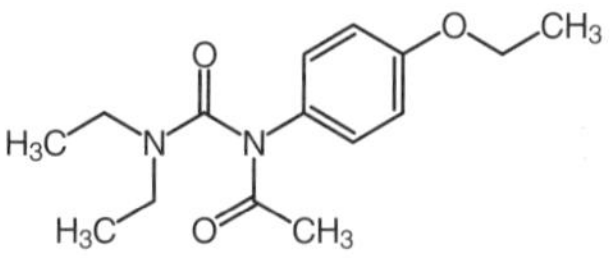

N-Acetyl-N-(4-ethoxyphenyl)-N',N'-diethylharnstoff

10.3/0702

Cetylstearylalkohol

Alcohol cetylicus et stearylicus

Definition

Gemisch fester aliphatischer Alkohole, hauptsächlich von Octadecan-1-ol (Stearylalkohol, $C_{18}H_{38}O$; M_r 270,5) und Hexadecan-1-ol (Cetylalkohol, $C_{16}H_{34}O$; M_r 242,4), tierischen oder pflanzlichen Ursprungs

Gehalt

- Stearylalkohol: mindestens 40,0 Prozent
- Summe der Gehalte von Stearylalkohol und Cetylalkohol: mindestens 90,0 Prozent

Eigenschaften

Aussehen: wachsartige Masse, Tafeln, Schuppen oder Granulat, weiß bis blassgelb

Löslichkeit: praktisch unlöslich in Wasser, löslich in Ethanol 96 % und in Petrolether

In geschmolzenem Zustand ist die Substanz mischbar mit fetten Ölen, mit flüssigem Paraffin und mit geschmolzenem Wollwachs.

Prüfung auf Identität

Die unter „Gehaltsbestimmung" erhaltenen Chromatogramme werden ausgewertet.

Ergebnis: Die beiden Hauptpeaks im Chromatogramm der Untersuchungslösung entsprechen in Bezug auf die Retentionszeiten den Hauptpeaks im Chromatogramm der Referenzlösung.

Prüfung auf Reinheit

Aussehen der Lösung: Die Lösung muss klar (2.2.1) und darf nicht stärker gefärbt sein als die Farbvergleichslösung B_6 (2.2.2, Methode II).

0,50 g Substanz werden mit 20 ml kaltem Ethanol 96 % *R* versetzt. Die Mischung wird bis zum vollständigen Lösen der Substanz zum Sieden erhitzt und anschließend erkalten gelassen.

Schmelztemperatur (2.2.14): 49 bis 56 °C

Säurezahl (2.5.1): höchstens 1,0

Hydroxylzahl (2.5.3, Methode A): 208 bis 228

Iodzahl (2.5.4, Methode A): höchstens 2,0

2,00 g Substanz werden in Dichlormethan *R* zu 25 ml gelöst.

Verseifungszahl (2.5.6): höchstens 2,0

Gehaltsbestimmung

Gaschromatographie (2.2.28) mit Hilfe des Verfahrens „Normalisierung"

Untersuchungslösung: 0,100 g Substanz werden in Ethanol 96 % *R* zu 10,0 ml gelöst.

Referenzlösung: 60 mg Cetylalkohol *CRS* und 40 mg Stearylalkohol *CRS* werden in Ethanol 96 % *R* zu 10 ml gelöst. 1 ml Lösung wird mit Ethanol 96 % *R* zu 10 ml verdünnt.

Säule
- Größe: $l = 30$ m, $\varnothing = 0{,}32$ mm
- Stationäre Phase: Methylpolysiloxan *R* (1 µm)

Trägergas: Helium zur Chromatographie *R*

Durchflussrate: 1 ml · min^{-1}

Splitverhältnis: 1:100

Temperatur

	Zeit (min)	Temperatur (°C)
Säule	0 – 20	150 → 250
	20 – 40	250
Probeneinlass		250
Detektor		250

Detektion: Flammenionisation

Einspritzen: 1 µl

Eignungsprüfung: Referenzlösung
- Auflösung: mindestens 5,0 zwischen den Peaks von Cetylalkohol und Stearylalkohol

Die Prozentgehalte an $C_{16}H_{34}O$ und $C_{18}H_{38}O$ werden berechnet.

10.3/0076

Codein-Monohydrat

Codeinum monohydricum

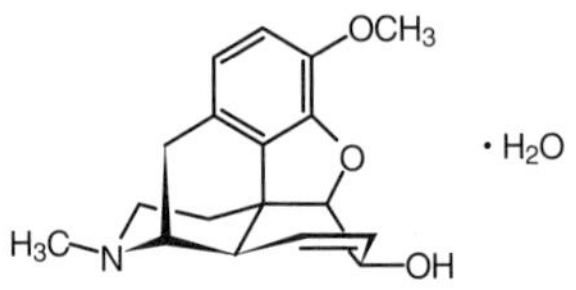

$C_{18}H_{21}NO_3 \cdot H_2O$ M_r 317,4

CAS Nr. 6059-47-8

Definition

4,5α-Epoxy-3-methoxy-17-methyl-7,8-didehydromorphinan-6α-ol-Monohydrat

Gehalt: 99,0 bis 101,0 Prozent (getrocknete Substanz)

Eigenschaften

Aussehen: weißes bis fast weißes, kristallines Pulver oder farblose Kristalle

Löslichkeit: schwer löslich in Wasser, leicht löslich in Ethanol 96 %

Prüfung auf Identität

1: A, B, E
2: A, C, D, E

A. Schmelztemperatur (2.2.14): 155 bis 159 °C

B. IR-Spektroskopie (2.2.24)

Vergleich: Codein *CRS*

C. Etwa 10 mg Substanz werden mit 1 ml Schwefelsäure *R* und 0,05 ml Eisen(III)-chlorid-Lösung *R* 2 versetzt. Beim Erhitzen im Wasserbad färbt sich die Lösung blau. Nach Zusatz von 0,05 ml Salpetersäure *R* färbt sich die Lösung rot.

D. Die Substanz gibt die Identitätsreaktion auf Alkaloide (2.3.1).

E. Die Substanz entspricht der Prüfung „Trocknungsverlust" (siehe „Prüfung auf Reinheit").

Prüfung auf Reinheit

Aussehen der Lösung: Die Prüflösung muss klar (2.2.1) und farblos (2.2.2, Methode II) sein.

50 mg Substanz werden in Wasser *R* zu 10,0 ml gelöst.

Spezifische Drehung (2.2.7): –146 bis –142 (getrocknete Substanz)

0,50 g Substanz werden in Ethanol 96 % *R* zu 25,0 ml gelöst.

Verwandte Substanzen: Flüssigchromatographie (2.2.29)

Lösung A: eine 0,5-prozentige Lösung (*V/V*) von Phosphorsäure 85 % *R*

Untersuchungslösung: 0,160 g Substanz werden in der Lösung A zu 50,0 ml gelöst.

Referenzlösung a: 2,0 ml Untersuchungslösung werden mit der Lösung A zu 100,0 ml verdünnt. 1,0 ml dieser Lösung wird mit der Lösung A zu 10,0 ml verdünnt.

Referenzlösung b: 3 mg Codein zur Eignungsprüfung *CRS* (mit den Verunreinigungen A, B, C, D, E, F, G, H und I) werden in 1 ml Lösung A gelöst.

Säule
- Größe: $l = 0{,}075$ m, $\varnothing = 3{,}0$ mm
- Stationäre Phase: nachsilanisiertes, octadecylsilyliertes, mehrschichtiges, siliciumorganisches Polymer *R* (1,9 µm)
- Temperatur: 40 °C

Mobile Phase
- Mobile Phase A: 4 Volumteile Acetonitril *R* und 96 Volumteile einer Lösung von Essigsäure 99 % *R* (20 g · l^{-1}), die zuvor mit einer Lösung von Natriumhydroxid *R* (500 g · l^{-1}) auf einen pH-Wert von 4,5 eingestellt wurde, werden gemischt.
- Mobile Phase B: Acetonitril *R*

Beachten Sie den Hinweis auf „Allgemeine Monographien" zu Anfang des Bands auf Seite B

Zeit (min)	Mobile Phase A (% *V/V*)	Mobile Phase B (% *V/V*)
0 – 5	100	0
5 – 7,33	100 → 93	0 → 7
7,33 – 10,33	93 → 67	7 → 33
10,33 – 12	67	33

Durchflussrate: 1,0 ml · min⁻¹

Detektion: Spektrometer bei 280 nm

Einspritzen: 3 µl

Identifizierung von Verunreinigungen: Zur Identifizierung der Peaks der Verunreinigungen A, B, C, D, E, F, G, H und I werden das mitgelieferte Chromatogramm von Codein zur Eignungsprüfung *CRS* und das mit der Referenzlösung b erhaltene Chromatogramm verwendet.

Relative Retention (bezogen auf Codein, t_R etwa 6 min)
- Verunreinigung B: etwa 0,3
- Verunreinigung E: etwa 0,4
- Verunreinigung F: etwa 0,8
- Verunreinigung H: etwa 0,9
- Verunreinigung C: etwa 1,2
- Verunreinigung I: etwa 1,4
- Verunreinigung D: etwa 1,45
- Verunreinigung A: etwa 1,5
- Verunreinigung G: etwa 1,6

Eignungsprüfung: Referenzlösung b
- Auflösung: mindestens 2,5 zwischen den Peaks der Verunreinigungen F und H; mindestens 1,5 zwischen den Peaks der Verunreinigungen D und A

Berechnung der Prozentgehalte
- Korrekturfaktoren: Die Flächen der Peaks folgender Verunreinigungen werden mit dem entsprechenden Korrekturfaktor multipliziert:
  - Verunreinigung C: 0,7
  - Verunreinigung G: 0,2
  - Verunreinigung I: 1,3
- Für jede Verunreinigung wird die Konzentration an Codein-Monohydrat in der Referenzlösung a verwendet.

Grenzwerte
- Verunreinigung A: höchstens 1,0 Prozent
- Verunreinigung H: höchstens 0,25 Prozent
- Verunreinigungen C, D, E: jeweils höchstens 0,2 Prozent
- Verunreinigungen B, F, G, I: jeweils höchstens 0,15 Prozent
- Nicht spezifizierte Verunreinigungen: jeweils höchstens 0,10 Prozent
- Summe aller Verunreinigungen: höchstens 1,5 Prozent
- Berichtsgrenzwert: 0,05 Prozent

Trocknungsverlust (2.2.32): 4,0 bis 6,0 Prozent, mit 1,000 g Substanz durch Trocknen im Trockenschrank bei 105 °C bestimmt

Sulfatasche (2.4.14): höchstens 0,1 Prozent, mit 1,0 g Substanz bestimmt

Gehaltsbestimmung

0,250 g Substanz werden in 50 ml wasserfreier Essigsäure *R* gelöst und mit Perchlorsäure (0,1 mol · l⁻¹) titriert. Der Endpunkt wird mit Hilfe der Potentiometrie (2.2.20) bestimmt.

1 ml Perchlorsäure (0,1 mol · l⁻¹) entspricht 29,94 mg $C_{18}H_{21}NO_3$.

Lagerung

Vor Licht geschützt

Verunreinigungen

Spezifizierte Verunreinigungen:

A, B, C, D, E, F, G, H, I

Andere bestimmbare Verunreinigungen

(Die folgenden Substanzen werden, falls in einer bestimmten Menge vorhanden, durch eine oder mehrere Prüfmethoden in der Monographie erfasst. Sie werden begrenzt durch das allgemeine Akzeptanzkriterium für weitere Verunreinigungen/nicht spezifizierte Verunreinigungen und/oder durch die Anforderungen der Allgemeinen Monographie **Substanzen zur pharmazeutischen Verwendung (Corpora ad usum pharmaceuticum)**. Diese Verunreinigungen müssen daher nicht identifiziert werden, um die Konformität der Substanz zu zeigen. Siehe auch „5.10 Kontrolle von Verunreinigungen in Substanzen zur pharmazeutischen Verwendung“):

J, K, L, M

A.

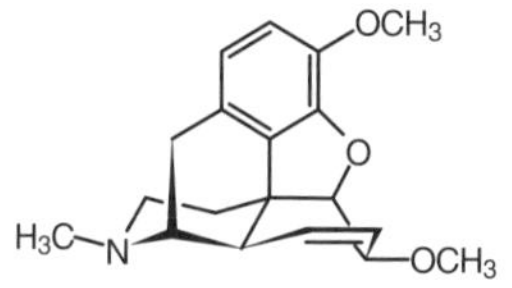

4,5α-Epoxy-3,6α-dimethoxy-17-methyl-7,8-didehydromorphinan
(Methylcodein)

B.

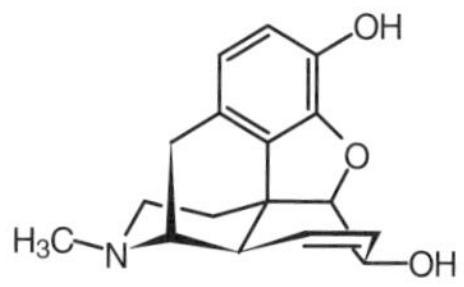

4,5α-Epoxy-17-methyl-7,8-didehydromorphinan-3,6α-diol
(Morphin)

C

Monographien

C.

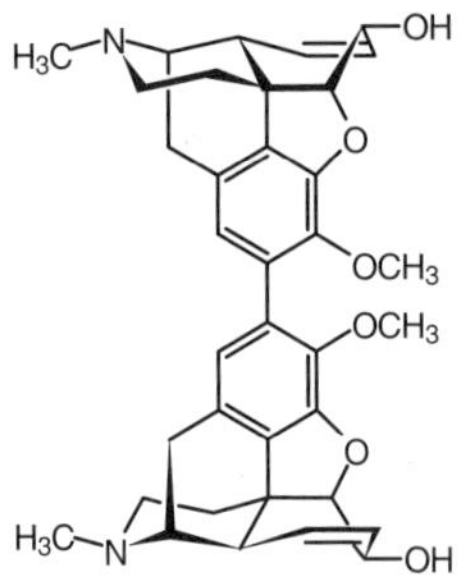

4,5α:4′,5′α-Diepoxy-3,3′-dimethoxy-17,17′-dimethyl-7,7′,8,8′-tetradehydro-2,2′-bimorphinan-6α,6′α-diol
(Codein-Dimer)

D.

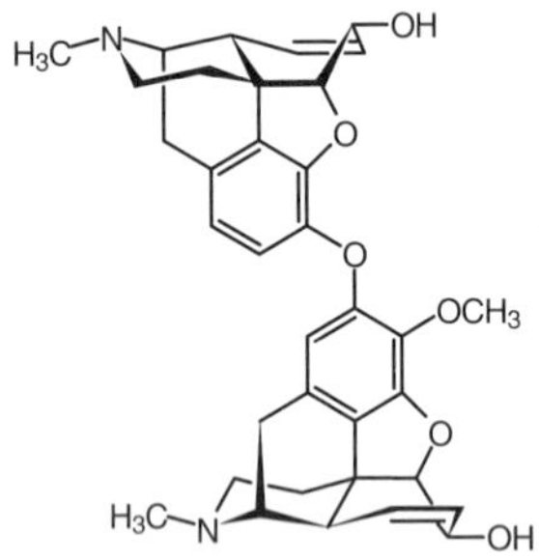

4,5α-Epoxy-2-[(4,5α-epoxy-6α-hydroxy-17-methyl-7,8-didehydromorphinan-3-yl)oxy]-3-methoxy-17-methyl-7,8-didehydromorphinan-6α-ol
(3-*O*-(Codein-2-yl)morphin)

E.

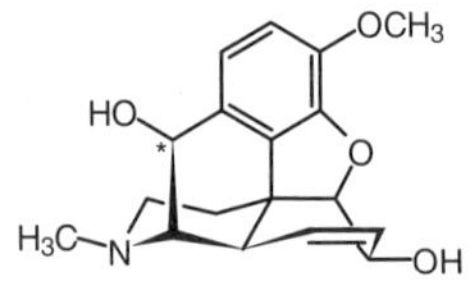

4,5α-Epoxy-3-methoxy-17-methyl-7,8-didehydromorphinan-6α,10ξ-diol

F.

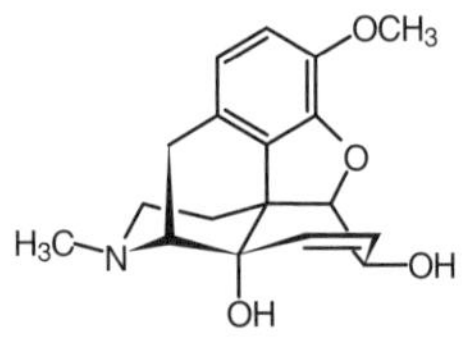

4,5α-Epoxy-3-methoxy-17-methyl-7,8-didehydromorphinan-6α,14-diol

G.

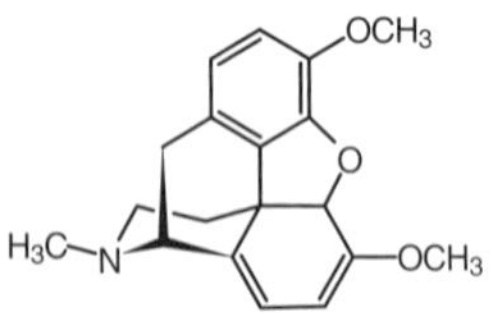

4,5α-Epoxy-3,6-dimethoxy-17-methyl-6,7,8,14-tetradehydromorphinan
(Thebain)

H.

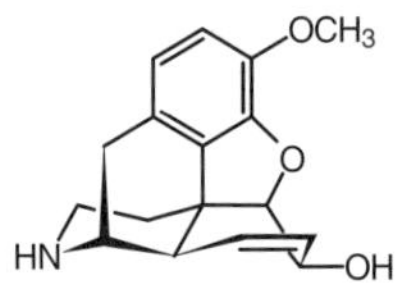

4,5α-Epoxy-3-methoxy-7,8-didehydromorphinan-6α-ol
(Norcodein)

I.

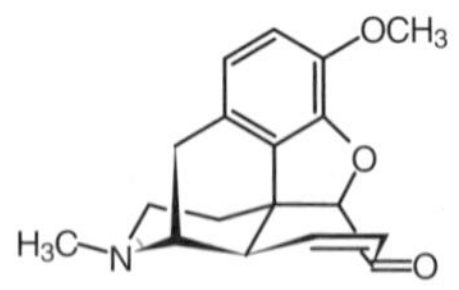

4,5α-Epoxy-3-methoxy-17-methyl-7,8-didehydromorphinan-6-on
(Codeinon)

J.

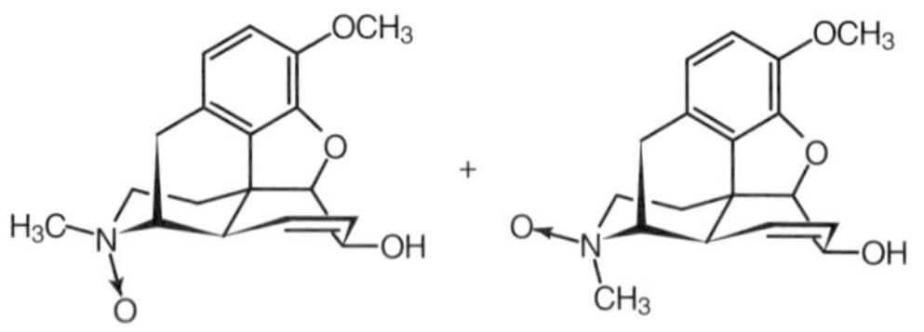

(17*RS*)-4,5α-Epoxy-6α-hydroxy-3-methoxy-17-methyl-7,8-didehydromorphinan-17-oxid
(Codein-*N*-oxid)

K.

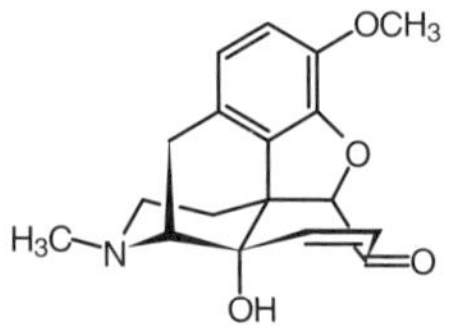

4,5α-Epoxy-14-hydroxy-3-methoxy-17-methyl-7,8-didehydromorphinan-6-on
(14-Hydroxycodeinon)

L.

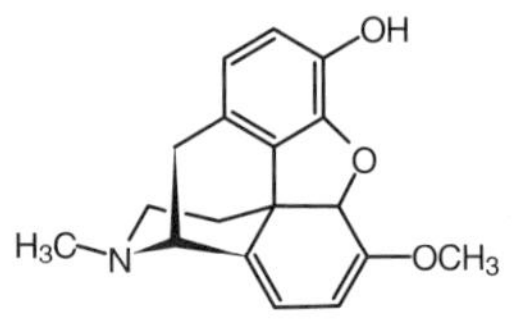

4,5α-Epoxy-6-methoxy-17-methyl-6,7,8,14-tetradehydromorphinan-3-ol
(Oripavin)

M.

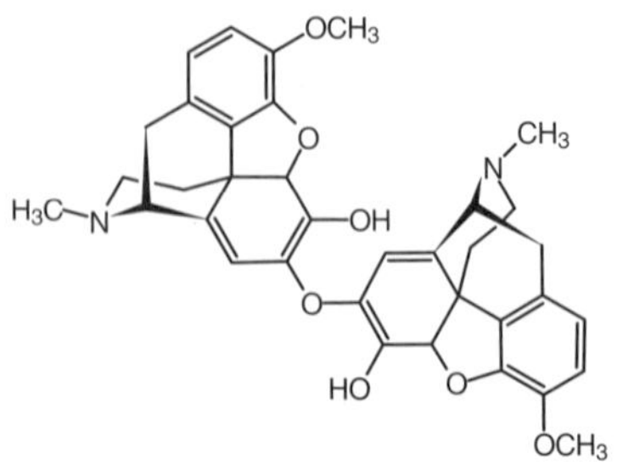

7,7′-Oxybis(4,5α-epoxy-3-methoxy-17-methyl-6,7,8,14-tetradehydromorphinan-6-ol)
(7,7′-Oxybis(6-*O*-demethylthebain))

10.3/1412

Codeinhydrochlorid-Dihydrat

Codeini hydrochloridum dihydricum

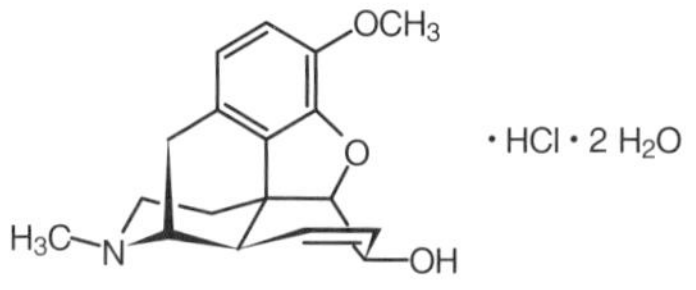

$C_{18}H_{22}ClNO_3 \cdot 2\,H_2O$ M_r 371,9

CAS Nr. 5916-29-0

Definition

4,5α-Epoxy-3-methoxy-17-methyl-7,8-didehydromorphinan-6α-ol-hydrochlorid-Dihydrat

Gehalt: 99,0 bis 101,0 Prozent (wasserfreie Substanz)

Eigenschaften

Aussehen: weißes bis fast weißes, kristallines Pulver oder kleine, farblose Kristalle

Löslichkeit: löslich in Wasser, schwer löslich in Ethanol 96 %, praktisch unlöslich in Cyclohexan

Prüfung auf Identität

1: A, D, F
2: B, C, D, E, F

A. IR-Spektroskopie (2.2.24)

Vergleich: Codeinhydrochlorid-Dihydrat *CRS*

B. 5 ml Prüflösung (siehe „Prüfung auf Reinheit") werden mit 1 ml einer Mischung gleicher Volumteile konzentrierter Natriumhydroxid-Lösung *R* und Wasser *R* versetzt. Falls erforderlich wird die Kristallisation durch Reiben mit einem Glasstab an der Glaswand und unter Kühlen in einer Eis-Wasser-Mischung eingeleitet. Der mit Wasser *R* gewaschene und bei 100 bis 105 °C getrocknete Niederschlag schmilzt (2.2.15) bei 155 bis 159 °C.

C. Etwa 10 mg Substanz werden mit 1 ml Schwefelsäure *R* und 0,05 ml Eisen(III)-chlorid-Lösung *R* 2 versetzt. Beim Erhitzen im Wasserbad färbt sich die Lösung blau. Nach Zusatz von 0,05 ml Salpetersäure *R* färbt sich die Lösung rot.

D. Die Prüflösung (siehe „Prüfung auf Reinheit") gibt die Identitätsreaktion a auf Chlorid (2.3.1).

E. Die Substanz gibt die Identitätsreaktion auf Alkaloide (2.3.1).

F. Die Substanz entspricht der Prüfung „Wasser" (siehe „Prüfung auf Reinheit").

Prüfung auf Reinheit

Prüflösung: 2,00 g Substanz werden in kohlendioxidfreiem Wasser *R*, das aus destilliertem Wasser *R* hergestellt wurde, zu 50,0 ml gelöst.

Aussehen der Lösung: Die Prüflösung muss klar (2.2.1) und darf nicht stärker gefärbt sein als die Farbvergleichslösung G_6 (2.2.2, Methode II).

Sauer oder alkalisch reagierende Substanzen: 5 ml Prüflösung werden mit 5 ml kohlendioxidfreiem Wasser *R* verdünnt. Wird die Lösung mit 0,05 ml Methylrot-Lösung *R* und 0,2 ml Salzsäure (0,02 mol · l^{-1}) versetzt, muss sie rot gefärbt sein. Nach Zusatz von 0,4 ml Natriumhydroxid-Lösung (0,02 mol · l^{-1}) muss sich die Lösung gelb färben.

Spezifische Drehung (2.2.7): –121 bis –117 (wasserfreie Substanz)

5,0 ml Prüflösung werden mit Wasser *R* zu 10,0 ml verdünnt.

Verwandte Substanzen: Flüssigchromatographie (2.2.29)

Lösung A: eine 0,5-prozentige Lösung (*V/V*) von Phosphorsäure 85 % *R*

Untersuchungslösung: 0,190 g Substanz werden in der Lösung A zu 50,0 ml gelöst.

Referenzlösung a: 2,0 ml Untersuchungslösung werden mit der Lösung A zu 100,0 ml verdünnt. 1,0 ml dieser Lösung wird mit der Lösung A zu 10,0 ml verdünnt.

Referenzlösung b: 3 mg Codein zur Eignungsprüfung *CRS* (mit den Verunreinigungen A, B, C, D, E, F, G, H und I) werden in 1 ml Lösung A gelöst.

Säule
- Größe: l = 0,075 m, ∅ = 3,0 mm
- Stationäre Phase: nachsilanisiertes, octadecylsilyliertes, mehrschichtiges, siliciumorganisches Polymer zur Chromatographie *R* (1,9 µm)
- Temperatur: 40 °C

Mobile Phase
- Mobile Phase A: 4 Volumteile Acetonitril *R* und 96 Volumteile einer Lösung von Essigsäure 99 % *R* (20 g · l^{-1}), die zuvor mit einer Lösung von Natriumhydroxid *R* (500 g · l^{-1}) auf einen pH-Wert von 4,5 eingestellt wurde, werden gemischt.
- Mobile Phase B: Acetonitril *R*

C

Monographien

Zeit (min)	Mobile Phase A (% V/V)	Mobile Phase B (% V/V)
0 – 5	100	0
5 – 7,33	100 → 93	0 → 7
7,33 – 10,33	93 → 67	7 → 33
10,33 – 12	67	33

Durchflussrate: 1,0 ml · min^{-1}

Detektion: Spektrometer bei 280 nm

Einspritzen: 3 µl

Identifizierung von Verunreinigungen: Zur Identifizierung der Peaks der Verunreinigungen A, B, C, D, E, F, G, H und I werden das mitgelieferte Chromatogramm von Codein zur Eignungsprüfung *CRS* und das mit der Referenzlösung b erhaltene Chromatogramm verwendet.

Relative Retention (bezogen auf Codein, t_R etwa 6 min)
- Verunreinigung B: etwa 0,3
- Verunreinigung E: etwa 0,4
- Verunreinigung F: etwa 0,8
- Verunreinigung H: etwa 0,9
- Verunreinigung C: etwa 1,2
- Verunreinigung I: etwa 1,4
- Verunreinigung D: etwa 1,45
- Verunreinigung A: etwa 1,5
- Verunreinigung G: etwa 1,6

Eignungsprüfung: Referenzlösung b
- Auflösung: mindestens 2,5 zwischen den Peaks der Verunreinigungen F und H; mindestens 1,5 zwischen den Peaks der Verunreinigungen D und A

Berechnung der Prozentgehalte
- Korrekturfaktoren: Die Flächen der Peaks folgender Verunreinigungen werden mit dem entsprechenden Korrekturfaktor multipliziert:
  - Verunreinigung C: 0,7
  - Verunreinigung G: 0,2
  - Verunreinigung I: 1,3
- Für jede Verunreinigung wird die Konzentration an Codeinhydrochlorid-Dihydrat in der Referenzlösung a verwendet.

Grenzwerte
- Verunreinigung A: höchstens 1,0 Prozent
- Verunreinigung H: höchstens 0,25 Prozent
- Verunreinigungen C, D, E: jeweils höchstens 0,2 Prozent
- Verunreinigungen B, F, G, I: jeweils höchstens 0,15 Prozent
- Nicht spezifizierte Verunreinigungen: jeweils höchstens 0,10 Prozent
- Summe aller Verunreinigungen: höchstens 1,5 Prozent
- Berichtsgrenzwert: 0,05 Prozent

Sulfat (2.4.13): höchstens 0,1 Prozent

5 ml Prüflösung werden mit destilliertem Wasser *R* zu 20 ml verdünnt.

Wasser (2.5.12): 8,0 bis 10,5 Prozent, mit 0,250 g Substanz bestimmt

Gehaltsbestimmung

0,300 g Substanz werden in einer Mischung von 5 ml Salzsäure (0,01 mol · l^{-1}) und 50 ml Ethanol 96 % *R* gelöst und mit Natriumhydroxid-Lösung (0,1 mol · l^{-1}) titriert. Das zwischen den beiden mit Hilfe der Potentiometrie (2.2.20) bestimmten Wendepunkten zugesetzte Volumen wird abgelesen.

1 ml Natriumhydroxid-Lösung (0,1 mol · l^{-1}) entspricht 33,59 mg $C_{18}H_{22}ClNO_3$.

Lagerung

Vor Licht geschützt

Verunreinigungen

Spezifizierte Verunreinigungen:

A, B, C, D, E, F, G, H, I

Andere bestimmbare Verunreinigungen

(Die folgenden Substanzen werden, falls in einer bestimmten Menge vorhanden, durch eine oder mehrere Prüfmethoden in der Monographie erfasst. Sie werden begrenzt durch das allgemeine Akzeptanzkriterium für weitere Verunreinigungen/nicht spezifizierte Verunreinigungen und/oder durch die Anforderungen der Allgemeinen Monographie **Substanzen zur pharmazeutischen Verwendung (Corpora ad usum pharmaceuticum)**. Diese Verunreinigungen müssen daher nicht identifiziert werden, um die Konformität der Substanz zu zeigen. Siehe auch „5.10 Kontrolle von Verunreinigungen in Substanzen zur pharmazeutischen Verwendung“):

J, K, L, M

A.

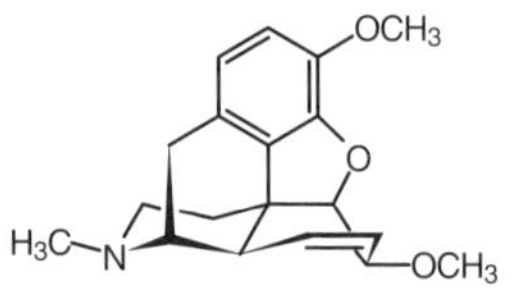

4,5α-Epoxy-3,6α-dimethoxy-17-methyl-7,8-didehydromorphinan
(Methylcodein)

B.

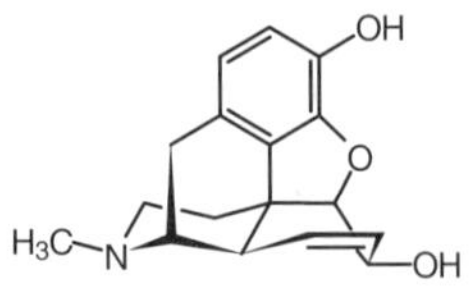

4,5α-Epoxy-17-methyl-7,8-didehydromorphinan-3,6α-diol
(Morphin)

C.

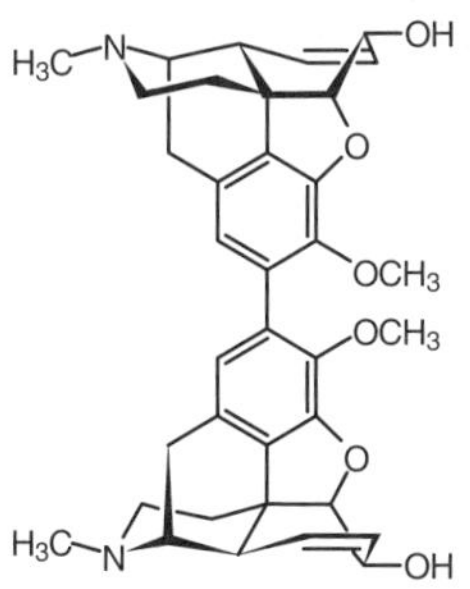

4,5α:4′,5′α-Diepoxy-3,3′-dimethoxy-17,17′-dimethyl-7,7′,8,8′-tetradehydro-2,2′-bimorphinan-6α,6′α-diol
(Codein-Dimer)

D.

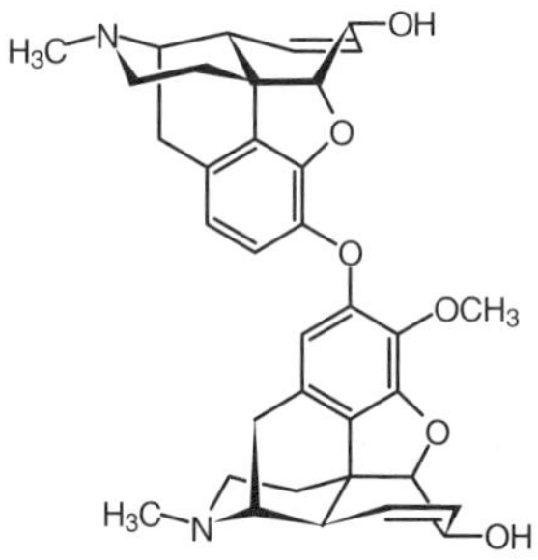

4,5α-Epoxy-2-[(4,5α-epoxy-6α-hydroxy-17-methyl-7,8-didehydromorphinan-3-yl)oxy]-3-methoxy-17-methyl-7,8-didehydromorphinan-6α-ol
(3-*O*-(Codein-2-yl)morphin)

E.

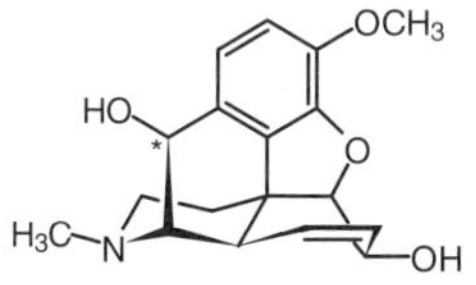

4,5α-Epoxy-3-methoxy-17-methyl-7,8-didehydromorphinan-6α,10ξ-diol

F.

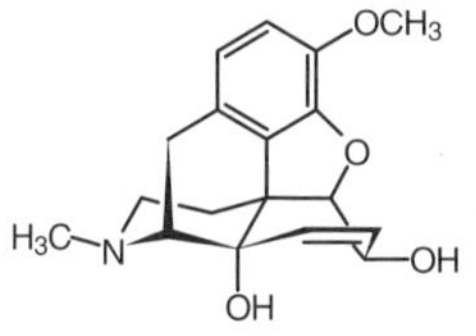

4,5α-Epoxy-3-methoxy-17-methyl-7,8-didehydromorphinan-6α,14-diol

G.

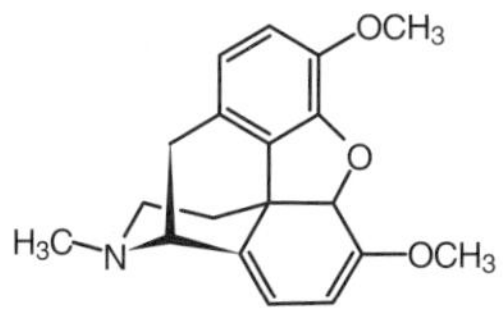

4,5α-Epoxy-3,6-dimethoxy-17-methyl-6,7,8,14-tetradehydromorphinan
(Thebain)

H.

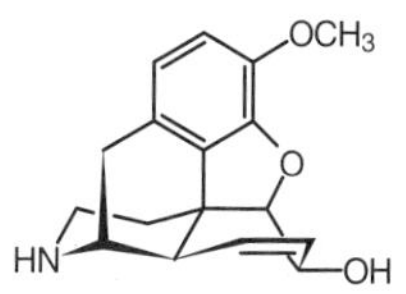

4,5α-Epoxy-3-methoxy-7,8-didehydromorphinan-6α-ol
(Norcodein)

I.

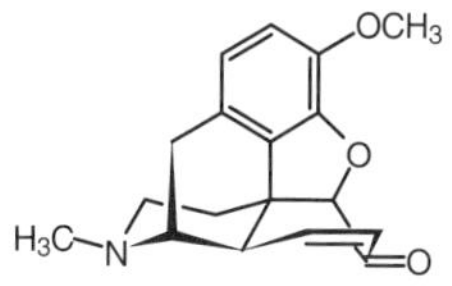

4,5α-Epoxy-3-methoxy-17-methyl-7,8-didehydromorphinan-6-on
(Codeinon)

J.

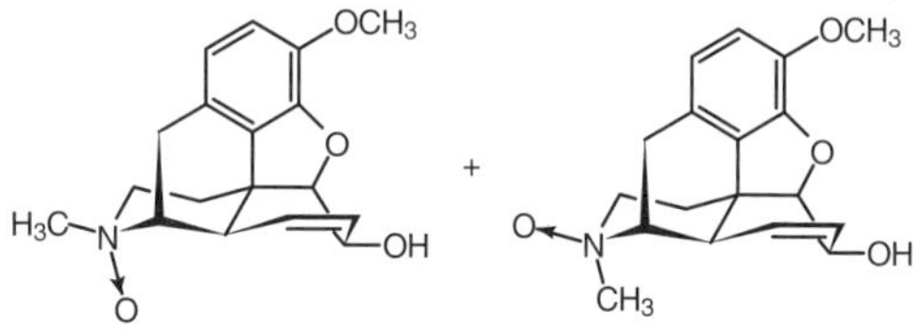

(17*RS*)-4,5α-Epoxy-6α-hydroxy-3-methoxy-17-methyl-7,8-didehydromorphinan-17-oxid
(Codein-*N*-oxid)

K.

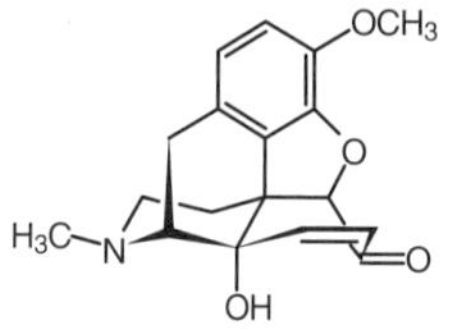

4,5α-Epoxy-14-hydroxy-3-methoxy-17-methyl-7,8-didehydromorphinan-6-on
(14-Hydroxycodeinon)

L.

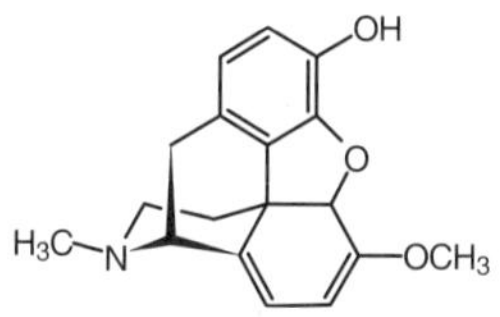

4,5α-Epoxy-6-methoxy-17-methyl-6,7,8,14-tetradehydromorphinan-3-ol
(Oripavin)

M.

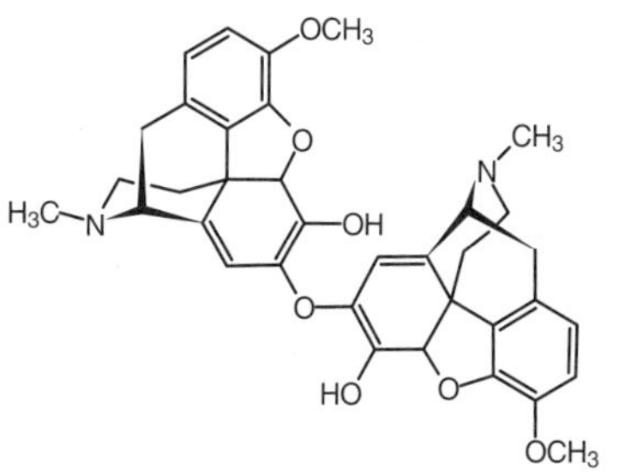

7,7′-Oxybis(4,5α-epoxy-3-methoxy-17-methyl-6,7,8,14-tetradehydromorphinan-6-ol)
(7,7′-Oxybis(6-*O*-demethylthebain))

10.3/0074

Codeinphosphat-Hemihydrat

Codeini phosphas hemihydricus

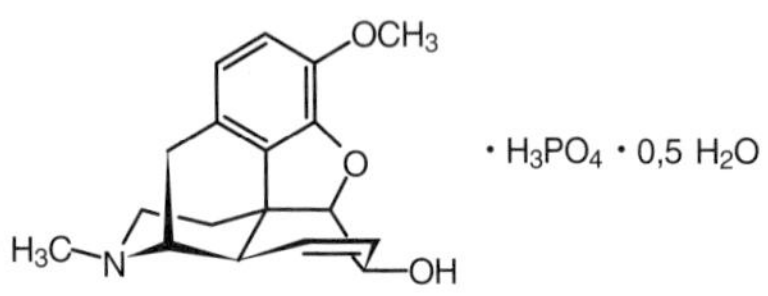

$C_{18}H_{24}NO_7P \cdot 0{,}5\,H_2O$ M_r 406,4

CAS Nr. 41444-62-6

Definition

4,5α-Epoxy-3-methoxy-17-methyl-7,8-didehydromorphinan-6α-ol-phosphat-Hemihydrat

Gehalt: 99,0 bis 101,0 Prozent (getrocknete Substanz)

Eigenschaften

Aussehen: weißes bis fast weißes, kristallines Pulver oder kleine, farblose Kristalle

Löslichkeit: leicht löslich in Wasser, schwer bis sehr schwer löslich in Ethanol 96 %

Prüfung auf Identität

1: A, D, E
2: B, C, D, E, F

A. IR-Spektroskopie (2.2.24)

Probenvorbereitung: 0,20 g Substanz werden in 4 ml Wasser *R* gelöst. Nach Zusatz von 1 ml einer Mischung gleicher Volumteile konzentrierte Natriumhydroxid-Lösung *R* und Wasser *R* wird die Kristallisation falls erforderlich durch Reiben mit einem Glasstab an der Glaswand und unter Kühlen in einer Eis-Wasser-Mischung eingeleitet. Der Niederschlag wird mit Wasser *R* gewaschen und bei 100 bis 105 °C getrocknet.

Vergleich: Codein *CRS*

B. 0,20 g Substanz werden in 4 ml Wasser *R* gelöst. Nach Zusatz von 1 ml einer Mischung gleicher Volumteile konzentrierte Natriumhydroxid-Lösung *R* und Wasser *R* wird die Kristallisation falls erforderlich durch Reiben mit einem Glasstab an der Glaswand und unter Kühlen in einer Eis-Wasser-Mischung eingeleitet. Der mit Wasser *R* gewaschene und bei 100 bis 105 °C getrocknete Niederschlag schmilzt (2.2.14) bei 155 bis 159 °C.

C. Etwa 10 mg Substanz werden mit 1 ml Schwefelsäure *R* und 0,05 ml Eisen(III)-chlorid-Lösung *R* 2 versetzt. Beim Erhitzen im Wasserbad färbt sich die Lösung blau. Nach Zusatz von 0,05 ml Salpetersäure *R* färbt sich die Lösung rot.

D. Die Substanz entspricht der Prüfung „Trocknungsverlust“ (siehe „Prüfung auf Reinheit“).

E. Die Prüflösung gibt die Identitätsreaktion a auf Phosphat (2.3.1).

F. Die Substanz gibt die Identitätsreaktion auf Alkaloide (2.3.1).

Prüfung auf Reinheit

Prüflösung: 1,00 g Substanz wird in kohlendioxidfreiem Wasser *R*, das aus destilliertem Wasser *R* hergestellt wurde, zu 25,0 ml gelöst.

pH-Wert (2.2.3): 4,0 bis 5,0; an der Prüflösung bestimmt

Spezifische Drehung (2.2.7): –102 bis –98 (getrocknete Substanz)

5,0 ml Prüflösung werden mit Wasser *R* zu 10,0 ml verdünnt.

Verwandte Substanzen: Flüssigchromatographie (2.2.29)

Lösung A: eine 0,5-prozentige Lösung (*V/V*) von Phosphorsäure 85 % *R*

Untersuchungslösung: 0,190 g Substanz werden in der Lösung A zu 50,0 ml gelöst.

Referenzlösung a: 2,0 ml Untersuchungslösung werden mit der Lösung A zu 100,0 ml verdünnt. 1,0 ml dieser Lösung wird mit der Lösung A zu 10,0 ml verdünnt.

Referenzlösung b: 3 mg Codein zur Eignungsprüfung *CRS* (mit den Verunreinigungen A, B, C, D, E, F, G, H und I) werden in 1 ml Lösung A gelöst.

Säule
- Größe: $l = 0{,}075$ m, $\varnothing = 3{,}0$ mm
- Stationäre Phase: nachsilanisiertes, octadecylsilyliertes, mehrschichtiges, siliciumorganisches Polymer *R* (1,9 µm)
- Temperatur: 40 °C

Mobile Phase
- Mobile Phase A: 4 Volumteile Acetonitril *R* und 96 Volumteile einer Lösung von Essigsäure 99 % *R* ($20\,g \cdot l^{-1}$), die zuvor mit einer Lösung von Natriumhydroxid *R* ($500\,g \cdot l^{-1}$) auf einen pH-Wert von 4,5 eingestellt wurde, werden gemischt.
- Mobile Phase B: Acetonitril *R*

Zeit (min)	Mobile Phase A (% *V/V*)	Mobile Phase B (% *V/V*)
0 – 5	100	0
5 – 7,33	100 → 93	0 → 7
7,33 – 10,33	93 → 67	7 → 33
10,33 – 12	67	33

Durchflussrate: 1,0 ml · min^{-1}

Detektion: Spektrometer bei 280 nm

Einspritzen: 3 µl

Identifizierung von Verunreinigungen: Zur Identifizierung der Peaks der Verunreinigungen A, B, C, D, E, F, G, H und I werden das mitgelieferte Chromatogramm von Codein zur Eignungsprüfung *CRS* und das mit der Referenzlösung b erhaltene Chromatogramm verwendet.

Relative Retention (bezogen auf Codein, t_R etwa 6 min)
- Verunreinigung B: etwa 0,3
- Verunreinigung E: etwa 0,4
- Verunreinigung F: etwa 0,8
- Verunreinigung H: etwa 0,9
- Verunreinigung C: etwa 1,2
- Verunreinigung I: etwa 1,4
- Verunreinigung D: etwa 1,45
- Verunreinigung A: etwa 1,5
- Verunreinigung G: etwa 1,6

Eignungsprüfung: Referenzlösung b
- Auflösung: mindestens 2,5 zwischen den Peaks der Verunreinigungen F und H; mindestens 1,5 zwischen den Peaks der Verunreinigungen D und A

Berechnung der Prozentgehalte
- Korrekturfaktoren: Die Flächen der Peaks folgender Verunreinigungen werden mit dem entsprechenden Korrekturfaktor multipliziert:
  - Verunreinigung C: 0,7
  - Verunreinigung G: 0,2
  - Verunreinigung I: 1,3
- Für jede Verunreinigung wird die Konzentration an Codeinphosphat-Hemihydrat in der Referenzlösung a verwendet.

Grenzwerte
- Verunreinigung A: höchstens 1,0 Prozent
- Verunreinigung H: höchstens 0,25 Prozent
- Verunreinigungen C, D, E: jeweils höchstens 0,2 Prozent
- Verunreinigungen B, F, G, I: jeweils höchstens 0,15 Prozent
- Nicht spezifizierte Verunreinigungen: jeweils höchstens 0,10 Prozent
- Summe aller Verunreinigungen: höchstens 1,5 Prozent
- Berichtsgrenzwert: 0,05 Prozent

Sulfat (2.4.13): höchstens 0,1 Prozent

5 ml Prüflösung werden mit destilliertem Wasser *R* zu 20 ml verdünnt.

Trocknungsverlust (2.2.32): 1,5 bis 3,0 Prozent, mit 1,000 g Substanz durch Trocknen im Trockenschrank bei 105 °C bestimmt

Gehaltsbestimmung

0,350 g Substanz werden in 50 ml wasserfreier Essigsäure *R* gelöst und mit Perchlorsäure (0,1 mol · l^{-1}) titriert. Der Endpunkt wird mit Hilfe der Potentiometrie (2.2.20) bestimmt.

1 ml Perchlorsäure (0,1 mol · l^{-1}) entspricht 39,74 mg $C_{18}H_{24}NO_7P$.

Lagerung

Vor Licht geschützt

Verunreinigungen

Spezifizierte Verunreinigungen:

A, B, C, D, E, F, G, H, I

Andere bestimmbare Verunreinigungen

(Die folgenden Substanzen werden, falls in einer bestimmten Menge vorhanden, durch eine oder mehrere Prüfmethoden in der Monographie erfasst. Sie werden begrenzt durch das allgemeine Akzeptanzkriterium für weitere Verunreinigungen/nicht spezifizierte Verunreinigungen und/oder durch die Anforderungen der Allgemeinen Monographie **Substanzen zur pharmazeutischen Verwendung (Corpora ad usum pharmaceuticum)**. Diese Verunreinigungen müssen daher nicht identifiziert werden, um die Konformität der Substanz zu zeigen. Siehe auch „5.10 Kontrolle von Verunreinigungen in Substanzen zur pharmazeutischen Verwendung“):

J, K, L, M

A.

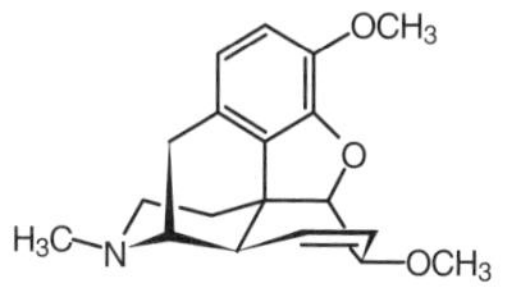

4,5α-Epoxy-3,6α-dimethoxy-17-methyl-7,8-didehydromorphinan
(Methylcodein)

B.

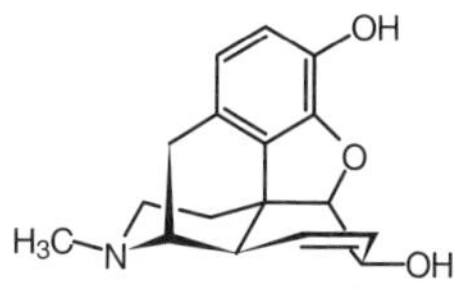

4,5α-Epoxy-17-methyl-7,8-didehydromorphinan-3,6α-diol
(Morphin)

C.

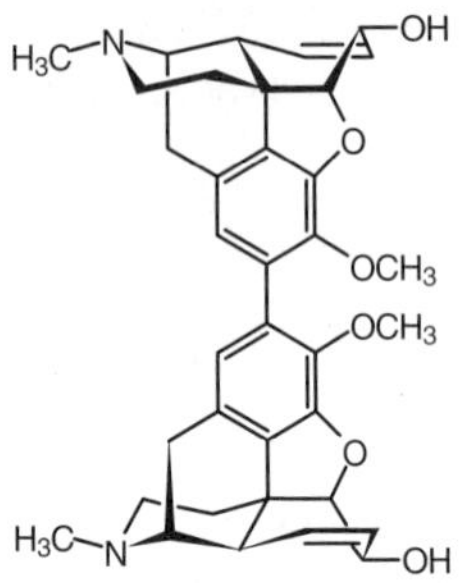

4,5α:4′,5′α-Diepoxy-3,3′-dimethoxy-17,17′-di=
methyl-7,7′,8,8′-tetradehydro-2,2′-bimorphinan-
6α,6′α-diol
(Codein-Dimer)

D.

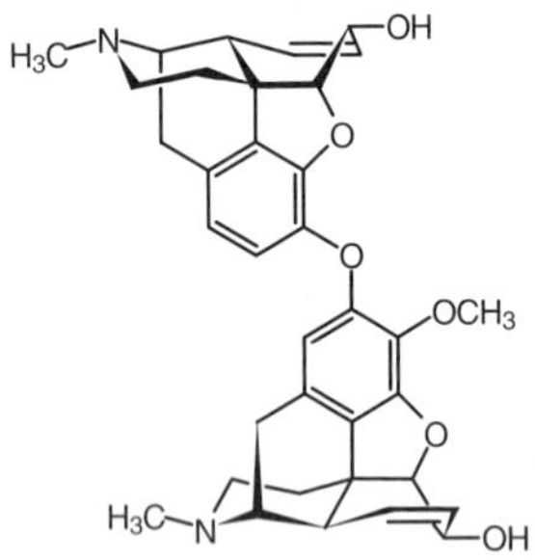

4,5α-Epoxy-2-[(4,5α-epoxy-6α-hydroxy-17-methyl-
7,8-didehydromorphinan-3-yl)oxy]-3-methoxy-
17-methyl-7,8-didehydromorphinan-6α-ol
(3-*O*-(Codein-2-yl)morphin)

E.

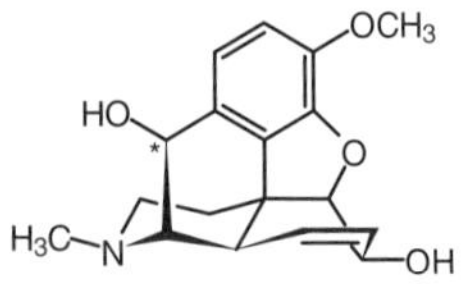

4,5α-Epoxy-3-methoxy-17-methyl-7,8-didehydro=
morphinan-6α,10ξ-diol

F.

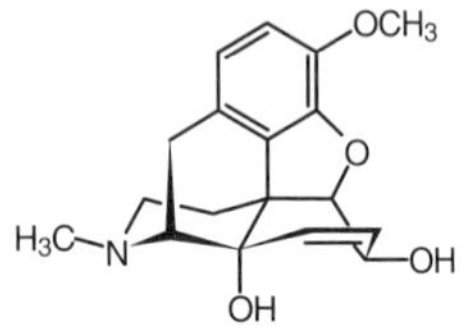

4,5α-Epoxy-3-methoxy-17-methyl-7,8-didehydro=
morphinan-6α,14-diol

G.

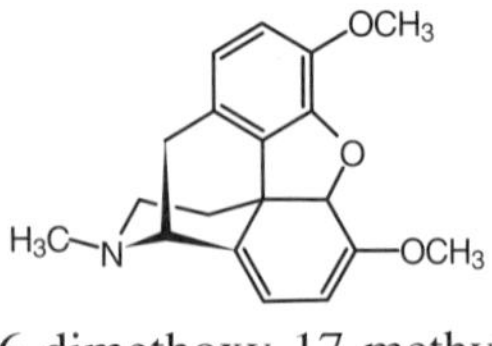

4,5α-Epoxy-3,6-dimethoxy-17-methyl-6,7,8,14-tetra=
dehydromorphinan
(Thebain)

H.

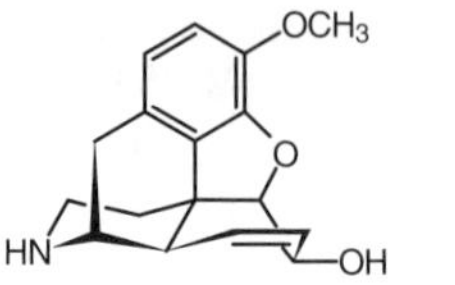

4,5α-Epoxy-3-methoxy-7,8-didehydromorphinan-
6α-ol
(Norcodein)

I.

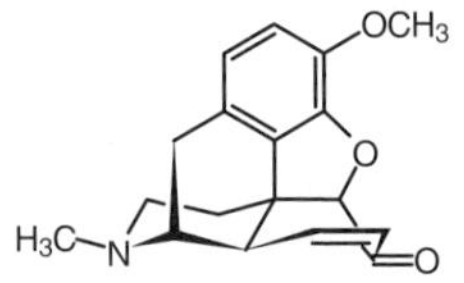

4,5α-Epoxy-3-methoxy-17-methyl-7,8-didehydro=
morphinan-6-on
(Codeinon)

J.

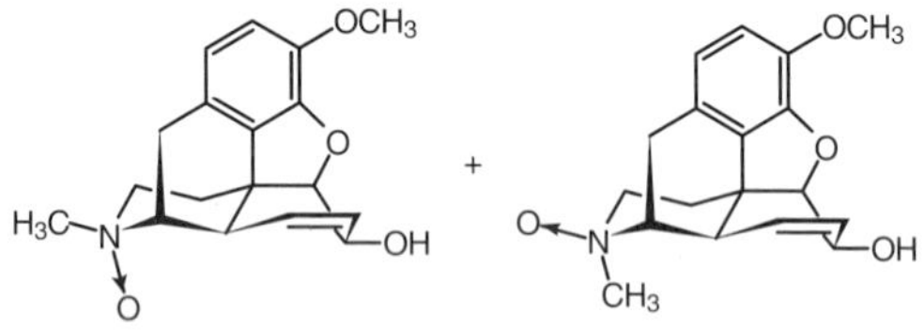

(17*RS*)-4,5α-Epoxy-6α-hydroxy-3-methoxy-
17-methyl-7,8-didehydromorphinan-17-oxid
(Codein-*N*-oxid)

K.

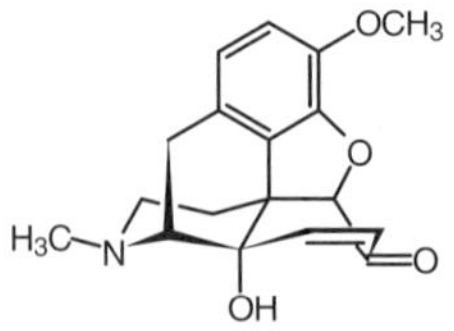

4,5α-Epoxy-14-hydroxy-3-methoxy-17-methyl-
7,8-didehydromorphinan-6-on
(14-Hydroxycodeinon)

L.

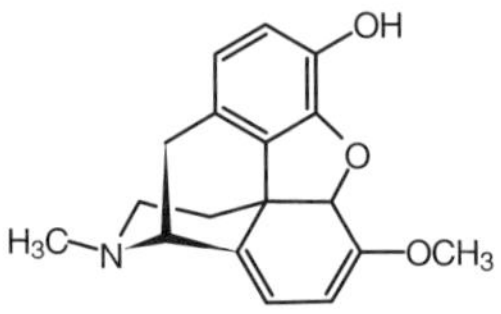

4,5α-Epoxy-6-methoxy-17-methyl-6,7,8,14-tetra=
dehydromorphinan-3-ol
(Oripavin)

M.

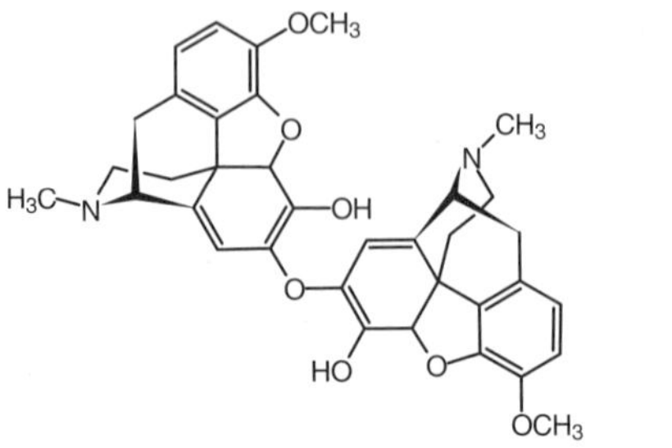

7,7′-Oxybis(4,5α-epoxy-3-methoxy-17-methyl-6,7,
8,14-tetradehydromorphinan-6-ol)
(7,7′-Oxybis(6-*O*-demethylthebain))

10.3/0547

Cyanocobalamin

Cyanocobalaminum

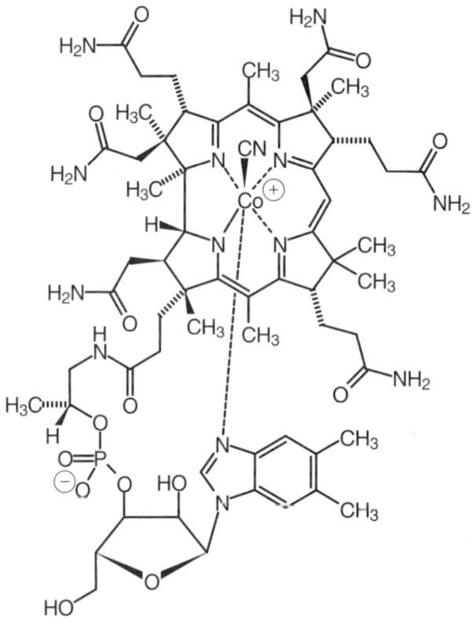

$C_{63}H_{88}CoN_{14}O_{14}P$ M_r 1355

CAS Nr. 68-19-9

Definition

*Co*α-[α-(5,6-Dimethylbenzimidazolyl)]-*Co*β-cyanocobamid

Gehalt: 96,0 bis 102,0 Prozent (getrocknete Substanz)

Diese Monographie gilt für Cyanocobalamin, das durch Fermentation gewonnen wurde.

Eigenschaften

Aussehen: kristallines Pulver oder Kristalle, dunkelrot

Löslichkeit: wenig löslich in Wasser und in Ethanol 96 %, praktisch unlöslich in Aceton

Die wasserfreie Substanz ist sehr hygroskopisch.

Prüfung auf Identität

A. UV-Vis-Spektroskopie (2.2.25)

Untersuchungslösung: 2,5 mg Substanz werden in Wasser *R* zu 100,0 ml gelöst.

Spektralbereich: 260 bis 610 nm

Absorptionsmaxima: bei 278, 361 und von 547 bis 559 nm

Absorptionsverhältnisse
- $A_{361}/A_{547-559}$: 3,15 bis 3,45
- A_{361}/A_{278}: 1,70 bis 1,90

B. Die bei der Prüfung „Verwandte Substanzen" (siehe „Prüfung auf Reinheit") erhaltenen Chromatogramme werden ausgewertet.

Ergebnis: Der Hauptpeak im Chromatogramm der Untersuchungslösung entspricht in Bezug auf Retentionszeit und Größe dem Hauptpeak im Chromatogramm der Referenzlösung c.

Prüfung auf Reinheit

Verwandte Substanzen: Flüssigchromatographie (2.2.29) mit Hilfe des Verfahrens „Normalisierung"

Die Lösungen sind bei 2 bis 8 °C und vor Licht geschützt aufzubewahren und müssen innerhalb von 24 h verwendet werden.

Untersuchungslösung: 25,0 mg Substanz werden in Wasser *R* zu 50,0 ml gelöst.

Referenzlösung a: 1,0 ml Untersuchungslösung wird mit Wasser *R* zu 100,0 ml verdünnt. 1,0 ml dieser Lösung wird mit Wasser *R* zu 10,0 ml verdünnt.

Referenzlösung b: 5 mg Cyanocobalamin zur Eignungsprüfung *CRS* (mit den Verunreinigungen A, C, E und F) werden in Wasser *R* zu 10 ml gelöst.

Referenzlösung c: 5,0 mg Cyanocobalamin *CRS* werden in Wasser *R* zu 10,0 ml gelöst.

Referenzlösung d: 5 mg Cyanocobalamin zur Peak-Identifizierung *CRS* (mit den Verunreinigungen B und D) werden in Wasser *R* zu 10 ml gelöst.

Säule
- Größe: *l* = 0,15 m, ∅ = 2,1 mm
- Stationäre Phase: nachsilanisiertes, ethanverbrücktes, octylsilyliertes Kieselgel zur Chromatographie (Hybridmaterial) *R* (1,7 µm)
- Temperatur: 60 °C

Mobile Phase
- Mobile Phase A: eine Lösung von Ammoniumformiat *R* (1,0 g · l⁻¹), mit wasserfreier Ameisensäure *R* auf einen pH-Wert von 3,5 eingestellt
- Mobile Phase B: Methanol *R*

Zeit (min)	Mobile Phase A (% *V/V*)	Mobile Phase B (% *V/V*)
0 – 1	90	10
1 – 16	90 → 80	10 → 20
16 – 23	80 → 60	20 → 40

Durchflussrate: 0,4 ml · min⁻¹

Detektion: Spektrometer bei 361 nm

Einspritzen: 3 µl

Identifizierung von Verunreinigungen: Zur Identifizierung der Peaks der Verunreinigungen A, C, E und F werden das mitgelieferte Chromatogramm von Cyanocobalamin zur Eignungsprüfung *CRS* und das mit der

C

Monographien

Referenzlösung b erhaltene Chromatogramm verwendet. Zur Identifizierung der Peaks der Verunreinigungen B und D werden das mitgelieferte Chromatogramm von Cyanocobalamin zur Peak-Identifizierung *CRS* und das mit der Referenzlösung d erhaltene Chromatogramm verwendet.

Relative Retention (bezogen auf Cyanocobalamin, t_R etwa 10 min)
- Verunreinigung F: etwa 1,06
- Verunreinigung D: etwa 1,18
- Verunreinigung C: etwa 1,23
- Verunreinigung A: etwa 1,26
- Verunreinigung E: etwa 1,33
- Verunreinigung B: etwa 1,45

Eignungsprüfung: Referenzlösung b
- Auflösung: mindestens 1,4 zwischen den Peaks der Verunreinigungen C und A
- Peak-Tal-Verhältnis: mindestens 2,5, wobei H_p die Höhe des Peaks der Verunreinigung F über der Basislinie und H_v die Höhe des niedrigsten Punkts der Kurve über der Basislinie zwischen den Peaks von Cyanocobalamin und Verunreinigung F darstellt

Grenzwerte
- Verunreinigung C: höchstens 1,5 Prozent
- Verunreinigung A: höchstens 0,7 Prozent
- Verunreinigungen B, D, E, F: jeweils höchstens 0,5 Prozent
- Nicht spezifizierte Verunreinigungen: jeweils höchstens 0,2 Prozent
- Summe aller Verunreinigungen: höchstens 3,0 Prozent
- Berichtsgrenzwert: 0,10 Prozent (Referenzlösung a)

Die in der Allgemeinen Monographie **Substanzen zur pharmazeutischen Verwendung (Corpora ad usum pharmaceuticum)** unter „Verwandte Substanzen" angegebenen Grenzwerte (Tab. 2034-1) finden keine Anwendung.

Trocknungsverlust (2.2.32): höchstens 12,0 Prozent, mit 0,400 g Substanz durch 2 h langes Trocknen im Vakuum bei 105 °C bestimmt

Gehaltsbestimmung

0,100 g Substanz werden in Wasser *R* zu 500,0 ml gelöst. 25,0 ml Lösung werden mit Wasser *R* zu 200,0 ml verdünnt. Die Absorption (2.2.25) dieser Lösung wird im Maximum bei 361 nm gemessen.

Der Gehalt an $C_{63}H_{88}CoN_{14}O_{14}P$ wird mit Hilfe der spezifischen Absorption berechnet ($A_{1\,cm}^{1\,\%} = 207$).

Lagerung

Dicht verschlossen, vor Licht geschützt

Verunreinigungen

Spezifizierte Verunreinigungen:

A, B, C, D, E, F

Andere bestimmbare Verunreinigungen

(Die folgenden Substanzen werden, falls in einer bestimmten Menge vorhanden, durch eine oder mehrere Prüfmethoden in der Monographie erfasst. Sie werden begrenzt durch das allgemeine Akzeptanzkriterium für weitere Verunreinigungen/nicht spezifizierte Verunreinigungen. Diese Verunreinigungen müssen daher nicht identifiziert werden, um die Konformität der Substanz zu zeigen. Siehe auch „5.10 Kontrolle von Verunreinigungen in Substanzen zur pharmazeutischen Verwendung"):

G, H

A.

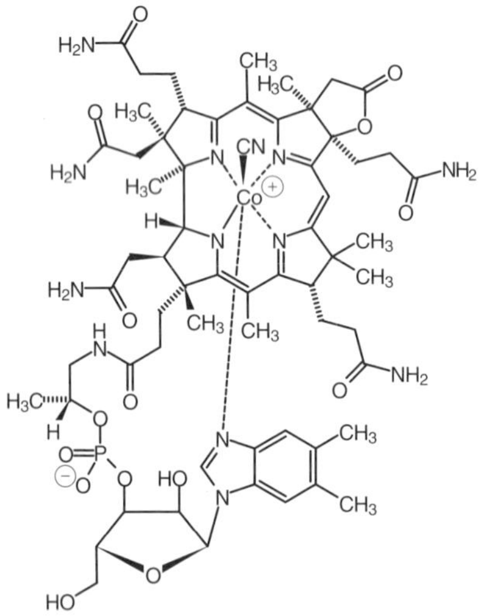

*Co*α-[α-(5,6-Dimethylbenzimidazolyl)]-*Co*β-cyano-8-hydroxycobamsäure-*a*,*b*,*d*,*e*,*g*-pentaamid-*c*,8-lacton (Cyanocobalamin-*c*,8-lacton, Cyanocobalamin-7β,8β-lacton)

B.

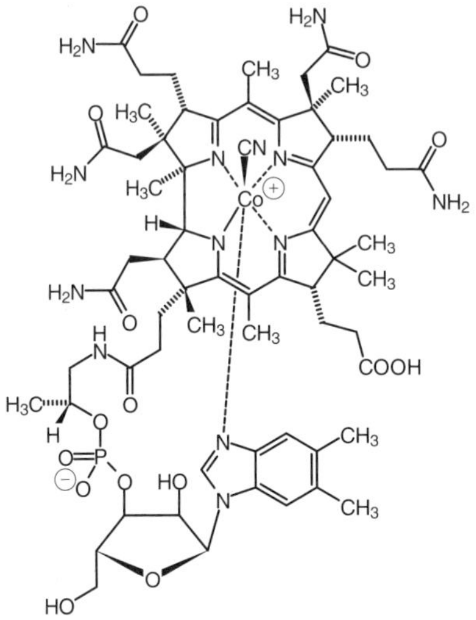

*Co*α-[α-(5,6-Dimethylbenzimidazolyl)]-*Co*β-cyano=
cobamsäure-*a*,*b*,*c*,*d*,*g*-pentaamid
(Cyanocobalamin-*e*-monocarbonsäure, 50-Carboxy-
cyanocobalamin)

C.

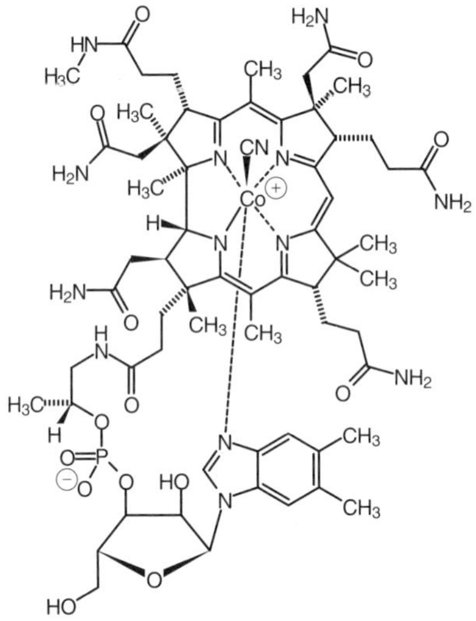

*Co*α-[α-(5,6-Dimethylbenzimidazolyl)]-*Co*β-cyano-
b-*N*-methylcobamid
(*b*-*N*-Methylcyanocobalamin, 34-Methylcyanocobal-
amin)

D.

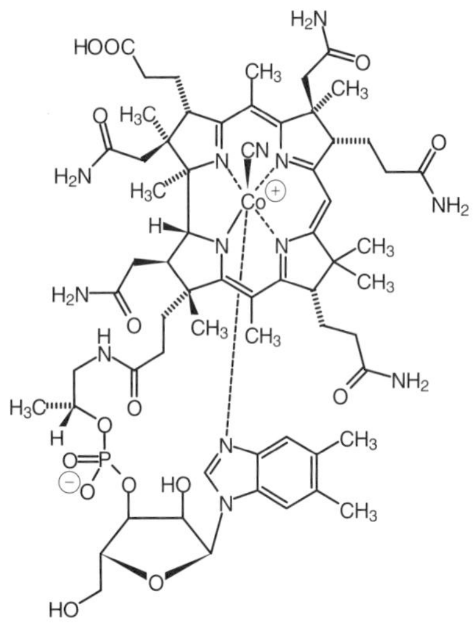

*Co*α-[α-(5,6-Dimethylbenzimidazolyl)]-*Co*β-cyano=
cobamic-*a*,c,*d*,*e*,*g*-pentaamid
(Cyanocobalamin-*b*-monocarbonsäure, 32-Carboxy-
cyanocobalamin)

E.

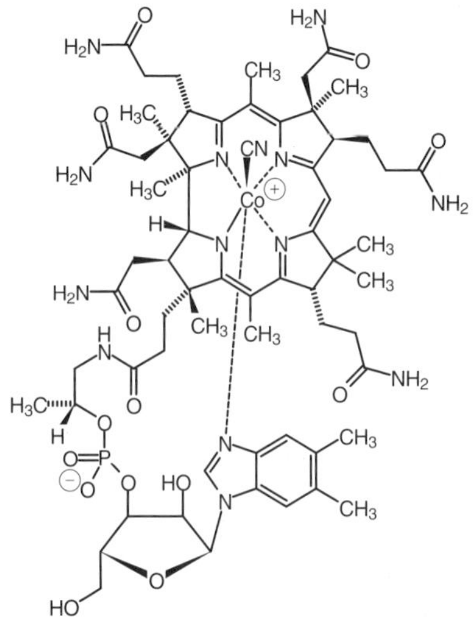

(8*R*)-*Co*α-[α-(5,6-Dimethylbenzimidazolyl)]-*Co*β-
cyanocobamid
(8-*epi*-Cyanocobalamin)

F. unbekannte Struktur (Cyanocobalamin-Isomer)

G.

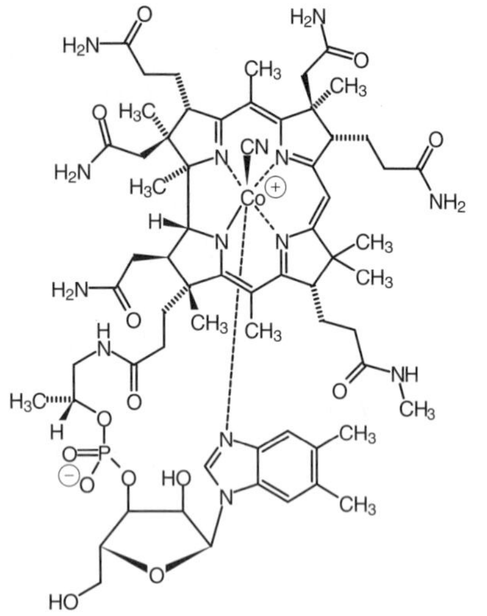

*Co*α-[α-(5,6-Dimethylbenzimidazolyl)]-*Co*β-cyano-*e*-*N*-methylcobamid
(*e*-*N*-Methylcyanocobalamin, 50-Methylcyanocobalamin)

H.

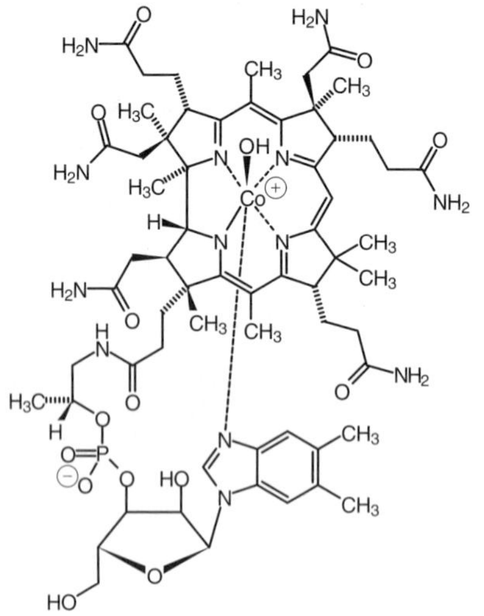

*Co*α-[α-(5,6-Dimethylbenzimidazolyl)]-*Co*β-hydroxocobamid
(Hydroxocobalamin)

D

10.3/2090

Danaparoid-Natrium

Danaparoidum natricum

Chondroitinsulfat- und Dermatansulfat-Familie

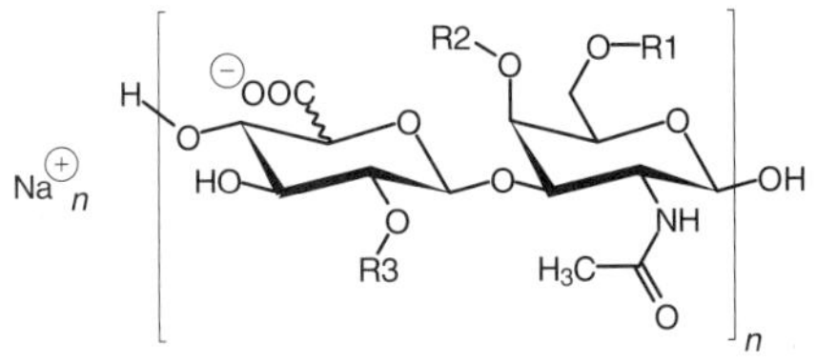

R1, R2, R3 = H oder SO_3Na

Heparansulfat-Familie

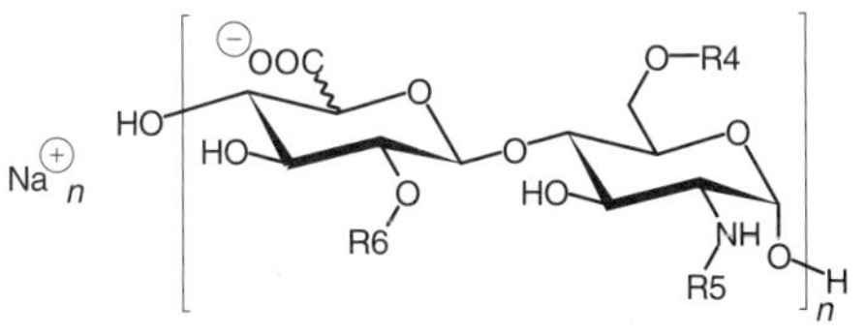

R4, R6 = H oder SO_3Na
R5 = $COCH_3$ oder SO_3Na

Definition

Zubereitung aus Natrium-Salzen einer Mischung von sulfatierten Glycosaminglycanen, die in Geweben von Schweinen vorkommen

Danaparoid-Natrium wird aus der Intestinalschleimhaut von Schweinen gewonnen. Die Hauptkomponenten sind Heparansulfat und Dermatansulfat. Bei vollständiger Hydrolyse werden D-Glucosamin, D-Galactosamin, D-Glucuronsäure, L-Iduronsäure, Essigsäure und Schwefelsäure freigesetzt. Die Substanz hat die charakteristische Eigenschaft, die Inaktivierung von aktiviertem Blutgerinnungsfaktor X (Faktor Xa) durch Antithrombin zu fördern. Ihre Auswirkung auf die Inaktivierungsrate von Thrombin durch Antithrombin ist vernachlässigbar.

Aktivität: 11,0 bis 19,0 Anti-Faktor-Xa-Einheiten je Milligramm (getrocknete Substanz)

Herstellung

Die Tiere, von denen Danaparoid-Natrium gewonnen wird, müssen den lebensmittelrechtlichen Anforderungen an die Gesundheit von Tieren, die für den menschlichen Verzehr bestimmt sind, entsprechen. Bei der Herstellung wird sichergestellt, dass der relative Anteil an aktiven sulfatierten Glycosaminglycanen konstant bleibt. Das Herstellungsverfahren ist so angelegt, dass eine Verunreinigung mit Endotoxinen und blutdrucksenkenden Substanzen ausgeschlossen oder so gering wie möglich gehalten wird.

Eigenschaften

Aussehen: weißes bis fast weißes, hygroskopisches Pulver

Löslichkeit: leicht löslich in Wasser

Prüfung auf Identität

A. Das Verhältnis von Anti-Faktor-Xa-Aktivität zu Anti-Faktor-IIa-Aktivität, wie unter „Wertbestimmung“ beziehungsweise „Prüfung auf Reinheit“ beschrieben bestimmt, beträgt mindestens 22.

B. Die Zubereitung entspricht der Prüfung „Molekülmassenverteilung“ (siehe „Prüfung auf Reinheit“). Die mittlere relative Molekülmasse liegt zwischen 4000 und 7000.

Prüfung auf Reinheit

pH-Wert (2.2.3): 5,5 bis 7,0

0,5 g getrocknete Substanz werden in kohlendioxidfreiem Wasser *R* zu 50 ml gelöst.

Anti-Faktor-IIa-Aktivität: höchstens 0,5 Einheiten je Milligramm (getrocknete Substanz)

Die Prüfung muss bei Raumtemperatur durchgeführt werden. Thrombin-vom-Menschen-Lösung R 1 muss bis zur Verwendung auf Eis gelagert werden.

Untersuchungslösungen: Mit der Substanz werden 2 voneinander unabhängige geometrische Verdünnungsreihen mit Phosphat-Pufferlösung pH 6,5 *R* hergestellt. Die Konzentrationen müssen im Bereich von 0,0005 bis 0,005 Einheiten Anti-Faktor-IIa-Aktivität je Milliliter liegen.

Referenzlösungen: Mit Danaparoid-Natrium *CRS* werden 2 voneinander unabhängige geometrische Verdünnungsreihen mit Phosphat-Pufferlösung pH 6,5 *R* hergestellt. Die Konzentrationen müssen im Bereich von 0,0005 bis 0,005 Einheiten Anti-Faktor-IIa-Aktivität je Milliliter liegen.

50 µl jeder Lösung werden in die Vertiefungen einer Mikrotiterplatte mit 96 Vertiefungen gegeben. Der Inhalt jeder Vertiefung wird mit 50 µl Antithrombin-III-Lösung *R* 3 und 50 µl Thrombin-vom-Menschen-Lösung *R* 1 versetzt. Die Mikrotiterplatte wird geschwenkt, ohne dass sich Luftblasen bilden, und 75 min lang inkubiert. Jeder Vertiefung werden 50 µl Chromogensubstrat *R* 4 zugesetzt und die Mikrotiterplatte wird geschwenkt. Die Absorption (2.2.25) wird bei 405 nm unter Verwendung eines geeigneten Lesegeräts gemessen. Genau 22 min nach Zusatz des Chromogensubstrats wird die Absorption (2.2.25) erneut bei 405 nm gemessen. Für die Berechnung der Anti-Faktor-IIa-Aktivität wird ΔA ($A_{22} - A_2$) verwendet. Der Blindwert der ami-

dolytischen Aktivität wird mit mindestens 8 Blindproben je Mikrotiterplatte in gleicher Weise ermittelt, wobei Phosphat-Pufferlösung pH 6,5 *R* als Blindlösung verwendet wird. Die Aktivität der Substanz wird in Einheiten Anti-Faktor-IIa-Aktivität je Milligramm mit Hilfe einer geeigneten statistischen Methode wie dem Parallelenmodell (5.3) berechnet.

Chondroitinsulfat, Dermatansulfat

- Chondroitinsulfat: höchstens 8,5 Prozent (getrocknete Substanz)
- Dermatansulfat: 8,0 bis 16,0 Prozent (getrocknete Substanz)

Die Prüfung erfolgt durch selektiven enzymatischen Abbau.

Untersuchungslösungen: Die Substanz wird 3 h lang bei 60 °C und einem Druck von etwa 670 Pa über Phosphor(V)-oxid *R* getrocknet. 0,200 g der getrockneten Substanz werden in 10,0 ml Wasser *R* gelöst. Die Lösung wird mit der erforderlichen Menge Wasser *R* so verdünnt, dass 3 Untersuchungslösungen mit den Konzentrationen 20 mg, 10 mg und 5 mg getrocknete Substanz je Milliliter erhalten werden.

Chondroitinsulfat-Referenzlösungen: Eine geeignete Menge Chondroitinsulfat-Natrium *CRS* wird 16 h lang bei Raumtemperatur und einem Druck von etwa 670 Pa über Phosphor(V)-oxid *R* getrocknet. Mit Wasser *R* werden Lösungen von 1 mg, 2 mg und 3 mg getrocknetem Chondroitinsulfat-Natrium *CRS* je Milliliter hergestellt.

Dermatansulfat-Referenzlösungen: Eine geeignete Menge Dermatansulfat *CRS* wird 16 h lang bei Raumtemperatur und einem Druck von etwa 670 Pa über Phosphor(V)-oxid *R* getrocknet. Mit Wasser *R* werden Lösungen von 1 mg, 2 mg und 3 mg getrocknetem Dermatansulfat *CRS* je Milliliter hergestellt.

Chondroitinase-ABC-Lösung: Eine geeignete Menge Chondroitinase ABC *R* wird in natriumchloridhaltiger Trometamol-Acetat-Pufferlösung pH 8,0 *R* so gelöst, dass eine Aktivität von 0,5 bis 1,0 Einheiten je Milliliter erhalten wird.

Chondroitinase-AC-Lösung: Eine geeignete Menge Chondroitinase AC *R* wird in natriumchloridhaltiger Trometamol-Acetat-Pufferlösung pH 7,4 *R* so gelöst, dass eine Aktivität von 1,0 bis 2,0 Einheiten je Milliliter erhalten wird.

Durchführung

- Abbau mit Chondroitinase ABC: 2 Reihen von je 10 Reagenzgläsern werden jeweils wie folgt beschriftet: T1, T2 und T3 für die Untersuchungslösungen; SD1, SD2 und SD3 für die Dermatansulfat-Referenzlösungen, SC1, SC2 und SC3 für die Chondroitinsulfat-Referenzlösungen und B für die Blindlösung (Wasser *R*). In jedes Reagenzglas werden 1,25 ml Trometamol-Acetat-Pufferlösung pH 8,0 *R* und je 150 µl einer der Untersuchungslösungen, Dermatansulfat-Referenzlösungen, Chondroitinsulfat-Referenzlösungen beziehungsweise Wasser *R* gegeben. Der Inhalt jedes Reagenzglases der ersten Reihe wird mit 75 µl Chondroitinase-ABC-Lösung versetzt. Für die Bestimmung der Blindwerte werden in jedes Reagenzglas der zweiten Reihe 75 µl natriumchloridhaltige Trometamol-Acetat-Pufferlösung pH 8,0 *R* gegeben. Der Inhalt jedes Reagenzglases wird mit einem Vortex-Mischer homogenisiert. Die Reagenzgläser werden mit geeigneten Stopfen verschlossen und mindestens 24 h lang bei 37 °C inkubiert.
- Abbau mit Chondroitinase AC: 7 Reagenzgläser werden wie folgt beschriftet: T1, T2 und T3 für die Untersuchungslösungen; SC1, SC2 und SC3 für die Chondroitinsulfat-Referenzlösungen und B für die Blindlösung (Wasser *R*). In jedes Reagenzglas werden 1,25 ml Trometamol-Acetat-Pufferlösung pH 7,4 *R* und jeweils 150 µl einer der Untersuchungslösungen, Chondroitinsulfat-Referenzlösungen beziehungsweise Wasser *R* gegeben. Der Inhalt jedes Reagenzglases wird mit 75 µl Chondroitinase-AC-Lösung versetzt und mit dem Vortex-Mischer homogenisiert. Die Reagenzgläser werden mit geeigneten Stopfen verschlossen und mindestens 24 h lang bei 37 °C inkubiert.

Nach dem Inkubieren wird der Inhalt aller Reagenzgläser mit dem Vortex-Mischer homogenisiert und 1:12 mit Wasser *R* verdünnt. Die Absorptionen (2.2.25) der verdünnten Lösungen werden mit einem geeigneten Spektrometer bei 234 nm gegen Wasser *R* gemessen.

Berechnung: Der mittlere Blindwert der Absorptionen jeder Dreiergruppe von Referenzlösungen ohne Zusatz von Chondroitinase ABC wird berechnet. Dieser Wert wird jeweils von dem Wert für die Absorption jeder einzelnen entsprechenden Referenzlösung subtrahiert. Die korrigierten Absorptionswerte werden gegen die Konzentrationen der Lösungen aufgetragen und so die linearen Regressionskurven für die Chondroitinsulfat-Referenzlösungen und für die Dermatansulfat-Referenzlösungen ermittelt.

Der mittlere Prozentgehalt an Dermatansulfat in den Untersuchungslösungen wird für jede geprüfte Konzentration nach folgender Formel berechnet:

$$\frac{A_2 - A_1 - \dfrac{(A_3 - A_1 - I_1) \cdot B_2}{B_1} - I_2 - I_3}{B_3 \cdot C} \cdot 100$$

A_1 = Blindwert der Untersuchungslösung
A_2 = Absorption der Untersuchungslösung mit Chondroitinase ABC
A_3 = Absorption der Untersuchungslösung mit Chondroitinase AC
B_1 = Steigung der Kurve für die Chondroitinsulfat-Referenzlösungen mit Chondroitinase AC
B_2 = Steigung der Kurve für die Chondroitinsulfat-Referenzlösungen mit Chondroitinase ABC
B_3 = Steigung der Kurve für die Dermatansulfat-Referenzlösungen mit Chondroitinase ABC
C = Konzentration der Untersuchungslösung in Milligramm je Milliliter
I_1 = y-Achsenabschnitt der Kurve für die Chondroitinsulfat-Referenzlösungen mit Chondroitinase AC
I_2 = y-Achsenabschnitt der Kurve für die Chondroitinsulfat-Referenzlösungen mit Chondroitinase ABC

I_3 = y-Achsenabschnitt der Kurve für die Dermatansulfat-Referenzlösungen mit Chondroitinase ABC

Der mittlere Prozentgehalt an Chondroitinsulfat in den Untersuchungslösungen wird für jede geprüfte Konzentration nach folgender Formel berechnet:

$$\frac{(A_3 - A_1 - I_1) \cdot 100}{B_1 \cdot C}$$

Molekülmassenverteilung: Ausschlusschromatographie (2.2.30)

Untersuchungslösung: 10 mg Substanz werden in 2 ml mobiler Phase gelöst.

Referenzlösung: 10 mg Danaparoid-Natrium *CRS* werden in 2 ml mobiler Phase gelöst.

Säule

- Größe: l = 0,60 m, ∅ = 7,5 mm
- Stationäre Phase: hydrophiles Kieselgel zur Chromatographie *R* (10 µm) mit einem Fraktionierungsbereich für Proteine mit einer relativen Molekülmasse von etwa 5000 bis 100 000
- Temperatur: 30 °C

Mobile Phase: eine Lösung von wasserfreiem Natriumsulfat *R* (28,4 g · l^{-1}), die mit verdünnter Schwefelsäure *R* auf einen pH-Wert von 5,0 eingestellt wird

Durchflussrate: 0,9 ml · min^{-1} (± 2 Prozent)

Detektion: Spektrometer bei 210 nm

Einspritzen: 100 µl

Chromatographiedauer: Zeitspanne, die für die vollständige Elution von Substanz und Lösungsmittel erforderlich ist (etwa 40 min)

Eignungsprüfung: Die Referenzlösung wird 2-mal eingespritzt. Die Differenz zwischen den Retentionszeiten einander entsprechender Peak-Maxima darf höchstens 5 s betragen.

Kalibrierung: Die Kalibrierung erfolgt mit Hilfe des relevanten Abschnitts des Chromatogramms der Referenzlösung, wobei der spitze Peak am Ende des Chromatogramms nicht berücksichtigt wird. Das Chromatogramm der Untersuchungslösung wird mit den Kalibrierwerten, die mit der Referenzlösung erhalten wurden, abgeglichen. Mit der so erstellten Kalibrierkurve kann die Molekülmassenverteilung der Substanz bestimmt werden. Eine Kalibriertabelle wird mit Danaparoid-Natrium *CRS* mitgeliefert.

Grenzwerte

– Molekülketten mit einer relativen Molekülmasse unter 2000:	höchstens 13 Prozent
– Molekülketten mit einer relativen Molekülmasse unter 4000:	höchstens 39 Prozent
– Molekülketten mit einer relativen Molekülmasse zwischen 4000 und 8000:	mindestens 50 Prozent
– Molekülketten mit einer relativen Molekülmasse über 8000:	höchstens 19 Prozent
– Molekülketten mit einer relativen Molekülmasse über 10 000:	höchstens 11 Prozent

Stickstoff (2.5.9): 2,4 bis 3,0 Prozent (getrocknete Substanz)

Nukleinsäuren: höchstens 0,5 Prozent (getrocknete Substanz)

Untersuchungslösung: Etwa 50 mg getrocknete Substanz werden in einem Zentrifugenglas in 200 µl Wasser *R* gelöst.

Referenzlösung: Etwa 50 mg Ribonukleinsäure *CRS* werden in 5 ml Natriumhydroxid-Lösung (0,1 mol · l^{-1}) gelöst. Die Lösung wird mit Wasser *R* zu 20,0 ml verdünnt. 200 µl dieser Lösung werden in ein Zentrifugenglas gegeben.

Der Inhalt jedes Zentrifugenglases wird mit 4,0 ml einer Lösung von Trichloressigsäure *R* (50 g · l^{-1}) versetzt und gemischt. Alle Zentrifugengläser werden 30 min lang in siedendes Wasser gestellt. Nach dem Erkalten auf Raumtemperatur wird der Inhalt jedes Zentrifugenglases erneut mit 4,0 ml einer Lösung von Trichloressigsäure *R* (50 g · l^{-1}) versetzt und gemischt. Wenn eine der Lösungen nicht klar ist, werden alle Zentrifugengläser 10 min lang in einem Ultraschallbad behandelt und anschließend 15 min lang bei 1500 *g* zentrifugiert. Jeweils 1,0 ml des klaren Überstands wird mit Wasser *R* zu 4,0 ml verdünnt. Die Absorptionen (2.2.25) der verdünnten Untersuchungs- und Referenzlösungen werden bei 265 nm gegen eine auf die gleiche Weise hergestellte Blindlösung gemessen und der Prozentgehalt an Nukleinsäuren in der Probe wird berechnet.

Gesamtprotein (2.5.33, Methode 2): höchstens 0,5 Prozent

Die Substanz wird in destilliertem Wasser *R* gelöst. Als Referenzsubstanz wird Rinderalbumin *R* 1 verwendet.

Die Konzentration des verdünnten Molybdat-Wolframat-Reagenzes wird so eingestellt, dass der pH-Wert in der Reaktionsmischung zwischen 10,0 und 10,5 liegt.

Natrium: 9,0 bis 11,0 Prozent (getrocknete Substanz)

Atomabsorptionsspektrometrie (2.2.23, Methode I)

Untersuchungslösung: 0,125 g Substanz werden in 100,0 ml einer Lösung von Caesiumchlorid *R* (1,27 mg · ml^{-1}) in Salzsäure (0,1 mol · l^{-1}) gelöst.

Referenzlösungen: Zur Herstellung von Referenzlösungen mit 50, 100 und 150 ppm Na wird die Natrium-Lösung (1000 ppm Na) *R* mit einer Lösung von Caesiumchlorid *R* (1,27 mg · ml^{-1}) in Salzsäure (0,1 mol · l^{-1}) verdünnt.

Strahlungsquelle: Natrium-Hohlkathodenlampe

Wellenlänge: 330,3 nm

Atomisierung: Luft-Acetylen-Flamme

D

Monographien

Trocknungsverlust (2.2.32): höchstens 5,0 Prozent, mit 0,500 g Substanz durch 3 h langes Trocknen im Trockenschrank über Phosphor(V)-oxid *R* bei 60 °C und einem Druck von 670 Pa bestimmt

Bakterien-Endotoxine (2.6.14): weniger als 0,02 I. E. Bakterien-Endotoxine je Anti-Faktor-Xa-Einheit Danaparoid-Natrium zur Herstellung von Parenteralia, das dabei keinem weiteren geeigneten Verfahren zur Beseitigung von Bakterien-Endotoxinen unterworfen wird

Wertbestimmung

Die Wertbestimmung muss bei Raumtemperatur durchgeführt werden.

Die Bestimmung der gerinnungshemmenden Aktivität der Substanz erfolgt *in vitro* durch die Bestimmung der Anti-Faktor-Xa-Aktivität, wobei die Fähigkeit der Substanz, die Hemmung des Blutgerinnungsfaktors Xa durch Antithrombin III zu beschleunigen, gemessen wird.

Untersuchungslösungen: Mit der Substanz werden 2 voneinander unabhängige geometrische Verdünnungsreihen mit Trometamol-Natriumedetat-Pufferlösung pH 8,4 *R* hergestellt. Die Konzentrationen müssen im Bereich von 0,1 bis 0,32 Einheiten Anti-Faktor-Xa-Aktivität je Milliliter liegen.

Referenzlösungen: Mit Danaparoid-Natrium *CRS* werden 2 voneinander unabhängige geometrische Verdünnungsreihen mit Trometamol-Natriumedetat-Pufferlösung pH 8,4 *R* hergestellt. Die Konzentrationen müssen im Bereich von 0,08 bis 0,35 Einheiten Anti-Faktor-Xa-Aktivität je Milliliter liegen.

40 µl jeder Lösung werden in die Vertiefungen einer Mikrotiterplatte mit 96 Vertiefungen gegeben. Der Inhalt jeder Vertiefung wird mit 40 µl Antithrombin-III-Lösung *R* 4 versetzt und die Platte geschwenkt, ohne dass sich Luftblasen bilden. Jeder Vertiefung werden 40 µl Blutgerinnungsfaktor-Xa-Lösung *R* 1 und nach genau 2 min 80 µl Chromogensubstrat *R* 5 zugesetzt. Genau 4 min nach Zusatz der Blutgerinnungsfaktor-Xa-Lösung wird die Absorption (2.2.25) bei 405 nm unter Verwendung eines geeigneten Lesegeräts gemessen. Genau 14 min nach Zusatz der Blutgerinungsfaktor-Xa-Lösung wird die Absorption (2.2.25) erneut bei 405 nm gemessen. Für die Berechnung der Anti-Faktor-Xa-Aktivität wird ΔA ($A_{14} - A_4$) verwendet. Der Blindwert der amidolytischen Aktivität wird auf die gleiche Weise mit mindestens 8 Blindproben je Mikrotiterplatte bestimmt, wobei Trometamol-Natriumedetat-Pufferlösung pH 8,4 *R* als Blindlösung verwendet wird. Die Aktivität der Substanz wird in Einheiten Anti-Faktor-Xa-Aktivität je Milligramm mit Hilfe einer geeigneten statistischen Methode wie dem Parallelenmodell (5.3) berechnet.

Lagerung

Dicht verschlossen

Falls die Substanz steril ist, darüber hinaus im sterilen Behältnis mit Originalitätsverschluss

Beschriftung

Die Beschriftung gibt die Anzahl der Einheiten Anti-Faktor-Xa-Aktivität je Milligramm an.

10.3/2933

Deferasirox

Deferasiroxum

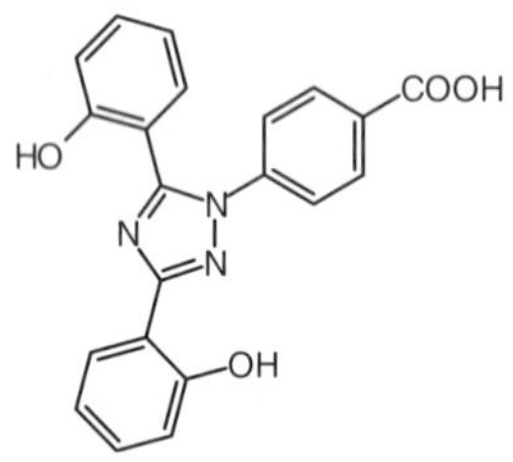

$C_{21}H_{15}N_3O_4$ M_r 373,4

CAS Nr. 201530-41-8

Definition

4-[3,5-Bis(2-hydroxyphenyl)-1*H*-1,2,4-triazol-1-yl]=benzoesäure

Gehalt: 98,0 bis 102,0 Prozent (wasserfreie Substanz)

Eigenschaften

Aussehen: weißes bis leicht gelbes Pulver

Löslichkeit: praktisch unlöslich in Wasser, sehr leicht löslich in Dimethylsulfoxid, schwer löslich in wasserfreiem Ethanol, praktisch unlöslich in Heptan

Die Substanz zeigt Polymorphie (5.9).

Prüfung auf Identität

IR-Spektroskopie (2.2.24)

Vergleich: Deferasirox *CRS*

Prüfung auf Reinheit

Verwandte Substanzen: Flüssigchromatographie (2.2.29)

Die Lösungen müssen bei 2 bis 8 °C aufbewahrt werden.

Pufferlösung: Eine Lösung von Natriumedetat *R* (0,100 g · l^{-1}) wird mit Phosphorsäure 85 % *R* auf einen pH-Wert von 2,1 eingestellt.

Lösungsmittelmischung: Eine Lösung von Natriumedetat *R* (0,040 g · l^{-1}), Acetonitril *R* (25:75 *V/V*)

Untersuchungslösung a: 30,0 mg Substanz werden in 15 ml der Lösungsmittelmischung unter kräftigem Schütteln (das kann etwa 20 min lang dauern) gelöst. Die Lösung wird mit der Lösungsmittelmischung zu 20,0 ml verdünnt.

Untersuchungslösung b: 25,0 mg Substanz werden in der Lösungsmittelmischung zu 100,0 ml gelöst.

Referenzlösung a: 25,0 mg Deferasirox *CRS* werden in der Lösungsmittelmischung zu 100,0 ml gelöst.

Referenzlösung b: 1,0 ml Untersuchungslösung a wird mit der Lösungsmittelmischung zu 100,0 ml verdünnt. 1,0 ml dieser Lösung wird mit der Lösungsmittelmischung zu 20,0 ml verdünnt.

Referenzlösung c: 5 mg Deferasirox zur Eignungsprüfung *CRS* (mit Verunreinigung D) werden in 8 ml Lösungsmittelmischung unter kräftigem Schütteln gelöst. Die Lösung wird mit der Lösungsmittelmischung zu 10 ml verdünnt.

Referenzlösung d: 3,0 mg Deferasirox-Verunreinigung B *CRS* werden in der Lösungsmittelmischung zu 20,0 ml gelöst. 5,0 ml Lösung werden mit der Lösungsmittelmischung zu 100,0 ml verdünnt. 3,0 ml dieser Lösung werden mit der Lösungsmittelmischung zu 50,0 ml verdünnt.

Säule
- Größe: l = 0,15 m, ∅ = 3,0 mm
- Stationäre Phase: nachsilanisiertes, octadecylsilyliertes Kieselgel zur Chromatographie mit eingefügten polaren Gruppen *R* (3,5 µm)
- Temperatur: 60 °C

Mobile Phase
- Mobile Phase A: Acetonitril *R*, Pufferlösung, Wasser zur Chromatographie *R* (10:10:80 *V/V/V*)
- Mobile Phase B: Pufferlösung, Acetonitril *R* (10:90 *V/V*)

Zeit (min)	Mobile Phase A (% *V/V*)	Mobile Phase B (% *V/V*)
0 – 10	62	38
10 – 14	62 → 0	38 → 100
14 – 16	0	100

Durchflussrate: 0,8 ml · min^{-1}

Detektion: Spektrometer bei 250 nm

Autosampler: 5 °C

Einspritzen: 5 µl; Untersuchungslösung a, Referenzlösungen b, c und d

Identifizierung von Verunreinigungen: Zur Identifizierung des Peaks der Verunreinigung D werden das mitgelieferte Chromatogramm von Deferasirox zur Eignungsprüfung *CRS* und das mit der Referenzlösung c erhaltene Chromatogramm verwendet. Zur Identifizierung des Peaks der Verunreinigung B wird das mit der Referenzlösung d erhaltene Chromatogramm verwendet.

Relative Retention (bezogen auf Deferasirox, t_R etwa 10 min)
- Verunreinigung B: etwa 0,5
- Verunreinigung D: etwa 0,95

Eignungsprüfung
- Auflösung: mindesten 1,5 zwischen den Peaks von Verunreinigung D und Deferasirox im Chromatogramm der Referenzlösung c
- Signal-Rausch-Verhältnis: mindestens 10 für den Hauptpeak im Chromatogramm der Referenzlösung d

Berechnung der Prozentgehalte
- Für jede Verunreinigung wird die Konzentration an Deferasirox in der Referenzlösung b verwendet.

Grenzwerte
- Nicht spezifizierte Verunreinigungen: jeweils höchstens 0,05 Prozent
- Summe aller Verunreinigungen: höchstens 0,2 Prozent
- Berichtsgrenzwert: 0,03 Prozent

Verunreinigung F: Flüssigchromatographie (2.2.29)

Die Lösungen müssen vor Licht geschützt werden.

Untersuchungslösung: 0,600 g Substanz werden in 1 ml Dimethylsulfoxid *R* gelöst. Die Lösung wird mit 2 ml Lösungsmittelmischung versetzt und mit einem Vortex-Mischer gründlich gemischt. Die Lösung wird 35 min lang bei 45 °C erwärmt und anschließend 1 h lang auf 2 bis 8° C abgekühlt. Diese Lösung wird mit der mobilen Phase A, die zuvor auf 2 bis 8 °C abgekühlt wurde, zu 5,0 ml verdünnt. Diese Lösung wird 2 min lang mit einem mechanischen Schüttler kräftig geschüttelt und anschließend sofort 5 min lang bei 4000 *g* zentrifugiert. Der Überstand wird durch einen Membranfilter (nominale Porengröße 0,45 µm) filtriert. Falls immer noch ein Niederschlag auftritt, wird die Mischung 1 h lang bei 2 bis 8 °C stehen gelassen und unmittelbar vor dem Einspritzen erneut durch einen Membranfilter (nominale Porengröße 0,45 µm) filtriert.

Referenzlösung a: 6,0 mg Deferasirox-Verunreinigung F *CRS* werden in 1 ml Dimethylsulfoxid *R* gelöst. Die Lösung wird mit Wasser *R* zu 20,0 ml verdünnt. 1,0 ml dieser Lösung wird mit Dimethylsulfoxid *R* zu 10,0 ml verdünnt.

Referenzlösung b: 1,0 ml Referenzlösung a wird mit Dimethylsulfoxid *R* zu 10,0 ml verdünnt. 1,0 ml dieser Lösung wird mit 5 ml Dimethylsulfoxid *R* und 20 ml Lösungsmittelmischung versetzt. Diese Lösung wird 35 min lang bei 45 °C erhitzt, anschließend auf 2 bis

8 °C abgekühlt und mit der mobilen Phase A, die zuvor auf 2 bis 8 °C abgekühlt wurde, zu 50,0 ml verdünnt.

Referenzlösung c: 2,0 ml Referenzlösung b werden mit 1 ml Dimethylsulfoxid *R* und 4 ml Lösungsmittelmischung versetzt. Diese Lösung wird mit der mobilen Phase A zu 10,0 ml verdünnt.

Säule
- Größe: $l = 0{,}15$ m, ∅ = 3,0 mm
- Stationäre Phase: nachsilanisiertes, octadecylsilyliertes Kieselgel zur Chromatographie *R* (3,5 µm)
- Temperatur: 40 °C

Mobile Phase
- Mobile Phase A: Phosphorsäure 85 % *R*, Acetonitril *R*, Wasser zur Chromatographie *R* (2:100:900 *V/V/V*)
- Mobile Phase B: Phosphorsäure 85 % *R*, Wasser zur Chromatographie *R*, Acetonitril *R* (2:100:900 *V/V/V*)

Zeit (min)	Mobile Phase A (% *V/V*)	Mobile Phase B (% *V/V*)
0 – 2	90	10
2 – 8	90 → 58	10 → 42
8 – 8,1	58 → 0	42 → 100
8,1 – 16	0	100

Durchflussrate: 1,0 ml · min^{-1}

Detektion: Spektrometer bei 316 nm

Einspritzen: 25 µl; Untersuchungslösung, Referenzlösungen b und c

Relative Retention (bezogen auf Deferasirox, t_R etwa 10 min)
- Verunreinigung-F-Acetonderivat: etwa 0,5

Eignungsprüfung
- Signal-Rausch-Verhältnis: mindestens 10 für den Peak von Verunreinigung-F-Acetonderivat im Chromatogramm der Referenzlösung c
- Wiederholpräzision: höchstens 5,0 Prozent relative Standardabweichung für den Peak von Verunreinigung-F-Acetonderivat, mit 6 Einspritzungen der Referenzlösung b bestimmt

Berechnung der Prozentgehalte
- Für Verunreinigung F wird die Konzentration an Verunreinigung F in der Referenzlösung b verwendet.

Grenzwert
- Verunreinigung F: höchstens 0,5 ppm

Wasser (2.5.12): höchstens 0,5 Prozent, mit 1,00 g Substanz bestimmt

Sulfatasche (2.4.14): höchstens 0,1 Prozent, mit 1,0 g Substanz bestimmt

Gehaltsbestimmung

Flüssigchromatographie (2.2.29) wie unter „Verwandte Substanzen" beschrieben, mit folgender Änderung:

Einspritzen: Untersuchungslösung b, Referenzlösung a

Der Prozentgehalt an $C_{21}H_{15}N_3O_4$ wird unter Berücksichtigung des für Deferasirox *CRS* angegebenen Gehalts berechnet.

Verunreinigungen

Spezifizierte Verunreinigung:

F

Andere bestimmbare Verunreinigungen

(Die folgenden Substanzen werden, falls in einer bestimmten Menge vorhanden, durch eine oder mehrere Prüfmethoden in der Monographie erfasst. Sie werden begrenzt durch das allgemeine Akzeptanzkriterium für weitere Verunreinigungen/nicht spezifizierte Verunreinigungen und/oder durch die Anforderungen der Allgemeinen Monographie **Substanzen zur pharmazeutischen Verwendung (Corpora ad usum pharmaceuticum)**. Diese Verunreinigungen müssen daher nicht identifiziert werden, um die Konformität der Substanz zu zeigen. Siehe auch „5.10 Kontrolle von Verunreinigungen in Substanzen zur pharmazeutischen Verwendung"):

A, B, C, D, E

A.

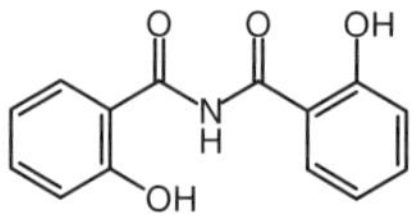

2-Hydroxy-*N*-(2-hydroxybenzoyl)benzamid

B.

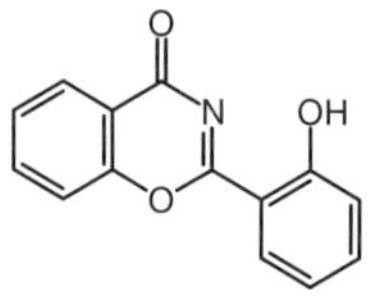

2-(2-Hydroxyphenyl)-4*H*-1,3-benzoxazin-4-on

C.

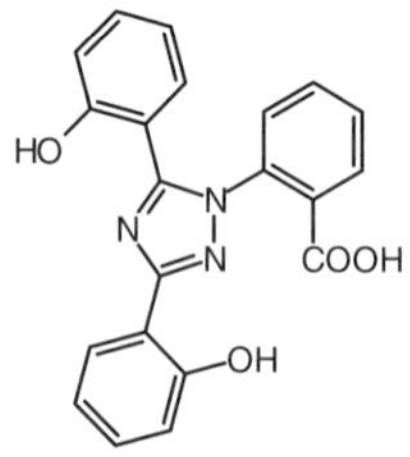

2-[3,5-Bis(2-hydroxyphenyl)-1*H*-1,2,4-triazol-1-yl]=benzoesäure

D.

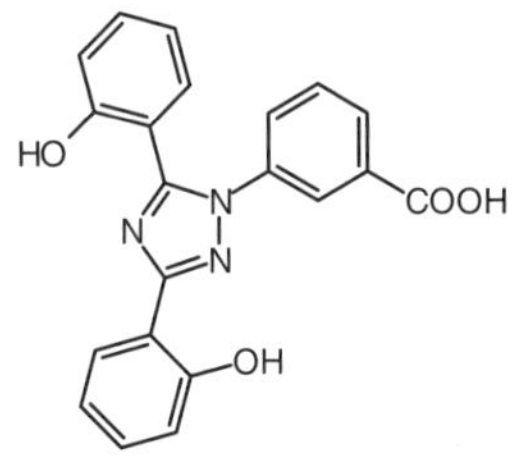

3-[3,5-Bis(2-hydroxyphenyl)-1*H*-1,2,4-triazol-1-yl]benzoesäure

E.

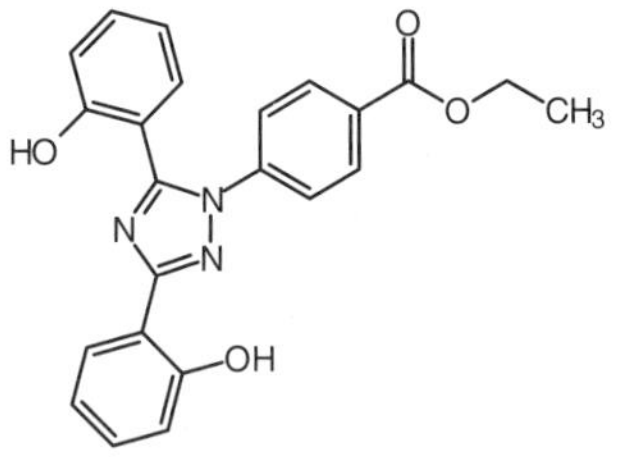

Ethyl-4-[3,5-bis(2-hydroxyphenyl)-1*H*-1,2,4-triazol-1-yl]benzoat

F.

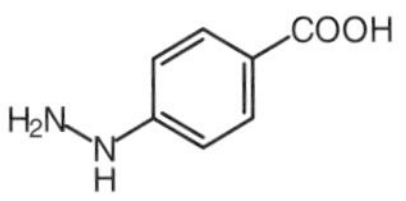

4-Hydrazinylbenzoesäure

10.3/2987

Deferipron-Lösung zum Einnehmen

Deferiproni solutio peroralis

Definition

Lösung zum Einnehmen zur Anwendung am Menschen von **Deferipron (Deferipronum)**

Die Zubereitung entspricht der Monographie ***Flüssige Zubereitungen zum Einnehmen (Praeparationes liquidae peroraliae)*** *und den folgenden zusätzlichen Anforderungen.*

Gehalt: 95,0 bis 105,0 Prozent des in der Beschriftung angegebenen Gehalts an Deferipron ($C_7H_9NO_2$)

Prüfung auf Identität

A. Das UV-Spektrum des Hauptpeaks in den Chromatogrammen der bei der Gehaltsbestimmung verwendeten Lösungen wird im Bereich von 210 bis 400 nm mit einem Dioden-Array-Detektor aufgenommen.

Ergebnis: Das UV-Spektrum des Hauptpeaks im Chromatogramm der Untersuchungslösung b entspricht dem UV-Spektrum des Hauptpeaks im Chromatogramm der Referenzlösung c.

B. Die bei der Gehaltsbestimmung erhaltenen Chromatogramme werden ausgewertet.

Ergebnis: Der Hauptpeak im Chromatogramm der Untersuchungslösung b entspricht in Bezug auf Retentionszeit und Größe dem Hauptpeak im Chromatogramm der Referenzlösung c.

Prüfung auf Reinheit

Verwandte Substanzen: Flüssigchromatographie (2.2.29)

Es dürfen ausschließlich farblose Glasgeräte verwendet werden. Die Lösungen müssen vor Licht geschützt werden.

Pufferlösung: 0,25 g Natriumedetat *R*, 4,3 g Natriumoctansulfonat-Monohydrat *R* und 13,8 g Natriumdihydrogenphosphat-Monohydrat *R* werden in Wasser zur Chromatographie *R* zu 1000 ml gelöst. Die Lösung wird mit Phosphorsäure 85 % *R* auf einen pH-Wert von 2,1 eingestellt.

Lösungsmittelmischung: Methanol *R*, Pufferlösung (20:80 *V/V*)

Untersuchungslösung a: Ein Volumen der Zubereitung, das einem Äquivalent von 100 mg Deferipron entspricht, wird mit der mobilen Phase zu 100,0 ml verdünnt.

Untersuchungslösung b: 5,0 ml Untersuchungslösung a werden mit der Lösungsmittelmischung zu 50,0 ml verdünnt.

Referenzlösung a: 1,0 ml Untersuchungslösung b wird mit der mobilen Phase zu 100,0 ml verdünnt.

Referenzlösung b: 2 mg Maltol *R* (Verunreinigung B) werden in der mobilen Phase zu 100 ml gelöst. 2,5 ml Lösung und 10 ml Untersuchungslösung a werden gemischt und mit der mobilen Phase zu 100 ml verdünnt.

Referenzlösung c: 50,0 mg Deferipron *CRS* werden in der Lösungsmittelmischung zu 100,0 ml gelöst. 10,0 ml Lösung werden mit der Lösungsmittelmischung zu 50,0 ml verdünnt.

Säule
- Größe: $l = 0{,}15$ m, $\varnothing = 3{,}9$ mm
- Stationäre Phase: nachsilanisiertes, octadecylsilyliertes Kieselgel zur Chromatographie *R* (5 µm)
- Temperatur: 30 °C

Mobile Phase: Methanol *R*, Pufferlösung (13:87 *V/V*)

Durchflussrate: 1,0 ml · min^{-1}

Detektion: Spektrometer bei 280 nm

Einspritzen: 20 µl; Untersuchungslösung a, Referenzlösungen a und b

Chromatographiedauer: 4fache Retentionszeit von Deferipron

Identifizierung von Verunreinigungen: Zur Identifizierung des Peaks der Verunreinigung B wird das mit der Referenzlösung b erhaltene Chromatogramm verwendet.

Relative Retention (bezogen auf Deferipron, t_R etwa 11 min)
- Verunreinigung B: etwa 0,3

Eignungsprüfung: Referenzlösung b
- Auflösung: mindestens 5,0 zwischen den Peaks von Verunreinigung B und Deferipron

Berechnung der Prozentgehalte
- Für jede Verunreinigung wird die Konzentration an Deferipron in der Referenzlösung a verwendet.

Grenzwerte
- Nicht spezifizierte Verunreinigungen: jeweils höchstens 0,10 Prozent
- Summe aller Verunreinigungen: höchstens 0,3 Prozent
- Berichtsgrenzwert: 0,05 Prozent; ohne Berücksichtigung des Peaks der Verunreinigung B

Gehaltsbestimmung

Flüssigchromatographie (2.2.29) wie unter „Verwandte Substanzen" beschrieben, mit folgenden Änderungen:

Säule
- Größe: $l = 0{,}15$ m, $\varnothing = 4{,}6$ mm
- Stationäre Phase: nachsilanisiertes, octadecylsilyliertes Kieselgel zur Chromatographie *R* (5 µm)

Mobile Phase: Lösungsmittelmischung

Durchflussrate: 1,1 ml · min^{-1}

Einspritzen: Untersuchungslösung b, Referenzlösung c

Chromatographiedauer: 1,5fache Retentionszeit von Deferipron

Retentionszeit
- Deferipron: etwa 7 min

Eignungsprüfung: Referenzlösung c
- Wiederholpräzision: höchstens 1,5 Prozent relative Standardabweichung, mit 6 Einspritzungen bestimmt

Der Prozentgehalt an Deferipron ($C_7H_9NO_2$) wird unter Berücksichtigung des für Deferipron *CRS* angegebenen Gehalts berechnet.

Verunreinigungen

Andere bestimmbare Verunreinigungen

(Die folgenden Substanzen werden, falls in einer bestimmten Menge vorhanden, durch eine oder mehrere Prüfmethoden in der Monographie erfasst):

B

B.

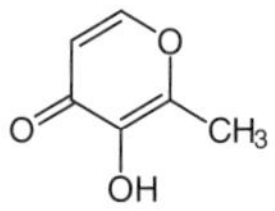

3-Hydroxy-2-methyl-4*H*-pyran-4-on (Maltol)

10.3/2986

Deferipron-Tabletten

Deferiproni compressi

Definition

Deferipron-Tabletten zur Anwendung am Menschen enthalten **Deferipron (Deferipronum)**.

Die Tabletten entsprechen der Monographie ***Tabletten (Compressi)*** *und den folgenden zusätzlichen Anforderungen.*

Gehalt: 95,0 bis 105,0 Prozent des in der Beschriftung angegebenen Gehalts an Deferipron ($C_7H_9NO_2$)

Prüfung auf Identität

A. Das UV-Spektrum des Hauptpeaks in den Chromatogrammen der bei der Gehaltsbestimmung verwendeten Lösungen wird im Bereich von 210 bis 400 nm mit einem Dioden-Array-Detektor aufgenommen.

   Ergebnis: Das UV-Spektrum des Hauptpeaks im Chromatogramm der Untersuchungslösung b entspricht dem UV-Spektrum des Hauptpeaks im Chromatogramm der Referenzlösung c.

B. Die bei der Gehaltsbestimmung erhaltenen Chromatogramme werden ausgewertet.

   Ergebnis: Der Hauptpeak im Chromatogramm der Untersuchungslösung b entspricht in Bezug auf Retentionszeit und Größe dem Hauptpeak im Chromatogramm der Referenzlösung c.

Prüfung auf Reinheit

Verwandte Substanzen: Flüssigchromatographie (2.2.29)

Es dürfen ausschließlich farblose Glasgeräte verwendet werden. Die Lösungen müssen vor Licht geschützt werden.

Pufferlösung: 2,91 g Natriumedetat *R*, 4,01 g Natriumoctansulfonat-Monohydrat *R* und 6,20 g Kaliummonohydrogenphosphat *R* werden in Wasser zur Chromatographie *R* zu 2000 ml gelöst. Die Lösung wird mit Phosphorsäure 85 % *R* auf einen pH-Wert von 3,0 eingestellt.

Untersuchungslösung a: 20 Tabletten werden zu einem homogenen Pulver zermahlen. Eine Menge Pulver, die dem Äquivalent von 100 mg Deferipron entspricht, wird in der mobilen Phase gelöst, indem die Mischung etwa 15 min lang mit Ultraschall behandelt wird. Die Lösung wird anschließend mit der mobilen Phase zu 100,0 ml verdünnt.

Untersuchungslösung b: 5,0 ml Untersuchungslösung a werden mit der mobilen Phase zu 200,0 ml verdünnt.

Referenzlösung a: 2,0 ml Untersuchungslösung b werden mit der mobilen Phase zu 50,0 ml verdünnt.

Referenzlösung b: 2 mg Maltol *R* (Verunreinigung B) werden in der mobilen Phase zu 100 ml gelöst. 5 ml Lösung und 10 ml Untersuchungslösung a werden gemischt. Die Mischung wird mit der mobilen Phase zu 100 ml verdünnt.

Referenzlösung c: 50,0 mg Deferipron *CRS* werden in der mobilen Phase zu 50,0 ml gelöst. 5,0 ml Lösung werden mit der mobilen Phase zu 200,0 ml verdünnt.

Säule
- Größe: $l = 0{,}15$ m, $\varnothing = 4{,}6$ mm
- Stationäre Phase: Styrol-Divinylbenzol-Copolymer *R* (5 µm)
- Temperatur: 30 °C

Mobile Phase: Acetonitril *R*, Pufferlösung (10:90 *V/V*)

Durchflussrate: 1,0 ml · min^{-1}

Detektion: Spektrometer bei 280 nm

Vorbehandlung der Säule: Vor jeder Reihe von Einspritzungen wird die Säule 20 min lang mit der mobilen Phase gespült.

Einspritzen: 20 µl; Untersuchungslösung a, Referenzlösungen a und b

Chromatographiedauer: 3,5fache Retentionszeit von Deferipron

Identifizierung von Verunreinigungen: Zur Identifizierung des Peaks der Verunreinigung B wird das mit der Referenzlösung b erhaltene Chromatogramm verwendet.

Relative Retention (bezogen auf Deferipron, t_R etwa 12 min)
- Verunreinigung B: etwa 0,5

Eignungsprüfung: Referenzlösung b
- Auflösung: mindestens 5,0 zwischen den Peaks von Verunreinigung B und Deferipron

Berechnung der Prozentgehalte
- Für jede Verunreinigung wird die Konzentration an Deferipron in der Referenzlösung a verwendet.

Grenzwerte
- Nicht spezifizierte Verunreinigungen: jeweils höchstens 0,10 Prozent
- Summe aller Verunreinigungen: höchstens 0,3 Prozent
- Berichtsgrenzwert: 0,05 Prozent; der Peak der Verunreinigung B wird nicht berücksichtigt.

Wirkstofffreisetzung (2.9.3, Apparatur 2)

Abgesehen von begründeten und zugelassenen Fällen müssen die Tabletten der nachfolgend beschriebenen Prüfung und dem Akzeptanzkriterium entsprechen.

Freisetzungsmedium: 1000 ml einer Lösung von Salzsäure *R* (10,3 g · l^{-1})

Rotationsgeschwindigkeit: 50 min^{-1}

Dauer: 45 min

Analyse: UV-VIS-Spektroskopie (2.2.25) bei einer Schichtdicke von 2 mm

Untersuchungslösungen: Proben werden aus dem Freisetzungsgefäß gezogen und filtriert.

Referenzlösung: Eine geeignete Menge an Deferipron *CRS* wird in einem geeigneten Volumen Freisetzungsmedium so gelöst, dass eine Konzentration an Deferipron erhalten wird, die der theoretischen Konzentration an Deferipron in der Untersuchungslösung unter Berücksichtigung des für die Tablette angegebenen Gehalts entspricht.

Wird die Prüfung off-line durchgeführt, können die Lösungen entsprechend der Schichtdicke der Küvette verdünnt werden (beispielsweise für eine Schichtdicke von 1 cm eine 50fache Verdünnung für Tabletten mit 500 mg und eine 100fache Verdünnung für Tabletten mit 1000 mg).

Die Absorption der Lösungen wird im Absorptionsmaximum bei 275 nm mit einer Hintergrundkorrektur bei 490 nm gemessen.

Die Menge an Deferipron ($C_7H_9NO_2$), die in Lösung gegangen ist, wird unter Berücksichtigung des für Deferipron *CRS* angegebenen Gehalts berechnet und in Prozenten des in der Beschriftung angegebenen Gehalts ausgedrückt.

Akzeptanzkriterium
- Q = 80 Prozent nach 45 min

Gehaltsbestimmung

Flüssigchromatographie (2.2.29) wie unter „Verwandte Substanzen" beschrieben, mit folgenden Änderungen:

Einspritzen: 10 µl; Untersuchungslösung b, Referenzlösung c

Chromatographiedauer: 2fache Retentionszeit von Deferipron

Eignungsprüfung: Referenzlösung c
- Wiederholpräzision: höchstens 1,5 Prozent relative Standardabweichung, mit 6 Einspritzungen bestimmt

Der Prozentgehalt an Deferipron ($C_7H_9NO_2$) wird unter Berücksichtigung des für Deferipron *CRS* angegebenen Gehalts berechnet.

Verunreinigungen

Andere bestimmbare Verunreinigungen

(Die folgenden Substanzen werden, falls in einer bestimmten Menge vorhanden, durch eine oder mehrere Prüfmethoden in der Monographie erfasst.):

B

B.

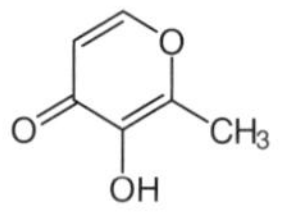

3-Hydroxy-2-methyl-4*H*-pyran-4-on (Maltol)

10.3/0388

Dexamethason

Dexamethasonum

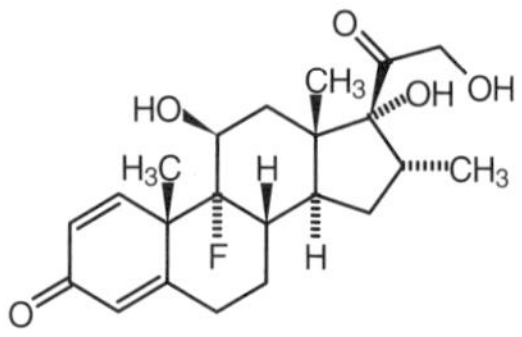

$C_{22}H_{29}FO_5$ M_r 392,5

CAS Nr. 50-02-2

Definition

9-Fluor-11β,17,21-trihydroxy-16α-methylpregna-1,4-dien-3,20-dion

Gehalt: 97,0 bis 103,0 Prozent (getrocknete Substanz)

Eigenschaften

Aussehen: weißes bis fast weißes, kristallines Pulver

Löslichkeit: praktisch unlöslich in Wasser, wenig löslich in wasserfreiem Ethanol, schwer löslich in Dichlormethan

Prüfung auf Identität

1: A, B
2: B, C

A. IR-Spektroskopie (2.2.24)

Vergleich: Dexamethason *CRS*

B. Dünnschichtchromatographie (2.2.27)

Untersuchungslösung: 10 mg Substanz werden im Fließmittel zu 10,0 ml gelöst.

Referenzlösung: 10 mg Dexamethason *CRS* werden im Fließmittel zu 10,0 ml gelöst.

Platte: DC-Platte mit Kieselgel F_{254} *R*

Fließmittel: Methanol *R*, Dichlormethan *R* (10:90 *V/V*)

Auftragen: 5 µl

Laufstrecke: 3/4 der Platte

Trocknen: an der Luft

Detektion: Die Platte wird mit einer Lösung, die wie folgt hergestellt wird, besprüht: 0,25 g 2,4-Dihydroxybenzaldehyd *R* werden in Essigsäure 99 % *R* zu 50 ml gelöst. Die Lösung wird mit einer Mischung von 12,5 ml Schwefelsäure *R* und 37,5 ml Essigsäure 99 % *R* versetzt. Die Platte wird 35 min lang oder bis zum Erscheinen der Flecke bei 90 °C erhitzt und anschließend erkalten gelassen. Die Auswertung erfolgt im Tageslicht und im ultravioletten Licht bei 365 nm.

Ergebnis: Der Hauptfleck im Chromatogramm der Untersuchungslösung entspricht in Bezug auf Lage, Farbe und Größe dem Hauptfleck im Chromatogramm der Referenzlösung.

C. Etwa 2 mg Substanz werden zu 2 ml Schwefelsäure *R* gegeben und unter Schütteln gelöst. Innerhalb von 5 min entwickelt sich eine schwache, rötlich braune Färbung. Wird die Lösung zu 10 ml Wasser *R* gegeben und gemischt, verschwindet die Färbung.

Prüfung auf Reinheit

Spezifische Drehung (2.2.7): +86 bis +92 (getrocknete Substanz)

0,250 g Substanz werden in wasserfreiem Ethanol *R* zu 25,0 ml gelöst.

Verwandte Substanzen: Flüssigchromatographie (2.2.29)

Die Prüfung muss unter Lichtschutz durchgeführt werden.

Untersuchungslösung: 25,0 mg Substanz werden in 1,5 ml Acetonitril *R* gelöst. Die Lösung wird mit 5 ml mobiler Phase A versetzt. Die Mischung wird bis zum vollständigen Lösen der Substanz im Ultraschallbad behandelt und die Lösung mit der mobilen Phase A zu 10,0 ml verdünnt.

Referenzlösung a: 5 mg Dexamethason zur Eignungsprüfung *CRS* (mit den Verunreinigungen B, F und G) werden in 0,5 ml Acetonitril *R* gelöst. Die Lösung wird mit 1 ml mobiler Phase A versetzt. Die Mischung wird bis zum vollständigen Lösen der Referenzsubstanz im Ultraschallbad behandelt und die Lösung mit der mobilen Phase A zu 2 ml verdünnt.

Referenzlösung b: 1,0 ml Untersuchungslösung wird mit der mobilen Phase A zu 100,0 ml verdünnt. 1,0 ml dieser Lösung wird mit der mobilen Phase A zu 10,0 ml verdünnt.

Referenzlösung c: 5 mg Dexamethason zur Peak-Identifizierung *CRS* (mit den Verunreinigungen J und K) werden in 0,5 ml Acetonitril *R* gelöst. Die Lösung wird mit 1 ml mobiler Phase A versetzt, bis zum vollständigen Lösen der Referenzsubstanz mit Ultraschall behandelt und mit der mobilen Phase A zu 2 ml verdünnt.

Säule
- Größe: $l = 0{,}15$ m, $\varnothing = 4{,}6$ mm
- Stationäre Phase: nachsilanisiertes, octadecylsilyliertes Kieselgel zur Chromatographie *R* (5 µm)
- Temperatur: 45 °C

Mobile Phase
- Mobile Phase A: 250 ml Acetonitril *R* werden mit 700 ml Wasser zur Chromatographie *R* gemischt. Die Mischung wird zum Äquilibrieren stehen gelassen, mit Wasser zur Chromatographie *R* zu 1000 ml verdünnt und erneut gemischt.
- Mobile Phase B: Acetonitril *R*

Zeit (min)	Mobile Phase A (% *V/V*)	Mobile Phase B (% *V/V*)
0 – 15	100	0
15 – 40	100 → 0	0 → 100

Durchflussrate: 1,2 ml · min^{-1}

Detektion: Spektrometer bei 254 nm

Einspritzen: 20 µl; mobile Phase A als Blindlösung

Identifizierung von Verunreinigungen: Zur Identifizierung der Peaks der Verunreinigungen B, F und G werden das mitgelieferte Chromatogramm von Dexamethason zur Eignungsprüfung *CRS* und das mit der Referenzlösung a erhaltene Chromatogramm verwendet; zur Identifizierung der Peaks der Verunreinigungen J und K werden das mitgelieferte Chromatogramm von Dexamethason zur Peak-Identifizierung *CRS* und das mit der Referenzlösung c erhaltene Chromatogramm verwendet.

Relative Retention (bezogen auf Dexamethason, t_R etwa 15 min)
- Verunreinigung J: etwa 0,90
- Verunreinigung B: etwa 0,94
- Verunreinigung K: etwa 1,3
- Verunreinigung F: etwa 1,5
- Verunreinigung G: etwa 1,7

Eignungsprüfung: Referenzlösung a
- Peak-Tal-Verhältnis: mindestens 2,0, wobei H_p die Höhe des Peaks der Verunreinigung B über der Basislinie und H_v die Höhe des niedrigsten Punkts der Kurve über der Basislinie zwischen den Peaks von Verunreinigung B und Dexamethason darstellt

Grenzwerte
- Verunreinigung G: nicht größer als das 3fache der Fläche des Hauptpeaks im Chromatogramm der Referenzlösung b (0,3 Prozent)
- Verunreinigungen B, F, J, K: jeweils nicht größer als das 1,5fache der Fläche des Hauptpeaks im Chromatogramm der Referenzlösung b (0,15 Prozent)
- Nicht spezifizierte Verunreinigungen: jeweils nicht größer als die Fläche des Hauptpeaks im Chromatogramm der Referenzlösung b (0,10 Prozent)
- Summe aller Verunreinigungen: nicht größer als das 5fache der Fläche des Hauptpeaks im Chromatogramm der Referenzlösung b (0,5 Prozent)
- Ohne Berücksichtigung bleiben: Peaks, deren Fläche nicht größer ist als das 0,5fache der Fläche des Hauptpeaks im Chromatogramm der Referenzlösung b (0,05 Prozent)

Trocknungsverlust (2.2.32): höchstens 0,5 Prozent, mit 0,500 g Substanz durch Trocknen im Trockenschrank bei 105 °C bestimmt

Gehaltsbestimmung

0,100 g Substanz werden in Ethanol 96 % *R* zu 100,0 ml gelöst. 2,0 ml Lösung werden mit Ethanol 96 % *R* zu 100,0 ml verdünnt. Die Absorption (2.2.25) wird im Maximum bei 238,5 nm gemessen.

Der Gehalt an $C_{22}H_{29}FO_5$ wird mit Hilfe der spezifischen Absorption berechnet ($A_{1cm}^{1\%} = 394$).

Lagerung

Vor Licht geschützt

Verunreinigungen

Spezifizierte Verunreinigungen:

B, F, G, J, K

Andere bestimmbare Verunreinigungen

(Die folgenden Substanzen werden, falls in einer bestimmten Menge vorhanden, durch eine oder mehrere Prüfmethoden in der Monographie erfasst. Sie werden begrenzt durch das allgemeine Akzeptanzkriterium für weitere Verunreinigungen/nicht spezifizierte Verunreinigungen und/oder durch die Anforderungen der Allgemeinen Monographie **Substanzen zur pharmazeutischen Verwendung (Corpora ad usum pharmaceuticum)**. Diese Verunreinigungen müssen daher nicht identifiziert werden, um die Konformität der Substanz zu zeigen. Siehe auch „5.10 Kontrolle von Verunreinigungen in Substanzen zur pharmazeutischen Verwendung“):

A, C, D, E, H, I

A.

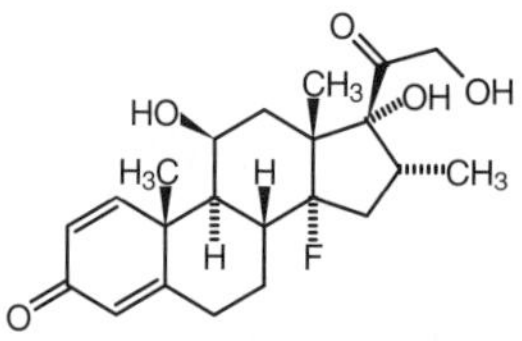

14-Fluor-11β,17,21-trihydroxy-16α-methylpregna-1,4-dien-3,20-dion

B.

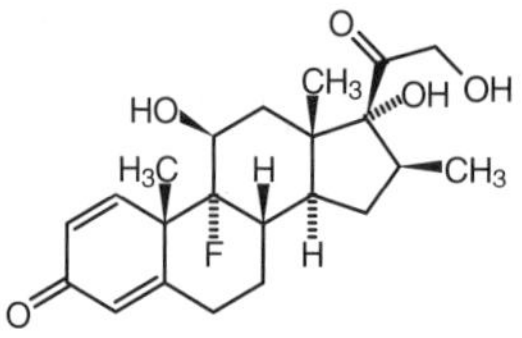

9-Fluor-11β,17,21-trihydroxy-16β-methylpregna-1,4-dien-3,20-dion
(Betamethason)

C.

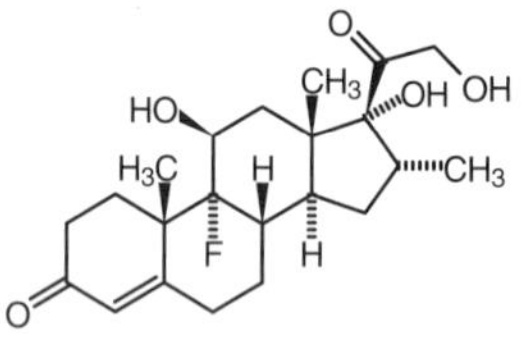

9-Fluor-11β,17,21-trihydroxy-16α-methylpregn-4-en-3,20-dion

D.

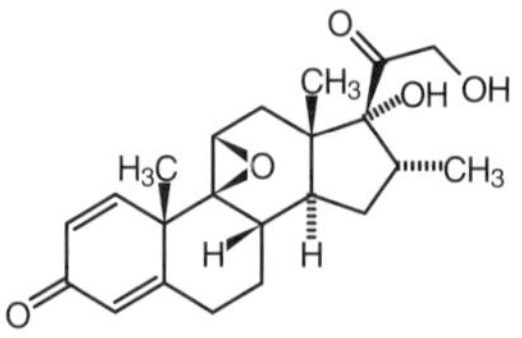

9,11β-Epoxy-17,21-dihydroxy-16α-methyl-9β-pregna-1,4-dien-3,20-dion

E.

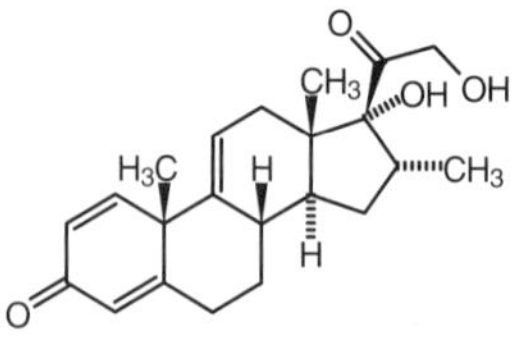

17,21-Dihydroxy-16α-methylpregna-1,4,9(11)-trien-3,20-dion

F.

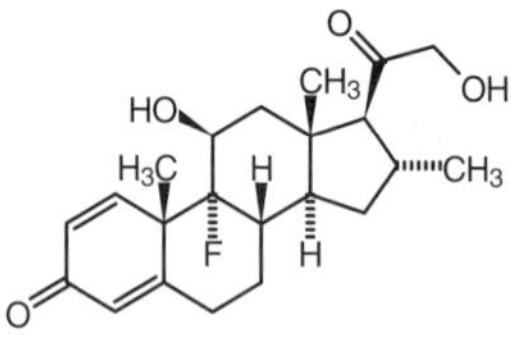

9-Fluor-11β,21-dihydroxy-16α-methylpregna-1,4-dien-3,20-dion

G.

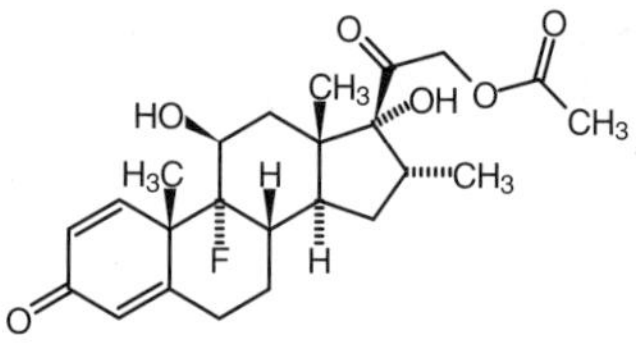

9-Fluor-11β,17-dihydroxy-16α-methyl-3,20-dioxopregna-1,4-dien-21-ylacetat
(Dexamethasonacetat)

H.

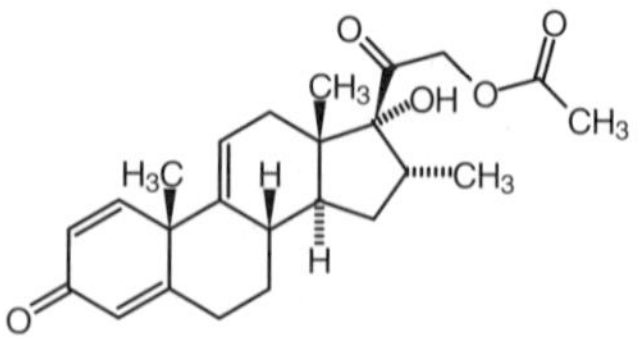

17-Hydroxy-16α-methyl-3,20-dioxopregna-1,4,9(11)-trien-21-ylacetat

I.

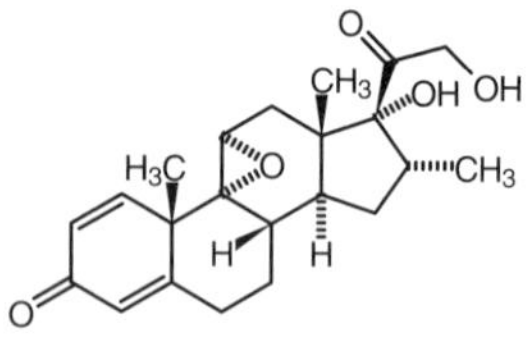

9,11α-Epoxy-17,21-dihydroxy-16α-methylpregna-1,4-dien-3,20-dion

J.

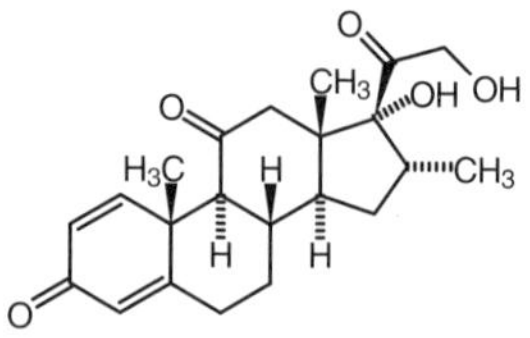

17,21-Dihydroxy-16α-methylpregna-1,4-dien-3,11,20-trion

K.

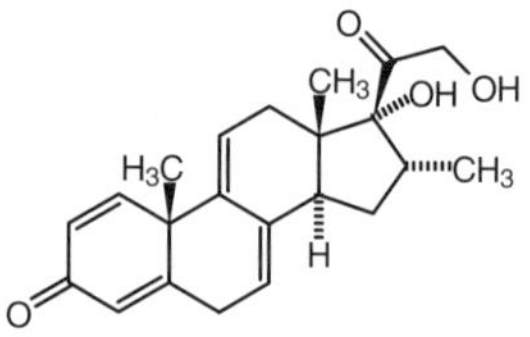

17,21-Dihydroxy-16α-methylpregna-1,4,7,9(11)-tetraen-3,20-dion

10.3/0548

Dexamethasonacetat

Dexamethasoni acetas

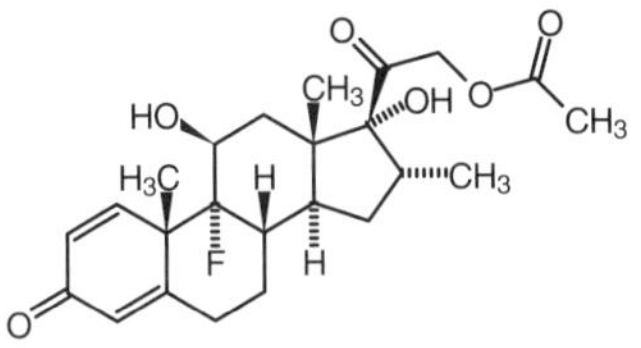

$C_{24}H_{31}FO_6$ M_r 434,5

CAS Nr. 1177-87-3

Definition

9-Fluor-11β,17-dihydroxy-16α-methyl-3,20-dioxo=pregna-1,4-dien-21-ylacetat

Gehalt: 97,5 bis 102,0 Prozent (getrocknete Substanz)

Eigenschaften

Aussehen: weißes bis fast weißes, kristallines Pulver

Löslichkeit: praktisch unlöslich in Wasser, leicht löslich in Ethanol 96 %, schwer löslich in Dichlormethan

Die Substanz zeigt Polymorphie (5.9).

Prüfung auf Identität

1: A, D
2: B, C

A. IR-Spektroskopie (2.2.24)

Vergleich: Dexamethasonacetat *CRS*

Wenn die Spektren bei der Prüfung in fester Form unterschiedlich sind, werden Substanz und Referenzsubstanz getrennt in Dichlormethan *R* gelöst. Nach dem Eindampfen der Lösungen zur Trockne werden mit den Rückständen erneut Spektren aufgenommen.

B. Dünnschichtchromatographie (2.2.27)

Untersuchungslösung: 10 mg Substanz werden im Fließmittel zu 10,0 ml gelöst.

Referenzlösung: 10 mg Dexamethasonacetat *CRS* werden im Fließmittel zu 10,0 ml gelöst.

Platte: DC-Platte mit Kieselgel F_{254} *R*

Fließmittel: Methanol *R*, Dichlormethan *R* (10:90 *V/V*)

Auftragen: 5 µl

Laufstrecke: 3/4 der Platte

Trocknen: an der Luft

Detektion: Die Platte wird mit einer Lösung, die wie folgt hergestellt wird, besprüht: 0,25 g 2,4-Dihydroxybenzaldehyd *R* werden in Essigsäure 99 % *R* zu 50 ml gelöst. Die Lösung wird mit einer Mischung von 12,5 ml Schwefelsäure *R* und 37,5 ml Essigsäure 99 % *R* versetzt. Die Platte wird 35 min lang oder bis zum Erscheinen der Flecke bei 90 °C erhitzt und anschließend erkalten gelassen. Die Auswertung erfolgt im Tageslicht und im ultravioletten Licht bei 365 nm.

Ergebnis: Der Hauptfleck im Chromatogramm der Untersuchungslösung entspricht in Bezug auf Lage, Farbe und Größe dem Hauptfleck im Chromatogramm der Referenzlösung.

C. Etwa 2 mg Substanz werden zu 2 ml Schwefelsäure *R* gegeben und unter Schütteln gelöst. Innerhalb von 5 min entwickelt sich eine schwache, rötlich braune Färbung. Die Lösung wird zu 10 ml Wasser *R* gegeben. Nach dem Mischen verblasst die Färbung und die Lösung bleibt klar.

D. Die unter „Gehaltsbestimmung“ erhaltenen Chromatogramme werden ausgewertet.

Ergebnis: Der Hauptpeak im Chromatogramm der Untersuchungslösung b entspricht in Bezug auf Retentionszeit und Größe dem Hauptpeak im Chromatogramm der Referenzlösung e.

Prüfung auf Reinheit

Spezifische Drehung (2.2.7): +94 bis +99 (getrocknete Substanz)

0,250 g Substanz werden in wasserfreiem Ethanol *R* zu 25,0 ml gelöst.

Verwandte Substanzen: Flüssigchromatographie (2.2.29)

Die Prüfung ist unter Lichtschutz durchzuführen.

Untersuchungslösung a: 25,0 mg Substanz werden in etwa 4 ml Acetonitril *R* gelöst. Die Lösung wird mit Wasser *R* zu 10,0 ml verdünnt.

Untersuchungslösung b: 1,0 ml Untersuchungslösung a wird mit der mobilen Phase zu 5,0 ml verdünnt.

Referenzlösung a: 2 mg Dexamethason *CRS* (Verunreinigung A) und 2 mg Betamethasonacetat *CRS* (Verunreinigung D) werden zum Lösen in der mobilen Phase etwa 10 min lang mit Ultraschall behandelt. Die Lösung wird mit der mobilen Phase zu 100 ml verdünnt. 1 ml dieser Lösung wird mit 6 ml Untersuchungslösung a gemischt und mit der mobilen Phase zu 10 ml verdünnt.

D

Monographien

Referenzlösung b: 1,0 ml Untersuchungslösung a wird mit der mobilen Phase zu 100,0 ml verdünnt. 1,0 ml dieser Lösung wird mit der mobilen Phase zu 10,0 ml verdünnt.

Referenzlösung c: Der Inhalt einer Durchstechflasche mit Dexamethasonacetat-Verunreinigung E *CRS* wird in 1 ml mobiler Phase gelöst.

Referenzlösung d: 5 mg Dexamethasonacetat zur Peak-Identifizierung *CRS* (mit Verunreinigung I) werden in etwa 0,8 ml Acetonitril *R* gelöst. Die Lösung wird mit Wasser *R* zu 2 ml verdünnt.

Referenzlösung e: 25,0 mg Dexamethasonacetat *CRS* werden in etwa 4 ml Acetonitril *R* gelöst. Die Lösung wird mit Wasser *R* zu 10,0 ml verdünnt. 1,0 ml dieser Lösung wird mit der mobilen Phase zu 5,0 ml verdünnt.

Säule
- Größe: $l = 0{,}25$ m, $\varnothing = 4{,}6$ mm
- Stationäre Phase: nachsilanisiertes, octadecylsilyliertes Kieselgel zur Chromatographie *R* (5 µm)

Mobile Phase: 380 ml Acetonitril *R* und 550 ml Wasser zur Chromatographie *R* werden gemischt. Die Mischung wird zum Äquilibrieren stehen gelassen, mit Wasser zur Chromatographie *R* zu 1000 ml verdünnt und gemischt.

Durchflussrate: 1 ml · min^{-1}

Detektion: Spektrometer bei 254 nm

Einspritzen: 20 µl; Untersuchungslösung a, Referenzlösungen a, b, c und d

Chromatographiedauer: 2,5fache Retentionszeit von Dexamethasonacetat

Identifizierung von Verunreinigungen: Zur Identifizierung der Peaks der Verunreinigungen A und D wird das mit der Referenzlösung a erhaltene Chromatogramm verwendet; zur Identifizierung des Peaks der Verunreinigung E wird das mit der Referenzlösung c erhaltene Chromatogramm verwendet; zur Identifizierung des Peaks der Verunreinigung I werden das mitgelieferte Chromatogramm von Dexamethasonacetat zur Peak-Identifizierung *CRS* und das mit der Referenzlösung d erhaltene Chromatogramm verwendet.

Relative Retention (bezogen auf Dexamethasonacetat, t_R etwa 22 min)
- Verunreinigung A: etwa 0,4
- Verunreinigung D: etwa 0,9
- Verunreinigung E: etwa 1,2
- Verunreinigung I: etwa 1,4

Eignungsprüfung: Referenzlösung a
- Auflösung: mindestens 3,3 zwischen den Peaks von Verunreinigung D und Dexamethasonacetat

Grenzwerte
- Verunreinigung I: nicht größer als das 4fache der Fläche des Hauptpeaks im Chromatogramm der Referenzlösung b (0,4 Prozent)
- Verunreinigung D: nicht größer als das 3fache der Fläche des Hauptpeaks im Chromatogramm der Referenzlösung b (0,3 Prozent)
- Verunreinigungen A, E: jeweils nicht größer als das 2fache der Fläche des Hauptpeaks im Chromatogramm der Referenzlösung b (0,2 Prozent)
- Nicht spezifizierte Verunreinigungen: jeweils nicht größer als die Fläche des Hauptpeaks im Chromatogramm der Referenzlösung b (0,10 Prozent)
- Summe aller Verunreinigungen: nicht größer als das 5fache der Fläche des Hauptpeaks im Chromatogramm der Referenzlösung b (0,5 Prozent)
- Ohne Berücksichtigung bleiben: Peaks, deren Fläche nicht größer ist als das 0,5fache der Fläche des Hauptpeaks im Chromatogramm der Referenzlösung b (0,05 Prozent)

Trocknungsverlust (2.2.32): höchstens 0,5 Prozent, mit 1,000 g Substanz durch Trocknen im Vakuum bei 105 °C bestimmt

Gehaltsbestimmung

Flüssigchromatographie (2.2.29) wie unter „Verwandte Substanzen" beschrieben, mit folgenden Änderungen:

Mobile Phase: Acetonitril *R*, Wasser zur Chromatographie *R* (45:55 *V/V*)

Einspritzen: Untersuchungslösung b, Referenzlösung e

Chromatographiedauer: 1,5fache Retentionszeit von Dexamethasonacetat

Retentionszeit: Dexamethasonacetat: etwa 13 min

Der Prozentgehalt an $C_{24}H_{31}FO_6$ wird unter Berücksichtigung des für Dexamethasonacetat *CRS* angegebenen Gehalts berechnet.

Lagerung

Vor Licht geschützt

Verunreinigungen

Spezifizierte Verunreinigungen:

A, D, E, I

Andere bestimmbare Verunreinigungen

(Die folgenden Substanzen werden, falls in einer bestimmten Menge vorhanden, durch eine oder mehrere Prüfmethoden in der Monographie erfasst. Sie werden begrenzt durch das allgemeine Akzeptanzkriterium für weitere Verunreinigungen/nicht spezifizierte Verunreinigungen und/oder durch die Anforderungen der Allgemeinen Monographie **Substanzen zur pharmazeutischen Verwendung (Corpora ad usum pharmaceuticum)**. Diese Verunreinigungen müssen daher nicht identifiziert werden, um die Konformität der Substanz zu zeigen. Siehe auch „5.10 Kontrolle von Ver-

unreinigungen in Substanzen zur pharmazeutischen Verwendung“):

B, C, F, G, H

A.

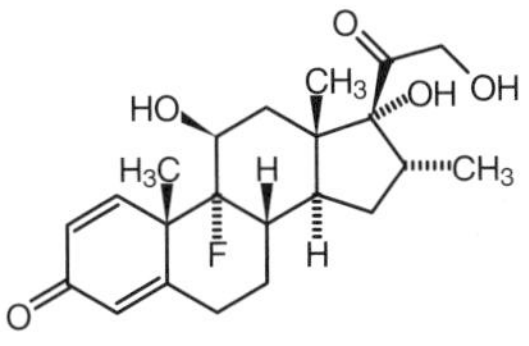

9-Fluor-11β,17,21-trihydroxy-16α-methylpregna-1,4-dien-3,20-dion
(Dexamethason)

B.

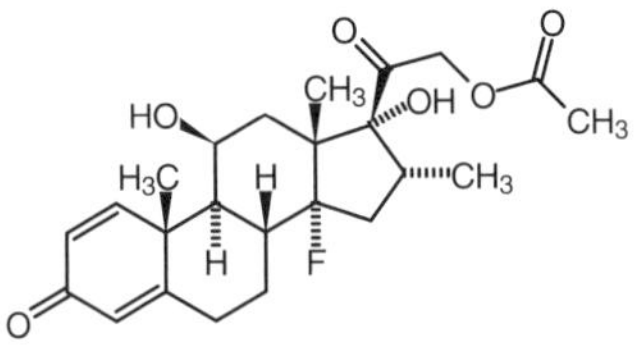

14-Fluor-11β,17-dihydroxy-16α-methyl-3,20-dioxopregna-1,4-dien-21-ylacetat

C.

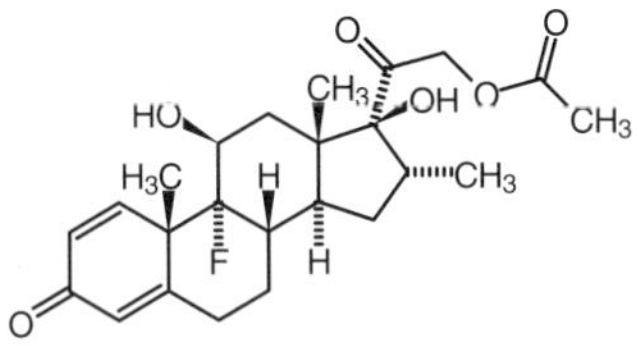

9-Fluor-11β,17-dihydroxy-16α-methyl-3,20-dioxo-17α-pregna-1,4-dien-21-ylacetat

D.

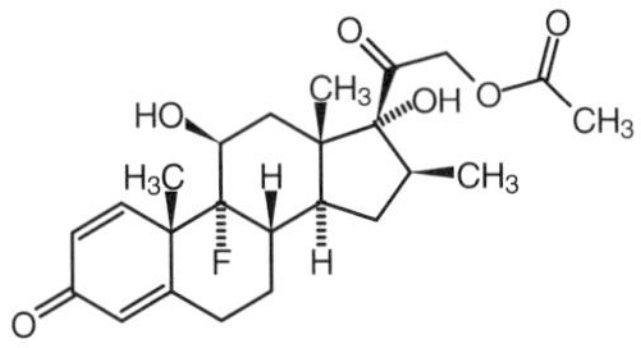

9-Fluor-11β,17-dihydroxy-16β-methyl-3,20-dioxopregna-1,4-dien-21-ylacetat
(Betamethasonacetat)

E.

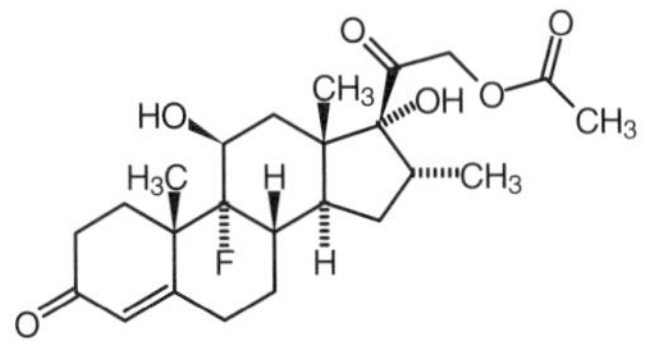

9-Fluor-11β,17-dihydroxy-16α-methyl-3,20-dioxopregn-4-en-21-ylacetat

F.

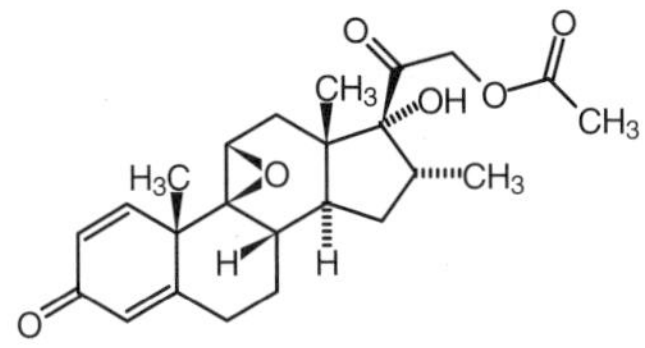

9,11β-Epoxy-17-hydroxy-16α-methyl-3,20-dioxo-9β-pregna-1,4-dien-21-ylacetat

G.

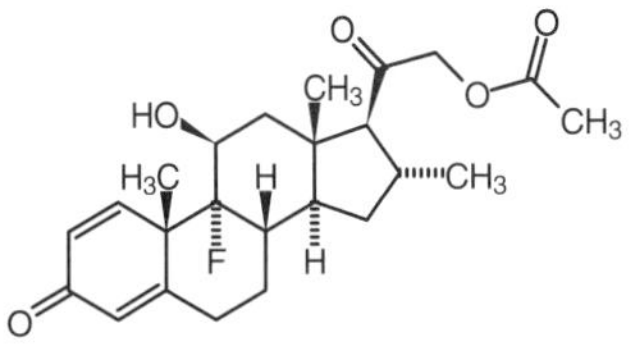

9-Fluor-11β-hydroxy-16α-methyl-3,20-dioxopregna-1,4-dien-21-ylacetat

H.

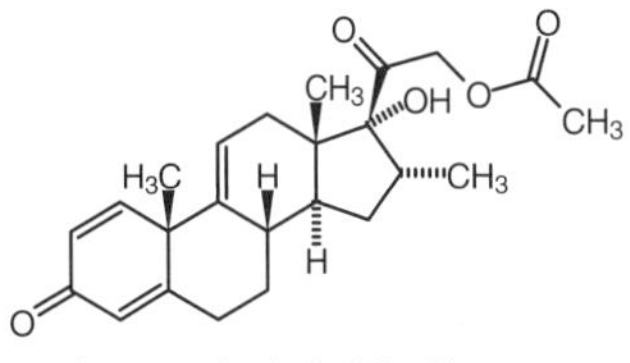

17-Hydroxy-16α-methyl-3,20-dioxopregna-1,4,9(11)-trien-21-ylacetat

I.

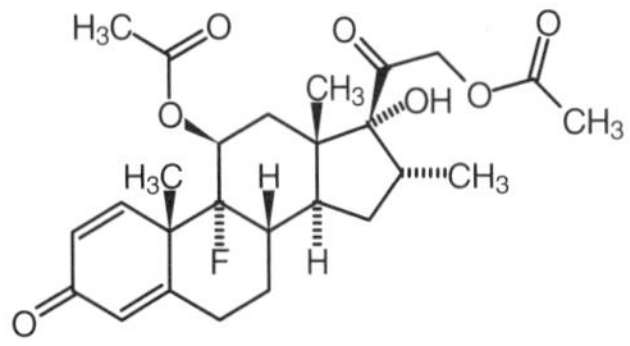

9-Fluor-17-hydroxy-16α-methyl-3,20-dioxopregna-1,4-dien-11β,21-diyldiacetat
(Dexamethason-11,21-diacetat)

10.3/3038

Dronedaron-Tabletten

Dronedaroni compressi

Definition

Dronedaron-Tabletten zur Anwendung am Menschen enthalten **Dronedaronhydrochlorid (Dronedaroni hydrochloridum)**.

Die Tabletten entsprechen der Monographie ***Tabletten (Compressi)*** *und den folgenden zusätzlichen Anforderungen.*

Gehalt: 95,0 bis 105,0 Prozent des in der Beschriftung angegebenen Gehalts an Dronedaron ($C_{31}H_{44}N_2O_5S$)

Prüfung auf Identität

A. Das UV-Spektrum des Hauptpeaks in den Chromatogrammen der bei der Gehaltsbestimmung verwendeten Lösungen wird mit einem Dioden-Array-Detektor im Bereich von 210 bis 400 nm aufgenommen.

Ergebnis: Das UV-Spektrum des Hauptpeaks im Chromatogramm der Untersuchungslösung b entspricht dem UV-Spektrum des Hauptpeaks im Chromatogramm der Referenzlösung c.

B. Die bei der Gehaltsbestimmung erhaltenen Chromatogramme werden ausgewertet.

Ergebnis: Der Hauptpeak im Chromatogramm der Untersuchungslösung b entspricht in Bezug auf Retentionszeit und Größe dem Hauptpeak im Chromatogramm der Referenzlösung c.

Prüfung auf Reinheit

Verwandte Substanzen: Flüssigchromatographie (2.2.29)

Lösung A: 2,0 ml Triethylamin *R* werden mit 950 ml Wasser zur Chromatographie *R* versetzt. Die Lösung wird mit Phosphorsäure 85 % *R* auf einen pH-Wert von 3,0 eingestellt und mit Wasser zur Chromatographie *R* zu 1000,0 ml verdünnt.

Untersuchungslösung a: 20 Tabletten werden zu einem homogenen Pulver zermahlen. Eine Menge Pulver, die dem Äquivalent von 400 mg Dronedaron entspricht, wird in Methanol *R* suspendiert. Die Suspension wird mit Methanol *R* zu 100,0 ml verdünnt, 5 min lang mit Ultraschall behandelt und anschließend 10 min lang zum Absetzen stehen gelassen. 5,0 ml des Überstands werden mit der mobilen Phase zu 20,0 ml verdünnt und filtriert.

Untersuchungslösung b: 1,0 ml Untersuchungslösung a wird mit der mobilen Phase zu 10,0 ml verdünnt.

Referenzlösung a: 1,0 ml Untersuchungslösung a wird mit Methanol *R* zu 100,0 ml verdünnt. 2,0 ml dieser Lösung werden mit der mobilen Phase zu 10,0 ml verdünnt.

Referenzlösung b: 2 mg Dronedaron-Verunreinigung A *CRS* und 2 mg Dronedaron-Verunreinigung B *CRS* werden in Methanol *R* zu 10 ml gelöst. 1 ml Lösung wird mit der mobilen Phase zu 20 ml verdünnt.

Referenzlösung c: 53,3 mg Dronedaronhydrochlorid *CRS* werden in Methanol *R* zu 25,0 ml gelöst. 5,0 ml Lösung werden mit der mobilen Phase zu 100,0 ml verdünnt.

Säule
- Größe: $l = 0{,}25$ m, $\varnothing = 4{,}6$ mm
- Stationäre Phase: diisopropylcyanosilyliertes Kieselgel zur Chromatographie *R* (5 µm)

Mobile Phase
- Acetonitril zur Chromatographie *R*, Lösung A (50:50 *V/V*)

Durchflussrate: 0,8 ml · min^{-1}

Detektion: Spektrometer bei 246 nm

Einspritzen: 20 µl; Untersuchungslösung a, Referenzlösungen a und b

Chromatographiedauer: 3,5fache Retentionszeit von Dronedaron

Identifizierung von Verunreinigungen: Zur Identifizierung der Peaks der Verunreinigungen A und B wird das mit der Referenzlösung b erhaltene Chromatogramm verwendet.

Relative Retention (bezogen auf Dronedaron, t_R etwa 7,4 min)
- Verunreinigung A: etwa 0,72
- Verunreinigung B: etwa 0,77

Eignungsprüfung: Referenzlösung b
- Auflösung: mindestens 1,5 zwischen den Peaks der Verunreinigungen A und B

Berechnung der Prozentgehalte
- Für jede Verunreinigung wird die Konzentration an Dronedaron in der Referenzlösung a verwendet.

Grenzwerte
- Nicht spezifizierte Verunreinigungen: jeweils höchstens 0,2 Prozent
- Summe aller Verunreinigungen: höchstens 0,3 Prozent
- Berichtsgrenzwert: 0,1 Prozent

Wirkstofffreisetzung (2.9.3, Apparatur 2)

Die Prüfung ist mit Sinkvorrichtungen durchzuführen.

Abgesehen von begründeten und zugelassenen Fällen müssen die Tabletten der Prüfung und den Akzeptanzkriterien wie nachfolgend beschrieben entsprechen.

Freisetzungsmedium: 13,61 g Kaliumdihydrogenphosphat *R* werden in 1000 ml Wasser *R* gelöst. Die Lösung wird mit einer Lösung von Salzsäure *R* (10,3 g · l^{-1}) oder einer Lösung von Natriumhydroxid *R* (4 g · l^{-1}) auf einen pH-Wert von 4,5 eingestellt. 1000 ml Freisetzungsmedium werden verwendet.

Rotationsgeschwindigkeit: 75 · min^{-1}

Zeit: 30 min und 90 min

Analyse: UV-Vis-Spektroskopie (2.2.25) bei einer Schichtdicke von 1 mm

Untersuchungslösungen: Die Proben werden aus dem Freisetzungsgefäß gezogen und filtriert. Wenn die Prüfung off-line durchgeführt wird, können die Lösungen in Abhängigkeit von der Schichtdicke der Zelle verdünnt werden (zum Beispiel für eine Schichtdicke von 1 cm eine 10fache Verdünnung für Tabletten von 400 mg).

Die Absorption der Lösungen wird im Absorptionsmaximum bei 288 nm gemessen.

Die Menge an Dronedaron ($C_{31}H_{44}N_2O_5S$), die in Lösung gegangen ist, wird unter Annahme der spezifischen Absorption von 315 berechnet und als Prozentgehalt des in der Beschriftung angegebenen Gehalts angegeben.

Akzeptanzkriterien
- 25 bis 50 Prozent nach 30 min
- Q = 80 Prozent nach 90 min

Gehaltsbestimmung

Flüssigchromatographie (2.2.29) wie unter „Verwandte Substanzen" beschrieben, mit folgenden Änderungen:

Einspritzen: Untersuchungslösung b, Referenzlösung c

Detektion: Spektrometer bei 288 nm

Chromatographiedauer: 2fache Retentionszeit von Dronedaron

Eignungsprüfung: Referenzlösung c
- Symmetriefaktor: höchstens 2,1
- Wiederholpräzision: höchstens 1,0 Prozent relative Standardabweichung, mit 6 Einspritzungen bestimmt

Der Prozentgehalt an Dronedaron ($C_{31}H_{44}N_2O_5S$) wird unter Berücksichtigung des für Dronedaronhydrochlorid *CRS* angegebenen Gehalts und mit einem Umrechnungsfaktor von 0,9385 berechnet.

Verunreinigungen

Andere bestimmbare Verunreinigungen

(Die folgenden Substanzen werden, falls in einer bestimmten Menge vorhanden, durch eine oder mehrere Prüfmethoden in der Monographie erfasst.):

A, B, C

A.

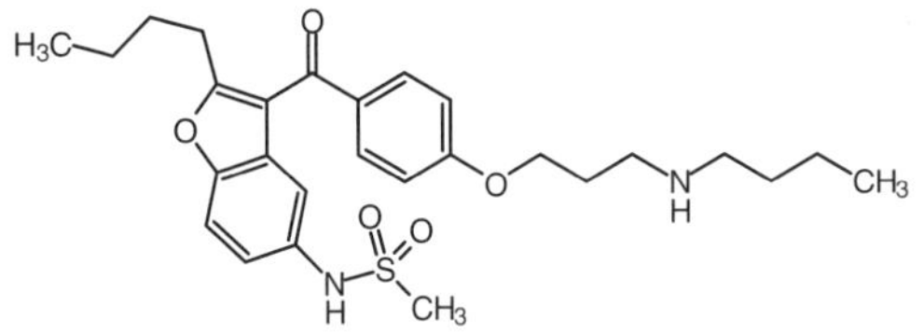

N-[2-Butyl-3-[4-[3-(butylamino)propoxy]benzoyl]-1-benzofuran-5-yl]methansulfonamid

B.

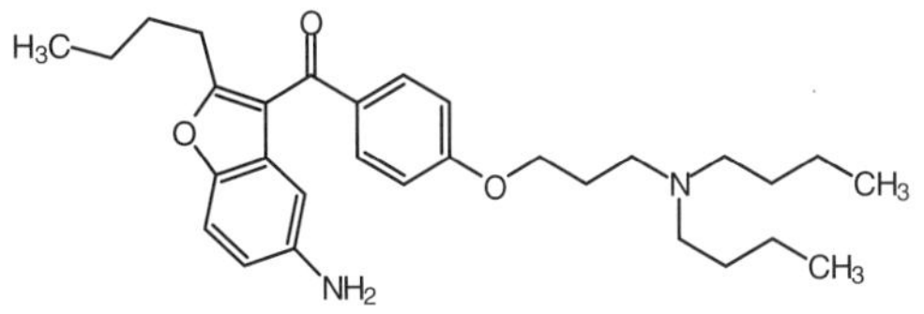

(5-Amino-2-butyl-1-benzofuran-3-yl)[4-(3-(dibutylamino)propoxy]phenyl]methanon

C.

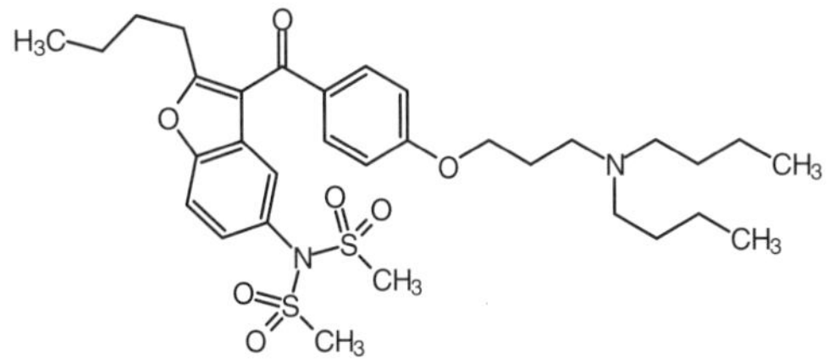

N-[2-Butyl-3-[4-[3-(dibutylamino)propoxy]benzoyl]-1-benzofuran-5-yl]-*N*-(methansulfonyl)methansulfonamid

E

10.3/2411

Epinastinhydrochlorid

Epinastini hydrochloridum

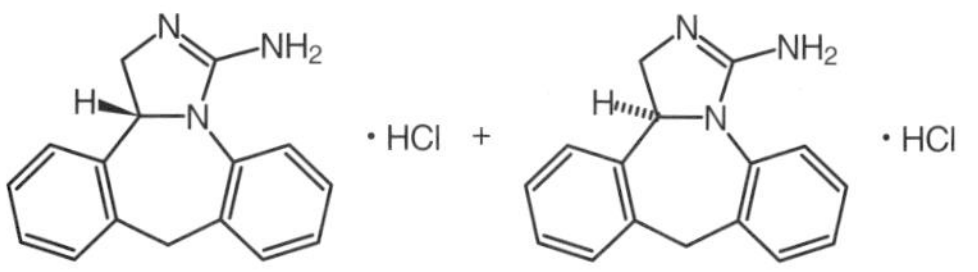

$C_{16}H_{16}ClN_3$ M_r 285,8

CAS Nr. 108929-04-0

Definition

(13b*RS*)-9,13b-Dihydro-1*H*-dibenzo[*c*,*f*]imidazo[1,5-*a*]=azepin-3-amin-hydrochlorid

Gehalt: 99,0 bis 101,0 Prozent (getrocknete Substanz)

Eigenschaften

Aussehen: weißes bis fast weißes, kristallines, hygroskopisches Pulver

Löslichkeit: leicht löslich in Wasser und in Methanol, wenig löslich in Dichlormethan, schwer löslich in Acetonitril

Prüfung auf Identität

A. IR-Spektroskopie (2.2.24)

Vergleich: Epinastinhydrochlorid *CRS*

B. Die Substanz gibt die Identitätsreaktion a auf Chlorid (2.3.1).

Prüfung auf Reinheit

Sauer oder alkalisch reagierende Substanzen: 1,0 g Substanz wird in kohlendioxidfreiem Wasser *R* zu 10 ml gelöst. Die Lösung wird mit 0,1 ml Methylrot-Mischindikator-Lösung *R* und 0,25 ml Natriumhydroxid-Lösung (0,01 mol · l^{-1}) versetzt. Die Lösung muss grün gefärbt sein. Nach Zusatz von 0,5 ml Salzsäure (0,01 mol · l^{-1}) muss die Lösung rötlich violett gefärbt sein.

Verwandte Substanzen: Flüssigchromatographie (2.2.29)

Pufferlösung pH 4,4: 3,8 g Natriumpentansulfonat-Monohydrat *R* und 4,0 g Kaliumdihydrogenphosphat *R* werden in 900 ml Wasser zur Chromatographie *R* gelöst. Die Lösung wird mit Phosphorsäure 85 % *R* auf einen pH-Wert von 4,4 eingestellt und mit Wasser zur Chromatographie *R* zu 1000 ml verdünnt.

Lösungsmittelmischung: mobile Phase B, mobile Phase A (25:75 *V/V*)

Untersuchungslösung: 50,0 mg Substanz werden in der Lösungsmittelmischung zu 100,0 ml gelöst.

Referenzlösung a: 1,0 ml Untersuchungslösung wird mit der Lösungsmittelmischung zu 100,0 ml verdünnt. 1,0 ml dieser Lösung wird mit der Lösungsmittelmischung zu 10,0 ml verdünnt.

Referenzlösung b: 5 mg Epinastin zur Eignungsprüfung A *CRS* (mit der Verunreinigung A) werden in 10 ml Lösungsmittelmischung gelöst.

Säule
- Größe: l = 0,10 m, ∅ = 3,0 mm
- Stationäre Phase: desaktiviertes, nachsilanisiertes, octadecylsilyliertes Kieselgel zur Chromatographie *R* (3 µm)
- Temperatur: 50 °C

Mobile Phase
- Mobile Phase A: Methanol *R* 1, Pufferlösung pH 4,4 (15:85 *V/V*)
- Mobile Phase B: Methanol *R* 1, Acetonitril zur Chromatographie *R* (15:85 *V/V*)

Zeit (min)	Mobile Phase A (% *V/V*)	Mobile Phase B (% *V/V*)
0 – 4	80	20
4 – 13	80 → 30	20 → 70

Durchflussrate: 1,4 ml · min^{-1}

Detektion: Spektrometer bei 220 nm

Einspritzen: 10 µl

Identifizierung von Verunreinigungen: Zur Identifizierung des Peaks der Verunreinigung A werden das mitgelieferte Chromatogramm von Epinastin zur Eignungsprüfung A *CRS* und das mit der Referenzlösung b erhaltene Chromatogramm verwendet.

Relative Retention (bezogen auf Epinastin, t_R etwa 4 min)
- Verunreinigung A: etwa 1,2

Eignungsprüfung: Referenzlösung b
- Peak-Tal-Verhältnis: mindestens 2,0, wobei H_p die Höhe des Peaks der Verunreinigung A über der Basislinie und H_v die Höhe des niedrigsten Punkts der Kurve über der Basislinie zwischen den Peaks von Epinastin und Verunreinigung A darstellt

Berechnung der Prozentgehalte
- Für jede Verunreinigung wird die Konzentration an Epinastinhydrochlorid in der Referenzlösung a verwendet.

Grenzwerte
- Verunreinigung A: höchstens 0,15 Prozent
- Nicht spezifizierte Verunreinigungen: jeweils höchstens 0,10 Prozent

E

Monographien

- Summe aller Verunreinigungen: höchstens 0,7 Prozent
- Berichtsgrenzwert: 0,05 Prozent

Trocknungsverlust (2.2.32): höchstens 1,0 Prozent, mit 1,000 g Substanz durch Trocknen im Trockenschrank bei 105 °C bestimmt

Sulfatasche (2.4.14): höchstens 0,1 Prozent, mit 1,0 g Substanz bestimmt

Gehaltsbestimmung

0,200 g Substanz werden in 100 ml einer Mischung von 1 Volumteil wasserfreier Essigsäure *R* und 2 Volumteilen Acetanhydrid *R* gelöst und mit Perchlorsäure (0,1 mol · l^{-1}) titriert. Der Endpunkt wird mit Hilfe der Potentiometrie (2.2.20) bestimmt.

1 ml Perchlorsäure (0,1 mol · l^{-1}) entspricht 28,58 mg $C_{16}H_{16}ClN_3$.

Lagerung

Dicht verschlossen

Verunreinigungen

Spezifizierte Verunreinigung:

A

Andere bestimmbare Verunreinigungen

(Die folgenden Substanzen werden, falls in einer bestimmten Menge vorhanden, durch eine oder mehrere Prüfmethoden in der Monographie erfasst. Sie werden begrenzt durch das allgemeine Akzeptanzkriterium für weitere Verunreinigungen/nicht spezifizierte Verunreinigungen und/oder durch die Anforderungender Allgemeinen Monographie **Substanzen zur pharmazeutischen Verwendung (Corpora ad usum pharmaceuticum)**. Diese Verunreinigungen müssen daher nicht identifiziert werden, um die Konformität der Substanz zu zeigen. Siehe auch „5.10 Kontrolle von Verunreinigungen in Substanzen zur pharmazeutischen Verwendung"):

B

A.

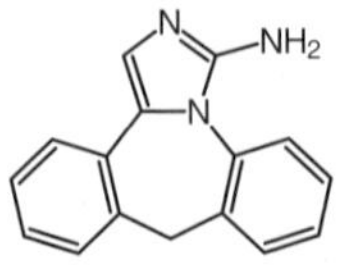

9*H*-Dibenzo[*c,f*]imidazo[1,5-*a*]azepin-3-amin

B.

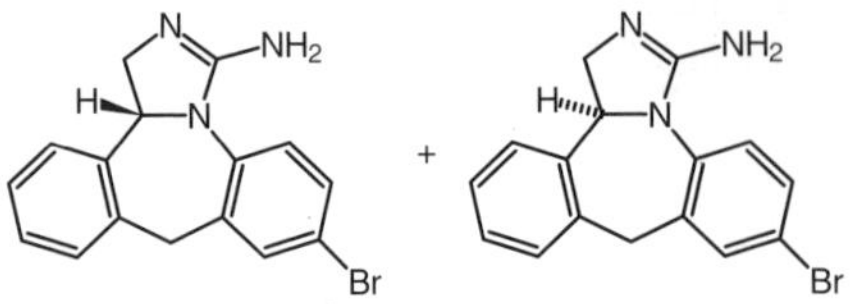

(13b*RS*)-7-Brom-9,13b-dihydro-1*H*-dibenzo[*c,f*]imidazo[1,5-*a*]azepin-3-amin

10.3/2303

Epinephrin/Adrenalin

Adrenalinum

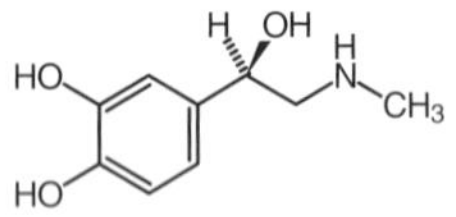

$C_9H_{13}NO_3$ M_r 183,2

CAS Nr. 51-43-4

Definition

4-[(1*R*)-1-Hydroxy-2-(methylamino)ethyl]benzol-1,2-diol

Synthetische Substanz

Gehalt: 99,0 bis 101,0 Prozent (getrocknete Substanz)

Eigenschaften

Aussehen: weißes bis fast weißes, kristallines Pulver, das sich beim Kontakt mit Luft und Licht färbt

Löslichkeit: praktisch unlöslich in Wasser, in Dichlormethan und in Ethanol 96 %

Die Substanz löst sich in Salzsäure.

Prüfung auf Identität

A. IR-Spektroskopie (2.2.24)

   Vergleich: Adrenalin *CRS*

B. Die Substanz entspricht der Prüfung „Spezifische Drehung" (siehe „Prüfung auf Reinheit").

Prüfung auf Reinheit

Prüflösung: 1,000 g Substanz wird in einer Lösung von Salzsäure *R* (25,75 g · l^{-1}) zu 50,0 ml gelöst. Die Lösung muss sofort geprüft werden.

Aussehen der Lösung: Die Prüflösung darf nicht stärker opaleszieren als die Referenzsuspension II (2.2.1) und nicht stärker gefärbt sein als die Farbvergleichslösung BG_5 (2.2.2, Methode II).

Spezifische Drehung (2.2.7): –54,0 bis –50,0 (getrocknete Substanz), mit der Prüflösung bestimmt

Verwandte Substanzen: Flüssigchromatographie (2.2.29)

Die Lösungen müssen unter Lichtschutz hergestellt werden.

Lösungsmittelmischung A: 5,0 g Kaliumdihydrogenphosphat *R* und 2,6 g Natriumoctansulfonat *R* werden in Wasser zur Chromatographie *R* zu 1000 ml gelöst. Zum vollständigen Lösen muss die Mischung im Allgemeinen mindestens 30 min lang gerührt werden. Die Lösung wird mit Phosphorsäure 85 % *R* auf einen pH-Wert von 2,8 eingestellt.

Lösungsmittelmischung B: Acetonitril *R*, Lösungsmittelmischung A (13:87 *V/V*)

Lösungsmittelmischung C: Lösung von Salzsäure *R* (10,3 g · l^{-1}), Lösungsmittelmischung B (10:90 *V/V*)

Untersuchungslösung: 40,0 mg Substanz werden in 5 ml einer Lösung von Salzsäure *R* (10,3 g · l^{-1}) gelöst. Die Lösung wird mit der Lösungsmittelmischung B zu 50,0 ml verdünnt.

Referenzlösung a: 1,0 ml Untersuchungslösung wird mit der Lösungsmittelmischung B zu 100,0 ml verdünnt. 1,0 ml dieser Lösung wird mit der Lösungsmittelmischung B zu 10,0 ml verdünnt.

Referenzlösung b: 1,5 mg Noradrenalintartrat *CRS* (Verunreinigung B) und 1,5 mg Adrenalonhydrochlorid *R* (Verunreinigung C) werden in der Lösungsmittelmischung B gelöst. Die Lösung wird mit 1 ml Untersuchungslösung versetzt und mit der Lösungsmittelmischung B zu 100 ml verdünnt.

Referenzlösung c: Der Inhalt einer Durchstechflasche mit Adrenalin-Verunreinigungsmischung *CRS* (mit den Verunreinigungen D und E) wird in 1 ml Lösungsmittelmischung C gelöst.

Referenzlösung d: Der Inhalt einer Durchstechflasche mit Adrenalin-Verunreinigung F *CRS* wird in 1 ml einer Lösung von Salzsäure *R* (10,3 g · l^{-1}) gelöst.

Säule
- Größe: l = 0,10 m, ∅ = 4,6 mm
- Stationäre Phase: desaktiviertes, nachsilanisiertes, octadecylsilyliertes Kieselgel zur Chromatographie *R* (3 µm)
- Temperatur: 50 °C

Mobile Phase
- Mobile Phase A: Acetonitril *R* 1, Lösungsmittelmischung A (5:95 *V/V*)
- Mobile Phase B: Acetonitril *R* 1, Lösungsmittelmischung A (45:55 *V/V*)

Zeit (min)	Mobile Phase A (% *V/V*)	Mobile Phase B (% *V/V*)
0 – 15	92 → 50	8 → 50
15 – 20	50 → 92	50 → 8
20 – 25	92	8

Durchflussrate: 2,0 ml · min^{-1}

Detektion: Spektrometer bei 210 nm

Einspritzen: 20 µl

Identifizierung von Verunreinigungen: Zur Identifizierung der Peaks der Verunreinigungen B und C wird das mit der Referenzlösung b erhaltene Chromatogramm verwendet; zur Identifizierung der Peaks der Verunreinigungen D und E werden das mitgelieferte Chromatogramm von Adrenalin-Verunreinigungsmischung *CRS* und das mit der Referenzlösung c erhaltene Chromatogramm verwendet; zur Identifizierung der Verunreinigung F wird das mit der Referenzlösung d erhaltene Chromatogramm verwendet.

Relative Retention (bezogen auf Epinephrin/Adrenalin, t_R etwa 4 min)
- Verunreinigung F: etwa 0,2
- Verunreinigung B: etwa 0,8
- Verunreinigung C: etwa 1,3
- Verunreinigung D: etwa 3,3
- Verunreinigung E: etwa 3,7

Eignungsprüfung: Referenzlösung b
- Auflösung: mindestens 3,0 zwischen den Peaks von Verunreinigung B und Adrenalin

Grenzwerte
- Korrekturfaktoren: Für die Berechnung der Gehalte werden die Flächen der Peaks folgender Verunreinigungen mit dem entsprechenden Korrekturfaktor multipliziert:
  - Verunreinigung D: 0,7
  - Verunreinigung E: 0,6
- Verunreinigungen B, C, F: jeweils nicht größer als das 2fache der Fläche des Hauptpeaks im Chromatogramm der Referenzlösung a (0,2 Prozent)
- Verunreinigungen D, E: jeweils nicht größer als die Fläche des Hauptpeaks im Chromatogramm der Referenzlösung a (0,1 Prozent)
- Nicht spezifizierte Verunreinigungen: jeweils nicht größer als die Fläche des Hauptpeaks im Chromatogramm der Referenzlösung a (0,10 Prozent)
- Summe aller Verunreinigungen: nicht größer als das 5fache der Fläche des Hauptpeaks im Chromatogramm der Referenzlösung a (0,5 Prozent)
- Ohne Berücksichtigung bleiben: Peaks, deren Fläche nicht größer ist als das 0,5fache der Fläche des Hauptpeaks im Chromatogramm der Referenzlösung a (0,05 Prozent)

E

Monographien

Trocknungsverlust (2.2.32): höchstens 0,5 Prozent, mit 1,000 g Substanz durch 18 h langes Trocknen im Exsikkator bei höchstens 0,7 kPa bestimmt

Sulfatasche (2.4.14): höchstens 0,1 Prozent, mit 1,0 g Substanz bestimmt

Gehaltsbestimmung

0,150 g Substanz werden in 50 ml wasserfreier Essigsäure *R* gelöst und mit Perchlorsäure (0,1 mol · l^{-1}) titriert. Der Endpunkt wird mit Hilfe der Potentiometrie (2.2.20) bestimmt.

1 ml Perchlorsäure (0,1 mol · l^{-1}) entspricht 18,32 mg $C_9H_{13}NO_3$.

Lagerung

Vor Licht geschützt, unter Stickstoff

Verunreinigungen

Spezifizierte Verunreinigungen:

B, C, D, E, F

B.

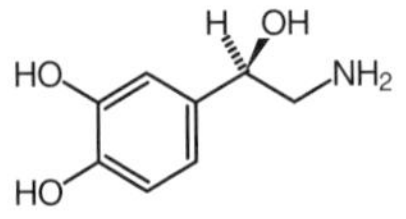

(1*R*)-2-Amino-1-(3,4-dihydroxyphenyl)ethanol (Noradrenalin)

C.

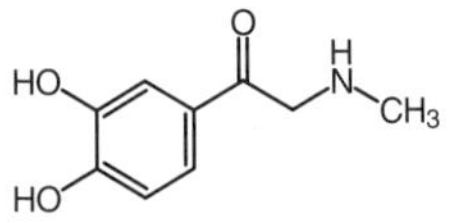

1-(3,4-Dihydroxyphenyl)-2-(methylamino)ethanon (Adrenalon)

D.

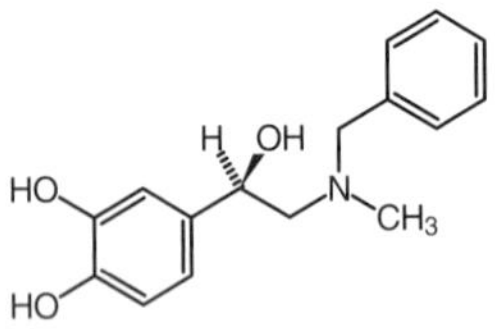

4-[(1*R*)-2-(Benzylmethylamino)-1-hydroxyethyl]benzol-1,2-diol

E.

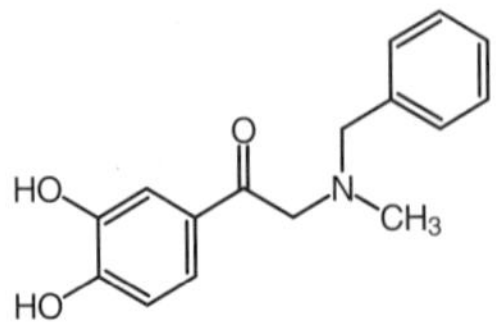

2-(Benzylmethylamino)-1-(3,4-dihydroxyphenyl)ethanon

F.

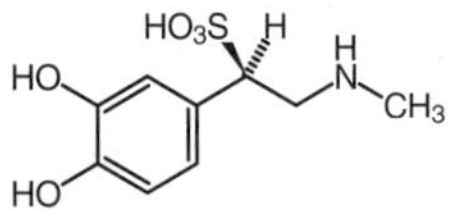

(1*R*)-1-(3,4-Dihydroxyphenyl)-2-(methylamino)ethansulfonsäure

10.3/1590

Epirubicinhydrochlorid

Epirubicini hydrochloridum

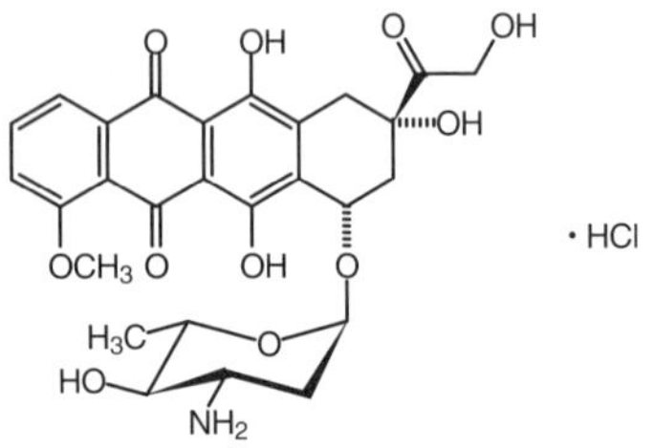

$C_{27}H_{30}ClNO_{11}$ M_r 580,0

CAS Nr. 56390-09-1

Definition

(8*S*,10*S*)-10-[(3-Amino-2,3,6-tridesoxy-α-L-*arabino*-hexopyranosyl)oxy]-6,8,11-trihydroxy-8-(hydroxyacetyl)-1-methoxy-7,8,9,10-tetrahydrotetracen-5,12-dion-hydrochlorid

Halbsynthetische Substanz, hergestellt aus einer durch Fermentation gewonnenen Substanz

Gehalt: 97,0 bis 102,0 Prozent (wasserfreie Substanz)

Eigenschaften

Aussehen: orangerotes Pulver

Löslichkeit: löslich in Wasser und in Methanol, schwer löslich in wasserfreiem Ethanol, praktisch unlöslich in Aceton

Prüfung auf Identität

A. IR-Spektroskopie (2.2.24)

Vergleich: Epirubicinhydrochlorid *CRS*

B. Die unter „Gehaltsbestimmung“ erhaltenen Chromatogramme werden ausgewertet.

Ergebnis: Der Hauptpeak im Chromatogramm der Untersuchungslösung entspricht in Bezug auf die Retentionszeit dem Hauptpeak im Chromatogramm der Referenzlösung a.

C. Etwa 10 mg Substanz werden in 0,5 ml Salpetersäure *R* gelöst. Die Lösung wird mit 0,5 ml Wasser *R* versetzt und 2 min lang über offener Flamme erhitzt. Werden nach dem Erkalten 0,5 ml Silbernitrat-Lösung *R* 1 zugesetzt, entsteht ein weißer Niederschlag.

Prüfung auf Reinheit

pH-Wert (2.2.3): 4,0 bis 5,5

50 mg Substanz werden in kohlendioxidfreiem Wasser *R* zu 10 ml gelöst.

Verwandte Substanzen: Flüssigchromatographie (2.2.29)

Die Lösungen werden vor Gebrauch 3 h lang stehen gelassen.

Untersuchungslösung: 25,0 mg Substanz werden in der mobilen Phase zu 25,0 ml gelöst.

Referenzlösung a: 25,0 mg Epirubicinhydrochlorid *CRS* werden in der mobilen Phase zu 25,0 ml gelöst.

Referenzlösung b: 10 mg Epirubicinhydrochlorid *CRS* und 10 mg Doxorubicinhydrochlorid *CRS* (Verunreinigung C) werden in der mobilen Phase zu 100 ml gelöst.

Referenzlösung c: Um die Verunreinigung A *in situ* herzustellen, werden 10 mg Doxorubicinhydrochlorid *CRS* in einer Mischung von 5 ml Wasser *R* und 5 ml Phosphorsäure 85 % *R* gelöst. Die Lösung wird 30 min lang stehen gelassen, mit einer Lösung von Natriumhydroxid *R* ($80 g \cdot l^{-1}$) auf einen pH-Wert von 2,6 eingestellt und nach Zusatz von 15 ml Acetonitril *R* und 10 ml Methanol *R* gemischt.

Referenzlösung d: 1,0 ml Untersuchungslösung wird mit der mobilen Phase zu 100,0 ml verdünnt.

Säule
- Größe: l = 0,25 m, ∅ = 4,6 mm
- Stationäre Phase: trimethylsilyliertes Kieselgel zur Chromatographie *R* (5 µm)
- Temperatur: 35 °C

Mobile Phase: 17 Volumteile Methanol *R*, 29 Volumteile Acetonitril *R* und 54 Volumteile einer Lösung, die Natriumlaurylsulfat *R* ($3{,}7 g \cdot l^{-1}$) und 2,8 Prozent (*V/V*) Phosphorsäure 10 % *R* enthält, werden gemischt.

Durchflussrate: $2{,}5 ml \cdot min^{-1}$

Detektion: Spektrometer bei 254 nm

Einspritzen: 10 µl; Untersuchungslösung, Referenzlösungen b, c und d

Chromatographiedauer: 3,5fache Retentionszeit von Epirubicin

Identifizierung von Verunreinigungen: Zur Identifizierung der Verunreinigung A wird der zweitgrößte Peak im Chromatogramm der Referenzlösung c verwendet; zur Identifizierung der Verunreinigung C wird das mit der Referenzlösung b erhaltene Chromatogramm verwendet.

Relative Retention (bezogen auf Epirubicin, t_R etwa 9,5 min)
- Verunreinigung A: etwa 0,3
- Verunreinigung C: etwa 0,8

Eignungsprüfung: Referenzlösung b
- Auflösung: mindestens 2,0 zwischen den Peaks von Verunreinigung C und Epirubicin

Grenzwerte
- Korrekturfaktor: Für die Berechnung des Gehalts wird die Fläche des Peaks von Verunreinigung A mit 0,7 multipliziert.
- Verunreinigung A, C: jeweils nicht größer als die Fläche des Hauptpeaks im Chromatogramm der Referenzlösung d (1,0 Prozent)
- Jede weitere Verunreinigung: jeweils nicht größer als das 0,5fache der Fläche des Hauptpeaks im Chromatogramm der Referenzlösung d (0,5 Prozent)
- Summe aller Verunreinigungen: nicht größer als das 2fache der Fläche des Hauptpeaks im Chromatogramm der Referenzlösung d (2,0 Prozent)
- Ohne Berücksichtigung bleiben: Peaks, deren Fläche nicht größer ist als das 0,05fache der Fläche des Hauptpeaks im Chromatogramm der Referenzlösung d (0,05 Prozent)

Aceton (2.4.24): höchstens 1,5 Prozent

Wasser (2.5.12): höchstens 4,0 Prozent, mit 0,100 g Substanz bestimmt

Gehaltsbestimmung

Flüssigchromatographie (2.2.29) wie unter „Verwandte Substanzen“ beschrieben, mit folgender Änderung:

Einspritzen: Untersuchungslösung, Referenzlösung a

Der Prozentgehalt an $C_{27}H_{30}ClNO_{11}$ wird unter Berücksichtigung des für Epirubicinhydrochlorid *CRS* angegebenen Gehalts berechnet.

Lagerung

Dicht verschlossen, vor Licht geschützt, bei 2 bis 8 °C

Falls die Substanz steril ist, im sterilen, dicht verschlossenen Behältnis mit Originalitätsverschluss

E

Monographien

Beschriftung

Die Beschriftung gibt, falls zutreffend, an, dass die Substanz zur Herstellung von Parenteralia geeignet ist.

Verunreinigungen

Spezifizierte Verunreinigungen:

A, C

Andere bestimmbare Verunreinigungen:

(Die folgenden Substanzen werden, falls in einer bestimmten Menge vorhanden, durch eine oder mehrere Prüfmethoden in der Monographie erfasst. Sie werden begrenzt durch das allgemeine Akzeptanzkriterium für weitere Verunreinigungen/nicht spezifizierte Verunreinigungen und/oder durch die Anforderungender Allgemeinen Monographie **Substanzen zur pharmazeutischen Verwendung (Corpora ad usum pharmaceuticum)**. Diese Verunreinigungen müssen daher nicht identifiziert werden, um die Konformität der Substanz zu zeigen. Siehe auch „5.10 Kontrolle von Verunreinigungen in Substanzen zur pharmazeutischen Verwendung"):

B, D, E, F, G

A.

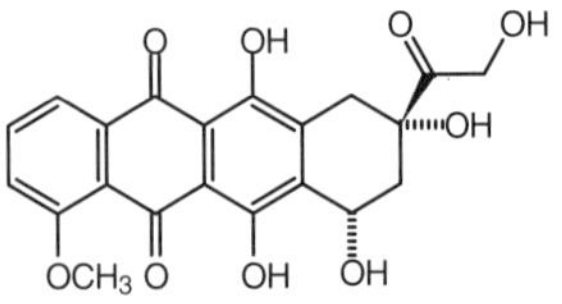

(8*S*,10*S*)-6,8,10,11-Tetrahydroxy-8-(hydroxyacetyl)-1-methoxy-7,8,9,10-tetrahydrotetracen-5,12-dion (Doxorubicinon, Doxorubicin-Aglykon)

B.

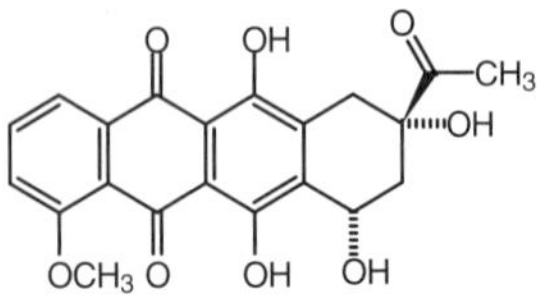

(8*S*,10*S*)-8-Acetyl-6,8,10,11-tetrahydroxy-1-methoxy-7,8,9,10-tetrahydrotetracen-5,12-dion (Daunorubicinon)

C.

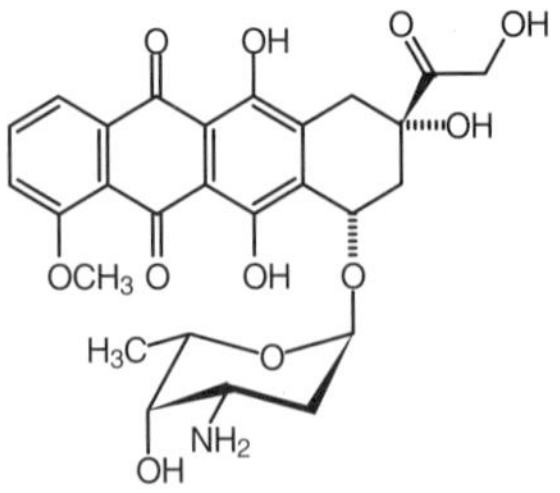

(8*S*,10*S*)-10-[(3-Amino-2,3,6-tridesoxy-α-L-*lyxo*-hexopyranosyl)oxy]-6,8,11-trihydroxy-8-(hydroxyacetyl)-1-methoxy-7,8,9,10-tetrahydrotetracen-5,12-dion (Doxorubicin)

D.

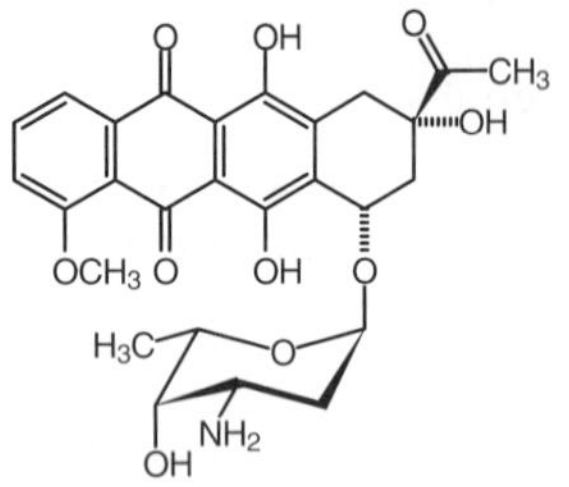

(8*S*,10*S*)-8-Acetyl-10-[(3-amino-2,3,6-tridesoxy-α-L-*lyxo*-hexopyranosyl)oxy]-6,8,11-trihydroxy-1-methoxy-7,8,9,10-tetrahydrotetracen-5,12-dion (Daunorubicin)

E.

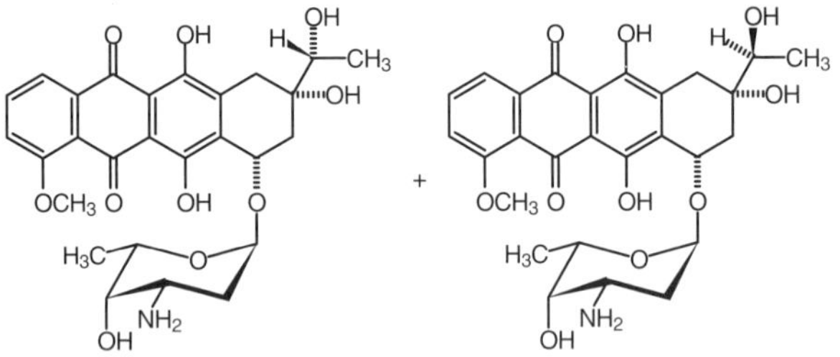

(8*S*,10*S*)-10-[(3-Amino-2,3,6-tridesoxy-α-L-*lyxo*-hexopyranosyl)oxy]-6,8,11-trihydroxy-8-[(1*RS*)-1-hydroxyethyl]-1-methoxy-7,8,9,10-tetrahydrotetracen-5,12-dion (Dihydrodaunorubicin)

F.

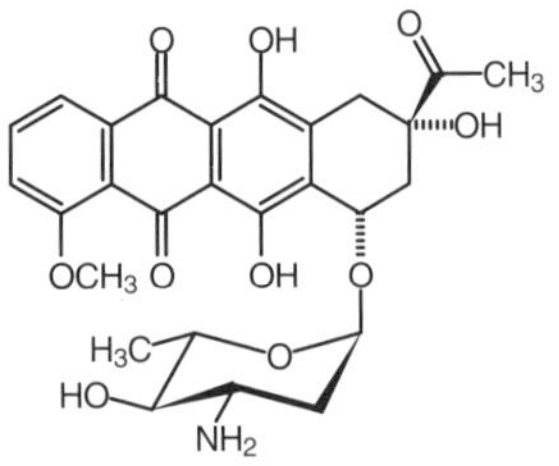

(8*S*,10*S*)-8-Acetyl-10-[(3-amino-2,3,6-tridesoxy-α-L-*arabino*-hexopyranosyl)oxy]-6,8,11-trihydroxy-1-methoxy-7,8,9,10-tetrahydrotetracen-5,12-dion (Epidaunorubicin)

G.

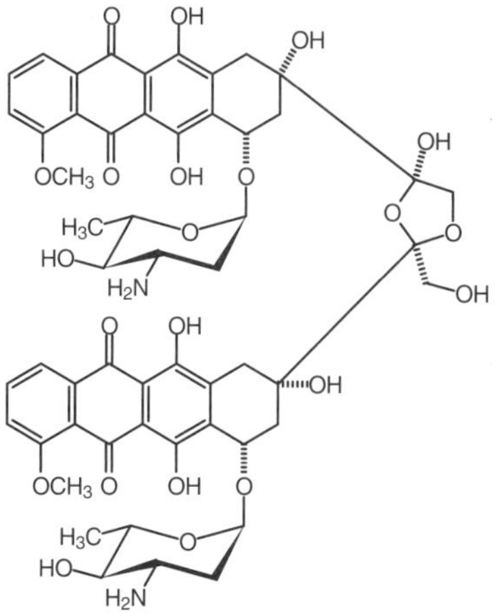

8,8′-[(2*R*,4*R*)-4-Hydroxy-2-(hydroxymethyl)-1,3-dioxolan-2,4-diyl]bis[(8*S*,10*S*)-10-[(3-amino-2,3,6-tridesoxy-α-L-*arabino*-hexopyranosyl)oxy]-6,8,11-trihydroxy-1-methoxy-7,8,9,10-tetrahydrotetracen-5,12-dion]
(Epirubicin-Dimer)

10.3/0224

Ergotamintartrat

Ergotamini tartras

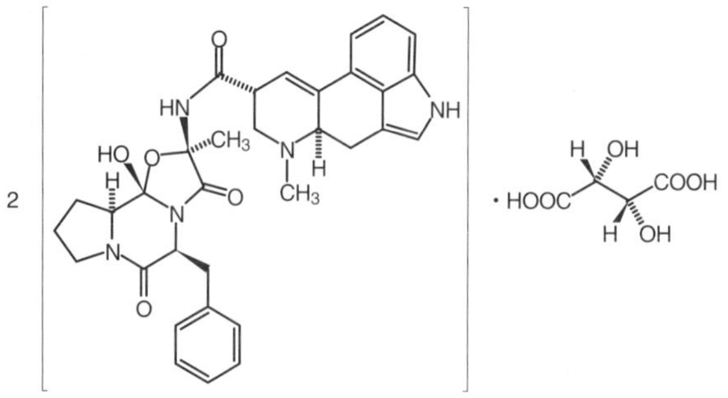

$C_{70}H_{76}N_{10}O_{16}$ M_r 1313

CAS Nr. 379-79-3

Definition

Bis[(6a*R*,9*R*)-*N*-[(2*R*,5*S*,10a*S*,10b*S*)-5-benzyl-10b-hydroxy-2-methyl-3,6-dioxooctahydro-8*H*-[1,3]oxazolo[3,2-*a*]pyrrolo[2,1-*c*]pyrazin-2-yl]-7-methyl-4,6,6a,7,8,9-hexahydroindolo[4,3-*fg*]chinolin-9-carboxamid]-(2*R*,3*R*)-2,3-dihydroxybutandioat

Gehalt: 98,0 bis 101,0 Prozent (getrocknete Substanz)

1 Mol Substanz kann 2 Mol Kristallmethanol enthalten.

Eigenschaften

Aussehen: weißes bis fast weißes, kristallines Pulver oder farblose Kristalle, schwach hygroskopisch

Löslichkeit: schwer löslich in Ethanol 96 %

Wässrige Lösungen trüben sich allmählich durch Hydrolyse, was durch Zusatz von Weinsäure verhindert werden kann.

Prüfung auf Identität

1: A
2: B, C, D

A. IR-Spektroskopie (2.2.24)

Vergleich: Ergotamintartrat *CRS*

Probenvorbereitung: als Presslinge; die Substanz und die Referenzsubstanz werden getrennt mit 0,2 ml Methanol *R*, dann mit Kaliumbromid *R* wie in der Allgemeinen Methode beschrieben verrieben.

B. Dünnschichtchromatographie (2.2.27)

Die Lösungen werden unmittelbar vor Gebrauch hergestellt.

Untersuchungslösung: 5 mg Substanz werden in einer Mischung von 1 Volumteil Methanol *R* und 9 Volumteilen Dichlormethan *R* zu 5,0 ml gelöst.

Referenzlösung: 5 mg Ergotamintartrat *CRS* werden in einer Mischung von 1 Volumteil Methanol *R* und 9 Volumteilen Dichlormethan *R* zu 5,0 ml gelöst.

Platte: DC-Platte mit Kieselgel *R*

Fließmittel: wasserfreies Ethanol *R*, Dichlormethan *R*, Dimethylformamid *R*, Ether *R* (5:10:15:70 *V/V/V/V*)

Auftragen: 5 µl; Die Auftragspunkte werden sofort genau 20 s lang Ammoniakgas ausgesetzt, indem die Auftragslinie über einem Becherglas von 55 mm Höhe und 45 mm Durchmesser mit etwa 20 ml konzentrierter Ammoniak-Lösung *R* hin- und herbewegt wird. Die Auftragslinie wird genau 20 s lang im Kaltluftstrom getrocknet.

Laufstrecke: 2/3 der Platte

Trocknen: etwa 2 min lang im Kaltluftstrom

Detektion A: Die Chromatogramme werden höchstens 1 min lang im ultravioletten Licht bei 365 nm ausgewertet.

Ergebnis A: Der Hauptfleck im Chromatogramm der Untersuchungslösung entspricht in Bezug auf Lage und Fluoreszenz dem Hauptfleck im Chromatogramm der Referenzlösung.

Detektion B: Die Platte wird ausgiebig mit Dimethylaminobenzaldehyd-Lösung *R* 7 besprüht und etwa 2 min lang im Warmluftstrom getrocknet. Die Auswertung erfolgt im Tageslicht.

Ergebnis B: Der Hauptfleck im Chromatogramm der Untersuchungslösung entspricht in Bezug auf Lage, Farbe und Größe dem Hauptfleck im Chromatogramm der Referenzlösung.

C. Eine Mischung von 0,1 ml Prüflösung (siehe „Prüfung auf Reinheit") mit 1 ml Essigsäure 99 % *R*, 0,05 ml Eisen(III)-chlorid-Lösung *R* 1 und 1 ml Phosphorsäure 85 % *R* wird im Wasserbad von 80 °C erhitzt. Nach etwa 10 min entwickelt sich eine blaue oder violette Färbung, die sich beim Stehenlassen vertieft.

D. Etwa 10 mg Substanz werden in 1,0 ml Natriumhydroxid-Lösung (0,1 mol · l^{-1}) gelöst. Die Lösung wird in einem Scheidetrichter mit 5 ml Dichlormethan *R* ausgeschüttelt. Nach Verwerfen der organischen Phase wird die wässrige Phase mit einigen Tropfen verdünnter Salzsäure *R* neutralisiert. 0,1 ml dieser Lösung geben die Identitätsreaktion b auf Tartrat (2.3.1). Wird die Reaktionsmischung in 1 ml Wasser *R* gegossen, ist eine Farbänderung nach Rot oder Rotbraun zu beobachten.

Prüfung auf Reinheit

Alle Prüfungen sind so rasch wie möglich und unter Lichtschutz durchzuführen.

Prüflösung: 50 mg Substanz werden mit etwa 25 mg Weinsäure *R* fein verrieben und unter Schütteln in 10 ml Wasser *R* gelöst.

pH-Wert (2.2.3): 4,0 bis 5,5 für die Suspension

25 mg fein pulverisierte Substanz werden mit 10 ml kohlendioxidfreiem Wasser *R* geschüttelt.

Verwandte Substanzen: Flüssigchromatographie (2.2.29) mit Hilfe des Verfahrens „Normalisierung"

Die Lösungen müssen unmittelbar vor Gebrauch hergestellt werden.

Lösungsmittelmischung: Wasser *R*, Acetonitril *R* (10:90 *V/V*)

Lösung A: 1,0 g Kaliumdihydrogenphosphat *R* und 2,0 g Natrium-1-propansulfonat *R* werden in 900 ml Wasser *R* gelöst. Die Lösung wird mit Phosphorsäure 10 % *R* auf einen pH-Wert von 4,3 eingestellt und mit Wasser zur Chromatographie *R* zu 1000 ml verdünnt.

Untersuchungslösung: 30 mg Substanz werden in der Lösungsmittelmischung zu 50,0 ml gelöst.

Referenzlösung: 3 mg Ergotamin zur Eignungsprüfung *CRS* (mit den Verunreinigungen A und C) werden in der Lösungsmittelmischung zu 5 ml gelöst. Um die Verunreinigung B *in situ* herzustellen, wird die Lösung 1 h lang bei Raumtemperatur gehalten.

Säule
- Größe: $l = 0{,}05$ m, $\varnothing = 4{,}6$ mm
- Stationäre Phase: octadecylsilyliertes Kieselgel zur Chromatographie *R* (1,8 µm)
- Temperatur: 15 °C

Mobile Phase
- Mobile Phase A: Acetonitril zur Chromatographie *R*, Lösung A (10:90 *V/V*)
- Mobile Phase B: Lösung A, Acetonitril zur Chromatographie *R* (20:80 *V/V*)

Zeit (min)	Mobile Phase A (% *V/V*)	Mobile Phase B (% *V/V*)
0 – 7	80 → 50	20 → 50

Durchflussrate: 1,5 ml · min^{-1}

Detektion: Spektrometer bei 240 nm

Autosampler: 4 °C

Einspritzen: 1 µl

Identifizierung von Verunreinigungen: Zur Identifizierung der Peaks der Verunreinigungen A, B und C werden das mitgelieferte Chromatogramm von Ergotamin zur Eignungsprüfung *CRS* und das mit der Referenzlösung erhaltene Chromatogramm verwendet.

Relative Retention (bezogen auf Ergotamin, t_R etwa 3 min)
- Verunreinigung A: etwa 0,9
- Verunreinigung B: etwa 1,1
- Verunreinigung C: etwa 1,2

Eignungsprüfung: Referenzlösung
- Auflösung: mindestens 1,5 zwischen den Peaks von Verunreinigung A und Ergotamin

Grenzwerte
- Korrekturfaktor: Für die Berechnung des Gehalts wird die Fläche des Peaks der Verunreinigung C mit 1,3 multipliziert.
- Verunreinigung C: höchstens 0,4 Prozent
- Verunreinigungen A, B: jeweils höchstens 0,2 Prozent
- Nicht spezifizierte Verunreinigungen: jeweils höchstens 0,10 Prozent
- Summe aller Verunreinigungen: höchstens 0,6 Prozent
- Berichtsgrenzwert: 0,05 Prozent

Trocknungsverlust (2.2.32): höchstens 6,0 Prozent, mit 0,100 g Substanz durch 6 h langes Trocknen bei 95 °C im Vakuum bestimmt

Gehaltsbestimmung

0,200 g Substanz werden in 40 ml wasserfreier Essigsäure *R* gelöst und mit Perchlorsäure (0,05 mol · l^{-1}) titriert. Der Endpunkt wird mit Hilfe der Potentiometrie (2.2.20) bestimmt.

1 ml Perchlorsäure (0,05 mol · l^{-1}) entspricht 32,84 mg $C_{70}H_{76}N_{10}O_{16}$.

Lagerung

Dicht verschlossen, vor Licht geschützt, bei 2 bis 8 °C

Verunreinigungen

Spezifizierte Verunreinigungen:

A, B, C

Andere bestimmbare Verunreinigungen

(Die folgenden Substanzen werden, falls in einer bestimmten Menge vorhanden, durch eine oder mehrere Prüfmethoden in der Monographie erfasst. Sie werden begrenzt durch das allgemeine Akzeptanzkriterium für weitere Verunreinigungen/nicht spezifizierte Verunreinigungen und/oder durch die Anforderungen der Allgemeinen Monographie **Substanzen zur pharmazeutischen Verwendung (Corpora ad usum pharmaceuticum)**. Diese Verunreinigungen müssen daher nicht identifiziert werden, um die Konformität der Substanz zu zeigen. Siehe auch „5.10 Kontrolle von Verunreinigungen in Substanzen zur pharmazeutischen Verwendung“):

D

A.

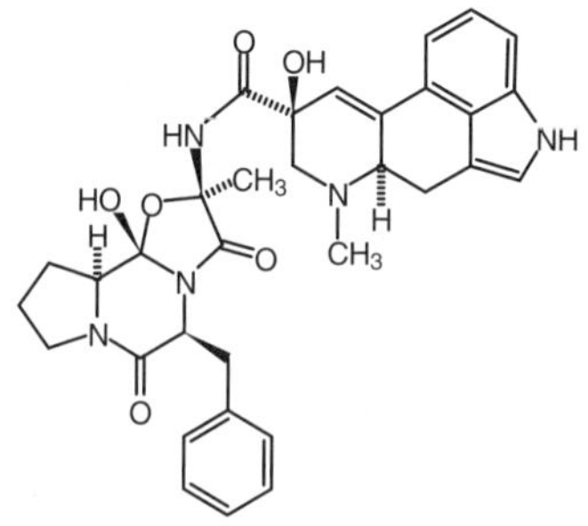

(6a*R*,9*S*)-*N*-[(2*R*,5*S*,10a*S*,10b*S*)-5-Benzyl-10b-hydroxy-2-methyl-3,6-dioxooctahydro-8*H*-[1,3]oxazolo[3,2-*a*]pyrrolo[2,1-*c*]pyrazin-2-yl]-9-hydroxy-7-methyl-4,6,6a,7,8,9-hexahydroindolo[4,3-*fg*]chinolin-9-carboxamid
(8-Hydroxyergotamin)

B.

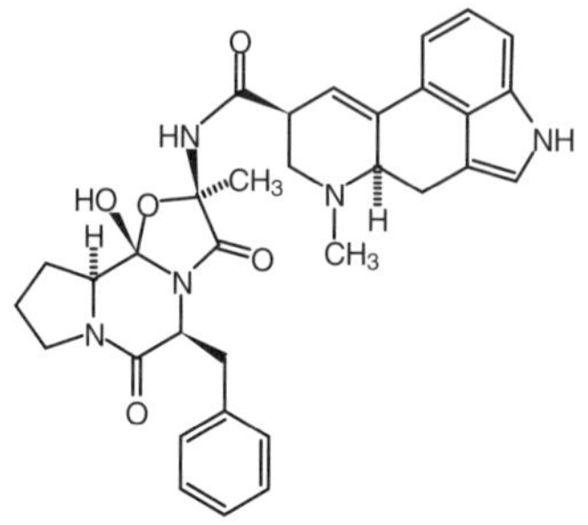

(6a*R*,9*S*)-*N*-[(2*R*,5*S*,10a*S*,10b*S*)-5-Benzyl-10b-hydroxy-2-methyl-3,6-dioxooctahydro-8*H*-[1,3]oxazolo[3,2-*a*]pyrrolo[2,1-*c*]pyrazin-2-yl]-7-methyl-4,6,6a,7,8,9-hexahydroindolo[4,3-*fg*]chinolin-9-carboxamid
(Ergotaminin)

C.

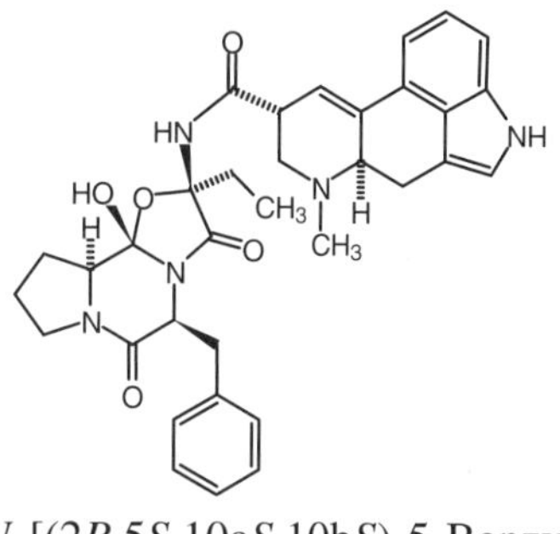

(6a*R*,9*R*)-*N*-[(2*R*,5*S*,10a*S*,10b*S*)-5-Benzyl-2-ethyl-10b-hydroxy-3,6-dioxooctahydro-8*H*-[1,3]oxazolo[3,2-*a*]pyrrolo[2,1-*c*]pyrazin-2-yl]-7-methyl-4,6,6a,7,8,9-hexahydroindolo[4,3-*fg*]chinolin-9-carboxamid
(Ergostin)

D.

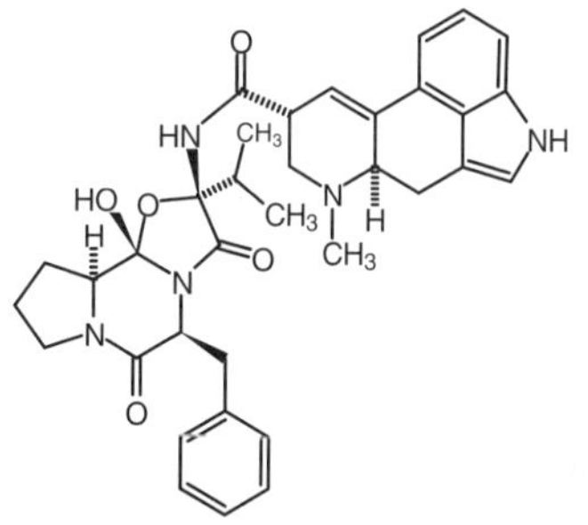

(6a*R*,9*R*)-*N*-[(2*R*,5*S*,10a*S*,10b*S*)-5-Benzyl-10b-hydroxy-3,6-dioxo-2-(propan-2-yl)octahydro-8*H*-[1,3]oxazolo[3,2-*a*]pyrrolo[2,1-*c*]pyrazin-2-yl]-7-methyl-4,6,6a,7,8,9-hexahydroindolo[4,3-*fg*]chinolin-9-carboxamid
(Ergocristin)

10.3/2895

Etanercept

Etanerceptum

LPAQVAFTPY	APEPGSTCRL	REYYDQTAQM	CCSKCSPGQH	40
AKVFCTKTSD	TVCDSCEDST	YTQLWNWVPE	CLSCGSRCSS	80
DQVETQACTR	EQNRICTCRP	GWYCALSKQE	GCRLCAPLRK	120
CRPGFGVARP	GTETSDVVCK	PCAPGTFSNT	TSSTDICRPH	160
QICNVVAIPG	NASMDAVCTS	TSPTRSMAPG	AVHLPQPVST	200
RSQHTQPTPE	PSTAPSTSFL	LPMGPSPPAE	GSTGDEPKSC	240
DKTHTCPPCP	APELLGGPSV	FLFPPKPKDT	LMISRTPEVT	280
CVVVDVSHED	PEVKFNWYVD	GVEVHNAKTK	PREEQYNSTY	320
RVVSVLTVLH	QDWLNGKEYK	CKVSNKALPA	PIEKTISKAK	360
GQPREPQVYT	LPPSREEMTK	NQVSLTCLVK	GFYPSDIAVE	400
WESNGQPENN	YKTTPPVLDS	DGSFFLYSKL	TVDKSRWQQG	440
NVFSCSVMHE	ALHNHYTQKS	LSLSPGK		467

$_2$

Disulfid-Brücken (die Liste ist nicht vollständig): 240-240', 246-246', 249-249', 281-341, 387-445, 281'-341', 387'-445'

N-Glycosylierungsstellen: 149, 171, 317, 149', 171', 317'

überwiegend *O*-Glycosylierungsstellen: 184, 199, 200, 205, 208, 212, 213, 216, 217, 226, 184', 199', 200', 205', 208', 212', 213', 216', 217', 226'

$C_{2224}H_{3472}N_{618}O_{701}S_{36}$ (Monomer)

M_r etwa 51 200 (Monomer ohne Glycosylierungen)

CAS Nr. 185243-69-0

Definition

Dimeres Fusionsprotein, bestehend aus dem extrazellulären Liganden-Bindungsbereich des Rezeptors des Tumornekrosefaktors vom Menschen (TNFR), der mit dem Fc-Bereich des Immunglobulins G1 vom Menschen (IgG1) verbunden ist

Die Fc-Komponente von Etanercept enthält die CH_2- und die CH_3-Domäne sowie die Gelenkregion, nicht aber die CH_1-Domäne des IgG1. Etanercept besteht aus 934 Aminosäuren und hat eine scheinbare Molekülmasse von etwa 150 kDa.

Etanercept ist ein glycosyliertes Protein mit mehrfachen *N*- und *O*-Glycosylierungsstellen. Die Stellen N149, N171 und N317 sind vollständig mit *N*-gebundenen Glycanen belegt.

Die Substanz enthält einen oder mehrere geeignete Puffer und/oder Stabilisatoren.

Gehalt (Milligramm Protein je Milliliter): wie von der zuständigen Behörde zugelassen

Aktivität: $1,0 \cdot 10^6$ bis $2,9 \cdot 10^6$ I. E. je Milligramm Protein

Herstellung

Etanercept wird mit Hilfe eines Verfahrens hergestellt, das auf der DNA(rDNA)-Rekombinationstechnik in einem geeigneten Expressionssystem von Säugetierzellen beruht. Während der Produktentwicklung muss unter Verwendung einer angemessen qualifizierten Prüfmethode gezeigt werden, dass das Herstellungsverfahren gleichbleibend in der Lage ist, ein Produkt mit der erwarteten *O*-Glycan-Belegung herzustellen.

Vor der Freigabe müssen an jeder Charge von Etanercept die nachfolgenden Prüfungen durchgeführt werden, es sei denn, die zuständige Behörde lässt Ausnahmen zu.

Von Wirtszellen stammende Proteine: Der Grenzwert wird von der zuständigen Behörde genehmigt.

Von Wirtszellen oder Vektoren stammende DNA: Der Grenzwert wird von der zuständigen Behörde genehmigt.

***N*-Glycan-Analyse:** Eine geeignete Methode wird angewendet, die entsprechend den Anforderungen der Allgemeinen Methode „2.2.59 Glycan-Analyse von Glycoproteinen", Abschnitt 2.3, entwickelt wurde:

- Freisetzung der Glycane unter Verwendung eines der in Tab. 2.2.59-1 genannten enzymatischen Spaltungsreagenzien, zum Beispiel Peptid-*N*-glycosidase F (PNGase F)
- Markierung der freigesetzten Glycane mit einem der in Tab. 2.2.59-2 aufgeführten Fluoreszenzmarker, zum Beispiel 2-Aminobenzamid
- Analyse der markierten Glycane mit Hilfe der Flüssigchromatographie (2.2.29) und fluorimetrischer Detektion.

Die folgende Vorgehensweise ist als Beispiel angegeben.

Untersuchungslösung: 4 µl Zubereitung (etwa 25 mg · ml^{-1}) werden mit 21 µl Wasser *R*, 3 µl Natriumphosphat-Pufferlösung pH 7,5 (0,25 mol · l^{-1}) *R* und 2 µl einer Lösung von Peptid-*N*-glycosidase F *R* (500 000 Einheiten je Milliliter) versetzt und gemischt. Die Mischung wird 20 bis 24 h lang bei 37 °C inkubiert. Die freigesetzten Glycane werden mit Hilfe eines geeigneten Verfahrens mit 2-Aminobenzamid markiert. Die Methode basiert auf einer Kombination von Reagenzien, die für eine effektive Markierung der Glycane und für die sich daran anschließende Extraktion und Wiedergewinnung der markierten Glycane optimiert und validiert ist. Die markierten Glycane werden mit 100 µl Wasser *R* resuspendiert oder verdünnt.

Referenzlösung a: Der Inhalt einer Durchstechflasche mit Etanercept *CRS* wird in Wasser *R* so gelöst, dass eine Konzentration von etwa 25 mg · ml^{-1} erhalten wird. Die Freisetzung und Markierung der Glycane erfolgen in gleicher Weise wie bei der Untersuchungslösung. Die markierten Glycane werden mit 100 µl Wasser *R* resuspendiert oder verdünnt.

Referenzlösung b: Eine geeignete In-house-Referenzzubereitung von Etanercept wird verwendet, die nachweis-

Beachten Sie den Hinweis auf „Allgemeine Monographien" zu Anfang des Bands auf Seite B

lich sowohl für klinisch geprüfte Chargen als auch für Chargen, die die Gleichförmigkeit der Herstellung belegen, repräsentativ ist. Sie wird, falls erforderlich, so mit Wasser *R* verdünnt, dass eine Konzentration von etwa 25 mg · ml^{-1} erhalten wird. Die Freisetzung und Markierung der Glycane erfolgen in gleicher Weise wie bei der Untersuchungslösung. Die markierten Glycane werden mit 100 µl Wasser *R* resuspendiert oder verdünnt.

Blindlösung: Gleichzeitig und in gleicher Weise wie für die Untersuchungslösung beschrieben wird eine Blindlösung hergestellt, wobei anstelle der Zubereitung Wasser *R* verwendet wird.

Die Analyse der markierten Glycane erfolgt mittels Flüssigchromatographie (2.2.29).

Säule
- Größe: l = 0,25 m, ∅ = 4,6 mm
- Stationäre Phase: carbamoylsilyliertes Kieselgel zur Chromatographie *R* (5 µm)
- Temperatur: 35 °C

Mobile Phase
- Mobile Phase A: 9,8 ml wasserfreie Ameisensäure *R* werden mit 500 ml Wasser zur Chromatographie *R* gemischt, mit Ammoniak-Lösung *R* auf einen pH-Wert von 4,0 eingestellt und mit Wasser zur Chromatographie *R* zu 1000 ml verdünnt.
- Mobile Phase B: Acetonitril *R*

Zeit (min)	**Mobile Phase A (% *V/V*)**	**Mobile Phase B (% *V/V*)**
0 – 2	20 → 30	80 → 70
2 – 67,0	30 → 52	70 → 48
67,0 – 67,1	52 → 80	48 → 20
67,1 – 73,0	80	20

Durchflussrate: 0,4 ml · min^{-1}

Detektion: Fluorimeter bei 330 nm zur Anregung und bei 420 nm zur Emission

Autosampler: 2 bis 8 °C

Einspritzen: 10 µl

Identifizierung von Peaks: Zur Identifizierung der zwei Gruppen von Oligosacchariden, die den neutralen (Peaks 1 bis 5) und den sialylierten (Peaks 6 bis 9) *N*-Glycanen entsprechen, wird das Chromatogramm in Abb. 2895-1 verwendet. Die Retentionszeit jedes Peaks beider Gruppen muss erfasst werden.

Eignungsprüfung
- Das mit der Referenzlösung a erhaltene Chromatogramm muss qualitativ dem mitgelieferten Chromatogramm von Etanercept *CRS* entsprechen und die Peaks 1 bis 9 müssen deutlich sichtbar sein.
- Im Chromatogramm der Blindlösung dürfen keine signifikanten Peaks auftreten.

Ergebnis
- Das Profil des Chromatogramms der Untersuchungslösung entspricht dem des Chromatogramms der Referenzlösung b.
- Die Retentionszeiten der Peaks im Chromatogramm der Untersuchungslösung entsprechen denen im Chromatogramm der Referenzlösung b.
- Im Chromatogramm der Untersuchungslösung dürfen im Vergleich zum Chromatogramm der Referenzlösung b keine zusätzlichen Peaks auftreten.

Die relativen Peakflächen der einzelnen, den neutralen und sialylierten *N*-Glycanen entsprechenden Peaks werden in Bezug auf die Summe der Flächen aller erhaltenen Glycan-Peaks berechnet.

Die Prozentgehalte an neutralen und an sialylierten *N*-Glycanen werden nach den folgenden Formeln berechnet:

$$\frac{A}{A+B} \cdot 100$$

$$\frac{B}{A+B} \cdot 100$$

A = Summe der Peakflächen der neutralen *N*-Glycane
B = Summe der Peakflächen der sialylierten *N*-Glycane

Hinweis: Obwohl Peak 2 und 3 getrennte Peaks sind, werden sie zusammen integriert.

Grenzwerte
- Prozentgehalt an neutralen *N*-Glycanen: wie von der zuständigen Behörde genehmigt
- Prozentgehalt an sialylierten *N*-Glycanen: wie von der zuständigen Behörde genehmigt

Eigenschaften

Aussehen: klare, fast farblose bis schwach gelbe oder schwach braune Flüssigkeit

Prüfung auf Identität

A. Die Substanz entspricht den Anforderungen an die Aktivität (siehe „Gehaltsbestimmung").

B. Peptidmustercharakterisierung (2.2.55)

Selektive Spaltung der Peptidbindungen

Untersuchungslösung: Die Zubereitung wird mit Wasser *R* so verdünnt, dass eine Konzentration von etwa 15 mg · ml^{-1} erhalten wird.

Referenzlösung: Der Inhalt einer Durchstechflasche mit Etanercept *CRS* wird in Wasser *R* so gelöst, dass eine Konzentration von etwa 15 mg · ml^{-1} erhalten wird.

Reduktion und Alkylierung: 200 µl Untersuchungslösung werden mit 500 µl Guanidin-Trometamol-Pufferlösung pH 8,3 *R* und 7 µl einer Lösung von Dithiothreitol *R* (154 g · l^{-1}) versetzt und gemischt. Die Mischung wird 15 min lang bei 65 °C inkubiert, im Eisbad 5 bis 10 min lang abgekühlt und anschließend mit 15,4 µl einer frisch hergestellten Lösung von Iodacetamid *R* (185 g · l^{-1}) versetzt, gemischt und 10 min lang vor Licht geschützt stehen gelassen. Diese Mischung wird mit 1,4 µl einer Lösung von

E

Monographien

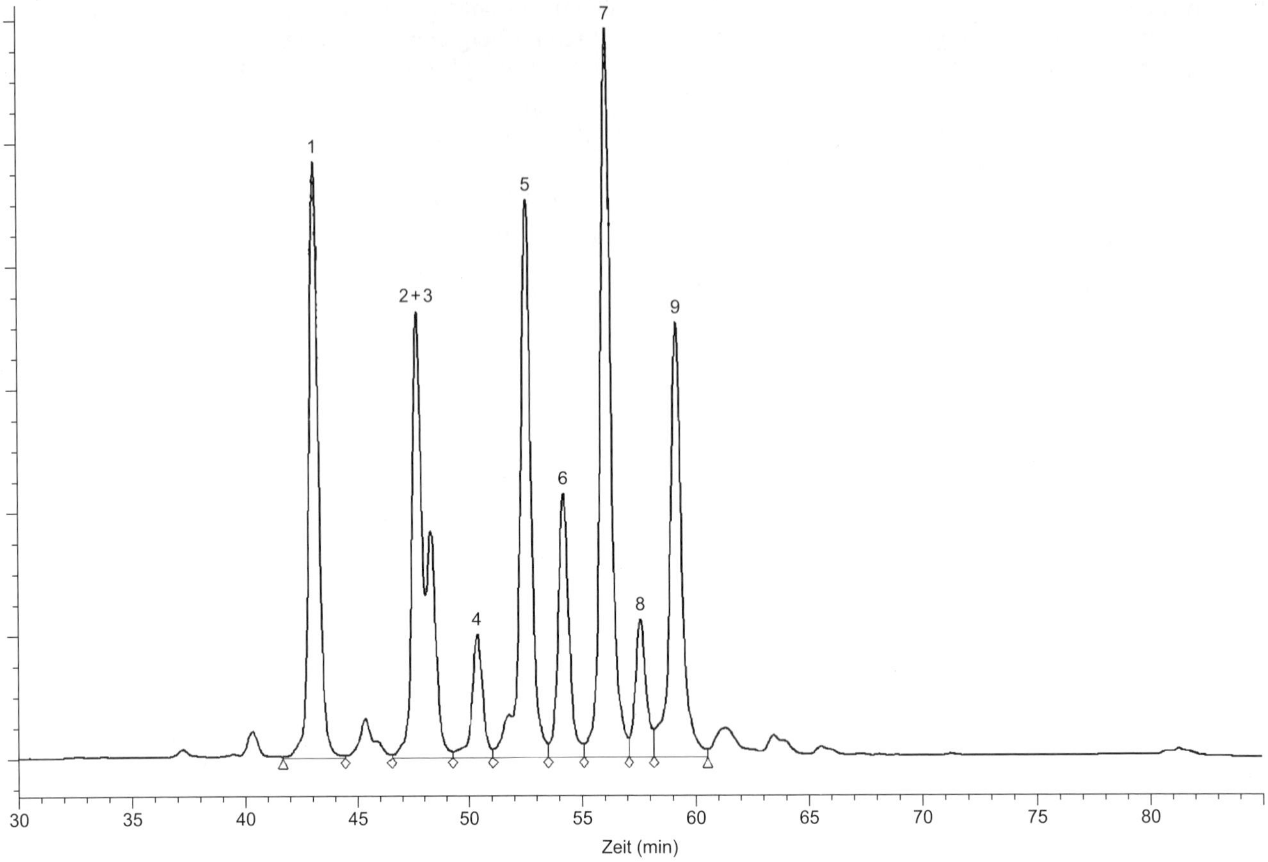

Peak	Ladung	Struktur	Peak	Ladung	Struktur
1	nein	asialo-, agalacto-, biantennär, kernfucosyliert	6	ja	monosialyliert-, galactosyliert biantennär
2+3	nein	asialo-, monogalactosyliert biantennär, kernfucosyliert	7	ja	monosialyliert-, galactosyliert biantennär, kernfucosyliert
4	nein	asialo-, galactosyliert biantennär	8	ja	disialyliert-, galactosyliert biantennär
5	nein	asialo-, galactosyliert biantennär, kernfucosyliert	9	ja	disialyliert-, galactosyliert biantennär, kernfucosyliert

Abb. 2895-1: Chromatogramm der *N*-Glycan-Analyse von Etanercept

Dithiothreitol *R* (154 g · l^{-1}) versetzt, gemischt und erneut 10 min lang vor Licht geschützt stehen gelassen.

Spaltung: 97 µl der zuvor hergestellten, reduzierten Untersuchungslösung werden mit 903 µl Trometamol-Pufferlösung pH 7,5 (0,1 mol · l^{-1}) *R* und 9,6 µl einer Lösung von Peptid-*N*-glycosidase F *R* (500 000 Einheiten je Milliliter) versetzt und 1 h lang bei 37 °C inkubiert. Anschließend wird die Mischung mit 40 µl einer Lösung von Trypsin zur Peptidmustercharakterisierung *R* (1 mg · ml^{-1}) versetzt und 5 h lang bei 37 °C inkubiert. Danach wird die Lösung 5 min lang bei 95 °C erhitzt, 5 min lang in Eis abgekühlt und mit etwa 30 µl einer Lösung von Trifluoressigsäure *R* (150 g · l^{-1}) auf einen pH-Wert von 2 eingestellt.

Für die Referenzlösung werden die Schritte der Reduktion/Alkylierung und der Spaltung in gleicher Weise wie bei der Untersuchungslösung durchgeführt.

Chromatographische Trennung

Flüssigchromatographie (2.2.29)

Säule

- Größe: *l* = 0,25 m, ∅ = 3,2 mm
- Stationäre Phase: nachsilanisiertes, octadecylsilyliertes Kieselgel zur Chromatographie *R* (5 µm), mit einer Porengröße von 10 nm
- Temperatur: 30 bis 35 °C

Mobile Phase

- Mobile Phase A: 3 g Trifluoressigsäure *R* werden mit 2000 ml Wasser zur Chromatographie *R* gemischt.
- Mobile Phase B: 2 g Trifluoressigsäure *R* werden mit 330 ml Wasser zur Chromatographie *R* und 1320 ml Acetonitril zur Chromatographie *R* gemischt.

Zeit (min)	Mobile Phase A (% *V/V*)	Mobile Phase B (% *V/V*)
0 – 5	98	2
5 – 125	98 → 50	2 → 50
125 – 140	50 → 5	50 → 95

Durchflussrate: 0,5 ml · min^{-1}

Detektion: Spektrometer bei 220 nm

Autosampler: 2 bis 8 °C

Einspritzen: 200 µl

Eignungsprüfung
- Das Chromatogramm der Referenzlösung muss qualitativ dem mitgelieferten Chromatogramm von Etanercept *CRS* entsprechen.

Ergebnis: Das Profil des Chromatogramms der Untersuchungslösung entspricht dem des Chromatogramms der Referenzlösung.

Prüfung auf Reinheit

pH-Wert (2.2.3): wie von der zuständigen Behörde genehmigt

Sialinsäure: Die Prüfung wird mit Hilfe einer geeigneten Methode, die entsprechend der Allgemeinen Methode „2.2.59 Glycan-Analyse von Glycoproteinen", Abschnitt 2.4 entwickelt wurde, durchgeführt:
- Freisetzung der Sialinsäure durch Vorbehandlung der Zubereitung in Form einer sauren Hydrolyse
- Markierung der freigesetzten Sialinsäure mit einem Fluoreszenzmarker, zum Beispiel 1,2-Diamino-4,5-methylendioxybenzol, unter Anwendung einer geeigneten Methode
- Analyse der markierten Sialinsäure mit Hilfe der Flüssigchromatographie (2.2.29) und fluorimetrischer Detektion.

Lösung A: 8,71 g Arginin *R* werden in 40 ml Wasser *R* gelöst. Die Lösung wird mit 0,5 ml einer Lösung von Polysorbat 80 *R* (10 g · l^{-1}) versetzt, gemischt, mit Phosphorsäure 85 % *R* auf einen pH-Wert von 7,3 eingestellt und mit Wasser *R* zu 250 ml verdünnt.

Untersuchungslösung: Die Zubereitung wird mit Wasser *R* so verdünnt, dass eine Konzentration von etwa 5 mg · ml^{-1} erhalten wird. Diese Lösung wird mit der Lösung A so verdünnt, dass eine Konzentration von etwa 1 mg · ml^{-1} erhalten wird. 50 µl dieser Lösung werden mit 50 µl einer Lösung von Essigsäure 99 % *R* (480 g · l^{-1}) versetzt und 65 min lang bei 90 °C inkubiert. Anschließend wird die Lösung abgekühlt, kurz zentrifugiert und der Überstand zur Trockne eingedampft. Die freigesetzte Sialinsäure wird mit einer geeigneten Methode markiert. Zum Beispiel werden 15 µl einer Lösung von 1,2-Diamino-4,5-methylendioxybenzol-dihydrochlorid *R* (1,6 g · l^{-1}), die 2-Mercaptoethanol *R* (78,1 g · l^{-1}) und Natriumdithionit *R* (3,1 g · l^{-1}) enthält, zugegeben und die Lösung 3 h lang bei 50 °C inkubiert. Diese Lösung wird mit Wasser *R* zu 1 ml verdünnt.

Referenzlösung a: Der Inhalt einer Durchstechflasche mit Etanercept *CRS* wird in Wasser *R* so gelöst, dass eine Konzentration von etwa 5 mg · ml^{-1} erhalten wird. Die Freisetzung und die Markierung der Sialinsäure werden in gleicher Weise wie bei der Untersuchungslösung durchgeführt. Die erhaltene Lösung wird mit Wasser *R* zu 1 ml verdünnt.

Referenzlösung b: *N*-Acetylneuraminsäure *R* wird in Wasser *R* so gelöst, dass eine Konzentration von etwa 1 mg · ml^{-1} erhalten wird. 40 µl Lösung werden mit 40 µl einer Lösung von Rinderalbumin *R* 1 (1 mg · ml^{-1}) und 120 µl Lösung A gemischt. 50 µl dieser Lösung werden für die Freisetzung und Markierung der Sialinsäure verwendet, die in gleicher Weise wie bei der Untersuchungslösung durchgeführt werden. Die erhaltene Lösung wird mit Wasser *R* so verdünnt, dass eine Konzentration von 0,01 µg · $µl^{-1}$ erhalten wird.

Kalibrierlösungen: Referenzlösung b wird mit Wasser *R* so verdünnt, dass eine Kalibrierkurve mit Konzentrationen im Bereich von 1,25 bis 7,50 ng · $µl^{-1}$ erhalten wird (6 Konzentrationen, üblicherweise 1,25 ng · $µl^{-1}$, 2,50 ng · $µl^{-1}$, 3,75 ng · $µl^{-1}$, 5,00 ng · $µl^{-1}$, 6,25 ng · $µl^{-1}$ und 7,50 ng · $µl^{-1}$). Die markierte Sialinsäure wird mit Hilfe der Flüssigchromatographie (2.2.29) analysiert.

Säule
- Größe: l = 0,25 m, ∅ = 4,6 mm
- Stationäre Phase: nachsilanisiertes, octadecylsilyliertes Kieselgel zur Chromatographie *R* (5 µm), mit einer Porengröße von 8 nm
- Temperatur: 35 °C

Mobile Phase: 8 ml Acetonitril *R*, 500 ml Methanol *R* und 1820 ml Wasser zur Chromatographie *R* werden sorgfältig gemischt.

Durchflussrate: 1 ml · min^{-1}

Detektion: Fluorimeter bei 374 nm zur Anregung und bei 448 nm zur Emission

Autosampler: 2 bis 8 °C

Einspritzen: 20 µl

Retentionszeit
- Sialinsäure: etwa 10,5 min

Der Gehalt an Sialinsäure in der Zubereitung wird unter Verwendung der Kalibrierkurve und der Konzentration an Sialinsäure (*N*-Acetylneuraminsäure) in den Kalibrierlösungen berechnet. Es wird das Molverhältnis (Anzahl Mole Sialinsäure je Mol Etanercept) unter Verwendung der Molmasse des Monomers ausgewiesen.

Eignungsprüfung
- Der Peak der Sialinsäure im Chromatogramm der Referenzlösung a muss sichtbar sein und dem entsprechenden Peak im mitgelieferten Chromatogramm von Etanercept *CRS* entsprechen.
- Wiederholpräzision: höchstens 15 Prozent relative Standardabweichung für den Gehalt an Sialinsäure, ausgedrückt als Molverhältnis und mit drei aufeinanderfolgenden Einspritzungen von Referenzlösung a bestimmt
- Das für die Kalibrierkurve berechnete Bestimmtheitsmaß (R^2) muss mindestens 0,9995 betragen.

Ergebnis
- Das Profil des Chromatogramms der Untersuchungslösung muss dem des Chromatogramms der Referenzlösung a entsprechen.

Grenzwert
- 8 bis 19 Mol Sialinsäure je Mol Etanercept

Verwandte Proteine: Flüssigchromatographie (2.2.29) mit Hilfe des Verfahrens „Normalisierung"

E

Monographien

Untersuchungslösung: Die Zubereitung wird mit Wasser *R* so verdünnt, dass eine Konzentration von etwa 2 mg je Milliliter erhalten wird.

Referenzlösung: Der Inhalt einer Durchstechflasche mit Etanercept *CRS* wird in Wasser *R* so gelöst, dass eine Konzentration von etwa 2 mg je Milliliter erhalten wird.

Säule
- Größe: l = 0,035 m, ∅ = 4,6 mm
- Stationäre Phase: butyliertes Polymethacrylatgel *R* (2,5 µm)
- Temperatur: 35 °C

Mobile Phase
- Mobile Phase A: 28,4 g wasserfreies Natriummonohydrogenphosphat *R* und 475,9 g Ammoniumsulfat *R* werden in Wasser zur Chromatographie *R* zu 1950 ml gelöst. Die Lösung wird mit Phosphorsäure 85 % *R* auf einen pH-Wert von 7,0 eingestellt und mit Wasser zur Chromatographie *R* zu 2000 ml verdünnt.
- Mobile Phase B: 28,4 g wasserfreies Natriummonohydrogenphosphat *R* werden in Wasser zur Chromatographie *R* zu 1950 ml gelöst. Die Lösung wird mit Phosphorsäure 85 % *R* auf einen pH-Wert von 7,0 eingestellt und mit Wasser zur Chromatographie *R* zu 2000 ml verdünnt.

Zeit (min)	**Mobile Phase A (% *V/V*)**	**Mobile Phase B (% *V/V*)**
0 – 50	100 → 0	0 → 100

Durchflussrate: 1,0 ml · min^{-1}

Detektion: Fluorimeter bei 278 nm zur Anregung und bei 350 nm zur Emission

Autosampler: 10 °C

Einspritzen: 5 µl; 3 Einspritzungen

Relative Retention (bezogen auf Etanercept, t_R etwa 28,5 min)
- Peak 1: 0,96
- Peak 3: 1,12

Eignungsprüfung: Referenzlösung
- Das erhaltene Chromatogramm muss qualitativ dem mitgelieferten Chromatogramm von Etanercept *CRS* entsprechen.
- Die Peaks 1 und 3 müssen deutlich vom Etanercept-Peak getrennt sein.

Ergebnis
- keine zusätzlichen Peaks im Chromatogramm der Untersuchungslösung im Vergleich zum Chromatogramm der Referenzlösung

Grenzwerte
- Peak 1: höchstens 5 Prozent
- Peak 3: höchstens 28 Prozent
- Summe aller Peaks außer dem Hauptpeak: höchstens 30 Prozent

Verunreinigungen mit einer größeren Molekülmasse als der von Etanercept: Ausschlusschromatographie (2.2.30) mit Hilfe des Verfahrens „Normalisierung"

Lösung A: 8,8 g Natriumchlorid *R* und 15,6 g Natriumdihydrogenphosphat *R* werden in 900 ml Wasser zur Chromatographie *R* gelöst. Die Lösung wird mit Wasser zur Chromatographie *R* zu 1000 ml verdünnt.

Lösung B: 8,75 g Natriumchlorid *R* und 14,2 g wasserfreies Natriummonohydrogenphosphat *R* werden in 900 ml Wasser zur Chromatographie *R* gelöst. Die Lösung wird mit Wasser zur Chromatographie *R* zu 1000 ml verdünnt.

Untersuchungslösung: Die Zubereitung wird mit Wasser *R* so verdünnt, dass eine Konzentration von 2,5 mg · ml^{-1} erhalten wird.

Referenzlösung: Der Inhalt einer Durchstechflasche mit Etanercept *CRS* wird in Wasser *R* so gelöst, dass eine Konzentration von 2,5 mg · ml^{-1} erhalten wird.

Säule
- Größe: l = 0,30 m, ∅ = 8,0 mm
- Stationäre Phase: hydroxypropylsilyliertes Kieselgel zur Chromatographie *R* (5 µm), mit einer Porengröße von 30 nm und einem Qualitätsgrad, der für die Trennung kugelförmiger Proteine mit einer relativen Molekülmasse im Bereich von 10 000 bis 1 000 000 geeignet ist

Mobile Phase: 220 ml Lösung A und 780 ml Lösung B werden gemischt. Die Mischung wird mit der Lösung A oder der Lösung B auf einen pH-Wert von 7,2 eingestellt.

Durchflussrate: 1,0 ml · min^{-1}

Detektion: Spektrometer bei 220 nm

Autosampler: 2 bis 8 °C

Einspritzen: 14 µl; mindestens 3 Einspritzungen

Relative Retention (bezogen auf Etanercept-Monomer, t_R etwa 7,8 min)
- Aggregate: 0,84
- Anteile mit hoher Molekülmasse: 0,89

Eine Schulter, die auf der absteigenden Flanke des Peaks von Etanercept-Monomer auftritt, muss in die Peakfläche einbezogen werden.

Eignungsprüfung: Referenzlösung
- Das erhaltene Chromatogramm muss qualitativ dem mitgelieferten Chromatogramm von Etanercept *CRS* entsprechen.
- Auflösung: mindestens 1,5 zwischen dem Peak der Anteile mit hoher Molekülmasse und dem Peak von Etanercept-Monomer
- Anzahl der theoretischen Böden: mindestens 3000, berechnet für den Peak von Etanercept-Monomer

Grenzwert
- Summe der Flächen aller Peaks, die vor dem Hauptpeak auftreten: höchstens 8,0 Prozent

Verunreinigungen mit einer von der von Etanercept abweichenden Molekülmasse: Polyacrylamid-Gelelektrophorese (2.2.31) unter reduzierenden und nicht reduzierenden Bedingungen

Dicke des Gels: 1,0 mm

Trenngel: 8 bis 16 Prozent Acrylamid

Probenpuffer (nicht reduzierende Bedingungen): konzentrierte SDS-PAGE-Proben-Pufferlösung *R*

Probenpuffer (reduzierende Bedingungen): konzentrierte SDS-PAGE-Proben-Pufferlösung für reduzierende Bedingungen *R*

Untersuchungslösung: Die Zubereitung wird mit Wasser *R* so verdünnt, dass eine Konzentration von 0,2 mg · ml^{-1} erhalten wird. 1 Volumteil der Lösung wird mit 1 Volumteil Probenpuffer gemischt.

Referenzlösung a: Der Inhalt einer Durchstechflasche mit Etanercept *CRS* wird in Wasser *R* so gelöst, dass eine Konzentration von 0,2 mg · ml^{-1} erhalten wird. 1 Volumteil der Lösung wird mit 1 Volumteil Probenpuffer gemischt.

Referenzlösung b: eine Lösung von Rinderalbumin *R* (0,01 mg · ml^{-1})

Referenzlösung c: 1 Volumteil Referenzlösung b wird mit 4 Volumteilen konzentrierter SDS-PAGE-Proben-Pufferlösung *R* gemischt.

Referenzlösung d: 1 Volumteil Referenzlösung b wird mit 19 Volumteilen konzentrierter SDS-PAGE-Proben-Pufferlösung *R* gemischt.

Referenzlösung e: eine Lösung von Markern für relative Molekülmassen im Bereich von 5 bis 200 kDa, die zur Kalibrierung von SDS-Polyacrylamid-Gelen geeignet sind

Probenvorbereitung: Die Proben werden 5 min lang bei 90 bis 105 °C erhitzt und anschließend innerhalb von 15 min auf das Gel aufgetragen.

Auftragen: 10 µl

Detektion: durch Silberfärbung

Identifizierung von Banden
- Nicht reduzierende Bedingungen: Die dem Etanercept entsprechende Bande mit einer scheinbaren Molekülmasse von etwa 150 kDa ist vorhanden; Banden verwandter Proteine mit einer scheinbaren Molekülmasse von etwa 60 kDa, 100 kDa, 120 kDa, 225 kDa und 250 kDa können ebenfalls vorhanden sein.
- Reduzierende Bedingungen: Die dem Etanercept entsprechende Bande mit einer scheinbaren Molekülmasse von etwa 76 kDa ist vorhanden; Banden verwandter Proteine mit einer scheinbaren Molekülmasse von etwa 25 kDa, 35 kDa, 55 kDa und 200 kDa können ebenfalls vorhanden sein.

Eignungsprüfung
- Die Banden im Elektropherogramm der Referenzlösung a müssen deutlich sichtbar sein.
- Die Bande im Elektropherogramm der Referenzlösung b, c und d muss jeweils deutlich sichtbar sein.
- Alle erwarteten Banden im Elektropherogramm der Referenzlösung e müssen sichtbar und deutlich voneinander getrennt sein.

Ergebnis
- Das Elektropherogramm der Untersuchungslösung muss dem Elektropherogramm der Referenzlösung a entsprechen.
- Das Elektropherogramm der Untersuchungslösung darf keine zusätzliche Bande zeigen, die intensiver ist als die Bande im Elektropherogramm der Referenzlösung d.

Mikrobielle Verunreinigung (2.6.12): höchstens 1 KBE je Milliliter

Gehaltsbestimmung

Gesamtprotein (2.5.33, Methode 1)

Untersuchungslösung: Die Zubereitung wird gravimetrisch mit einem geeigneten Puffer so verdünnt, dass eine Konzentration von 1,0 mg · ml^{-1} erhalten wird. Die Lösung wird 3fach hergestellt.

Referenzlösung: Der Inhalt einer Durchstechflasche mit Etanercept *CRS* wird in einem geeigneten Puffer so gelöst, dass eine Konzentration von 1,0 mg · ml^{-1} erhalten wird.

Das Absorptionsspektrum wird zwischen 250 und 400 nm aufgenommen. Die Absorption wird, nach Korrektur von Streulichteffekten bis zu 320 nm, im Maximum bei 280 nm gemessen. Der Gehalt an Gesamtprotein von Etanercept wird unter Berücksichtigung des für Etanercept *CRS* angegebenen Gehalts berechnet.

Aktivität

Die Aktivität von Etanercept wird durch den Vergleich von Verdünnungen der Zubereitung mit Verdünnungen von Etanercept *BRP* unter Verwendung einer geeigneten zellbasierten Bestimmungsmethode bestimmt. Die Bestimmung basiert auf der inhibitorischen Wirkung von Etanercept auf die biologische Aktivität des Tumornekrosefaktors-α (TNF-α) und einer geeigneten Auslesung zur Beurteilung des inhibitorischen Effekts.

Die folgende Vorgehensweise dient als Beispiel.

Es wird ein Apoptose-basierter Assay durchgeführt, der auf der Fähigkeit von Etanercept beruht, die von TNF-α induzierte Apoptose in der histiozytären Lymphomzelllinie U937 (ATCC Nr. CRL-1593.2) mittels Caspase-Aktivierung zu hemmen. Die U937-Zellen werden mit unterschiedlichen Verdünnungen der Untersuchungs- und Referenzzubereitung von Etanercept in Gegenwart von TNF-α inkubiert. Anschließend werden sie mit Caspase-Glo-3/7-Reagenz inkubiert, was zu einer Caspase-bedingten Spaltung eines luminogenen Substrats führt. Als Folge wird ein Luciferase-Substrat freigesetzt und ein Lumineszenz-Signal erzeugt. Die hervorgerufene Lumineszenz ist proportional zur Aktivität der Caspase.

Bestimmungsmedium: RPMI 1640, das L-Alanyl-L-Glutamin, 6,0 g · l^{-1} HEPES *R* (25 mmol) und fetales Kälberserum (7,5 Prozent *V/V*) enthält

Untersuchungslösungen: Die Zubereitung wird mit dem Bestimmungsmedium so verdünnt, dass eine Konzentration von 72 ng · ml^{-1} erhalten wird. Diese Lösung wird zur Herstellung von 11 weiteren Probenverdünnungen

E

Monographien

verwendet. Verdünnungsschritte in einer geometrischen Reihe mit dem Faktor 1,2 oder 1,4 haben sich als geeignet erwiesen.

Referenzlösungen: Der Inhalt einer Durchstechflasche mit Etanercept *BRP* wird mit sterilisiertem Wasser für Injektionszwecke *R* so rekonstituiert, dass eine Konzentration von 10 000 I. E. je Milliliter erhalten wird. Die Lösung wird anschließend mit dem Bestimmungsmedium so verdünnt, dass eine Konzentration von 144 I. E. je Milliliter erhalten wird. Diese Lösung wird zur Herstellung von 11 weiteren Verdünnungen verwendet, um daraus eine Kalibrierkurve zu erstellen. Verdünnungsschritte in einer geometrischen Reihe mit dem Faktor 1,2 oder 1,4 haben sich als geeignet erwiesen.

TNF-α-Arbeitslösung: Der Inhalt einer Durchstechflasche mit TNF-α wird gemäß den Angaben des Herstellers gelöst. Die Lösung wird anschließend mit dem Bestimmungsmedium verdünnt, bis eine geeignete Arbeitskonzentration erreicht ist. Da es sehr wahrscheinlich ist, dass die Aktivität des TNF-α sowohl zwischen den verschiedenen Herstellern als auch zwischen verschiedenen Chargen des gleichen Herstellers variiert, sollte sie unter Verwendung eines geeigneten Standards (zum Beispiel WHO International Standard für TNF-α) kontrolliert werden.

Methode

Vorbereitung der Platte/Mikroröhrchen: In einem Gestell für Mikroröhrchen werden 600 µl Bestimmungsmedium in die Mikroröhrchen, die ausschließlich für Zellen vorgesehen sind (Spalte 1, Reihen A bis D), gegeben. 300 µl Bestimmungsmedium und 300 µl TNF-α-Arbeitslösung werden in die Vertiefungen, die für die TNF-α-Kontrollen vorgesehen sind, gegeben (Spalte 1, Reihen E bis H). Die Probenvertiefungen (Spalte 2 bis 12, Reihen A bis H) werden mit 300 µl Untersuchungs- oder Referenzlösungen und 300 µl TNF-α-Arbeitslösung versetzt. Die Ansätze werden auf einem Schüttler 5 min lang gemischt und anschließend 30 bis 60 min lang bei 36,0 bis 38,0 °C in einem befeuchteten Inkubator unter 5 ± 2 Prozent CO_2 inkubiert.

Hinweis: Wenn Deep-well- oder 96-well-Mikrotiterplatten statt Mikroröhrchen verwendet werden, müssen die Volumen von Probe, TNF-α-Arbeitslösung und Bestimmungsmedium entsprechend angepasst werden.

Zellzubereitung: Eine Zelldichte zwischen $3{,}0 \cdot 10^5$ und $1{,}0 \cdot 10^6$ Zellen je Milliliter ist geeignet und die Zellviabilität darf nicht weniger als 95 Prozent betragen.

Ausplattieren von Untersuchungs- und Referenzlösung, Kontrollen und Zellen: Aus jedem Mikroröhrchen werden 60 µl in die zugehörige Vertiefung überführt. Die Zellsuspension wird sorgfältig gemischt und jeweils 60 µl werden in jede einzelne Vertiefung gegeben. Die Platten werden auf einem Schüttler 5 min lang bewegt und anschließend ohne Deckel 2 bis 2,5 h lang bei 36,0 bis 38,0 °C in einem befeuchteten Inkubator unter 5 ± 2 Prozent CO_2 inkubiert.

Zusatz von Caspase-Glo-3/7-Bestimmungsmedium: Das Caspase-Glo-3/7-Bestimmungsmedium wird gemäß den Angaben des Herstellers rekonstituiert und jeweils 100 µl in jede Vertiefung der Platten gegeben. Die Platten werden mit einem schwarzen Deckel geschlossen, auf einem Schüttler 10 bis 15 min lang geschüttelt und 30 bis 60 min lang bei Raumtemperatur inkubiert. Danach werden die Platten unverschlossen in einem Luminometer platziert und die Lumineszenz für jede Vertiefung mindestens 1 s lang ausgelesen.

Die Aktivität der Zubereitung wird unter Verwendung des „4-parametrischen, logistischen Kurvenmodells" (5.3) berechnet.

Eignungsprüfung

– Verhältnis vom Maximalwert (TNF-α-Kontrolle) zum Minimalwert (nur Zellen): mindestens 3,0

Ergebnis: Die ermittelte Aktivität beträgt nicht weniger als 80 und nicht mehr als 140 Prozent in Bezug zur Referenzlösung. Die Vertrauensgrenzen ($p = 0{,}95$) betragen nicht weniger als 80 und nicht mehr als 125 Prozent der ermittelten Aktivität.

Lagerung

Dicht verschlossen, bei –20 °C oder darunter

Beschriftung

Die Beschriftung gibt den Gehalt in Milligramm Protein je Milliliter an.

10.3/2918

Everolimus

Everolimusum

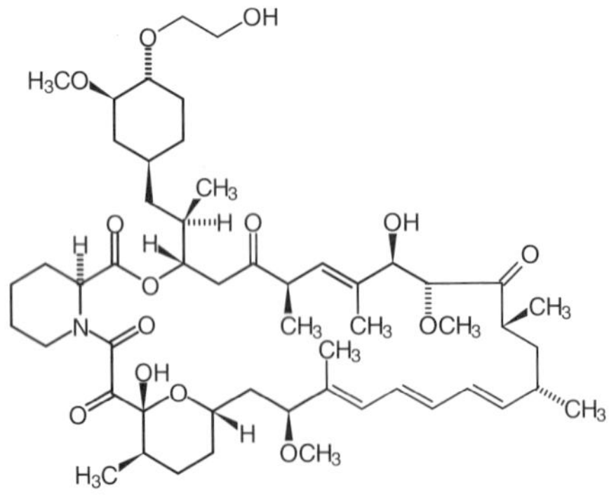

$C_{53}H_{83}NO_{14}$ M_r 958

CAS Nr. 159351-69-6

(1*R*,9*S*,12*S*,15*R*,16*E*,18*R*,19*R*,21*R*,23*S*,24*E*,26*E*,28*E*,30*S*,32*S*,35*R*)-1,18-Dihydroxy-12-[(2*R*)-1-[(1*S*,3*R*,4*R*)-4-(2-hydroxyethoxy)-3-methoxycyclohexyl]propan-2-yl]-19,30-dimethoxy-15,17,21,23,29,35-hexamethyl-11,36-dioxa-4-azatricyclo[30.3.1.$0^{4,9}$]hexatriaconta-16,24,26,28-tetraen-2,3,10,14,20-penton

Halbsynthetische Substanz, hergestellt aus einer durch Fermentation gewonnenen Substanz

Ein geeignetes Antioxidans kann zugesetzt sein.

Definition

Gehalt: 95,0 bis 102,0 Prozent (wasserfreie Substanz)

In Lösung erfolgt eine reversible Isomerisierung zum Everolimus-Tautomer. Die Wirksamkeit der Substanz beruht auf beiden Formen.

Eigenschaften

Aussehen: weißes bis schwach gelbes, hygroskopisches Pulver

Löslichkeit: praktisch unlöslich in Wasser und in Heptan, sehr leicht löslich in wasserfreiem Ethanol

Prüfung auf Identität

IR-Spektroskopie (2.2.24)

Vergleich: Everolimus *CRS*

Prüfung auf Reinheit

Spezifische Drehung (2.2.7): -153,0 bis –141,0 (wasserfreie Substanz)

0,100 g Substanz werden in Methanol *R* zu 10,0 ml gelöst.

Verunreinigung A: Flüssigchromatographie (2.2.29)

Die Lösungen müssen vor Licht geschützt werden. Um die Bildung von Everolimus-Tautomer zu minimieren, ist Kunststoff-Laborware zu verwenden.

Untersuchungslösung: 50,0 mg Substanz werden in Acetonitril *R* zu 25,0 ml gelöst.

Referenzlösung a: 1 mg Sirolimus *R* (Verunreinigung A) wird in 5 ml Acetonitril *R* gelöst. 0,8 ml Lösung werden mit der Untersuchungslösung zu 10 ml verdünnt.

Referenzlösung b: 1,0 ml Untersuchungslösung wird mit Acetonitril *R* zu 100,0 ml verdünnt. 1,0 ml dieser Lösung wird mit Acetonitril *R* zu 10,0 ml verdünnt.

Säule
- Größe: l = 0,15 m, ∅ = 2,1 mm
- Stationäre Phase: nachsilanisiertes, octadecylsilyliertes Kieselgel zur Chromatographie mit festem Kern *R* (2,7 µm)
- Temperatur: 60 °C

Mobile Phase
- Mobile Phase A: wasserfreie Ameisensäure *R*, Methanol *R*, Lösung von Ammoniumformiat *R* (0,70 g · l^{-1}), Acetonitril *R* (0,05:100:450:450 *V/V/V/V*)
- Mobile Phase B: wasserfreie Ameisensäure *R*, Methanol *R*, Lösung von Ammoniumformiat *R* (0,96 g · l^{-1}), Acetonitril *R* (0,05:100:330:570 *V/V/V/V*)

Zeit (min)	Mobile Phase A (% *V/V*)	Mobile Phase B (% *V/V*)
0 – 14	100	0
14 – 23	100 → 0	0 → 100
23 – 28	0	100

Durchflussrate: 0,9 ml · min^{-1}

Detektion: Spektrometer bei 278 nm

Autosampler: bei 6 °C

Einspritzen: 3,5 µl

Identifizierung von Verunreinigungen: Zur Identifizierung des Peaks der Verunreinigung A wird das mit der Referenzlösung a erhaltene Chromatogramm verwendet.

Relative Retention (bezogen auf Everolimus, t_R etwa 16 min)
- Verunreinigung A: etwa 0,9
- Everolimus-Tautomer: etwa 1,1

Eignungsprüfung: Referenzlösung a
- Peak-Tal-Verhältnis: mindestens 2,0, wobei H_p die Höhe des Peaks der Verunreinigung A über der Basislinie und H_v die Höhe des niedrigsten Punkts der Kurve über der Basislinie zwischen den Peaks von Verunreinigung A und Everolimus darstellt

Berechnung des Prozentgehalts
- Für Verunreinigung A wird die Konzentration an Everolimus (und Everolimus-Tautomer, falls vorhanden) in der Referenzlösung b verwendet.

Grenzwert
- Verunreinigung A: höchstens 0,8 Prozent

Verwandte Substanzen: Flüssigchromatographie (2.2.29)

Die Prüfung muss unter Lichtschutz durchgeführt werden. Die Lösungen müssen unmittelbar vor Gebrauch hergestellt werden.

Untersuchungslösung a: 50,0 mg Substanz werden in Acetonitril *R* zu 10,0 ml gelöst.

Untersuchungslösung b: 25,0 mg Substanz werden in Acetonitril *R* zu 50,0 ml gelöst.

Referenzlösung a: 5 mg Everolimus zur Eignungsprüfung *CRS* (mit den Verunreinigungen D, E, F, H, I und J) werden in 1 ml Acetonitril *R* gelöst.

Referenzlösung b: 1,0 ml Untersuchungslösung a wird mit Acetonitril *R* zu 100,0 ml verdünnt. 1,0 ml dieser Lösung wird mit Acetonitril *R* zu 10,0 ml verdünnt.

E

Monographien

Referenzlösung c: 25,0 mg Everolimus *CRS* werden in Acetonitril *R* zu 50,0 ml gelöst.

Referenzlösung d: 5 mg Everolimus zur Identifizierung der Verunreinigung C *CRS* werden in 1 ml Acetonitril *R* gelöst.

Säule
- Größe: l = 0,25 m, ∅ = 3,0 mm
- Stationäre Phase: desaktiviertes, nachsilanisiertes, octadecylsilyliertes Kieselgel zur Chromatographie *R* (5 µm)
- Temperatur: 50 °C

Mobile Phase
- Mobile Phase A: Acetonitril *R* 1, Lösung von Kaliumdihydrogenphosphat *R* (0,27 g · l^{-1}) (40:60 *V/V*)
- Mobile Phase B: Acetonitril *R* 1

Zeit (min)	**Mobile Phase A (% *V/V*)**	**Mobile Phase B (% *V/V*)**
0 – 2	100	0
2 – 7	100 → 72	0 → 28
7 – 25	72 → 60	28 → 40
25 – 33	60 → 0	40 → 100
33 – 43	0	100

Durchflussrate: 1,1 ml · min^{-1}

Detektion: Spektrometer bei 210 nm

Einspritzen: 10 µl; Untersuchungslösung a, Referenzlösung a, b und d

Identifizierung von Verunreinigungen: Zur Identifizierung der Peaks der Verunreinigungen D, E + J, F, H und I werden das mitgelieferte Chromatogramm von Everolimus zur Eignungsprüfung *CRS* und das mit der Referenzlösung a erhaltene Chromatogramm verwendet; zur Identifizierung des Peaks der Verunreinigung C werden das mitgelieferte Chromatogramm von Everolimus zur Identifizierung der Verunreinigung C *CRS* und das mit der Referenzlösung d erhaltene Chromatogramm verwendet.

Relative Retention (bezogen auf Everolimus, t_R etwa 15 min)
- Verunreinigung H: etwa 0,78
- Verunreinigung I: etwa 0,81
- Verunreinigung C: etwa 0,87
- Verunreinigung D: etwa 0,92
- Everolimus-Tautomer: etwa 1,1
- Verunreinigungen E und J: etwa 1,38
- Verunreinigung F: etwa 1,5

Eignungsprüfung: Referenzlösung a
- Auflösung: mindestens 1,5 zwischen den Peaks von Verunreinigung D und Everolimus; mindestens 1,5 zwischen den Peaks von Everolimus und Everolimus-Tautomer

Berechnung des Prozentgehalts
- Für alle Verunreinigungen wird die Summe der Konzentrationen an Everolimus und Everolimus-Tautomer in der Referenzlösung b verwendet.

Grenzwerte
- Verunreinigungen C, D, I: jeweils höchstens 0,8 Prozent
- Verunreinigung H: höchstens 0,4 Prozent
- Summe der Verunreinigungen E und J: höchstens 0,3 Prozent
- Verunreinigung F: höchstens 0,2 Prozent
- Nicht spezifizierte Verunreinigungen: jeweils höchstens 0,15 Prozent
- Summe aller Verunreinigungen: höchstens 2,5 Prozent
- Berichtsgrenzwert: 0,05 Prozent; der Peak von Everolimus-Tautomer wird nicht berücksichtigt.

Wasser (2.5.12): höchstens 2,0 Prozent, mit 0,400 g Substanz bestimmt

Sulfatasche (2.4.14): höchstens 0,1 Prozent, mit 1,0 g Substanz bestimmt

Gehaltsbestimmung

Flüssigchromatographie (2.2.29) wie unter „Verwandte Substanzen" beschrieben, mit folgenden Änderungen:

Detektion: Spektrometer bei 275 nm

Einspritzen: Untersuchungslösung b, Referenzlösung c

Der Gehalt an $C_{53}H_{83}NO_{14}$ wird unter Berücksichtigung des für Everolimus *CRS* angegebenen Gehalts und, falls vorhanden, des dem Everolimus-Tautomer entsprechenden Peaks und durch Subtrahieren des in der entsprechenden Prüfung erhaltenen Gehalts an Verunreinigung A berechnet.

Lagerung

Dicht verschlossen, unter Inertgas, vor Licht geschützt, bei 2 bis 8 °C

Verunreinigungen

Spezifizierte Verunreinigungen:

A, C, D, E, F, H, I, J

Andere bestimmbare Verunreinigungen

(Die folgenden Substanzen werden, falls in einer bestimmten Menge vorhanden, durch eine oder mehrere Prüfmethoden in der Monographie erfasst. Sie werden begrenzt durch das allgemeine Akzeptanzkriterium für weitere Verunreinigungen/nicht spezifizierte Verunreinigungen. Diese Verunreinigungen müssen daher nicht identifiziert werden, um die Konformität der Substanz zu zeigen. Siehe auch „5.10 Kontrolle von Verunreinigungen in Substanzen zur pharmazeutischen Verwendung"):

B

A.

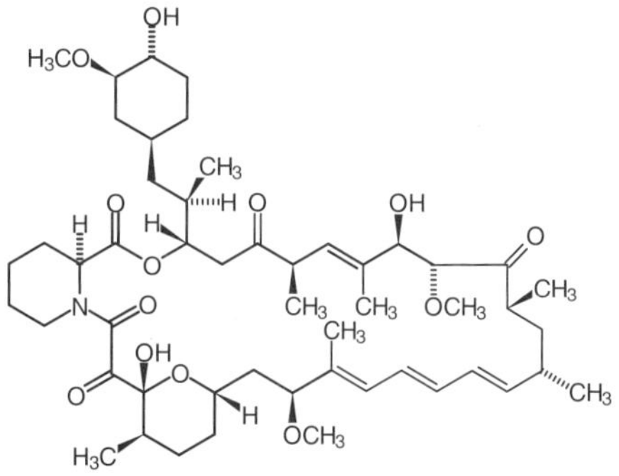

(1*R*,9*S*,12*S*,15*R*,16*E*,18*R*,19*R*,21*R*,23*S*,24*E*,26*E*,28*E*,30*S*,32*S*,35*R*)-1,18-Dihydroxy-12-[(2*R*)-1-[(1*S*,3*R*,4*R*)-4-hydroxy-3-methoxycyclohexyl]propan-2-yl]-19,30-dimethoxy-15,17,21,23,29,35-hexamethyl-11,36-dioxa-4-azatricyclo[30.3.1.$0^{4,9}$]hexatriaconta-16,24,26,28-tetraen-2,3,10,14,20-penton (Sirolimus, Rapamycin)

B.

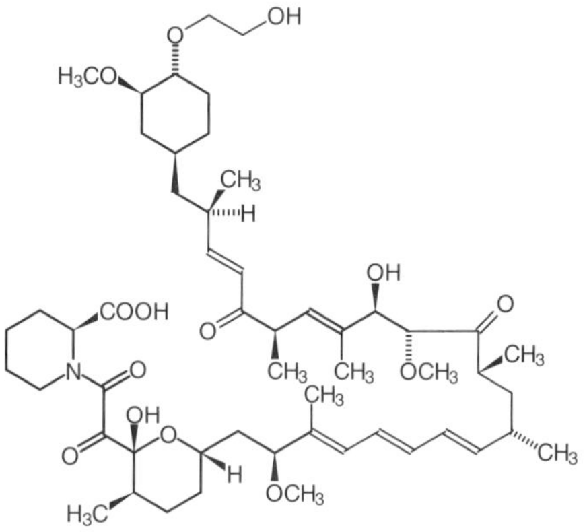

(2*S*)-1-[[(2*R*,3*R*,6*S*)-2-Hydroxy-6-[(2*S*,3*E*,5*E*,7*E*,9*S*,11*R*,13*R*,14*R*,15*E*,17*R*,19*E*,21*R*)-14-hydroxy-22-[(1*S*,3*R*,4*R*)-4-(2-hydroxyethoxy)-3-methoxycyclohexyl]-2,13-dimethoxy-3,9,11,15,17,21-hexamethyl-12,18-dioxodocosa-3,5,7,15,19-pentaen-1-yl]-3-methyloxan-2-yl](oxo)acetyl]piperidin-2-carbonsäure

C.

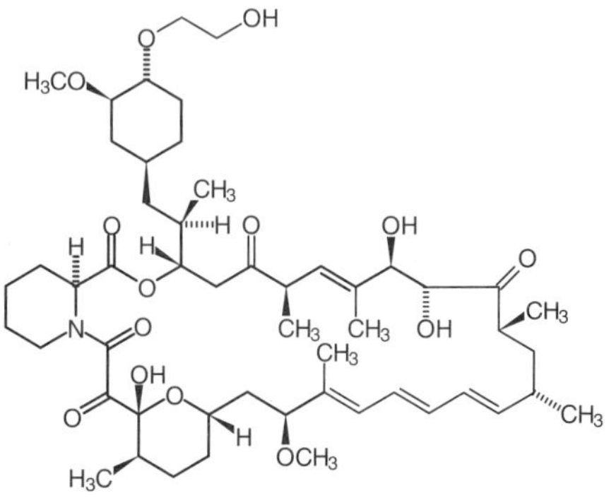

(1*R*,9*S*,12*S*,15*R*,16*E*,18*R*,19*R*,21*R*,23*S*,24*E*,26*E*,28*E*,30*S*,32*S*,35*R*)-1,18,19-Trihydroxy-12-[(2*R*)-1-[(1*S*,3*R*,4*R*)-4-(2-hydroxyethoxy)-3-methoxycyclohexyl]propan-2-yl]-30-methoxy-15,17,21,23,29,35-hexamethyl-11,36-dioxa-4-azatricyclo[30.3.1.$0^{4,9}$]hexatriaconta-16,24,26,28-tetraen-2,3,10,14,20-penton
(19-*O*-Demethyl-Everolimus)

D.

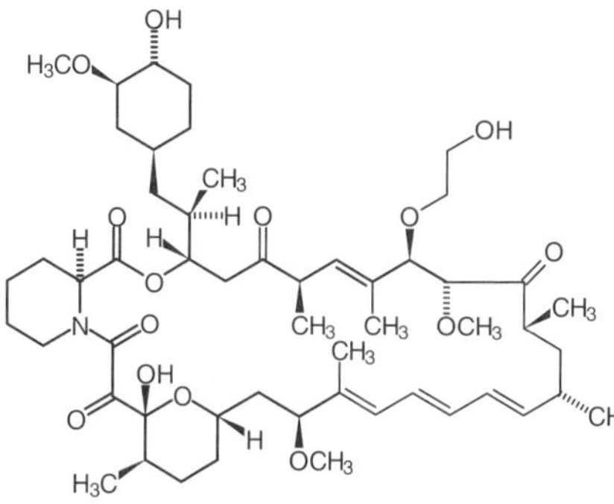

(1*R*,9*S*,12*S*,15*R*,16*E*,18*R*,19*R*,21*R*,23*S*,24*E*,26*E*,28*E*,30*S*,32*S*,35*R*)-1-Hydroxy-18-(2-hydroxyethoxy)-12-[(2*R*)-1-[(1*S*,3*R*,4*R*)-4-hydroxy-3-methoxycyclohexyl]propan-2-yl]-19,30-dimethoxy-15,17,21,23,29,35-hexamethyl-11,36-dioxa-4-azatricyclo[30.3.1.$0^{4,9}$]hexatriaconta-16,24,26,28-tetraen-2,3,10,14,20-penton
(18-*O*-Hydroxyethyl-Sirolimus)

E.

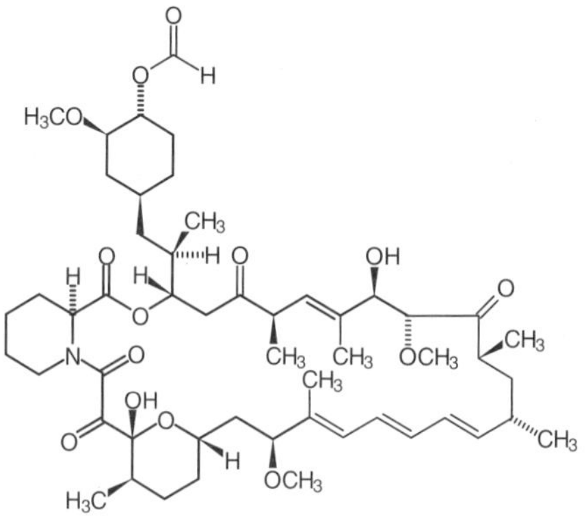

[(1*R*,2*R*,4*S*)-4-[(2*R*)-2-[(1*R*,9*S*,12*S*,15*R*,16*E*,18*R*,19*R*,21*R*,23*S*,24*E*,26*E*,28*E*,30*S*,32*S*,35*R*)-1,18-Dihydroxy-19,30-dimethoxy-15,17,21,23,29,35-hexamethyl-2,3,10,14,20-pentaoxo-11,36-dioxa-4-azatricyclo[30.3.1.$0^{4,9}$]hexatriaconta-16,24,26,28-tetraen-12-yl]propyl]-2-methoxycyclohexyl]formiat

F.

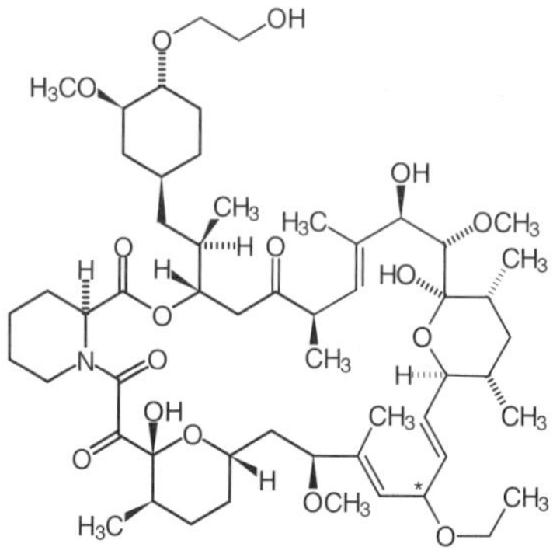

(1*R*,9*S*,12*S*,15*R*,16*E*,18*R*,19*S*,20*R*,21*R*,23*S*,24*S*,25*E*,27*Ξ*,28*E*,30*S*,32*S*,35*R*)-27-Ethoxy-1,18,20-Trihydroxy-12-[(2*R*)-1-[(1*S*,3*R*,4*R*)-4-(2-hydroxyethoxy)-3-methoxycyclohexyl]propan-2-yl]-19,30-dimethoxy-15,17,21,23,29,35-hexamethyl-11,36,37-trioxa-4-azatetracyclo[30.3.1.$1^{20,24}$.$0^{4,9}$]heptatriaconta-16,25,28-trien-2,3,10,14-tetron

H. Unbekannte Struktur

I. Unbekannte Struktur

J. Unbekannte Struktur

F

10.3/1104

Fluoxetinhydrochlorid

Fluoxetini hydrochloridum

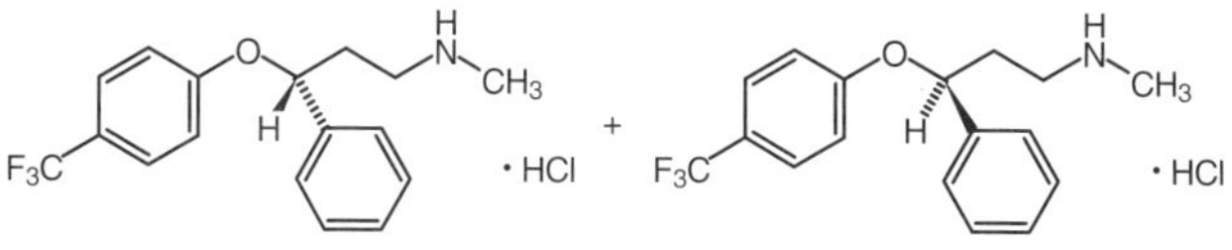

$C_{17}H_{19}ClF_3NO$ M_r 345,8

CAS Nr. 56296-78-7

Definition

(3*RS*)-*N*-Methyl-3-phenyl-3-[4-(trifluormethyl)phenoxy]propan-1-amin-hydrochlorid

Gehalt: 98,0 bis 102,0 Prozent (wasserfreie Substanz)

Eigenschaften

Aussehen: weißes bis fast weißes, kristallines Pulver

Löslichkeit: wenig löslich in Wasser, leicht löslich in Methanol, wenig löslich in Dichlormethan

Prüfung auf Identität

A. IR-Spektroskopie (2.2.24)

Vergleich: Fluoxetinhydrochlorid zur Identitätsprüfung und Gehaltsbestimmung *CRS*

B. Die Substanz gibt die Identitätsreaktion a auf Chlorid (2.3.1).

Prüfung auf Reinheit

Prüflösung: 2,0 g Substanz werden in einer Mischung von 15 Volumteilen Wasser *R* und 85 Volumteilen Methanol *R* zu 100,0 ml gelöst.

Aussehen der Lösung: Die Prüflösung muss klar (2.2.1) und farblos (2.2.2, Methode II) sein.

pH-Wert (2.2.3): 4,5 bis 6,5

0,20 g Substanz werden in kohlendioxidfreiem Wasser *R* zu 20 ml gelöst.

Optische Drehung (2.2.7): –0,05° bis +0,05°, an der Prüflösung bestimmt

Verwandte Substanzen: Flüssigchromatographie (2.2.29)

Lösungsmittelmischung: Methanol *R*, Lösung A (40:60 *V/V*)

Lösung A: 12,5 ml Triethylamin *R* und etwa 900 ml Wasser zur Chromatographie *R* werden gemischt. Die Mischung wird mit Phosphorsäure 85 % *R* auf einen pH-Wert von 6,0 eingestellt und mit Wasser zur Chromatographie *R* zu 1000 ml verdünnt.

Untersuchungslösung a: 0,500 g Substanz werden in der Lösungsmittelmischung zu 25,0 ml gelöst.

Untersuchungslösung b: 1,0 ml Untersuchungslösung a wird mit der Lösungsmittelmischung zu 50,0 ml verdünnt.

Referenzlösung a: 1,0 ml Untersuchungslösung a wird mit der Lösungsmittelmischung zu 100,0 ml verdünnt. 1,0 ml dieser Lösung wird mit der Lösungsmittelmischung zu 10,0 ml verdünnt.

Referenzlösung b: 10,0 mg Fluoxetinhydrochlorid zur Identitätsprüfung und Gehaltsbestimmung *CRS* werden in der Lösungsmittelmischung zu 25,0 ml gelöst.

Referenzlösung c: 5 mg Fluoxetin-Verunreinigung A *CRS* und 5,0 mg Fluoxetin-Verunreinigung B *CRS* werden in der Lösungsmittelmischung zu 25,0 ml gelöst. 1,0 ml Lösung wird mit der Lösungsmittelmischung zu 10,0 ml verdünnt.

Referenzlösung d: 2 mg Fluoxetin-Verunreinigung C *CRS* werden in der Untersuchungslösung a zu 10 ml gelöst. 1 ml Lösung wird mit der Untersuchungslösung a zu 10 ml verdünnt.

Säule
- Größe: l = 0,15 m, ∅ = 4,6 mm
- Stationäre Phase: nachsilanisiertes, octadecylsilyliertes Kieselgel zur Chromatographie *R* (3,0 µm)
- Temperatur: 30 °C

Mobile Phase
- Mobile Phase A: Methanol *R* 2, Lösung A (20:80 *V/V*)
- Mobile Phase B: Methanol *R* 2

Zeit (min)	Mobile Phase A (% *V/V*)	Mobile Phase B (% *V/V*)
0 – 2	75	25
2 – 2,1	75 → 56	25 → 44
2,1 – 20	56	44

Durchflussrate: 1,0 ml · min^{-1}

Detektion: Spektrometer bei 215 nm

Einspritzen: 10 µl; Untersuchungslösung a, Referenzlösungen a, c und d

Identifizierung von Verunreinigungen: Zur Identifizierung der Peaks der Verunreinigungen A und B wird das mit der Referenzlösung c erhaltene Chromatogramm verwendet; zur Identifizierung des Peaks der Verunreinigung C wird das mit der Referenzlösung d erhaltene Chromatogramm verwendet.

Relative Retention (bezogen auf Fluoxetin, t_R etwa 14 min)
- Verunreinigung A: etwa 0,1
- Verunreinigung B: etwa 0,2
- Verunreinigung C: etwa 0,9

Eignungsprüfung: Referenzlösung d
- Peak-Tal-Verhältnis: mindestens 10,0, wobei H_p die Höhe des Peaks der Verunreinigung C über der Basislinie und H_v die Höhe des niedrigsten Punkts der Kurve über der Basislinie zwischen den Peaks von Verunreinigung C und Fluoxetin darstellt

Berechnung der Prozentgehalte
- Für die Verunreinigungen A und B wird die Konzentration an Verunreinigung B in der Referenzlösung c verwendet.
- Für Verunreinigungen ohne die Verunreinigungen A und B wird die Konzentration an Fluoxetinhydrochlorid in der Referenzlösung a verwendet.

Grenzwerte
- Verunreinigung A: höchstens 0,15 Prozent
- Verunreinigung B: höchstens 0,10 Prozent
- Nicht spezifizierte Verunreinigungen: jeweils höchstens 0,10 Prozent
- Summe aller Verunreinigungen: höchstens 0,3 Prozent
- Berichtsgrenzwert: 0,05 Prozent

Wasser (2.5.12): höchstens 0,50 Prozent, mit 1,00 g Substanz bestimmt

Sulfatasche (2.4.14): höchstens 0,1 Prozent, mit 1,0 g Substanz in einem Platintiegel bestimmt

Gehaltsbestimmung

Flüssigchromatographie (2.2.29) wie unter „Verwandte Substanzen" beschrieben, mit folgender Änderung:

Einspritzen: Untersuchungslösung b, Referenzlösung b

Der Gehalt an $C_{17}H_{19}ClF_3NO$ wird unter Berücksichtigung des für Fluoxetinhydrochlorid zur Identitätsprüfung und Gehaltsbestimmung *CRS* angegebenen Gehalts berechnet.

Verunreinigungen

Spezifizierte Verunreinigungen:

A, B

Andere bestimmbare Verunreinigungen

(Die folgenden Substanzen werden, falls in einer bestimmten Menge vorhanden, durch eine oder mehrere Prüfmethoden in der Monographie erfasst. Sie werden begrenzt durch das allgemeine Akzeptanzkriterium für weitere Verunreinigungen/nicht spezifizierte Verunreinigungen und/oder durch die Anforderungen der Allgemeinen Monographie **Substanzen zur pharmazeutischen Verwendung (Corpora ad usum pharmaceuticum)**. Diese Verunreinigungen müssen daher nicht identifiziert werden, um die Konformität der Substanz zu zeigen. Siehe auch „5.10 Kontrolle von Verunreinigungen in Substanzen zur pharmazeutischen Verwendung"):

C

A.

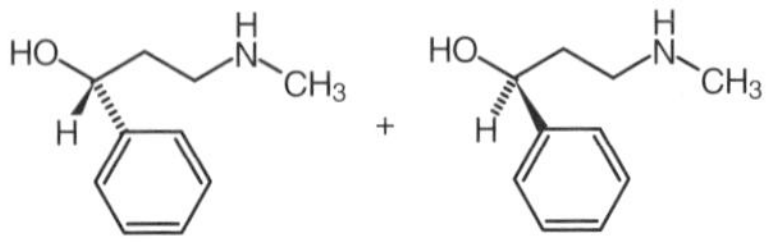

(1*RS*)-3-(Methylamino)-1-phenylpropan-1-ol

B.

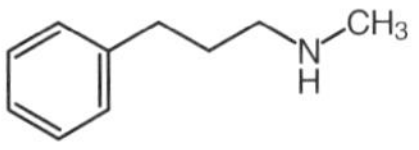

N-Methyl-3-phenylpropan-1-amin

C.

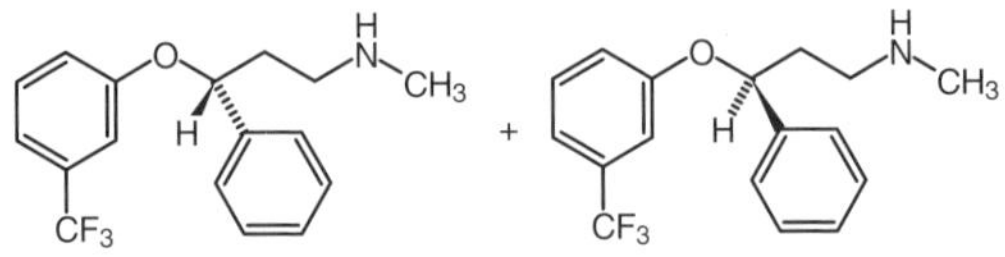

(3*RS*)-*N*-Methyl-3-phenyl-3-[3-(trifluormethyl)phenoxy]propan-1-amin

I

10.3/2928

Konzentrierte Infliximab-Lösung

Infliximabum solutio concentrata

schwere Kette

EVKLEESGGG	LVQPGGSMKL	SCVASGFIFS	NHWMNWVRQS	40
PEKGLEWVAE	IRSKSINSAT	HYAESVKGRF	TISRDDSKSA	80
VYLQMTDLRT	EDTGVYYCSR	NYYGSTYDYW	GQGTTLTVSS	120
ASTKGPSVFP	LAPSSKSTSG	GTAALGCLVK	DYFPEPVTVS	160
WNSGALTSGV	HTFPAVLQSS	GLYSLSSVVT	VPSSSLGTQT	200
YICNVNHKPS	NTKVDKKVEP	KSCDKTHTCP	PCPAPELLGG	240
PSVFLFPPKP	KDTLMISRTP	EVTCVVVDVS	HEDPEVKFNW	280
YVDGVEVHNA	KTKPREEQYN	STYRVVSVLT	VLHQDWLNGK	320
EYKCKVSNKA	LPAPIEKTIS	KAKGQPREPQ	VYTLPPSRDE	360
LTKNQVSLTC	LVKGFYPSDI	AVEWESNGQP	ENNYKTTPPV	400
LDSDGSFFLY	SKLTVDKSRW	QQGNVFSCSV	MHEALHNHYT	440
QKSLSLSPGK				450

leichte Kette

DILLTQSPAI	LSVSPGERVS	FSCRASQFVG	SSIHWYQQRT	40
NGSPRLLIKY	ASESMSGIPS	RFSGSGSGTD	FTLSINTVES	80
EDIADYYCQQ	SHSWPFTFGS	GTNLEVKRTV	AAPSVFIFPP	120
SDEQLKSGTA	SVVCLLNNFY	PREAKVQWKV	DNALQSGNSQ	160
ESVTEQDSKD	STYSLSSTLT	LSKADYEKHK	VYACEVTHQG	200
LSSPVTKSFN	RGEC			214

Disulfid-Brücken:

Intra-H	22-98	147-203	264-324	370-428
	22''-98''	147''-203''	264''-324''	370''-428''
Intra-L	23'-88'	134'-194'		
	23'''-88'''	134'''-194'''		
Inter-H-L	223-214'			
	223''-214'''			
Inter-H-H	229-229''	232-232''		

N-Glycosylierungsstellen: 300, 300''

$C_{6462}H_{9960}N_{1728}O_{2036}S_{44}$ (Dimer ohne Glycosylierung)

M_r etwa 145 kDa (Dimer ohne Glycosylierung)

Definition

Lösung eines monoklonalen Antikörpers, der aus einem Bisdisulfid-Dimer mit 1328 Aminosäuren mit einer Molekülmasse von annähernd 145 kDa besteht und mit hoher Affinität an beide Formen von TNF-α, die lösliche und die transmembrane, bindet

Infliximab ist ein chimärer, human-muriner monoklonaler Antikörper vom Typ IgG1kappa und stellt ein glycosyliertes Immunglobulin mit einer *N*-glycosylierten Stelle (Asn 300) in der CH2-Domäne jeder schweren Kette dar. Die detektierten Oligosaccharide haben meist die Struktur G0F (keine terminale Galactose) und G1F (1 terminale Galactose). Jede schwere Kette besteht aus 450 Aminosäuren mit 11 Cystein-Resten und jede leichte Kette aus 214 Aminosäuren mit 5 Cystein-Resten. Alle Cystein-Reste in den leichten und schweren Ketten sind entweder an intra- oder an inter-Disulfidbrücken beteiligt.

Gehalt (Milligramm Protein je Milliliter): wie von der zuständigen Behörde genehmigt

Aktivität: $8 \cdot 10^3$ bis $12 \cdot 10^3$ I. E. je Milligramm Protein

Herstellung

Infliximab wird durch ein DNA-rekombinationstechnisches Verfahren in einem geeigneten Säugetierzell-Expressionssystem hergestellt. Während der Produktentwicklung muss mit Hilfe einer oder mehrerer angemessen qualifizierter Bestimmungsmethoden nachgewiesen werden, dass das Herstellungsverfahren konsistent ein Produkt mit der erwarteten *N*-Glycan-Belegung und den erwarteten Fc-Effektor-Funktionen (antikörperabhängige zelluläre Zytotoxizität (ADCC, antibody-dependent cellular cytotoxicity), komplementabhängi ge Zytotoxizität (CDC, complement-dependent cytotoxicity)) ergibt.

Vor der Freigabe müssen an jeder Charge Konzentrierte Infliximab-Lösung folgende Prüfungen durchgeführt werden, es sei denn, die zuständige Behörde genehmigt Ausnahmen.

Von Wirtszellen stammende Proteine (2.6.34): Der Grenzwert wird von der zuständigen Behörde genehmigt.

Von Wirtszellen und Vektoren stammende DNA: Der Grenzwert wird von der zuständigen Behörde genehmigt.

Restliches Protein A: Eine geeignete, auf einem ELISA beruhende immunchemische Methode (2.7.1) wird angewendet. Um restliches Protein A zu bestimmen, wird die Zubereitung auf eine ELISA-Mikrotiterplatte gegeben, die mit Anti-Protein-A-Antikörpern beschichtet ist. Ein Peroxidase-konjugierter polyklonaler Anti-Protein-A-Antikörper und anschließend ein Peroxidase-Substrat werden zugesetzt. Die optische Dichte wird gemessen und die Menge an restlichem Protein A mit Hilfe einer Kalibriergeraden und der üblichen statistischen Methoden (wie 5.3) berechnet.

Grenzwert: wie von der zuständigen Behörde genehmigt

Glycan-Analyse: Eine geeignete Methode wird angewendet, die entsprechend den Anforderungen der Allgemeinen Methode „2.2.59 Glycan-Analyse von Glycoproteinen", Abschnitt 2.3 entwickelt wurde.

– Nach der Entsalzung werden die Glycane unter Verwendung eines der in Tab. 2.2.59-1 genannten

Agenzien, zum Beispiel Peptid-*N*-glycosidase F (PNGase F), freigesetzt;
- falls notwendig werden die freigesetzten Glycane mit einem der in Tab. 2.2.59-2 aufgeführten Fluoreszenzmarker markiert;
- die markierten oder unmarkierten Glycane werden mit einer geeigneten Technik analysiert.

Die folgende Vorgehensweise ist als Beispiel angegeben.

Lösung A: 0,17 g wasserfreies Natriumdihydrogenphosphat *R* und 0,53 g wasserfreies Natriummonohydrogenphosphat *R* werden in Wasser *R* gelöst. Die Lösung wird mit Natriumhydroxid-Lösung *R* oder Salzsäure *R* auf einen pH-Wert von 7,6 eingestellt und mit Wasser *R* zu 1000,0 ml verdünnt.

Untersuchungslösung: Ein Volumen der Zubereitung wird mit einer geeigneten Methode entsalzt (zum Beispiel mit Hilfe eines geeigneten Zentrifugenfilters mit Wasser zur Chromatographie *R* als Elutionspuffer). Die entsalzte Zubereitung wird mit der Lösung A so verdünnt, dass eine Konzentration von etwa 1 mg · ml^{-1} erhalten wird. 200 µl dieser Lösung werden mit 0,3 µl einer Lösung von Peptid-*N*-glycosidase F *R* (500 000 Einheiten je Milliliter) versetzt. Die Inkubation erfolgt mindestens 16 h lang bei 37 °C.

Referenzlösung a: Der Inhalt einer Durchstechflasche mit Infliximab *CRS* wird in Wasser *R* gelöst. Ein Volumen dieser Zubereitung wird entsalzt und gleichzeitig und auf die gleiche Weise wie für die Untersuchungslösung beschrieben einer Glycanfreisetzung unterzogen.

Referenzlösung b: Eine geeignete Infliximab-in-house-Referenzzubereitung wird verwendet, die nachweislich sowohl für klinisch geprüfte Chargen als auch für Chargen, die die Gleichförmigkeit der Herstellung belegen, repräsentativ ist. Ein Volumen dieser Zubereitung wird entsalzt und gleichzeitig und auf die gleiche Weise wie für die Untersuchungslösung beschrieben einer Glycanfreisetzung unterzogen.

Blindlösung: 200 µl Lösung A werden einer Glycanfreisetzung unterzogen.

Die Analyse der freigesetzten, nicht markierten Glycane erfolgt mit Hilfe der Flüssigchromatographie (2.2.29)

Vorsäule
- Größe: *l* = 0,05 m; Ø = 3,0 mm
- Stationäre Phase: stark basischer Anionenaustauscher zur Chromatographie *R* 2 (5,5 µm)

Säule
- Größe: *l* = 0,25 m; Ø = 3,0 mm
- Stationäre Phase: stark basischer Anionenaustauscher zur Chromatographie *R* 2 (5,5 µm)
- Temperatur: 30 °C

Mobile Phase
- Mobile Phase A: Lösung von Natriumhydroxid *R* (2 g · l^{-1})
- Mobile Phase B: Lösung, die Natriumhydroxid *R* (2 g · l^{-1}) und wasserfreies Natriumacetat *R* (10,25 g · l^{-1}) enthält
- Mobile Phase C: Lösung, die Natriumhydroxid *R* (2 g · l^{-1}) und wasserfreies Natriumacetat *R* (41 g · l^{-1}) enthält

Zeit (min)	**Mobile Phase A** (% *V/V*)	**Mobile Phase B** (% *V/V*)	**Mobile Phase C** (% *V/V*)	**Durchflussrate** (**ml · min^{-1}**)
0 – 5	99,2	0,8	0	0,35
5 – 45	99,2 → 95,2	0,8 → 4,8	0	0,35
45 – 50	95,2 → 72	4,8 → 28	0	0,35
50 – 77	72 → 4	28 → 96	0	0,35
77 – 77,1	4 → 0	96 → 0	0 → 100	0,35
77,1 – 87	0	0	100	0,40

Detektion: elektrochemischer Detektor (gepulste Amperometrie)

Autosampler: 2 bis 8 °C

Einspritzen: 25 µl

Identifizierung von Peaks: Mit Hilfe des Chromatogramms der Abb. 2928-1 werden die 7 Peaks identifiziert, die den fucosylierten (Peaks 1, 4 und 5), den afucosylierten (Peaks 2 und 3) und den sialylierten (Peaks 6 und 7) Glycanen entsprechen; die Retentionszeit jedes Peaks wird aufgezeichnet.

Eignungsprüfung
- Das Chromatogramm der Referenzlösung a muss qualitativ dem mitgelieferten Chromatogramm von Infliximab *CRS* entsprechen und die Peaks 1 bis 7 müssen klar erkennbar sein.
- Im Chromatogramm der Blindlösung dürfen keine signifikanten Peaks auftreten.

Ergebnis
- Das chromatographische Profil des Chromatogramms der Untersuchungslösung entspricht dem des Chromatogramms der Referenzlösung b.
- Die Retentionszeiten der Peaks des Chromatogramms der Untersuchungslösung entsprechen denen des Chromatogramms der Referenzlösung b.
- Im Chromatogramm der Untersuchungslösung treten im Vergleich mit dem Chromatogramm der Referenzlösung b keine zusätzlichen Peaks auf.

Die relativen Flächen der einzelnen, den fucosylierten, afucosylierten und sialylierten Glycanen entsprechenden Peaks werden als Prozentanteil der Gesamtfläche aller erhaltenen Glycan-Peaks berechnet.

Der Prozentgehalt der fucosylierten, afucosylierten und sialylierten Glycane wird nach folgenden Formeln berechnet:

$$\frac{A}{A+B+C} \cdot 100$$

$$\frac{B}{A+B+C} \cdot 100$$

$$\frac{C}{A+B+C} \cdot 100$$

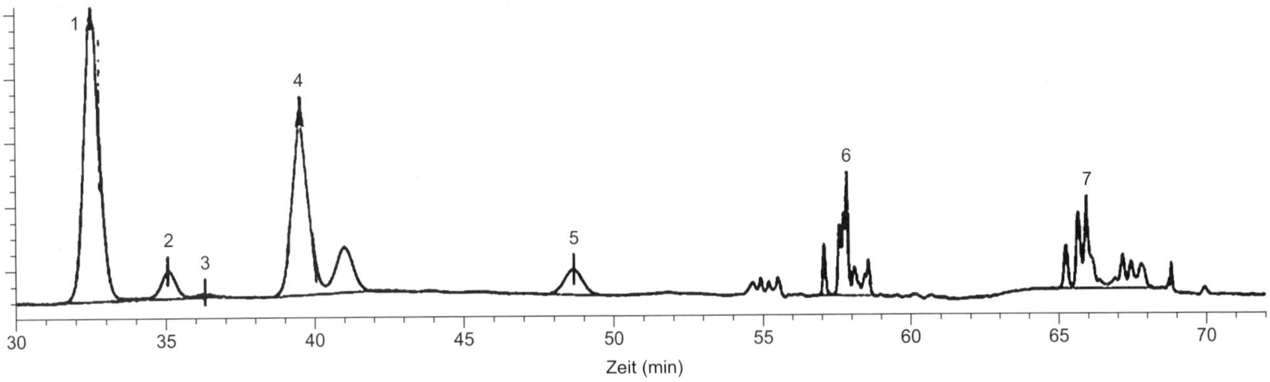

Peak	Geladen	Glycoform
1	nein	fucosyliert G0F (keine terminale Galactose)
2	nein	afucosyliert Man5 (2 zusätzliche Mannosen anstelle von terminalem *N*-Acetylglucosamin)
3	nein	afucosyliert G0 (keine Fucose)
4	nein	fucosyliert G1F (1 terminale Galactose)
5	nein	fucosyliert G2F (2 terminale Galactosen)
6	ja	sialyliert SA1 (1 zusätzliche Sialinsäure)
7	ja	sialyliert SA2 (2 zusätzliche Sialinsäuren)

Abb. 2928-1: Chromatogramm für die Glycan-Analyse von Infliximab

A = Summe der den fucosylierten Glycanen entsprechenden Peakflächen
B = Summe der den afucosylierten Glycanen entsprechenden Peakflächen
C = Summe der den sialylierten Glycanen entsprechenden Peakflächen

Hinweis: Sialylierte Glycane werden als Peak-Cluster eluiert und als solche integriert.

Grenzwerte
- Prozentgehalt an fucosylierten Glycanen: wie von der zuständigen Behörde genehmigt
- Prozentgehalt an afucosylierten Glycanen: wie von der zuständigen Behörde genehmigt
- Prozentgehalt an sialylierten Glycanen: wie von der zuständigen Behörde genehmigt

Geladene Varianten

A. Isoelektrische Fokussierung (2.2.54) unter Verwendung geeigneter Agarose-Gele

Die folgende Vorgehensweise ist als Beispiel angegeben.

Untersuchungslösung: Die Zubereitung wird mit Wasser *R* so verdünnt, dass eine Konzentration von 0,5 mg · ml^{-1} erhalten wird.

Referenzlösung a: Der Inhalt einer Durchstechflasche mit Infliximab *CRS* wird in Wasser *R* so gelöst, dass eine Konzentration von 0,5 mg · ml^{-1} erhalten wird.

Referenzlösung b: Eine geeignete Infliximab-in-house-Referenzzubereitung, die nachweislich sowohl für klinisch geprüfte Chargen als auch für Chargen, die die Gleichförmigkeit der Herstellung belegen, repräsentativ ist, wird mit Wasser *R* so verdünnt, dass eine Konzentration von 0,5 mg · ml^{-1} erhalten wird.

Referenzlösung c: Eine Kalibrierlösung für den isoelektrischen Punkt (pI-Bereich von 3 bis 10) wird entsprechend den Angaben des Geräteherstellers hergestellt. Die Konzentration wird so eingestellt, dass alle Markerproteine detektiert werden können.

Fokussierung
- pH-Gradient: 3 bis 10
- Kathodenlösung: Lösung von Natriumhydroxid *R* (40 g · l^{-1})
- Anodenlösung: eine 2,87-prozentige Lösung (*V/V*) von Essigsäure 99 % *R*
- Auftragen: 15 µl

Für jedes Gel werden 2 Bahnen mit der Referenzlösung a, 2 Bahnen mit der Referenzlösung b und 2 Bahnen mit der Referenzlösung c geführt; die übrigen Bahnen werden für die Untersuchungslösung verwendet. Die isoelektrische Fokussierung wird mit den elektrischen Einstellungen gemäß den Angaben des Geräteherstellers durchgeführt. (Die folgenden Einstellungen haben sich als geeignet erwiesen: 1500 V, 7 mA, 25 W und 80 min.)

Detektion: wie in der Allgemeinen Methode 2.2.54 beschrieben mit folgenden Änderungen:

Das Gel wird in eine Lösung getaucht, die Sulfosalicylsäure *R* (36 g · l^{-1}), Trichloressigsäure *R* (60 g · l^{-1}) und Methanol *R* (285 g · l^{-1}) enthält, und bei Raumtemperatur unter leichtem Schwenken 30 min lang inkubiert. Die Lösung wird abgegossen und das Gel in eine Mischung von 80 Volumteilen Essigsäure 99 % *R*, 250 Volumteilen wasserfreiem Ethanol *R* und 670 Volumteilen Wasser *R* (Mischung A) überführt und bei Raumtemperatur unter Schwenken 10 min lang gespült. Anschließend wird das Gel in eine Färbelösung getaucht (Lösung von Säureblau 83 *R* (1 g · l^{-1}) in der Mischung A) und bei Raumtemperatur 20 min lang inkubiert. Danach wird das Gel in der Mischung A durch passive Diffusion entfärbt (mindestens 6 h lang), bis die Banden vor einem klaren Hintergrund gut sichtbar sind. Das Gel wird dann noch 1 h lang mit Wasser *R* durchfeuchtet und gewaschen.

I

Monographien

Eignungsprüfung
- Im Elektropherogramm der Referenzlösung a müssen 7 Banden (4 Haupt- und 3 Nebenbanden) in der pI-Region 7,35 bis 8,30 deutlich erkennbar sein.
- Im Elektropherogramm der Referenzlösung c müssen die relevanten pI-Marker über die gesamte Länge des Gels verteilt sein.

Ergebnis
- Das Elektropherogramm der Untersuchungslösung entspricht dem Elektropherogramm der Referenzlösung b. Die Migrationsstrecken der relevanten pI-Marker werden gegen ihren pI-Wert aufgetragen und die isoelektrischen Punkte der Hauptbestandteile von Untersuchungslösung und Referenzlösung b ermittelt; sie weichen um nicht mehr als 0,05 pI-Einheiten voneinander ab.
- Im Elektropherogramm der Untersuchungslösung treten im Vergleich zum Elektropherogramm der Referenzlösung b keine zusätzlichen Banden auf.

Alternativ kann eine geeignete Kapillarzonenelektrophorese-Methode mit isoelektrischer Fokussierung angewendet werden, die entsprechend der Allgemeinen Methode „2.2.47 Kapillarzonenelektrophorese" entwickelt wurde.

B. Flüssigchromatographie (2.2.29) mit Hilfe des Verfahrens „Normalisierung"

Untersuchungslösung: Die Zubereitung wird mit der mobilen Phase A so verdünnt, dass eine Konzentration von etwa 1 mg · ml^{-1} erhalten wird.

Referenzlösung a: Der Inhalt einer Durchstechflasche mit Infliximab *CRS* wird in der mobilen Phase A so gelöst, dass eine Konzentration von etwa 1 mg · ml^{-1} erhalten wird.

Referenzlösung b: Eine geeignete Infliximab-in-house-Referenzzubereitung, die nachweislich sowohl für klinisch geprüfte Chargen als auch für Chargen, die die Gleichförmigkeit der Herstellung belegen, repräsentativ ist, wird mit der mobilen Phase A so verdünnt, dass eine Konzentration von etwa 1 mg · ml^{-1} erhalten wird.

Vorsäule
- Größe: l = 0,05 m; ∅ = 4 mm
- Stationäre Phase: schwacher Kationenaustauscher *R* (10 µm)

Säule
- Größe: l = 0,25 m; ∅ = 4 mm
- Stationäre Phase: schwacher Kationenaustauscher *R* (10 µm)

Mobile Phase
- Mobile Phase A: 0,56 g Natriumdihydrogenphosphat *R* und 1,14 g Natriummonohydrogenphosphat-Dihydrat *R* werden in 800 ml Wasser zur Chromatographie *R* gelöst. Die Lösung wird, falls erforderlich, mit Natriumhydroxid-Lösung *R* oder Salzsäure *R* auf einen pH-Wert von 7,25 eingestellt, mit Wasser zur Chromatographie *R* zu 1000,0 ml verdünnt und entgast.
- Mobile Phase B: 0,56 g Natriumdihydrogenphosphat *R*, 1,14 g Natriummonohydrogenphosphat-Dihydrat *R* und 58,44 g Natriumchlorid *R* werden in 800 ml Wasser zur Chromatographie *R* gelöst. Die Lösung wird, falls erforderlich, mit Natriumhydroxid-Lösung *R* oder Salzsäure *R* auf einen pH-Wert von 7,25 eingestellt, mit Wasser zur Chromatographie *R* zu 1000,0 ml verdünnt und entgast.

Zeit (min)	Mobile Phase A (% *V/V*)	Mobile Phase B (% *V/V*)
0 – 15	100 → 92	0 → 8
15 – 16	92 → 60	8 → 40
16 – 21	60	40

Durchflussrate: 0,8 ml · min^{-1}

Detektion: Spektrometer bei 214 nm

Autosampler: 10 °C

Einspritzen: 50 µl

Relative Retention (bezogen auf den Peak der Isoform 6, t_R etwa 9,2 min)
- Isoform 1: 0,68
- Isoform 2: 0,74
- Isoform 3: 0,80
- Isoform 4: 0,87
- Isoform 5: 0,95

Eignungsprüfung: Referenzlösung a
- Das erhaltene Chromatogramm muss dem mitgelieferten Chromatogramm von Infliximab *CRS* entsprechen.
- Auflösung: mindestens 1,5 zwischen den Peaks der Isoformen 3 und 4

Ergebnis
- Das chromatographische Profil des mit der Untersuchungslösung erhaltenen Chromatogramms entspricht dem des Chromatogramms der Referenzlösung b.
- Die relativen Retentionen der den Isoformen 2, 3 und 4 entsprechenden Peaks im Chromatogramm der Untersuchungslösung weichen um höchstens 1 Prozent von denen der entsprechenden Peaks im Chromatogramm der Referenzlösung b ab.

Die relativen Flächen der einzelnen, den Isoformen entsprechenden Peaks werden als Prozentanteil der Gesamtfläche aller zwischen 3 und 11 min auftretenden Peaks berechnet.

Grenzwerte
- Summe der Isoformen 1 und 2: wie von der zuständigen Behörde genehmigt
- Summe der Isoformen 3, 4 und 6: wie von der zuständigen Behörde genehmigt
- Isoform 5: wie von der zuständigen Behörde genehmigt

Eigenschaften

Aussehen: trübe bis leicht trübe, farblose bis hellgelbe Flüssigkeit

Prüfung auf Identität

A. Die Zubereitung entspricht den Anforderungen unter „Gehaltsbestimmung, Wertbestimmung".

B. Peptidmustercharakterisierung (2.2.55)

Selektive Spaltung der Peptidbindungen

Verdünnungspuffer: 50,00 g Saccharose *R*, 0,22 g Natriumdihydrogenphosphat-Monohydrat *R*, 0,61 g Natriummonohydrogenphosphat-Dihydrat *R* und 0,05 g Polysorbat 80 *R* werden in Wasser *R* gelöst. Die Lösung wird, falls erforderlich, auf einen pH-Wert von 7,2 eingestellt und mit Wasser *R* zu 500,0 ml verdünnt.

Untersuchungslösung: Die Zubereitung wird in dem Verdünnungspuffer so gelöst, dass eine Konzentration von etwa 5 mg · ml^{-1} erhalten wird.

Referenzlösung: Der Inhalt einer Durchstechflasche mit Infliximab *CRS* wird in dem Verdünnungspuffer so gelöst, dass eine Konzentration von etwa 5 mg · ml^{-1} erhalten wird.

Reduktion und Alkylierung: Die Untersuchungslösung wird mit Guanidin-Trometamol-Natriumedetat-Pufferlösung pH 8,6 *R* so verdünnt, dass eine Konzentration von 2 mg · ml^{-1} erhalten wird. 1 ml dieser Lösung wird mit 10 µl einer Lösung von Dithiothreitol *R* (154 g · l^{-1}) versetzt und 1 h lang bei 37 °C inkubiert. Anschließend wird diese Lösung mit 20 µl einer frisch hergestellten Lösung von Iodacetamid *R* (185 g · l^{-1}) versetzt und 15 min lang vor Licht geschützt bei Raumtemperatur stehen gelassen. Die Lösung wird mit 10 µl einer Lösung von Dithiothreitol *R* (154 g · l^{-1}) versetzt und gründlich gemischt.

Enzymatische Spaltung: Ein Volumen der reduzierten Lösung, die zuvor mit einer geeigneten Methode hergestellt wurde, wird entsalzt (zum Beispiel mit Hilfe einer geeigneten Zentrifugenfiltereinheit und Trometamol-Pufferlösung pH 7,5 *R* 1 als Elutionspuffer). Die entsalzte Lösung wird mit Trometamol-Pufferlösung pH 7,5 *R* 1 so verdünnt, dass eine Konzentration von 1 mg · ml^{-1} erhalten wird. 100 µl dieser Lösung werden mit 10 µl einer unmittelbar zuvor hergestellten Lösung von Trypsin zur Peptidmustercharakterisierung *R* (0,5 mg · ml^{-1}) versetzt. Die Mischung wird 16 h lang bei 37 °C inkubiert, anschließend mit 2 µl einer Lösung von Trifluoressigsäure *R* (150 g · l^{-1}) versetzt und mit einem Vortex-Mischer schonend gemischt.

Hinweis: Ein Protease:Protein-Verhältnis von 1:20 (m/m) wird empfohlen.

Mit der Referenzlösung werden die gleichen Reduktions-/Alkylierungs- und Spaltungsschritte durchgeführt wie mit der Untersuchungslösung.

Chromatographische Trennung

Flüssigchromatographie (2.2.29)

Säule
- Größe: l = 0,25 m; ∅ = 4,6 mm
- Stationäre Phase: nachsilanisiertes, octadecylsilyliertes Kieselgel zur Chromatographie *R* (5 µm) mit einer Porengröße von 30 nm
- Temperatur: 30 °C

Mobile Phase
- Mobile Phase A: 1000 ml Wasser zur Chromatographie *R* werden mit 0,6 ml Trifluoressigsäure *R* versetzt; die Lösung wird entgast.
- Mobile Phase B: Eine Mischung von 100 ml Wasser zur Chromatographie *R* und 900 ml Acetonitril *R* 1 wird mit 0,6 ml Trifluoressigsäure *R* versetzt; die Lösung wird entgast.

Zeit (min)	**Mobile Phase A (% *V/V*)**	**Mobile Phase B (% *V/V*)**
0 – 3	100	0
3 – 115	100 → 50	0 → 50
115 – 115,5	50 → 10	50 → 90
115,5 – 135	10	90

Durchflussrate: 1 ml · min^{-1}

Detektion: Spektrometer bei 214 nm

Autosampler: 2 bis 8 °C

Einspritzen: 80 µl

Identifizierung von Peaks: Zur Identifizierung der Peaks 1 bis 20 wird das mitgelieferte Chromatogramm von Infliximab *CRS* verwendet.

Eignungsprüfung: Referenzlösung
- Das erhaltene Chromatogramm muss qualitativ dem mitgelieferten Chromatogramm von Infliximab *CRS* entsprechen und die Peaks 1 bis 20 müssen deutlich erkennbar sein.
- Die Peaks 5 und 6 müssen, wie in dem mitgelieferten Chromatogramm von Infliximab *CRS* gezeigt, voneinander getrennt sein.

Ergebnis
- Das chromatographische Profil des Chromatogramms der Untersuchungslösung entspricht dem der Referenzlösung.
- Kein zusätzlicher Peak im Chromatogramm der Untersuchungslösung hat eine Fläche, die größer ist als 0,5 Prozent der Summe der Flächen der Peaks 1 bis 20.

Prüfung auf Reinheit

pH-Wert (2.2.3): wie von der zuständigen Behörde genehmigt

Verwandte Proteine: Kapillarelektrophorese (2.2.47) unter reduzierenden und unter nicht reduzierenden Bedingungen

Probenpuffer: 1 g Natriumdodecylsulfat *R* wird in Trometamol-Pufferlösung pH 9,0 *R* 1 zu 100,0 ml gelöst.

Untersuchungslösung: Die Zubereitung wird mit Wasser *R* so verdünnt, dass eine Konzentration von 2 mg · ml^{-1} erhalten wird. 27 µl dieser Lösung und 30 µl Probenpuffer werden gemischt.

- Reduzierende Bedingungen: Die Mischung wird mit 3 µl 2-Mercaptoethanol *R* versetzt und 10 min lang bei 80 °C inkubiert; nach 5 min langem Erkaltenlassen werden 60 µl dieser Mischung in das Probenröhrchen gegeben.
- Nicht reduzierende Bedingungen: Die Mischung wird mit 3 µl einer Lösung von Iodacetamid *R* (46,3 $g \cdot l^{-1}$) versetzt und 5 min lang bei 60 bis 65 °C inkubiert; nach 5 min langem Erkaltenlassen werden 60 µl dieser Mischung in das Probenröhrchen gegeben.

Referenzlösung: Der Inhalt einer Durchstechflasche mit Infliximab *CRS* wird in Wasser *R* so gelöst, dass eine Konzentration von 2 $mg \cdot ml^{-1}$ erhalten wird. 27 µl Lösung werden mit 30 µl Probenpuffer gemischt. Die Herstellung der Referenzlösung wird gleichzeitig und in gleicher Weise wie für die Untersuchungslösung beschrieben fortgesetzt.

Kapillare
- Material: unbeschichtetes Quarzglas
- Größe: Gesamtlänge etwa 30 cm, effektive Länge = 20 cm, ∅ = 50 µm

Temperatur: 25 °C

Gelpuffer: Eine zur Proteinanalyse geeignete Lösung für einen Molekülmassenbereich von etwa 10 bis 225 kDa wird verwendet.

Saure Spüllösung: verdünnte Salzsäure *R* 3

Basische Spüllösung: eine Lösung von Natriumhydroxid *R* (4 $g \cdot l^{-1}$)

Detektion: Spektrometer bei 220 nm

Autosampler: 25 °C

Vorbehandlung der Kapillare: Die Kapillare wird mit der basischen Spüllösung 10 min lang bei 138 kPa, mit der sauren Spüllösung 5 min lang bei 138 kPa, 2 min lang bei 138 kPa mit Wasser *R* und mit dem Gelpuffer 10 min lang bei 483 kPa gespült. 10 min lang wird Spannung (15 kV mit umgekehrter Polarität) angelegt.

Zwischenspülen: Die Kapillare wird mit der basischen Spüllösung 3 min lang bei 483 kPa, mit der sauren Spüllösung 1 min lang bei 483 kPa, 1 min lang bei 483 kPa mit Wasser *R* und mit dem Gelpuffer 10 min lang bei 483 kPa gespült.

Einspritzen: 20 s lang elektrokinetisch bei 5 kV mit umgekehrter Polarität

Migration: durch 35 min langes Anlegen einer Spannung von 15 kV mit umgekehrter Polarität und dem Gelpuffer als Elektrolyten in beiden Puffer-Vorratsgefäßen

Migrationszeit
- Reduzierende Bedingungen:
  - leichte Kette: 14 bis 17 min
  - nicht glycosylierte schwere Kette: 17 bis 20 min
  - schwere Kette: 18 bis 21 min
- Nicht reduzierende Bedingungen:
  - intaktes IgG: 26 bis 32 min

Die korrigierte Fläche aller Peaks mit einer Migrationszeit von mehr als 11 min wird nach folgender Formel berechnet:

$$\frac{L_d \cdot A}{t}$$

L_d = Länge der Kapillare zum Detektor
A = nicht korrigierte Peakfläche
t = Migrationszeit

Eignungsprüfung: Referenzlösung
- Reduzierende Bedingungen: Das erhaltene Elektropherogramm muss qualitativ dem mitgelieferten Elektropherogramm von Infliximab *CRS* entsprechen.
- Nicht reduzierende Bedingungen: Das erhaltene Elektropherogramm muss qualitativ dem mitgelieferten Elektropherogramm von Infliximab *CRS* entsprechen.

Ergebnis
- Das Profil des Elektropherogramms der Untersuchungslösung muss dem des Elektropherogramms der Referenzlösung entsprechen, bis auf Nebenpeaks, die im Elektropherogramm der Untersuchungslösung fehlen können.

Die relativen Peakflächen werden als Prozentanteil der Gesamtfläche aller korrigierten Flächen der Peaks mit einer Migrationszeit größer als 11 min berechnet.

Grenzwerte
- Reduzierende Bedingungen: Summe aller Peaks ohne die Peaks der schweren und der leichten Ketten: höchstens 2 Prozent, abgesehen von begründeten und zugelassenen Fällen
- Nicht reduzierende Bedingungen: Summe aller Peaks ohne den Hauptpeak: höchstens 8 Prozent

Verunreinigungen mit einer von der von Infliximab abweichenden Molekülmasse: Ausschlusschromatographie (2.2.30) mit Hilfe des Verfahrens „Normalisierung“

Untersuchungslösung: Die Zubereitung wird mit der mobilen Phase so verdünnt, dass eine Konzentration von 8 $mg \cdot ml^{-1}$ erhalten wird.

Referenzlösung a: Der Inhalt einer Durchstechflasche mit Infliximab *CRS* wird in der mobilen Phase so gelöst, dass eine Konzentration von 8 $mg \cdot ml^{-1}$ erhalten wird.

Referenzlösung b: Eine Mischung von Thyroglobulin, Gammaglobulin, Ovalbumin, Myoglobin und Vitamin B_{12} wird in Wasser *R* so rekonstituiert, dass eine Lösung von Markern für Molekülmassen (18 $mg \cdot ml^{-1}$) erhalten wird, die für eine Kalibrierung im Bereich von 1350 bis 670 000 Da geeignet sind. 10 µl Lösung werden mit Wasser zur Chromatographie *R* weiter verdünnt, bis eine Konzentration von 0,9 $mg \cdot ml^{-1}$ erhalten wird.

Säule
- Größe: *l* = 0,30 m, ∅ = 7,8 mm
- Stationäre Phase: hydrophiles Kieselgel zur Chromatographie *R* (5 µm) mit einer Porengröße von 25 nm und einer Qualität, die geeignet ist, globuläre Protei-

ne mit einer relativen Molekülmasse im Bereich von 10 000 bis 500 000 zu fraktionieren

Mobile Phase: 0,78 g wasserfreies Natriumdihydrogenphosphat *R*, 1,92 g wasserfreies Natriummonohydrogenphosphat *R* und 8,77 g Natriumchlorid *R* werden in 900 ml Wasser zur Chromatographie *R* gelöst. Die Lösung wird mit Wasser zur Chromatographie *R* zu 1000,0 ml verdünnt, filtriert und entgast.

Durchflussrate: 1,0 ml · min^{-1}

Detektion: Spektrometer bei 214 nm

Autosampler: 10 °C

Einspritzen: 10 µl

Relative Retention (bezogen auf Infliximab-Monomer, t_R etwa 8 min)
- Proteine mit großer Molekülmasse: etwa 0,88
- Proteine mit kleiner Molekülmasse: etwa 1,28

Die einzelnen Peakflächen werden als Prozentanteil der Gesamtfläche aller Peaks, die zwischen 5 und 11 min auftreten, berechnet. Einzelne relative prozentuale Flächenanteile werden als Mittelwert von 3 Einspritzungen berechnet.

Hinweis: Proteine, die zwischen 5 min und dem Monomer eluiert werden, werden als Proteine mit großer Molekülmasse eingestuft, während die, die nach dem Monomer und vor 11 min eluiert werden, als Proteine mit kleiner Molekülmasse klassifiziert werden.

Eignungsprüfung
- Das mit der Referenzlösung a erhaltene Chromatogramm muss qualitativ dem mitgelieferten Chromatogramm von Infliximab *CRS* entsprechen.
- Auflösung: mindestens 1,2 zwischen den Peaks von Gammaglobulin und Ovalbumin im Chromatogramm der Referenzlösung b

Ergebnis
- Die Retentionszeit des Hauptpeaks im Chromatogramm der Untersuchungslösung muss der des Hauptpeaks im Chromatogramm der Referenzlösung a entsprechen.

Grenzwert
- Summe aller Peaks ohne den Monomer-Peak: höchstens 2 Prozent

Gehaltsbestimmung

Protein (2.5.33, Methode 1)

Untersuchungslösung: Die Zubereitung wird mit einem geeigneten Puffer so verdünnt, dass eine Konzentration von etwa 1 mg · ml^{-1} erhalten wird. Jede Zubereitung wird in 2-fachem Ansatz hergestellt und analysiert.

Das UV-Spektrum wird zwischen 280 und 350 nm aufgenommen. Der Wert wird im Absorptionsmaximum bei 280 nm und nach Korrektur der bis 350 nm gemessenen Lichtstreuung gemessen. Der Proteingehalt wird berechnet, wobei die spezifische Absorption mit 14,5 angenommen wird.

Aktivität: Die Aktivität von Infliximab wird bestimmt, indem Verdünnungen der Zubereitung mit Verdünnungen von Infliximab *BRP* verglichen werden. Dies erfolgt mit Hilfe einer geeigneten zellbasierten Bestimmung der inhibitorischen Wirkung von Infliximab auf die biologische Aktivität von TNF-α sowie einer geeigneten Auswertung zur Beurteilung dieses inhibitorischen Effekts.

Die folgende Vorgehensweise ist als Beispiel angegeben.

Die Bestimmung wird mit einer Methode durchgeführt, die auf der Fähigkeit von Infliximab, die antiproliferative Aktivität von TNF auf murine Fibrosarkom-WEHI-164-Zellen zu hemmen, beruht. Die WEHI-Zellen (ATCC Nr. CRL-1751) werden mit unterschiedlichen Verdünnungen von Untersuchungs- und Referenzzubereitungen von Infliximab in Gegenwart von TNF-α inkubiert. Das Zellwachstum wird mit Hilfe einer Färbemethode unter Verwendung des Tetrazoliumsalzes WST-8 ([5-(2,4-Disulfophenyl)-3-(2-methoxy-4-nitrophenyl)-2-(4-nitrophenyl)-2*H*-tetrazol-3-ium-Natrium]), das durch zelluläre Dehydrogenasen in ein farbiges Formazan-Derivat umgewandelt wird, erfasst. Die Menge an entstandenem Formazan wird anschließend spektrometrisch gemessen und ist direkt proportional zur Anzahl lebender Zellen.

Bestimmungsmedium: RPMI 1640, das Glucose *R* (4,5 g · l^{-1}), Natriumhydrogencarbonat *R* (1,5 g · l^{-1}), Natriumpyruvat *R* (0,11 g · l^{-1}), HEPES *R* (10 mM) (2,4 g · l^{-1}), L-Glutamin *R* (300 g · l^{-1}), durch Hitze inaktiviertes fetales Rinderserum (10 Prozent *V/V*) und eine Penicillin/Streptomycin-Lösung (1 Prozent *V/V*) mit 10 000 Einheiten je Milliliter Benzylpenicillin-Natrium *R* und Streptomycinsulfat *R* (10 000 µg · ml^{-1}) in einer Lösung von Natriumchlorid *R* (8,5 g · l^{-1}) enthält.

Untersuchungslösung: Die Zubereitung wird mit dem Bestimmungsmedium so verdünnt, dass eine Konzentration von etwa 640 ng · ml^{-1} erhalten wird. Die Analyse erfolgt in 2-fachem Ansatz.

Referenzlösung: Der Inhalt einer Durchstechflasche mit Infliximab *BRP* wird mit sterilisiertem Wasser für Injektionszwecke *R* so rekonstituiert, dass eine Konzentration von 500 I. E. je Milliliter erhalten wird. Anschließend wird die Lösung mit dem Bestimmungsmedium so verdünnt, dass eine Konzentration von 6,4 I. E. je Milliliter erhalten wird. Die Analyse erfolgt in zweifachem Ansatz.

TNF-α-Arbeitslösungen: Der Inhalt einer Durchstechflasche mit TNF-α wird entsprechend den Angaben des Herstellers gelöst. Die Lösung wird mit dem Bestimmungsmedium weiter verdünnt, um 2 geeignete Arbeitslösungen mit Konzentrationen im Bereich von 400 bis 50 000 pg · ml^{-1} zu erhalten (Arbeitslösung A und Arbeitslösung B (Verdünnung von A)). Da die biologische Aktivität von TNF-α dazu neigt, zwischen verschiedenen Herstellern und sogar zwischen verschiedenen Chargen eines Herstellers zu variieren, muss sie unter Anwendung eines geeigneten Standards (wie des Internationalen Standards für TNF-α der WHO) kontrolliert werden.

Methode

Plattenvorbereitung: Auf einer Mikrotiterplatte mit 96 Vertiefungen werden 150 µl Bestimmungsmedium in die für die Kontrolle mit ausschließlich Zellen (Spalten 1 bis 6, Reihe H) und in die für die Blindlösungen vorgesehenen Vertiefungen (Spalten 2 bis 12, Reihe A) gegeben. 187,5 µl TNF-α-Arbeitslösung A werden zugesetzt (Spalte 1, Reihe A) und weiter 5fach-Verdünnungen hergestellt (Spalten 2 bis 12, Reihe A), um eine TNF-α-Kontrollkurve zu erstellen. 100 µl Bestimmungsmedium und 50 µl TNF-α-Arbeitslösung B werden den Vertiefungen für Zellen + TNF-α (Spalten 7 bis 12, Reihe H) zugesetzt. Den Vertiefungen für die Proben werden 100 µl Bestimmungsmedium (Spalten 2 bis 12, Reihen B bis G) und 200 µl Untersuchungs- oder Referenzlösung (Spalte 1, Reihen B bis G) zugesetzt. Eine Serie von 2fach-Verdünnungen wird hergestellt (Spalten 2 bis 12, Reihen B bis G). Anschließend werden 50 µl TNF-α-Arbeitslösung B (Spalten 1 bis 12, Reihen B bis G) zugesetzt. Die Platte wird 1 h lang bei 36,0 bis 38,0 °C in einem Inkubator mit 5 ± 2 Prozent CO_2 inkubiert.

Vorbereitung der Zellen: Mit einem Bestimmungsmedium, das Actinomycin D (2 µg · ml^{-1}) enthält, wird eine Suspension von WEHI-164-Zellen mit $1 \cdot 10^6$ Zellen je Milliliter hergestellt.

Ausplattieren der Zellen: In jede Vertiefung der Mikrotiterplatte werden 50 µl der Zellsuspension gegeben, wobei darauf geachtet wird, dass die Zellen beim Zugeben gleichmäßig suspendiert bleiben. Die Platte wird 20 bis 24 h lang bei 36,0 bis 38,0 °C in einem Inkubator mit 5 ± 2 Prozent CO_2 inkubiert.

Zusatz von Tetrazoliumsalz: Aus jeder Vertiefung werden 100 µl Medium entfernt. In jede Vertiefung werden 10 µl rekonstituierte WST-8-Mischung gegeben und die Platte weitere 3 bis 4 h lang inkubiert. Die Menge an entstandenem Formazan wird mit einem Mikroplatten-Lesegerät bei 450 nm und bei 650 nm gemessen. Der bei 650 nm abgelesene Wert wird von dem bei 450 nm abgelesenen Wert subtrahiert.

Die Aktivität der Zubereitung wird mit dem 4-parametrischen, logistischen Kurvenmodell (4-Parameter-Modell, siehe Allgemeinen Text „5.3 Statistische Auswertung“) berechnet.

Eignungsprüfung

- Die TNF-α-Kontrollkurve muss einer sigmoidalen Kurve entsprechen.
- Das Bestimmtheitsmaß der TNF-α-Kontrollkurve (r^2) muss mindestens 0,97 betragen.
- Die Standardkurve muss eine sigmoidale Kurve sein; das obere und das untere Plateau entsprechen der Kontrollprobe, die nur Zellen beziehungsweise der Kontrollprobe, die Zellen + TNF-α enthält.
- Das Bestimmtheitsmaß der Standardkurve (r^2) muss mindestens 0,97 betragen.
- Verhältnis von Höchstwert (nur Zellen) zu Mindestwert (nur TNF-α): mindestens 3,0

Die Aktivität der Zubereitung wird mit Hilfe einer geeigneten statistischen Methode (siehe Allgemeinen Text „5.3 Statistische Auswertung“) berechnet.

Ergebnis: Die ermittelte Aktivität muss mindestens 80 Prozent und darf höchstens 120 Prozent der Aktivität der Referenzlösung betragen. Die Vertrauensgrenzen ($p = 0,95$) müssen mindestens 80 Prozent und dürfen höchstens 125 Prozent der ermittelten Aktivität betragen.

Lagerung

Dicht verschlossen, unter zugelassenen Bedingungen

Beschriftung

Die Beschriftung gibt den Gehalt an Infliximab in Milligramm Protein je Milliliter an.

10.3/2465

Irbesartan

Irbesartanum

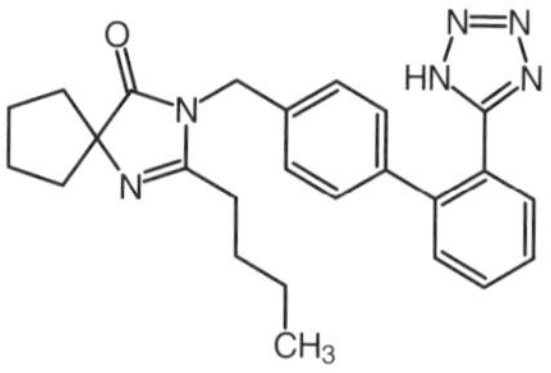

$C_{25}H_{28}N_6O$ M_r 428,5

CAS Nr. 138402-11-6

Definition

2-Butyl-3-[[2′-(1*H*-tetrazol-5-yl)[1,1′-biphenyl]-4-yl]methyl]-1,3-diazaspiro[4.4]non-1-en-4-on

Gehalt: 99,0 bis 101,0 Prozent (wasserfreie Substanz)

Herstellung

Da *N*-Nitrosamine als mögliche Kanzerogene für den Menschen eingestuft werden, sollte ihr Vorhandensein in Irbesartan so weit wie möglich vermieden oder begrenzt werden. Aus diesem Grund wird von den Herstellern von Irbesartan für Menschen erwartet, dass sie eine Risikobeurteilung der *N*-Nitrosaminbildung und -kontamination in Bezug auf den verwendeten Herstellungsprozess durchführen. Wenn diese Beurteilung ein potenzielles Risiko identifiziert, sollte der Herstellungsprozess geändert werden, um die Kontamination zu minimieren, und eine Kontrollstrategie implementiert werden, um *N*-Nitrosamin-Verunreinigungen in Irbesartan zu detektieren und zu kontrollieren. Die Allgemeine Methode „2.5.42 *N*-Nitrosamine in Wirkstoffen" ist zur Unterstützung der Hersteller verfügbar.

Eigenschaften

Aussehen: weißes bis fast weißes, kristallines Pulver

Löslichkeit: praktisch unlöslich in Wasser, wenig löslich in Methanol, schwer löslich in Dichlormethan

Die Substanz zeigt Polymorphie (5.9).

Prüfung auf Identität

IR-Spektroskopie (2.2.24)

Vergleich: Irbesartan *CRS*

Wenn die Spektren bei der Prüfung in fester Form unterschiedlich sind, werden Substanz und Referenzsubstanz getrennt in Methanol *R* gelöst. Nach Eindampfen der Lösungen bei 60 °C zur Trockne werden mit den Rückständen erneut Spektren aufgenommen.

Prüfung auf Reinheit

Aussehen der Lösung: Die Lösung muss klar (2.2.1) und darf nicht stärker gefärbt sein als die Farbvergleichslösung B_7 (2.2.2, Methode II).

0,50 g Substanz werden in einer Mischung von 1 Volumteil einer Lösung von Natriumhydroxid *R* (2 mol · l^{-1}) und 9 Volumteilen Methanol *R* 2 zu 10 ml gelöst.

Verunreinigung B: Flüssigchromatographie (2.2.29)

Die Lösungen müssen unmittelbar vor Gebrauch hergestellt werden.

Untersuchungslösung: 0,100 g Substanz werden in der mobilen Phase zu 5,0 ml gelöst.

Referenzlösung: 25,0 mg Natriumazid *R* (Natriumsalz der Verunreinigung B) werden in der mobilen Phase zu 100,0 ml gelöst. 0,25 ml Lösung werden mit der mobilen Phase zu 200,0 ml verdünnt.

Vorsäule (wird verwendet, um eine Sättigung der Säule mit Irbesartan zu verhindern)
- Größe: *l* = 0,05 m, ∅ = 4 mm
- Stationäre Phase: stark basischer Anionenaustauscher zur Chromatographie *R* (8,5 µm)

Säule
- Größe: *l* = 0,25 m, ∅ = 4 mm
- Stationäre Phase: stark basischer Anionenaustauscher zur Chromatographie *R* (8,5 µm)

Mobile Phase: Lösung von Natriumhydroxid *R* (4,2 g · l^{-1}) in kohlendioxidfreiem Wasser *R*

Durchflussrate: 1,0 ml · min^{-1}

Detektion: Leitfähigkeitsdetektor mit einer Empfindlichkeit von 3 µS unter Verwendung eines selbst regenerierenden Anionensuppressors

Neutralisierung des Eluenten: chemisch oder elektrochemisch
- chemisch: durch kontinuierliche Gegenstromzirkulation an einer neutralisierenden Mikromembran, durchgeführt vor der Detektion
  - Lösungsmittel zum Neutralisieren: Schwefelsäure (0,025 mol · l^{-1})
  - Durchflussrate: 10 ml · min^{-1}
  - Druck: etwa 100 kPa
- elektrochemisch: 300 mA (zum Beispiel)

Einspritzen: 200 µl; nach jedem Einspritzen der Untersuchungslösung wird die Vorsäule 10 min lang mit einer Mischung von mobiler Phase und Methanol *R* (40:60 *V/V*) gespült und so lange wie notwendig unter den Anfangsbedingungen äquilibriert; ein Mehrwegeventil kann verwendet werden, damit die Verbindung zwischen Vorsäule und Säule nicht gelöst werden muss.

Chromatographiedauer: 25 min

Retentionszeit
- Verunreinigung B: etwa 14 min

Eignungsprüfung: Referenzlösung
- Signal-Rausch-Verhältnis: mindestens 10 für den Peak der Verunreinigung B

Grenzwert
- Verunreinigung B: nicht größer als die Fläche des entsprechenden Peaks im Chromatogramm der Referenzlösung (10 ppm)

Verwandte Substanzen: Flüssigchromatographie (2.2.29)

Pufferlösung pH 3,2: 5,5 ml Phosphorsäure 85 % *R* und 950 ml Wasser zur Chromatographie *R* werden gemischt und die Mischung wird mit Triethylamin *R* auf einen pH-Wert von 3,2 eingestellt.

Untersuchungslösung: 50 mg Substanz werden in Methanol *R* 2 zu 50,0 ml gelöst.

Referenzlösung a: 1,0 ml Untersuchungslösung wird mit Methanol *R* 2 zu 100,0 ml verdünnt. 1,0 ml dieser Lösung wird mit Methanol *R* 2 zu 10,0 ml verdünnt.

Referenzlösung b: 5 mg Substanz und 5 mg Irbesartan-Verunreinigung A *CRS* werden in Methanol *R* 2 zu 10 ml gelöst. 1 ml Lösung wird mit Methanol *R* 2 zu 10 ml verdünnt.

Säule
- Größe: *l* = 0,25 m, ∅ = 4 mm
- Stationäre Phase: nachsilanisiertes, octadecylsilyliertes Kieselgel zur Chromatographie *R* (5 µm)

Mobile Phase: Acetonitril *R* 1, Pufferlösung pH 3,2 (33:67 *V/V*)

Durchflussrate: 1,0 ml · min^{-1}

Detektion: Spektrometer bei 220 nm

Einspritzen: 10 µl

I

Monographien

Chromatographiedauer: 1,4fache Retentionszeit von Irbesartan

Identifizierung von Verunreinigungen: Zur Identifizierung des Peaks der Verunreinigung A wird das mit der Referenzlösung b erhaltene Chromatogramm verwendet.

Relative Retention (bezogen auf Irbesartan, t_R etwa 23 min)
- Verunreinigung A: etwa 0,7

Eignungsprüfung: Referenzlösung b
- Auflösung: mindestens 3,0 zwischen den Peaks von Verunreinigung A und Irbesartan

Grenzwerte
- Verunreinigung A: nicht größer als das 1,5fache der Fläche des Hauptpeaks im Chromatogramm der Referenzlösung a (0,15 Prozent)
- Nicht spezifizierte Verunreinigungen: jeweils nicht größer als die Fläche des Hauptpeaks im Chromatogramm der Referenzlösung a (0,10 Prozent)
- Summe aller Verunreinigungen: nicht größer als das 2fache der Fläche des Hauptpeaks im Chromatogramm der Referenzlösung a (0,2 Prozent)
- Ohne Berücksichtigung bleiben: Peaks, deren Fläche nicht größer ist als das 0,5fache der Fläche des Hauptpeaks im Chromatogramm der Referenzlösung a (0,05 Prozent)

Wasser (2.5.12): höchstens 0,5 Prozent, mit 1,00 g Substanz bestimmt

Sulfatasche (2.4.14): höchstens 0,1 Prozent, mit 1,0 g Substanz bestimmt

Gehaltsbestimmung

0,300 g Substanz werden in 50 ml wasserfreier Essigsäure *R* gelöst und mit Perchlorsäure (0,1 mol · l^{-1}) titriert. Der Endpunkt wird mit Hilfe der Potentiometrie (2.2.20) bestimmt.

1 ml Perchlorsäure (0,1 mol · l^{-1}) entspricht 42,85 mg $C_{25}H_{28}N_6O$.

Verunreinigungen

Spezifizierte Verunreinigungen:

A, B

A.

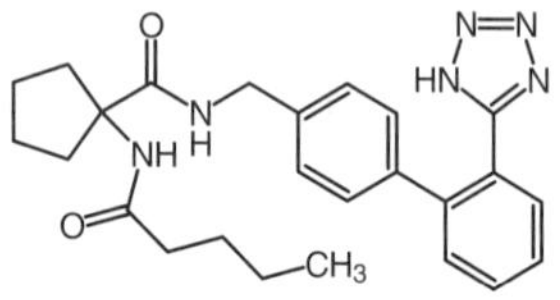

1-(Pentanoylamino)-*N*-[[2′-(1*H*-tetrazol-5-yl)[1,1′-biphenyl]-4-yl]methyl]cyclopentan-1-carboxamid

B. $N_3^{\ominus}$

Trinitrid (Azid)

10.3/1018

Isoconazol

Isoconazolum

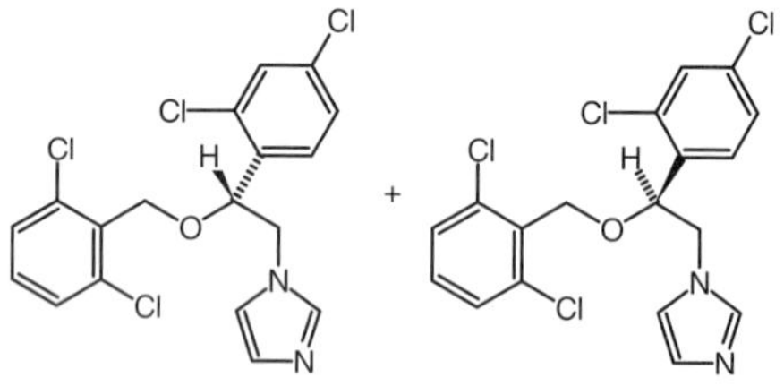

$C_{18}H_{14}Cl_4N_2O$ M_r 416,1

CAS Nr. 27523-40-6

Definition

1-[(2*RS*)-2-(2,4-Dichlorphenyl)-2-[(2,6-dichlorphenyl)methoxy]ethyl]-1*H*-imidazol

Gehalt: 99,0 bis 101,0 Prozent (getrocknete Substanz)

Eigenschaften

Aussehen: weißes bis fast weißes Pulver

Löslichkeit: praktisch unlöslich in Wasser, sehr leicht löslich in Methanol, leicht löslich in Ethanol 96 %

Prüfung auf Identität

A. Schmelztemperatur (2.2.14): 111 bis 115 °C

B. IR-Spektroskopie (2.2.24)

Vergleich: Isoconazol *CRS*

Prüfung auf Reinheit

Prüflösung: 0,20 g Substanz werden in Methanol *R* zu 20,0 ml gelöst.

Aussehen der Lösung: Die Prüflösung muss klar (2.2.1) und darf nicht stärker gefärbt sein als die Farbvergleichslösung G_6 (2.2.2, Methode II).

Optische Drehung (2.2.7): –0,10° bis +0,10°, an der Prüflösung bestimmt

Verwandte Substanzen: Flüssigchromatographie (2.2.29)

Untersuchungslösung: 0,100 g Substanz werden in 3,2 ml Methanol *R* gelöst. Die Lösung wird mit 3,0 ml Acetonitril *R* versetzt und mit einer Lösung von Ammoniumacetat *R* (15,78 g · l^{-1}) zu 10,0 ml verdünnt.

Referenzlösung a: 2,5 mg Isoconazol *CRS* und 2,5 mg Miconazolnitrat *CRS* (Verunreinigung D) werden in der mobilen Phase zu 100 ml gelöst.

Referenzlösung b: 1,0 ml Untersuchungslösung wird mit der mobilen Phase zu 100,0 ml verdünnt. 1,0 ml dieser Lösung wird mit der mobilen Phase zu 10,0 ml verdünnt.

Säule
- Größe: l = 0,10 m, ∅ = 4,6 mm
- Stationäre Phase: nachsilanisiertes, octadecylsilyliertes Kieselgel zur Chromatographie *R* (3 µm)

Mobile Phase: 6,0 g Ammoniumacetat *R* werden in einer Mischung von 300 ml Acetonitril zur Chromatographie *R*, 320 ml Methanol *R* 1 und 380 ml Wasser zur Chromatographie *R* gelöst.

Durchflussrate: 2 ml · min^{-1}

Detektion: Spektrometer bei 235 nm

Einspritzen: 10 µl

Chromatographiedauer: 2fache Retentionszeit von Isoconazol

Identifizierung von Verunreinigungen: Zur Identifizierung des Peaks der Verunreinigung D wird das mit der Referenzlösung a erhaltene Chromatogramm verwendet.

Relative Retention (bezogen auf Isoconazol, t_R etwa 14 min)
- Verunreinigung D: etwa 1,4

Eignungsprüfung: Referenzlösung a
- Auflösung: mindestens 5,0 zwischen den Peaks von Isoconazol und Verunreinigung D

Berechnung der Prozentgehalte
- Für jede Verunreinigung wird die Konzentration an Isoconazol in der Referenzlösung b verwendet.

Grenzwerte
- Nicht spezifizierte Verunreinigungen: jeweils höchstens 0,10 Prozent
- Summe aller Verunreinigungen: höchstens 0,5 Prozent
- Berichtsgrenzwert: 0,05 Prozent

Trocknungsverlust (2.2.32): höchstens 0,5 Prozent, mit 1,000 g Substanz durch 2 h langes Trocknen im Trockenschrank bei 105 °C bestimmt

Sulfatasche (2.4.14): höchstens 0,1 Prozent, mit 1,0 g Substanz bestimmt

Gehaltsbestimmung

0,300 g Substanz werden in 50 ml einer Mischung von 1 Volumteil wasserfreier Essigsäure *R* und 7 Volumteilen Ethylmethylketon *R* gelöst und nach Zusatz von 0,2 ml Naphtholbenzein-Lösung *R* als Indikator mit Perchlorsäure (0,1 mol · l^{-1}) bis zum Farbumschlag von Orangegelb nach Grün titriert.

1 ml Perchlorsäure (0,1 mol · l^{-1}) entspricht 41,61 mg $C_{18}H_{14}Cl_4N_2O$.

Lagerung

Vor Licht geschützt

Verunreinigungen

Andere bestimmbare Verunreinigungen

(Die folgenden Substanzen werden, falls in einer bestimmten Menge vorhanden, durch eine oder mehrere Prüfmethoden in der Monographie erfasst. Sie werden begrenzt durch das allgemeine Akzeptanzkriterium für weitere Verunreinigungen/nicht spezifizierte Verunreinigungen und/oder durch die Anforderungen der Allgemeinen Monographie **Substanzen zur pharmazeutischen Verwendung (Corpora ad usum pharmaceuticum)**. Diese Verunreinigungen müssen daher nicht identifiziert werden, um die Konformität der Substanz zu zeigen. Siehe auch „5.10 Kontrolle von Verunreinigungen in Substanzen zur pharmazeutischen Verwendung“):

B, C, D

B.

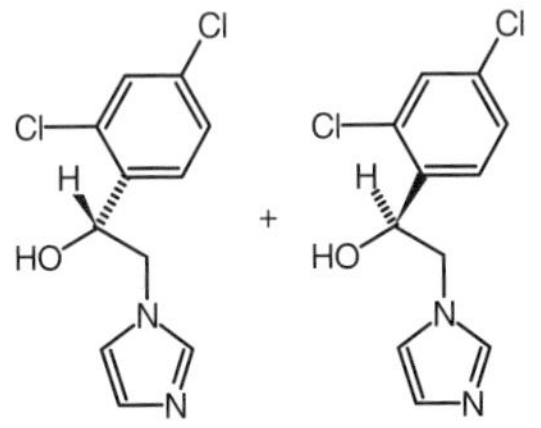

(1*RS*)-1-(2,4-Dichlorphenyl)-2-(1*H*-imidazol-1-yl)=ethan-1-ol

I

Monographien

C.

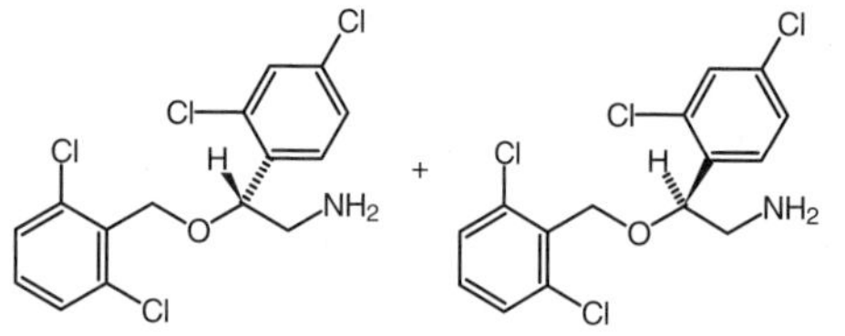

(2*RS*)-2-(2,4-Dichlorphenyl)-2-[(2,6-dichlorphenyl)=methoxy]ethan-1-amin

D.

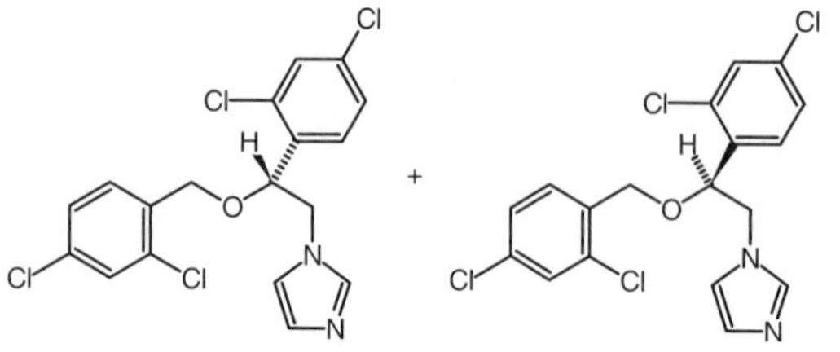

1-[(2*RS*)-2-(2,4-Dichlorphenyl)-2-[(2,4-dichlorphe=nyl)methoxy]ethyl]-1*H*-imidazol
(Miconazol)

10.3/1017

Isoconazolnitrat

Isoconazoli nitras

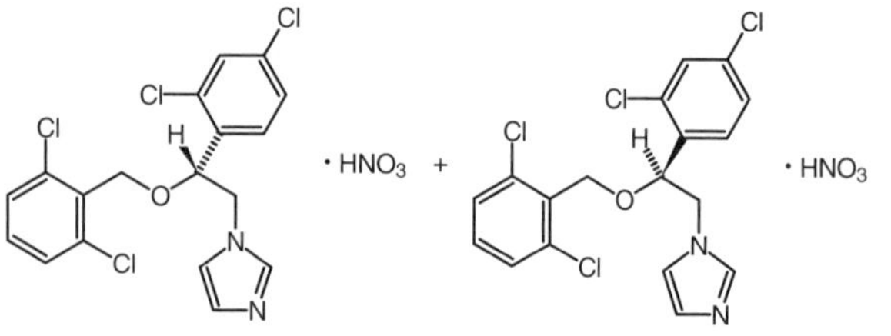

$C_{18}H_{15}Cl_4N_3O_4$ M_r 479,1

CAS Nr. 24168-96-5

Definition

1-[(2*RS*)-2-(2,4-Dichlorphenyl)-2-[(2,6-dichlorphenyl)=methoxy]ethyl]-1*H*-imidazol-nitrat

Gehalt: 99,0 bis 101,0 Prozent (getrocknete Substanz)

Eigenschaften

Aussehen: weißes bis fast weißes Pulver

Löslichkeit: sehr schwer löslich in Wasser, löslich in Methanol, schwer löslich in Ethanol 96 %

Prüfung auf Identität

A. Schmelztemperatur (2.2.14): 178 bis 182 °C

B. IR-Spektroskopie (2.2.24)

Vergleich: Isoconazolnitrat *CRS*

Prüfung auf Reinheit

Prüflösung: 0,20 g Substanz werden in Methanol *R* zu 20,0 ml gelöst.

Aussehen der Lösung: Die Prüflösung muss klar (2.2.1) und darf nicht stärker gefärbt sein als die Farbvergleichslösung G_7 (2.2.2, Methode II).

Optische Drehung (2.2.7): –0,10° bis +0,10°, an der Prüflösung bestimmt

Verwandte Substanzen: Flüssigchromatographie (2.2.29)

Untersuchungslösung: 0,100 g Substanz werden in der mobilen Phase zu 10,0 ml gelöst.

Referenzlösung a: 2,5 mg Isoconazolnitrat *CRS* und 2,5 mg Miconazolnitrat *CRS* (Verunreinigung C) werden in der mobilen Phase zu 100 ml gelöst.

Referenzlösung b: 1,0 ml Untersuchungslösung wird mit der mobilen Phase zu 100,0 ml verdünnt. 1,0 ml dieser Lösung wird mit der mobilen Phase zu 10,0 ml verdünnt.

Säule
- Größe: l = 0,10 m, ∅ = 4,6 mm
- Stationäre Phase: nachsilanisiertes, octadecylsilyliertes Kieselgel zur Chromatographie *R* (3 µm)

Mobile Phase: 6,0 g Ammoniumacetat *R* werden in einer Mischung von 300 ml Acetonitril zur Chromatographie *R*, 320 ml Methanol *R* 1 und 380 ml Wasser zur Chromatographie *R* gelöst.

Durchflussrate: 2 ml · min^{-1}

Detektion: Spektrometer bei 235 nm

Einspritzen: 10 µl

Chromatographiedauer: 2fache Retentionszeit von Isoconazol

Identifizierung von Verunreinigungen: Zur Identifizierung des Peaks der Verunreinigung C wird das mit der Referenzlösung a erhaltene Chromatogramm verwendet.

Relative Retention (bezogen auf Isoconazol, t_R etwa 14 min)
- Nitrat: etwa 0,04
- Verunreinigung C: etwa 1,4

Eignungsprüfung: Referenzlösung a
- Auflösung: mindestens 5,0 zwischen den Peaks von Isoconazol und Verunreinigung C

Berechnung der Prozentgehalte
- Für jede Verunreinigung wird die Konzentration an Isoconazolnitrat in der Referenzlösung b verwendet.

Grenzwerte
- Nicht spezifizierte Verunreinigungen: jeweils höchstens 0,10 Prozent
- Summe aller Verunreinigungen: höchstens 0,5 Prozent
- Berichtsgrenzwert: 0,05 Prozent; der Peak des Nitrat-Ions wird nicht berücksichtigt.

Trocknungsverlust (2.2.32): höchstens 0,5 Prozent, mit 1,000 g Substanz durch 2 h langes Trocknen im Trockenschrank bei 105 °C bestimmt

Sulfatasche (2.4.14): höchstens 0,1 Prozent, mit 1,0 g Substanz bestimmt

Gehaltsbestimmung

0,350 g Substanz werden in 75 ml einer Mischung von 1 Volumteil wasserfreier Essigsäure *R* und 7 Volumteilen Ethylmethylketon *R* gelöst und mit Perchlorsäure (0,1 mol · l^{-1}) titriert. Der Endpunkt wird mit Hilfe der Potentiometrie (2.2.20) bestimmt.

1 ml Perchlorsäure (0,1 mol · l^{-1}) entspricht 47,91 mg $C_{18}H_{15}Cl_4N_3O_4$.

Lagerung

Vor Licht geschützt

Verunreinigungen

Andere bestimmbare Verunreinigungen

(Die folgenden Substanzen werden, falls in einer bestimmten Menge vorhanden, durch eine oder mehrere Prüfmethoden in der Monographie erfasst. Sie werden begrenzt durch das allgemeine Akzeptanzkriterium für weitere Verunreinigungen/nicht spezifizierte Verunreinigungen und/oder durch die Anforderungen der Allgemeinen Monographie **Substanzen zur pharmazeutischen Verwendung (Corpora ad usum pharmaceuticum)**. Diese Verunreinigungen müssen daher nicht identifiziert werden, um die Konformität der Substanz zu zeigen. Siehe auch „5.10 Kontrolle von Verunreinigungen in Substanzen zur pharmazeutischen Verwendung"):

A, B, C

A.

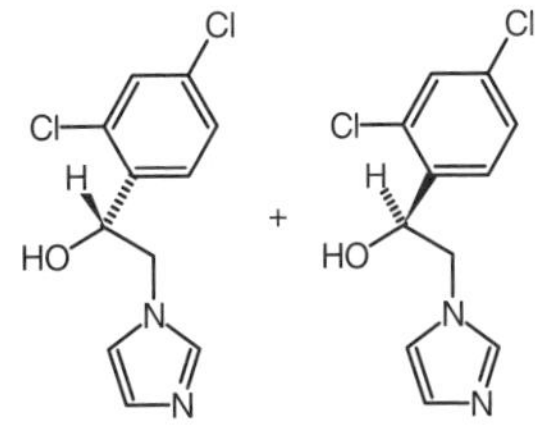

(1*RS*)-1-(2,4-Dichlorphenyl)-2-(1*H*-imidazol-1-yl)ethan-1-ol

B.

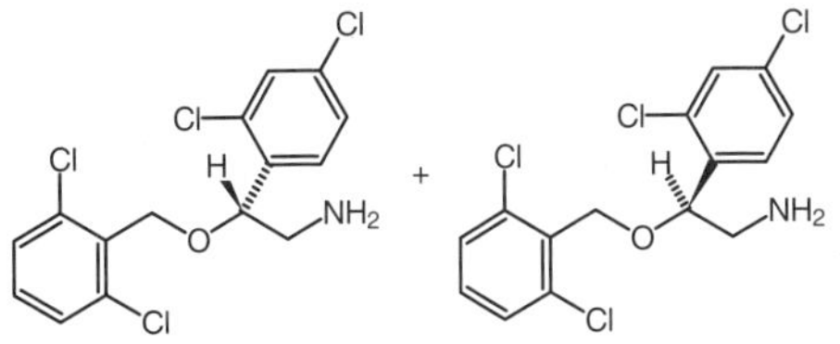

(2*RS*)-2-(2,4-Dichlorphenyl)-2-[(2,6-dichlorphenyl)methoxy]ethan-1-amin

C.

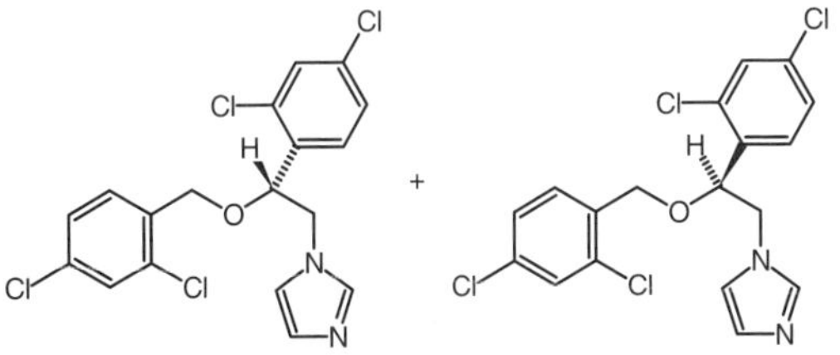

1-[(2*RS*)-2-(2,4-Dichlorphenyl)-2-[(2,4-dichlorphenyl)methoxy]ethyl]-1*H*-imidazol
(Miconazol)

K

10.3/0185

Kaliumchlorid

Kalii chloridum

KCl M_r 74,5

CAS Nr. 7447-40-7

Definition

Gehalt: 99,0 bis 101,0 Prozent KCl (getrocknete Substanz)

Eigenschaften

Aussehen: weißes bis fast weißes, kristallines Pulver oder farblose Kristalle

Löslichkeit: leicht löslich in Wasser, praktisch unlöslich in wasserfreiem Ethanol

Prüfung auf Identität

A. Die Substanz gibt die Identitätsreaktionen auf Chlorid (2.3.1).

B. Die Prüflösung (siehe „Prüfung auf Reinheit") gibt die Identitätsreaktionen auf Kalium (2.3.1).

Prüfung auf Reinheit

Prüflösung: 10,0 g Substanz werden in kohlendioxidfreiem Wasser *R*, das aus destilliertem Wasser *R* hergestellt wurde, zu 100 ml gelöst.

Aussehen der Lösung: Die Prüflösung muss klar (2.2.1) und farblos (2.2.2, Methode II) sein.

Sauer oder alkalisch reagierende Substanzen: 50 ml Prüflösung werden mit 0,1 ml Bromthymolblau-Lösung *R* 1 versetzt. Bis zum Farbumschlag des Indikators dürfen höchstens 0,5 ml Salzsäure (0,01 mol · l^{-1}) oder Natriumhydroxid-Lösung (0,01 mol · l^{-1}) verbraucht werden.

Bromid: höchstens 0,1 Prozent

1,0 ml Prüflösung wird mit Wasser *R* zu 50 ml verdünnt. 5,0 ml dieser Lösung werden mit 2,0 ml Phenolrot-Lösung *R* 2 und 1,0 ml Chloramin-T-Lösung *R* 1 versetzt und sofort gemischt. Nach genau 2 min wird die Lösung mit 0,15 ml Natriumthiosulfat-Lösung (0,1 mol · l^{-1}) versetzt, gemischt und mit Wasser *R* zu 10,0 ml verdünnt. Die Absorption (2.2.25) dieser Lösung, bei 590 nm gegen Wasser *R* als Kompensationsflüssigkeit gemessen, darf nicht größer sein als die einer Referenzlösung, die gleichzeitig und in gleicher Weise mit 5 ml einer Lösung von Kaliumbromid *R* (3,0 mg · l^{-1}) hergestellt wurde.

Iodid: 5 g Substanz werden tropfenweise mit einer frisch hergestellten Mischung von 0,15 ml Natriumnitrit-Lösung *R*, 2 ml Schwefelsäure (0,5 mol · l^{-1}), 25 ml iodidfreier Stärke-Lösung *R* und 25 ml Wasser *R* befeuchtet. Nach 5 min darf die Substanz im Tageslicht keine Blaufärbung zeigen.

Sulfat (2.4.13): höchstens 300 ppm

5 ml Prüflösung werden mit destilliertem Wasser *R* zu 15 ml verdünnt.

Aluminium (2.4.17): höchstens 1,0 ppm für Kaliumchlorid zur Herstellung von Hämodialyselösungen

Vorgeschriebene Lösung: 4 g Substanz werden in 100 ml Wasser *R* gelöst. Die Lösung wird mit 10 ml Acetat-Pufferlösung pH 6,0 *R* versetzt.

Referenzlösung: eine Mischung von 2 ml Aluminium-Lösung (2 ppm Al) *R*, 10 ml Acetat-Pufferlösung pH 6,0 *R* und 98 ml Wasser *R*

Blindlösung: eine Mischung von 10 ml Acetat-Pufferlösung pH 6,0 *R* und 100 ml Wasser *R*

Eisen (2.4.9): höchstens 20 ppm

5 ml Prüflösung werden mit Wasser *R* zu 10 ml verdünnt.

Magnesium, Erdalkalimetalle (2.4.7): höchstens 200 ppm, berechnet als Calcium und mit 10,0 g Substanz unter Verwendung von 0,15 g Eriochromschwarz-T-Verreibung *R* bestimmt

Der Verbrauch an Natriumedetat-Lösung (0,01 mol · l^{-1}) darf höchstens 5,0 ml betragen.

Natrium: höchstens 0,1 Prozent für Kaliumchlorid zur Herstellung von Parenteralia oder Hämodialyselösungen

Atomemissionsspektrometrie (2.2.22, Methode I)

Untersuchungslösung: 1,00 g Substanz wird in Wasser *R* zu 100,0 ml gelöst.

Referenzlösungen: Zur Herstellung der Referenzlösungen wird eine Lösung, die 200 µg Na je Milliliter enthält und die wie nachfolgend beschrieben hergestellt wird, entsprechend verdünnt.

0,5084 g zuvor 3 h lang bei 105 °C getrocknetes Natriumchlorid *R* werden in Wasser *R* zu 1000,0 ml gelöst.

Wellenlänge: 589 nm

Trocknungsverlust (2.2.32): höchstens 1,0 Prozent, mit 1,000 g Substanz durch 3 h langes Trocknen im Trockenschrank bei 105 °C bestimmt

Gehaltsbestimmung

60,0 mg Substanz werden in Wasser *R* gelöst. Die Lösung wird mit 5 ml verdünnter Salpetersäure *R* versetzt, mit Wasser *R* zu 50 ml verdünnt und mit Silbernitrat-Lösung (0,1 mol · l^{-1}) titriert. Der Endpunkt wird mit Hilfe der Potentiometrie (2.2.20) bestimmt.

1 ml Silbernitrat-Lösung (0,1 mol · l^{-1}) entspricht 7,45 mg KCl.

Beschriftung

Die Beschriftung gibt, falls zutreffend, an, dass die Substanz für die Herstellung
- von Parenteralia geeignet ist
- von Hämodialyselösungen geeignet ist.

10.3/1140

Kaliumclavulanat

Kalii clavulanas

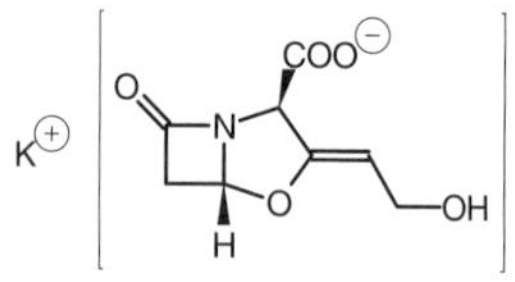

$C_8H_8KNO_5$ M_r 237,3

CAS Nr. 61177-45-5

Definition

Kalium[(2*R*,3*Z*,5*R*)-3-(2-hydroxyethyliden)-7-oxo-4-oxa-1-azabicyclo[3.2.0]heptan-2-carboxylat], das Kaliumsalz einer Substanz, die durch das Wachstum bestimmter Stämme von *Streptomyces clavuligerus* gewonnen oder nach anderen Verfahren hergestellt wird

Gehalt: 96,5 bis 102,0 Prozent (wasserfreie Substanz)

Eigenschaften

Aussehen: weißes bis fast weißes, kristallines, hygroskopisches Pulver

Löslichkeit: leicht löslich in Wasser, schwer löslich in Ethanol 96 %, sehr schwer löslich in Aceton

Herstellung

Die Verfahren zur Herstellung, Extraktion und Reinigung sind so gewählt, dass Clavam-2-carboxylat entfernt wird oder zu höchstens 0,01 Prozent enthalten ist.

Prüfung auf Identität

A. IR-Spektroskopie (2.2.24)

Vergleich: Kaliumclavulanat-Referenzspektrum der Ph. Eur.

B. Die Substanz gibt die Identitätsreaktion b auf Kalium (2.3.1).

Prüfung auf Reinheit

Prüflösung: 0,400 g Substanz werden in kohlendioxidfreiem Wasser *R* zu 20,0 ml gelöst.

pH-Wert (2.2.3): 5,5 bis 8,0

5 ml Prüflösung werden mit kohlendioxidfreiem Wasser *R* zu 10 ml verdünnt.

Spezifische Drehung (2.2.7): +53 bis +63 (wasserfreie Substanz), mit der Prüflösung bestimmt

Polymere Verunreinigungen und andere bei 278 nm absorbierende Verunreinigungen: 50,0 mg Substanz werden in Phosphat-Pufferlösung pH 7,0 (0,1 mol · l^{-1}) *R* zu 50,0 ml gelöst.

Die sofort bei 278 nm gemessene Absorption (2.2.25) der Lösung darf höchstens 0,40 betragen.

Verwandte Substanzen: Flüssigchromatographie (2.2.29)

Die Lösungen sind unmittelbar vor Gebrauch herzustellen.

Untersuchungslösung: 0,250 g Substanz werden in der mobilen Phase A zu 25,0 ml gelöst.

Referenzlösung a: 1,0 ml Untersuchungslösung wird mit der mobilen Phase A zu 100,0 ml verdünnt.

Referenzlösung b: 10 mg Lithiumclavulanat *CRS* und 10 mg Amoxicillin-Trihydrat *CRS* werden in der mobilen Phase A zu 100 ml gelöst.

Referenzlösung c: 2 mg Kaliumclavulanat-Verunreinigung G *CRS* werden in 20 ml mobiler Phase A gelöst.

Säule
- Größe: l = 0,10 m, ⌀ = 4,6 mm
- Stationäre Phase: octadecylsilyliertes Kieselgel zur Chromatographie *R* (5 µm)
- Temperatur: 40 °C

Mobile Phase
- Mobile Phase A: eine Lösung von Natriumdihydrogenphosphat *R* (7,8 g · l^{-1}), die mit Phosphorsäure 85 % *R* auf einen pH-Wert von 4,0 eingestellt wurde

– Mobile Phase B: eine Mischung gleicher Volumteile Methanol *R* 1 und mobile Phase A

Zeit (min)	Mobile Phase A (% *V/V*)	Mobile Phase B (% *V/V*)
0 – 4	100	0
4 – 15	100 → 50	0 → 50
15 – 18	50	50

Durchflussrate: 1 ml · min^{-1}

Detektion: Spektrometer bei 230 nm

Einspritzen: 20 µl

Identifizierung von Verunreinigungen: Zur Identifizierung des Peaks der Verunreinigung G wird das mit der Referenzlösung c erhaltene Chromatogramm verwendet.

Relative Retention (bezogen auf Clavulanat, t_R etwa 3 min)
- Verunreinigung E: etwa 2,3
- Verunreinigung G: etwa 3,6

Eignungsprüfung: Referenzlösung b
- Auflösung: mindestens 13 zwischen den Peaks von Clavulansäure (erster Peak) und Amoxicillin (zweiter Peak)

Grenzwerte
- Verunreinigungen E, G: jeweils nicht größer als die Fläche des Hauptpeaks im Chromatogramm der Referenzlösung a (1,0 Prozent)
- Jede weitere Verunreinigung: jeweils nicht größer als das 0,2fache der Fläche des Hauptpeaks im Chromatogramm der Referenzlösung a (0,2 Prozent)
- Summe aller Verunreinigungen: nicht größer als das 2fache der Fläche des Hauptpeaks im Chromatogramm der Referenzlösung a (2,0 Prozent)
- Ohne Berücksichtigung bleiben: Peaks, deren Fläche nicht größer ist als das 0,05fache der Fläche des Hauptpeaks im Chromatogramm der Referenzlösung a (0,05 Prozent)

Aliphatische Amine: Gaschromatographie (2.2.28)

Die nachfolgend beschriebene Methode kann verwendet werden, um die folgenden aliphatischen Amine zu bestimmen: 1,1-Dimethylethylamin; Tetramethylethylendiamin; 1,1,3,3-Tetramethylbutylamin; *N,N'*-Diisopropylethylendiamin; 2,2'-Oxybis(*N,N*-dimethylethylamin).

Interner-Standard-Lösung: 50 µl 3-Methylpentan-2-on *R* werden in Wasser *R* zu 100,0 ml gelöst.

Untersuchungslösung: In einem Zentrifugenglas wird 1,00 g Substanz mit 5,0 ml Interner-Standard-Lösung, 5,0 ml verdünnter Natriumhydroxid-Lösung *R*, 10,0 ml Wasser *R*, 5,0 ml 2-Methyl-1-propanol *R* und 5 g Natriumchlorid *R* versetzt und 1 min lang kräftig geschüttelt. Zur Phasentrennung wird die Mischung zentrifugiert.

Referenzlösung: Jeweils 80,0 mg folgender Amine werden in verdünnter Salzsäure *R* gelöst: 1,1-Dimethylethylamin *R*; Tetramethylethylendiamin *R*; 1,1,3,3-Tetramethylbutylamin *R*; *N,N'*-Diisopropylethylendiamin *R*; 2,2'-Oxybis(*N,N*-dimethylethylamin) *R*. Die Lösung wird mit verdünnter Salzsäure *R* zu 200,0 ml verdünnt. In einem Zentrifugenglas werden 5,0 ml dieser Lösung mit 5,0 ml Interner-Standard-Lösung, 10,0 ml verdünnter Natriumhydroxid-Lösung *R*, 5,0 ml 2-Methyl-1-propanol *R* und 5 g Natriumchlorid *R* versetzt und 1 min lang kräftig geschüttelt. Zur Phasentrennung wird die Mischung zentrifugiert.

Säule
- Material: Quarzglas
- Größe: l = 50 m, ∅ = 0,53 mm
- Stationäre Phase: Phenyl(5)methyl(95)polysiloxan *R* (Filmdicke 5 µm)

Trägergas: Helium zur Chromatographie *R*

Durchflussrate: 8 ml · min^{-1}

Splitverhältnis: 1:10

Temperatur

	Zeit (min)	Temperatur (°C)
Säule	0 – 7	35
	7 – 10,8	35 → 150
	10,8 – 25,8	150
Probeneinlass		200
Detektor		250

Detektion: Flammenionisation

Einspritzen: 1 µl; obere Phasen von Untersuchungslösung und Referenzlösung

Relative Retention (bezogen auf 3-Methylpentan-2-on, t_R etwa 11,4 min)
- Verunreinigung H: etwa 0,55
- Verunreinigung J: etwa 1,07
- Verunreinigung K: etwa 1,13
- Verunreinigung L: etwa 1,33
- Verunreinigung M: etwa 1,57

Grenzwert
- Summe aller aliphatischen Amine: höchstens 0,2 Prozent

2-Ethylhexansäure (2.4.28): höchstens 0,8 Prozent

Wasser (2.5.12): höchstens 0,5 Prozent, mit 1,00 g Substanz bestimmt

Bakterien-Endotoxine (2.6.14): weniger als 0,03 I. E. Bakterien-Endotoxine je Milligramm Kaliumclavulanat zur Herstellung von Parenteralia, das dabei keinem weiteren geeigneten Verfahren zur Beseitigung von Bakterien-Endotoxinen unterworfen wird

Gehaltsbestimmung

Flüssigchromatographie (2.2.29)

Die Lösungen sind unmittelbar vor Gebrauch herzustellen.

Untersuchungslösung: 50,0 mg Substanz werden in einer zuvor mit Essigsäure 99 % *R* auf einen pH-Wert von 6,0 eingestellten Lösung von Natriumacetat *R* (4,1 g · l^{-1}) zu 50,0 ml gelöst.

Referenzlösung a: 50,0 mg Lithiumclavulanat *CRS* werden in einer zuvor mit Essigsäure 99 % *R* auf einen pH-Wert von 6,0 eingestellten Lösung von Natriumacetat *R* (4,1 g · l^{-1}) zu 50,0 ml gelöst.

Referenzlösung b: 10 mg Amoxicillin-Trihydrat *CRS* werden in 10 ml Referenzlösung a gelöst.

Säule
- Größe: l = 0,3 m, ∅ = 4,6 mm
- Stationäre Phase: octadecylsilyliertes Kieselgel zur Chromatographie *R* (10 µm)

Mobile Phase: 5 Volumteile Methanol *R* 1 und 95 Volumteile einer Lösung von Natriumdihydrogenphosphat *R* (15 g · l^{-1}), die zuvor mit Phosphorsäure 10 % *R* auf einen pH-Wert von 4,0 eingestellt wurde, werden gemischt.

Durchflussrate: 1 ml · min^{-1}

Detektion: Spektrometer bei 230 nm

Einspritzen: 10 µl

Eignungsprüfung: Referenzlösung b
- Auflösung: mindestens 3,5 zwischen den Peaks von Clavulansäure (erster Peak) und Amoxicillin (zweiter Peak)

1 mg Clavulansäure ($C_8H_9NO_5$) entspricht 1,191 mg $C_8H_8KNO_5$.

Lagerung

Dicht verschlossen, bei 2 bis 8 °C

Falls die Substanz steril ist, im sterilen, dicht verschlossenen Behältnis mit Originalitätsverschluss

Verunreinigungen

Prüfung auf verwandte Substanzen:

A, B, C, D, E, F, G

Prüfung auf aliphatische Amine:

H, J, K, L, M

Spezifizierte Verunreinigungen:

E, G, H, J, K, L, M

Andere bestimmbare Verunreinigungen

(Die folgenden Substanzen werden, falls in einer bestimmten Menge vorhanden, durch eine oder mehrere Prüfmethoden in der Monographie erfasst. Sie werden begrenzt durch das allgemeine Akzeptanzkriterium für weitere Verunreinigungen/nicht spezifizierte Verunreinigungen und/oder durch die Anforderungen der Allgemeinen Monographie **Substanzen zur pharmazeutischen Verwendung (Corpora ad usum pharmaceuticum)**. Diese Verunreinigungen müssen daher nicht identifiziert werden, um die Konformität der Substanz zu zeigen. Siehe auch „5.10 Kontrolle von Verunreinigungen in Substanzen zur pharmazeutischen Verwendung“):

A, B, C, D, F

A.

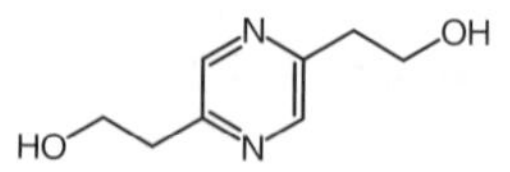

2,2′-(Pyrazin-2,5-diyl)diethanol

B.

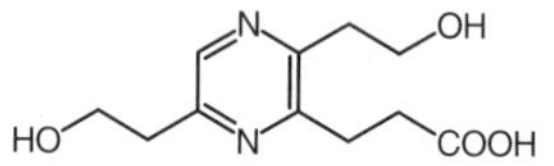

3-[3,6-Bis(2-hydroxyethyl)pyrazin-2-yl]propansäure

C.

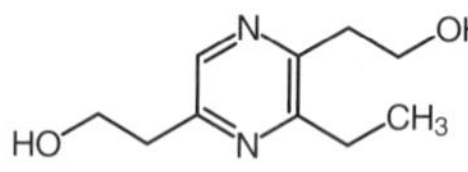

2,2′-(3-Ethylpyrazin-2,5-diyl)diethanol

D.

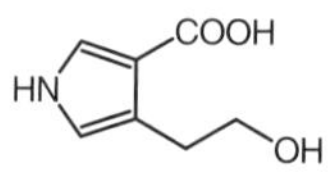

4-(2-Hydroxyethyl)-1*H*-pyrrol-3-carbonsäure

E.

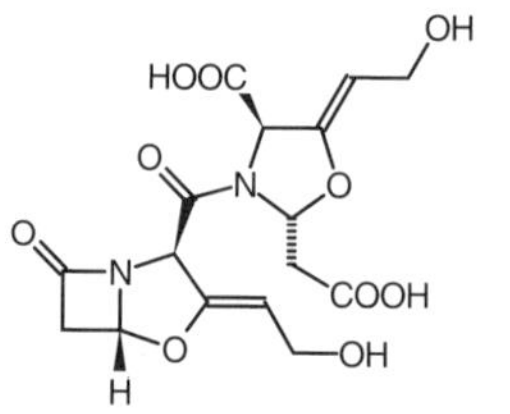

(2*R*,4*R*,5*Z*)-2-(Carboxymethyl)-5-(2-hydroxyethyliden)-3-[[(2*R*,3*Z*,5*R*)-3-(2-hydroxyethyliden)-7-oxo-4-oxa-1-azabicyclo[3.2.0]hept-2-yl]carbonyl]oxazolidin-4-carbonsäure

F.

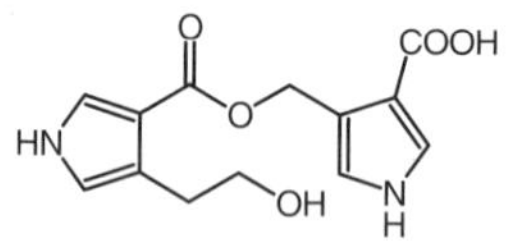

4-[[[[4-(2-Hydroxyethyl)-1*H*-pyrrol-3-yl]carbonyl]oxy]methyl]-1*H*-pyrrol-3-carbonsäure

G.

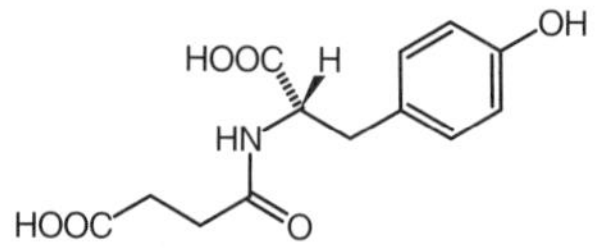

4-[[(1*S*)-1-Carboxy-2-(4-hydroxyphenyl)ethyl]amino]-4-oxobutansäure

(*N*-Hydrogensuccinyltyrosin)

H. 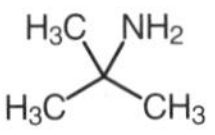

2-Methylpropan-2-amin
(2-Amino-2-methylpropan; *tert*-Butylamin; 1,1-Dimethylethylamin)

J. 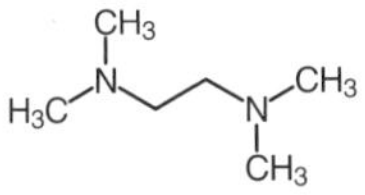

N,N,N′,N′-Tetramethylethan-1,2-diamin
(1,2-Bis(dimethylamino)ethan; *N,N,N′,N′*-Tetramethylethylendiamin)

K. 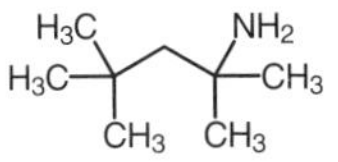

2,4,4-Trimethylpentan-2-amin
(2-Amino-2,4,4-trimethylpentan; 1,1,3,3-Tetramethylbutylamin)

L. 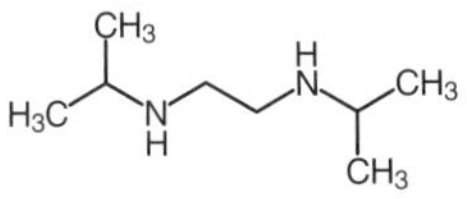

N,N′-Diisopropylethan-1,2-diamin
(*N,N′*-Bis(1-methylethyl)ethan-1,2-diamin)

M. 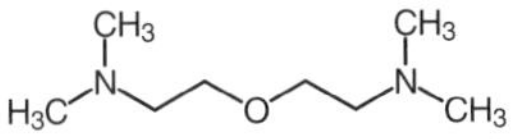

2,2′-Oxybis(*N,N*-dimethylethanamin)
(Bis[2-(dimethylamino)ethyl]ether; *N,N,N′,N′*-Tetramethyl(oxydiethylen)diamin)

10.3/1653

Verdünntes Kaliumclavulanat

Kalii clavulanas dilutus

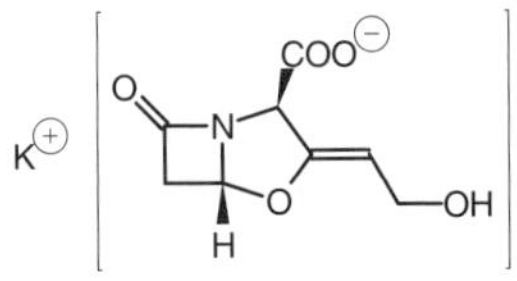

$C_8H_8KNO_5$ M_r 237,3

Definition

Trockene Mischung von **Kaliumclavulanat (Kalii clavulanas)** und **Mikrokristalline Cellulose (Cellulosum microcristallinum)** oder **Hochdisperses Siliciumdioxid (Silica colloidalis anhydrica)** oder **Siliciumdioxid-Hydrat (Silica colloidalis hydrica)**

Gehalt: 91,2 bis 107,1 Prozent des in der Beschriftung angegebenen Gehalts an Kaliumclavulanat

Eigenschaften

Aussehen von verdünntem Kaliumclavulanat: weißes bis fast weißes, hygroskopisches Pulver

Löslichkeit von Kaliumclavulanat: leicht löslich in Wasser, schwer löslich in Ethanol 96 %, sehr schwer löslich in Aceton

Die Löslichkeit des verdünnten Produkts ist abhängig vom Verdünnungsmittel und dessen Konzentration.

Prüfung auf Identität

A. Die unter „Gehaltsbestimmung“ erhaltenen Chromatogramme werden ausgewertet.

   Ergebnis: Der Hauptpeak im Chromatogramm der Untersuchungslösung entspricht in Bezug auf die Retentionszeit dem Hauptpeak im Chromatogramm der Referenzlösung a.

B. Die Substanz gibt die Identitätsreaktion b auf Kalium (2.3.1).

C. Abhängig vom verwendeten Verdünnungsmittel wird die Identitätsprüfung a oder b durchgeführt.

   a) Wird eine 20 mg Cellulose entsprechende Menge Substanz auf einem Uhrglas in 4 ml iodhaltiger Zinkchlorid-Lösung *R* dispergiert, färbt sich die Substanz violettblau.

   b) Die Substanz gibt die Identitätsreaktion auf Silicat (2.3.1).

Prüfung auf Reinheit

pH-Wert (2.2.3): 4,8 bis 8,0

Eine 0,200 g Kaliumclavulanat entsprechende Menge Substanz wird in 20 ml kohlendioxidfreiem Wasser *R* suspendiert.

Polymere Verunreinigungen und andere bei 278 nm absorbierende Verunreinigungen: Eine 50,0 mg Kaliumclavulanat entsprechende Menge Substanz wird in 10 ml Phosphat-Pufferlösung pH 7,0 (0,1 mol · l⁻¹) *R* dispergiert. Die Dispersion wird mit der gleichen Pufferlösung zu 50,0 ml verdünnt und filtriert.

Die sofort bei 278 nm gemessene Absorption (2.2.25) der Lösung darf höchstens 0,40 betragen.

Verwandte Substanzen: Flüssigchromatographie (2.2.29)

Die Lösungen sind unmittelbar vor Gebrauch herzustellen.

Untersuchungslösung: Eine 0,250 g Kaliumclavulanat entsprechende Menge Substanz wird in 5 ml mobiler Phase A dispergiert. Die Dispersion wird mit der mobilen Phase A zu 25,0 ml verdünnt und filtriert.

Referenzlösung a: 1,0 ml Untersuchungslösung wird mit der mobilen Phase A zu 100,0 ml verdünnt.

Referenzlösung b: 10 mg Amoxicillin-Trihydrat *CRS* werden in 1 ml Untersuchungslösung gelöst. Die Lösung wird mit der mobilen Phase A zu 100 ml verdünnt.

Referenzlösung c: 2 mg Kaliumclavulanat-Verunreinigung G *CRS* werden in 20 ml mobiler Phase A gelöst.

Säule
- Größe: $l = 0{,}10$ m, $\varnothing = 4{,}6$ mm
- Stationäre Phase: octadecylsilyliertes Kieselgel zur Chromatographie *R* (5 µm)
- Temperatur: 40 °C

Mobile Phase
- Mobile Phase A: eine Lösung von Natriumdihydrogenphosphat *R* (7,8 g · l^{-1}), die mit Phosphorsäure 10 % *R* auf einen pH-Wert von 4,0 eingestellt wurde
- Mobile Phase B: eine Mischung gleicher Volumteile Methanol *R* 1 und mobile Phase A

Zeit (min)	Mobile Phase A (% *V/V*)	Mobile Phase B (% *V/V*)
0 – 4	100	0
4 – 15	100 → 50	0 → 50
15 – 18	50	50

Durchflussrate: 1 ml · min^{-1}

Detektion: Spektrometer bei 230 nm

Einspritzen: 20 µl

Identifizierung von Verunreinigungen: Zur Identifizierung des Peaks der Verunreinigung G wird das mit der Referenzlösung c erhaltene Chromatogramm verwendet.

Relative Retention (bezogen auf Clavulanat, t_R etwa 3 min)
- Verunreinigung E: etwa 2,3
- Verunreinigung G: etwa 3,6

Eignungsprüfung: Referenzlösung b
- Auflösung: mindestens 13 zwischen den Peaks von Clavulansäure (erster Peak) und Amoxicillin (zweiter Peak)

Grenzwerte
- Verunreinigungen E, G: jeweils nicht größer als die Fläche des Hauptpeaks im Chromatogramm der Referenzlösung a (1,0 Prozent)
- Jede weitere Verunreinigung: jeweils nicht größer als das 0,2fache der Fläche des Hauptpeaks im Chromatogramm der Referenzlösung a (0,2 Prozent)
- Summe aller Verunreinigungen: nicht größer als das 2fache der Fläche des Hauptpeaks im Chromatogramm der Referenzlösung a (2,0 Prozent)
- Ohne Berücksichtigung bleiben: Peaks, deren Fläche nicht größer ist als das 0,05fache der Fläche des Hauptpeaks im Chromatogramm der Referenzlösung a (0,05 Prozent)

Wasser (2.5.12): höchstens 2,5 Prozent, mit 1,000 g Substanz bestimmt

Gehaltsbestimmung

Flüssigchromatographie (2.2.29)

Die Lösungen sind unmittelbar vor Gebrauch herzustellen.

Untersuchungslösung: Eine 50,0 mg Kaliumclavulanat entsprechende Menge Substanz wird in einer zuvor mit Essigsäure 99 % *R* auf einen pH-Wert von 6,0 eingestellten Lösung von Natriumacetat *R* (4,1 g · l^{-1}) dispergiert. Die Dispersion wird mit der gleichen Lösung zu 50,0 ml verdünnt und filtriert.

Referenzlösung a: 50,0 mg Lithiumclavulanat *CRS* werden in einer zuvor mit Essigsäure 99 % *R* auf einen pH-Wert von 6,0 eingestellten Lösung von Natriumacetat *R* (4,1 g · l^{-1}) zu 50,0 ml gelöst.

Referenzlösung b: 10 mg Amoxicillin-Trihydrat *CRS* werden in 10 ml Referenzlösung a gelöst.

Säule
- Größe: $l = 0{,}3$ m, $\varnothing = 4{,}6$ mm
- Stationäre Phase: octadecylsilyliertes Kieselgel zur Chromatographie *R* (10 µm)

Mobile Phase: 5 Volumteile Methanol *R* 1 und 95 Volumteile einer Lösung von Natriumdihydrogenphosphat *R* (15 g · l^{-1}), die zuvor mit Phosphorsäure 10 % *R* auf einen pH-Wert von 4,0 eingestellt wurde, werden gemischt.

Durchflussrate: 1 ml · min^{-1}

Detektion: Spektrometer bei 230 nm

Einspritzen: 10 µl

Eignungsprüfung: Referenzlösung b
- Auflösung: mindestens 3,5 zwischen den Peaks von Clavulansäure (erster Peak) und Amoxicillin (zweiter Peak)

1 mg Clavulansäure ($C_8H_9NO_5$) entspricht 1,191 mg $C_8H_8KNO_5$.

Lagerung

Dicht verschlossen

Beschriftung

Die Beschriftung gibt den Prozentgehalt (*m/m*) an Kaliumclavulanat und das für die Herstellung der Mischung verwendete Verdünnungsmittel an.

Verunreinigungen

Spezifizierte Verunreinigungen:

E, G

Andere bestimmbare Verunreinigungen

(Die folgenden Substanzen werden, falls in einer bestimmten Menge vorhanden, durch eine oder mehrere Prüfmethoden in der Monographie erfasst. Sie werden begrenzt durch das allgemeine Akzeptanzkriterium für weitere Verunreinigungen/nicht spezifizierte Verunreinigungen und/oder durch die Anforderungen der Allgemeinen Monographie **Substanzen zur pharmazeutischen Verwendung (Corpora ad usum pharmaceuticum)**. Diese Verunreinigungen müssen daher nicht identifiziert werden, um die Konformität der Substanz zu zeigen. Siehe auch „5.10 Kontrolle von Verunreinigungen in Substanzen zur pharmazeutischen Verwendung“):

A, B, C, D, F

A.

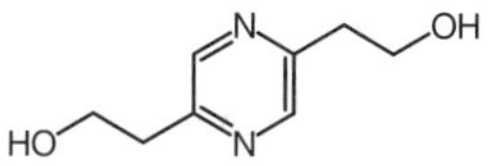

2,2′-(Pyrazin-2,5-diyl)diethanol

B.

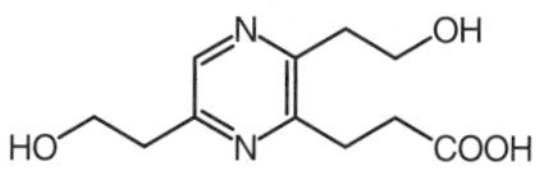

3-[3,6-Bis(2-hydroxyethyl)pyrazin-2-yl]propansäure

C.

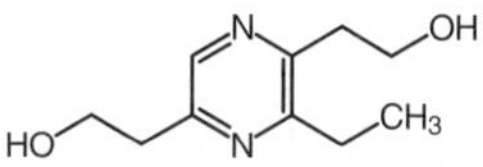

2,2′-(3-Ethylpyrazin-2,5-diyl)diethanol

D.

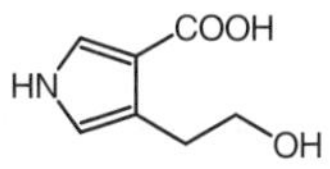

4-(2-Hydroxyethyl)-1*H*-pyrrol-3-carbonsäure

E.

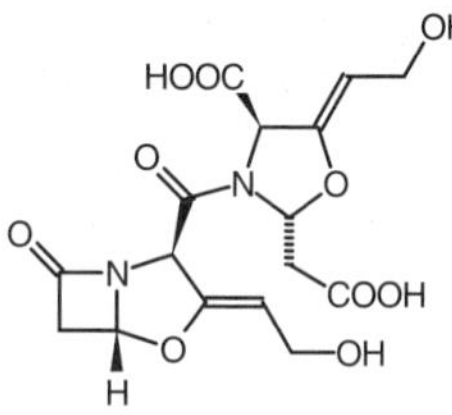

(2*R*,4*R*,5*Z*)-2-(Carboxymethyl)-5-(2-hydroxyethyliden)-3-[[(2*R*,3*Z*,5*R*)-3-(2-hydroxyethyliden)-7-oxo-4-oxa-1-azabicyclo[3.2.0]hept-2-yl]carbonyl]oxazolidin-4-carbonsäure

F.

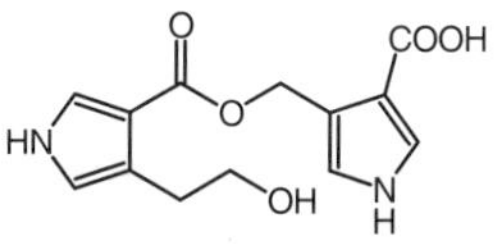

4-[[[[4-(2-Hydroxyethyl)-1*H*-pyrrol-3-yl]carbonyl]oxy]methyl]-1*H*-pyrrol-3-carbonsäure

G.

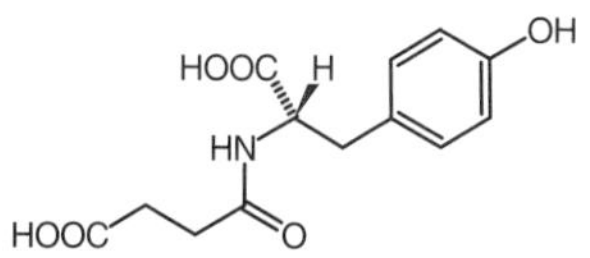

4-[[(1*S*)-1-Carboxy-2-(4-hydroxyphenyl)ethyl]amino]-4-oxobutansäure

(*N*-Hydrogensuccinyltyrosin)

10.3/1003

Kaliummonohydrogenphosphat

Dikalii phosphas

K_2HPO_4 M_r 174,2

CAS Nr. 7758-11-4

Definition

Gehalt: 98,0 bis 101,0 Prozent (getrocknete Substanz)

Eigenschaften

Aussehen: weißes bis fast weißes Pulver oder farblose Kristalle, sehr hygroskopisch

Löslichkeit: sehr leicht löslich in Wasser, sehr schwer löslich in Ethanol 96 %

Prüfung auf Identität

A. Die Prüflösung (siehe „Prüfung auf Reinheit“) reagiert schwach alkalisch (2.2.4).

B. Die Prüflösung gibt die Identitätsreaktion b auf Phosphat (2.3.1).

C. Die Prüflösung gibt die Identitätsreaktion a auf Kalium (2.3.1).

Prüfung auf Reinheit

Prüflösung: 5,0 g Substanz werden in destilliertem Wasser *R* zu 50 ml gelöst.

Aussehen der Lösung: Die Prüflösung muss klar (2.2.1) und farblos (2.2.2, Methode II) sein.

Reduzierende Substanzen: 5 ml Prüflösung werden mit 5 ml verdünnter Schwefelsäure *R* und 0,25 ml einer Lösung von Kaliumpermanganat *R* (3,2 g · l^{-1}) versetzt. Die Mischung wird 5 min lang im Wasserbad erhitzt. Die Lösung muss schwach rosa gefärbt bleiben.

Kaliumdihydrogenphosphat: höchstens 2,5 Prozent

Aus den Volumen Natriumhydroxid-Lösung (1 mol · l^{-1}) (n_1 ml, n_2 ml und n_3 ml), die bei der Gehaltsbestimmung verbraucht wurden, wird folgendes Verhältnis berechnet:

$$\frac{n_2 - n_3}{n_3 - n_1}$$

Das Verhältnis darf höchstens 0,025 betragen.

Chlorid (2.4.4): höchstens 200 ppm

2,5 ml Prüflösung werden mit 10 ml verdünnter Salpetersäure *R* versetzt und mit Wasser *R* zu 15 ml verdünnt.

Sulfat (2.4.13): höchstens 0,1 Prozent

1,5 ml Prüflösung werden mit 2 ml verdünnter Salzsäure *R* versetzt und mit destilliertem Wasser *R* zu 15 ml verdünnt.

Eisen (2.4.9): höchstens 10 ppm, mit der Prüflösung bestimmt

Natrium: höchstens 0,1 Prozent, falls die Substanz zur Herstellung von Parenteralia bestimmt ist

Atomemissionsspektrometrie (2.2.22, Methode I)

Untersuchungslösung: 1,00 g Substanz wird in Wasser *R* zu 100,0 ml gelöst.

Referenzlösungen: Die Referenzlösungen werden aus der Natrium-Lösung (200 ppm Na) *R* durch Verdünnen mit der erforderlichen Menge Wasser *R* hergestellt.

Wellenlänge: 589 nm

Trocknungsverlust (2.2.32): höchstens 2,0 Prozent, mit 1,000 g Substanz durch Trocknen im Trockenschrank bei 125 bis 130 °C bestimmt

Bakterien-Endotoxine (2.6.14): weniger als 1,1 I. E. Bakterien-Endotoxine je Milligramm Kaliummonohydrogenphosphat zur Herstellung von Parenteralia, das dabei keinem weiteren geeigneten Verfahren zur Beseitigung von Bakterien-Endotoxinen unterworfen wird

Gehaltsbestimmung

0,800 g Substanz (m) werden in 40 ml kohlendioxidfreiem Wasser *R* gelöst. Die Lösung wird mit 10,0 ml Salzsäure (1 mol · l^{-1}) versetzt und mit Natriumhydroxid-Lösung (1 mol · l^{-1}) titriert. Mit Hilfe der Potentiometrie (2.2.20) wird der erste Wendepunkt bestimmt (n_1 ml). Anschließend wird der zweite Wendepunkt bestimmt (n_2 ml, entspricht dem erforderlichen Gesamtvolumen an Natriumhydroxid-Lösung (1 mol · l^{-1})). Eine Blindtitration wird durchgeführt (n_3 ml).

Der Prozentgehalt an K_2HPO_4 wird nach folgender Formel berechnet:

$$\frac{1742(n_3 - n_1)}{m(100 - d)}$$

d = Trocknungsverlust in Prozent

Lagerung

Dicht verschlossen

Falls die Substanz steril ist, im sterilen, dicht verschlossenen Behältnis mit Originalitätsverschluss

Beschriftung

Die Beschriftung gibt, falls zutreffend, an, dass die Substanz zur Herstellung von Parenteralia geeignet ist.

10.3/0921

Ketoconazol

Ketoconazolum

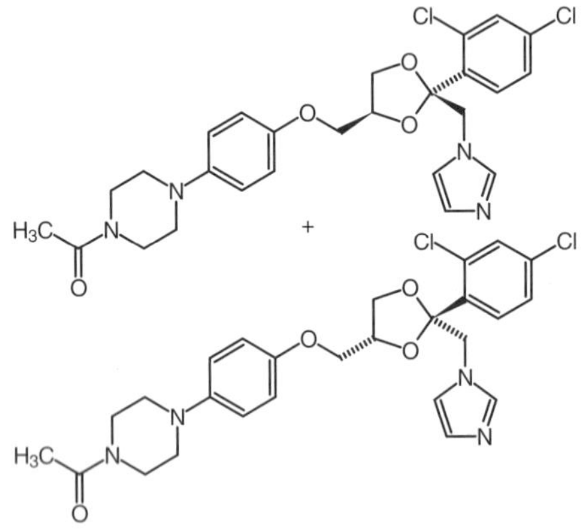

$C_{26}H_{28}Cl_2N_4O_4$ M_r 531,4

CAS Nr. 65277-42-1

Definition

1-[4-[4-[[(2*RS*,4*SR*)-2-(2,4-Dichlorphenyl)-2-[(1*H*-imidazol-1-yl)methyl]-1,3-dioxolan-4-yl]methoxy]phenyl]piperazin-1-yl]ethan-1-on

Gehalt: 99,0 bis 101,0 Prozent (getrocknete Substanz)

Eigenschaften

Aussehen: weißes bis fast weißes Pulver

Löslichkeit: praktisch unlöslich in Wasser, leicht löslich in Dichlormethan, löslich in Methanol, wenig löslich in Ethanol 96 %

Prüfung auf Identität

1: B
2: A, C, D

A. Schmelztemperatur (2.2.14): 148 bis 152 °C

B. IR-Spektroskopie (2.2.24)

Vergleich: Ketoconazol *CRS*

C. Dünnschichtchromatographie (2.2.27)

Untersuchungslösung: 30 mg Substanz werden in der mobilen Phase zu 5 ml gelöst.

Referenzlösung a: 30 mg Ketoconazol *CRS* werden in der mobilen Phase zu 5 ml gelöst.

Referenzlösung b: 30 mg Ketoconazol *CRS* und 30 mg Econazolnitrat *CRS* werden in der mobilen Phase zu 5 ml gelöst.

Platte: DC-Platte mit octadecylsilyliertem Kieselgel *R*

Fließmittel: Ammoniumacetat-Lösung *R*, Dioxan *R*, Methanol *R* (20:40:40 *V/V/V*)

Auftragen: 5 µl

Laufstrecke: 3/4 der Platte

Trocknen: 15 min lang im Warmluftstrom

Detektion: Die Platte wird so lange Iodgas ausgesetzt, bis die Flecke erscheinen. Die Auswertung erfolgt anschließend im Tageslicht.

Eignungsprüfung: Referenzlösung b
- Das Chromatogramm muss 2 deutlich voneinander getrennte Flecke zeigen.

Ergebnis: Der Hauptfleck im Chromatogramm der Untersuchungslösung entspricht in Bezug auf Lage, Farbe und Größe dem Hauptfleck im Chromatogramm der Referenzlösung a.

D. Etwa 30 mg Substanz werden in einem Porzellantiegel 10 min lang mit 0,3 g wasserfreiem Natriumcarbonat *R* über offener Flamme erhitzt und anschließend erkalten gelassen. Der Rückstand wird in 5 ml verdünnter Salpetersäure *R* aufgenommen und die Mischung filtriert. 1 ml Filtrat, mit 1 ml Wasser *R* verdünnt, gibt die Identitätsreaktion a auf Chlorid (2.3.1).

Prüfung auf Reinheit

Prüflösung: 1,0 g Substanz wird in Dichlormethan *R* zu 10,0 ml gelöst.

Aussehen der Lösung: Die Prüflösung muss klar (2.2.1) und darf nicht stärker gefärbt sein als die Farbvergleichslösung BG_4 (2.2.2, Methode II).

Optische Drehung (2.2.7): –0,10° bis +0,10°, an der Prüflösung bestimmt

Verwandte Substanzen: Flüssigchromatographie (2.2.29)

Untersuchungslösung: 0,100 g Substanz werden in Methanol *R* zu 10,0 ml gelöst.

Referenzlösung a: Der Inhalt einer Durchstechflasche mit Ketoconazol-Verunreinigungsmischung *CRS* (Verunreinigungen C und D) wird in 1 ml Methanol *R* gelöst.

Referenzlösung b: 1,0 ml Untersuchungslösung wird mit Methanol *R* zu 100,0 ml verdünnt. 1,0 ml dieser Lösung wird mit Methanol *R* zu 10,0 ml verdünnt.

Säule
- Größe: l = 0,10 m, ∅ = 4,6 mm
- Stationäre Phase: nachsilanisiertes, octadecylsilyliertes Kieselgel zur Chromatographie *R* (3 µm)

Mobile Phase
- Mobile Phase A: Acetonitril zur Chromatographie *R*, Lösung von Tetrabutylammoniumhydrogensulfat *R* (3,4 g · l^{-1}) (5:95 *V/V*)
- Mobile Phase B: Acetonitril zur Chromatographie *R*, Lösung von Tetrabutylammoniumhydrogensulfat *R* (3,4 g · l^{-1}) (50:50 *V/V*)

Zeit (min)	Mobile Phase A (% *V/V*)	Mobile Phase B (% *V/V*)
0 – 10	100 → 0	0 → 100
10 – 15	0	100

Durchflussrate: 2 ml · min^{-1}

Detektion: Spektrometer bei 220 nm

Einspritzen: 10 µl; Methanol *R* als Blindlösung

Identifizierung von Verunreinigungen: Zur Identifizierung der Peaks der Verunreinigungen C und D werden das mitgelieferte Chromatogramm von Ketoconazol-Verunreinigungsmischung *CRS* und das mit der Referenzlösung a erhaltene Chromatogramm verwendet.

Relative Retention (bezogen auf Ketoconazol, t_R etwa 6 min)
- Verunreinigung D: etwa 0,8
- Verunreinigung C: etwa 0,9

Eignungsprüfung: Referenzlösung a
- Auflösung: mindestens 1,5 zwischen den Peaks der Verunreinigungen D und C

Berechnung der Prozentgehalte
- Korrekturfaktor: Die Fläche des Peaks der Verunreinigung D wird mit 1,4 multipliziert.
- Für jede Verunreinigung wird die Konzentration an Ketoconazol in der Referenzlösung b verwendet.

Grenzwerte

- Verunreinigung D: höchstens 0,2 Prozent
- Nicht spezifizierte Verunreinigungen: jeweils höchstens 0,10 Prozent
- Summe aller Verunreinigungen: höchstens 0,3 Prozent
- Berichtsgrenzwert: 0,05 Prozent

Trocknungsverlust (2.2.32): höchstens 0,5 Prozent, mit 1,000 g Substanz durch Trocknen im Trockenschrank bei 105 °C bestimmt

Sulfatasche (2.4.14): höchstens 0,1 Prozent, mit 1,0 g Substanz bestimmt

Gehaltsbestimmung

0,200 g Substanz werden in 70 ml einer Mischung von 1 Volumteil wasserfreier Essigsäure *R* und 7 Volumteilen Ethylmethylketon *R* gelöst und mit Perchlorsäure (0,1 mol · l^{-1}) titriert. Der Endpunkt wird mit Hilfe der Potentiometrie (2.2.20) bestimmt.

1 ml Perchlorsäure (0,1 mol · l^{-1}) entspricht 26,57 mg $C_{26}H_{28}Cl_2N_4O_4$.

Lagerung

Vor Licht geschützt

Verunreinigungen

Spezifizierte Verunreinigung:

D

Andere bestimmbare Verunreinigungen

(Die folgenden Substanzen werden, falls in einer bestimmten Menge vorhanden, durch eine oder mehrere Prüfmethoden in der Monographie erfasst. Sie werden begrenzt durch das allgemeine Akzeptanzkriterium für weitere Verunreinigungen/nicht spezifizierte Verunreinigungen und/oder durch die Anforderungen der Allgemeinen Monographie **Substanzen zur pharmazeutischen Verwendung (Corpora ad usum pharmaceuticum)**. Diese Verunreinigungen müssen daher nicht identifiziert werden, um die Konformität der Substanz zu zeigen. Siehe auch „5.10 Kontrolle von Verunreinigungen in Substanzen zur pharmazeutischen Verwendung“):

A, B, C, E

A.

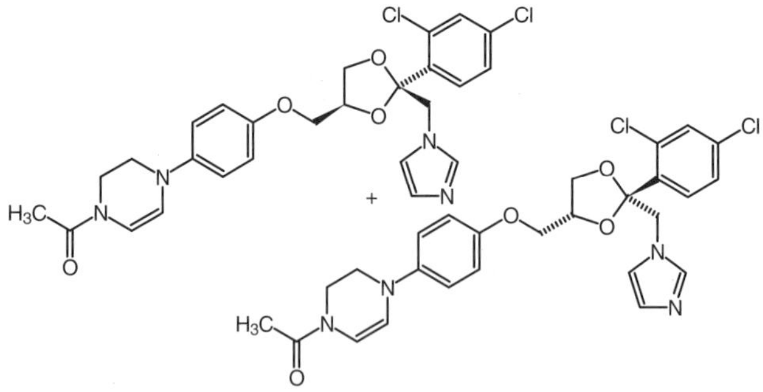

1-[4-[4-[[(2*RS*,4*SR*)-2-(2,4-Dichlorphenyl)-2-[(1*H*-imidazol-1-yl)methyl]-1,3-dioxolan-4-yl]methoxy]phenyl]-1,2,3,4-tetrahydropiperazin-1-yl]ethan-1-on

B.

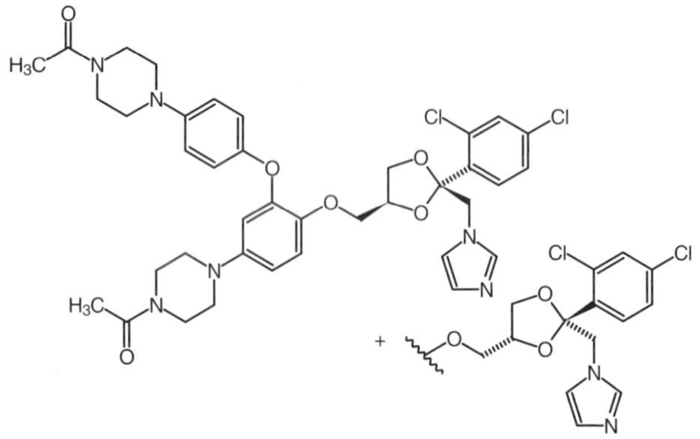

1-[4-[4-[5-(4-Acetylpiperazin-1-yl)-2-[[(2*RS*,4*SR*)-2-(2,4-dichlorphenyl)-2-[(1*H*-imidazol-1-yl)methyl]-1,3-dioxolan-4-yl]methoxy]phenoxy]phenyl]piperazin-1-yl]ethan-1-on

C.

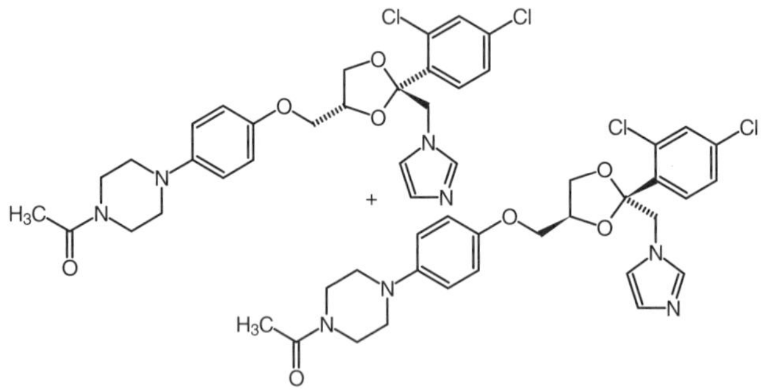

1-[4-[4-[[(2*RS*,4*RS*)-2-(2,4-Dichlorphenyl)-2-[(1*H*-imidazol-1-yl)methyl]-1,3-dioxolan-4-yl]methoxy]phenyl]piperazin-1-yl]ethan-1-on

D.

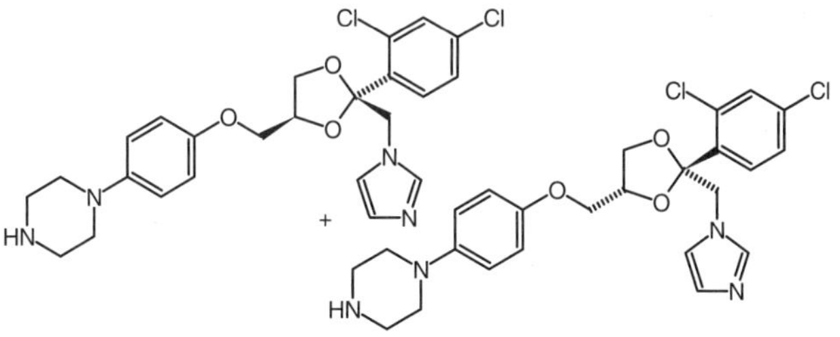

1-[4-[[(2*RS*,4*SR*)-2-(2,4-Dichlorphenyl)-2-[(1*H*-imidazol-1-yl)methyl]-1,3-dioxolan-4-yl]methoxy]phenyl]piperazin

E.

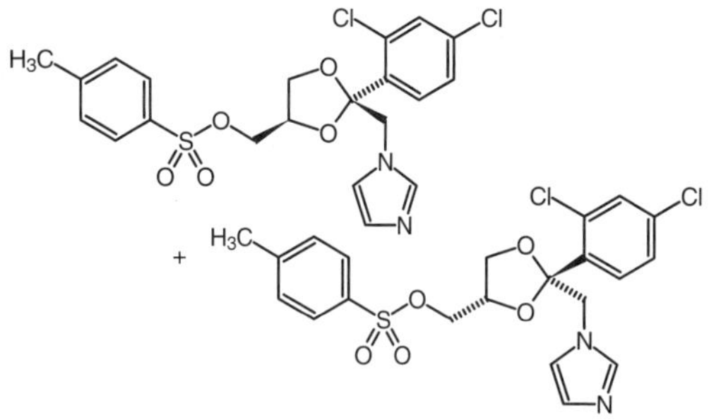

[(2*RS*,4*SR*)-2-(2,4-Dichlorphenyl)-2-[(1*H*-imidazol-1-yl)methyl]-1,3-dioxolan-4-yl]methyl-4-methylbenzol-1-sulfonat

L

10.3/0923

Labetalolhydrochlorid

Labetaloli hydrochloridum

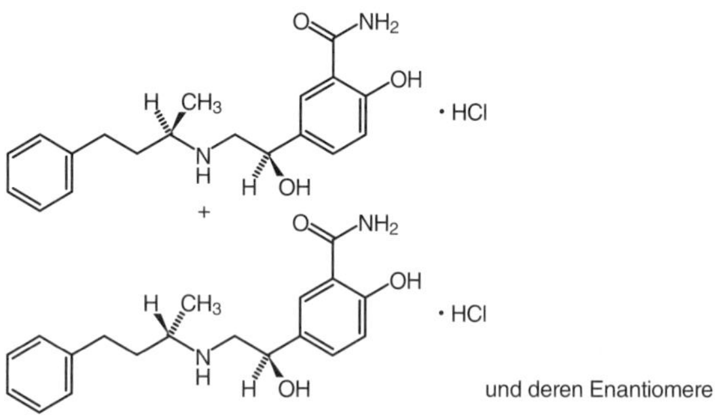

$C_{19}H_{25}ClN_2O_3$ M_r 364,9

CAS Nr. 32780-64-6

Definition

Gemisch der 4 Stereoisomere von 2-Hydroxy-5-[(1Ξ)-1-hydroxy-2-[[(2Ξ)-4-phenylbutan-2-yl]amino]ethyl]benzamid-hydrochlorid

Gehalt: 98,0 bis 102,0 Prozent (getrocknete Substanz)

Eigenschaften

Aussehen: weißes bis fast weißes Pulver

Löslichkeit: wenig löslich in Wasser und in Ethanol 96 %, praktisch unlöslich in Dichlormethan

Prüfung auf Identität

1: A, C, E
2: A, B, D, E

A. Optische Drehung (2.2.7): –0,05° bis +0,05°, an der Prüflösung (siehe „Prüfung auf Reinheit“) bestimmt

B. UV-Vis-Spektroskopie (2.2.25)

Untersuchungslösung: 25,0 mg Substanz werden in einer Lösung von Salzsäure *R* (10,3 g · l^{-1}) zu 250,0 ml gelöst.

Spektralbereich: 230 bis 350 nm

Absorptionsmaximum: bei 302 nm

Spezifische Absorption im Absorptionsmaximum: 83 bis 88

C. IR-Spektroskopie (2.2.24)

Vergleich: Labetalolhydrochlorid *CRS*

D. Dünnschichtchromatographie (2.2.27)

Untersuchungslösung: 10 mg Substanz werden in 1 ml Ethanol 96 % *R* gelöst.

Referenzlösung a: 10 mg Labetalolhydrochlorid *CRS* werden in 1 ml Ethanol 96 % *R* gelöst.

Referenzlösung b: 10 mg Labetalolhydrochlorid *CRS* und 10 mg Propranololhydrochlorid *CRS* werden in Ethanol 96 % *R* zu 5 ml gelöst.

Platte: DC-Platte mit octadecylsilyliertem Kieselgel F_{254} *R*

Fließmittel: Perchlorsäure *R*, Wasser *R*, Methanol *R* (0,5:50:80 *V/V/V*)

Auftragen: 2 µl

Entwicklung: 3/4 der Platte

Unmittelbar nach Eingießen des Fließmittels wird die Platte platziert und die Chromatographiekammer verschlossen.

Trocknen: an der Luft

Detektion: im ultravioletten Licht bei 254 nm

Eignungsprüfung: Referenzlösung b
– Das Chromatogramm muss 2 deutlich voneinander getrennte Flecke zeigen.

Ergebnis: Der Hauptfleck im Chromatogramm der Untersuchungslösung entspricht in Bezug auf Lage und Größe dem Hauptfleck im Chromatogramm der Referenzlösung a.

E. Die Substanz gibt die Identitätsreaktion a auf Chlorid (2.3.1).

Prüfung auf Reinheit

Prüflösung: 0,50 g Substanz werden in kohlendioxidfreiem Wasser *R* zu 50 ml gelöst.

Die Prüflösung ist unmittelbar vor Gebrauch herzustellen.

Aussehen der Lösung: Die Prüflösung muss klar (2.2.1) und darf nicht stärker gefärbt sein als die Stufe 6 der am besten geeigneten Farbvergleichslösung (2.2.2, Methode II).

pH-Wert (2.2.3): 4,0 bis 5,0; an der Prüflösung bestimmt

Verhältnis der Diastereomere: Gaschromatographie (2.2.28)

Untersuchungslösung: 2,0 mg Substanz werden in 1,0 ml einer Lösung von Butyldihydroxyboran *R* (12,0 g · l^{-1}) in wasserfreiem Pyridin *R* gelöst. Die Lösung wird 20 min lang stehen gelassen.

Säule
– Material: Glas
– Größe: l = 1,5 m, ∅ = 4 mm

L

Monographien

- Stationäre Phase: silanisierte Kieselgur zur Gaschromatographie *R* (125 bis 150 µm), imprägniert mit 3 Prozent (*m*/*m*) Phenyl(50)methyl(50)polysiloxan *R*

Trägergas: Stickstoff zur Chromatographie *R*

Durchflussrate: 40 ml · min^{-1}

Temperatur
- Säule, Probeneinlass und Detektor: 300 °C

Detektion: Flammenionisation

Einspritzen: 2 µl

Eignungsprüfung: Die Höhe des niedrigsten Punkts der Kurve über der Basislinie zwischen den beiden Peaks, von denen jeder einem Diastereomerenpaar entspricht, muss weniger als 5 Prozent des maximalen Ausschlags betragen.

Grenzwert
- Jedes Diastereomerenpaar: die Fläche jedes Peaks 45 bis 55 Prozent der Summe der Flächen beider Peaks

Verwandte Substanzen: Flüssigchromatographie (2.2.29)

Untersuchungslösung a: 25,0 mg Substanz werden in der mobilen Phase A zu 10,0 ml gelöst.

Untersuchungslösung b: 1,0 ml Untersuchungslösung a wird mit der mobilen Phase A zu 50,0 ml verdünnt.

Referenzlösung a: 1,0 ml Untersuchungslösung a wird mit der mobilen Phase A zu 100,0 ml verdünnt. 1,0 ml dieser Lösung wird mit der mobilen Phase A zu 10,0 ml verdünnt.

Referenzlösung b: 2 ml Untersuchungslösung a werden mit der mobilen Phase A zu 100 ml verdünnt (Lösung A). 5 mg Labetalol-Verunreinigung A *CRS* werden in 50 ml mobiler Phase B gelöst. Diese Lösung wird mit der Lösung A zu 100 ml verdünnt.

Referenzlösung c: 25,0 mg Labetalolhydrochlorid *CRS* werden in der mobilen Phase A zu 10,0 ml gelöst. 1,0 ml Lösung wird mit der mobilen Phase A zu 50,0 ml verdünnt.

Säule
- Größe: *l* = 0,15 m, ∅ = 4,6 mm
- Stationäre Phase: nachsilanisiertes, ethanverbrücktes, octadecylsilyliertes Kieselgel zur Chromatographie (Hybridmaterial) *R* (3,5 µm)
- Temperatur: 40 °C

Mobile Phase
- Mobile Phase A: Phosphorsäure 85 % *R*, Wasser zur Chromatographie *R* (0,1:99,9 *V*/*V*)
- Mobile Phase B: Acetonitril zur Chromatographie *R*, mobile Phase A (50:50 *V*/*V*)

Zeit (min)	Mobile Phase A (% *V*/*V*)	Mobile Phase B (% *V*/*V*)
0 – 5	100	0
5 – 40	100 → 0	0 → 100
40 – 45	0	100

Durchflussrate: 1,5 ml · min^{-1}

Detektion: Spektrometer bei 230 nm

Einspritzen: 20 µl; Untersuchungslösung a, Referenzlösungen a und b

Identifizierung von Verunreinigungen: Zur Identifizierung des Peaks der Verunreinigung A wird das mit der Referenzlösung b erhaltene Chromatogramm verwendet.

Relative Retention (bezogen auf Labetalol, t_R etwa 22 min)
- Verunreinigung A: etwa 1,1

Eignungsprüfung: Referenzlösung b
- Auflösung: mindestens 4,5 zwischen den Peaks von Labetalol und Verunreinigung A

Berechnung der Prozentgehalte
- Für jede Verunreinigung wird die Konzentration an Labetalolhydrochlorid in der Referenzlösung a verwendet.

Grenzwerte
- Nicht spezifizierte Verunreinigungen: jeweils höchstens 0,05 Prozent
- Summe aller Verunreinigungen: höchstens 0,2 Prozent
- Berichtsgrenzwert: 0,03 Prozent

Trocknungsverlust (2.2.32): höchstens 1,0 Prozent, mit 1,000 g Substanz durch Trocknen im Trockenschrank bei 105 °C und höchstens 0,7 kPa bestimmt

Sulfatasche (2.4.14): höchstens 0,1 Prozent, mit 1,0 g Substanz bestimmt

Gehaltsbestimmung

Flüssigchromatographie (2.2.29) wie unter „Verwandte Substanzen" beschrieben, mit folgenden Änderungen:

Mobile Phase: mobile Phase A, mobile Phase B (45:55 *V*/*V*)

Einspritzen: Untersuchungslösung b, Referenzlösung c

Chromatographiedauer: 2fache Retentionszeit von Labetalol

Retentionszeit
- Labetalol: etwa 2 min

Der Prozentgehalt an $C_{19}H_{25}ClN_2O_3$ wird unter Berücksichtigung des für Labetalolhydrochlorid *CRS* angegebenen Gehalts berechnet.

Verunreinigungen

Andere bestimmbare Verunreinigungen

(Die folgenden Substanzen werden, falls in einer bestimmten Menge vorhanden, durch eine oder mehrere Prüfmethoden in der Monographie erfasst. Sie werden begrenzt durch das allgemeine Akzeptanzkriterium für weitere Verunreinigungen/nicht spezifizierte Verunreinigungen und/oder durch die Anforderungen der

Allgemeinen Monographie **Substanzen zur pharmazeutischen Verwendung (Corpora ad usum pharmaceuticum)**. Diese Verunreinigungen müssen daher nicht identifiziert werden, um die Konformität der Substanz zu zeigen. Siehe auch „5.10 Kontrolle von Verunreinigungen in Substanzen zur pharmazeutischen Verwendung“):

A, B, C, D, E, F, G

A.

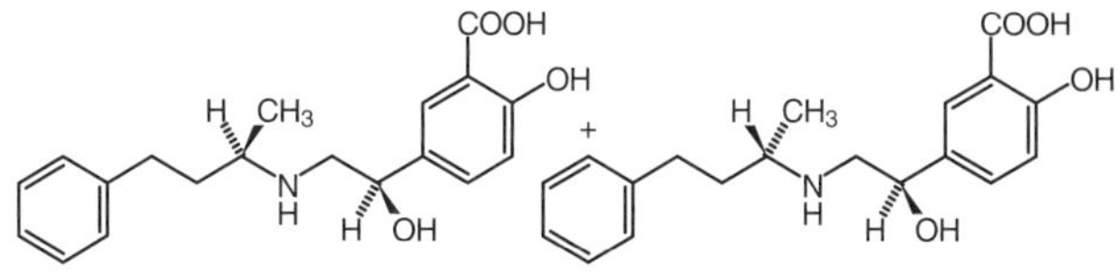

und deren Enantiomere

Gemisch der 4 Stereoisomere von 2-Hydroxy-5-[(1Ξ)-1-hydroxy-2-[[(2Ξ)-4-phenylbutan-2-yl]amino]ethyl]benzoesäure

B.

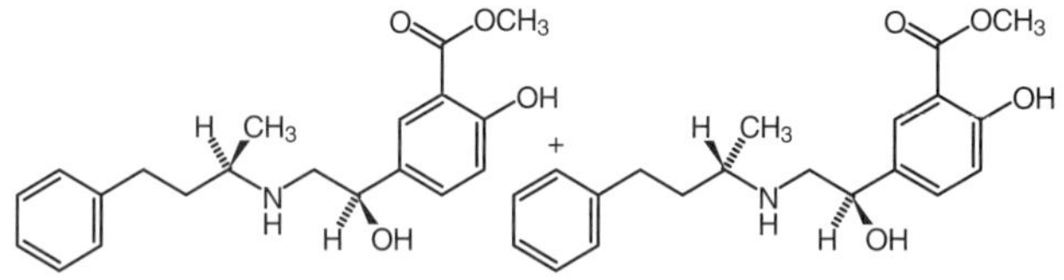

und deren Enantiomere

Gemisch der 4 Stereoisomere von Methyl[2-hydroxy-5-[(1Ξ)-1-hydroxy-2-[[(2Ξ)-4-phenylbutan-2-yl]amino]ethyl]]benzoat

C.

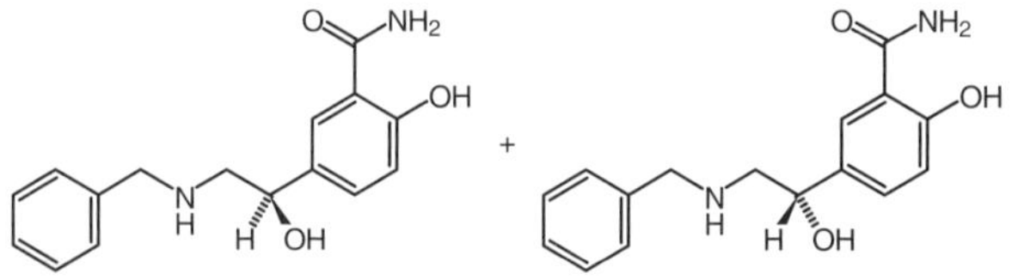

5-[(1*RS*)-2-(Benzylamino)-1-hydroxyethyl]-2-hydroxybenzamid

D.

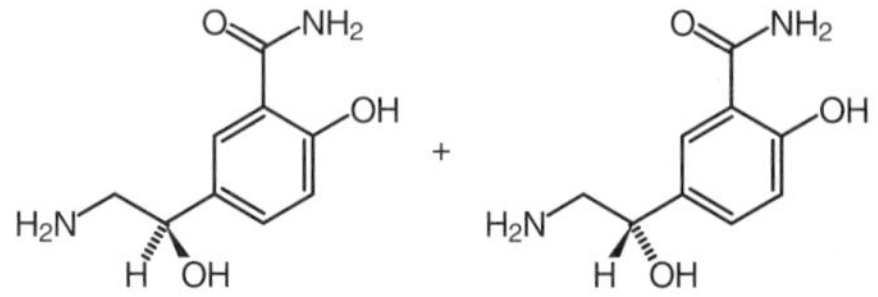

5-[(1*RS*)-2-Amino-1-hydroxyethyl]-2-hydroxybenzamid

E.

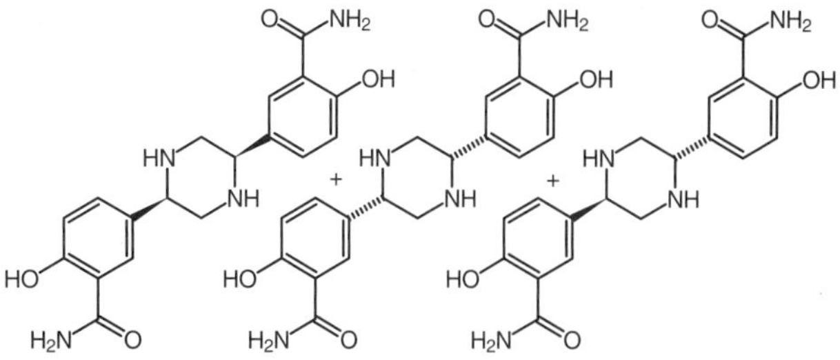

Gemisch der 3 Stereoisomere von 5,5′-[(2Ξ,5Ξ)-Piperazin-2,5-diyl]bis(2-hydroxybenzamid)

F.

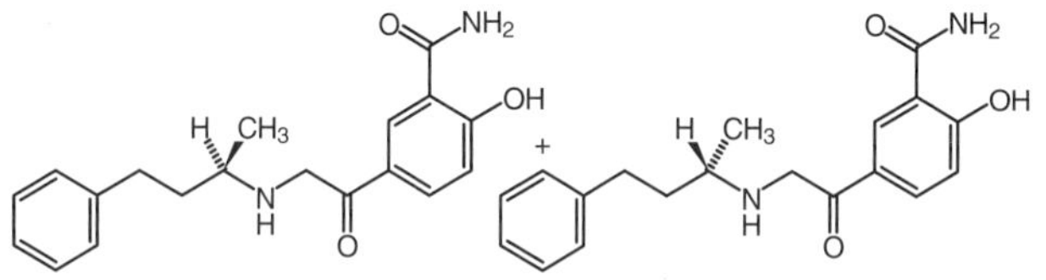

2-Hydroxy-5-[2-[[(2*RS*)-4-phenylbutan-2-yl]amino]acetyl]benzamid

G.

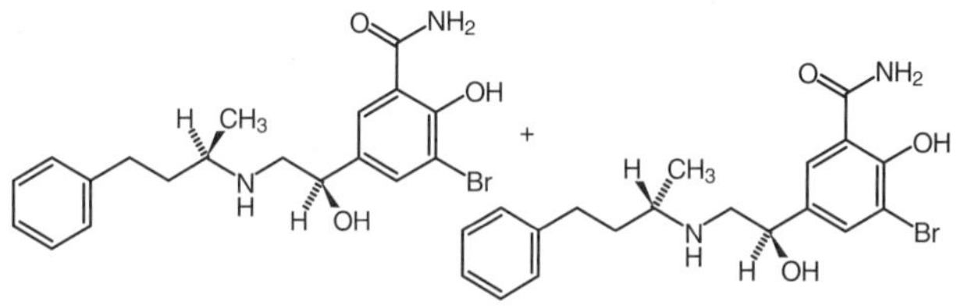

und deren Enantiomere

Gemisch der 4 Stereoisomere von 3-Brom-2-hydroxy-5-[(1Ξ)-1-hydroxy-2-[[(2Ξ)-4-phenylbutan-2-yl]amino]ethyl]benzamid

10.3/1910

Lachsöl vom Zuchtlachs

Salmonis domestici oleum

Definition

Gereinigtes fettes Öl, das von frischen Tieren der Spezies *Salmo salar* aus Aquakultur gewonnen wird

Die Lageverteilung (β(2)-Acyl) beträgt 60 bis 70 Prozent für Cervonsäure (Docosahexaensäure) (C22:6 n-3; DHA), 25 bis 35 Prozent für Timnodonsäure (Eicosapentaensäure) (C20:5 n-3; EPA) und 40 bis 55 Prozent für Moroctsäure (C18:4 n-3).

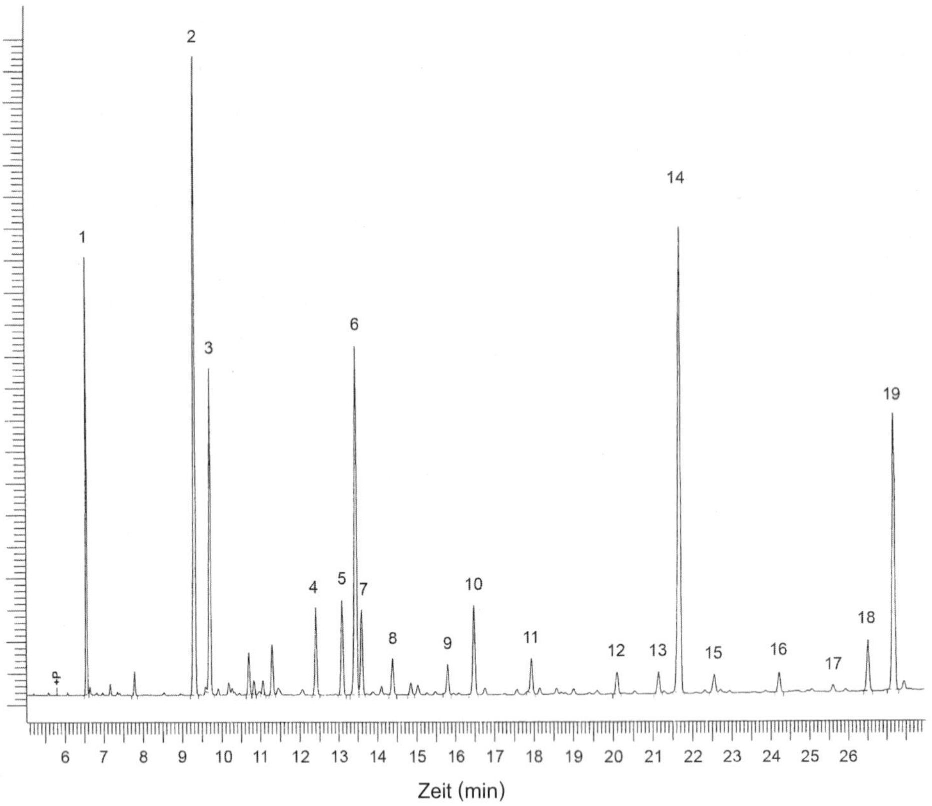

1. C14:0	6. C18:1 n-9	11. C20:1 n-9	16. C21:5 n-3
2. C16:0	7. C18:1 n-7	12. C20:4 n-6	17. C22:5 n-6
3. C16:1 n-7	8. C18:2 n-6	13. C20:4 n-3	18. C22:5 n-3
4. C16:4 n-1	9. C18:3 n-3	14. EPA	19. DHA
5. C18:0	10. C18:4 n-3	15. C22:1 n-11	

Abb. 1910-1: Chromatogramm zur Fettsäurenzusammensetzung von Lachsöl vom Zuchtlachs

Gehalt

– Summe der Gehalte an EPA und DHA, ausgedrückt als Triglyceride: 10,0 bis 28,0 Prozent

Ein geeignetes Antioxidans kann zugesetzt sein.

Herstellung

Die Nahrung der Fische entspricht in Bezug auf ihre Zusammensetzung ausschließlich den relevanten gesetzlichen Bestimmungen der Europäischen Union oder anderen gültigen Bestimmungen.

Der Gehalt an Dioxinen und dioxinähnlichen PCB (Polychlorierte Biphenyle) wird mit Hilfe von Methoden und Grenzwerten kontrolliert, die den Bestimmungen der Europäischen Union oder anderen gültigen Bestimmungen entsprechen.

Das Öl wird durch mechanisches Pressen frischen Rohmaterials entweder vom ganzen Tier oder von Tieren ohne Filets bei einer Temperatur von höchstens 100 °C und ohne Verwendung von Lösungsmitteln gewonnen. Nach der Zentrifugation können feste Bestandteile durch Abkühlen und Filtrieren (Winterisierung) vom Öl abgetrennt werden.

Eigenschaften

Aussehen: blassrosa Flüssigkeit

Löslichkeit: praktisch unlöslich in Wasser, sehr leicht löslich in Aceton und in Heptan, schwer löslich in wasserfreiem Ethanol

Prüfung auf Identität

Die unter „Lageverteilung (β(2)-Acyl) der Fettsäuren“ (siehe „Gehaltsbestimmung“) erhaltenen ^{13}C-NMR-Spektren werden ausgewertet. Die Spektren enthalten Peaks zwischen 172 und 173 ppm mit Verschiebungen entsprechend denen im Typenspektrum (Abb. 1910-2). Das Öl entspricht den Grenzwerten dieser Bestimmung.

Prüfung auf Reinheit

Absorption (2.2.25): mindestens 0,10; im Maximum zwischen 470 und 480 nm gemessen

5,0 ml Öl werden in 5,0 ml Trimethylpentan *R* gelöst.

Säurezahl (2.5.1): höchstens 2,0

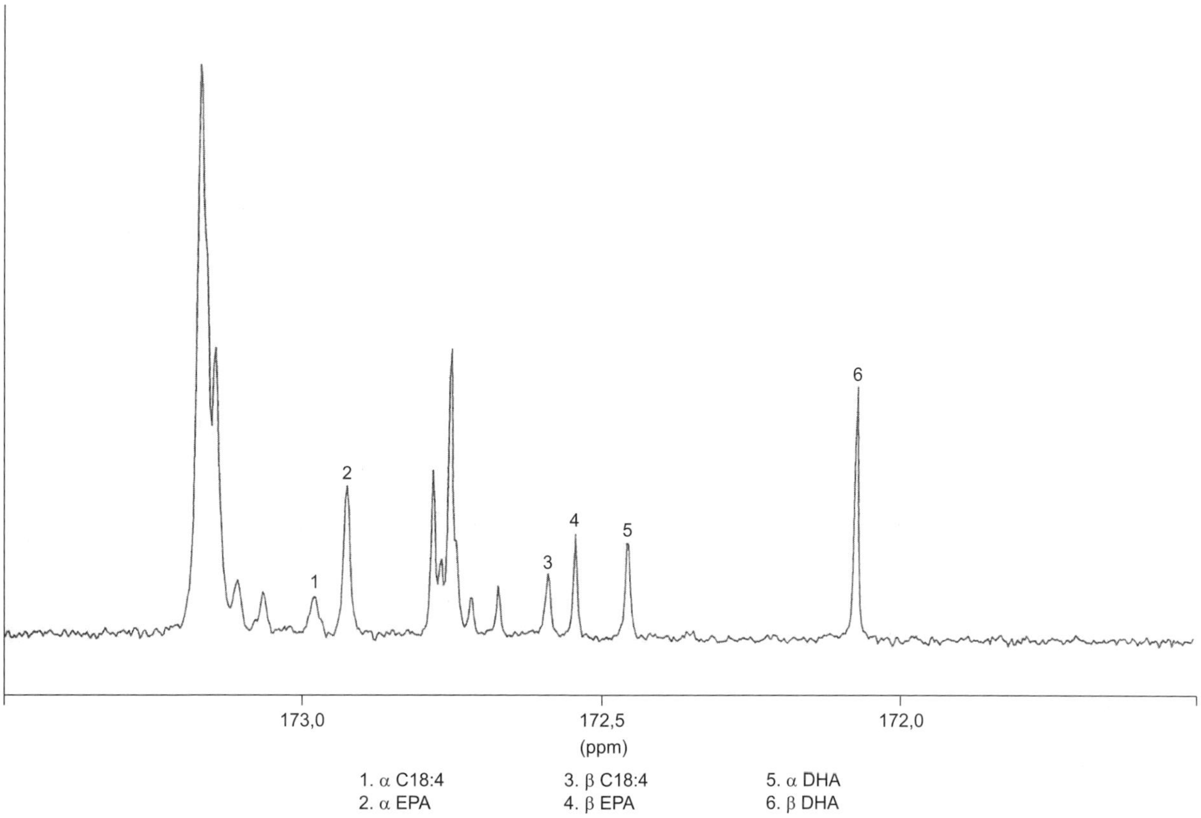

Abb. 1910-2: ^{13}C-NMR-Spektrum der Carbonylregion von Lachsöl vom Zuchtlachs

Anisidinzahl (2.5.36): höchstens 10,0

Peroxidzahl (2.5.5, Methode A): höchstens 5,0

Unverseifbare Anteile (2.5.7): höchstens 1,5 Prozent, mit 5,0 g Öl bestimmt

Linolsäure (2.4.29): höchstens 11,0 Prozent

Der Linolsäure-Peak wird unter Verwendung des in Abb. 1910-1 dargestellten Chromatogramms identifiziert. Der Prozentgehalt wird mit Hilfe des Verfahrens „Normalisierung" bestimmt.

Gehaltsbestimmung

Lageverteilung (β(2)-Acyl) der Fettsäuren: Kernresonanzspektroskopie (2.2.33)

Apparatur: ein hochauflösendes Fourier-Transform-Kernresonanzspektrometer (FT-NMR-Spektrometer) mit einer Frequenz von mindestens 300 MHz

Untersuchungslösung: 190 bis 210 mg frisches Öl werden in 500 µl (D)Chloroform *R* gelöst. Mindestens 3 Proben werden vorbereitet und innerhalb von 3 Tagen verwendet.

Aufnahme von ^{13}C-NMR-Spektren
Die folgenden Einstellungen können verwendet werden:
- Sweep-Bereich: 200 ppm (von –5 bis 195 ppm)
- Verschiebung der Strahlungsfrequenz: 95 ppm
- Zeitdomäne: 64 K
- Puls-Auszeit: 2 s
- Pulsprogramm: zgig 30 (inverse gated, 30° Pulsanregung)
- Blindmessungen: 4
- Anzahl der Aufnahmen: 4096

Verfahren und Aufzeichnung: Die folgenden Einstellungen können verwendet werden:
- Abmessungen: 64 K (Nullprobe)
- Fensterfunktion (window multiplication): exponentiell
- Lorentz-Vergrößerungsfaktor: 0,2 Hz

Das $CDCl_3$-Signal wird als Bezug für die Kalibrierung der Verschiebung verwendet. Dazu wird im 1:1:1-Triplett die Verschiebung des zentralen Peaks auf 77,16 ppm festgelegt.

Der Spektralbereich δ 171,5 bis 173,5 ppm wird aufgezeichnet. Das erhaltene Spektrum wird mit dem Referenzspektrum in Abb. 1910-2 verglichen. Die Werte für die Verschiebung liegen in den in Tab. 1910-1 angegebenen Bereichen.

Tab. 1910-1: Verschiebungswerte

Signal	Verschiebungsbereich (ppm)
β DHA	172,05 – 172,09
α DHA	172,43 – 172,47
β EPA	172,52 – 172,56
α EPA	172,90 – 172,94
β C18:4	172,56 – 172,60
α C18:4	172,95 – 172,99

L

Monographien

Eignungsprüfung
- Signal-Rausch-Verhältnis: mindestens 5 für den kleinsten relevanten Peak, der im Bereich δ 172,95 bis 172,99 ppm dem Signal α C18:4 entsprechen muss
- Peakbreite in halber Höhe: höchstens 0,02 ppm für den zentralen Peak des $CDCl_3$-Signals (bei δ 77,16 ppm)

Berechnung der Lageverteilung (β(2)-Acyl)
Die folgende Formel wird verwendet:

$$\frac{\beta}{\alpha + \beta} \cdot 100$$

α = Fläche des entsprechenden α-Carbonyl-Peaks
β = Fläche des β-Carbonyl-Peaks von C22:6 n-3, C20:5 n-3 beziehungsweise C18:4 n-3

Grenzwerte
- Cervonsäure (Docosahexaensäure) (C22:6 n-3; DHA): 60 bis 70 Prozent
- Timnodonsäure (Eicosapentaensäure) (C20:5 n-3; EPA): 25 bis 35 Prozent
- Moroctsäure (C18:4 n-3): 40 bis 55 Prozent

EPA und DHA (2.4.29): siehe Abb. 1910-1

Lagerung

Vor Licht geschützt, in dicht verschlossenen, dem Verbrauch angemessenen, möglichst vollständig gefüllten Behältnissen unter Inertgas

Beschriftung

Die Beschriftung gibt an
- Konzentration an EPA und DHA, ausgedrückt als Triglyceride.

10.3/2991

Lacosamid-Infusionszubereitung

Lacosamidi praeparatio ad infusionem

Definition

Sterile Lösung von **Lacosamid (Lacosamidum)** zur Infusion zur Anwendung am Menschen

Die Zubereitung entspricht der Monographie ***Parenteralia (Parenteralia)*** *und den folgenden zusätzlichen Anforderungen.*

Gehalt: 95,0 bis 105,0 Prozent des in der Beschriftung angegebenen Gehalts an Lacosamid ($C_{13}H_{18}N_2O_3$)

Prüfung auf Identität

A. Das UV-Spektrum des Hauptpeaks in den Chromatogrammen der bei der Gehaltsbestimmung verwendeten Lösungen wird im Bereich von 210 bis 400 nm mit einem Dioden-Array-Detektor aufgenommen.

Ergebnis: Das UV-Spektrum des Hauptpeaks im Chromatogramm der Untersuchungslösung entspricht dem UV-Spektrum des Hauptpeaks im Chromatogramm der Referenzlösung a.

B. Die bei der Gehaltsbestimmung erhaltenen Chromatogramme werden ausgewertet.

Ergebnis: Der Hauptpeak im Chromatogramm der Untersuchungslösung entspricht in Bezug auf Retentionszeit und Größe dem Hauptpeak im Chromatogramm der Referenzlösung a.

Prüfung auf Reinheit

Verwandte Substanzen: Flüssigchromatographie (2.2.29)

Lösungsmittelmischung: Acetonitril *R*, Wasser *R* (13:87 *V/V*)

Untersuchungslösung: Die Inhalte von 10 Durchstechflaschen mit Zubereitung werden gemischt. Ein geeignetes Volumen dieser Lösung wird mit der Lösungsmittelmischung so verdünnt, dass eine Konzentration von 1,0 mg Lacosamid je Milliliter erhalten wird.

Referenzlösung a: 20,0 mg Lacosamid *CRS* werden in der Lösungsmittelmischung zu 20,0 ml gelöst.

Referenzlösung b: 1,0 ml Untersuchungslösung wird mit der Lösungsmittelmischung zu 100,0 ml verdünnt. 2,0 ml dieser Lösung werden mit der Lösungsmittelmischung zu 10,0 ml verdünnt.

Referenzlösung c: 2 mg Lacosamid-Verunreinigung D *CRS* und 3 mg Lacosamid-Verunreinigung F *CRS* werden in der Lösungsmittelmischung zu 100 ml gelöst. 1 ml Lösung wird mit der Lösungsmittelmischung zu 10 ml verdünnt.

Säule
- Größe: l = 0,15 m, ∅ = 4,6 mm
- Stationäre Phase: nachsilanisiertes, extra dichtes, octylsilyliertes Kieselgel zur Chromatographie *R* (5 µm)
- Temperatur: 35 °C

Mobile Phase: Methansulfonsäure *R*, Acetonitril *R* 1, Wasser zur Chromatographie *R* (0,75:130:870 *V/V/V*)

Durchflussrate: 2,0 ml · min^{-1}

Detektion: Spektrometer bei 215 nm

Einspritzen: 5 µl; Untersuchungslösung, Referenzlösungen b und c

Chromatographiedauer: 2,5fache Retentionszeit von Lacosamid

Identifizierung von Verunreinigungen: Zur Identifizierung der Peaks der Verunreinigungen D und F wird das mit der Referenzlösung c erhaltene Chromatogramm verwendet.

Relative Retention (bezogen auf Lacosamid, t_R etwa 6 min)
- Verunreinigung D: etwa 0,4
- Verunreinigung F: etwa 0,5

Eignungsprüfung: Referenzlösung c
- Auflösung: mindestens 1,5 zwischen den Peaks der Verunreinigungen D und F

Berechnung der Prozentgehalte
- Für jede Verunreinigung wird die Konzentration an Lacosamid in der Referenzlösung b verwendet.

Grenzwerte
- Verunreinigung D: höchstens 0,8 Prozent
- Nicht spezifizierte Verunreinigungen: jeweils höchstens 0,2 Prozent
- Summe aller Verunreinigungen: höchstens 2,0 Prozent
- Berichtsgrenzwert: 0,1 Prozent

Gehaltsbestimmung

Flüssigchromatographie (2.2.29) wie unter „Verwandte Substanzen" beschrieben, mit folgenden Änderungen:

Einspritzen: Untersuchungslösung, Referenzlösung a

Eignungsprüfung: Referenzlösung a
- Wiederholpräzision: höchstens 1,5 Prozent relative Standardabweichung, mit 6 Einspritzungen bestimmt

Der Prozentgehalt an Lacosamid ($C_{13}H_{18}N_2O_3$) wird unter Berücksichtigung des für Lacosamid *CRS* angegebenen Gehalts berechnet.

Verunreinigungen

Spezifizierte Verunreinigung:

D

Andere bestimmbare Verunreinigungen

(Die folgenden Substanzen werden, falls in einer bestimmten Menge vorhanden, durch eine oder mehrere Prüfmethoden in der Monographie erfasst):

B, C, E, F, J, K

B.

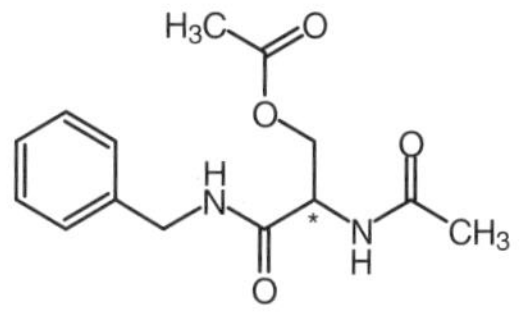

(2Ξ)-2-Acetamido-3-(benzylamino)-3-oxopropyl=
acetat

C.

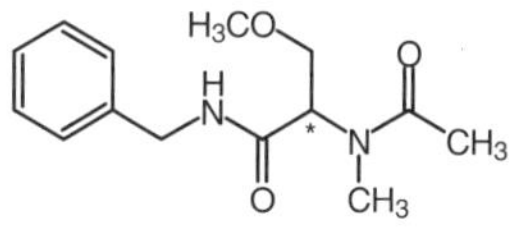

(2Ξ)-*N*-Benzyl-3-methoxy-2-(*N*-methylacetamido)=
propanamid

D.

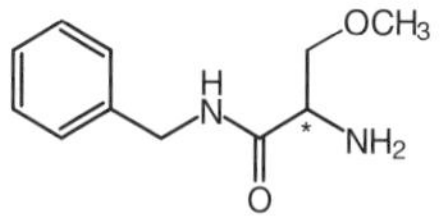

(2Ξ)-2-Amino-*N*-benzyl-3-methoxypropanamid

E.

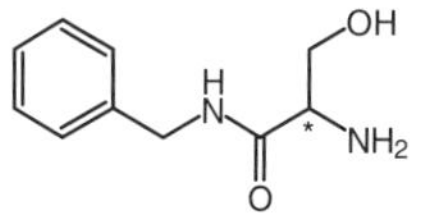

(2Ξ)-2-Amino-*N*-benzyl-3-hydroxypropanamid

F.

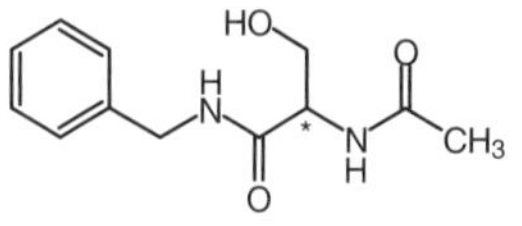

(2Ξ)-2-Acetamido-*N*-benzyl-3-hydroxypropanamid

J.

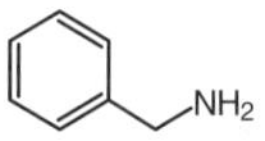

Phenylmethanamin

K.

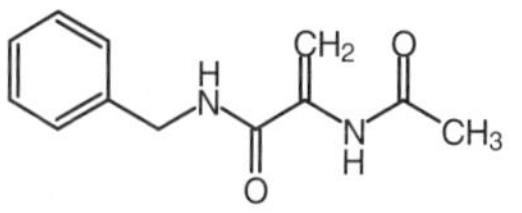

2-Acetamido-*N*-benzylprop-2-enamid

10.3/2990

Lacosamid-Lösung zum Einnehmen

Lacosamidi solutio peroralis

Definition

Lösung von **Lacosamid (Lacosamidum)** zum Einnehmen zur Anwendung am Menschen

Die Zubereitung entspricht der Monographie ***Flüssige Zubereitungen zum Einnehmen (Praeparationes liquidae peroraliae)*** *und den folgenden zusätzlichen Anforderungen.*

Gehalt: 95,0 bis 105,0 Prozent des in der Beschriftung angegebenen Gehalts an Lacosamid ($C_{13}H_{18}N_2O_3$)

Prüfung auf Identität

A. Das UV-Spektrum des Hauptpeaks in den Chromatogrammen der bei der Gehaltsbestimmung verwendeten Lösungen wird im Bereich von 210 bis 400 nm mit einem Dioden-Array-Detektor aufgenommen.

Ergebnis: Das UV-Spektrum des Hauptpeaks im Chromatogramm der Untersuchungslösung entspricht dem UV-Spektrum des Hauptpeaks im Chromatogramm der Referenzlösung a.

B. Die bei der Gehaltsbestimmung erhaltenen Chromatogramme werden ausgewertet.

Ergebnis: Der Hauptpeak im Chromatogramm der Untersuchungslösung entspricht in Bezug auf Retentionszeit und Größe dem Hauptpeak im Chromatogramm der Referenzlösung a.

Prüfung auf Reinheit

Verwandte Substanzen: Flüssigchromatographie (2.2.29)

Lösungsmittelmischung: Acetonitril *R*, Wasser *R* (13:87 *V/V*)

Untersuchungslösung: Ein geeignetes Volumen Zubereitung wird mit der Lösungsmittelmischung so verdünnt, dass eine Konzentration von 1,0 mg Lacosamid je Milliliter erhalten wird.

Referenzlösung a: 20,0 mg Lacosamid *CRS* werden in der Lösungsmittelmischung zu 20,0 ml gelöst.

Referenzlösung b: 1,0 ml Untersuchungslösung wird mit der Lösungsmittelmischung zu 100,0 ml verdünnt. 2,0 ml dieser Lösung werden mit der Lösungsmittelmischung zu 10,0 ml verdünnt.

Referenzlösung c: 2 mg Lacosamid-Verunreinigung D *CRS* und 3 mg Lacosamid-Verunreinigung F *CRS* werden in der Lösungsmittelmischung zu 100 ml gelöst. 1 ml Lösung wird mit der Lösungsmittelmischung zu 10 ml verdünnt.

Säule
- Größe: l = 0,25 m, ∅ = 4,6 mm
- Stationäre Phase: nachsilanisiertes, octadecylsilyliertes, mit zu 100 Prozent wässrigen mobilen Phasen kompatibles Kieselgel zur Chromatographie *R* (5 µm)
- Temperatur: 30 °C

Mobile Phase
- Mobile Phase A: Trifluoressigsäure *R*, Acetonitril *R* 1, Wasser zur Chromatographie *R* (0,56:100:900 *V/V/V*)
- Mobile Phase B: Trifluoressigsäure *R*, Acetonitril *R* 1 (0,5:1000 *V/V*)

Zeit (min)	Mobile Phase A (% *V/V*)	Mobile Phase B (% *V/V*)
0 – 31	100	0
31 – 33	30	70

Durchflussrate: 1,5 ml · min^{-1}

Detektion: Spektrometer bei 215 nm

Einspritzen: 5 µl; Untersuchungslösung, Referenzlösungen b und c

Identifizierung von Verunreinigungen: Zur Identifizierung der Peaks der Verunreinigungen D und F wird das mit der Referenzlösung c erhaltene Chromatogramm verwendet. Die Verunreinigungen D und F können in umgekehrter Reihenfolge eluiert werden. Die Peakflächen der Verunreinigungen sind jedoch so unterschiedlich, dass eine eindeutige Identifizierung der Verunreinigungen möglich ist.

Relative Retention (bezogen auf Lacosamid, t_R etwa 27 min)
- Verunreinigung D: etwa 0,4
- Verunreinigung F: etwa 0,5

(Die Verunreinigungen D und F können in umgekehrter Reihenfolge eluiert werden.)

Eignungsprüfung: Referenzlösung c
- Auflösung: mindestens 3,0 zwischen den Peaks der Verunreinigungen D und F

Berechnung der Prozentgehalte
- Für jede Verunreinigung wird die Konzentration an Lacosamid in der Referenzlösung b verwendet.

Grenzwerte
- Verunreinigung D: höchstens 0,6 Prozent
- Nicht spezifizierte Verunreinigungen: jeweils höchstens 0,2 Prozent
- Summe aller Verunreinigungen: höchstens 2,0 Prozent
- Berichtsgrenzwert: 0,1 Prozent

Gehaltsbestimmung

Flüssigchromatographie (2.2.29) wie unter „Verwandte Substanzen“ beschrieben, mit folgenden Änderungen:

Mobile Phase
- Mobile Phase A: 0,05-prozentige Lösung (*V/V*) von Trifluoressigsäure *R*
- Mobile Phase B: Trifluoressigsäure *R*, Acetonitril *R* 1 (0,5:1000 *V/V*)

Zeit (min)	**Mobile Phase A (% *V/V*)**	**Mobile Phase B (% *V/V*)**
0–9	75	25
9–12,5	45	55

Einspritzen: 4 µl; Untersuchungslösung, Referenzlösung a

Eignungsprüfung: Referenzlösung a
- Wiederholpräzision: höchstens 1,5 Prozent relative Standardabweichung, mit 6 Einspritzungen bestimmt

Der Prozentgehalt an Lacosamid ($C_{13}H_{18}N_2O_3$) wird unter Berücksichtigung des für Lacosamid *CRS* angegebenen Gehalts berechnet.

Verunreinigungen

Spezifizierte Verunreinigung:

D

Andere bestimmbare Verunreinigungen

(Die folgenden Substanzen werden, falls in einer bestimmten Menge vorhanden, durch eine oder mehrere Prüfmethoden in der Monographie erfasst):

E, F, G, J, K

D.

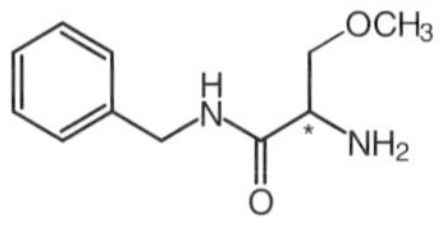

(2*Ξ*)-2-Amino-*N*-benzyl-3-methoxypropanamid

E.

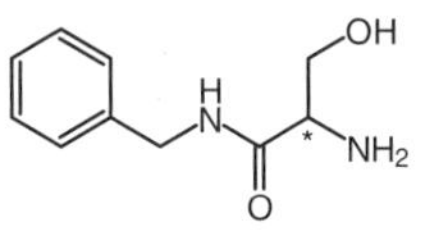

(2*Ξ*)-2-Amino-*N*-benzyl-3-hydroxypropanamid

F.

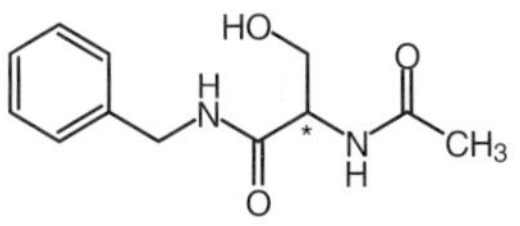

(2*Ξ*)-2-Acetamido-*N*-benzyl-3-hydroxypropanamid

G.

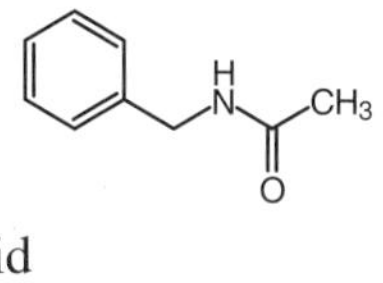

N-Benzylacetamid

J.

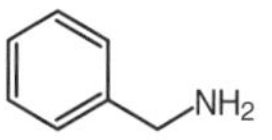

Phenylmethanamin

K.

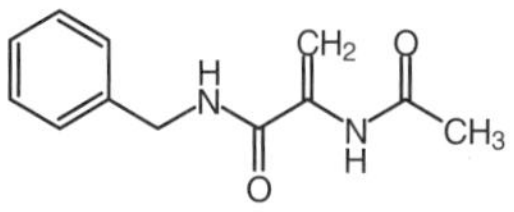

2-Acetamido-*N*-benzylprop-2-enamid

10.3/2989

Lacosamid-Tabletten

Lacosamidi compressi

Definition

Lacosamid-Tabletten zur Anwendung am Menschen enthalten **Lacosamid (Lacosamidum)**.

*Die Tabletten entsprechen der Monographie **Tabletten (Compressi)** und den folgenden zusätzlichen Anforderungen.*

Gehalt: 95,0 bis 105,0 Prozent des in der Beschriftung angegebenen Gehalts an Lacosamid ($C_{13}H_{18}N_2O_3$)

Prüfung auf Identität

A. Das UV-Spektrum des Hauptpeaks in den Chromatogrammen der bei der Gehaltsbestimmung verwendeten Lösungen wird im Bereich von 210 bis 400 nm mit einem Dioden-Array-Detektor aufgenommen.

Ergebnis: Das UV-Spektrum des Hauptpeaks im Chromatogramm der Untersuchungslösung entspricht dem UV-Spektrum des Hauptpeaks im Chromatogramm der Referenzlösung a.

B. Die unter „Gehaltsbestimmung“ erhaltenen Chromatogramme werden ausgewertet.

Ergebnis: Der Hauptpeak im Chromatogramm der Untersuchungslösung entspricht in Bezug auf Retentionszeit und Größe dem Hauptpeak im Chromatogramm der Referenzlösung a.

Prüfung auf Reinheit

Verwandte Substanzen: Flüssigchromatographie (2.2.29)

Lösungsmittelmischung: Acetonitril *R*, Wasser *R* (13:87 *V/V*)

Untersuchungslösung: 10 Tabletten werden mit einem geeigneten Volumen der Lösungsmittelmischung versetzt, so dass eine Konzentration an Lacosamid von 2 bis 4 mg · ml $^{-1}$ erhalten wird. Die Mischung wird 30 min lang kräftig geschüttelt, 10 min lang mit Ultraschall behandelt und anschließend 30 min lang stehen gelassen. Ein geeignetes Volumen des Überstands wird mit der Lösungsmittelmischung so verdünnt, dass eine Konzentration an Lacosamid von 1,0 mg · ml $^{-1}$ erhalten wird.

Referenzlösung a: 20,0 mg Lacosamid *CRS* werden in der Lösungsmittelmischung zu 20,0 ml gelöst.

Referenzlösung b: 1,0 ml Untersuchungslösung wird mit der Lösungsmittelmischung zu 100,0 ml verdünnt. 2,0 ml dieser Lösung werden mit der Lösungsmittelmischung zu 10,0 ml verdünnt.

Referenzlösung c: 2 mg Lacosamid-Verunreinigung D *CRS* und 3 mg Lacosamid-Verunreinigung F *CRS* werden in der Lösungsmittelmischung zu 100 ml gelöst. 1 ml Lösung wird mit der Lösungsmittelmischung zu 10 ml verdünnt.

Säule
- Größe: *l* = 0,15 m, ∅ = 4,6 mm
- Stationäre Phase: nachsilanisiertes, extra dichtes, octylsilyliertes Kieselgel zur Chromatographie *R* (5 µm)
- Temperatur: 35 °C

Mobile Phase: Methansulfonsäure *R*, Acetonitril *R* 1, Wasser zur Chromatographie *R* (0,75:130:870 *V/V/V*)

Durchflussrate: 2,0 ml · min $^{-1}$

Detektion: Spektrometer bei 215 nm

Einspritzen: 5 µl; Untersuchungslösung, Referenzlösungen b und c

Chromatographiedauer: 2,5fache Retentionszeit von Lacosamid

Identifizierung von Verunreinigungen: Zur Identifizierung der Peaks der Verunreinigungen D und F wird das mit der Referenzlösung c erhaltene Chromatogramm verwendet.

Relative Retention (bezogen auf Lacosamid, t_R etwa 6 min)
- Verunreinigung D: etwa 0,4
- Verunreinigung F: etwa 0,5

Eignungsprüfung: Referenzlösung c
- Auflösung: mindestens 1,5 zwischen den Peaks der Verunreinigungen D und F

Berechnung der Prozentgehalte
- Für jede Verunreinigung wird die Konzentration an Lacosamid in der Referenzlösung b verwendet.

Grenzwerte
- Nicht spezifizierte Verunreinigungen: jeweils höchstens 0,2 Prozent
- Summe aller Verunreinigungen: höchstens 1,0 Prozent
- Berichtsgrenzwert: 0,1 Prozent

Wirkstofffreisetzung (2.9.3, Apparatur 2)

Abgesehen von begründeten und zugelassenen Fällen müssen die Tabletten der nachfolgend beschriebenen Prüfung und dem Akzeptanzkriterium entsprechen.

Freisetzungsmedium: 900 ml einer Lösung von Salzsäure *R* (10,3 g · l $^{-1}$)

Rotationsgeschwindigkeit: 50 min $^{-1}$

Dauer: 30 min

Analyse: Flüssigchromatographie (2.2.29)

Untersuchungslösungen: Die Proben werden aus dem Freisetzungsgefäß gezogen und filtriert.

Referenzlösung: Eine geeignete Menge von Lacosamid *CRS* wird unter Verwendung von Ultraschall in einem geeigneten Volumen Freisetzungsmedium so gelöst, dass eine Konzentration an Lacosamid erhalten wird, die der theoretischen Konzentration an Lacosamid in der Untersuchungslösung unter Berücksichtigung des für die Tablette angegebenen Gehalts entspricht.

Säule
- Größe: *l* = 0,05 m, ∅ = 4,6 mm
- Stationäre Phase: nachsilanisiertes, octadecylsilyliertes Kieselgel zur Chromatographie *R* (3 µm)
- Temperatur: 35 °C

Mobile Phase: Trifluoressigsäure *R*, Acetonitril *R* 1, Wasser zur Chromatographie *R* (1:300:700 *V/V/V*)

Durchflussrate: 1,0 ml · min $^{-1}$

Detektion: Spektrometer bei 215 nm

Einspritzen: 2 µl

Chromatographiedauer: 2,5 min

Eignungsprüfung: Referenzlösung
- Wiederholpräzision: höchstens 1,5 Prozent relative Standardabweichung, mit 6 Einspritzungen bestimmt

Die Menge an Lacosamid ($C_{13}H_{18}N_2O_3$), die in Lösung gegangen ist, wird unter Berücksichtigung des für Lacosamid *CRS* angegebenen Gehalts berechnet und in Prozent des in der Beschriftung angegebenen Gehalts ausgedrückt.

Akzeptanzkriterium
- Q = 80 Prozent nach 30 min

Gehaltsbestimmung

Flüssigchromatographie (2.2.29) wie unter „Verwandte Substanzen" beschrieben, mit folgenden Änderungen:

Einspritzen: Untersuchungslösung, Referenzlösung a

Eignungsprüfung: Referenzlösung a
- Wiederholpräzision: höchstens 1,5 Prozent relative Standardabweichung, mit 6 Einspritzungen bestimmt

Der Prozentgehalt an Lacosamid ($C_{13}H_{18}N_2O_3$) wird unter Berücksichtigung des für Lacosamid *CRS* angegebenen Gehalts berechnet.

Verunreinigungen

Andere bestimmbare Verunreinigungen

(Die folgenden Substanzen werden, falls in einer bestimmten Menge vorhanden, durch eine oder mehrere Prüfmethoden in der Monographie erfasst):

B, C, D, E, F, J, K

B.

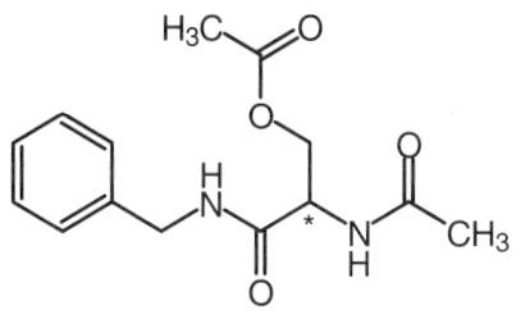

(2Ξ)-2-Acetamido-3-(benzylamino)-3-oxopropylacetat

C.

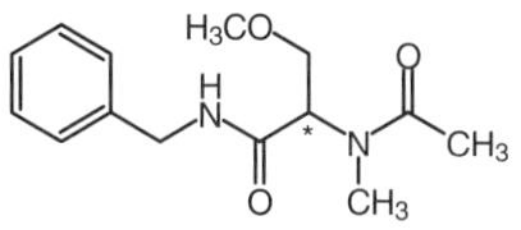

(2Ξ)-*N*-Benzyl-3-methoxy-2-(*N*-methylacetamido)= propanamid

D.

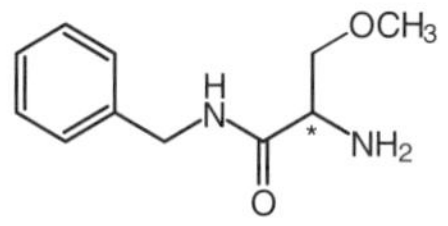

(2Ξ)-2-Amino-*N*-benzyl-3-methoxypropanamid

E.

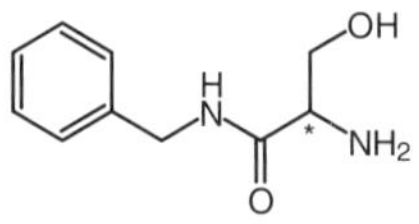

(2Ξ)-2-Amino-*N*-benzyl-3-hydroxypropanamid

F.

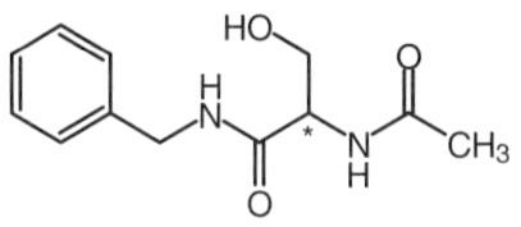

(2Ξ)-2-Acetamido-*N*-benzyl-3-hydroxypropanamid

J.

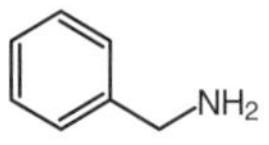

Phenylmethanamin

K.

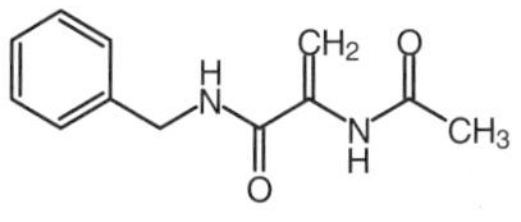

2-Acetamido-*N*-benzylprop-2-enamid

10.3/1061

Lactose[1)]

Lactosum

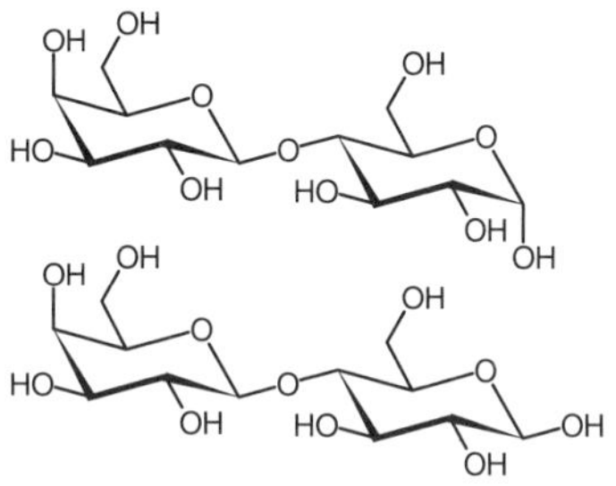

$C_{12}H_{22}O_{11}$ M_r 342,3

CAS Nr. 63-42-3

Definition

O-β-D-Galactopyranosyl-(1→4)-β-D-glucopyranose oder ein Gemisch von *O*-β-D-Galactopyranosyl-(1→4)-α-D-glucopyranose und *O*-β-D-Galactopyranosyl-(1→4)-β-D-glucopyranose

♦ Eigenschaften

Aussehen: weißes bis fast weißes, kristallines Pulver

Löslichkeit: leicht löslich in Wasser, praktisch unlöslich in Ethanol 96 % ♦

Prüfung auf Identität

1: A, ◊ D
2: B, C, D ◊

A. IR-Spektroskopie (2.2.24)

Vergleich: Wasserfreie Lactose *CRS*

◊B. Dünnschichtchromatographie (2.2.27)

Lösungsmittelmischung: Wasser *R*, Methanol *R* (40:60 *V/V*)

Untersuchungslösung: 10 mg Substanz werden in der Lösungsmittelmischung zu 20 ml gelöst.

Referenzlösung a: 10 mg wasserfreie Lactose *CRS* werden in der Lösungsmittelmischung zu 20 ml gelöst.

[1)] Diese Monographie war Gegenstand der Internationalen Harmonisierung der Arzneibücher (siehe Allgemeinen Text „5.8 Harmonisierung der Arzneibücher").

L

Monographien

Referenzlösung b: 10 mg Fructose *R*, 10 mg Glucose *R*, 10 mg Lactose-Monohydrat *R* und 10 mg Saccharose *R* werden in der Lösungsmittelmischung zu 20 ml gelöst.

Platte: DC-Platte mit Kieselgel *R*

Fließmittel: Wasser *R*, Methanol *R*, Essigsäure 99 % *R*, Dichlorethan *R* (10:15:25:50 *V/V/V/V*)

Die Volumen müssen genau abgemessen werden, da ein geringer Überschuss an Wasser die Mischung trübt.

Auftragen: 2 µl; die Auftragspunkte werden sorgfältig getrocknet.

Entwicklung A: 3/4 der Platte

Trocknen A: im Warmluftstrom

Entwicklung B: sofort; 3/4 der Platte; nach Erneuern des Fließmittels

Trocknen B: im Warmluftstrom

Detektion: Die Platte wird mit einer Lösung von 0,5 g Thymol *R* in einer Mischung von 5 ml Schwefelsäure *R* und 95 ml Ethanol 96 % *R* besprüht und anschließend 10 min lang bei 130 °C erhitzt.

Eignungsprüfung: Referenzlösung b
- Das Chromatogramm muss 4 deutlich voneinander getrennte Flecke zeigen.

Ergebnis: Der Hauptfleck im Chromatogramm der Untersuchungslösung entspricht in Bezug auf Lage, Farbe und Größe dem Hauptfleck im Chromatogramm der Referenzlösung a.

C. 0,25 g Substanz werden in 5 ml Wasser *R* gelöst. Wird die Lösung mit 5 ml Ammoniak-Lösung *R* versetzt und 10 min lang im Wasserbad von 80 °C erhitzt, entwickelt sich eine rote Färbung.

D. Die Substanz entspricht der Prüfung „Wasser" (siehe „Prüfung auf Reinheit"). ◊

Prüfung auf Reinheit

Prüflösung: 1,0 g Substanz wird in siedendem Wasser *R* gelöst. Nach dem Erkalten wird die Lösung mit Wasser *R* zu 10,0 ml verdünnt.

Aussehen der Lösung: Die Prüflösung muss klar (2.2.1) und darf nicht stärker gefärbt sein als die Farbvergleichslösung BG_7 (2.2.2, Methode II).

Sauer oder alkalisch reagierende Substanzen: 6,0 g Substanz werden unter Erwärmen in 25 ml kohlendioxidfreiem Wasser *R* gelöst. Nach dem Abkühlen werden der Lösung 0,3 ml Phenolphthalein-Lösung *R* 1 zugesetzt. Diese Lösung muss farblos sein. Bis zum Umschlag des Indikators nach Rosa oder Rot dürfen höchstens 0,4 ml Natriumhydroxid-Lösung ($0,1\ mol \cdot l^{-1}$) verbraucht werden.

Spezifische Drehung (2.2.7): +54,4 bis +55,9 (wasserfreie Substanz)

10,0 g Substanz werden unter Erwärmen bei 50 °C in 80 ml Wasser *R* gelöst. Nach dem Erkalten wird die Lösung mit 0,2 ml verdünnter Ammoniak-Lösung *R* 1 versetzt, 30 min lang stehen gelassen und mit Wasser *R* zu 100,0 ml verdünnt.

Absorption: Proteine und lichtabsorbierende Verunreinigungen (2.2.25)

Untersuchungslösung a: die Prüflösung

Untersuchungslösung b: 1,0 ml Untersuchungslösung a wird mit Wasser *R* zu 10,0 ml verdünnt.

Spektralbereich
- 400 nm für die Untersuchungslösung a
- 210 bis 300 nm für die Untersuchungslösung b

Ergebnis
- bei 400 nm
  Untersuchungslösung a: höchstens 0,04
- bei 210 bis 220 nm
  Untersuchungslösung b: höchstens 0,25
- bei 270 bis 300 nm
  Untersuchungslösung b: höchstens 0,07

Wasser (2.5.12): höchstens 1,0 Prozent, mit 1,00 g Substanz unter Verwendung einer Mischung von 1 Volumteil Formamid *R* und 2 Volumteilen Methanol *R* als Lösungsmittel bestimmt

Sulfatasche (2.4.14): höchstens 0,1 Prozent, mit 1,0 g Substanz bestimmt

Mikrobielle Verunreinigung

TAMC: Akzeptanzkriterium 10^2 KBE je Gramm (2.6.12)

Abwesenheit von *Escherichia coli* (2.6.13)

◊ Funktionalitätsbezogene Eigenschaften

Dieser Abschnitt liefert Informationen zu Eigenschaften, die sich als relevante Prüfparameter für eine oder mehrere Funktionen der Substanz erwiesen haben, wenn diese als Hilfsstoff (siehe 5.15) verwendet wird. Einige der Eigenschaften, die im Abschnitt „Funktionalitätsbezogene Eigenschaften" beschrieben sind, können ebenfalls im verbindlichen Teil der Monographie aufgeführt sein, da sie auch verbindliche Qualitätskriterien darstellen. In diesen Fällen enthält der Abschnitt „Funktionalitätsbezogene Eigenschaften" einen Verweis auf die im verbindlichen Teil der Monographie beschriebenen Prüfungen. Die Kontrolle der Eigenschaften kann zur Qualität eines Arzneimittels beitragen, indem die Gleichförmigkeit des Herstellungsverfahrens und die Funktionalität des Arzneimittels bei der Anwendung verbessert werden. Wenn Prüfmethoden angegeben sind, haben sie sich für den jeweiligen Zweck als geeignet erwiesen, jedoch können andere Methoden ebenfalls angewendet werden. Werden für eine bestimmte Eigenschaft Ergebnisse vorgelegt, muss die Prüfmethode angegeben sein.

Die folgenden Eigenschaften können für Lactose, die als Füllstoff/Verdünnungsmittel in festen Arzneiformen (gepresst und pulverförmig) verwendet wird, relevant sein.

Partikelgrößenverteilung (2.9.31 oder 2.9.38)

Schütt- und Stampfdichte (2.9.34): Schütt- und Stampfdichte werden bestimmt. Der Hausner-Index wird berechnet.

α-Lactose, β-Lactose: Gaschromatographie (2.2.28)

Silylierungsreagenz: Dimethylsulfoxid *R*, 1-(Trimethylsilyl)imidazol *R*, Pyridin *R* (19,5:22:58,5 *V/V/V*)

Untersuchungslösung: 10 mg Substanz werden in einer Probeflasche mit Schraubverschluss mit 4 ml Silylierungsreagenz versetzt und 20 min lang bei Raumtemperatur mit Ultraschall behandelt. Nach dem Erkalten werden 400 µl Lösung in eine Probeflasche gegeben und mit 1 ml Pyridin *R* versetzt. Die Probeflasche wird verschlossen und der Inhalt sorgfältig gemischt.

Referenzlösung: Eine Mischung von α-Lactose-Monohydrat *R* und β-Lactose *R* wird so hergestellt, dass das Anomerenverhältnis, basierend auf den angegebenen Anomerengehalten von α-Lactose-Monohydrat und β-Lactose, etwa 1:1 beträgt. 10 mg dieser Mischung werden in einer Probeflasche mit Schraubverschluss mit 4 ml Silylierungsreagenz versetzt und 20 min lang bei Raumtemperatur mit Ultraschall behandelt. Nach dem Erkalten werden 400 µl Lösung in eine Probeflasche gegeben und mit 1 ml Pyridin *R* versetzt. Die Probeflasche wird verschlossen und der Inhalt sorgfältig gemischt.

Vorsäule
- Material: desaktiviertes Quarzglas mittlerer Polarität
- Größe: $l = 2$ m, ∅ = 0,53 mm

Säule
- Material: Quarzglas
- Größe: $l = 15$ m, ∅ = 0,25 mm
- Stationäre Phase: Phenyl(5)methyl(95)polysiloxan *R* (Filmdicke 0,25 µm)

Trägergas: Helium zur Chromatographie *R*

Durchflussrate: 2,8 ml · min^{-1}

Temperatur

	Zeit (min)	Temperatur (°C)
Säule	0 – 1	80
	1 – 3	80 → 150
	3 – 15,5	150 → 300
	15,5 – 17,5	300
Probeneinlass		275 oder Cold-on-Column-Einspritzung
Detektor		325

Detektion: Flammenionisation

Einspritzen: 0,5 µl; splitlos oder Cold-on-Column-Einspritzung

Relative Retention (bezogen auf β-Lactose, t_R etwa 12 min)
- α-Lactose: etwa 0,9

Eignungsprüfung: Referenzlösung
- Auflösung: mindestens 3,0 zwischen den Peaks von α-Lactose und β-Lactose

Der Prozentgehalt an α-Lactose wird nach folgender Formel berechnet:

$$\frac{100 S_a}{S_a + S_b}$$

Der Prozentgehalt an β-Lactose wird nach folgender Formel berechnet:

$$\frac{100 S_b}{S_a + S_b}$$

S_a = Fläche des Peaks von α-Lactose
S_b = Fläche des Peaks von β-Lactose

Trocknungsverlust (2.2.32): mit 1,000 g Substanz durch 2 h langes Trocknen im Trockenschrank bei 80 °C bestimmt ◊

10.3/0187

Lactose-Monohydrat[1)]

Lactosum monohydricum

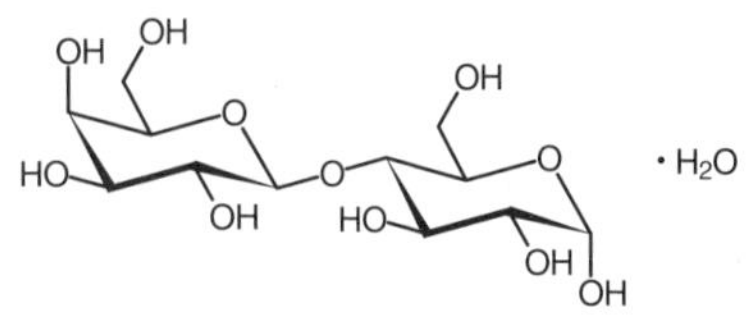

$C_{12}H_{22}O_{11} \cdot H_2O$ M_r 360,3

Definition

O-β-D-Galactopyranosyl-(1→4)-α-D-glucopyranose-Monohydrat

♦Eigenschaften

Aussehen: weißes bis fast weißes, kristallines Pulver

Löslichkeit: leicht löslich in Wasser, praktisch unlöslich in Ethanol 96 % ♦

1) Diese Monographie war Gegenstand der Internationalen Harmonisierung der Arzneibücher (siehe Allgemeinen Text „5.8 Harmonisierung der Arzneibücher“).

L

Monographien

Prüfung auf Identität

1: A, ◊ D
2: B, C, D ◊

A. IR-Spektroskopie (2.2.24)

Vergleich: Lactose-Monohydrat *CRS*

◊B. Dünnschichtchromatographie (2.2.27)

Lösungsmittelmischung: Wasser *R*, Methanol *R* (40:60 *V/V*)

Untersuchungslösung: 10 mg Substanz werden in der Lösungsmittelmischung zu 20 ml gelöst.

Referenzlösung a: 10 mg Lactose-Monohydrat *CRS* werden in der Lösungsmittelmischung zu 20 ml gelöst.

Referenzlösung b: 10 mg Fructose *R*, 10 mg Glucose *R*, 10 mg Lactose-Monohydrat *R* und 10 mg Saccharose *R* werden in der Lösungsmittelmischung zu 20 ml gelöst.

Platte: DC-Platte mit Kieselgel *R*

Fließmittel: Wasser *R*, Methanol *R*, Essigsäure 99 % *R*, Dichlorethan *R* (10:15:25:50 *V/V/V/V*)

Die Volumen müssen genau abgemessen werden, da ein geringer Überschuss an Wasser die Mischung trübt.

Auftragen: 2 µl; die Auftragspunkte werden sorgfältig getrocknet.

Entwicklung A: 3/4 der Platte

Trocknen A: im Warmluftstrom

Entwicklung B: sofort; 3/4 der Platte; nach Erneuern des Fließmittels

Trocknen B: im Warmluftstrom

Detektion: Die Platte wird mit einer Lösung von 0,5 g Thymol *R* in einer Mischung von 5 ml Schwefelsäure *R* und 95 ml Ethanol 96 % *R* besprüht und anschließend 10 min lang bei 130 °C erhitzt.

Eignungsprüfung: Referenzlösung b
- Das Chromatogramm muss 4 deutlich voneinander getrennte Flecke zeigen.

Ergebnis: Der Hauptfleck im Chromatogramm der Untersuchungslösung entspricht in Bezug auf Lage, Farbe und Größe dem Hauptfleck im Chromatogramm der Referenzlösung a.

C. 0,25 g Substanz werden in 5 ml Wasser *R* gelöst. Nach Zusatz von 5 ml Ammoniak-Lösung *R* und bei 10 min langem Erhitzen im Wasserbad von 80 °C entwickelt sich eine rote Färbung.

D. Die Substanz entspricht der Prüfung „Wasser" (siehe „Prüfung auf Reinheit"). ◊

Prüfung auf Reinheit

Prüflösung: 1,0 g Substanz wird in siedendem Wasser *R* gelöst. Nach dem Erkalten wird die Lösung mit Wasser *R* zu 10,0 ml verdünnt.

Aussehen der Lösung: Die Prüflösung muss klar (2.2.1) ◊ und darf nicht stärker gefärbt sein als die Farbvergleichslösung BG_7 (2.2.2, Methode II). ◊

Sauer oder alkalisch reagierende Substanzen: 6,0 g Substanz werden unter Erhitzen in 25 ml kohlendioxidfreiem Wasser *R* gelöst. Nach dem Abkühlen werden der Lösung 0,3 ml Phenolphthalein-Lösung *R* 1 zugesetzt. Diese Lösung muss farblos sein. Bis zum Umschlag des Indikators nach Rosa oder Rot dürfen höchstens 0,4 ml Natriumhydroxid-Lösung (0,1 mol · l^{-1}) verbraucht werden.

Spezifische Drehung (2.2.7): +54,4 bis +55,9 (wasserfreie Substanz)

10,0 g Substanz werden unter Erwärmen bei 50 °C in 80 ml Wasser *R* gelöst. Nach dem Erkalten werden 0,2 ml verdünnte Ammoniak-Lösung *R* 1 zugesetzt. Nach 30 min langem Stehenlassen wird die Lösung mit Wasser *R* zu 100,0 ml verdünnt.

Absorption: Proteine und lichtabsorbierende Verunreinigungen (2.2.25)

Untersuchungslösung a: die Prüflösung

Untersuchungslösung b: 1,0 ml Untersuchungslösung a wird mit Wasser *R* zu 10,0 ml verdünnt.

Spektralbereich
- 400 nm für die Untersuchungslösung a
- 210 bis 300 nm für die Untersuchungslösung b

Ergebnis
- bei 400 nm
  Untersuchungslösung a: höchstens 0,04
- bei 210 bis 220 nm
  Untersuchungslösung b: höchstens 0,25
- bei 270 bis 300 nm
  Untersuchungslösung b: höchstens 0,07

Wasser (2.5.12): 4,5 bis 5,5 Prozent, mit 0,50 g Substanz unter Verwendung einer Mischung von 1 Volumteil Formamid *R* und 2 Volumteilen Methanol *R* als Lösungsmittel bestimmt

Sulfatasche (2.4.14): höchstens 0,1 Prozent, mit 1,0 g Substanz bestimmt

Mikrobielle Verunreinigung

TAMC: Akzeptanzkriterium 10^2 KBE je Gramm (2.6.12)

Abwesenheit von *Escherichia coli* (2.6.13)

◊ Funktionalitätsbezogene Eigenschaften

Dieser Abschnitt liefert Informationen zu Eigenschaften, die sich als relevante Prüfparameter für eine oder mehrere Funktionen der Substanz erwiesen haben, wenn diese als Hilfsstoff (siehe 5.15) verwendet wird. Einige der Eigenschaften, die im Abschnitt „Funktionalitätsbezogene Eigenschaften" beschrieben sind, können ebenfalls im verbindlichen Teil der Monographie aufgeführt sein, da sie auch verbindliche Qualitätskriterien darstellen. In diesen Fällen enthält der Abschnitt „Funktionalitätsbezogene Eigenschaften" einen Verweis auf die im verbindlichen Teil der Monographie beschriebenen Prüfungen. Die Kontrolle der Eigenschaften kann zur Qualität eines Arzneimittels beitragen, indem die Gleichförmigkeit des Herstellungsverfahrens und die Funktionalität des Arzneimittels bei der Anwendung verbessert werden. Wenn Prüfmethoden angegeben sind, haben sie sich für den jeweiligen Zweck als geeignet erwiesen, jedoch können andere Methoden ebenfalls angewendet werden. Werden für eine bestimmte Eigenschaft Ergebnisse vorgelegt, muss die Prüfmethode angegeben sein.

Die folgenden Eigenschaften können für Lactose-Monohydrat, das als Füllstoff/Verdünnungsmittel in festen Arzneiformen (gepresst und pulverförmig) verwendet wird, relevant sein.

Partikelgrößenverteilung (2.9.31 oder 2.9.38)

Schütt- und Stampfdichte (2.9.34): Schütt- und Stampfdichte werden bestimmt. Der Hausner-Index wird berechnet. ◊

10.3/2230

Latanoprost

Latanoprostum

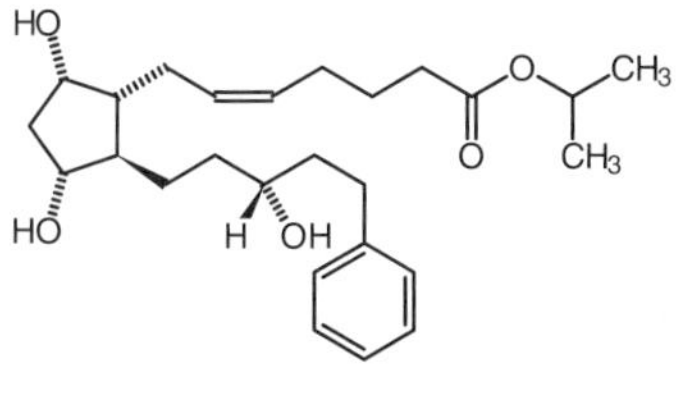

$C_{26}H_{40}O_5$ M_r 432,6

CAS Nr. 130209-82-4

Definition

Propan-2-yl[(5*Z*)-7-[(1*R*,2*R*,3*R*,5*S*)-3,5-dihydroxy-2-[(3*R*)-3-hydroxy-5-phenylpentyl]cyclopentyl]hept-5-enoat]

Gehalt: 94,0 bis 102,0 Prozent (wasserfreie Substanz)

Eigenschaften

Aussehen: klare, farblose bis gelbe, viskose, ölige Flüssigkeit

Löslichkeit: praktisch unlöslich in Wasser, sehr leicht löslich in Acetonitril, leicht löslich in wasserfreiem Ethanol

Prüfung auf Identität

A. IR-Spektroskopie (2.2.24)

Vergleich: Latanoprost-Referenzspektrum der Ph. Eur.

B. Die Substanz entspricht der Prüfung „Spezifische Drehung" (siehe „Prüfung auf Reinheit").

Prüfung auf Reinheit

Spezifische Drehung (2.2.7): +32,0 bis +37,0 (wasserfreie Substanz)

0,100 g Substanz werden in Acetonitril *R* zu 10,0 ml gelöst.

Verwandte Substanzen: Flüssigchromatographie (2.2.29)

Die Prüfung ist unter Lichtschutz durchzuführen.

Untersuchungslösung: 20,0 mg Substanz werden in 2 ml wasserfreiem Ethanol *R* gelöst. Die Lösung wird mit Heptan *R* zu 10,0 ml verdünnt.

Referenzlösung a: Der Inhalt einer Durchstechflasche mit Latanoprost zur Eignungsprüfung *CRS* (mit den Verunreinigungen E und F) wird in 200 µl wasserfreiem Ethanol *R* gelöst. Die Lösung wird mit 800 µl Heptan *R* versetzt.

Referenzlösung b: 1,0 ml Untersuchungslösung wird mit Heptan *R* zu 100,0 ml verdünnt. 1,0 ml dieser Lösung wird mit Heptan *R* zu 10,0 ml verdünnt.

Referenzlösung c: 20,0 mg Latanoprost *CRS* werden in 2 ml wasserfreiem Ethanol *R* gelöst. Die Lösung wird mit Heptan *R* zu 10,0 ml verdünnt.

Säule
- Größe: l = 0,25 m, ∅ = 4,6 mm
- Stationäre Phase: Kieselgel zur Chromatographie *R* (5 µm)
- Temperatur: 30 °C

Mobile Phase: wasserfreies Ethanol *R*, Heptan *R* (6:94 *V/V*)

L

Monographien

Durchflussrate: 1,3 ml · min^{-1}

Detektion: Spektrometer bei 210 nm

Einspritzen: 10 µl; Untersuchungslösung, Referenzlösungen a und b

Chromatographiedauer: 2fache Retentionszeit von Latanoprost

Identifizierung von Verunreinigungen: Zur Identifizierung der Peaks der Verunreinigungen E und F werden das mitgelieferte Chromatogramm von Latanoprost zur Eignungsprüfung *CRS* und das mit der Referenzlösung a erhaltene Chromatogramm verwendet.

Relative Retention (bezogen auf Latanoprost, t_R etwa 16 min)
- Verunreinigung E: etwa 0,9
- Verunreinigung F: etwa 1,1

Eignungsprüfung: Referenzlösung a
- Auflösung: mindestens 2,0 zwischen den Peaks von Latanoprost und Verunreinigung F

Berechnung der Prozentgehalte
- Für jede Verunreinigung wird die Konzentration an Latanoprost in der Referenzlösung b verwendet.

Grenzwerte
- Verunreinigung F: höchstens 3,5 Prozent
- Verunreinigung E: höchstens 0,4 Prozent
- Nicht spezifizierte Verunreinigungen: jeweils höchstens 0,10 Prozent
- Summe aller Verunreinigungen ohne Verunreinigung F: höchstens 1,0 Prozent
- Berichtsgrenzwert: 0,05 Prozent

Verunreinigung H: Flüssigchromatographie (2.2.29)

Lösungsmittelmischung: Acetonitril *R*, Wasser *R* (30:70 *V/V*)

Untersuchungslösung: 25,0 mg Substanz werden in der Lösungsmittelmischung zu 25,0 ml gelöst.

Referenzlösung a: Der Inhalt einer Durchstechflasche mit Latanoprost-Verunreinigung H *CRS* wird in 1,0 ml Lösungsmittelmischung gelöst.

Referenzlösung b: 50 µl Untersuchungslösung werden mit 450 µl Referenzlösung a versetzt.

Säule
- Größe: l = 0,15 m, ∅ = 4 mm
- Stationäre Phase: desaktiviertes, nachsilanisiertes, octadecylsilyliertes Kieselgel zur Chromatographie *R* (5 µm)
- Temperatur: 60 °C

Mobile Phase
- Mobile Phase A: Phosphorsäure 85 % *R*, Acetonitril *R* 1, Wasser zur Chromatographie *R* (0,1:30:70 *V/V/V*)
- Mobile Phase B: Phosphorsäure 85 % *R*, Wasser zur Chromatographie *R*, Acetonitril *R* 1 (0,1:20:80 *V/V/V*)

Zeit (min)	Mobile Phase A (% *V/V*)	Mobile Phase B (% *V/V*)
0 – 9	100	0
9 – 10	100 → 0	0 → 100
10 – 15	0	100

Durchflussrate: 1,0 ml · min^{-1}

Detektion: Spektrometer bei 200 nm

Einspritzen: 50 µl

Identifizierung von Verunreinigungen: Zur Identifizierung des Peaks der Verunreinigung H wird das mit der Referenzlösung a erhaltene Chromatogramm verwendet.

Relative Retention (bezogen auf Latanoprost, t_R etwa 12 min)
- Verunreinigung H: etwa 0,7

Eignungsprüfung: Referenzlösung b
- Auflösung: mindestens 5,0 zwischen den Peaks von Verunreinigung H und Latanoprost

Berechnung des Prozentgehalts
- Die Konzentration der Verunreinigung H in der Referenzlösung a wird verwendet.

Grenzwert
- Verunreinigung H: höchstens 0,15 Prozent

Wasser (2.5.32): höchstens 0,50 Prozent, mit 0,100 g Substanz bestimmt

Gehaltsbestimmung

Flüssigchromatographie (2.2.29) wie unter „Verwandte Substanzen" beschrieben, mit folgenden Änderungen:

Einspritzen: Untersuchungslösung, Referenzlösung c

Der Prozentgehalt an $C_{26}H_{40}O_5$ wird unter Berücksichtigung des für Latanoprost *CRS* angegebenen Gehalts berechnet.

Lagerung

Bei 2 bis 8 °C

Verunreinigungen

Spezifizierte Verunreinigungen:

E, F, H

Andere bestimmbare Verunreinigungen

(Die folgenden Substanzen werden, falls in einer bestimmten Menge vorhanden, durch eine oder mehrere Prüfmethoden in der Monographie erfasst. Sie werden begrenzt durch das allgemeine Akzeptanzkriterium für weitere Verunreinigungen/nicht spezifizierte Verunreinigungen und/oder durch die Anforderungen der

Allgemeinen Monographie **Substanzen zur pharmazeutischen Verwendung (Corpora ad usum pharmaceuticum)**. Diese Verunreinigungen müssen daher nicht identifiziert werden, um die Konformität der Substanz zu zeigen. Siehe auch „5.10 Kontrolle von Verunreinigungen in Substanzen zur pharmazeutischen Verwendung“):

A, B, C, D, G, J

A.

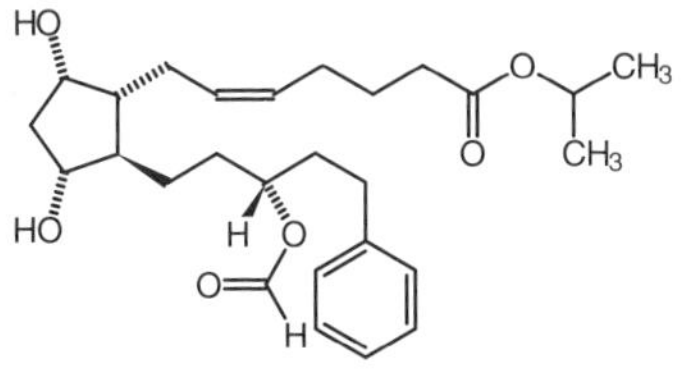

Propan-2-yl[(5*Z*)-7-[(1*R*,2*R*,3*R*,5*S*)-2-[(3*R*)-3-(formyloxy)-5-phenylpentyl]-3,5-dihydroxycyclopentyl]hept-5-enoat]

B.

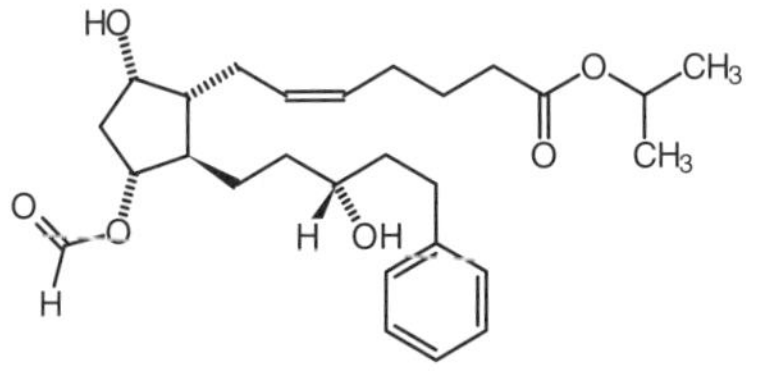

Propan-2-yl[(5*Z*)-7-[(1*R*,2*R*,3*R*,5*S*)-3-(formyloxy)-5-hydroxy-2-[(3*R*)-3-hydroxy-5-phenylpentyl]cyclopentyl]hept-5-enoat]

C.

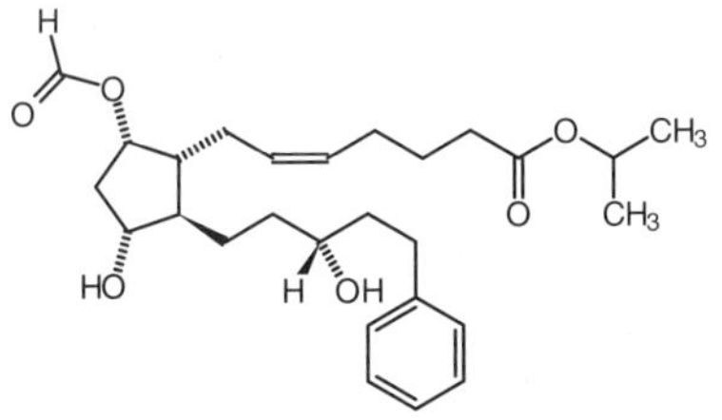

Propan-2-yl[(5*Z*)-7-[(1*R*,2*R*,3*R*,5*S*)-5-(formyloxy)-3-hydroxy-2-[(3*R*)-3-hydroxy-5-phenylpentyl]cyclopentyl]hept-5-enoat]

D.

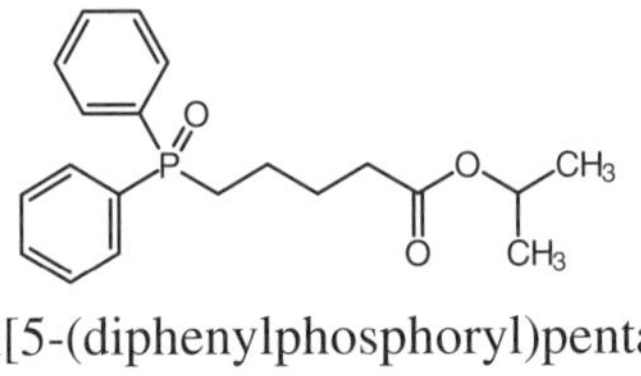

Propan-2-yl[5-(diphenylphosphoryl)pentanoat]

E.

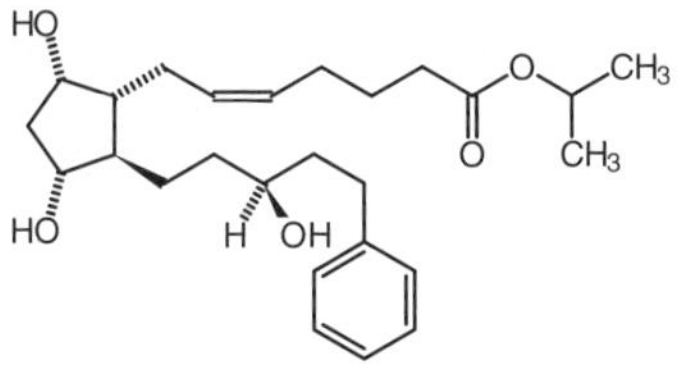

Propan-2-yl[(5*Z*)-7-[(1*R*,2*R*,3*R*,5*S*)-3,5-dihydroxy-2-[(3*S*)-3-hydroxy-5-phenylpentyl]cyclopentyl]hept-5-enoat]

F.

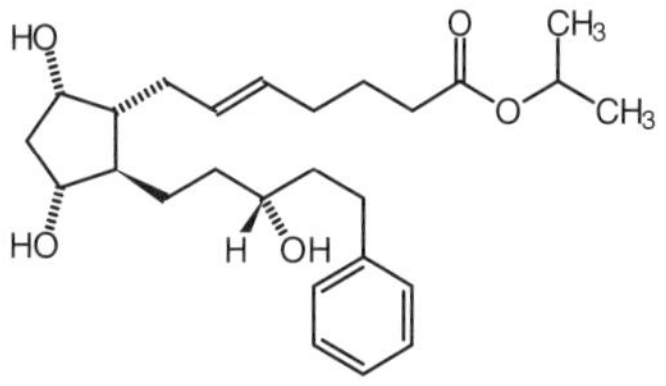

Propan-2-yl[(5*E*)-7-[(1*R*,2*R*,3*R*,5*S*)-3,5-dihydroxy-2-[(3*R*)-3-hydroxy-5-phenylpentyl]cyclopentyl]hept-5-enoat]

G.

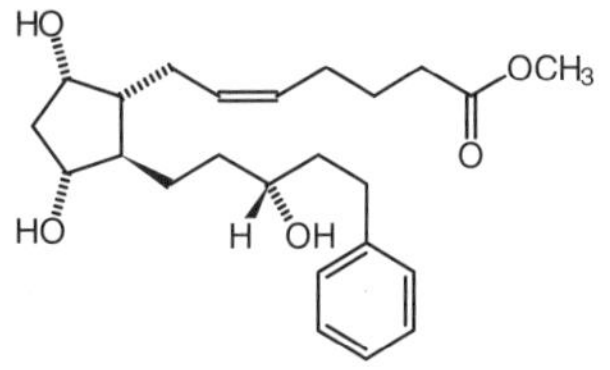

Methyl[(5*Z*)-7-[(1*R*,2*R*,3*R*,5*S*)-3,5-dihydroxy-2-[(3*R*)-3-hydroxy-5-phenylpentyl]cyclopentyl]hept-5-enoat]

H.

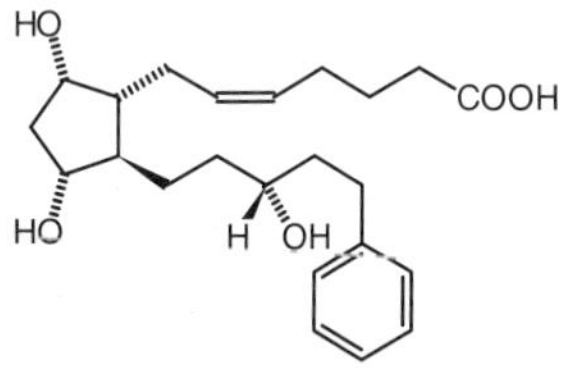

(5*Z*)-7-[(1*R*,2*R*,3*R*,5*S*)-3,5-dihydroxy-2-[(3*R*)-3-hydroxy-5-phenylpentyl]cyclopentyl]hept-5-ensäure

J.

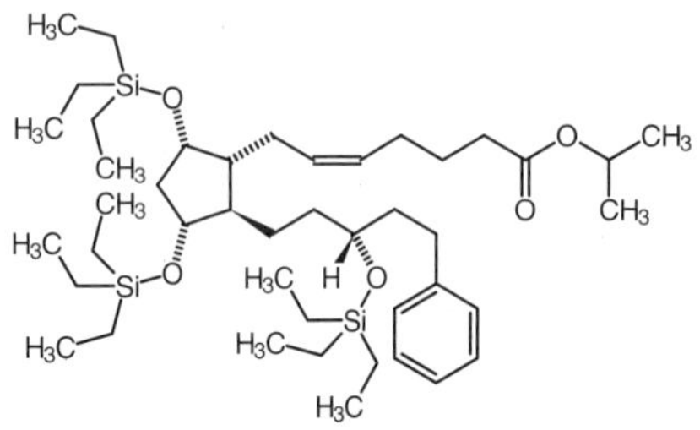

Propan-2-yl[(5*Z*)-7-[(1*R*,2*R*,3*R*,5*S*)-2-[(3*R*)-5-phenyl-3-[(triethylsilyl)oxy]pentyl]-3,5-bis[(triethylsilyl)oxy]cyclopentyl]hept-5-enoat]

10.3/2398

Lebertran vom Zuchtkabeljau

Iecoris aselli domestici oleum

Definition

Gereinigtes, fettes Öl, das aus der frischen Leber von Fischen der Spezies *Gadus morhua* L. aus Aquakultur gewonnen wird

Feste Substanzen sind durch Abkühlen und Filtrieren entfernt.

Gehalt

- Summe der Gehalte an EPA und DHA, ausgedrückt als Triglyceride: 10,0 bis 28,0 Prozent
- Vitamin A: 50 I. E. (15 µg) bis 500 I. E. (150 µg) je Gramm
- Vitamin D_3: höchstens 50 I. E. (1,3 µg) je Gramm

Ein geeignetes Antioxidans kann zugesetzt sein.

Herstellung

Die Nahrung der Fische entspricht in ihrer Zusammensetzung ausschließlich den relevanten gesetzlichen Bestimmungen der Europäischen Union oder anderen gültigen Bestimmungen.

Der Gehalt an Dioxinen und dioxinähnlichen PCB (Polychlorierte Biphenyle) wird mit Hilfe von Methoden und Grenzwerten kontrolliert, die den Anforderungen der Europäischen Union oder anderen gültigen Bestimmungen entsprechen.

Eigenschaften

Aussehen: klare, blassgelbe Flüssigkeit

Löslichkeit: praktisch unlöslich in Wasser, mischbar mit Petrolether, schwer löslich in Ethanol 96 %

Prüfung auf Identität

A. Die unter „Lageverteilung (β(2)-Acyl) der Fettsäuren" (siehe „Prüfung auf Reinheit") erhaltenen ^{13}C-NMR-Spektren werden ausgewertet. Die Spektren enthalten Peaks zwischen 172 und 173 ppm mit Verschiebungen entsprechend denen der in Abb. 2398-1 dargestellten Spektren.

Die Lageverteilung (β(2)-Acyl) der Cervonsäure (Docosahexaensäure, DHA; C22:6 n-3), Timnodonsäure (Eicosapentaensäure, EPA; C20:5 n-3) und Moroctsäure (C18:4 n-3) entspricht den Grenzwerten dieser Prüfung.

B. Das Öl entspricht der Prüfung „Linolsäure" (siehe „Prüfung auf Reinheit").

Prüfung auf Reinheit

Säurezahl (2.5.1): höchstens 2,0

Anisidinzahl (2.5.36): höchstens 10,0

Peroxidzahl (2.5.5, Methode B): höchstens 5,0

Unverseifbare Anteile (2.5.7): höchstens 1,5 Prozent, mit 2,0 g Öl nach 3-maligem Extrahieren mit jeweils 50 ml peroxidfreiem Ether *R* bestimmt

Stearine: Mindestens 10 ml Öl werden auf 60 bis 90 °C erhitzt und anschließend 3 h lang in einer Eis-Wasser-Mischung oder einem thermostatisch kontrollierten Bad von 0 ± 0,5 °C abgekühlt. Falls erforderlich werden die unlöslichen Bestandteile nach dem Erhitzen durch Filtrieren entfernt. Die Probe muss klar bleiben.

Lageverteilung (β(2)-Acyl) der Fettsäuren: Kernresonanzspektroskopie (2.2.33)

Untersuchungslösung: 190 bis 210 mg Öl werden in 500 µl (D)Chloroform *R* gelöst. Mindestens 3 Proben werden vorbereitet und innerhalb von 3 Tagen geprüft.

Apparatur: ein hochauflösendes Fourier-Transform-Kernresonanzspektrometer (FT-NMR) mit einer Frequenz von mindestens 300 MHz

Aufnahme von ^{13}C-NMR-Spektren

Die folgenden Einstellungen können verwendet werden:
- Sweep-Bereich: 200 ppm (von –5 bis 195 ppm)
- Verschiebung der Strahlungsfrequenz: 95 ppm
- Zeitdomäne: 64 K
- Puls-Auszeit: 2 s
- Pulsprogramm: zgig 30 (inverse gated, 30° Pulsanregung)
- Blindmessungen: 4
- Anzahl der Aufnahmen: 4096

Verfahren und Aufzeichnung

Die folgenden Einstellungen können verwendet werden:
- Abmessungen: 64 K (Nullprobe)
- Fensterfunktion (window multiplication): exponentiell
- Lorentz-Vergrößerungsfaktor: 0,2 Hz

Das $CDCl_3$-Signal wird als Bezug für die Kalibrierung der Verschiebung verwendet. Dazu wird im 1:1:1-Triplett die Verschiebung des zentralen Peaks auf 77,16 ppm festgelegt.

Der Spektralbereich δ 171,5 bis 173,5 ppm wird aufgezeichnet. Das erhaltene Spektrum wird mit dem Referenzspektrum in Abb. 2398-1 verglichen. Die Werte für

Beachten Sie den Hinweis auf „Allgemeine Monographien" zu Anfang des Bands auf Seite B

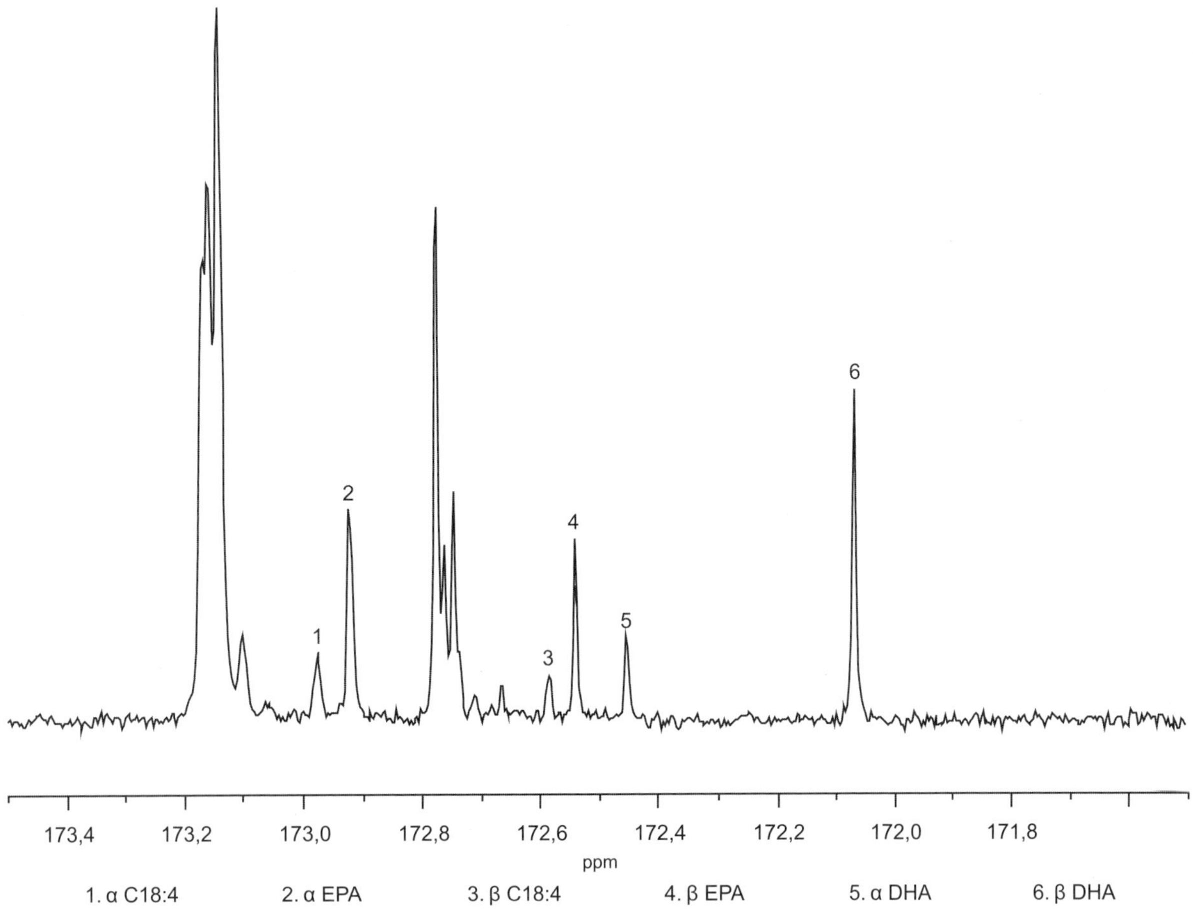

Abb. 2398-1: ^{13}C-NMR-Spektrum der Carbonylregion von Lebertran vom Zuchtkabeljau

die Verschiebung liegen in den in Tab. 2398-1 angegebenen Bereichen.

Tab. 2398-1: Verschiebungswerte

Signal	Verschiebungsbereich (ppm)
β DHA	172,05 – 172,09
α DHA	172,43 – 172,47
β EPA	172,52 – 172,56
α EPA	172,90 – 172,94
β C18:4	172,56 – 172,60
α C18:4	172,95 – 172,99

Eignungsprüfung

- Signal-Rausch-Verhältnis: mindestens 5 für den kleinsten relevanten Peak, der im Bereich δ 172,95 bis 172,99 ppm dem Signal α C18:4 entsprechen muss
- Peakbreite in halber Höhe: höchstens 0,02 ppm für den zentralen Peak des $CDCl_3$-Signals (bei δ 77,16 ppm)

Berechnung der Lageverteilung (β(2)-Acyl): Die folgende Formel wird verwendet:

$$\frac{100 \cdot \beta}{\alpha + \beta}$$

α = Fläche des entsprechenden α-Carbonyl-Peaks
β = Fläche des β-Carbonyl-Peaks von C22:6 n-3, C20:5 n-3 beziehungsweise C18:4 n-3

Grenzwerte

- *Lageverteilung (β(2)-Acyl)*
  - Cervonsäure (Docosahexaensäure, DHA; C22:6 n-3): 71 bis 81 Prozent
  - Timnodonsäure (Eicosapentaensäure, EPA; C20:5 n-3): 32 bis 40 Prozent
  - Moroctsäure (C18:4 n-3): 28 bis 38 Prozent

Fettsäurenzusammensetzung (2.4.29): Zur Identifizierung der Peaks siehe das in Abb. 2398-2 dargestellte Chromatogramm.

Die Summe der Flächen der 24 größten Peaks der Methylester muss mindestens 90 Prozent der Gesamtpeakfläche betragen. (Diese 24 Peaks entsprechen in üblicher Elutionsreihenfolge: 14:0, 15:0, 16:0, 16:1 n-7, 16:4 n-1, 18:0, 18:1 n-9, 18:1 n-7, 18:2 n-6, 18:3 n-3, 18:4 n-3, 20:1 n-11, 20:1 n-9, 20:1 n-7, 20:2 n-6, 20:4 n-6, 20:3 n-3, 20:4 n-3, 20:5 n-3, 22:1 n-11, 22:1 n-9, 21:5 n-3, 22:5 n-3, 22:6 n-3.)

Linolsäure (2.4.29): 3,0 bis 11,0 Prozent

Gehaltsbestimmung

EPA und DHA (2.4.29): siehe Abb. 2398-2

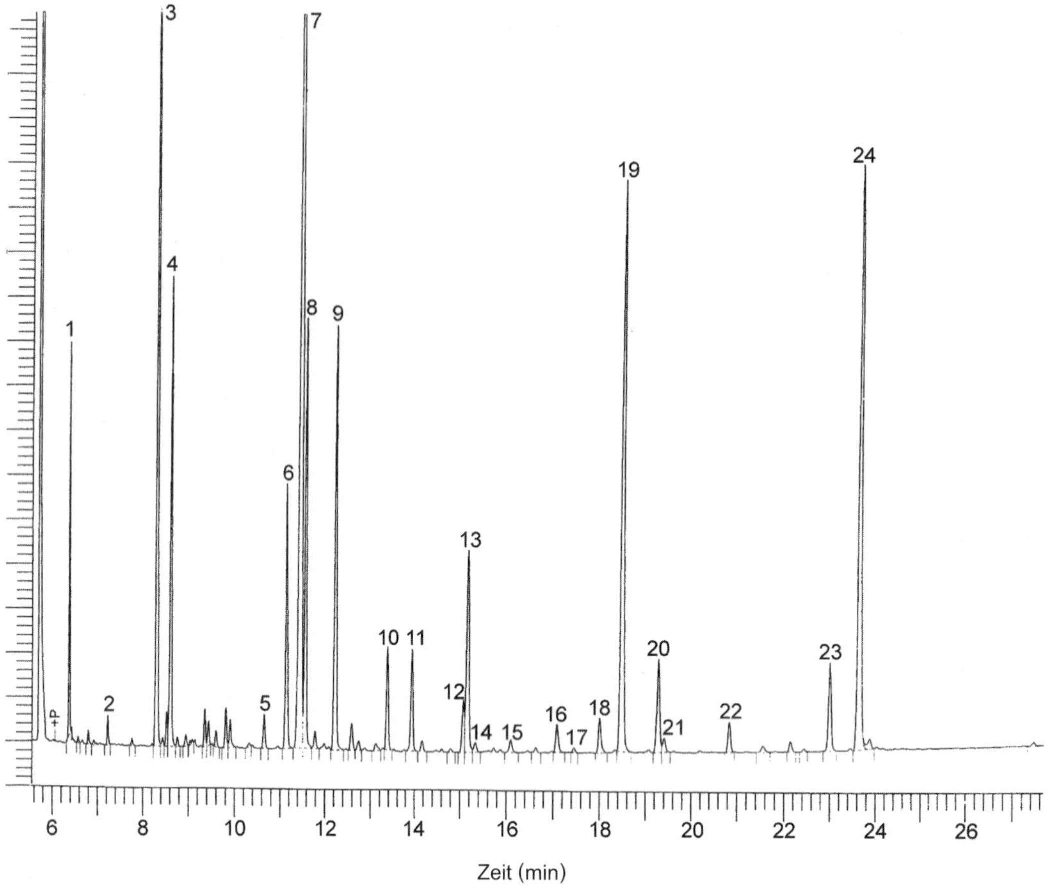

1. C14:0	5. C16:4 n-1	9. C18:2 n-6	13. C20:1 n-9	17. C20:3 n-3	21. C22:1 n-9
2. C15:0	6. C18:0	10. C18:3 n-3	14. C20:1 n-7	18. C20:4 n-3	22. C21:5 n-3
3. C16:0	7. C18:1 n-9	11. C18:4 n-3	15. C20:2 n-6	19. C20:5 n-3	23. C22:5 n-3
4. C16:1 n-7	8. C18:1 n-7	12. C20:1 n-11	16. C20:4 n-6	20. C22:1 n-11	24. C22:6 n-3

Abb. 2398-2: Chromatogramm für die Prüfung „Fettsäurenzusammensetzung" von Lebertran vom Zuchtkabeljau

Vitamin A: *Die Gehaltsbestimmung muss so schnell wie möglich durchgeführt werden, wobei der Einfluss von direktem Licht, Luft, Oxidationsmitteln, Katalysatoren (zum Beispiel Kupfer oder Eisen) und Säuren zu vermeiden ist.*

Die Bestimmung erfolgt wie unter „Methode A" beschrieben. Falls die Anforderungen zur Auswertung nicht erfüllt sind, wird die Bestimmung wie unter „Methode B" beschrieben durchgeführt.

Methode A

UV-Vis-Spektroskopie (2.2.25)

Untersuchungslösung: 1,00 g Öl wird in einem Rundkolben mit 3 ml einer frisch hergestellten 50-prozentigen Lösung (*m/m*) von Kaliumhydroxid *R* und 30 ml wasserfreiem Ethanol *R* versetzt. Die Mischung wird 30 min lang unter Rückfluss zum Sieden erhitzt, wobei ein Strom von Stickstoff *R* eingeleitet wird, und nach schnellem Abkühlen mit 30 ml Wasser *R* versetzt. Diese Mischung wird 4-mal mit je 50 ml Ether *R* ausgeschüttelt. Die untere Phase wird nach der vollständigen Phasentrennung verworfen. Die vereinigten oberen Phasen werden 4-mal mit je 50 ml Wasser *R* gewaschen und in einem schwachen Strom von Stickstoff *R* bei einer Temperatur von höchstens 30 °C zur Trockne eingedampft. Bei einer Temperatur von höchstens 30 °C und vermindertem Druck (Wasserstrahlpumpe) kann auch ein Rotationsverdampfer eingesetzt werden. Der Rückstand wird in einer ausreichenden Menge 2-Propanol *R* 1 so gelöst, dass die Konzentration von Vitamin A 10 bis 15 I. E. je Milliliter beträgt.

Die Absorptionen der erhaltenen Lösung werden bei 300, 310, 325 und 334 nm sowie bei der Wellenlänge im Maximum mit einem geeigneten Spektrometer in geeigneten 1-cm-Küvetten gegen 2-Propanol *R* 1 als Kompensationsflüssigkeit gemessen.

Der Gehalt an Vitamin A, berechnet als all-*trans*-Retinol in Internationalen Einheiten je Gramm, wird nach folgender Formel berechnet:

$$A_{325} \cdot \frac{1821}{100 \cdot m} \cdot V$$

A_{325} = Absorption bei 325 nm
m = Einwaage des Öls in Gramm
V = Gesamtvolumen der Lösung, die 10 bis 15 I. E. Vitamin A je Milliliter enthält

1821 = Faktor zur Umrechnung der spezifischen Absorption von all-*trans*-Retinol in Internationale Einheiten

Die angegebene Formel kann nur angewendet werden, wenn A_{325} höchstens $A_{325,\,corr}$ /0,970 beträgt. $A_{325,\,corr}$ ist die korrigierte Absorption bei 325 nm und wird nach folgender Gleichung berechnet:

$$A_{325,\,corr} = 6{,}815\,A_{325} - 2{,}555\,A_{310} - 4{,}260\,A_{334}$$

A steht für die Absorption bei der indexierten Wellenlänge.

Falls A_{325} größer als $A_{325,\,corr}$ /0,970 ist, wird der Vitamin-A-Gehalt nach folgender Formel berechnet:

$$A_{325,corr} \cdot \frac{1821}{100 \cdot m} \cdot V$$

Die Bestimmung darf nur ausgewertet werden, wenn
- die Wellenlänge des Absorptionsmaximums zwischen 323 und 327 nm liegt
- das Verhältnis der Absorptionen A_{300} /A_{325} höchstens 0,73 beträgt.

Methode B

Flüssigchromatographie (2.2.29)

Untersuchungslösung: Die Untersuchungslösung wird im Doppelansatz hergestellt. 2,00 g Öl werden in einem Rundkolben mit 5 ml einer frisch hergestellten Lösung von Ascorbinsäure *R* (100 g · l^{-1}) und 10 ml einer frisch hergestellten Lösung von Kaliumhydroxid *R* (800 g · l^{-1}) sowie 100 ml wasserfreiem Ethanol *R* versetzt. Die Mischung wird 15 min lang im Wasserbad unter Rückflusskühlung zum Sieden erhitzt und mit 100 ml einer Lösung von Natriumchlorid *R* (10 g · l^{-1}) versetzt. Anschließend wird die entstandene Lösung abgekühlt und in einen 500-ml-Scheidetrichter überführt und der Rundkolben mit etwa 75 ml einer Lösung von Natriumchlorid *R* (10 g · l^{-1}) und anschließend mit 150 ml einer Mischung gleicher Volumteile Ether *R* und Petrolether *R* 1 gespült. Nach 1 min langem Schütteln und nach vollständiger Phasentrennung wird die untere Phase verworfen. Die obere Phase wird zunächst mit 50 ml einer Lösung von Kaliumhydroxid *R* (30 g · l^{-1}) in einer 10-prozentigen Lösung (*V/V*) von wasserfreiem Ethanol *R* und anschließend 3-mal mit je 50 ml einer Lösung von Natriumchlorid *R* (10 g · l^{-1}) gewaschen. Die obere Phase wird durch 5 g wasserfreies Natriumsulfat *R* auf einem Schnellfilterpapier in einen 250-ml-Kolben, der an einen Rotationsverdampfer angeschlossen werden kann, filtriert. Der Scheidetrichter wird mit 10 ml frischer Extraktionsmischung gewaschen. Die oberen (organischen) Phasen werden filtriert, vereinigt und bei einer Temperatur von höchstens 30 °C unter vermindertem Druck (Wasserstrahlpumpe) abdestilliert. Nach der Destillation wird der Rückstand mit Stickstoff *R* überschichtet. Alternativ kann das Lösungsmittel in einem schwachen Strom von Stickstoff *R* bei einer Temperatur von höchstens 30 °C entfernt werden. Der Rückstand wird in 2-Propanol *R* gelöst. Die Lösung wird in einen 25-ml-Messkolben überführt und mit 2-Propanol *R* zu 25 ml aufgefüllt. Leichtes Erwärmen, zum Beispiel in einem Ultraschallbad, kann erforderlich sein. *Ein erheblicher Anteil des weißen Rückstands ist Cholesterol, das etwa 50 Prozent (m/m) des unverseifbaren Anteils von Lebertran ausmacht.*

Referenzlösung a: Eine Lösung von Retinolacetat *CRS* in 2-Propanol *R* 1, die etwa 1000 I. E. all-*trans*-Retinol je Milliliter enthält, wird hergestellt.

Die genaue Konzentration der Referenzlösung a wird durch UV-Spektroskopie (2.2.25) bestimmt. Die Referenzlösung a wird mit 2-Propanol *R* 1 so verdünnt, dass eine Lösung mit einer geschätzten Konzentration von 10 bis 15 I. E. je Milliliter erhalten wird. Die Absorption wird bei 326 nm in geeigneten 1-cm-Küvetten gegen 2-Propanol *R* 1 als Kompensationsflüssigkeit gemessen.

Der Vitamin-A-Gehalt der Referenzlösung a in Internationalen Einheiten je Milliliter wird nach folgender Formel berechnet, wobei der für Retinolacetat *CRS* angegebene Gehalt berücksichtigt wird:

$$A_{326} \cdot \frac{1900 \cdot V_2}{100 \cdot V_1}$$

A_{326} = Absorption bei 326 nm
V_1 = verwendetes Volumen der Referenzlösung a
V_2 = Volumen der verdünnten Lösung
1900 = Faktor zur Umrechnung der spezifischen Absorption von Retinolacetat *CRS* in Internationale Einheiten

Referenzlösung b: Die Herstellung erfolgt wie für die Untersuchungslösung beschrieben, wobei anstelle des Öls 2,00 ml Referenzlösung a verwendet werden.

Die genaue Konzentration der Referenzlösung b wird durch UV-Spektroskopie (2.2.25) bestimmt. Die Referenzlösung b wird mit 2-Propanol *R* 1 so verdünnt, dass eine Lösung mit einer geschätzten Konzentration von 10 bis 15 I. E. all-*trans*-Retinol je Milliliter erhalten wird. Die Absorption wird bei 325 nm in geeigneten 1-cm-Küvetten gegen 2-Propanol *R* 1 als Kompensationsflüssigkeit gemessen.

Der Gehalt der Referenzlösung b an all-*trans*-Retinol in Internationalen Einheiten je Milliliter wird nach folgender Formel berechnet:

$$A_{325} \cdot \frac{1821 \cdot V_3}{100 \cdot V_4}$$

A_{325} = Absorption bei 325 nm
V_3 = Volumen der verdünnten Lösung
V_4 = verwendetes Volumen der Referenzlösung b
1821 = Faktor zur Umrechnung der spezifischen Absorption von all-*trans*-Retinol in Internationale Einheiten

Säule
- Größe: l = 0,25 m, ∅ = 4,6 mm
- Stationäre Phase: octadecylsilyliertes Kieselgel zur Chromatographie *R* (5 bis 10 µm)

Mobile Phase: Wasser *R*, Methanol *R* (3:97 *V/V*)

Durchflussrate: 1 ml · min^{-1}

Detektion: Spektrometer bei 325 nm

Einspritzen: jeweils 3-mal 10 µl Untersuchungslösung und Referenzlösung b

L

Monographien

Retentionszeit
- all-*trans*-Retinol: 5 ± 1 min

Eignungsprüfung
- Im Chromatogramm der Untersuchungslösung muss ein Peak, der dem all-*trans*-Retinol-Peak im Chromatogramm der Referenzlösung b entspricht, vorhanden sein.
- Die mit den beiden Ansätzen der Untersuchungslösung erhaltenen Ergebnisse dürfen um höchstens 5 Prozent voneinander abweichen.
- Die Wiederfindung von all-*trans*-Retinol in der Referenzlösung b, direkt durch UV-Spektroskopie bestimmt, muss mehr als 95 Prozent betragen.

Der Vitamin-A-Gehalt wird nach folgender Formel berechnet:

$$A_1 \cdot \frac{C \cdot V}{A_2} \cdot \frac{1}{m}$$

A_1 = Fläche des all-*trans*-Retinol-Peaks im Chromatogramm der Untersuchungslösung
A_2 = Fläche des all-*trans*-Retinol-Peaks im Chromatogramm der Referenzlösung b
C = Konzentration von Retinolacetat *CRS* in der Referenzlösung a in Internationalen Einheiten je Milliliter, vor der Verseifung (= 1000 I. E. je Milliliter)
V = Volumen der Referenzlösung a, das weiterbehandelt wurde (2,00 ml)
m = Einwaage des Öls für die Untersuchungslösung (2,00 g)

Vitamin D_3: Flüssigchromatographie (2.2.29)

Die Gehaltsbestimmung muss so schnell wie möglich durchgeführt werden, wobei der Einfluss von direktem Licht und Luft zu vermeiden ist.

Interner-Standard-Lösung: 0,50 mg Ergocalciferol *CRS* werden in 100 ml wasserfreiem Ethanol *R* gelöst.

Untersuchungslösung a: 4,00 g Öl werden in einem Rundkolben mit 5 ml einer frisch hergestellten Lösung von Ascorbinsäure *R* (100 g · l^{-1}) und 10 ml einer frisch hergestellten Lösung von Kaliumhydroxid *R* (800 g · l^{-1}) sowie 100 ml wasserfreiem Ethanol *R* versetzt. Die Mischung wird im Wasserbad unter Rückflusskühlung 30 min lang erhitzt und mit 100 ml einer Lösung von Natriumchlorid *R* (10 g · l^{-1}) versetzt. Anschließend wird die entstandene Lösung auf Raumtemperatur abgekühlt. Die Lösung wird aus dem Rundkolben in einen 500-ml-Scheidetrichter überführt und der Rundkolben mit etwa 75 ml einer Lösung von Natriumchlorid *R* (10 g · l^{-1}) und anschließend mit 150 ml einer Mischung gleicher Volumteile Ether *R* und Petrolether *R* 1 gespült. Nach 1 min langem Schütteln und anschließender vollständiger Phasentrennung wird die untere Phase verworfen und die obere Phase zunächst mit 50 ml einer Lösung von Kaliumhydroxid *R* (30 g · l^{-1}) in einer 10-prozentigen Lösung (*V/V*) von wasserfreiem Ethanol *R* und anschließend 3-mal mit je 50 ml einer Lösung von Natriumchlorid *R* (10 g · l^{-1}) gewaschen. Die obere Phase wird durch 5 g wasserfreies Natriumsulfat *R* auf einem Schnellfilterpapier in einen 250-ml-Kolben, der an einen Rotationsverdampfer angeschlossen werden kann, filtriert. Der Scheidetrichter wird mit 10 ml frischer Extraktionsmischung gewaschen. Die oberen Phasen werden filtriert, vereinigt und bei einer Temperatur von höchstens 30 °C unter vermindertem Druck (Wasserstrahlpumpe) abdestilliert. Nach der Destillation wird der Rückstand mit Stickstoff *R* überschichtet. Alternativ kann das Lösungsmittel in einem schwachen Strom von Stickstoff *R* bei einer Temperatur von höchstens 30 °C entfernt werden. Der Rückstand wird in 1,5 ml mobiler Phase, die wie unter „Aufreinigung" beschrieben hergestellt wird, gelöst. Leichtes Erwärmen in einem Ultraschallbad kann erforderlich sein. *Ein erheblicher Anteil des weißen Rückstands ist Cholesterol, das etwa 50 Prozent (m/m) des unverseifbaren Anteils von Lebertran ausmacht.*

Untersuchungslösung b: Die Untersuchungslösung b wird im Doppelansatz hergestellt. 4,00 g Öl werden mit 2,0 ml Interner-Standard-Lösung versetzt. Anschließend wird wie unter „Untersuchungslösung a" beschrieben weiterverfahren.

Referenzlösung a: 0,50 mg Colecalciferol *CRS* werden in 100,0 ml wasserfreiem Ethanol *R* gelöst.

Referenzlösung b: In einem Rundkolben werden 2,0 ml Referenzlösung a mit 2,0 ml Interner-Standard-Lösung gemischt. Anschließend wird wie unter „Untersuchungslösung a" beschrieben weiterverfahren.

Aufreinigung

Säule
- Größe: l = 0,25 m, ∅ = 4,6 mm
- Stationäre Phase: cyanopropylsilyliertes Kieselgel zur Chromatographie *R* (10 µm)

Mobile Phase: Isoamylalkohol *R*, Hexan *R* (1,6:98,4 *V/V*)

Durchflussrate: 1,1 ml · min^{-1}

Detektion: Spektrometer bei 265 nm

Einspritzen: 350 µl; Referenzlösung b, Untersuchungslösungen a und b

Jedes der Eluate wird im Zeitraum von 2 min vor bis 2 min nach der Retentionszeit von Colecalciferol in einem Reagenzglas mit Schliffstopfen gesammelt, das 1 ml einer Lösung von Butylhydroxytoluol *R* (1 g · l^{-1}) in Hexan *R* enthält. Die Eluate werden getrennt bei einer Temperatur von höchstens 30 °C und unter einem schwachen Strom von Stickstoff *R* zur Trockne eingedampft. Die Rückstände werden getrennt in je 1,5 ml Acetonitril *R* gelöst.

Bestimmung

Säule
- Größe: l = 0,15 m, ∅ = 4,6 mm
- Stationäre Phase: octadecylsilyliertes Kieselgel zur Chromatographie *R* (5 µm)

Mobile Phase: Phosphorsäure 85 % *R*, 96-prozentige Lösung (*V/V*) von Acetonitril *R* (0,2:99,8 *V/V*)

Durchflussrate: 1,0 ml · min^{-1}

Detektion: Spektrometer bei 265 nm

Einspritzen: 2-mal höchstens 200 µl jeder der 3 Lösungen, die unter „Aufreinigung" erhalten wurden

Eignungsprüfung

- Auflösung: mindestens 1,4 zwischen den Peaks von Ergocalciferol und Colecalciferol im Chromatogramm der Referenzlösung b
- Die mit den beiden Ansätzen der Untersuchungslösung b erhaltenen Ergebnisse dürfen um höchstens 5 Prozent voneinander abweichen.

Der Gehalt an Vitamin D_3 in Internationalen Einheiten je Gramm wird nach folgender Formel berechnet, wobei der für Colecalciferol *CRS* angegebene Gehalt berücksichtigt wird:

$$\frac{A_2}{A_6} \cdot \frac{A_3}{A_4 - [\frac{A_5}{A_1}] \cdot A_2} \cdot \frac{m_2}{m_1} \cdot \frac{V_2}{V_1} \cdot 40$$

m_1 = Einwaage des Öls für die Untersuchungslösung b in Gramm
m_2 = Masse von Colecalciferol *CRS* zur Herstellung der Referenzlösung a in Mikrogramm (500 µg)
A_1 = Fläche (oder Höhe) des Colecalciferol-Peaks im Chromatogramm der Untersuchungslösung a
A_2 = Fläche (oder Höhe) des Colecalciferol-Peaks im Chromatogramm der Untersuchungslösung b
A_3 = Fläche (oder Höhe) des Ergocalciferol-Peaks im Chromatogramm der Referenzlösung b
A_4 = Fläche (oder Höhe) des Ergocalciferol-Peaks im Chromatogramm der Untersuchungslösung b
A_5 = Fläche (oder Höhe) eines möglichen Peaks im Chromatogramm der Untersuchungslösung a mit der gleichen Retentionszeit wie der mit Ergocalciferol co-eluierende Peak im Chromatogramm der Untersuchungslösung b
A_6 = Fläche (oder Höhe) des Colecalciferol-Peaks im Chromatogramm der Referenzlösung b
V_1 = Gesamtvolumen der Referenzlösung a (100 ml)
V_2 = Volumen der Referenzlösung a, das für die Herstellung der Referenzlösung b verwendet wurde (2,0 ml)

Lagerung

Vor Licht geschützt, in dicht verschlossenen, dem Verbrauch angemessenen, möglichst vollständig gefüllten Behältnissen

Wenn kein Antioxidans zugesetzt ist, unter Inertgas

Der Inhalt eines geöffneten Behältnisses muss so bald wie möglich verbraucht werden. Nicht verwendeter Inhalt muss durch Inertgasatmosphäre geschützt werden.

Beschriftung

Die Beschriftung gibt an

- Konzentration an EPA und DHA, ausgedrückt als Triglyceride
- Anzahl der Internationalen Einheiten Vitamin A je Gramm
- Anzahl der Internationalen Einheiten Vitamin D_3 je Gramm.

10.3/2334

Letrozol

Letrozolum

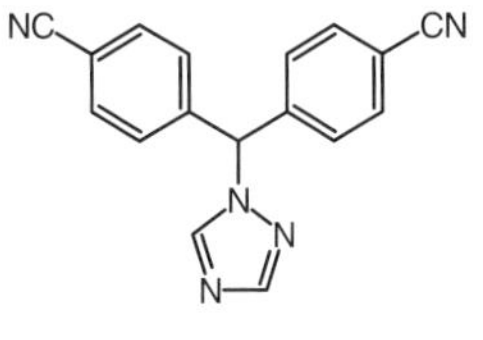

$C_{17}H_{11}N_5$ M_r 285,3

CAS Nr. 112809-51-5

Definition

4,4′-[(1*H*-1,2,4-Triazol-1-yl)methylen]dibenzonitril

Gehalt: 98,0 bis 102,0 Prozent (wasserfreie Substanz)

Eigenschaften

Aussehen: weißes bis gelbliches, kristallines Pulver

Löslichkeit: praktisch unlöslich in Wasser, leicht löslich in Dichlormethan, wenig löslich in Methanol

Prüfung auf Identität

IR-Spektroskopie (2.2.24)

Vergleich: Letrozol *CRS*

Prüfung auf Reinheit

Verwandte Substanzen: Flüssigchromatographie (2.2.29)

Untersuchungslösung a: 25,0 mg Substanz werden in 15 ml Acetonitril *R* gelöst. Die Lösung wird mit Wasser *R* zu 50,0 ml verdünnt.

Untersuchungslösung b: 2,0 ml Untersuchungslösung a werden mit 30 ml Acetonitril *R* versetzt und mit Wasser *R* zu 100,0 ml verdünnt.

Referenzlösung a: 2 ml Untersuchungslösung a werden mit einer Mischung von 30 Volumteilen Acetonitril *R* und 70 Volumteilen Wasser *R* zu 10 ml verdünnt. Der Inhalt einer Durchstechflasche mit Letrozol-Verunreinigung A *CRS* wird in 1 ml dieser Lösung gelöst.

Referenzlösung b: 2,0 ml Untersuchungslösung a werden mit 30,0 ml Acetonitril *R* versetzt und mit Wasser *R* zu 100,0 ml verdünnt. 1,0 ml dieser Lösung wird

L

Monographien

mit 6,0 ml Acetonitril *R* versetzt und mit Wasser *R* zu 20,0 ml verdünnt.

Referenzlösung c: 25,0 mg Letrozol *CRS* werden in 15 ml Acetonitril *R* gelöst. Die Lösung wird mit Wasser *R* zu 50,0 ml verdünnt. 2,0 ml dieser Lösung werden mit 30 ml Acetonitril *R* versetzt und mit Wasser *R* zu 100,0 ml verdünnt.

Säule
- Größe: $l = 0{,}125$ m, $\varnothing = 4{,}6$ mm
- Stationäre Phase: nachsilanisiertes, octadecylsilyliertes Kieselgel zur Chromatographie *R* (5 µm)

Mobile Phase
- Mobile Phase A: Wasser zur Chromatographie *R*
- Mobile Phase B: Acetonitril zur Chromatographie *R*

Zeit (min)	Mobile Phase A (% *V/V*)	Mobile Phase B (% *V/V*)
0 – 4	70	30
4 – 29	70 → 30	30 → 70

Durchflussrate: 1,0 ml · min^{-1}

Detektion: Spektrometer bei 230 nm

Einspritzen: 20 µl; Untersuchungslösung a, Referenzlösungen a und b

Identifizierung von Verunreinigungen: Zur Identifizierung des Peaks der Verunreinigung A wird das mit der Referenzlösung a erhaltene Chromatogramm verwendet.

Relative Retention (bezogen auf Letrozol, t_R etwa 13 min)
- Verunreinigung A: etwa 0,6

Eignungsprüfung: Referenzlösung a
- Auflösung: mindestens 5,0 zwischen den Peaks von Verunreinigung A und Letrozol

Berechnung der Prozentgehalte
- Für jede Verunreinigung wird die Konzentration an Letrozol in der Referenzlösung b verwendet.

Grenzwerte
- Nicht spezifizierte Verunreinigungen: jeweils höchstens 0,10 Prozent
- Summe aller Verunreinigungen: höchstens 0,3 Prozent
- Berichtsgrenzwert: 0,05 Prozent

Wasser (2.5.12): höchstens 0,3 Prozent, mit 1,00 g Substanz bestimmt

Für die Prüfung muss eine validierte, pyridinfreie Karl-Fischer-Lösung verwendet werden.

Gehaltsbestimmung

Flüssigchromatographie (2.2.29) wie unter „Verwandte Substanzen" beschrieben, mit folgenden Änderungen:

Einspritzen: Untersuchungslösung b, Referenzlösung c

Eignungsprüfung: Referenzlösung c
- Symmetriefaktor: höchstens 1,7 für den Letrozol-Peak

Der Prozentgehalt an $C_{17}H_{11}N_5$ wird unter Berücksichtigung des für Letrozol *CRS* angegebenen Gehalts berechnet.

Verunreinigungen

Andere bestimmbare Verunreinigungen

(Die folgenden Substanzen werden, falls in einer bestimmten Menge vorhanden, durch eine oder mehrere Prüfmethoden in der Monographie erfasst. Sie werden begrenzt durch das allgemeine Akzeptanzkriterium für weitere Verunreinigungen/nicht spezifizierte Verunreinigungen und/oder durch die Anforderungender Allgemeinen Monographie **Substanzen zur pharmazeutischen Verwendung (Corpora ad usum pharmaceuticum)**. Diese Verunreinigungen müssen daher nicht identifiziert werden, um die Konformität der Substanz zu zeigen. Siehe auch „5.10 Kontrolle von Verunreinigungen in Substanzen zur pharmazeutischen Verwendung"):

A, B

A.

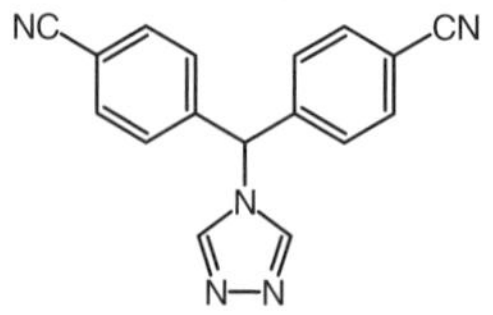

4,4′-[(4*H*-1,2,4-Triazol-4-yl)methylen]dibenzonitril

B.

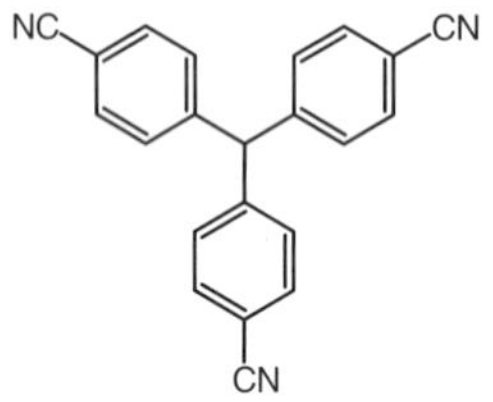

4,4′,4′′-Methantriyltribenzonitril

10.3/1264

Lösungen zur Aufbewahrung von Organen

Solutiones ad conservationem partium corporis

Definition

Lösungen zur Aufbewahrung von Organen sind sterile, wässrige Zubereitungen, die zur Aufbewahrung, zum Schutz und/oder zur Perfusion von insbesondere zur Transplantation vorgesehenen Säugetier-Organen bestimmt sind.

Die Lösungen enthalten Elektrolyte in Konzentrationen, die im Allgemeinen der intrazellulären Elektrolytzusammensetzung annähernd entspricht.

Die Lösungen können Kohlenhydrate (wie Glucose oder Mannitol), Aminosäuren, Calcium-Komplexbildner (wie Citrat oder Phosphat), Hydrokolloide (wie Stärke oder Gelatine-Derivate) oder andere geeignete Hilfsstoffe enthalten, um zum Beispiel den osmotischen Druck der Zubereitung im Verhältnis zum Blut einzustellen, den pH-Wert einzustellen oder zu stabilisieren oder um die Zubereitung zu stabilisieren. Die Hilfsstoffe dürfen jedoch nicht die beabsichtigte Wirkung der Lösung beeinflussen oder in den angewendeten Konzentrationen toxische Wirkungen oder unzulässige lokale Reizungen hervorrufen. Lösungen zur Aufbewahrung von Organen können auch Wirkstoffe enthalten oder diese können unmittelbar vor der Anwendung zugesetzt werden.

Lösungen zur Aufbewahrung von Organen, unter geeigneten Sichtbedingungen geprüft, sind klar und praktisch frei von Partikeln.

Lösungen zur Aufbewahrung von Organen können auch als konzentrierte Lösungen vertrieben werden. In diesem Falle sind sie unmittelbar vor Gebrauch mit der vorgeschriebenen Flüssigkeit auf das vorgeschriebene Volumen zu verdünnen. Nach dem Verdünnen müssen sie den Anforderungen an Lösungen zur Aufbewahrung von Organen entsprechen.

Lösungen zur Aufbewahrung von Organen werden vor der Anwendung auf Temperaturen unterhalb der Raumtemperatur (üblicherweise auf 2 bis 6 °C) abgekühlt, um die Temperatur des Organs herabzusetzen und somit seinen Metabolismus zu verlangsamen.

Falls zutreffend müssen die Behältnisse für Lösungen zur Aufbewahrung von Organen den unter „Material zur Herstellung von Behältnissen" (3.1 und Unterabschnitte) sowie „Behältnisse" (3.2 und Unterabschnitte) aufgeführten Anforderungen entsprechen. Lösungen zur Aufbewahrung von Organen sind in Glasbehältnisse (3.2.1) oder andere Behältnisse wie Kunststoffbehältnisse (3.2.2) oder Fertigspritzen abgefüllt. Die Dichtigkeit der Behältnisse muss durch geeignete Maßnahmen gesichert sein. Die Verschlüsse müssen eine gute Abdichtung gewährleisten, das Eindringen von Mikroorganismen und anderer Kontaminanten in das Behältnis oder das Verschlusssystem verhindern und sollen für gewöhnlich das Entnehmen eines Teils oder des ganzen Inhalts ermöglichen, ohne dass der Verschluss entfernt werden muss. Die Kunststoffmaterialien oder Elastomere (3.2.9), aus denen die Verschlüsse bestehen, müssen ausreichend widerstandsfähig und elastisch sein, um den Durchstich einer Nadel mit geringstmöglichem Abrieb an Teilchen zu ermöglichen.

Herstellung

Bei der Herstellung von Lösungen zur Aufbewahrung von Organen werden Materialien und Methoden eingesetzt, die dazu bestimmt sind, Sterilität zu gewährleisten und die Kontamination mit Mikroorganismen sowie deren Wachstum zu vermeiden. Empfehlungen dazu werden im Allgemeinen Text „5.1.1 Methoden zur Herstellung steriler Zubereitungen" gegeben.

Abgesehen von begründeten und zugelassenen Fällen werden die Lösungen mit Wasser für Injektionszwecke *R* hergestellt und enthalten keine Konservierungsmittel.

Prüfung auf Reinheit

pH-Wert (2.2.3): 5,0 bis 8,0

Osmolalität (2.2.35): 250 bis 380 mosmol · kg^{-1}

Hydroxymethylfurfural: Falls die Lösung Glucose enthält, muss sie folgender Prüfung entsprechen: Ein 25 mg Glucose enthaltendes Volumen (*V*) der Zubereitung wird mit 5,0 ml einer Lösung von *p*-Toluidin *R* (100 g · l^{-1}) in 2-Propanol *R*, die 10 Prozent (*V/V*) Essigsäure 99 % *R* enthält, versetzt und anschließend mit 1,0 ml einer Lösung von Barbitursäure *R* (5 g · l^{-1}) versetzt. Die Absorption (2.2.25) der Mischung, bei 550 nm nach 2 bis 3 min langem Stehenlassen gemessen, darf nicht größer sein als die einer gleichzeitig und in gleicher Weise hergestellten Referenzlösung, die 10 µg Hydroxymethylfurfural *R* in einem äquivalenten Volumen (*V*) enthält.

Partikelkontamination – Nicht sichtbare Partikeln (2.9.19): Die Prüfung wird mit 50 ml Zubereitung durchgeführt. Die Lösung darf je Milliliter höchstens 50 Partikeln, die größer als 10 µm sind, und höchstens 5 Partikeln, die größer als 25 µm sind, enthalten.

Diese Prüfung muss nicht für Zubereitungen durchgeführt werden, für die die Beschriftung angibt, dass sie mit einem Endfilter zu verwenden sind.

Sterilität (2.6.1): Die Zubereitung muss der Prüfung entsprechen.

Bakterien-Endotoxine (2.6.14): weniger als 0,5 I. E. Bakterien-Endotoxine je Milliliter Lösung

Pyrogene (2.6.8): Zubereitungen, bei denen keine validierte Prüfung auf Bakterien-Endotoxine durchgeführt werden kann, müssen der Prüfung entsprechen. Abgesehen von begründeten und zugelassenen Fällen werden jedem Kaninchen 10 ml Zubereitung je Kilogramm Körpermasse injiziert.

Beschriftung

Die Beschriftung gibt an,
- dass die Lösung nicht zur Injektion zu verwenden ist
- Zusammensetzung der Lösung zur Aufbewahrung von Organen in Gramm je Liter und in Millimol je Liter
- Nennvolumen der Lösung zur Aufbewahrung von Organen im Behältnis
- Osmolalität in Milliosmol je Kilogramm
- dass jeder nicht verwendete Anteil der gebrauchsfertigen, konzentrierten oder verdünnten Lösung zu verwerfen ist
- Lagerungsbedingungen
- falls zutreffend, dass die Lösung mit einem Endfilter zu verwenden ist
- für konzentrierte Lösungen, dass die Lösung unmittelbar vor Gebrauch mit einer geeigneten Flüssigkeit zu verdünnen ist.

10.3/2232

Losartan-Kalium

Losartanum kalicum

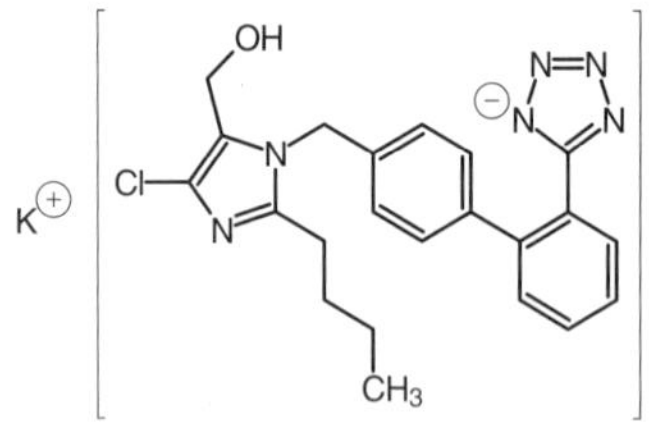

$C_{22}H_{22}ClKN_6O$ M_r 461,0

CAS Nr. 124750-99-8

Definition

Kalium[5-[4′-[[2-butyl-4-chlor-5-(hydroxymethyl)-1*H*-imidazol-1-yl]methyl]biphenyl-2-yl]tetrazol-1-id]

Gehalt: 98,5 bis 101,5 Prozent (getrocknete Substanz)

Herstellung

Da *N*-Nitrosamine als mögliche Kanzerogene für den Menschen eingestuft werden, sollte ihr Vorhandensein in Losartan-Kalium so weit wie möglich vermieden oder begrenzt werden. Aus diesem Grund wird von den Herstellern von Losartan-Kalium für Menschen erwartet, dass sie eine Risikobeurteilung der *N*-Nitrosaminbildung und -kontamination in Bezug auf den verwendeten Herstellungsprozess durchführen. Wenn diese Beurteilung ein potenzielles Risiko identifiziert, sollte der Herstellungsprozess geändert werden, um die Kontamination zu minimieren, und eine Kontrollstrategie implementiert werden, um *N*-Nitrosamin-Verunreinigungen in Losartan-Kalium zu detektieren und zu kontrollieren. Die Allgemeine Methode „2.5.42 *N*-Nitrosamine in Wirkstoffen" ist zur Unterstützung der Hersteller verfügbar.

Eigenschaften

Aussehen: weißes bis fast weißes, kristallines, hygroskopisches Pulver

Löslichkeit: leicht löslich in Wasser und in Methanol, schwer löslich in Acetonitril

Die Substanz zeigt Polymorphie (5.9).

Prüfung auf Identität

A. IR-Spektroskopie (2.2.24)

Vergleich: Losartan-Kalium *CRS*

Wenn die Spektren bei der Prüfung in fester Form unterschiedlich sind, werden Substanz und Referenzsubstanz getrennt in Methanol *R* gelöst. Nach dem Eindampfen der Lösungen zur Trockne werden mit den Rückständen erneut Spektren aufgenommen.

B. 25 mg Substanz werden in 3 ml Wasser *R* gelöst. Die Lösung gibt die Identitätsreaktion a auf Kalium (2.3.1).

Prüfung auf Reinheit

Verwandte Substanzen: Flüssigchromatographie (2.2.29)

Die Lösungen müssen unmittelbar vor Gebrauch hergestellt werden.

Untersuchungslösung: 30,0 mg Substanz werden in Methanol *R* zu 100,0 ml gelöst.

Referenzlösung a: 1,0 ml Untersuchungslösung wird mit Methanol *R* zu 100,0 ml verdünnt. 1,0 ml dieser Lösung wird mit Methanol *R* zu 10,0 ml verdünnt.

Referenzlösung b: 6 mg Triphenylmethanol *R* (Verunreinigung G) werden in 100 ml Methanol *R* gelöst. 1 ml Lösung wird mit Methanol *R* zu 100 ml verdünnt. In 1 ml dieser Lösung wird der Inhalt einer Durchstechflasche mit Losartan zur Eignungsprüfung *CRS* (mit den Verunreinigungen J, K, L und M) gelöst, wobei die Mischung 5 min lang im Ultraschallbad behandelt wird.

Referenzlösung c: 3,0 mg Losartan-Verunreinigung D *CRS* werden in Methanol *R* zu 100,0 ml gelöst. 1,5 ml Lösung werden mit Methanol *R* zu 100,0 ml verdünnt.

Säule
- Größe: l = 0,25 m, ∅ = 4,6 mm
- Stationäre Phase: nachsilanisiertes, octadecylsilyliertes Kieselgel zur Chromatographie *R* (5 µm)
- Temperatur: 35 °C

Mobile Phase
- Mobile Phase A: 1,0 ml Phosphorsäure 85 % *R* wird mit Wasser zur Chromatographie *R* zu 1000 ml verdünnt.
- Mobile Phase B: Acetonitril *R* 1

Zeit (min)	Mobile Phase A (% *V/V*)	Mobile Phase B (% *V/V*)
0 – 5	75	25
5 – 30	75 → 10	25 → 90
30 – 40	10	90

Durchflussrate: 1,3 ml · min⁻¹

Detektion: Spektrometer bei 220 nm

Einspritzen: 10 µl

Identifizierung von Verunreinigungen: Zur Identifizierung der Peaks der Verunreinigungen G, J, K, L und M werden das mitgelieferte Chromatogramm von Losartan zur Eignungsprüfung *CRS* und das mit der Referenzlösung b erhaltene Chromatogramm verwendet; zur Identifizierung des Peaks der Verunreinigung D wird das mit der Referenzlösung c erhaltene Chromatogramm verwendet.

Relative Retention (bezogen auf Losartan, t_R etwa 14 min)
- Verunreinigung D: etwa 0,9
- Verunreinigung J: etwa 1,4
- Verunreinigung K: etwa 1,5
- Verunreinigung L: etwa 1,6
- Verunreinigung M: etwa 1,75
- Verunreinigung G: etwa 1,8

Eignungsprüfung: Referenzlösung b
- Peak-Tal-Verhältnis: mindestens 2,0, wobei H_p die Höhe des Peaks der Verunreinigung M über der Basislinie und H_v die Höhe des niedrigsten Punkts der Kurve über der Basislinie zwischen den Peaks der Verunreinigungen M und G darstellt

Grenzwerte
- Verunreinigung D: nicht größer als die Fläche des entsprechenden Peaks im Chromatogramm der Referenzlösung c (0,15 Prozent)
- Verunreinigungen J, K, L, M: jeweils nicht größer als das 1,5fache der Fläche des Hauptpeaks im Chromatogramm der Referenzlösung a (0,15 Prozent)
- Nicht spezifizierte Verunreinigungen: jeweils nicht größer als die Fläche des Hauptpeaks im Chromatogramm der Referenzlösung a (0,10 Prozent)
- Summe aller Verunreinigungen: nicht größer als das 3fache der Fläche des Hauptpeaks im Chromatogramm der Referenzlösung a (0,3 Prozent)
- Ohne Berücksichtigung bleiben: Peaks, deren Fläche nicht größer ist als das 0,5fache der Fläche des Hauptpeaks im Chromatogramm der Referenzlösung a (0,05 Prozent)

Trocknungsverlust (2.2.32): höchstens 0,5 Prozent, mit 1,000 g Substanz durch Trocknen im Trockenschrank bei 105 °C bestimmt

Gehaltsbestimmung

0,200 g Substanz werden in 75 ml wasserfreier Essigsäure *R* gelöst, 10 min lang im Ultraschallbad behandelt und mit Perchlorsäure (0,1 mol · l⁻¹) titriert. Der Endpunkt wird mit Hilfe der Potentiometrie (2.2.20) bestimmt.

1 ml Perchlorsäure (0,1 mol · l⁻¹) entspricht 23,05 mg $C_{22}H_{22}ClKN_6O$.

Lagerung

Dicht verschlossen

Verunreinigungen

Spezifizierte Verunreinigungen:

D, J, K, L, M

Andere bestimmbare Verunreinigungen

(Die folgenden Substanzen werden, falls in einer bestimmten Menge vorhanden, durch eine oder mehrere Prüfmethoden in der Monographie erfasst. Sie werden begrenzt durch das allgemeine Akzeptanzkriterium für weitere Verunreinigungen/nicht spezifizierte Verunreinigungen und/oder durch die Anforderungen der Allgemeinen Monographie **Substanzen zur pharmazeutischen Verwendung (Corpora ad usum pharmaceuticum)**. Diese Verunreinigungen müssen daher nicht identifiziert werden, um die Konformität der Substanz zu zeigen. Siehe auch „5.10 Kontrolle von Verunreinigungen in Substanzen zur pharmazeutischen Verwendung“):

B, C, E, F, G, H, I

B.

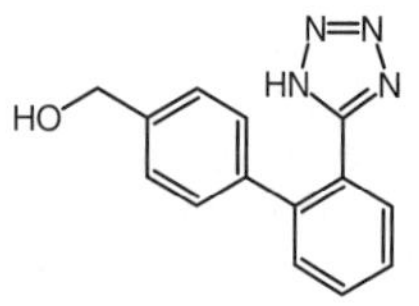

[2′-(1*H*-Tetrazol-5-yl)biphenyl-4-yl]methanol

C.

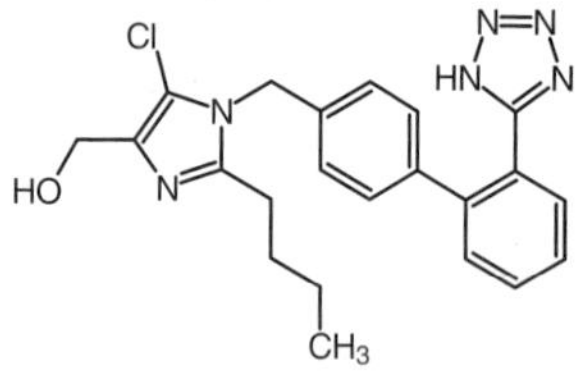

[2-Butyl-5-chlor-1-[[2′-(1*H*-tetrazol-5-yl)biphenyl-4-yl]methyl]-1*H*-imidazol-4-yl]methanol

D.

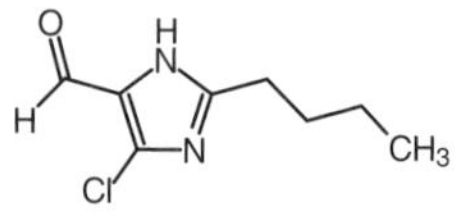

2-Butyl-4-chlor-1*H*-imidazol-5-carbaldehyd

E.

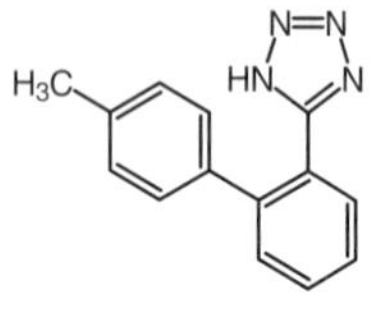

5-(4′-Methylbiphenyl-2-yl)-1*H*-tetrazol

F.

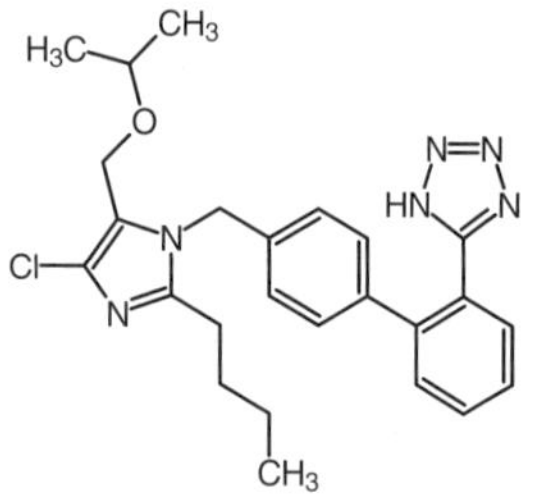

5-[4′-[[2-Butyl-4-chlor-5-[[(1-methylethyl)oxy]methyl]-1*H*-imidazol-1-yl]methyl]biphenyl-2-yl]-1*H*-tetrazol

G.

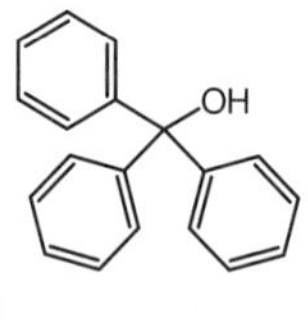

Triphenylmethanol

H.

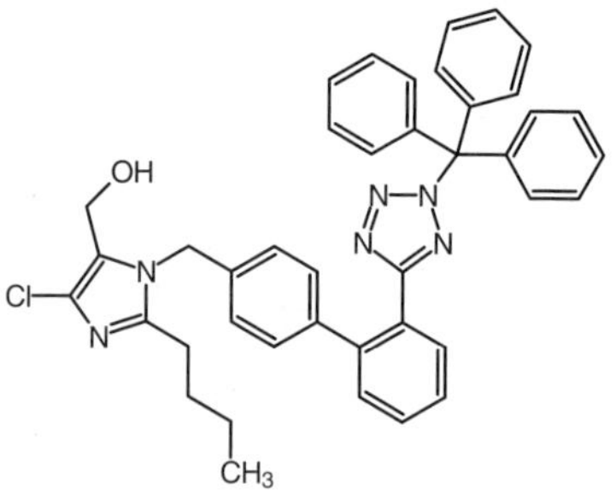

[2-Butyl-4-chlor-1-[[2′-[2-(triphenylmethyl)-2*H*-tetrazol-5-yl]biphenyl-4-yl]methyl]-1*H*-imidazol-5-yl]methanol

I.

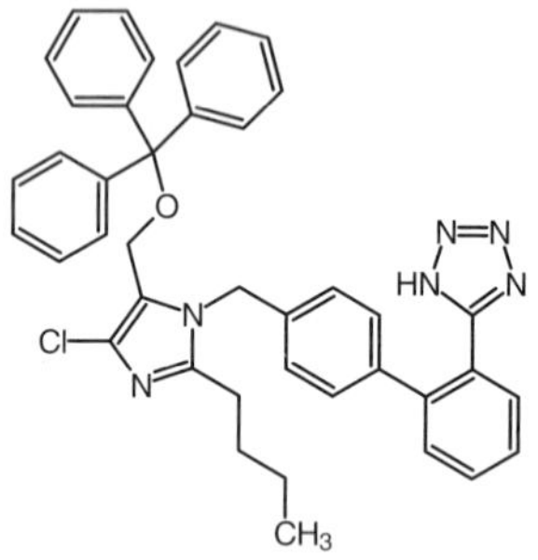

5-[4′-[[2-Butyl-4-chlor-5-[[(triphenylmethyl)oxy]methyl]-1*H*-imidazol-1-yl]methyl]biphenyl-2-yl]-1*H*-tetrazol

J.

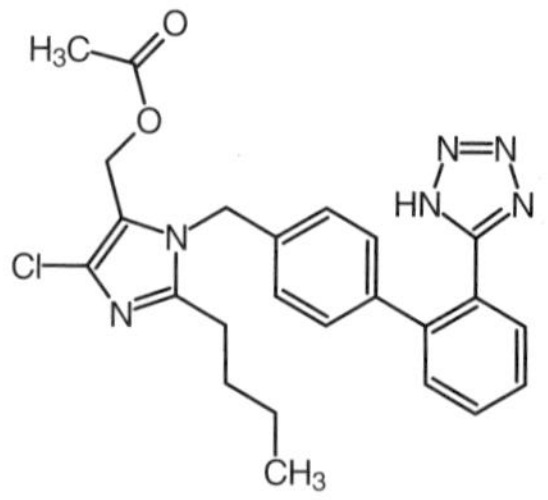

[[2-Butyl-4-chlor-1-[[2′-(1*H*-tetrazol-5-yl)biphenyl-4-yl]methyl]-1*H*-imidazol-5-yl]methyl]acetat

K.

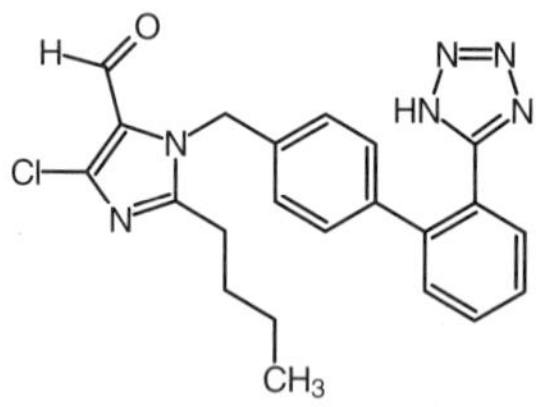

2-Butyl-4-chlor-1-[[2′-(1*H*-tetrazol-5-yl)biphenyl-4-yl]methyl]-1*H*-imidazol-5-carbaldehyd

L.

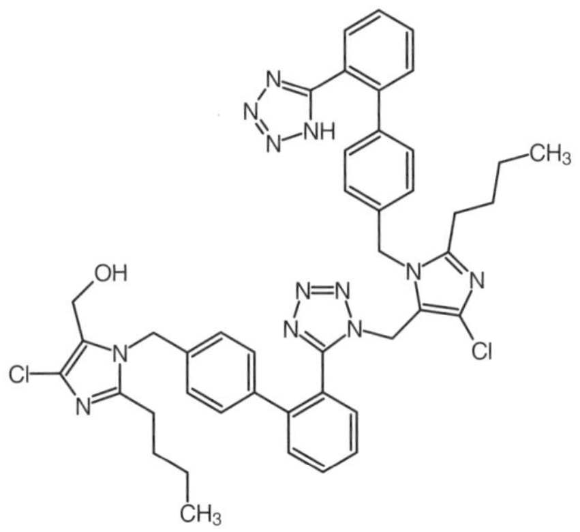

[2-Butyl-1-[[2′-[1-[[2-butyl-4-chlor-1-[[2′-(1*H*-tetrazol-5-yl)biphenyl-4-yl]methyl]-1*H*-imidazol-5-yl]methyl]-1*H*-tetrazol-5-yl]biphenyl-4-yl]methyl]-4-chlor-1*H*-imidazol-5-yl]methanol

M.

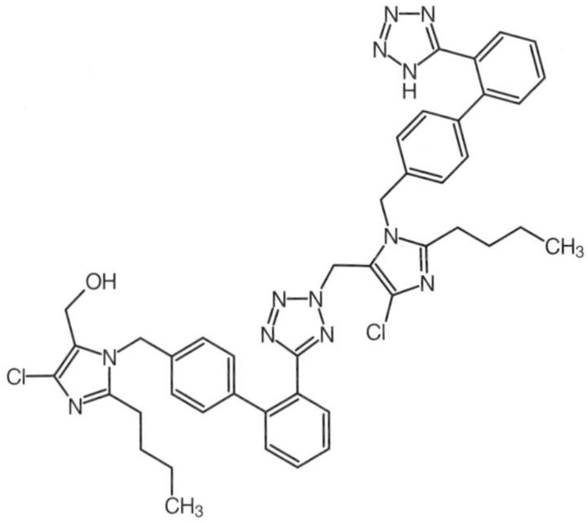

[2-Butyl-1-[[2′-[2-[[2-butyl-4-chlor-1-[[2′-(1*H*-tetrazol-5-yl)biphenyl-4-yl]methyl]-1*H*-imidazol-5-yl]methyl]-2*H*-tetrazol-5-yl]biphenyl-4-yl]methyl]-4-chlor-1*H*-imidazol-5-yl]methanol

10.3/2812

DL-Lysinacetylsalicylat

DL-Lysini acetylsalicylas

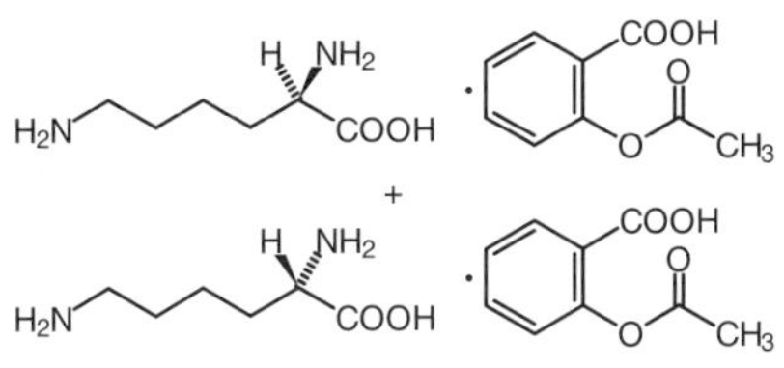

$C_{15}H_{22}N_2O_6$ M_r 326,3

CAS Nr. 62952-06-1

Definition

(*2RS*)-2,6-Diaminohexansäure-2-(acetyloxy)benzoat

Gehalt: 99,0 bis 101,0 Prozent (wasserfreie Substanz)

Eigenschaften

Aussehen: weißes bis fast weißes, kristallines, hygroskopisches Pulver

Löslichkeit: sehr leicht löslich in Wasser, schwer löslich in Ethanol 96 %, praktisch unlöslich in Heptan

Prüfung auf Identität

A. IR-Spektroskopie (2.2.24)

Vergleich: DL-Lysinacetylsalicylat *CRS*

Prüfung auf Reinheit

Prüflösung: 5,0 g Substanz werden in kohlendioxidfreiem Wasser *R* zu 50 ml gelöst.

Aussehen der Lösung: Die Prüflösung muss klar (2.2.1) und farblos (2.2.2, Methode II) sein.

pH-Wert (2.2.3): 4,5 bis 6,0; an der Prüflösung bestimmt

Verwandte Substanzen: Flüssigchromatographie (2.2.29)

Die Lösungen sind unmittelbar vor Gebrauch herzustellen.

Lösungsmittelmischung: mobile Phase B, mobile Phase A (10:90 *V/V*)

Lösung A: 30 ml einer Lösung von Salzsäure *R* (103 g · l^{-1}) werden mit der Lösungsmittelmischung zu 1000 ml verdünnt.

Untersuchungslösung: 0,100 g Substanz werden in 20 ml Lösung A gelöst. Die Lösung wird mit der Lösung A zu 25,0 ml verdünnt.

Referenzlösung a: 50 mg Acetylsalicylsäure *R* werden in 2 ml Acetonitril *R* gelöst. Die Lösung wird mit der Lösung A zu 50 ml verdünnt.

Referenzlösung b: 0,100 g Lysinhydrochlorid *R* werden in der Lösung A gelöst. Die Lösung wird nach Zusatz von 0,5 ml Referenzlösung a mit der Lösung A zu 50 ml verdünnt.

Referenzlösung c: 1,0 ml Untersuchungslösung wird mit der Lösung A zu 100,0 ml verdünnt. 1,0 ml dieser Lösung wird mit der Lösung A zu 10,0 ml verdünnt.

Referenzlösung d: 2 mg DL-Lysinacetylsalicylat-Verunreinigung C *CRS* werden in der Lösung A zu 50 ml gelöst.

Referenzlösung e: 2 mg DL-Lysinacetylsalicylat-Verunreinigung G *CRS* werden in der Lösung A zu 10 ml gelöst.

Referenzlösung f: 3 ml Referenzlösung d werden mit 1 ml Referenzlösung e versetzt und mit der Lösung A zu 10 ml verdünnt.

Referenzlösung g: 5 mg *N*-(ε)-Acetyl-L-lysin *R* (ein Enantiomer von Verunreinigung E) und 5 mg *N*-(α)-Acetyl-L-lysin *R* (ein Enantiomer von Verunreinigung F) werden in der Lösung A zu 10 ml gelöst. 1 ml Lösung wird mit der Lösung A zu 20 ml verdünnt.

Referenzlösung h: 20,0 mg Salicylsäure *R* (Verunreinigung A) werden in einer Mischung gleicher Volumteile Acetonitril *R* und Lösung A zu 5,0 ml gelöst. 1,0 ml Lösung wird mit der Lösung A zu 100,0 ml verdünnt.

Säule
- Größe: $l = 0{,}15$ m, $\varnothing = 4{,}6$ mm
- Stationäre Phase: nachsilanisiertes, amidohexadecylsilyliertes Kieselgel zur Chromatographie *R* (5 µm)
- Temperatur: 30 °C

Mobile Phase
- Mobile Phase A: Lösung von Natriumoctansulfonat *R* (0,55 g · l^{-1}), mit Phosphorsäure 85 % *R* auf einen pH-Wert von 2,7 eingestellt
- Mobile Phase B: Acetonitril *R* 1

Zeit (min)	**Mobile Phase A (% *V/V*)**	**Mobile Phase B (% *V/V*)**
0 – 2	92	8
2 – 22	92 → 73	8 → 27
22 – 45	73 → 45	27 → 55

Durchflussrate: 1,5 ml · min^{-1}

Detektion: Spektrometer bei 205 nm

Einspritzen: 10 µl; Untersuchungslösung, Referenzlösungen b, c, f, g und h

Identifizierung von Verunreinigungen: Zur Identifizierung des Peaks der Verunreinigung A wird das mit der Referenzlösung h erhaltene Chromatogramm verwendet; zur Identifizierung der Peaks der Verunreinigungen C und G wird das mit der Referenzlösung f erhaltene Chromatogramm verwendet; zur Identifizierung der Peaks der Verunreinigungen E und F wird das mit der Referenzlösung g erhaltene Chromatogramm verwendet.

Relative Retention (bezogen auf Acetylsalicylsäure, t_R etwa 11 min)
- Verunreinigung G: etwa 0,2
- Verunreinigung E: etwa 0,3
- Verunreinigung F: etwa 0,4
- DL-Lysin: etwa 0,9
- Verunreinigung A: etwa 1,4
- Verunreinigung C: etwa 1,7

Eignungsprüfung
- Auflösung: mindestens 3,5 zwischen den Peaks von Lysin und Acetylsalicylsäure im Chromatogramm der Referenzlösung b
- Signal-Rausch-Verhältnis: mindestens 200 für den Hauptpeak im Chromatogramm der Referenzlösung c

Berechnung der Prozentgehalte
- Korrekturfaktoren: Die Flächen der Peaks der folgenden Verunreinigungen werden mit den entsprechenden Korrekturfaktoren multipliziert:
  - Verunreinigung C: 4,3
  - Verunreinigung E: 3,4
  - Verunreinigung F: 4,3
  - Verunreinigung G: 2,8
- Für Verunreinigung A wird die Konzentration an Salicylsäure in der Referenzlösung h verwendet.
- Für Verunreinigungen ohne Verunreinigung A wird die Konzentration an DL-Lysinacetylsalicylat in der Referenzlösung c verwendet, dabei wird die Fläche des Peaks der Acetylsalicylsäure in der Referenzlösung c berücksichtigt.

Grenzwerte
- Verunreinigung A: höchstens 1,2 Prozent
- Verunreinigungen E, F, G: jeweils höchstens 0,5 Prozent
- Verunreinigung C: höchstens 0,3 Prozent
- Nicht spezifizierte Verunreinigungen: jeweils höchstens 0,05 Prozent
- Summe aller Verunreinigungen: höchstens 2,0 Prozent
- Berichtsgrenzwert: 0,03 Prozent; der dem DL-Lysin entsprechende Peak wird nicht berücksichtigt.

Wasser (2.5.32): höchstens 0,3 Prozent, mit 0,300 g Substanz unter Anwendung der Verdampfungstechnik bei 100 °C bestimmt

Sulfatasche (2.4.14): höchstens 0,1 Prozent, mit 1,0 g Substanz bestimmt

Gehaltsbestimmung

0,140 g Substanz werden in 50,0 ml wasserfreier Essigsäure *R* gelöst und mit Perchlorsäure (0,1 mol · l^{-1}) titriert. Der Endpunkt wird mit Hilfe der Potentiometrie (2.2.20) bestimmt.

1 ml Perchlorsäure (0,1 mol · l^{-1}) entspricht 16,32 mg $C_{15}H_{22}N_2O_6$.

Verunreinigungen

Spezifizierte Verunreinigungen:

A, C, E, F, G

Andere bestimmbare Verunreinigungen

(Die folgenden Substanzen werden, falls in einer bestimmten Menge vorhanden, durch eine oder mehrere Prüfmethoden in der Monographie erfasst. Sie werden begrenzt durch das allgemeine Akzeptanzkriterium für weitere Verunreinigungen/nicht spezifizierte Verunreinigungen und/oder durch die Anforderungen der

Allgemeinen Monographie **Substanzen zur pharmazeutischen Verwendung (Corpora ad usum pharmaceuticum)**. Diese Verunreinigungen müssen daher nicht identifiziert werden, um die Konformität der Substanz zu zeigen. Siehe auch „5.10 Kontrolle von Verunreinigungen in Substanzen zur pharmazeutischen Verwendung"):

B, D, H, I, J, K, L, M

A.

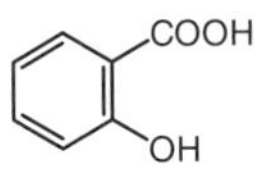

2-Hydroxybenzoesäure
(Salicylsäure)

B.

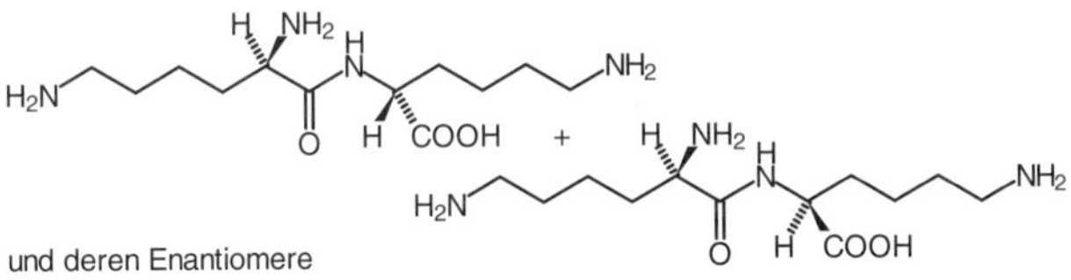

und deren Enantiomere

(2*RS*)-6-Amino-2-[(2*R*)-2,6-diaminohexanamido]hexansäure und (2*RS*)-6-Amino-2-[(2*S*)-2,6-diaminohexanamido]hexansäure

C.

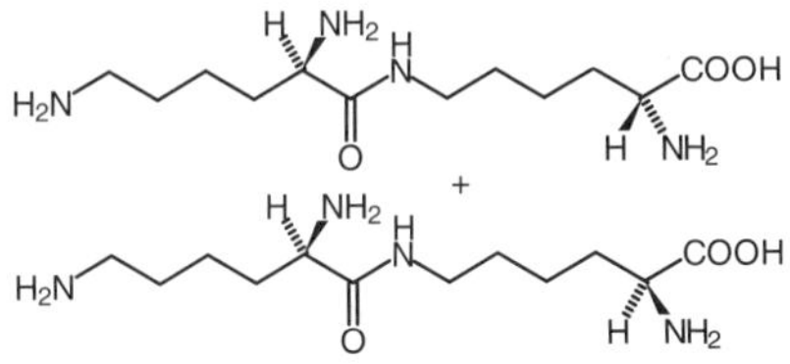

und deren Enantiomere

(2*RS*)-2-Amino-6-[(2*R*)-2,6-diaminohexanamido]hexansäure und (2*RS*)-2-Amino-6-[(2*S*)-2,6-diaminohexanamido]hexansäure

D.

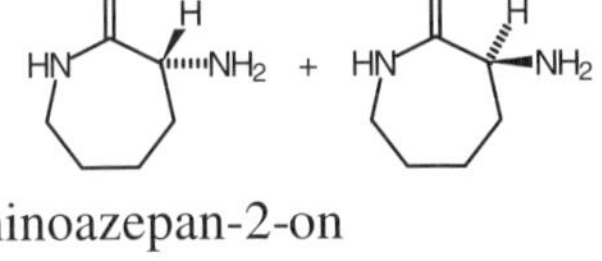

(3*RS*)-3-Aminoazepan-2-on

E.

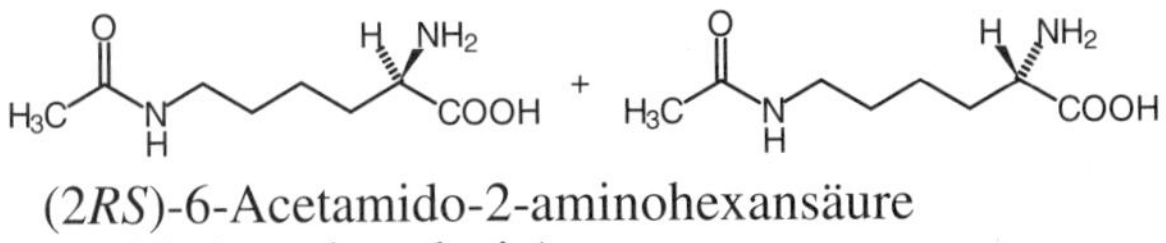

(2*RS*)-6-Acetamido-2-aminohexansäure
(*N*-(ε)-Acetyl-DL-lysin)

F.

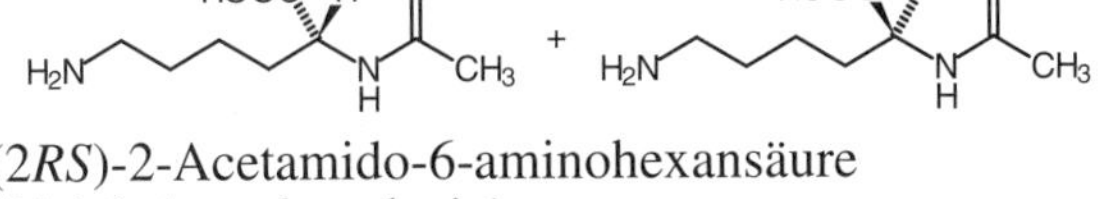

(2*RS*)-2-Acetamido-6-aminohexansäure
(*N*-(α)-Acetyl-DL-lysin)

G.

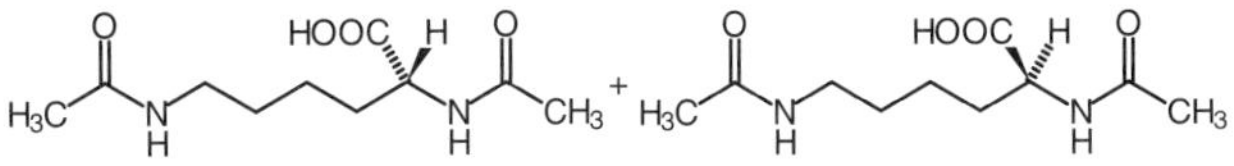

(2*RS*)-2,6-Diacetamidohexansäure

H.

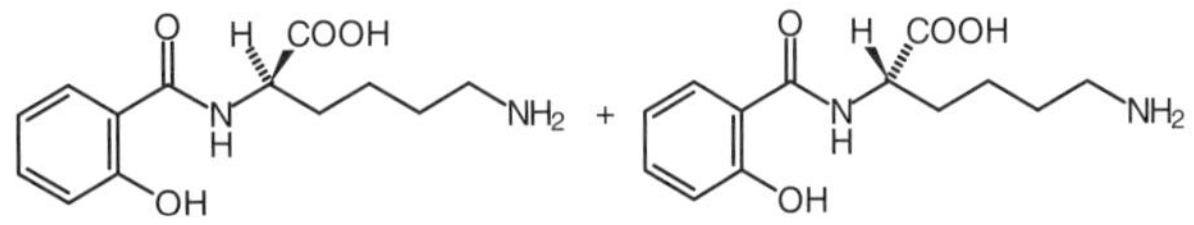

(2*RS*)-6-Amino-2-(2-hydroxybenzamido)hexansäure

I.

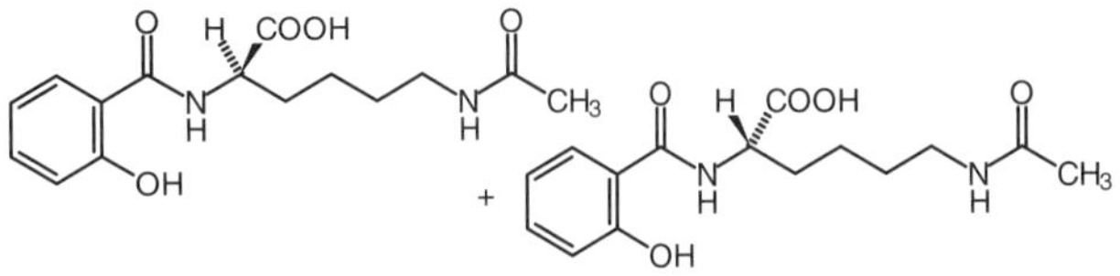

(2*RS*)-6-Acetamido-2-(2-hydroxybenzamido)hexansäure

J.

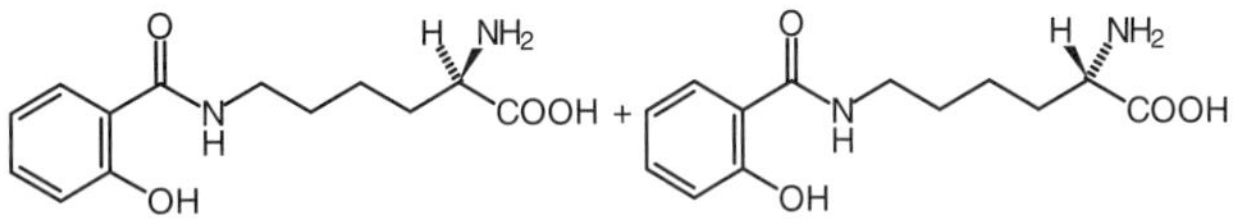

(2*RS*)-2-Amino-6-(2-hydroxybenzamido)hexansäure

K.

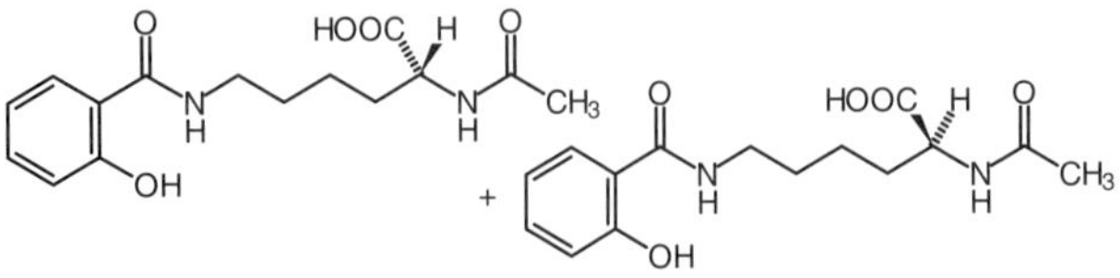

(2*RS*)-2-Acetamido-6-(2-hydroxybenzamido)hexansäure

L.

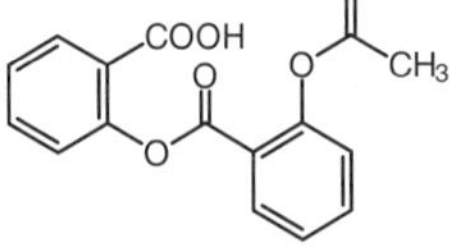

2-[[2-(Acetyloxy)benzoyl]oxy]benzoesäure
(Acetylsalicylsalicylsäure)

M.

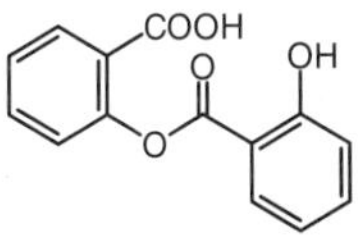

2-[(2-Hydroxybenzoyl)oxy]benzoesäure
(Salsalat, Salicylsäure)

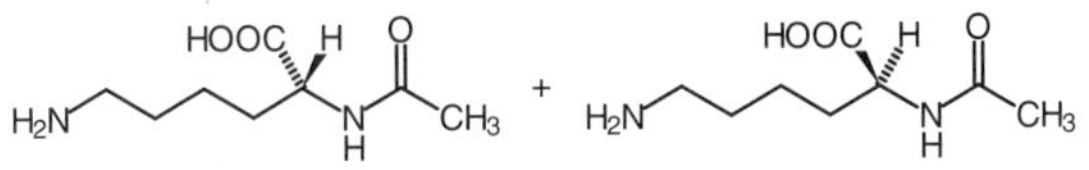

M

10.3/1444

Macrogole

Macrogola

Definition

Macrogole sind Gemische von Polymeren mit der allgemeinen Formel H–[OCH_2–CH_2]$_n$–OH, wobei *n* die mittlere Anzahl an Oxyethylen-Gruppen angibt. Der Macrogol-Typ wird durch eine Zahl definiert, die die mittlere relative Molekülmasse angibt. Ein geeigneter Stabilisator kann zugesetzt sein.

Eigenschaften

Macrogol-typ	Aussehen	Löslichkeit
300 400 600	klare, viskose, farblose bis fast farblose, hygroskopische Flüssigkeit	mischbar mit Wasser, sehr leicht löslich in Aceton, in Dichlormethan und in Ethanol 96 %, praktisch unlöslich in fetten Ölen und in Mineralölen
1000	weiße bis fast weiße, hygroskopische, feste Substanz von wachs- oder paraffinartigem Aussehen	sehr leicht löslich in Wasser, leicht löslich in Dichlormethan und in Ethanol 96 %, praktisch unlöslich in fetten Ölen und in Mineralölen
1500	weiße bis fast weiße, feste Substanz von wachs- oder paraffinartigem Aussehen	sehr leicht löslich in Wasser und in Dichlormethan, leicht löslich in Ethanol 96 %, praktisch unlöslich in fetten Ölen und in Mineralölen
3000 3350	weiße bis fast weiße, feste Substanz von wachs- oder paraffinartigem Aussehen	sehr leicht löslich in Wasser und in Dichlormethan, sehr schwer löslich in Ethanol 96 %, praktisch unlöslich in fetten Ölen und in Mineralölen
4000 6000 8000	weiße bis fast weiße, feste Substanz von wachs- oder paraffinartigem Aussehen	sehr leicht löslich in Wasser und in Dichlormethan, praktisch unlöslich in Ethanol 96 %, in fetten Ölen und in Mineralölen
20 000 35 000	weiße bis fast weiße, feste Substanz von wachs- oder paraffinartigem Aussehen	sehr leicht löslich in Wasser, löslich in Dichlormethan, praktisch unlöslich in Ethanol 96 %, in fetten Ölen und in Mineralölen

Prüfung auf Identität

A. Die Substanz entspricht der Prüfung „Viskosität“ (siehe „Prüfung auf Reinheit“).

B. 1 g Substanz wird in einem Reagenzglas, das mit einem durchbohrten Stopfen und einem gebogenen Auslassrohr versehen ist, mit 0,5 ml Schwefelsäure *R* erhitzt, bis sich weiße Dämpfe entwickeln. Die Dämpfe werden durch das gebogene Rohr in 1 ml Quecksilber(II)-chlorid-Lösung *R* geleitet. Ein reichlicher weißer, kristalliner Niederschlag entsteht.

C. 0,1 g Substanz werden mit 0,1 g Kaliumthiocyanat *R* und 0,1 g Cobalt(II)-nitrat *R* versetzt und mit einem Glasstab sorgfältig gemischt. Die Mischung wird nach Zusatz von 5 ml Dichlormethan *R* geschüttelt. Die flüssige Phase färbt sich blau.

Prüfung auf Reinheit

Aussehen der Lösung: Die Lösung muss klar (2.2.1) und darf nicht stärker gefärbt sein als die Farbvergleichslösung BG_6 (2.2.2, Methode II).

12,5 g Substanz werden in Wasser *R* zu 50 ml gelöst.

Sauer oder alkalisch reagierende Substanzen: 5,0 g Substanz werden in 50 ml kohlendioxidfreiem Wasser *R* gelöst. Die Lösung wird mit 0,15 ml Bromthymolblau-Lösung *R* 1 versetzt. Sie muss gelb oder grün gefärbt sein. Bis zum Farbumschlag des Indikators nach Blau dürfen höchstens 0,1 ml Natriumhydroxid-Lösung (0,1 mol · l^{-1}) verbraucht werden.

Viskosität (2.2.9): Die Viskosität wird mit der in Tab. 1444-1 angegebenen Dichte berechnet.

Tabelle 1444-1

Macrogol-typ	Kinematische Viskosität ($mm^2 \cdot s^{-1}$)	Dynamische Viskosität (mPa · s)	Dichte* ($g \cdot ml^{-1}$)
300	71 – 94	80 – 105	1,120
400	94 – 116	105 – 130	1,120
600	13,9 – 18,5	15 – 20	1,080
1000	20,4 – 27,7	22 – 30	1,080
1500	31 – 46	34 – 50	1,080
3000	69 – 93	75 – 100	1,080
3350	76 – 110	83 – 120	1,080
4000	102 – 158	110 – 170	1,080
6000	185 – 250	200 – 270	1,080
8000	240 – 472	260 – 510	1,080
20 000	2500 – 3200	2700 – 3500	1,080
35 000	10 000 – 13 000	11 000 – 14 000	1,080

*) Dichte der Substanz für Macrogol 300 und 400; Dichte der 50-prozentigen Lösung (*m/m*) für die anderen Macrogole

Für Macrogole mit einer relativen Molekülmasse über 400 wird die Viskosität mit einer 50-prozentigen Lösung (*m/m*) der Substanz bestimmt.

Erstarrungstemperatur (2.2.18): siehe Tab. 1444-2

Tabelle 1444-2

Macrogoltyp	Erstarrungstemperatur (°C)
600	15–25
1000	35–40
1500	42–48
3000	50–56
3350	53–57
4000	53–59
6000	55–61
8000	55–62
20 000	mindestens 57
35 000	mindestens 57

Hydroxylzahl: *m* g Substanz (siehe Tab. 1444-3) werden in einen trockenen Erlenmeyerkolben mit Rückflusskühler gegeben. Nach Zusatz von 25,0 ml Phthalsäureanhydrid-Lösung *R* wird die Mischung bis zur Lösung geschwenkt und 60 min lang auf einer Heizplatte zum Rückfluss erhitzt. Nach dem Erkalten wird der Kühler mit 25 ml Pyridin *R* und danach mit 25 ml Wasser *R* gespült. Nach Zusatz von 1,5 ml Phenolphthalein-Lösung *R* wird die Lösung mit Natriumhydroxid-Lösung (1 mol · l^{-1}) bis zum Auftreten einer schwachen Rosafärbung titriert (n_1 ml). Eine Blindtitration wird durchgeführt (n_2 ml).

Die Hydroxylzahl wird nach folgender Formel berechnet:

$$\frac{56,1 \cdot (n_2 - n_1)}{m}$$

Tabelle 1444-3

Macrogoltyp	Hydroxylzahl	*m* (g)
300	340–394	1,5
400	264–300	1,9
600	178–197	3,5
1000	107–118	5,0
1500	70–80	7,0
3000	34–42	12,0
3350	30–38	12,0
4000	25–32	14,0
6000	16–22	18,0
8000	12–16	24,0
20 000	–	–
35 000	–	–

Für Macrogole mit einer relativen Molekülmasse über 1000 wird, falls der Wassergehalt über 0,5 Prozent beträgt, eine Probe von geeigneter Masse 2 h lang bei 100 bis 105 °C getrocknet und die Hydroxylzahl an der getrockneten Probe bestimmt.

Reduzierende Substanzen: 1 g Substanz wird in 1 ml einer Lösung von Resorcin *R* (10 g · l^{-1}), falls erforderlich unter Erwärmen, gelöst. Die Lösung wird mit 2 ml Salzsäure *R* versetzt. Nach 5 min darf die Lösung nicht stärker gefärbt sein als die Farbvergleichslösung R_3 (2.2.2, Methode I).

Formaldehyd: höchstens 30 ppm

Untersuchungslösung: 1,00 g Substanz wird mit 0,25 ml Chromotropsäure-Natrium-Lösung *R* versetzt. Die Lösung wird in einer Eis-Wasser-Mischung abgekühlt, mit 5,0 ml Schwefelsäure *R* versetzt und nach 15 min langem Stehenlassen langsam mit Wasser *R* zu 10 ml verdünnt.

Referenzlösung: 0,860 g Formaldehyd-Lösung *R* werden mit Wasser *R* zu 100 ml verdünnt. 1,0 ml Lösung wird mit Wasser *R* zu 100 ml verdünnt. In einem 10-ml-Messkolben wird 1,00 ml dieser Lösung mit 0,25 ml Chromotropsäure-Natrium-Lösung *R* gemischt, in einer Eis-Wasser-Mischung abgekühlt, mit 5,0 ml Schwefelsäure *R* versetzt und nach 15 min langem Stehenlassen langsam mit Wasser *R* zu 10 ml verdünnt.

Kompensationsflüssigkeit: In einem 10-ml-Messkolben wird 1,00 ml Wasser *R* mit 0,25 ml Chromotropsäure-Natrium-Lösung *R* gemischt, in einer Eis-Wasser-Mischung abgekühlt und mit 5,0 ml Schwefelsäure *R* versetzt. Die Lösung wird langsam mit Wasser *R* zu 10 ml verdünnt.

Bei 567 nm darf die Absorption (2.2.25) der Untersuchungslösung, gegen die Kompensationsflüssigkeit gemessen, nicht größer sein als die der Referenzlösung.

Falls der Gebrauch von Macrogolen mit einem höheren Gehalt an Formaldehyd unerwünschte Wirkungen haben könnte, kann die zuständige Behörde einen Grenzwert von höchstens 15 ppm Formaldehyd vorschreiben.

Ethylenglycol, Diethylenglycol: *Die Prüfung wird nur für Macrogole mit einer relativen Molekülmasse unter 1000 durchgeführt.*

Gaschromatographie (2.2.28)

Untersuchungslösung: 5,00 g Substanz werden in Aceton *R* zu 100,0 ml gelöst.

Referenzlösung: 0,10 g Ethylenglycol *R* und 0,50 g Diethylenglycol *R* werden in Aceton *R* zu 100,0 ml gelöst. 1,0 ml Lösung wird mit Aceton *R* zu 10,0 ml verdünnt.

Säule
- Material: Glas
- Größe: l = 1,8 m, ∅ = 2 mm
- Stationäre Phase: silanisierte Kieselgur zur Gaschromatographie *R*, imprägniert mit 5 Prozent (*m/m*) Macrogol 20 000 *R*

Trägergas: Stickstoff zur Chromatographie *R*

Durchflussrate: 30 ml · min^{-1}

Temperatur
- Säule: Falls erforderlich wird die Säule durch etwa 15 h langes Erhitzen bei 200 °C konditioniert. Die Anfangstemperatur der Säule wird so eingestellt, dass die Retentionszeit für Diethylenglycol 14 bis

16 min beträgt. Die Temperatur der Säule wird um 2 °C je Minute von etwa 30 °C bis maximal 170 °C erhöht.
- Probeneinlass und Detektor: 250 °C

Detektion: Flammenionisation

Einspritzen: 2 µl

Jede Lösung wird 5-mal eingespritzt, um die Wiederholpräzision zu überprüfen.

Grenzwert: höchstens 0,4 Prozent, berechnet als Summe der Gehalte an Ethylenglycol und Diethylenglycol

Ethylenoxid, Dioxan (2.4.25): höchstens 1 ppm Ethylenoxid und höchstens 10 ppm Dioxan

Wasser (2.5.12): höchstens 2,0 Prozent für Macrogole mit einer relativen Molekülmasse von höchstens 1000 und höchstens 1,0 Prozent für Macrogole mit einer relativen Molekülmasse über 1000; mit 2,00 g Substanz bestimmt

Sulfatasche (2.4.14): höchstens 0,2 Prozent, mit 1,0 g Substanz bestimmt

Lagerung

Dicht verschlossen

Beschriftung

Die Beschriftung gibt an
- Macrogoltyp
- Gehalt an Formaldehyd.

Funktionalitätsbezogene Eigenschaften

Dieser Abschnitt liefert Informationen zu Eigenschaften, die sich als relevante Prüfparameter für eine oder mehrere Funktionen der Substanz erwiesen haben, wenn diese als Hilfsstoff (siehe 5.15) verwendet wird. Einige der Eigenschaften, die im Abschnitt „Funktionalitätsbezogene Eigenschaften" beschrieben sind, können ebenfalls im verbindlichen Teil der Monographie aufgeführt sein, da sie auch verbindliche Qualitätskriterien darstellen. In diesen Fällen enthält der Abschnitt „Funktionalitätsbezogene Eigenschaften" einen Verweis auf die im verbindlichen Teil der Monographie beschriebenen Prüfungen. Die Kontrolle der Eigenschaften kann zur Qualität eines Arzneimittels beitragen, indem die Gleichförmigkeit des Herstellungsverfahrens und die Funktionalität des Arzneimittels bei der Anwendung verbessert werden. Wenn Prüfmethoden angegeben sind, haben sie sich für den jeweiligen Zweck als geeignet erwiesen, jedoch können andere Methoden ebenfalls angewendet werden. Werden für eine bestimmte Eigenschaft Ergebnisse vorgelegt, muss die Prüfmethode angegeben sein.

Die folgende Eigenschaft kann für Macrogole, die als Lösungsmittel verwendet werden, relevant sein.

Viskosität: siehe „Prüfung auf Reinheit"

Die folgende Eigenschaft kann für Macrogole, die als Suspensionsstabilisator und/oder Verdickungsmittel verwendet werden, relevant sein.

Viskosität: siehe „Prüfung auf Reinheit"

Die folgende Eigenschaft kann für Macrogole, die als Schmiermittel in Tabletten verwendet werden, relevant sein.

Partikelgrößenverteilung (2.9.31)

Die folgenden Eigenschaften können für Macrogole, die als Zäpfchengrundlage und für Macrogole, die in hydrophilen Salben verwendet werden, relevant sein.

Viskosität: siehe „Prüfung auf Reinheit"

Schmelzpunkt (2.2.15)

10.3/0402

Magnesiumchlorid-Hexahydrat

Magnesii chloridum hexahydricum

$MgCl_2 \cdot 6\,H_2O$ — M_r 203,3

CAS Nr. 7791-18-6

Definition

Gehalt: 98,0 bis 101,0 Prozent $MgCl_2 \cdot 6\,H_2O$

Eigenschaften

Aussehen: farblose, hygroskopische Kristalle

Löslichkeit: sehr leicht löslich in Wasser, leicht löslich in Ethanol 96 %

Prüfung auf Identität

A. Die Substanz entspricht der Prüfung „Wasser" (siehe „Prüfung auf Reinheit").

M

Monographien

B. Die Substanz gibt die Identitätsreaktion a auf Chlorid (2.3.1).

C. Die Substanz gibt die Identitätsreaktion auf Magnesium (2.3.1).

Prüfung auf Reinheit

Prüflösung: 10,0 g Substanz werden in kohlendioxidfreiem Wasser *R*, das aus destilliertem Wasser *R* hergestellt wurde, zu 100,0 ml gelöst.

Aussehen der Lösung: Die Prüflösung muss klar (2.2.1) und farblos (2.2.2, Methode II) sein.

Sauer oder alkalisch reagierende Substanzen: 5 ml Prüflösung werden mit 0,05 ml Phenolrot-Lösung *R* versetzt. Bis zum Farbumschlag des Indikators dürfen höchstens 0,3 ml Salzsäure (0,01 mol · l^{-1}) oder Natriumhydroxid-Lösung (0,01 mol · l^{-1}) verbraucht werden.

Bromid: höchstens 500 ppm

2,0 ml Prüflösung werden mit Wasser *R* zu 10,0 ml verdünnt. 1,0 ml dieser Lösung wird mit 4,0 ml Wasser *R*, 2,0 ml Phenolrot-Lösung *R* 3 und 1,0 ml Chloramin-T-Lösung *R* 2 versetzt und sofort gemischt. Nach genau 2 min werden 0,30 ml Natriumthiosulfat-Lösung (0,1 mol · l^{-1}) zugesetzt. Nach dem Mischen wird die Lösung mit Wasser *R* zu 10,0 ml verdünnt. Die Absorption (2.2.25) dieser Lösung, bei 590 nm gemessen, darf nicht größer sein als die einer gleichzeitig und in gleicher Weise hergestellten Referenzlösung, die unter Verwendung von 5,0 ml einer Lösung von Kaliumbromid *R* (3 mg · l^{-1}) hergestellt wurde. Als Kompensationsflüssigkeit wird Wasser *R* verwendet.

Sulfat (2.4.13): höchstens 100 ppm, mit der Prüflösung bestimmt

Aluminium (2.4.17): höchstens 1 ppm, falls die Substanz zur Herstellung von Hämodialyse-, Hämofiltrations-, Hämodiafiltrations- oder Peritonealdialyselösungen bestimmt ist

Vorgeschriebene Lösung: 4 g Substanz werden in 100 ml Wasser *R* gelöst. Die Lösung wird mit 10 ml Acetat-Pufferlösung pH 6,0 *R* versetzt.

Referenzlösung: 2 ml Aluminium-Lösung (2 ppm Al) *R*, 10 ml Acetat-Pufferlösung pH 6,0 *R* und 98 ml Wasser *R* werden gemischt.

Kompensationsflüssigkeit: 10 ml Acetat-Pufferlösung pH 6,0 *R* und 100 ml Wasser *R* werden gemischt.

Calcium (2.4.3): höchstens 0,1 Prozent

1 ml Prüflösung wird mit destilliertem Wasser *R* zu 15 ml verdünnt.

Eisen (2.4.9): höchstens 10 ppm, mit der Prüflösung bestimmt

Kalium: höchstens 500 ppm, falls die Substanz zur Herstellung von Parenteralia bestimmt ist

Atomemissionsspektrometrie (2.2.22, Methode I)

Untersuchungslösung: 1,00 g Substanz wird in Wasser *R* zu 100,0 ml gelöst.

Referenzlösungen: Die Referenzlösungen werden aus der folgenden Lösung durch Verdünnen mit der erforderlichen Menge Wasser *R* hergestellt: 1,144 g zuvor 3 h lang bei 100 bis 105 °C getrocknetes Kaliumchlorid *R* werden in Wasser *R* zu 1000,0 ml gelöst (600 µg K je Milliliter).

Wellenlänge: 766,5 nm

Wasser (2.5.12): 51,0 bis 55,0 Prozent, mit 50,0 mg Substanz bestimmt

Gehaltsbestimmung

0,300 g Substanz werden in 50 ml Wasser *R* gelöst. Magnesium wird nach „Komplexometrische Titrationen“ (2.5.11) bestimmt.

1 ml Natriumedetat-Lösung (0,1 mol · l^{-1}) entspricht 20,33 mg $MgCl_2 \cdot 6\,H_2O$.

Lagerung

Dicht verschlossen

Beschriftung

Die Beschriftung gibt, falls zutreffend, an,
- dass die Substanz zur Herstellung von Hämodialyse-, Hämofiltrations-, Hämodiafiltrations- oder Peritonealdialyselösungen geeignet ist
- dass die Substanz zur Herstellung von Parenteralia geeignet ist.

10.3/0039

Magnesiumhydroxid

Magnesii hydroxidum

$Mg(OH)_2$ M_r 58,32

CAS Nr. 1309-42-8

Definition

Gehalt: 95,0 bis 100,5 Prozent $Mg(OH)_2$

Eigenschaften

Aussehen: weißes bis fast weißes, feines, amorphes Pulver

Löslichkeit: praktisch unlöslich in Wasser

Die Substanz löst sich in verdünnten Säuren.

Prüfung auf Identität

A. Etwa 15 mg Substanz werden in 2 ml verdünnter Salpetersäure *R* gelöst. Die mit verdünnter Natriumhydroxid-Lösung *R* neutralisierte Lösung gibt die Identitätsreaktion auf Magnesium (2.3.1).

B. Die Substanz entspricht der Prüfung „Glühverlust" (siehe „Prüfung auf Reinheit").

Prüfung auf Reinheit

Prüflösung: 5,0 g Substanz werden in einer Mischung von 50 ml Essigsäure *R* und 50 ml destilliertem Wasser *R* gelöst; dabei darf höchstens eine schwache Gasentwicklung auftreten. Die Lösung wird zum Sieden erhitzt, 2 min lang im Sieden gehalten und nach dem Erkalten mit verdünnter Essigsäure *R* zu 100 ml verdünnt. Diese Lösung wird, falls erforderlich, durch einen vorher geglühten und tarierten Quarz- oder Porzellanfiltertiegel geeigneter Porosität filtriert, um ein klares Filtrat zu erhalten.

Der Rückstand wird für die Prüfung „In Essigsäure unlösliche Substanzen" aufbewahrt.

Aussehen der Lösung: Die Prüflösung darf nicht stärker gefärbt sein als die Farbvergleichslösung B_3 (2.2.2, Methode II).

Lösliche Substanzen: höchstens 2,0 Prozent

2,00 g Substanz werden mit 100 ml Wasser *R* versetzt, zum Sieden erhitzt und 5 min lang im Sieden gehalten. Die noch heiße Suspension wird durch einen Glassintertiegel (40) (2.1.2) filtriert. Nach dem Erkalten wird das Filtrat mit Wasser *R* zu 100 ml verdünnt. 50 ml Filtrat werden zur Trockne eingedampft. Der bei 100 bis 105 °C getrocknete Rückstand darf höchstens 20 mg wiegen.

In Essigsäure unlösliche Substanzen: höchstens 0,1 Prozent

Ein bei der Herstellung der Prüflösung erhaltener Rückstand wird gewaschen, getrocknet und bei 600 ± 50 °C geglüht. Der Rückstand darf höchstens 5 mg wiegen.

Chlorid (2.4.4): höchstens 0,1 Prozent

1 ml Prüflösung wird mit Wasser *R* zu 15 ml verdünnt.

Sulfat (2.4.13): höchstens 1,0 Prozent

0,3 ml Prüflösung werden mit destilliertem Wasser *R* zu 15 ml verdünnt.

Calcium (2.4.3): höchstens 1,5 Prozent

1,3 ml Prüflösung werden mit destilliertem Wasser *R* zu 150 ml verdünnt.

Eisen (2.4.9): höchstens 0,07 Prozent

0,15 g Substanz werden in 5 ml verdünnter Salzsäure *R* gelöst. Die Lösung wird mit Wasser *R* zu 10 ml verdünnt. 1 ml dieser Lösung wird mit Wasser *R* zu 10 ml verdünnt.

Glühverlust: 29,0 bis 32,5 Prozent

0,5 g Substanz werden allmählich auf 900 ± 50 °C erhitzt und bis zur Massekonstanz geglüht.

Gehaltsbestimmung

0,100 g Substanz werden in einer Mischung von 20 ml Wasser *R* und 2 ml verdünnter Salzsäure *R* gelöst. Der Gehalt an Magnesium wird nach „Komplexometrische Titrationen" (2.5.11) bestimmt.

1 ml Natriumedetat-Lösung ($0,1\ mol \cdot l^{-1}$) entspricht 5,832 mg $Mg(OH)_2$.

10.3/0040

Leichtes Magnesiumoxid

Magnesii oxidum leve

MgO M_r 40,30

CAS Nr. 1309-48-4

Definition

Gehalt: 98,0 bis 100,5 Prozent MgO (geglühte Substanz)

Eigenschaften

Aussehen: feines, weißes bis fast weißes, amorphes Pulver

M

Monographien

Löslichkeit: praktisch unlöslich in Wasser

Die Substanz löst sich in verdünnten Säuren unter höchstens schwacher Gasentwicklung.

Prüfung auf Identität

A. Schüttdichte (2.9.34): höchstens 0,15 g · ml^{-1}

B. Etwa 15 mg Substanz werden in 2 ml verdünnter Salpetersäure *R* gelöst. Die mit verdünnter Natriumhydroxid-Lösung *R* neutralisierte Lösung gibt die Identitätsreaktion auf Magnesium (2.3.1).

C. Die Substanz entspricht der Prüfung „Glühverlust“ (siehe „Prüfung auf Reinheit“).

Prüfung auf Reinheit

Prüflösung: 5,0 g Substanz werden in einer Mischung von 30 ml destilliertem Wasser *R* und 70 ml Essigsäure *R* gelöst. Die Lösung wird zum Sieden erhitzt, 2 min lang im Sieden gehalten und nach dem Erkalten mit verdünnter Essigsäure *R* zu 100 ml verdünnt. Diese Lösung wird, falls erforderlich, durch einen zuvor geglühten und tarierten Quarz- oder Porzellanfiltertiegel geeigneter Porosität filtriert, um ein klares Filtrat zu erhalten.

Der Rückstand wird für die Prüfung „In Essigsäure unlösliche Substanzen“ aufbewahrt.

Aussehen der Lösung: Die Prüflösung darf nicht stärker gefärbt sein als die Farbvergleichslösung B_2 (2.2.2, Methode II).

Lösliche Substanzen: höchstens 2,0 Prozent

2,00 g Substanz werden mit 100 ml Wasser *R* zum Sieden erhitzt und 5 min lang im Sieden gehalten. Die noch heiße Suspension wird durch einen Glassintertiegel (40) (2.1.2) filtriert. Nach dem Erkalten wird das Filtrat mit Wasser *R* zu 100 ml verdünnt. 50 ml verdünntes Filtrat werden zur Trockne eingedampft. Der bei 100 bis 105 °C getrocknete Rückstand darf höchstens 20 mg wiegen.

In Essigsäure unlösliche Substanzen: höchstens 0,1 Prozent

Ein bei der Herstellung der Prüflösung erhaltener Rückstand wird gewaschen, getrocknet und bei 600 ± 50 °C geglüht. Der Rückstand darf höchstens 5 mg wiegen.

Chlorid (2.4.4): höchstens 0,15 Prozent

0,7 ml Prüflösung werden mit Wasser *R* zu 15 ml verdünnt.

Sulfat (2.4.13): höchstens 1,0 Prozent

0,3 ml Prüflösung werden mit destilliertem Wasser *R* zu 15 ml verdünnt.

Calcium (2.4.3): höchstens 1,5 Prozent

1,3 ml Prüflösung werden mit destilliertem Wasser *R* zu 150 ml verdünnt. 15 ml dieser Lösung müssen der Grenzprüfung auf Calcium entsprechen.

Eisen (2.4.9): höchstens 0,1 Prozent

50 mg Substanz werden in 5 ml verdünnter Salzsäure *R* gelöst. Die Lösung wird mit Wasser *R* zu 10 ml verdünnt. 2 ml dieser Lösung werden mit Wasser *R* zu 10 ml verdünnt.

Glühverlust: höchstens 8,0 Prozent, mit 1,00 g Substanz durch Glühen bei 900 ± 25 °C bestimmt

Gehaltsbestimmung

0,320 g Substanz werden in 20 ml verdünnter Salzsäure *R* gelöst. Die Lösung wird mit Wasser *R* zu 100,0 ml verdünnt. In 20,0 ml dieser Lösung wird das Magnesium nach „Komplexometrische Titrationen“ (2.5.11) bestimmt.

1 ml Natriumedetat-Lösung (0,1 mol · l^{-1}) entspricht 4,030 mg MgO.

Funktionalitätsbezogene Eigenschaften

Dieser Abschnitt liefert Informationen zu Eigenschaften, die sich als relevante Prüfparameter für eine oder mehrere Funktionen der Substanz erwiesen haben, wenn diese als Hilfsstoff (siehe 5.15) verwendet wird. Einige der Eigenschaften, die im Abschnitt „Funktionalitätsbezogene Eigenschaften“ beschrieben sind, können ebenfalls im verbindlichen Teil der Monographie aufgeführt sein, da sie auch verbindliche Qualitätskriterien darstellen. In diesen Fällen enthält der Abschnitt „Funktionalitätsbezogene Eigenschaften“ einen Verweis auf die im verbindlichen Teil der Monographie beschriebenen Prüfungen. Die Kontrolle der Eigenschaften kann zur Qualität eines Arzneimittels beitragen, indem die Gleichförmigkeit des Herstellungsverfahrens und die Funktionalität des Arzneimittels bei der Anwendung verbessert werden. Wenn Prüfmethoden angegeben sind, haben sie sich für den jeweiligen Zweck als geeignet erwiesen, jedoch können andere Methoden ebenfalls angewendet werden. Werden für eine bestimmte Eigenschaft Ergebnisse vorgelegt, muss die Prüfmethode angegeben sein.

Die folgenden Eigenschaften können für leichtes Magnesiumoxid, das als Füllmittel in festen Darreichungsformen zum Einnehmen verwendet wird, relevant sein.

Partikelgrößenverteilung (2.9.31 oder 2.9.38)

Schütt- und Stampfdichte (2.9.34)

10.3/0041

Schweres Magnesiumoxid

Magnesii oxidum ponderosum

MgO M_r 40,30

CAS Nr. 1309-48-4

Definition

Gehalt: 98,0 bis 100,5 Prozent MgO (geglühte Substanz)

Eigenschaften

Aussehen: feines, weißes bis fast weißes Pulver

Löslichkeit: praktisch unlöslich in Wasser

Die Substanz löst sich in verdünnten Säuren unter höchstens schwacher Gasentwicklung.

Prüfung auf Identität

A. Schüttdichte (2.9.34): mindestens 0,25 g · ml^{-1}

B. Etwa 15 mg Substanz werden in 2 ml verdünnter Salpetersäure *R* gelöst. Die mit verdünnter Natriumhydroxid-Lösung *R* neutralisierte Lösung gibt die Identitätsreaktion auf Magnesium (2.3.1).

C. Die Substanz entspricht der Prüfung „Glühverlust" (siehe „Prüfung auf Reinheit").

Prüfung auf Reinheit

Prüflösung: 5,0 g Substanz werden in einer Mischung von 30 ml destilliertem Wasser *R* und 70 ml Essigsäure *R* gelöst. Die Lösung wird zum Sieden erhitzt, 2 min lang im Sieden gehalten und nach dem Erkalten mit verdünnter Essigsäure *R* zu 100 ml verdünnt. Diese Lösung wird, falls erforderlich, durch einen zuvor geglühten und tarierten Quarz- oder Porzellanfiltertiegel geeigneter Porosität filtriert, um ein klares Filtrat zu erhalten.

Der Rückstand wird für die Prüfung „In Essigsäure unlösliche Substanzen" aufbewahrt.

Aussehen der Lösung: Die Prüflösung darf nicht stärker gefärbt sein als die Farbvergleichslösung B_3 (2.2.2, Methode II).

Lösliche Substanzen: höchstens 2,0 Prozent

2,00 g Substanz werden mit 100 ml Wasser *R* zum Sieden erhitzt und 5 min lang im Sieden gehalten. Die noch heiße Suspension wird durch einen Glassintertiegel (40) (2.1.2) filtriert. Nach dem Erkalten wird das Filtrat mit Wasser *R* zu 100 ml verdünnt. 50 ml verdünntes Filtrat werden zur Trockne eingedampft. Der bei 100 bis 105 °C getrocknete Rückstand darf höchstens 20 mg wiegen.

In Essigsäure unlösliche Substanzen: höchstens 0,1 Prozent

Ein bei der Herstellung der Prüflösung erhaltener Rückstand wird gewaschen, getrocknet und bei 600 ± 50 °C geglüht. Der Rückstand darf höchstens 5 mg wiegen.

Chlorid (2.4.4): höchstens 0,1 Prozent

1 ml Prüflösung wird mit Wasser *R* zu 15 ml verdünnt.

Sulfat (2.4.13): höchstens 1,0 Prozent

0,3 ml Prüflösung werden mit destilliertem Wasser *R* zu 15 ml verdünnt.

Calcium (2.4.3): höchstens 1,5 Prozent

1,3 ml Prüflösung werden mit destilliertem Wasser *R* zu 150 ml verdünnt. 15 ml dieser Lösung müssen der Grenzprüfung auf Calcium entsprechen.

Eisen (2.4.9): höchstens 0,07 Prozent

0,15 g Substanz werden in 5 ml verdünnter Salzsäure *R* gelöst. Die Lösung wird mit Wasser *R* zu 10 ml verdünnt. 1 ml dieser Lösung wird mit Wasser *R* zu 10 ml verdünnt.

Glühverlust: höchstens 8,0 Prozent, mit 1,00 g Substanz durch Glühen bei 900 ± 25 °C bestimmt

Gehaltsbestimmung

0,320 g Substanz werden in 20 ml verdünnter Salzsäure *R* gelöst. Die Lösung wird mit Wasser *R* zu 100,0 ml verdünnt. In 20,0 ml dieser Lösung wird das Magnesium nach „Komplexometrische Titrationen" (2.5.11) bestimmt.

1 ml Natriumedetat-Lösung (0,1 mol · l^{-1}) entspricht 4,030 mg MgO.

Funktionalitätsbezogene Eigenschaften

Dieser Abschnitt liefert Informationen zu Eigenschaften, die sich als relevante Prüfparameter für eine oder mehrere Funktionen der Substanz erwiesen haben, wenn diese als Hilfsstoff (siehe 5.15) verwendet wird. Einige der Eigenschaften, die im Abschnitt „Funktionalitätsbezogene Eigenschaften" beschrieben sind, können ebenfalls im verbindlichen Teil der Monographie

M

Monographien

aufgeführt sein, da sie auch verbindliche Qualitätskriterien darstellen. In diesen Fällen enthält der Abschnitt „Funktionalitätsbezogene Eigenschaften" einen Verweis auf die im verbindlichen Teil der Monographie beschriebenen Prüfungen. Die Kontrolle der Eigenschaften kann zur Qualität eines Arzneimittels beitragen, indem die Gleichförmigkeit des Herstellungsverfahrens und die Funktionalität des Arzneimittels bei der Anwendung verbessert werden. Wenn Prüfmethoden angegeben sind, haben sie sich für den jeweiligen Zweck als geeignet erwiesen, jedoch können andere Methoden ebenfalls angewendet werden. Werden für eine bestimmte Eigenschaft Ergebnisse vorgelegt, muss die Prüfmethode angegeben sein.

Die folgenden Eigenschaften können für schweres Magnesiumoxid, das als Füllmittel in festen Darreichungsformen zum Einnehmen verwendet wird, relevant sein.

Partikelgrößenverteilung (2.9.31 oder 2.9.38)

Schütt- und Stampfdichte (2.9.34)

10.3/0044

Magnesiumsulfat-Heptahydrat

Magnesii sulfas heptahydricus

$MgSO_4 \cdot 7\,H_2O$ — M_r 246,5

CAS Nr. 10034-99-8

Definition

Gehalt: 99,0 bis 100,5 Prozent (getrocknete Substanz)

Eigenschaften

Aussehen: weißes bis fast weißes, kristallines Pulver oder glänzende, farblose Kristalle

Löslichkeit: leicht löslich in Wasser, sehr leicht löslich in siedendem Wasser, praktisch unlöslich in Ethanol 96 %

Prüfung auf Identität

A. Die Substanz gibt die Identitätsreaktionen auf Sulfat (2.3.1).

B. Die Substanz gibt die Identitätsreaktion auf Magnesium (2.3.1).

Prüfung auf Reinheit

Prüflösung: 5,0 g Substanz werden in Wasser *R* zu 50 ml gelöst.

Aussehen der Lösung: Die Prüflösung muss klar (2.2.1) und farblos (2.2.2, Methode II) sein.

Sauer oder alkalisch reagierende Substanzen: 10 ml Prüflösung werden mit 0,05 ml Phenolrot-Lösung *R* versetzt. Bis zum Farbumschlag des Indikators dürfen höchstens 0,2 ml Salzsäure (0,01 mol · l^{-1}) oder Natriumhydroxid-Lösung (0,01 mol · l^{-1}) verbraucht werden.

Chlorid (2.4.4): höchstens 300 ppm

1,7 ml Prüflösung werden mit Wasser *R* zu 15 ml verdünnt.

Eisen (2.4.9): höchstens 20 ppm

5 ml Prüflösung werden mit Wasser *R* zu 10 ml verdünnt.

Trocknungsverlust (2.2.32): 48,0 bis 52,0 Prozent

0,500 g Substanz werden 1 h lang im Trockenschrank bei 110 bis 120 °C und anschließend bei 400 °C bis zur Massekonstanz getrocknet.

Gehaltsbestimmung

0,450 g Substanz werden in 100 ml Wasser *R* gelöst. Das Magnesium wird nach „Komplexometrische Titrationen" (2.5.11) bestimmt.

1 ml Natriumedetat-Lösung (0,1 mol · l^{-1}) entspricht 12,04 mg $MgSO_4$.

10.3/1029

Mexiletinhydrochlorid

Mexiletini hydrochloridum

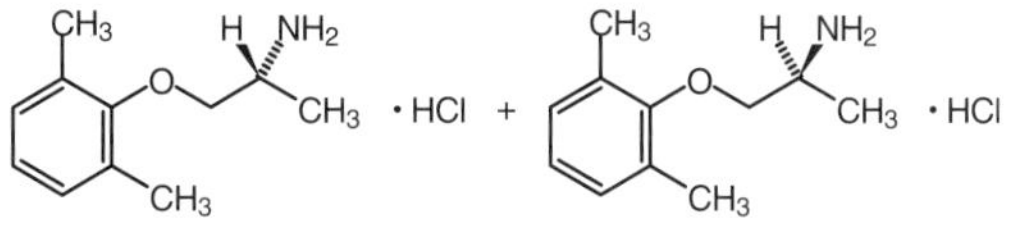

$C_{11}H_{18}ClNO$ M_r 215,7

CAS Nr. 5370-01-4

Definition

(2*RS*)-1-(2,6-Dimethylphenoxy)propan-2-amin-hydrochlorid

Gehalt: 99,0 bis 101,0 Prozent (wasserfreie Substanz)

Eigenschaften

Aussehen: weißes bis fast weißes, kristallines Pulver

Löslichkeit: leicht löslich in Wasser und in Methanol, wenig löslich in Dichlormethan

Die Substanz zeigt Polymorphie (5.9).

Prüfung auf Identität

A. IR-Spektroskopie (2.2.24)

Vergleich: Mexiletinhydrochlorid *CRS*

Wenn die Spektren bei der Prüfung in fester Form unterschiedlich sind, werden Substanz und Referenzsubstanz getrennt in Methanol *R* gelöst. Nach dem Eindampfen der Lösungen zur Trockne werden mit den Rückständen erneut Spektren aufgenommen.

B. 1,5 ml Prüflösung (siehe „Prüfung auf Reinheit"), mit Wasser *R* zu 15 ml verdünnt, ergeben die Identitätsreaktion a auf Chlorid (2.3.1).

Prüfung auf Reinheit

Prüflösung: 2,0 g Substanz werden in kohlendioxidfreiem Wasser *R* zu 20 ml gelöst.

Aussehen der Lösung: Die Lösung muss klar (2.2.1) und farblos (2.2.2, Methode II) sein.

5 ml Prüflösung werden mit Wasser *R* zu 10 ml verdünnt.

pH-Wert (2.2.3): 4,0 bis 5,5; an der Prüflösung bestimmt

Verunreinigung D: Flüssigchromatographie (2.2.29)

Pufferlösung: 1790 ml Wasser zur Chromatographie *R* werden mit 15 ml Triethylamin *R* und 1 ml Essigsäure 99 % *R* versetzt.

Lösungsmittelmischung: Acetonitril *R*, Wasser *R* (20:80 *V/V*)

Untersuchungslösung: 0,200 g Substanz werden in der Lösungsmittelmischung zu 10,0 ml gelöst.

Referenzlösung a: 5,0 mg Mexiletin-Verunreinigung D *CRS* werden in der Lösungsmittelmischung zu 25,0 ml gelöst.

Referenzlösung b: 1,0 ml Referenzlösung a wird mit der Lösungsmittelmischung zu 10,0 ml verdünnt.

Referenzlösung c: 1 ml Referenzlösung a und 1 ml Untersuchungslösung werden gemischt und mit der Lösungsmittelmischung zu 10 ml verdünnt.

Säule
- Größe: l = 0,25 m, ∅ = 4,6 mm
- Stationäre Phase: nachsilanisiertes, ethanverbrücktes, octadecylsilyliertes Kieselgel zur Chromatographie (Hybridmaterial) *R* (5 µm)
- Temperatur: 40 °C

Mobile Phase: Acetonitril *R*, Pufferlösung (18:82 *V/V*); die Lösung wird mit Triethylamin *R* auf einen pH-Wert von 11,5 eingestellt.

Durchflussrate: 2,0 ml · min^{-1}

Detektion: Spektrometer bei 262 nm

Einspritzen: 30 µl; Untersuchungslösung, Referenzlösungen b und c

Chromatographiedauer: 2fache Retentionszeit von Mexiletin

Identifizierung von Verunreinigungen: Zur Identifizierung des Peaks der Verunreinigung D wird das mit der Referenzlösung b erhaltene Chromatogramm verwendet.

Relative Retention (bezogen auf Mexiletin, t_R etwa 26 min)
- Verunreinigung D: etwa 0,9

Eignungsprüfung: Referenzlösung c
- Auflösung: mindestens 1,5 zwischen den Peaks von Verunreinigung D und Mexiletin

Berechnung der Prozentgehalte
- Für Verunreinigung D wird die Konzentration an Verunreinigung D in der Referenzlösung b verwendet.

Grenzwert
- Verunreinigung D: höchstens 0,10 Prozent

Verwandte Substanzen: Flüssigchromatographie (2.2.29)

Untersuchungslösung: 0,200 g Substanz werden in der mobilen Phase zu 10,0 ml gelöst.

Referenzlösung a: 1,0 ml Untersuchungslösung wird mit der mobilen Phase zu 10,0 ml verdünnt.

Referenzlösung b: 2,0 mg Mexiletin-Verunreinigung C *CRS* werden in der mobilen Phase gelöst. Die Lösung wird quantitativ in einen Messkolben, der 16,0 mg Mexiletin-Verunreinigung A *CRS* enthält, überführt. Die Mischung wird mit der mobilen Phase zu 20,0 ml verdünnt. 1,0 ml dieser Lösung wird mit 2,0 ml Referenzlösung a gemischt. Die Mischung wird mit der mobilen Phase zu 100,0 ml verdünnt.

Säule
- Größe: $l = 0{,}25$ m, $\varnothing = 4{,}6$ mm
- Stationäre Phase: nachsilanisiertes, octadecylsilyliertes Kieselgel zur Chromatographie *R* (5 µm)

Mobile Phase: eine Mischung von 65 Volumteilen Methanol *R* 2 und 35 Volumteilen einer Lösung, die wie folgt hergestellt wird: 11,5 g wasserfreies Natriumacetat *R* werden in 500 ml Wasser zur Chromatographie *R* gelöst. Die Lösung wird mit 3,2 ml Essigsäure 99 % *R* versetzt, gemischt und erkalten gelassen. Diese Lösung wird mit Essigsäure 99 % *R* auf einen pH-Wert von 4,8 eingestellt und mit Wasser zur Chromatographie *R* zu 1000 ml verdünnt.

Durchflussrate: 1,0 ml · min^{-1}

Detektion: Spektrometer bei 262 nm

Einspritzen: 20 µl

Chromatographiedauer: 5,5fache Retentionszeit von Mexiletin

Identifizierung von Verunreinigungen: Zur Identifizierung der Peaks der Verunreinigungen A und C wird das mit der Referenzlösung b erhaltene Chromatogramm verwendet.

Relative Retention (bezogen auf Mexiletin, t_R etwa 4 min)
- Verunreinigung C: etwa 0,7
- Verunreinigung A: etwa 1,8

Eignungsprüfung: Referenzlösung b
- Auflösung: mindestens 5,0 zwischen den Peaks von Verunreinigung C und Mexiletin

Grenzwerte
- Verunreinigung A: nicht größer als das 2,5fache der Fläche des entsprechenden Peaks im Chromatogramm der Referenzlösung b (0,10 Prozent)
- Verunreinigung C: nicht größer als das 20fache der Fläche des entsprechenden Peaks im Chromatogramm der Referenzlösung b (0,10 Prozent)
- Nicht spezifizierte Verunreinigungen: jeweils nicht größer als das 0,5fache der Fläche des Mexiletin-Peaks im Chromatogramm der Referenzlösung b (0,10 Prozent)
- Summe aller Verunreinigungen: nicht größer als das 2,5fache der Fläche des Mexiletin-Peaks im Chromatogramm der Referenzlösung b (0,5 Prozent)
- Ohne Berücksichtigung bleiben: Peaks, deren Fläche nicht größer ist als das 0,25fache der Fläche des Mexiletin-Peaks im Chromatogramm der Referenzlösung b (0,05 Prozent)

Wasser (2.5.12): höchstens 0,5 Prozent, mit 1,00 g Substanz bestimmt

Sulfatasche (2.4.14): höchstens 0,1 Prozent, mit 1,0 g Substanz bestimmt

Gehaltsbestimmung

0,150 g Substanz werden in 50 ml einer Mischung gleicher Volumteile Acetanhydrid *R* und wasserfreier Essigsäure *R* gelöst und sofort mit Perchlorsäure (0,1 mol · l^{-1}) titriert. Der Endpunkt wird mit Hilfe der Potentiometrie (2.2.20) bestimmt, wobei die Titration innerhalb von 2 min durchgeführt sein muss.

1 ml Perchlorsäure (0,1 mol · l^{-1}) entspricht 21,57 mg $C_{11}H_{18}ClNO$.

Verunreinigungen

Spezifizierte Verunreinigungen:

A, C, D

Andere bestimmbare Verunreinigungen

(Die folgenden Substanzen werden, falls in einer bestimmten Menge vorhanden, durch eine oder mehrere Prüfmethoden in der Monographie erfasst. Sie werden begrenzt durch das allgemeine Akzeptanzkriterium für weitere Verunreinigungen/nicht spezifizierte Verunreinigungen und/oder durch die Anforderungen der Allgemeinen Monographie **Substanzen zur pharmazeutischen Verwendung (Corpora ad usum pharmaceuticum)**. Diese Verunreinigungen müssen daher nicht identifiziert werden, um die Konformität der Substanz zu zeigen. Siehe auch „5.10 Kontrolle von Verunreinigungen in Substanzen zur pharmazeutischen Verwendung“):

B

A.

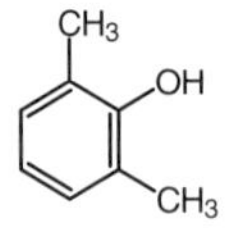

2,6-Dimethylphenol

B.

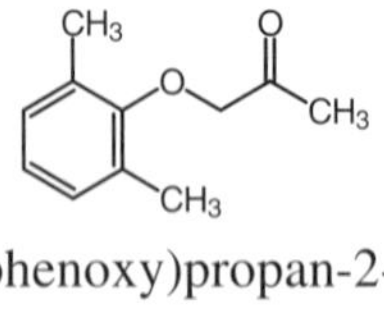

1-(2,6-Dimethylphenoxy)propan-2-on

C.

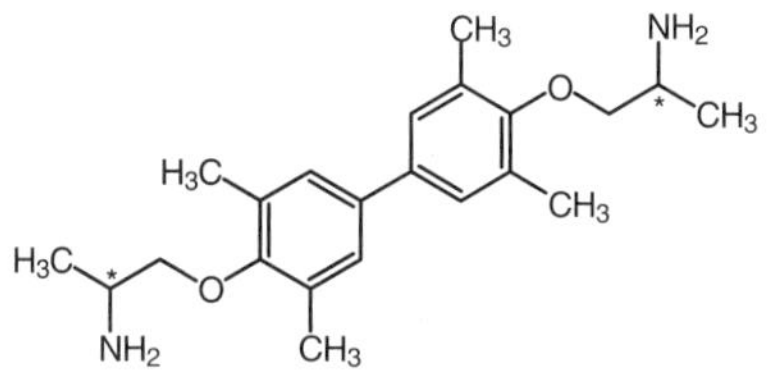

1,1′-[(3,3′,5,5′-Tetramethyl[1,1′-biphenyl]-4,4′-diyl)bis(oxy)]di(propan-2-amin)

D.

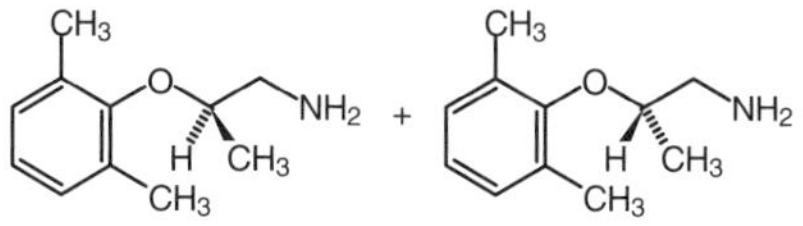

(2*RS*)-2-(2,6-Dimethylphenoxy)propan-1-amin

10.3/1030

Minocyclinhydrochlorid-Dihydrat

Minocyclini hydrochloridum dihydricum

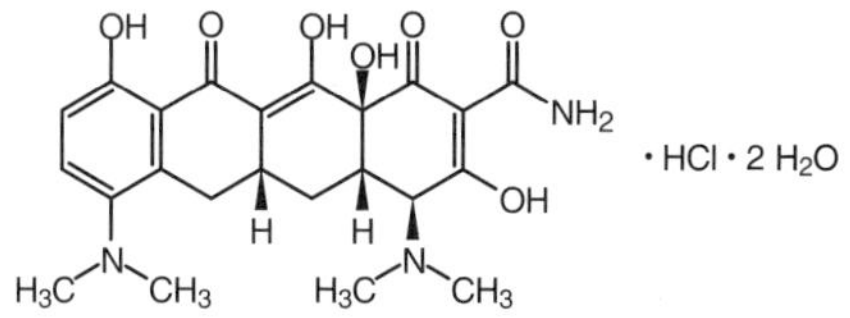

$C_{23}H_{28}ClN_3O_7 \cdot 2\,H_2O$ M_r 530,0

CAS Nr. 128420-71-3

Definition

(4*S*,4a*S*,5a*R*,12a*S*)-4,7-Bis(dimethylamino)-3,10,12,12a-tetrahydroxy-1,11-dioxo-1,4,4a,5,5a,6,11,12a-octahydrotetracen-2-carboxamid-hydrochlorid-Dihydrat

Halbsynthetische Substanz, hergestellt aus einer durch Fermentation gewonnenen Substanz

Gehalt: 94,5 bis 102,0 Prozent (wasserfreie Substanz)

Eigenschaften

Aussehen: gelbes, kristallines, hygroskopisches Pulver

Löslichkeit: wenig löslich in Wasser, schwer löslich in Ethanol 96 %

Die Substanz löst sich in Alkalihydroxid- und Alkalicarbonat-Lösungen.

Prüfung auf Identität

1: A, C
2: B, C

A. IR-Spektroskopie (2.2.24)

Vergleich: Minocyclinhydrochlorid *CRS*

B. Dünnschichtchromatographie (2.2.27)

Untersuchungslösung: 5 mg Substanz werden in Methanol *R* zu 10 ml gelöst.

Referenzlösung a: 5 mg Minocyclinhydrochlorid *CRS* werden in Methanol *R* zu 10 ml gelöst.

Referenzlösung b: 5 mg Minocyclinhydrochlorid *CRS* und 5 mg Oxytetracyclinhydrochlorid *CRS* werden in Methanol *R* zu 10 ml gelöst.

Platte: DC-Platte mit octadecylsilyliertem Kieselgel F_{254} *R*

Fließmittel: 20 Volumteile Acetonitril *R*, 20 Volumteile Methanol *R* und 60 Volumteile einer Lösung von Oxalsäure *R* ($63\ g \cdot l^{-1}$), die zuvor mit konzentrierter Ammoniak-Lösung *R* auf einen pH-Wert von 2 eingestellt wurde, werden gemischt.

Auftragen: 1 µl

Laufstrecke: 3/4 der Platte

Trocknen: an der Luft

Detektion: im ultravioletten Licht bei 254 nm

Eignungsprüfung: Referenzlösung b

– Das Chromatogramm muss 2 deutlich voneinander getrennte Flecke zeigen.

Ergebnis: Der Hauptfleck im Chromatogramm der Untersuchungslösung entspricht in Bezug auf Lage und Größe dem Hauptfleck im Chromatogramm der Referenzlösung a.

C. Die Substanz gibt die Identitätsreaktion a auf Chlorid (2.3.1).

Prüfung auf Reinheit

Prüflösung: 0,200 g Substanz werden in kohlendioxidfreiem Wasser *R* zu 20,0 ml gelöst.

Aussehen der Lösung: Die Lösung muss klar (2.2.1) sein. Die Absorption (2.2.25) der Lösung, bei 450 nm in einer Schichtdicke von 1 cm gemessen, darf höchstens 0,23 betragen.

1,0 ml Prüflösung wird mit Wasser *R* zu 10,0 ml verdünnt.

pH-Wert (2.2.3): 3,5 bis 4,5; an der Prüflösung bestimmt

Licht absorbierende Substanzen: *Die Messung ist innerhalb von 1 h nach Herstellung der Prüflösung durchzuführen.*

Die Absorption (2.2.25) der Prüflösung, bei 560 nm gemessen, darf höchstens 0,06 betragen.

Verwandte Substanzen: Flüssigchromatographie (2.2.29)

Die Prüfung muss unter Lichtschutz durchgeführt werden. Die Lösungen sind bei 2 bis 8 °C aufzubewahren und müssen innerhalb von 3 h nach Herstellung verwendet werden.

Lösung A: 18 Volumteile einer Lösung von Natriumedetat *R* (3,75 g · l^{-1}) und 60 Volumteile einer Lösung von Ammoniumoxalat *R* (28,3 g · l^{-1}) werden gemischt und mit verdünnter Ammoniak-Lösung *R* 2 auf einen pH-Wert von 7,2 eingestellt.

Untersuchungslösung: 24,0 mg Substanz werden in Wasser *R* zu 100,0 ml gelöst.

Referenzlösung a: 1,0 ml Untersuchungslösung wird mit Wasser *R* zu 100,0 ml verdünnt.

Referenzlösung b: 2 mg Minocyclin zur Eignungsprüfung *CRS* (mit den Verunreinigungen A, B, C, E, F, G und H) werden in Wasser *R* zu 5 ml gelöst.

Säule
- Größe: *l* = 0,25 m, ∅ = 4,6 mm
- Stationäre Phase: desaktiviertes, nachsilanisiertes, octadecylsilyliertes Kieselgel zur Chromatographie *R* (5 µm)
- Temperatur: 40 °C

Mobile Phase: Tetrahydrofuran *R*, Dimethylformamid *R*, Lösung A (8:12:78 *V/V/V*)

Durchflussrate: 1,5 ml · min^{-1}

Detektion: Spektrometer bei 280 nm

Einspritzen: 20 µl; Untersuchungslösung, Referenzlösungen a und b

Chromatographiedauer: 3fache Retentionszeit von Minocyclin

Identifizierung von Verunreinigungen: Zur Identifizierung der Peaks der Verunreinigungen A, B, C, E, F, G und H werden das mitgelieferte Chromatogramm von Minocyclin zur Eignungsprüfung *CRS* und das mit der Referenzlösung b erhaltene Chromatogramm verwendet.

Relative Retention (bezogen auf Minocyclin, t_R etwa 16 min)
- Verunreinigung C: etwa 0,52
- Verunreinigung H: etwa 0,55
- Verunreinigung B: etwa 0,66
- Verunreinigung A: etwa 0,74
- Verunreinigung G: etwa 0,79
- Verunreinigung F: etwa 0,92
- Verunreinigung E: etwa 2,6

Eignungsprüfung: Referenzlösung b
- Auflösung: mindestens 1,5 zwischen den Peaks der Verunreinigungen C und H; mindestens 1,5 zwischen den Peaks der Verunreinigungen A und G; mindestens 1,5 zwischen den Peaks der Verunreinigung F und Minocyclin

Berechnung der Prozentgehalte
- Korrekturfaktoren: Die Flächen der Peaks folgender Verunreinigungen werden mit dem entsprechenden Korrekturfaktor multipliziert:
  - Verunreinigung E: 1,6
  - Verunreinigung F: 1,6
  - Verunreinigung G: 1,4
- Für jede Verunreinigung wird die Konzentration an Minocyclinhydrochlorid-Dihydrat in der Referenzlösung a verwendet.

Grenzwerte
- Verunreinigung A: höchstens 1,2 Prozent
- Verunreinigung B: höchstens 0,8 Prozent
- Verunreinigungen C, E: jeweils höchstens 0,6 Prozent
- Verunreinigungen F, G: jeweils höchstens 0,5 Prozent
- Verunreinigung H: höchstens 0,3 Prozent
- Jede weitere Verunreinigung: jeweils höchstens 0,15 Prozent
- Summe aller Verunreinigungen: höchstens 3,5 Prozent
- Berichtsgrenzwert: 0,05 Prozent

Wasser (2.5.12): 5,0 bis 8,0 Prozent, mit 0,200 g Substanz bestimmt

Sulfatasche (2.4.14): höchstens 0,5 Prozent, mit 1,0 g Substanz bestimmt

Bakterien-Endotoxine (2.6.14): weniger als 1,25 I. E. Bakterien-Endotoxine je Milligramm Minocyclinhydrochlorid-Dihydrat zur Herstellung von Parenteralia, das dabei keinem weiteren geeigneten Verfahren zur Beseitigung von Bakterien-Endotoxinen unterworfen wird

Gehaltsbestimmung

Flüssigchromatographie (2.2.29) wie unter „Verwandte Substanzen" beschrieben, mit folgenden Änderungen:

Untersuchungslösung: 30,0 mg Substanz werden in Wasser *R* zu 50,0 ml gelöst.

Referenzlösung: 30,0 mg Minocyclinhydrochlorid *CRS* werden in Wasser *R* zu 50,0 ml gelöst.

Einspritzen: Untersuchungslösung, Referenzlösung

Der Prozentgehalt an $C_{23}H_{28}ClN_3O_7$ wird unter Berücksichtigung des für Minocyclinhydrochlorid *CRS* angegebenen Gehalts berechnet.

Lagerung

Dicht verschlossen, vor Licht geschützt

Falls die Substanz steril ist, darüber hinaus im sterilen Behältnis mit Originalitätsverschluss

Verunreinigungen

Spezifizierte Verunreinigungen:

A, B, C, E, F, G, H

Andere bestimmbare Verunreinigungen

(Die folgenden Substanzen werden, falls in einer bestimmten Menge vorhanden, durch eine oder mehrere Prüfmethoden in der Monographie erfasst. Sie werden begrenzt durch das allgemeine Akzeptanzkriterium für weitere Verunreinigungen/nicht spezifizierte Verunreinigungen. Diese Verunreinigungen müssen daher nicht identifiziert werden, um die Konformität der Substanz zu zeigen. Siehe auch „5.10 Kontrolle von Verunreinigungen in Substanzen zur pharmazeutischen Verwendung“):

D, I

A.

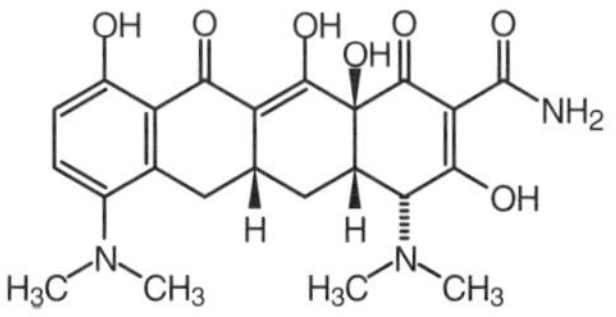

(4*R*,4a*S*,5a*R*,12a*S*)-4,7-Bis(dimethylamino)-3,10,12,12a-tetrahydroxy-1,11-dioxo-1,4,4a,5,5a,6,11,12a-octahydrotetracen-2-carboxamid
(4-*epi*-Minocyclin)

B.

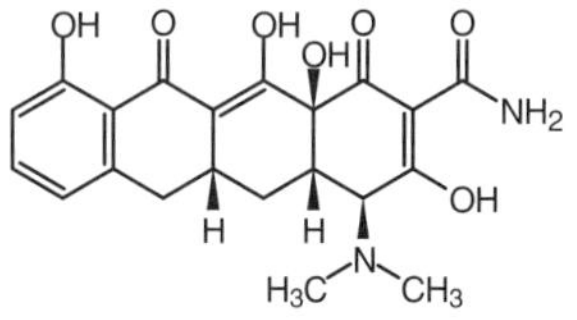

(4*S*,4a*S*,5a*R*,12a*S*)-4-(Dimethylamino)-3,10,12,12a-tetrahydroxy-1,11-dioxo-1,4,4a,5,5a,6,11,12a-octahydrotetracen-2-carboxamid
(Sancyclin)

C.

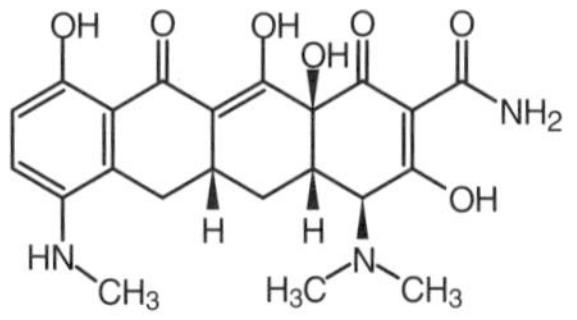

(4*S*,4a*S*,5a*R*,12a*S*)-4-(Dimethylamino)-3,10,12,12a-tetrahydroxy-7-(methylamino)-1,11-dioxo-1,4,4a,5,5a,6,11,12a-octahydrotetracen-2-carboxamid
(7-Monodemethylminocyclin)

D.

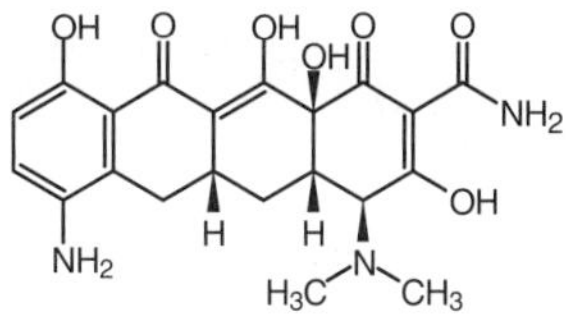

(4*S*,4a*S*,5a*R*,12a*S*)-7-Amino-4-(dimethylamino)-3,10,12,12a-tetrahydroxy-1,11-dioxo-1,4,4a,5,5a,6,11,12a-octahydrotetracen-2-carboxamid
(7-Aminosancyclin)

E.

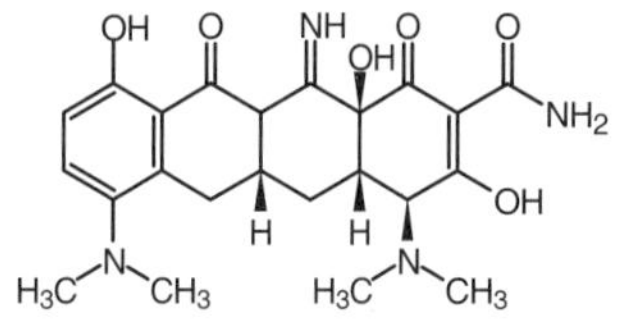

(4*S*,4a*S*,5a*R*,12a*S*)-4,7-Bis(dimethylamino)-3,10,12a-trihydroxy-12-imino-1,11-dioxo-1,4,4a,5,5a,6,11,11a,12,12a-decahydrotetracen-2-carboxamid

F.

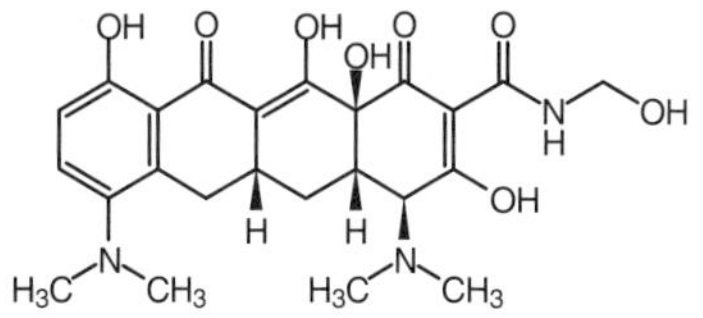

(4*S*,4a*S*,5a*R*,12a*S*)-4,7-Bis(dimethylamino)-3,10,12,12a-tetrahydroxy-*N*-(hydroxymethyl)-1,11-dioxo-1,4,4a,5,5a,6,11,12a-octahydrotetracen-2-carboxamid

G.

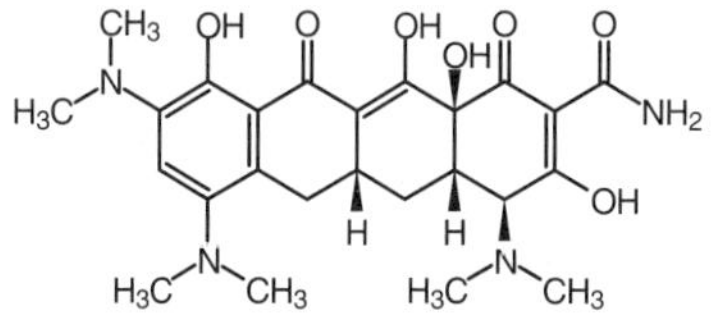

(4*S*,4a*S*,5a*R*,12a*S*)-4,7,9-Tris(dimethylamino)-3,10,12,12a-tetrahydroxy-1,11-dioxo-1,4,4a,5,5a,6,11,12a-octahydrotetracen-2-carboxamid

H.

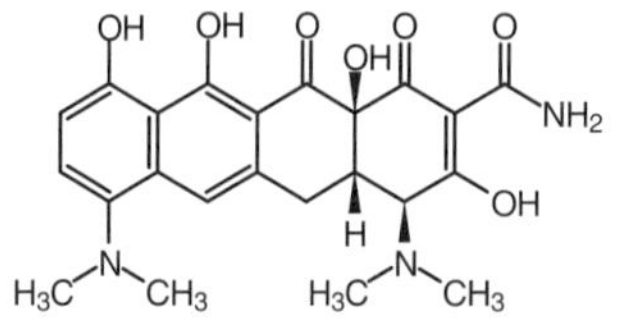

(4*S*,4a*S*,12a*S*)-4,7-Bis(dimethylamino)-3,10,11,12a-tetrahydroxy-1,12-dioxo-1,4,4a,5,12,12a-hexahydrotetracen-2-carboxamid

I.

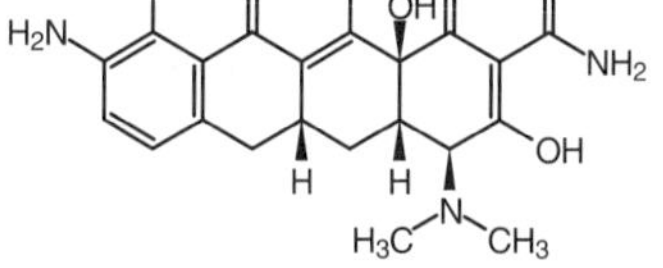

(4*S*,4a*S*,5a*R*,12a*S*)-9-Amino-4-(dimethylamino)-3,10,12,12a-tetrahydroxy-1,11-dioxo-1,4,4a,5,5a,6,11,12a-octahydrotetracen-2-carboxamid
(9-Aminosancyclin)

10.3/2254

Moxifloxacinhydrochlorid

Moxifloxacini hydrochloridum

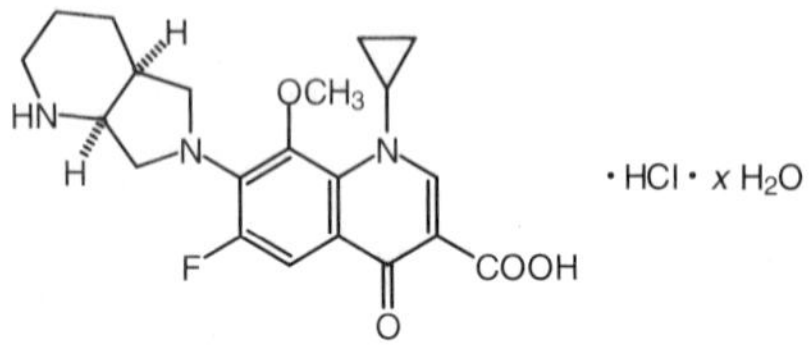

$C_{21}H_{25}ClFN_3O_4 \cdot H_2O$ M_r 437,9 (wasserfreie Substanz)

Wasserfreies Moxifloxacinhydrochlorid:
CAS Nr. 186826-86-8

Definition

1-Cyclopropyl-6-fluor-8-methoxy-7-[(4a*S*,7a*S*)-octahydro-6*H*-pyrrolo[3,4-*b*]pyridin-6-yl]-4-oxo-1,4-dihydrochinolin-3-carbonsäure-hydrochlorid

Gehalt: 98,0 bis 102,0 Prozent (wasserfreie Substanz)

Die Substanz kann wasserfrei sein oder unterschiedliche Mengen Wasser enthalten.

Eigenschaften

Aussehen: Pulver oder Kristalle, hellgelb bis gelb

Löslichkeit: wenig löslich in Wasser, schwer löslich in Ethanol 96 %, praktisch unlöslich in Aceton

Die Substanz zeigt Polymorphie (5.9).

Prüfung auf Identität

A. IR-Spektroskopie (2.2.24)

Vergleich: Moxifloxacinhydrochlorid *CRS*

Wenn die Spektren bei der Prüfung in fester Form unterschiedlich sind, werden Substanz und Referenzsubstanz getrennt in wasserfreiem Ethanol *R* gelöst. Nach dem Eindampfen der Lösungen zur Trockne werden mit den Rückständen erneut Spektren aufgenommen.

B. Die Substanz entspricht der Prüfung „Enantiomerenreinheit" (siehe „Prüfung auf Reinheit").

C. 50 mg Substanz werden in 5 ml Wasser *R* gelöst. Die Lösung wird mit 1 ml verdünnter Salpetersäure *R* versetzt, gemischt, 5 min lang stehen gelassen und filtriert. Das Filtrat gibt die Identitätsreaktion a auf Chlorid (2.3.1).

Prüfung auf Reinheit

Aussehen der Lösung: Die Lösung darf nicht stärker opaleszieren als die Referenzsuspension II (2.2.1) und nicht stärker gefärbt sein als die Farbvergleichslösung GG_2 (2.2.2, Methode II). Falls die Substanz zur Herstellung von Parenteralia bestimmt ist, muss die Lösung klar (2.2.1) und darf nicht stärker gefärbt sein als die Farbvergleichslösung GG_2 (2.2.2, Methode II).

1,0 g Substanz wird in 20 ml verdünnter Natriumhydroxid-Lösung *R* gelöst.

pH-Wert (2.2.3): 3,9 bis 4,6

0,10 g Substanz werden in 50 ml kohlendioxidfreiem Wasser *R* gelöst.

Enantiomerenreinheit: Flüssigchromatographie (2.2.29)

Pufferlösung: 2,49 g wasserfreies Kupfer(II)-sulfat *R* und 2,6 g Isoleucin *R* werden in 1000 ml Wasser zur Chromatographie *R* gelöst.

Untersuchungslösung: 5,0 mg Substanz werden in Wasser *R* zu 5,0 ml gelöst.

Referenzlösung a: 3,0 ml Untersuchungslösung werden mit Wasser *R* zu 200,0 ml verdünnt. 1,0 ml dieser Lösung wird mit Wasser *R* zu 10,0 ml verdünnt.

Referenzlösung b: 5 mg Moxifloxacin zur Eignungsprüfung *CRS* (mit der Verunreinigung G) werden in 5 ml Wasser *R* gelöst.

Säule
- Größe: l = 0,25 m, ∅ = 4,0 mm
- Stationäre Phase: desaktiviertes, nachsilanisiertes, octadecylsilyliertes Kieselgel zur Chromatographie *R* (5 µm)

Mobile Phase
- Methanol *R*, Pufferlösung (25:75 *V/V*)

Durchflussrate: 1,0 ml · min^{-1}

Detektion: Spektrometer bei 293 nm

Einspritzen: 20 µl

Chromatographiedauer: 1,5fache Retentionszeit von Moxifloxacin

Identifizierung von Verunreinigungen: Zur Identifizierung des Peaks der Verunreinigung G werden das mitgelieferte Chromatogramm von Moxifloxacin zur Eignungsprüfung *CRS* und das mit der Referenzlösung b erhaltene Chromatogramm verwendet.

Relative Retention (bezogen auf Moxifloxacin, t_R etwa 16 min)
- Verunreinigung G: etwa 0,9

Eignungsprüfung: Referenzlösung b

- Peak-Tal-Verhältnis: mindestens 2,0, wobei H_p die Höhe des Peaks der Verunreinigung G über der Basislinie und H_v die Höhe des niedrigsten Punkts der Kurve über der Basislinie zwischen den Peaks von Verunreinigung G und Moxifloxacin darstellt

Berechnung des Prozentgehalts
- Für Verunreinigung G wird die Konzentration von Moxifloxacinhydrochlorid in der Referenzlösung a verwendet.

Grenzwert
- Verunreinigung G: höchstens 0,15 Prozent

Verwandte Substanzen: Flüssigchromatographie (2.2.29)

Die Prüfung muss vor Licht geschützt durchgeführt werden.

Lösung A: 0,50 g Tetrabutylammoniumhydrogensulfat *R* und 1,0 g Kaliumdihydrogenphosphat *R* werden in etwa 500 ml Wasser *R* gelöst. Die Lösung wird mit 2 ml Phosphorsäure 85 % *R* und 0,050 g wasserfreiem Natriumsulfit *R* versetzt und mit Wasser *R* zu 1000 ml verdünnt.

Untersuchungslösung a: 50,0 mg Substanz werden in der Lösung A zu 50,0 ml gelöst.

Untersuchungslösung b: 1,0 ml Untersuchungslösung a wird mit der Lösung A zu 10,0 ml verdünnt.

Referenzlösung a: 1,0 ml Untersuchungslösung a wird mit der Lösung A zu 100,0 ml verdünnt. 1,0 ml dieser Lösung wird mit der Lösung A zu 10,0 ml verdünnt.

Referenzlösung b: 50,0 mg Moxifloxacinhydrochlorid *CRS* werden in der Lösung A zu 50,0 ml gelöst. 1,0 ml Lösung wird mit der Lösung A zu 10,0 ml verdünnt.

Referenzlösung c: 5 mg Moxifloxacin zur Peak-Identifizierung A *CRS* (mit den Verunreinigungen A, B und E) werden in der Lösung A zu 5 ml gelöst.

Referenzlösung d: 2 mg Moxifloxacin zur Peak-Identifizierung B *CRS* (mit der Verunreinigung F) werden in der Lösung A zu 2 ml gelöst.

Säule
- Größe: $l = 0{,}25$ m, $\varnothing = 4{,}6$ mm
- Stationäre Phase: desaktiviertes, nachsilanisiertes, phenylsilyliertes Kieselgel zur Chromatographie *R* (5 µm)
- Temperatur: 45 °C

Mobile Phase: 28 Volumteile Methanol *R* und 72 Volumteile einer Lösung, die Tetrabutylammoniumhydrogensulfat *R* ($0{,}5 \text{ g} \cdot \text{l}^{-1}$), Kaliumdihydrogenphosphat *R* ($1{,}0 \text{ g} \cdot \text{l}^{-1}$) und Phosphorsäure 85 % *R* ($3{,}4 \text{ g} \cdot \text{l}^{-1}$) enthält, werden gemischt.

Durchflussrate: $1{,}3 \text{ ml} \cdot \text{min}^{-1}$

Detektion: Spektrometer bei 293 nm

Einspritzen: 10 µl; Untersuchungslösung a, Referenzlösungen a, c und d

Chromatographiedauer: 2,5fache Retentionszeit von Moxifloxacin

Identifizierung von Verunreinigungen: Zur Identifizierung der Peaks der Verunreinigungen A, B und E werden das mitgelieferte Chromatogramm von Moxifloxacin zur Peak-Identifizierung A *CRS* und das mit der Referenzlösung c erhaltene Chromatogramm verwendet; zur Identifizierung des Peaks der Verunreinigung F werden das mitgelieferte Chromatogramm von Moxifloxacin zur Peak-Identifizierung B *CRS* und das mit der Referenzlösung d erhaltene Chromatogramm verwendet.

Relative Retention (bezogen auf Moxifloxacin, t_R etwa 11 min)
- Verunreinigung F: etwa 0,9
- Verunreinigung A: etwa 1,1
- Verunreinigung B: etwa 1,3
- Verunreinigung E: etwa 1,7

Eignungsprüfung: Referenzlösung c

- Peak-Tal-Verhältnis: mindestens 1,5, wobei H_p die Höhe des Peaks der Verunreinigung A über der Basislinie und H_v die Höhe des niedrigsten Punkts der Kurve über der Basislinie zwischen den Peaks von Moxifloxacin und Verunreinigung A darstellt

Grenzwerte
- Korrekturfaktoren: Für die Berechnung der Gehalte werden die Flächen der Peaks folgender Verunreinigungen mit dem entsprechenden Korrekturfaktor multipliziert:
  - Verunreinigung B: 1,4
  - Verunreinigung E: 3,5
- Verunreinigungen B, E, F: jeweils nicht größer als das 1,5fache der Fläche des Hauptpeaks im Chromatogramm der Referenzlösung a (0,15 Prozent)
- Nicht spezifizierte Verunreinigungen: jeweils nicht größer als die Fläche des Hauptpeaks im Chromatogramm der Referenzlösung a (0,10 Prozent)
- Summe aller Verunreinigungen: nicht größer als das 3fache der Fläche des Hauptpeaks im Chromatogramm der Referenzlösung a (0,3 Prozent)
- Ohne Berücksichtigung bleiben: Peaks, deren Fläche nicht größer ist als das 0,5fache der Fläche des Hauptpeaks im Chromatogramm der Referenzlösung a (0,05 Prozent)

Wasser (2.5.12): höchstens 4,5 Prozent, mit 0,200 g Substanz bestimmt

Sulfatasche (2.4.14): höchstens 0,1 Prozent, mit 1,0 g Substanz in einem Platintiegel bestimmt

Gehaltsbestimmung

Flüssigchromatographie (2.2.29) wie unter „Verwandte Substanzen" beschrieben, mit folgender Änderung:

Einspritzen: Untersuchungslösung b, Referenzlösung b

Der Prozentgehalt an $C_{21}H_{25}ClFN_3O_4$ wird unter Berücksichtigung des für Moxifloxacinhydrochlorid *CRS* angegebenen Gehalts berechnet.

Lagerung

Dicht verschlossen, vor Licht geschützt

Beschriftung

Die Beschriftung gibt, falls zutreffend, an, dass die Substanz zur Herstellung von Parenteralia geeignet ist.

Verunreinigungen

Spezifizierte Verunreinigungen:

B, E, F, G

Andere bestimmbare Verunreinigungen

(Die folgenden Substanzen werden, falls in einer bestimmten Menge vorhanden, durch eine oder mehrere Prüfmethoden in der Monographie erfasst. Sie werden begrenzt durch das allgemeine Akzeptanzkriterium für weitere Verunreinigungen/nicht spezifizierte Verunreinigungen und/oder durch die Anforderungen der Allgemeinen Monographie **Substanzen zur pharmazeutischen Verwendung (Corpora ad usum pharmaceuticum)**. Diese Verunreinigungen müssen daher nicht identifiziert werden, um die Konformität der Substanz zu zeigen. Siehe auch „5.10 Kontrolle von Verunreinigungen in Substanzen zur pharmazeutischen Verwendung“):

A, C, D, H

A.

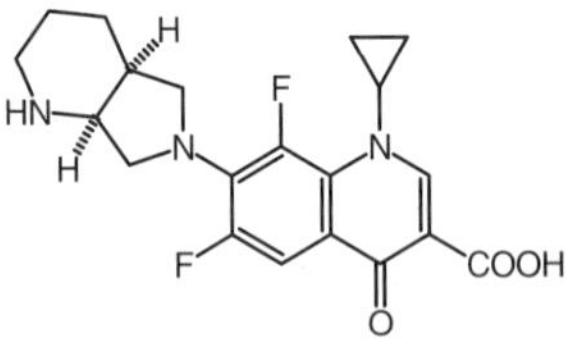

1-Cyclopropyl-6,8-difluor-7-[(4a*S*,7a*S*)-octahydro-6*H*-pyrrolo[3,4-*b*]pyridin-6-yl]-4-oxo-1,4-dihydrochinolin-3-carbonsäure

B.

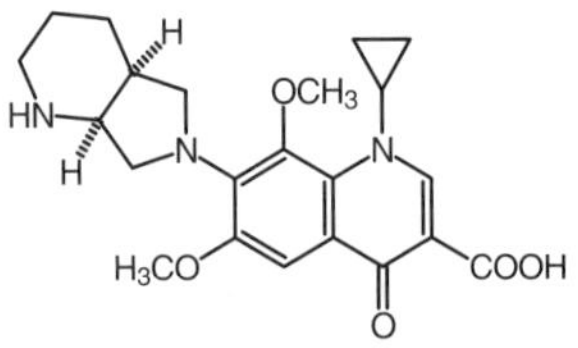

1-Cyclopropyl-6,8-dimethoxy-7-[(4a*S*,7a*S*)-octahydro-6*H*-pyrrolo[3,4-*b*]pyridin-6-yl]-4-oxo-1,4-dihydrochinolin-3-carbonsäure

C.

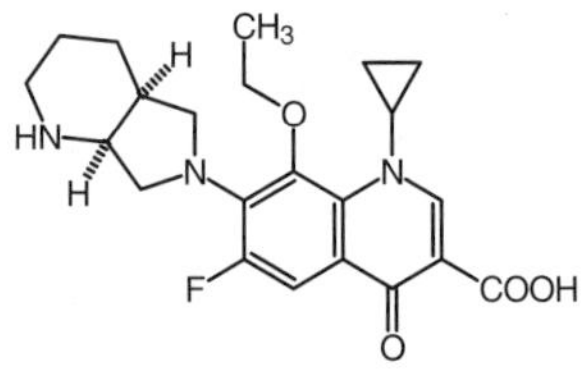

1-Cyclopropyl-8-ethoxy-6-fluor-7-[(4a*S*,7a*S*)-octahydro-6*H*-pyrrolo[3,4-*b*]pyridin-6-yl]-4-oxo-1,4-dihydrochinolin-3-carbonsäure

D.

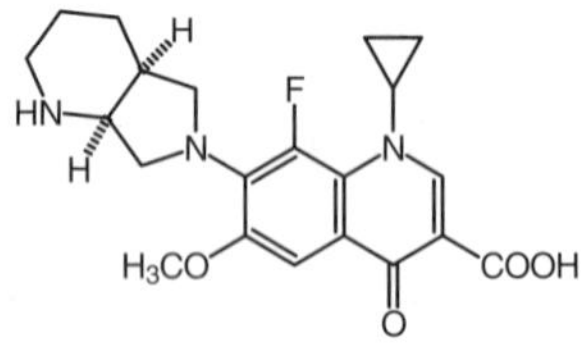

1-Cyclopropyl-8-fluor-6-methoxy-7-[(4a*S*,7a*S*)-octahydro-6*H*-pyrrolo[3,4-*b*]pyridin-6-yl]-4-oxo-1,4-dihydrochinolin-3-carbonsäure

E.

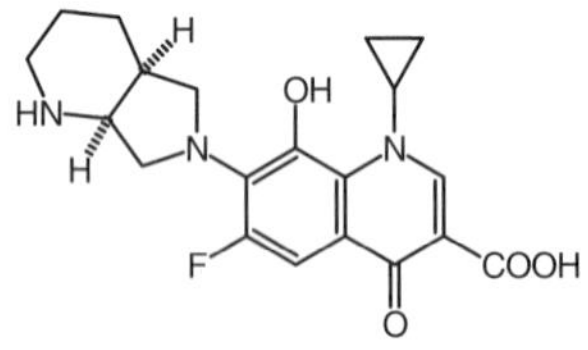

1-Cyclopropyl-6-fluor-8-hydroxy-7-[(4a*S*,7a*S*)-octahydro-6*H*-pyrrolo[3,4-*b*]pyridin-6-yl]-4-oxo-1,4-dihydrochinolin-3-carbonsäure

F.

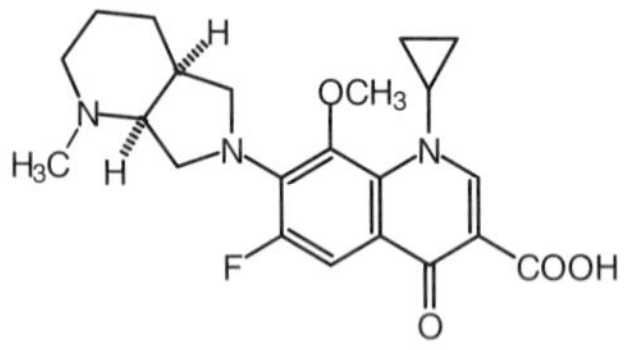

1-Cyclopropyl-6-fluor-8-methoxy-7-[(4a*S*,7a*S*)-1-methyloctahydro-6*H*-pyrrolo[3,4-*b*]pyridin-6-yl]-4-oxo-1,4-dihydrochinolin-3-carbonsäure

G.

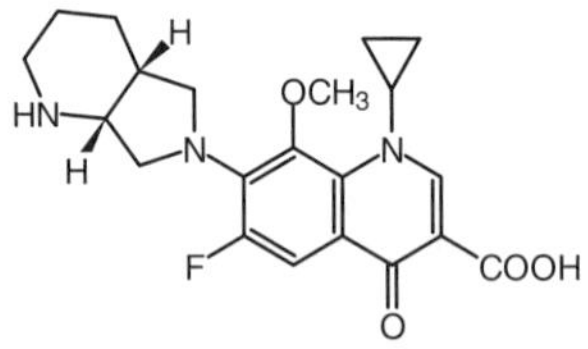

1-Cyclopropyl-6-fluor-8-methoxy-7-[(4a*R*,7a*R*)-octahydro-6*H*-pyrrolo[3,4-*b*]pyridin-6-yl]-4-oxo-1,4-dihydrochinolin-3-carbonsäure

H.

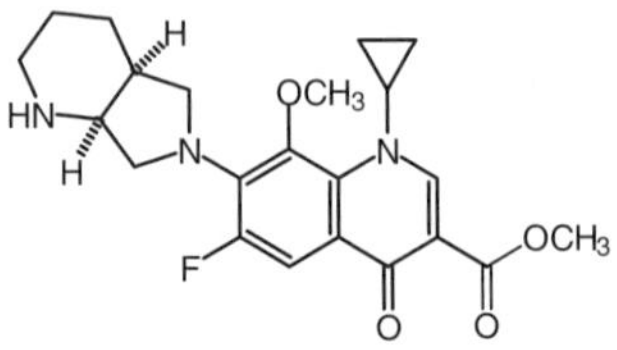

Methyl-1-cyclopropyl-6-fluor-8-methoxy-7-[(4a*S*,7a*S*)-octahydro-6*H*-pyrrolo[3,4-*b*]pyridin-6-yl]-4-oxo-1,4-dihydrochinolin-3-carboxylat

10.3/1450

Mupirocin

Mupirocinum

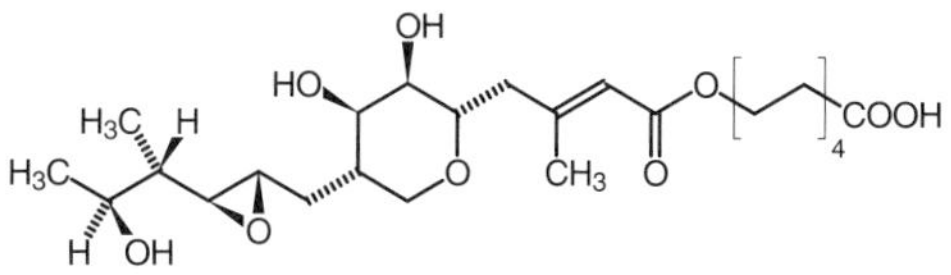

$C_{26}H_{44}O_9$ M_r 500,6

CAS Nr. 12650-69-0

Definition

9-[[(2*E*)-4-[(2*S*,3*R*,4*R*,5*S*)-3,4-Dihydroxy-5-[[(2*S*,3*S*)-3-[(1*S*,2*S*)-2-hydroxy-1-methylpropyl]oxiranyl]methyl]=tetrahydro-2*H*-pyran-2-yl]-3-methylbut-2-enoyl]oxy]=nonansäure

Die Substanz wird aus bestimmten Stämmen von *Pseudomonas fluorescens* gewonnen oder durch andere Verfahren hergestellt.

Gehalt: 93,0 bis 102,0 Prozent (wasserfreie Substanz)

Eigenschaften

Aussehen: weißes bis fast weißes Pulver

Löslichkeit: schwer löslich in Wasser, leicht löslich in Aceton, in Dichlormethan und in wasserfreiem Ethanol

Die Substanz zeigt Polymorphie (5.9).

Prüfung auf Identität

IR-Spektroskopie (2.2.24)

Vergleich: Mupirocin-Referenzspektrum der Ph. Eur.

Prüfung auf Reinheit

pH-Wert (2.2.3): 3,5 bis 4,0; an einer frisch hergestellten, gesättigten Lösung der Substanz (etwa 10 g · l^{-1}) in kohlendioxidfreiem Wasser *R* bestimmt

Spezifische Drehung (2.2.7): –21 bis –17 (wasserfreie Substanz)

0,50 g Substanz werden in Methanol *R* zu 10,0 ml gelöst.

Verwandte Substanzen: Flüssigchromatographie (2.2.29)

Lösungsmittelmischung: 50 Volumteile Methanol *R* und 50 Volumteile einer Lösung von Natriumacetat *R* (13,6 g · l^{-1}), die mit Essigsäure *R* auf einen pH-Wert von 4,0 eingestellt wurde, werden gemischt.

Untersuchungslösung: 50,0 mg Substanz werden in der Lösungsmittelmischung zu 10,0 ml gelöst.

Referenzlösung a: 1,0 ml Untersuchungslösung wird mit der Lösungsmittelmischung zu 50,0 ml verdünnt.

Referenzlösung b: 10 ml Referenzlösung a werden mit Salzsäure *R* auf einen pH-Wert von 2,0 eingestellt und 20 h lang stehen gelassen.

Säule
- Größe: l = 0,25 m, ∅ = 4,6 mm
- Stationäre Phase: octylsilyliertes Kieselgel zur Chromatographie *R* (5 μm)

Mobile Phase: 20 Volumteile Wasser zur Chromatographie *R*, 30 Volumteile Tetrahydrofuran *R* und 50 Volumteile einer Lösung von Ammoniumacetat *R* (10,5 g · l^{-1}), die mit Essigsäure *R* auf einen pH-Wert von 5,7 eingestellt wurde, werden gemischt.

Durchflussrate: 1,0 ml · min^{-1}

Detektion: Spektrometer bei 240 nm

Einspritzen: 20 μl

Chromatographiedauer: 3,5fache Retentionszeit von Mupirocin

Relative Retention (bezogen auf Mupirocin)
- Verunreinigung C: etwa 0,75

Eignungsprüfung: Referenzlösung b
- Auflösung: mindestens 7,0 zwischen dem zweiten der beiden Peaks der Hydrolyseprodukte und dem Mupirocin-Peak

Grenzwerte
- Verunreinigung C: nicht größer als das 2fache der Fläche des Hauptpeaks im Chromatogramm der Referenzlösung a (4 Prozent)
- Jede weitere Verunreinigung: jeweils nicht größer als das 0,5fache der Fläche des Hauptpeaks im Chromatogramm der Referenzlösung a (1 Prozent)
- Summe aller Verunreinigungen: nicht größer als das 3fache der Fläche des Hauptpeaks im Chromatogramm der Referenzlösung a (6 Prozent)
- Ohne Berücksichtigung bleiben: Peaks, deren Fläche nicht größer ist als das 0,05fache der Fläche des Hauptpeaks im Chromatogramm der Referenzlösung a (0,1 Prozent)

Wasser (2.5.12): höchstens 1,0 Prozent, mit 0,500 g Substanz bestimmt

Gehaltsbestimmung

Flüssigchromatographie (2.2.29)

Untersuchungslösung: 25,0 mg Substanz werden in 5 ml Methanol *R* gelöst. Die Lösung wird mit einer Lösung von Ammoniumacetat *R* (7,5 g · l^{-1}), die mit Essigsäu-

M

Monographien

re *R* auf einen pH-Wert von 5,7 eingestellt wurde, zu 200,0 ml verdünnt.

Referenzlösung a: 25,0 mg Mupirocin-Lithium *CRS* werden in 5 ml Methanol *R* gelöst. Die Lösung wird mit einer Lösung von Ammoniumacetat *R* (7,5 g · l^{-1}), die mit Essigsäure *R* auf einen pH-Wert von 5,7 eingestellt wurde, zu 200,0 ml verdünnt.

Referenzlösung b: 10 ml Untersuchungslösung werden mit Salzsäure *R* auf einen pH-Wert von 2,0 eingestellt und 20 h lang stehen gelassen.

Säule
- Größe: l = 0,25 m, Ø = 4,6 mm
- Stationäre Phase: octylsilyliertes Kieselgel zur Chromatographie *R* (5 µm)

Mobile Phase: 19 Volumteile Wasser zur Chromatographie *R*, 32 Volumteile Tetrahydrofuran *R* und 49 Volumteile einer Lösung von Ammoniumacetat *R* (10,5 g · l^{-1}), die mit Essigsäure *R* auf einen pH-Wert von 5,7 eingestellt wurde, werden gemischt.

Durchflussrate: 1,0 ml · min^{-1}

Detektion: Spektrometer bei 230 nm

Einspritzen: 20 µl

Eignungsprüfung
- Auflösung: mindestens 7,0 zwischen dem zweiten der beiden Peaks der Hydrolyseprodukte und dem Mupirocin-Peak im Chromatogramm der Referenzlösung b
- Wiederholpräzision: höchstens 1,0 Prozent relative Standardabweichung, mit 6 Einspritzungen der Referenzlösung a bestimmt

Der Prozentgehalt an $C_{26}H_{44}O_9$ wird mit Hilfe des Chromatogramms der Referenzlösung a, unter Berücksichtigung des für Mupirocin-Lithium *CRS* angegebenen Gehalts und mit einem Umrechnungsfaktor von 0,988 berechnet.

Lagerung

Vor Licht geschützt

Verunreinigungen

Spezifizierte Verunreinigung:

C

Andere bestimmbare Verunreinigungen

(Die folgenden Substanzen werden, falls in einer bestimmten Menge vorhanden, durch eine oder mehrere Prüfmethoden in der Monographie erfasst. Sie werden begrenzt durch das allgemeine Akzeptanzkriterium für weitere Verunreinigungen/nicht spezifizierte Verunreinigungen und/oder durch die Anforderungen der Allgemeinen Monographie **Substanzen zur pharmazeutischen Verwendung (Corpora ad usum pharmaceuticum)**. Diese Verunreinigungen müssen daher nicht identifiziert werden, um die Konformität der Substanz zu zeigen. Siehe auch „5.10 Kontrolle von Verunreinigungen in Substanzen zur pharmazeutischen Verwendung“):

A, B, D, E, F

A.

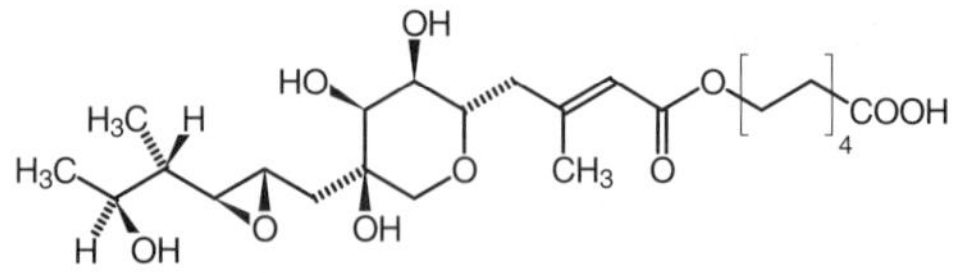

9-[[(2*E*)-4-[(2*S*,3*R*,4*S*,5*R*)-3,4,5-Trihydroxy-5-[[(2*S*,3*S*)-3-[(1*S*,2*S*)-2-hydroxy-1-methylpropyl]oxiranyl]methyl]tetrahydro-2*H*-pyran-2-yl]-3-methylbut-2-enoyl]oxy]nonansäure
(Pseudomonassäure B)

B.

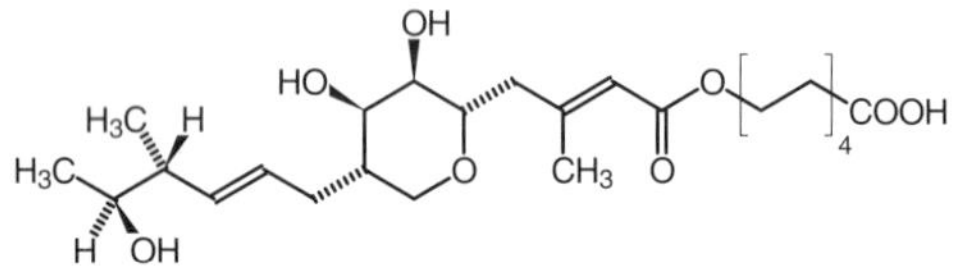

9-[[(2*E*)-4-[(2*S*,3*R*,4*R*,5*S*)-3,4-Dihydroxy-5-[(2*E*,4*R*,5*S*)-5-hydroxy-4-methylhex-2-enyl]tetrahydro-2*H*-pyran-2-yl]-3-methylbut-2-enoyl]oxy]nonansäure
(Pseudomonassäure C)

C.

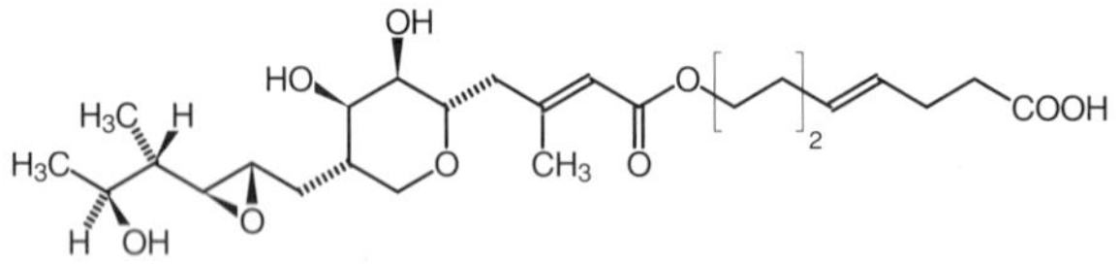

(4*E*)-9-[[(2*E*)-4-[(2*S*,3*R*,4*R*,5*S*)-3,4-Dihydroxy-5-[[(2*S*,3*S*)-3-[(1*S*,2*S*)-2-hydroxy-1-methylpropyl]oxiranyl]methyl]tetrahydro-2*H*-pyran-2-yl]-3-methylbut-2-enoyl]oxy]non-4-ensäure
(Pseudomonassäure D)

D.

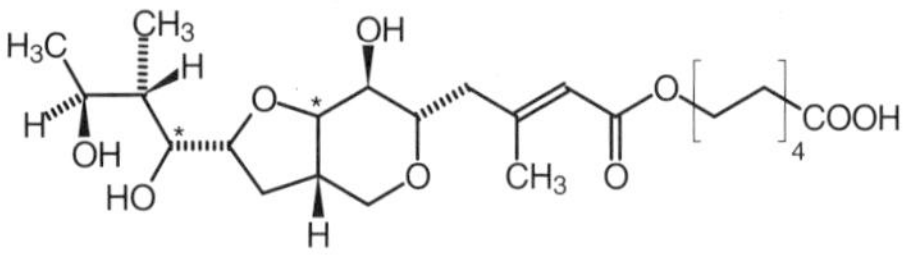

9-[[(2*E*)-4-[(2*R*,3a*S*,6*S*,7*S*)-2-[(2*S*,3*S*)-1,3-Dihydroxy-2-methylbutyl]-7-hydroxyhexahydro-4*H*-furo[3,2-*c*]pyran-6-yl]-3-methylbut-2-enoyl]oxy]nonansäure

E.

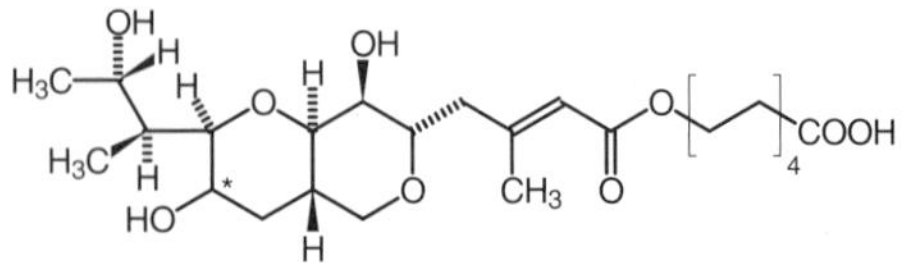

9-[[(2*E*)-4-[(2*R*,3*RS*,4a*S*,7*S*,8*S*,8a*R*)-3,8-Dihydroxy-2-[(1*S*,2*S*)-2-hydroxy-1-methylpropyl]hexahydro-2*H*,5*H*-pyrano[4,3-*b*]pyran-7-yl]-3-methylbut-2-enoyl]oxy]nonansäure

F.

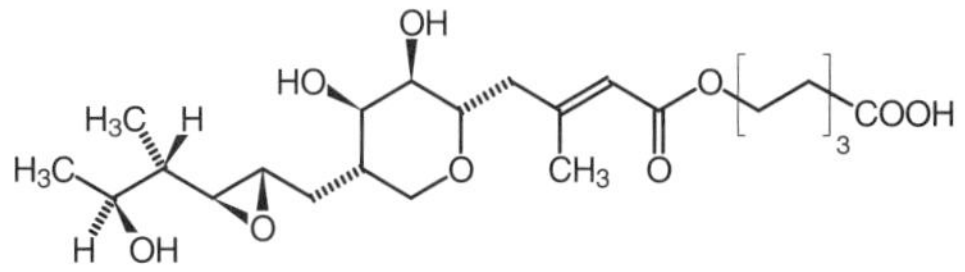

7-[[(2*E*)-4-[(2*S*,3*R*,4*R*,5*S*)-3,4-Dihydroxy-5-[[(2*S*,3*S*)-3-[(1*S*,2*S*)-2-hydroxy-1-methylpropyl]oxiranyl]methyl]tetrahydro-2*H*-pyran-2-yl]-3-methylbut-2-enoyl]oxy]heptansäure

10.3/1451

Mupirocin-Calcium

Mupirocinum calcicum

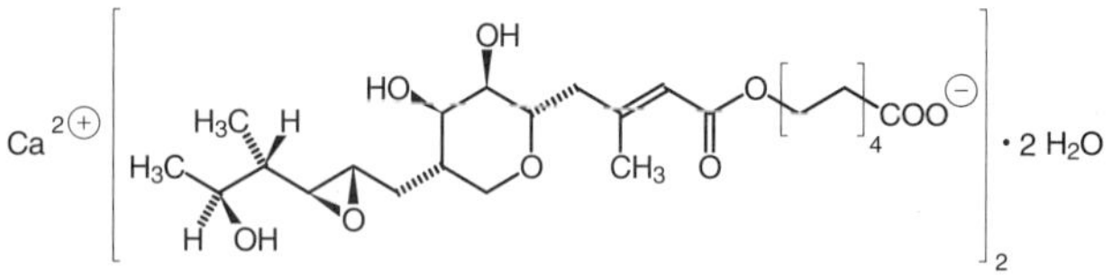

$C_{52}H_{86}CaO_{18} \cdot 2\,H_2O$ M_r 1075

CAS Nr. 115074-43-6

Definition

Calciumbis[9-[[(2*E*)-4-[(2*S*,3*R*,4*R*,5*S*)-3,4-dihydroxy-5-[[(2*S*,3*S*)-3-[(1*S*,2*S*)-2-hydroxy-1-methylpropyl]oxiranyl]methyl]tetrahydro-2*H*-pyran-2-yl]-3-methylbut-2-enoyl]oxy]nonanoat]-Dihydrat

Die Substanz wird aus bestimmten Stämmen von *Pseudomonas fluorescens* gewonnen oder durch andere Verfahren hergestellt.

Gehalt: 93,0 bis 102,0 Prozent (wasserfreie Substanz)

Eigenschaften

Aussehen: weißes bis fast weißes Pulver

Löslichkeit: sehr schwer löslich in Wasser, wenig löslich in Dichlormethan und in wasserfreiem Ethanol

Prüfung auf Identität

A. IR-Spektroskopie (2.2.24)

Vergleich: Mupirocin-Calcium-Referenzspektrum der Ph. Eur.

B. Die Substanz gibt die Identitätsreaktion a auf Calcium (2.3.1).

Prüfung auf Reinheit

Spezifische Drehung (2.2.7): –20 bis –16 (wasserfreie Substanz)

0,50 g Substanz werden in Methanol *R* zu 10,0 ml gelöst.

Verwandte Substanzen: Flüssigchromatographie (2.2.29)

Lösungsmittelmischung: 50 Volumteile Methanol *R* und 50 Volumteile einer Lösung von Natriumacetat *R* ($13,6\ g \cdot l^{-1}$), die zuvor mit Essigsäure *R* auf einen pH-Wert von 4,0 eingestellt wurde, werden gemischt.

Untersuchungslösung: 50,0 mg Substanz werden in der Lösungsmittelmischung zu 10,0 ml gelöst.

Referenzlösung a: 1,0 ml Untersuchungslösung wird mit der Lösungsmittelmischung zu 50,0 ml verdünnt.

Referenzlösung b: 10 ml Referenzlösung a werden mit Salzsäure *R* auf einen pH-Wert von 2,0 eingestellt und 20 h lang stehen gelassen.

Säule
- Größe: $l = 0,25$ m, $\varnothing = 4,6$ mm
- Stationäre Phase: octylsilyliertes Kieselgel zur Chromatographie *R* (5 µm)

Mobile Phase: 20 Volumteile Wasser zur Chromatographie *R*, 30 Volumteile Tetrahydrofuran *R* und 50 Volumteile einer Lösung von Ammoniumacetat *R* ($10,5\ g \cdot l^{-1}$), die zuvor mit Essigsäure *R* auf einen pH-Wert von 5,7 eingestellt wurde, werden gemischt.

Durchflussrate: $1,0\ ml \cdot min^{-1}$

Detektion: Spektrometer bei 240 nm

Einspritzen: 20 µl

Chromatographiedauer: 3,5fache Retentionszeit von Mupirocin

Relative Retention (bezogen auf Mupirocin)
- Verunreinigung C: etwa 0,75

Eignungsprüfung: Referenzlösung b
- Auflösung: mindestens 7,0 zwischen dem zweiten der beiden Peaks der Hydrolyseprodukte und dem Mupirocin-Peak

Grenzwerte
- Verunreinigung C: nicht größer als das 1,25fache der Fläche des Hauptpeaks im Chromatogramm der Referenzlösung a (2,5 Prozent)
- Jede weitere Verunreinigung: jeweils nicht größer als das 0,5fache der Fläche des Hauptpeaks im Chromatogramm der Referenzlösung a (1 Prozent)
- Summe aller Verunreinigungen: nicht größer als das 2,25fache der Fläche des Hauptpeaks im Chromatogramm der Referenzlösung a (4,5 Prozent)
- Ohne Berücksichtigung bleiben: Peaks, deren Fläche nicht größer ist als das 0,05fache der Fläche des Hauptpeaks im Chromatogramm der Referenzlösung a (0,1 Prozent)

M

Monographien

Chlorid (2.4.4): höchstens 0,5 Prozent

10,0 mg Substanz werden in einer Mischung von 1 ml verdünnter Salpetersäure *R* und 15 ml Methanol *R* gelöst.

Wasser (2.5.12): 3,0 bis 4,5 Prozent, mit 0,500 g Substanz bestimmt

Gehaltsbestimmung

Flüssigchromatographie (2.2.29)

Untersuchungslösung: 25,0 mg Substanz werden in 5 ml Methanol *R* gelöst. Die Lösung wird mit einer Lösung von Ammoniumacetat *R* (7,5 g · l^{-1}), die mit Essigsäure *R* auf einen pH-Wert von 5,7 eingestellt wurde, zu 200,0 ml verdünnt.

Referenzlösung a: 25,0 mg Mupirocin-Lithium *CRS* werden in 5 ml Methanol *R* gelöst. Die Lösung wird mit einer Lösung von Ammoniumacetat *R* (7,5 g · l^{-1}), die mit Essigsäure *R* auf einen pH-Wert von 5,7 eingestellt wurde, zu 200,0 ml verdünnt.

Referenzlösung b: 10 ml Untersuchungslösung werden mit Salzsäure *R* auf einen pH-Wert von 2,0 eingestellt und 20 h lang stehen gelassen.

Säule
- Größe: *l* = 0,25 m, ∅ = 4,6 mm
- Stationäre Phase: octylsilyliertes Kieselgel zur Chromatographie *R* (5 µm)

Mobile Phase: 19 Volumteile Wasser zur Chromatographie *R*, 32 Volumteile Tetrahydrofuran *R* und 49 Volumteile einer Lösung von Ammoniumacetat *R* (10,5 g · l^{-1}), die zuvor mit Essigsäure *R* auf einen pH-Wert von 5,7 eingestellt wurde, werden gemischt.

Durchflussrate: 1,0 ml · min^{-1}

Detektion: Spektrometer bei 230 nm

Einspritzen: 20 µl

Eignungsprüfung
- Auflösung: mindestens 7,0 zwischen dem zweiten der beiden Peaks der Hydrolyseprodukte und dem Mupirocin-Peak im Chromatogramm der Referenzlösung b
- Wiederholpräzision: höchstens 1,0 Prozent relative Standardabweichung, mit 6 Einspritzungen der Referenzlösung a bestimmt

Der Prozentgehalt an $C_{52}H_{86}CaO_{18}$ wird mit Hilfe des Chromatogramms der Referenzlösung a unter Berücksichtigung des für Mupirocin-Lithium *CRS* angegebenen Gehalts und mit einem Umrechnungsfaktor von 1,026 berechnet.

Verunreinigungen

Spezifizierte Verunreinigung:

C

Andere bestimmbare Verunreinigungen

(Die folgenden Substanzen werden, falls in einer bestimmten Menge vorhanden, durch eine oder mehrere Prüfmethoden in der Monographie erfasst. Sie werden begrenzt durch das allgemeine Akzeptanzkriterium für weitere Verunreinigungen/nicht spezifizierte Verunreinigungen und/oder durch die Anforderungen der Allgemeinen Monographie **Substanzen zur pharmazeutischen Verwendung (Corpora ad usum pharmaceuticum)**. Diese Verunreinigungen müssen daher nicht identifiziert werden, um die Konformität der Substanz zu zeigen. Siehe auch „5.10 Kontrolle von Verunreinigungen in Substanzen zur pharmazeutischen Verwendung“):

A, B, D, E, F, G, H, I

A.

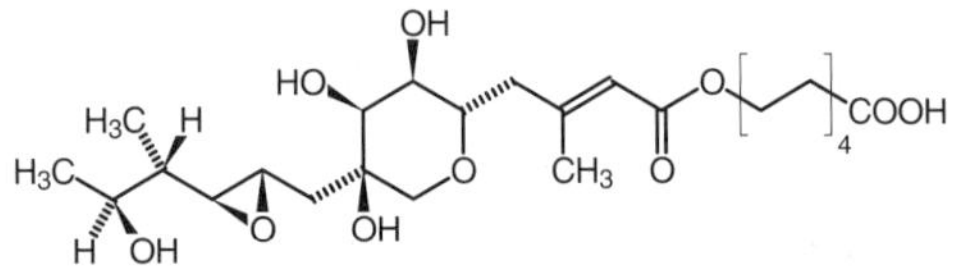

9-[[(2*E*)-4-[(2*S*,3*R*,4*S*,5*R*)-3,4,5-Trihydroxy-5-[[(2*S*,3*S*)-3-[(1*S*,2*S*)-2-hydroxy-1-methylpropyl]oxiranyl]methyl]tetrahydro-2*H*-pyran-2-yl]-3-methylbut-2-enoyl]oxy]nonansäure (Pseudomonassäure B)

B.

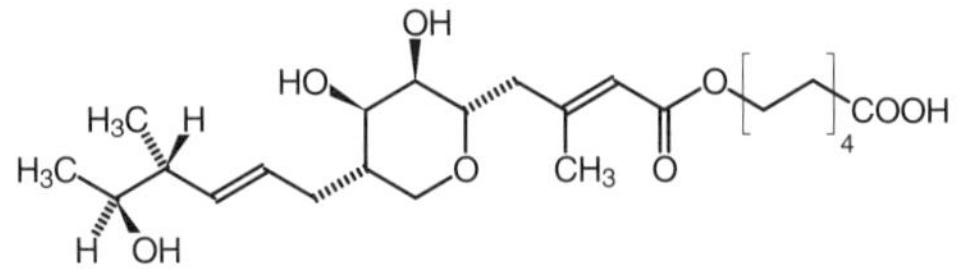

9-[[(2*E*)-4-[(2*S*,3*R*,4*R*,5*S*)-3,4-Dihydroxy-5-[(2*E*,4*R*,5*S*)-5-hydroxy-4-methylhex-2-enyl]tetrahydro-2*H*-pyran-2-yl]-3-methylbut-2-enoyl]oxy]nonansäure (Pseudomonassäure C)

C.

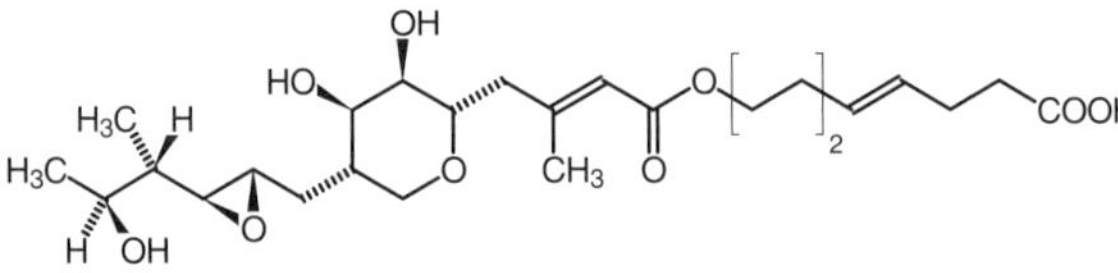

(4*E*)-9-[[(2*E*)-4-[(2*S*,3*R*,4*R*,5*S*)-3,4-Dihydroxy-5-[[(2*S*,3*S*)-3-[(1*S*,2*S*)-2-hydroxy-1-methylpropyl]oxiranyl]methyl]tetrahydro-2*H*-pyran-2-yl]-3-methylbut-2-enoyl]oxy]non-4-enonsäure (Pseudomonassäure D)

D.

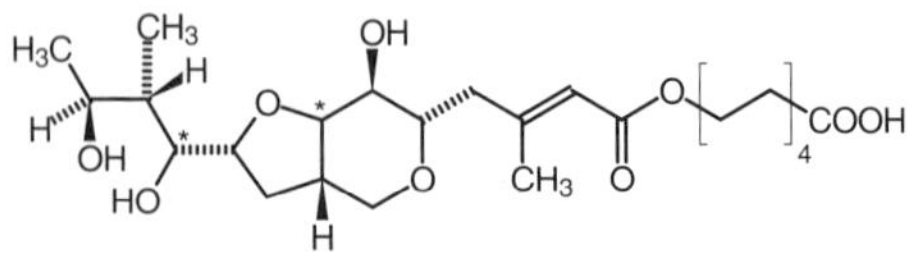

9-[[(2*E*)-4-[(2*R*,3a*S*,6*S*,7*S*)-2-[(2*S*,3*S*)-1,3-Dihydroxy-2-methylbutyl]-7-hydroxyhexahydro-4*H*-furo[3,2-*c*]pyran-6-yl]-3-methylbut-2-enoyl]oxy]nonansäure

E.

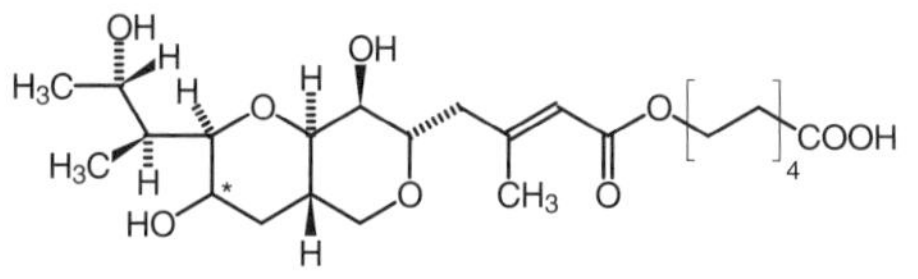

9-[[(2*E*)-4-[(2*R*,3*RS*,4a*S*,7*S*,8*S*,8a*R*)-3,8-Dihydroxy-2-[(1*S*,2*S*)-2-hydroxy-1-methylpropyl]hexahydro-2*H*,5*H*-pyrano[4,3-*b*]pyran-7-yl]-3-methylbut-2-enoyl]oxy]nonansäure

F.

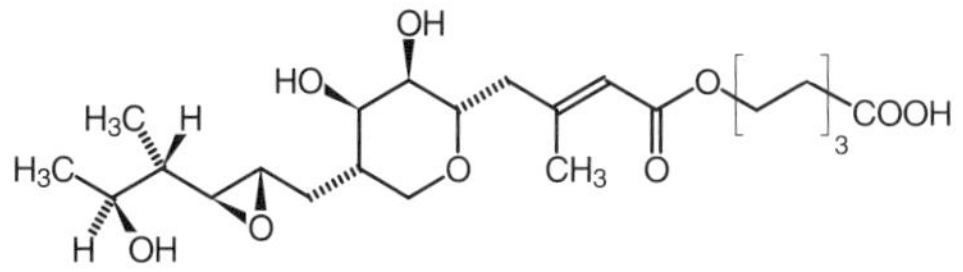

7-[[(2*E*)-4-[(2*S*,3*R*,4*R*,5*S*)-3,4-Dihydroxy-5-[[(2*S*,3*S*)-3-[(1*S*,2*S*)-2-hydroxy-1-methylpropyl]oxiranyl]methyl]tetrahydro-2*H*-pyran-2-yl]-3-methylbut-2-enoyl]oxy]heptansäure

G.

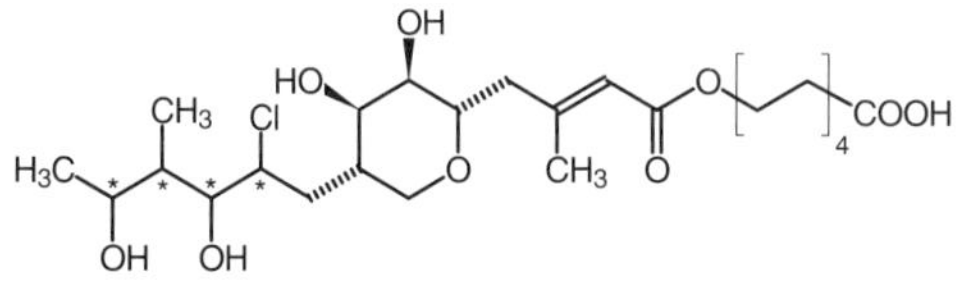

9-[[(2*E*)-4-[(2*S*,3*R*,4*R*,5*S*)-5-(2-Chlor-3,5-dihydroxy-4-methylhexyl)-3,4-dihydroxytetrahydro-2*H*-pyran-2-yl]-3-methylbut-2-enoyl]oxy]nonansäure

H.

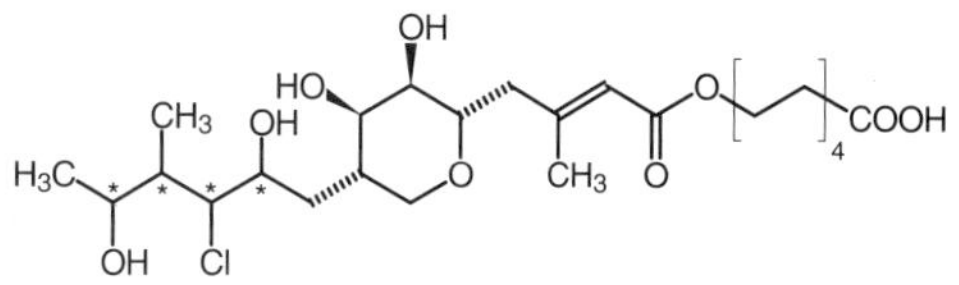

9-[[(2*E*)-4-[(2*S*,3*R*,4*R*,5*S*)-5-(3-Chlor-2,5-dihydroxy-4-methylhexyl)-3,4-dihydroxytetrahydro-2*H*-pyran-2-yl]-3-methylbut-2-enoyl]oxy]nonansäure

I.

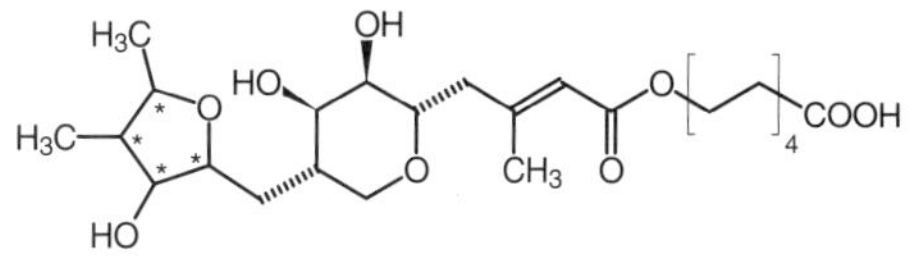

9-[[(2*E*)-4-[(2*S*,3*R*,4*R*,5*S*)-3,4-Dihydroxy-5-[(3-hydroxy-4,5-dimethyltetrahydrofuran-2-yl)methyl]tetrahydro-2*H*-pyran-2-yl]-3-methylbut-2-enoyl]oxy]nonansäure

N

10.3/0411

Natriumacetat-Trihydrat

Natrii acetas trihydricus

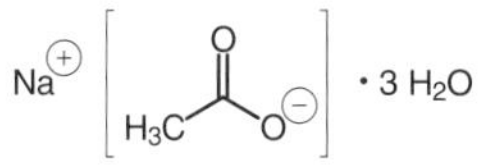

$C_2H_3NaO_2 \cdot 3\,H_2O$ M_r 136,1

CAS Nr. 6131-90-4

Definition

Natriumacetat-Trihydrat (Natriumethanoat-Trihydrat)

Gehalt: 99,0 bis 101,0 Prozent (getrocknete Substanz)

Eigenschaften

Aussehen: weißes bis fast weißes, kristallines Pulver oder farblose Kristalle

Löslichkeit: sehr leicht löslich in Wasser, löslich in Ethanol 96 %

Prüfung auf Identität

A. 1 ml Prüflösung (siehe „Prüfung auf Reinheit") gibt die Identitätsreaktion b auf Acetat (2.3.1).

B. 1 ml Prüflösung gibt die Identitätsreaktion a auf Natrium (2.3.1).

C. Die Substanz entspricht der Prüfung „Trocknungsverlust" (siehe „Prüfung auf Reinheit").

Prüfung auf Reinheit

Prüflösung: 10,0 g Substanz werden in kohlendioxidfreiem Wasser *R*, das aus destilliertem Wasser *R* hergestellt wurde, zu 100 ml gelöst.

Aussehen der Lösung: Die Prüflösung muss klar (2.2.1) und farblos (2.2.2, Methode II) sein.

pH-Wert (2.2.3): 7,5 bis 9,0

5 ml Prüflösung werden mit kohlendioxidfreiem Wasser *R* zu 10 ml verdünnt.

Reduzierende Substanzen: 5,0 g Substanz werden in 50 ml Wasser *R* gelöst. Die Lösung wird nach Zusatz von 5 ml verdünnter Schwefelsäure *R* und 0,5 ml einer Lösung von Kaliumpermanganat *R* ($0{,}32\ g \cdot l^{-1}$) gemischt. Die Lösung muss mindestens 1 h lang rosa gefärbt bleiben. Eine Blindlösung wird in gleicher Weise, jedoch ohne Substanzzusatz hergestellt.

Chlorid (2.4.4): höchstens 200 ppm

2,5 ml Prüflösung werden mit Wasser *R* zu 15 ml verdünnt.

Sulfat (2.4.13): höchstens 200 ppm

7,5 ml Prüflösung werden mit destilliertem Wasser *R* zu 15 ml verdünnt.

Aluminium (2.4.17): höchstens 0,2 ppm, wenn die Substanz zur Herstellung von Dialyselösungen bestimmt ist

Vorgeschriebene Lösung: 20 g Substanz werden in 100 ml Wasser *R* gelöst. Die Lösung wird mit etwa 10 ml einer Lösung von Salzsäure *R* ($103\ g \cdot l^{-1}$) auf einen pH-Wert von 6,0 eingestellt.

Referenzlösung: 2 ml Aluminium-Lösung (2 ppm Al) *R*, 10 ml Acetat-Pufferlösung pH 6,0 *R* und 98 ml Wasser *R* werden gemischt.

Kompensationsflüssigkeit: 10 ml Acetat-Pufferlösung pH 6,0 *R* und 100 ml Wasser *R* werden gemischt.

Calcium, Magnesium: höchstens 50 ppm, berechnet als Ca

200 ml Wasser *R* werden mit 10 ml Ammoniumchlorid-Pufferlösung pH 10,0 *R*, 0,1 g Eriochromschwarz-T-Verreibung *R* und 2,0 ml Zinkchlorid-Lösung ($0{,}05\ mol \cdot l^{-1}$) versetzt. Die Lösung wird tropfenweise mit Natriumedetat-Lösung ($0{,}02\ mol \cdot l^{-1}$) bis zum Farbumschlag von Violett nach Blau versetzt. Nach Zusatz von 10,0 g Substanz wird die Mischung geschüttelt, bis die Substanz vollständig gelöst ist. Die Lösung wird mit Natriumedetat-Lösung ($0{,}02\ mol \cdot l^{-1}$) bis zur ursprünglichen Blaufärbung titriert, wobei höchstens 0,65 ml verbraucht werden dürfen.

Eisen (2.4.9): höchstens 10 ppm, mit der Prüflösung bestimmt

Trocknungsverlust (2.2.32): 39,0 bis 40,5 Prozent, mit 1,000 g Substanz durch Trocknen im Trockenschrank bei 130 °C bestimmt

Die Substanz wird in den kalten Trockenschrank gestellt und kontinuierlich auf 130 °C erhitzt.

Gehaltsbestimmung

0,250 g Substanz werden in 50 ml wasserfreier Essigsäure *R* gelöst. Nach Zusatz von 5 ml Acetanhydrid *R* wird die Lösung gemischt und 30 min lang stehen gelassen. Die Lösung wird mit 0,3 ml Naphtholbenzein-Lösung *R* als Indikator versetzt und mit Perchlorsäure ($0{,}1\ mol \cdot l^{-1}$) bis zum Farbumschlag nach Grün titriert.

1 ml Perchlorsäure (0,1 mol · l^{-1}) entspricht 8,20 mg $C_2H_3NaO_2$.

Lagerung

Dicht verschlossen

Beschriftung

Die Beschriftung gibt, falls zutreffend, an, dass die Substanz zur Herstellung von Dialyselösungen geeignet ist.

10.3/0773

Natriumcarbonat

Natrii carbonas

Na_2CO_3 M_r 106,0

CAS Nr. 497-19-8

Definition

Gehalt: 99,5 bis 100,5 Prozent (getrocknete Substanz)

Eigenschaften

Aussehen: weißes bis fast weißes, leicht körniges, hygroskopisches Pulver

Löslichkeit: leicht löslich in Wasser, praktisch unlöslich in Ethanol 96 %

Prüfung auf Identität

A. 1 g Substanz wird in Wasser *R* zu 10 ml gelöst. Die Lösung reagiert stark alkalisch (2.2.4).

B. Die unter „Prüfung auf Identität, A" hergestellte Lösung gibt die Identitätsreaktion auf Carbonat (2.3.1).

C. Die unter „Prüfung auf Identität, A" hergestellte Lösung gibt die Identitätsreaktion a auf Natrium (2.3.1).

D. Die Substanz entspricht der Prüfung „Trocknungsverlust" (siehe „Prüfung auf Reinheit").

Prüfung auf Reinheit

Prüflösung: 2,0 g Substanz werden portionsweise in einer Mischung von 5 ml Salzsäure *R* und 25 ml destilliertem Wasser *R* gelöst. Die Lösung wird zum Sieden erhitzt, abgekühlt, mit verdünnter Natriumhydroxid-Lösung *R* neutralisiert und mit destilliertem Wasser *R* zu 50 ml verdünnt.

Aussehen der Lösung: Die Lösung muss klar (2.2.1) und darf nicht stärker gefärbt sein als die Farbvergleichslösung G_6 (2.2.2, Methode I).

2,0 g Substanz werden in 10 ml Wasser *R* gelöst.

Alkalihydroxide und -hydrogencarbonate: 0,4 g Substanz werden in 20 ml Wasser *R* gelöst. Die Lösung wird mit 20 ml Bariumchlorid-Lösung *R* 1 versetzt und filtriert. 10 ml Filtrat dürfen sich nach Zusatz von 0,1 ml Phenolphthalein-Lösung *R* nicht rot färben. Der Rest des Filtrats wird zum Sieden erhitzt und 2 min lang im Sieden gehalten. Die Lösung muss klar (2.2.1) bleiben.

Chlorid (2.4.4): höchstens 125 ppm

0,4 g Substanz werden in Wasser *R* gelöst. Nach Zusatz von 4 ml verdünnter Salpetersäure *R* wird die Lösung mit Wasser *R* zu 15 ml verdünnt.

Sulfat (2.4.13): höchstens 250 ppm, mit der Prüflösung bestimmt

Eisen (2.4.9): höchstens 50 ppm

5 ml Prüflösung werden mit Wasser *R* zu 10 ml verdünnt.

Trocknungsverlust (2.2.32): höchstens 1,0 Prozent, mit 1,000 g Substanz durch Trocknen im Trockenschrank bei 300 ± 15 °C bestimmt

Gehaltsbestimmung

0,400 g Substanz werden in 50 ml kohlendioxidfreiem Wasser *R* gelöst und mit Salzsäure (1 mol · l^{-1}) titriert. Der Endpunkt wird mit Hilfe der Potentiometrie (2.2.20) bestimmt. Das bis zum zweiten Wendepunkt zugesetzte Volumen wird abgelesen.

1 ml Salzsäure (1 mol · l^{-1}) entspricht 52,99 mg Na_2CO_3.

Lagerung

Dicht verschlossen

10.3/0192

Natriumcarbonat-Monohydrat

Natrii carbonas monohydricus

$Na_2CO_3 \cdot H_2O$ M_r 124,0

CAS Nr. 5968-11-6

Definition

Gehalt: 83,0 bis 87,5 Prozent Na_2CO_3

Eigenschaften

Aussehen: weißes bis fast weißes, kristallines Pulver oder farblose Kristalle

Löslichkeit: leicht löslich in Wasser, praktisch unlöslich in Ethanol 96 %

Prüfung auf Identität

A. 1 g Substanz wird in Wasser *R* zu 10 ml gelöst. Die Lösung ist stark alkalisch (2.2.4).

B. Die unter „Prüfung auf Identität, A" hergestellte Lösung gibt die Identitätsreaktion auf Carbonat (2.3.1).

C. Die unter „Prüfung auf Identität, A" hergestellte Lösung gibt die Identitätsreaktion a auf Natrium (2.3.1).

Prüfung auf Reinheit

Prüflösung: 2,0 g Substanz werden portionsweise in einer Mischung von 5 ml Salzsäure *R* und 25 ml destilliertem Wasser *R* gelöst. Die Lösung wird zum Sieden erhitzt, abgekühlt, mit verdünnter Natriumhydroxid-Lösung *R* neutralisiert und mit destilliertem Wasser *R* zu 50 ml verdünnt.

Aussehen der Lösung: Die Lösung muss klar (2.2.1) und darf nicht stärker gefärbt sein als die Farbvergleichslösung G_6 (2.2.2, Methode I).

2,0 g Substanz werden in 10 ml Wasser *R* gelöst.

Alkalihydroxide und -hydrogencarbonate: 0,4 g Substanz werden in 20 ml Wasser *R* gelöst. Die Lösung wird mit 20 ml Bariumchlorid-Lösung *R* 1 versetzt und filtriert. 10 ml Filtrat dürfen sich nach Zusatz von 0,1 ml Phenolphthalein-Lösung *R* nicht rot färben. Der Rest des Filtrats wird zum Sieden erhitzt und 2 min lang im Sieden gehalten. Die Lösung muss klar (2.2.1) bleiben.

Chlorid (2.4.4): höchstens 125 ppm

0,4 g Substanz werden in Wasser *R* gelöst. Nach Zusatz von 4 ml verdünnter Salpetersäure *R* wird die Lösung mit Wasser *R* zu 15 ml verdünnt.

Sulfat (2.4.13): höchstens 250 ppm, mit der Prüflösung bestimmt

Eisen (2.4.9): höchstens 50 ppm

5 ml Prüflösung werden mit Wasser *R* zu 10 ml verdünnt.

Gehaltsbestimmung

0,500 g Substanz werden in 50 ml kohlendioxidfreiem Wasser *R* gelöst und mit Salzsäure ($1 \text{ mol} \cdot l^{-1}$) titriert. Der Endpunkt wird mit Hilfe der Potentiometrie (2.2.20) bestimmt. Das bis zum zweiten Wendepunkt zugesetzte Volumen wird abgelesen.

1 ml Salzsäure ($1 \text{ mol} \cdot l^{-1}$) entspricht 52,99 mg Na_2CO_3.

Lagerung

Dicht verschlossen

10.3/0191

Natriumcarbonat-Decahydrat

Natrii carbonas decahydricus

$Na_2CO_3 \cdot 10\,H_2O$ M_r 286,1

CAS Nr. 6132-02-1

Definition

Gehalt: 36,7 bis 40,0 Prozent Na_2CO_3

Eigenschaften

Aussehen: weißes bis fast weißes, kristallines Pulver oder farblose, durchsichtige, verwitternde Kristalle

Löslichkeit: leicht löslich in Wasser, praktisch unlöslich in Ethanol 96 %

Prüfung auf Identität

A. 1 g Substanz wird in Wasser *R* zu 10 ml gelöst. Die Lösung ist stark alkalisch (2.2.4).

B. Die unter „Prüfung auf Identität, A" hergestellte Lösung gibt die Identitätsreaktion auf Carbonat (2.3.1).

C. Die unter „Prüfung auf Identität, A" hergestellte Lösung gibt die Identitätsreaktion a auf Natrium (2.3.1).

Prüfung auf Reinheit

Prüflösung: 5,0 g Substanz werden portionsweise in einer Mischung von 5 ml Salzsäure *R* und 25 ml destilliertem Wasser *R* gelöst. Die Lösung wird zum Sieden erhitzt, abgekühlt, mit verdünnter Natriumhydroxid-Lösung *R* neutralisiert und mit destilliertem Wasser *R* zu 50 ml verdünnt.

Aussehen der Lösung: Die Lösung muss klar (2.2.1) und darf nicht stärker gefärbt sein als die Farbvergleichslösung G_6 (2.2.2, Methode I).

4,0 g Substanz werden in 10 ml Wasser *R* gelöst.

Alkalihydroxide und -hydrogencarbonate: 1,0 g Substanz wird in 20 ml Wasser *R* gelöst. Die Lösung wird mit 20 ml Bariumchlorid-Lösung *R* 1 versetzt und filtriert. 10 ml Filtrat dürfen sich nach Zusatz von 0,1 ml Phenolphthalein-Lösung *R* nicht rot färben. Der Rest des Filtrats wird zum Sieden erhitzt und 2 min lang im Sieden gehalten. Die Lösung muss klar (2.2.1) bleiben.

Chlorid (2.4.4): höchstens 50 ppm

1,0 g Substanz wird in Wasser *R* gelöst. Nach Zusatz von 4 ml verdünnter Salpetersäure *R* wird die Lösung mit Wasser *R* zu 15 ml verdünnt.

Sulfat (2.4.13): höchstens 100 ppm, mit der Prüflösung bestimmt

Eisen (2.4.9): höchstens 20 ppm

5 ml Prüflösung werden mit Wasser *R* zu 10 ml verdünnt.

Gehaltsbestimmung

1,000 g Substanz wird in 50 ml kohlendioxidfreiem Wasser *R* gelöst und mit Salzsäure (1 mol · l^{-1}) titriert.

Der Endpunkt wird mit Hilfe der Potentiometrie (2.2.20) bestimmt. Das bis zum zweiten Wendepunkt zugesetzte Volumen wird abgelesen.

1 ml Salzsäure (1 mol · l^{-1}) entspricht 52,99 mg Na_2CO_3.

Lagerung

Dicht verschlossen

10.3/0194

Natriumdihydrogen-phosphat-Dihydrat

Natrii dihydrogenophosphas dihydricus

$NaH_2PO_4 \cdot 2\,H_2O$ M_r 156,0

CAS Nr. 13472-35-0

Definition

Gehalt: 98,0 bis 100,5 Prozent (getrocknete Substanz)

Eigenschaften

Aussehen: weißes bis fast weißes Pulver oder farblose Kristalle

Löslichkeit: sehr leicht löslich in Wasser, sehr schwer löslich in Ethanol 96 %

Prüfung auf Identität

A. Die Prüflösung (siehe „Prüfung auf Reinheit") reagiert schwach sauer (2.2.4).

B. Die Prüflösung gibt die Identitätsreaktionen auf Phosphat (2.3.1).

C. Die zuvor mit einer Lösung von Kaliumhydroxid *R* (100 g · l^{-1}) neutralisierte Prüflösung gibt die Identitätsreaktion a auf Natrium (2.3.1).

Prüfung auf Reinheit

Prüflösung: 10,0 g Substanz werden in kohlendioxidfreiem Wasser *R*, das aus destilliertem Wasser *R* hergestellt wurde, zu 100 ml gelöst.

Aussehen der Lösung: Die Prüflösung muss klar (2.2.1) und farblos (2.2.2, Methode II) sein.

pH-Wert (2.2.3): 4,2 bis 4,5

5 ml Prüflösung werden mit 5 ml kohlendioxidfreiem Wasser *R* verdünnt.

Reduzierende Substanzen: 5 ml Prüflösung werden mit 5 ml verdünnter Schwefelsäure *R* und 0,25 ml einer Lösung von Kaliumpermanganat *R* (3,2 g · l^{-1}) versetzt. Die Mischung wird 5 min lang im Wasserbad erhitzt. Die Färbung des Permanganats darf nicht vollständig verschwinden.

Chlorid (2.4.4): höchstens 200 ppm

2,5 ml Prüflösung werden mit Wasser *R* zu 15 ml verdünnt.

Sulfat (2.4.13): höchstens 300 ppm

5 ml Prüflösung werden mit 0,5 ml Salzsäure *R* versetzt und mit destilliertem Wasser *R* zu 15 ml verdünnt.

Eisen (2.4.9): höchstens 10 ppm, mit der Prüflösung bestimmt

Trocknungsverlust (2.2.32): 21,5 bis 24,0 Prozent, mit 0,500 g Substanz durch Trocknen im Trockenschrank bei 130 °C bestimmt

Gehaltsbestimmung

2,500 g Substanz werden in 40 ml Wasser *R* gelöst und mit carbonatfreier Natriumhydroxid-Lösung (1 mol · l^{-1}) titriert. Der Endpunkt wird mit Hilfe der Potentiometrie (2.2.20) bestimmt.

1 ml Natriumhydroxid-Lösung (1 mol · l^{-1}) entspricht 0,120 g NaH_2PO_4.

10.3/0098

Natriumdodecylsulfat[1)]

Natrii laurilsulfas

CAS Nr. 151-21-3

Definition

Gemisch von Natriumalkylsulfaten, das hauptsächlich aus Natriumdodecylsulfat ($C_{12}H_{25}NaO_4S$; M_r 288,4) besteht

Gehalt

– Natriumalkylsulfate: mindestens 85,0 Prozent, berechnet als $C_{12}H_{25}NaO_4S$

♦ Eigenschaften

Aussehen: Pulver oder Kristalle, weiß bis blassgelb

Löslichkeit: leicht löslich in Wasser unter Bildung einer opaleszierenden Lösung, teilweise löslich in Ethanol 96 % ♦

Prüfung auf Identität

1. A, B, C

◊ 2. B, C, D ◊

A. IR-Spektroskopie (2.2.24)
Vergleich: Natriumdodecylsulfat *CRS*

B. 2,5 g Substanz werden in einem Quarz- oder Platintiegel mit 2 ml einer Lösung von Schwefelsäure *R* (500 g · l^{-1}) versetzt. Die Mischung wird unter vorsichtiger Temperaturerhöhung zuerst auf dem Wasserbad, dann über offener Flamme erhitzt und anschließend, vorzugsweise in einem Muffelofen, bei 600 ± 25 °C bis zum Verschwinden aller schwarzen Partikeln geglüht. Der Glührückstand wird nach dem Erkalten mit einigen Tropfen einer Lösung von Schwefelsäure *R* (100 g · l^{-1}) versetzt und erneut wie zuvor beschrieben erhitzt und geglüht. Nach dem Abkühlen wird der Glührückstand mit einigen Tropfen Ammoniumcarbonat-Lösung *R* versetzt, die Mischung zur Trockne eingedampft und wie zuvor beschrieben geglüht. Nach dem Abkühlen wird der Rückstand in 50 ml Wasser *R* gelöst und gemischt. 2 ml Lösung werden mit 4 ml Kaliumhexahydroxoantimonat(V)-Lösung *R* 1 versetzt. Falls erforderlich

1) Diese Monographie war Gegenstand der Internationalen Harmonisierung der Arzneibücher (siehe Allgemeinen Text „5.8 Harmonisierung der Arzneibücher“).

wird die Innenseite des Reagenzglases mit einem Glasstab gerieben. Es bildet sich ein weißer, kristalliner Niederschlag.

C. Eine Lösung der Substanz (100 g · l^{-1}) wird hergestellt. Nach Ansäuern der Lösung mit Salzsäure *R* und 20 min langem Sieden bildet sich kein Niederschlag. Nach Zusatz einer Lösung von Bariumchlorid *R* (120 g · l^{-1}) bildet sich ein weißer Niederschlag.

◊ D. 0,1 g Substanz werden in 10 ml Wasser *R* gelöst. Die Lösung bildet beim Schütteln reichlich Schaum. ◊

Prüfung auf Reinheit

Alkalisch reagierende Substanzen: 1,0 g Substanz wird in 100 ml kohlendioxidfreiem Wasser *R* gelöst. Die Lösung wird mit 0,1 ml Phenolrot-Lösung *R* versetzt. Bis zum Farbumschlag des Indikators dürfen höchstens 0,5 ml Salzsäure (0,1 mol · l^{-1}) verbraucht werden.

Unveresterte Alkohole: höchstens 4,0 Prozent

10,0 g Substanz werden in 100 ml Wasser *R* gelöst. Die Lösung wird mit 100 ml Ethanol 96 % *R* versetzt und 3-mal mit je 50 ml Petrolether *R* ausgeschüttelt, falls erforderlich unter Zusatz von Natriumchlorid *R* zur Beschleunigung der Phasentrennung. Die vereinigten organischen Phasen werden 3-mal mit je 50 ml Wasser *R* gewaschen, über wasserfreiem Natriumsulfat *R* getrocknet, filtriert und auf dem Wasserbad so lange erhitzt, bis das Lösungsmittel verdampft ist. Der Rückstand wird 30 min lang bei 105 °C erhitzt und anschließend abgekühlt. Der Rückstand darf höchstens 0,4 g wiegen.

Natriumchlorid, Natriumsulfat: Gesamtgehalt höchstens 8,0 Prozent

Natriumchlorid: 5,00 g Substanz werden in 50 ml Wasser *R* gelöst. Die Lösung wird, falls erforderlich, tropfenweise mit verdünnter Salpetersäure *R* neutralisiert und mit 5,0 ml einer Lösung von Natriumchlorid *R* (5,84 g · l^{-1}) versetzt. Diese Lösung wird mit Silbernitrat-Lösung (0,1 mol · l^{-1}) unter Verwendung von 0,1 ml einer Lösung von Fluorescein-Natrium *R* (2 g · l^{-1}) als Indikator und unter kräftigem Rühren, um das Silberchlorid zu dispergieren, bis zum ersten Auftreten einer Trübung mit Farbwechsel der Lösung von Gelbgrün über Gelb nach Orange titriert. Eine Blindtitration wird durchgeführt.

1 ml Silbernitrat-Lösung (0,1 mol · l^{-1}) entspricht 5,844 mg NaCl.

Natriumsulfat: 1,00 g Substanz wird in 10 ml Wasser *R* gelöst. Die Lösung wird mit 100 ml Ethanol 96 % *R* versetzt und 2 h lang bei einer Temperatur knapp unter dem Siedepunkt erhitzt. Die noch heiße Lösung wird durch einen Glas- oder Porzellanfilter mit einer Porengröße von 4 bis 10 µm filtriert und der Filter mit 100 ml siedendem Ethanol 96 % *R* gewaschen. Der Niederschlag wird durch Waschen mit 150 ml Wasser *R* gelöst. Die Waschflüssigkeiten werden in einem Becherglas gesammelt, mit 10 ml verdünnter Salzsäure *R* versetzt und zum Sieden erhitzt. Nach Zusatz von 25 ml einer Lösung von Bariumchlorid *R* (120 g · l^{-1}) wird die Lösung über Nacht stehen gelassen. Der Niederschlag wird durch Filtration (maximale Porengröße 16 µm) gesammelt und mit Wasser *R* gewaschen, bis die Waschflüssigkeit bei Zusatz von Silbernitrat-Lösung (0,1 mol · l^{-1}) keine Opaleszenz mehr zeigt. Der Niederschlag wird getrocknet, unter allmählicher Erhöhung der Temperatur bei 500 bis 600 °C bis zur Massekonstanz geglüht und als Bariumsulfat gewogen.

1 mg Bariumsulfat entspricht 0,609 mg Na_2SO_4.

Gehaltsbestimmung

1,15 g Substanz werden, falls erforderlich unter Erwärmen, in Wasser *R* zu 1000,0 ml gelöst. 20,0 ml Lösung werden mit 15 ml Dichlormethan *R* und 10 ml Dimidiumbromid-Sulfanblau-Reagenz *R* versetzt. Diese Lösung wird unter kräftigem Schütteln mit Benzethoniumchlorid-Lösung (0,004 mol · l^{-1}) titriert, wobei vor jedem neuerlichen Zusatz die Phasentrennung abgewartet wird. Der Endpunkt ist erreicht, wenn die Rosafärbung der Dichlormethan-Phase vollständig verschwunden und die Dichlormethan-Phase graublau gefärbt ist.

1 ml Benzethoniumchlorid-Lösung (0,004 mol · l^{-1}) entspricht 1,154 mg Natriumalkylsulfat, berechnet als $C_{12}H_{25}NaO_4S$.

10.3/0195

Natriumhydrogencarbonat

Natrii hydrogenocarbonas

$NaHCO_3$ — M_r 84,0

CAS Nr. 144-55-8

Definition

Gehalt: 99,0 bis 101,0 Prozent

Eigenschaften

Aussehen: weißes bis fast weißes, kristallines Pulver

Löslichkeit: löslich in Wasser, praktisch unlöslich in Ethanol 96 %

Beim Erhitzen der Substanz oder der Lösung der Substanz entsteht allmählich Natriumcarbonat.

Prüfung auf Identität

A. Werden 5 ml Prüflösung (siehe „Prüfung auf Reinheit“) mit 0,1 ml Phenolphthalein-Lösung *R* versetzt, entsteht eine schwache Rosafärbung. Beim Erhitzen entweicht Gas und die Lösung färbt sich rot.

B. Die Substanz gibt die Identitätsreaktion auf Carbonat und Hydrogencarbonat (2.3.1).

C. Die Prüflösung gibt die Identitätsreaktion a auf Natrium (2.3.1).

Prüfung auf Reinheit

Prüflösung: 5,0 g Substanz werden in 90 ml kohlendioxidfreiem Wasser *R* gelöst. Die Lösung wird mit kohlendioxidfreiem Wasser *R* zu 100,0 ml verdünnt.

Aussehen der Lösung: Die Prüflösung muss klar (2.2.1) und farblos (2.2.2, Methode II) sein.

Carbonat: Der pH-Wert (2.2.3) der frisch hergestellten Prüflösung darf höchstens 8,6 betragen.

Chlorid (2.4.4): höchstens 150 ppm

7 ml Prüflösung werden mit 2 ml Salpetersäure *R* versetzt und mit Wasser *R* zu 15 ml verdünnt.

Sulfat (2.4.13): höchstens 150 ppm

Eine Suspension von 1,0 g Substanz in 10 ml destilliertem Wasser *R* wird mit Salzsäure *R* bis zur neutralen Reaktion versetzt. Anschließend wird die Suspension mit 1 ml Salzsäure *R* im Überschuss versetzt und mit destilliertem Wasser *R* zu 15 ml verdünnt.

Ammonium (2.4.1): höchstens 20 ppm

10 ml Prüflösung werden mit Wasser *R* zu 15 ml verdünnt. Zur Herstellung der Referenzlösung wird eine Mischung von 5 ml Wasser *R* und 10 ml Ammonium-Lösung (1 ppm NH_4) *R* verwendet.

Calcium (2.4.3): höchstens 100 ppm

Eine Suspension von 1,0 g Substanz in 10 ml destilliertem Wasser *R* wird mit Salzsäure *R* bis zur neutralen Reaktion versetzt und mit destilliertem Wasser *R* zu 15 ml verdünnt.

Eisen (2.4.9): höchstens 20 ppm

0,5 g Substanz werden in 5 ml verdünnter Salzsäure *R* gelöst. Die Lösung wird mit Wasser *R* zu 10 ml verdünnt.

Gehaltsbestimmung

0,750 g Substanz werden in 50 ml kohlendioxidfreiem Wasser *R* gelöst und mit Salzsäure (1 mol · l^{-1}) titriert. Der Endpunkt wird mit Hilfe der Potentiometrie (2.2.20) bestimmt. Das bis zum zweiten Wendepunkt zugesetzte Volumen wird abgelesen oder, falls die Kurve nur einen Wendepunkt zeigt, das bis zu diesem Punkt zugesetzte Volumen.

1 ml Salzsäure (1 mol · l^{-1}) entspricht 84,0 mg $NaHCO_3$.

10.3/0849

Natriummetabisulfit

Natrii metabisulfis

$Na_2S_2O_5$ — M_r 190,1

CAS Nr. 7681-57-4

Definition

Natriummetabisulfit, auch als Natriumdisulfit bezeichnet

Gehalt: 95,0 bis 100,5 Prozent

Eigenschaften

Aussehen: weißes bis fast weißes, kristallines Pulver oder farblose Kristalle

Löslichkeit: leicht löslich in Wasser, schwer löslich in Ethanol 96 %

Prüfung auf Identität

A. Die Substanz entspricht der Prüfung „pH-Wert“ (siehe „Prüfung auf Reinheit“).

B. 0,4 ml Iod-Lösung *R* werden mit 8 ml destilliertem Wasser *R* und 1 ml Prüflösung (siehe „Prüfung auf Reinheit“), die 1:10 mit destilliertem Wasser *R* verdünnt wurde, versetzt. Diese Lösung ist farblos und gibt die Identitätsreaktion a auf Sulfat (2.3.1).

C. Die Prüflösung (siehe „Prüfung auf Reinheit“) gibt die Identitätsreaktion a auf Natrium (2.3.1).

Prüfung auf Reinheit

Prüflösung: 5,0 g Substanz werden in kohlendioxidfreiem Wasser *R*, das aus destilliertem Wasser *R* hergestellt wurde, zu 100 ml gelöst.

Aussehen der Lösung: Die Prüflösung muss klar (2.2.1) und farblos (2.2.2, Methode II) sein.

pH-Wert (2.2.3): 3,5 bis 5,0; an der Prüflösung bestimmt

Thiosulfat: 5 ml Prüflösung werden mit 5 ml verdünnter Salzsäure *R* versetzt. Diese Lösung muss mindestens 15 min lang klar (2.2.1) bleiben.

Eisen (2.4.9): höchstens 20 ppm, mit der Prüflösung bestimmt

Gehaltsbestimmung

0,200 g Substanz werden in 50,0 ml Iod-Lösung (0,05 mol · l^{-1}) gelöst und mit 5 ml verdünnter Salzsäure *R* versetzt. Der Überschuss an Iod wird mit Natriumthiosulfat-Lösung (0,1 mol · l^{-1}) titriert. Gegen Ende der Titration wird 1 ml Stärke-Lösung *R* als Indikator zugesetzt.

1 ml Iod-Lösung (0,05 mol · l^{-1}) entspricht 4,753 mg $Na_2S_2O_5$.

Lagerung

Vor Licht geschützt

10.3/1509

Natriummonohydrogenphosphat

Dinatrii phosphas

Na_2HPO_4 M_r 142,0

CAS Nr. 7558-79-4

Definition

Gehalt: 98,0 bis 101,0 Prozent (getrocknete Substanz)

Eigenschaften

Aussehen: weißes bis fast weißes, hygroskopisches Pulver

Löslichkeit: löslich in Wasser, praktisch unlöslich in Ethanol 96 %

Prüfung auf Identität

A. Die Prüflösung (siehe „Prüfung auf Reinheit“) reagiert schwach alkalisch (2.2.4).

B. Die Substanz entspricht der Prüfung „Trocknungsverlust“ (siehe „Prüfung auf Reinheit“).

C. Die Prüflösung gibt die Identitätsreaktion b auf Phosphat (2.3.1).

D. Die Prüflösung gibt die Identitätsreaktion a auf Natrium (2.3.1).

Prüfung auf Reinheit

Prüflösung: 5,0 g Substanz werden in destilliertem Wasser *R* zu 100,0 ml gelöst.

Aussehen der Lösung: Die Prüflösung muss klar (2.2.1) und farblos (2.2.2, Methode II) sein.

Reduzierende Substanzen: 10 ml Prüflösung werden mit 5 ml verdünnter Schwefelsäure *R* und 0,25 ml einer Lösung von Kaliumpermanganat *R* (3,2 g · l^{-1}) versetzt. Die Mischung wird 5 min lang im Wasserbad erhitzt. Die Färbung des Permanganats darf nicht vollständig verschwinden.

Natriumdihydrogenphosphat: höchstens 2,5 Prozent

Aus den Volumen Natriumhydroxid-Lösung (1 mol · l^{-1}) (n_1 ml, n_2 ml und n_3 ml), die bei der Gehaltsbestimmung verbraucht wurden, wird folgendes Verhältnis berechnet:

$$\frac{n_2 - n_3}{n_3 - n_1}$$

Das Verhältnis darf höchstens 0,025 betragen.

Chlorid (2.4.4): höchstens 200 ppm

5 ml Prüflösung werden mit verdünnter Salpetersäure *R* zu 15 ml verdünnt.

Sulfat (2.4.13): höchstens 500 ppm

6 ml Prüflösung werden mit 2 ml verdünnter Salzsäure *R* versetzt und mit destilliertem Wasser *R* zu 15 ml verdünnt.

Eisen (2.4.9): höchstens 20 ppm, mit der Prüflösung bestimmt

Trocknungsverlust (2.2.32): höchstens 1,0 Prozent, mit 1,000 g Substanz durch 4 h langes Trocknen im Trockenschrank bei 105 °C bestimmt

Gehaltsbestimmung

1,600 g Substanz (m) werden in 25,0 ml kohlendioxidfreiem Wasser *R* gelöst und nach Zusatz von 25,0 ml Salzsäure ($1 \text{ mol} \cdot l^{-1}$) mit Hilfe der Potentiometrie (2.2.20) mit Natriumhydroxid-Lösung ($1 \text{ mol} \cdot l^{-1}$) bis zum ersten Wendepunkt (n_1 ml) titriert. Anschließend wird die Lösung bis zum zweiten Wendepunkt titriert (n_2 ml, Gesamtverbrauch an Natriumhydroxid-Lösung ($1 \text{ mol} \cdot l^{-1}$)). Eine Blindtitration wird durchgeführt (n_3 ml).

Der Prozentgehalt an Na_2HPO_4 wird nach folgender Formel berechnet:

$$\frac{1420(n_3 - n_1)}{m(100 - d)}$$

d = Trocknungsverlust in Prozent

Lagerung

Dicht verschlossen

10.3/0602

Natriummonohydrogenphosphat-Dihydrat

Dinatrii phosphas dihydricus

$Na_2HPO_4 \cdot 2\,H_2O$ M_r 178,0

CAS Nr. 10028-24-7

Definition

Gehalt: 98,0 bis 101,0 Prozent (getrocknete Substanz)

Eigenschaften

Aussehen: weißes bis fast weißes Pulver oder farblose Kristalle

Löslichkeit: löslich in Wasser, praktisch unlöslich in Ethanol 96 %

Prüfung auf Identität

A. Die Prüflösung (siehe „Prüfung auf Reinheit") reagiert schwach alkalisch (2.2.4).

B. Die Substanz entspricht der Prüfung „Trocknungsverlust" (siehe „Prüfung auf Reinheit").

C. Die Prüflösung gibt die Identitätsreaktion b auf Phosphat (2.3.1).

D. Die Prüflösung gibt die Identitätsreaktion a auf Natrium (2.3.1).

Prüfung auf Reinheit

Prüflösung: 5,0 g Substanz werden in destilliertem Wasser *R* zu 100 ml gelöst.

Aussehen der Lösung: Die Prüflösung muss klar (2.2.1) und farblos (2.2.2, Methode II) sein.

Reduzierende Substanzen: 5 ml Prüflösung werden mit 5 ml verdünnter Schwefelsäure *R* und 0,25 ml einer Lösung von Kaliumpermanganat *R* ($3,2 \text{ g} \cdot l^{-1}$) versetzt. Die Mischung wird 5 min lang im Wasserbad erhitzt. Die Farbe des Permanganats darf nicht vollständig verschwinden.

Natriumdihydrogenphosphat: höchstens 2,5 Prozent

Aus den Volumen Natriumhydroxid-Lösung ($1 \text{ mol} \cdot l^{-1}$) ($n_1$ ml, n_2 ml und n_3 ml), die bei der Gehaltsbestimmung verbraucht wurden, wird folgendes Verhältnis berechnet:

$$\frac{n_2 - n_3}{n_3 - n_1}$$

Das Verhältnis darf höchstens 0,025 betragen.

Chlorid (2.4.4): höchstens 400 ppm

2,5 ml Prüflösung werden mit 10 ml verdünnter Salpetersäure *R* versetzt und mit Wasser *R* zu 15 ml verdünnt.

Sulfat (2.4.13): höchstens 0,1 Prozent

3 ml Prüflösung werden mit 2 ml verdünnter Salzsäure *R* versetzt und mit destilliertem Wasser *R* zu 15 ml verdünnt.

Eisen (2.4.9): höchstens 40 ppm

5 ml Prüflösung werden mit Wasser *R* zu 10 ml verdünnt.

Trocknungsverlust (2.2.32): 19,5 bis 21,0 Prozent, mit 1,000 g Substanz durch Trocknen im Trockenschrank bei 130 °C bestimmt

Gehaltsbestimmung

2,000 g Substanz (m) werden in 50 ml Wasser *R* gelöst und nach Zusatz von 25,0 ml Salzsäure (1 mol · l^{-1}) mit Hilfe der Potentiometrie (2.2.20) mit Natriumhydroxid-Lösung (1 mol · l^{-1}) bis zum ersten Wendepunkt titriert (n_1 ml). Anschließend wird die Lösung bis zum zweiten Wendepunkt titriert (n_2 ml, Gesamtverbrauch an Natriumhydroxid-Lösung (1 mol · l^{-1})). Eine Blindtitration wird durchgeführt (n_3 ml).

Der Prozentgehalt an Na_2HPO_4 wird nach folgender Formel berechnet:

$$\frac{1420(n_3 - n_1)}{m(100 - d)}$$

d = Trocknungsverlust in Prozent

10.3/0118

Natriummonohydrogen-phosphat-Dodecahydrat

Dinatrii phosphas dodecahydricus

$Na_2HPO_4 \cdot 12\,H_2O$ M_r 358,1

CAS Nr. 10039-32-4

Definition

Gehalt: 98,5 bis 102,5 Prozent

Eigenschaften

Aussehen: farblose, durchsichtige, stark verwitternde Kristalle

Löslichkeit: leicht löslich in Wasser, praktisch unlöslich in Ethanol 96 %

Prüfung auf Identität

A. Die Prüflösung (siehe „Prüfung auf Reinheit") reagiert schwach alkalisch (2.2.4).

B. Die Substanz entspricht der Prüfung „Trocknungsverlust" (siehe „Prüfung auf Reinheit").

C. Die Prüflösung gibt die Identitätsreaktion b auf Phosphat (2.3.1).

D. Die Prüflösung gibt die Identitätsreaktion a auf Natrium (2.3.1).

Prüfung auf Reinheit

Prüflösung: 5,0 g Substanz werden in destilliertem Wasser *R* zu 50 ml gelöst.

Aussehen der Lösung: Die Prüflösung muss klar (2.2.1) und farblos (2.2.2, Methode II) sein.

Reduzierende Substanzen: 5 ml Prüflösung werden mit 5 ml verdünnter Schwefelsäure *R* und 0,25 ml einer Lösung von Kaliumpermanganat *R* (3,2 g · l^{-1}) versetzt. Die Mischung wird 5 min lang im Wasserbad erhitzt. Die Farbe des Permanganats darf nicht vollständig verschwinden.

Natriumdihydrogenphosphat: höchstens 2,5 Prozent

Aus den Volumen Natriumhydroxid-Lösung (1 mol · l^{-1}) (n_1 ml, n_2 ml und n_3 ml), die bei der Gehaltsbestimmung verbraucht wurden, wird folgendes Verhältnis berechnet:

$$\frac{n_2 - n_3}{n_3 - n_1}$$

Das Verhältnis darf höchstens 0,025 betragen.

Chlorid (2.4.4): höchstens 200 ppm

2,5 ml Prüflösung werden mit 10 ml verdünnter Salpetersäure *R* versetzt und mit Wasser *R* zu 15 ml verdünnt.

Sulfat (2.4.13): höchstens 500 ppm

3 ml Prüflösung werden mit 2 ml verdünnter Salzsäure *R* versetzt und mit destilliertem Wasser *R* zu 15 ml verdünnt.

Eisen (2.4.9): höchstens 20 ppm

5 ml Prüflösung werden mit Wasser *R* zu 10 ml verdünnt.

Trocknungsverlust (2.2.32): 57,0 bis 61,0 Prozent, mit 1,000 g Substanz durch 4 h langes Trocknen im Trockenschrank bei 130 °C bestimmt

Gehaltsbestimmung

4,000 g Substanz (m) werden in 25 ml Wasser *R* gelöst und nach Zusatz von 25,0 ml Salzsäure (1 mol · l^{-1}) mit Hilfe der Potentiometrie (2.2.20) mit Natriumhydroxid-Lösung (1 mol · l^{-1}) bis zum ersten Wendepunkt (n_1 ml) titriert. Anschließend wird die Lösung bis zum zweiten Wendepunkt titriert (n_2 ml, Gesamtverbrauch an Natriumhydroxid-Lösung (1 mol · l^{-1})). Eine Blindtitration wird durchgeführt (n_3 ml).

Der Prozentgehalt an $Na_2HPO_4 \cdot 12\,H_2O$ wird nach folgender Formel berechnet:

$$\frac{3581(n_3 - n_1)}{m \cdot 100}$$

10.3/2813

Natriummycophenolat

Mycophenolatum natricum

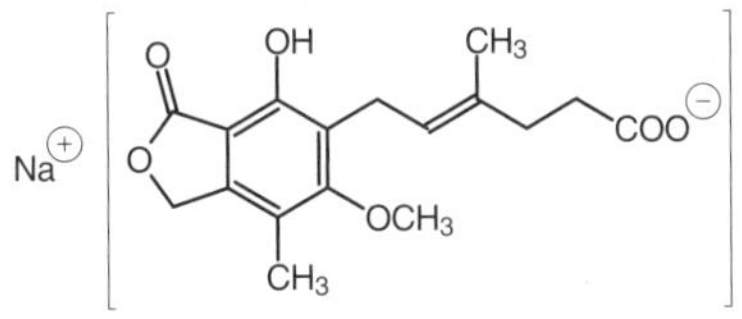

$C_{17}H_{19}NaO_6$ M_r 342,3

CAS Nr. 37415-62-6

Definition

Natrium-(4*E*)-6-(4-hydroxy-6-methoxy-7-methyl-3-oxo-1,3-dihydro-2-benzofuran-5-yl)-4-methylhex-4-enoat

Natriumsalz eines Fermentationsprodukts

Gehalt: 98,0 bis 102,0 Prozent (getrocknete Substanz)

Eigenschaften

Aussehen: weißes bis fast weißes, kristallines Pulver

Löslichkeit: schwer löslich in Wasser und in wasserfreiem Ethanol, sehr schwer löslich in Heptan

Die Substanz zeigt Polymorphie (5.9).

Prüfung auf Identität

A. IR-Spektroskopie (2.2.24)

Vergleich: Natriummycophenolat *CRS*

Wenn die Spektren bei der Prüfung in fester Form unterschiedlich sind, werden Substanz und Referenzsubstanz getrennt in Methanol *R* gelöst. Nach dem Eindampfen der Lösungen zur Trockne werden mit den Rückständen erneut Spektren aufgenommen.

B. Die Substanz gibt die Identitätsreaktion a auf Natrium (2.3.1).

Prüfung auf Reinheit

Verwandte Substanzen: Flüssigchromatographie (2.2.29)

Die Lösungen müssen unmittelbar vor Gebrauch hergestellt werden.

Pufferlösung: 0,77 g Ammoniumacetat *R* werden in 600 ml Wasser zur Chromatographie *R* gelöst. Die Lösung wird mit einer Lösung von Essigsäure 99 % *R* ($60\,g \cdot l^{-1}$) auf einen pH-Wert von 4,86 eingestellt und mit Wasser zur Chromatographie *R* zu 1000 ml verdünnt

Lösungsmittelmischung: Wasser *R*, Acetonitril *R* (40:60 *V/V*)

Untersuchungslösung: 25,0 mg Substanz werden in der Lösungsmittelmischung zu 25,0 ml gelöst.

Referenzlösung a: 1,0 ml Untersuchungslösung wird mit der Lösungsmittelmischung zu 100,0 ml verdünnt. 1,0 ml dieser Lösung wird mit der Lösungsmittelmischung zu 10,0 ml verdünnt.

Referenzlösung b: 10,0 mg Natriummycophenolat *CRS* werden in der Lösungsmittelmischung zu 10,0 ml gelöst.

Referenzlösung c: 5 mg Mycophenolat zur Eignungsprüfung *CRS* (mit den Verunreinigungen A und B) werden in der Lösungsmittelmischung zu 5 ml gelöst.

Säule
- Größe: l = 0,15 m, ∅ = 4,6 mm
- Stationäre Phase: nachsilanisiertes, octadecylsilyliertes, mit zu 100 Prozent wässrigen mobilen Phasen kompatibles Kieselgel zur Chromatographie *R* (3 µm)
- Temperatur: 45 °C

Mobile Phase
- Mobile Phase A: Pufferlösung
- Mobile Phase B: Acetonitril *R*

Zeit (min)	Mobile Phase A (% *V/V*)	Mobile Phase B (% *V/V*)
0 – 15	71	29
15 – 34	71 → 21,3	29 → 78,7

Durchflussrate: $1{,}5\,ml \cdot min^{-1}$

Detektion: Spektrometer bei 250 nm

Autosampler: 10 °C

Einspritzen: 10 µl; Untersuchungslösung, Referenzlösungen a und c

Identifizierung von Verunreinigungen: Zur Identifizierung der Peaks der Verunreinigungen A und B werden das mitgelieferte Chromatogramm von Mycophenolat zur Eignungsprüfung *CRS* und das mit der Referenzlösung c erhaltene Chromatogramm verwendet.

Relative Retention (bezogen auf Mycophenolsäure, t_R etwa 12 min)
- Verunreinigung B: etwa 0,93
- Verunreinigung A: etwa 1,1

Eignungsprüfung: Referenzlösung c
- Peak-Tal-Verhältnis: mindestens 1,5, wobei H_p die Höhe des Peaks der Verunreinigung A über der Ba-

sislinie und H_v die Höhe des niedrigsten Punkts der Kurve über der Basislinie zwischen den Peaks von Mycophenolsäure und Verunreinigung A darstellt; mindestens 10,0, wobei H_p die Höhe des Peaks der Verunreinigung B über der Basislinie und H_v die Höhe des niedrigsten Punkts der Kurve über der Basislinie zwischen den Peaks von Verunreinigung B und Mycophenolsäure darstellt

Berechnung der Prozentgehalte

- Für jede Verunreinigung wird die Konzentration an Natriummycophenolat in der Referenzlösung a verwendet.

Grenzwerte

- Nicht spezifizierte Verunreinigungen: jeweils höchstens 0,10 Prozent
- Summe aller Verunreinigungen: höchstens 0,1 Prozent
- Berichtsgrenzwert: 0,05 Prozent

Trocknungsverlust (2.2.32): höchstens 0,5 Prozent, mit 1,000 g Substanz durch 4 h langes Trocknen im Trockenschrank bei 105 °C bestimmt

Gehaltsbestimmung

Flüssigchromatographie (2.2.29) wie unter „Verwandte Substanzen" beschrieben, mit folgender Änderung:

Einspritzen: Untersuchungslösung, Referenzlösung b

Der Prozentgehalt an $C_{17}H_{19}NaO_6$ wird unter Berücksichtigung des für Natriummycophenolat *CRS* angegebenen Gehalts berechnet.

Verunreinigungen

Andere bestimmbare Verunreinigungen

(Die folgenden Substanzen werden, falls in einer bestimmten Menge vorhanden, durch eine oder mehrere Prüfmethoden in der Monographie erfasst. Sie werden begrenzt durch das allgemeine Akzeptanzkriterium für weitere Verunreinigungen/nicht spezifizierte Verunreinigungen und/oder durch die Anforderungen der Allgemeinen Monographie **Substanzen zur pharmazeutischen Verwendung (Corpora ad usum pharmaceuticum)**. Diese Verunreinigungen müssen daher nicht identifiziert werden, um die Konformität der Substanz zu zeigen. Siehe auch „5.10 Kontrolle von Verunreinigungen in Substanzen zur pharmazeutischen Verwendung"):

A, B, C

A.

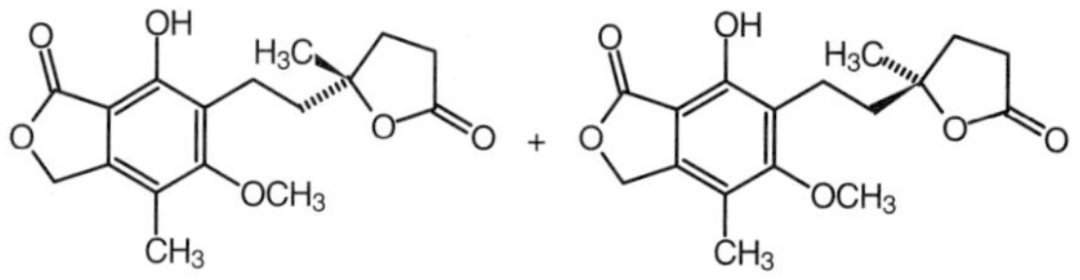

7-Hydroxy-5-methoxy-4-methyl-6-[2-[(2*RS*)-2-methyl-5-oxooxolan-2-yl]ethyl]-2-benzofuran-1(3*H*)-on

B.

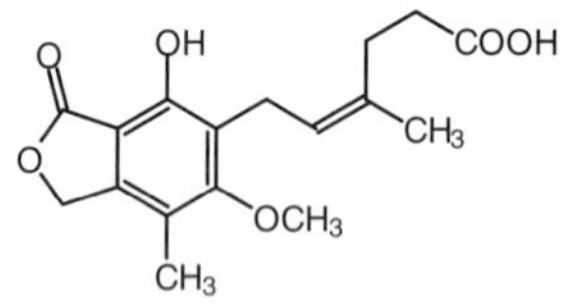

(4*Z*)-6-(4-Hydroxy-6-methoxy-7-methyl-3-oxo-1,3-dihydro-2-benzofuran-5-yl)-4-methylhex-4-ensäure

C.

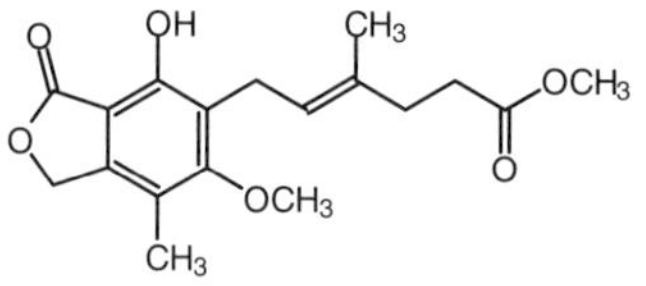

Methyl[(4*E*)-6-(4-hydroxy-6-methoxy-7-methyl-3-oxo-1,3-dihydro-2-benzofuran-5-yl)-4-methylhex-4-enoat]

10.3/0013

Natriumtetraborat

Borax

$Na_2B_4O_7 \cdot 10\,H_2O$ M_r 381,4

CAS Nr. 1303-96-4

Definition

Natriumtetraborat-Decahydrat

Gehalt: 99,0 bis 103,0 Prozent $Na_2B_4O_7 \cdot 10\,H_2O$

Eigenschaften

Aussehen: farblose Kristalle, kristalline Masse oder weißes bis fast weißes, kristallines Pulver, verwitternd

Löslichkeit: löslich in Wasser, sehr leicht löslich in siedendem Wasser, leicht löslich in Glycerol

Prüfung auf Identität

A. 1 ml Prüflösung (siehe „Prüfung auf Reinheit“) wird mit 0,1 ml Schwefelsäure *R* und 5 ml Methanol *R* versetzt und angezündet. Die Lösung brennt mit grün gesäumter Flamme.

B. 5 ml Prüflösung geben mit 0,1 ml Phenolphthalein-Lösung *R* eine Rotfärbung, die auf Zusatz von 5 ml Glycerol 85 % *R* verschwindet.

C. Die Prüflösung gibt die Identitätsreaktionen auf Natrium (2.3.1).

Prüfung auf Reinheit

Prüflösung: 4,0 g Substanz werden in kohlendioxidfreiem Wasser *R*, das aus destilliertem Wasser *R* hergestellt wurde, zu 100 ml gelöst.

Aussehen der Lösung: Die Prüflösung muss klar (2.2.1) und farblos (2.2.2, Methode II) sein.

pH-Wert (2.2.3): 9,0 bis 9,6; an der Prüflösung bestimmt

Sulfat (2.4.13): höchstens 50 ppm, mit der Prüflösung bestimmt

1,0 ml Essigsäure *R* wird verwendet. Zur Herstellung der Referenzlösung wird eine Mischung von 3 ml Sulfat-Lösung (10 ppm SO_4) *R* und 12 ml destilliertem Wasser *R* verwendet.

Ammonium (2.4.1): höchstens 10 ppm

6 ml Prüflösung werden mit Wasser *R* zu 14 ml verdünnt. Zur Herstellung der Referenzlösung wird eine Mischung von 2,5 ml Ammonium-Lösung (1 ppm NH_4) *R* und 7,5 ml Wasser *R* verwendet.

Calcium (2.4.3): höchstens 100 ppm, mit der Prüflösung bestimmt

Zur Herstellung der Referenzlösung wird eine Mischung von 6 ml Calcium-Lösung (10 ppm Ca) *R* und 9 ml destilliertem Wasser *R* verwendet.

Gehaltsbestimmung

20 g Mannitol *R* werden, falls erforderlich unter Erwärmen, in 100 ml Wasser *R* gelöst. Die Lösung wird nach dem Abkühlen mit 0,5 ml Phenolphthalein-Lösung *R* versetzt und mit Natriumhydroxid-Lösung (0,1 mol · l^{-1}) bis zur Rosafärbung neutralisiert. Diese Lösung wird mit 3,000 g Substanz versetzt, bis zum vollständigen Lösen erwärmt, anschließend abgekühlt und mit Natriumhydroxid-Lösung (1 mol · l^{-1}) bis zur erneuten Rosafärbung titriert.

1 ml Natriumhydroxid-Lösung (1 mol · l^{-1}) entspricht 0,1907 g $Na_2B_4O_7 \cdot 10\,H_2O$.

O

10.3/1455

Ofloxacin

Ofloxacinum

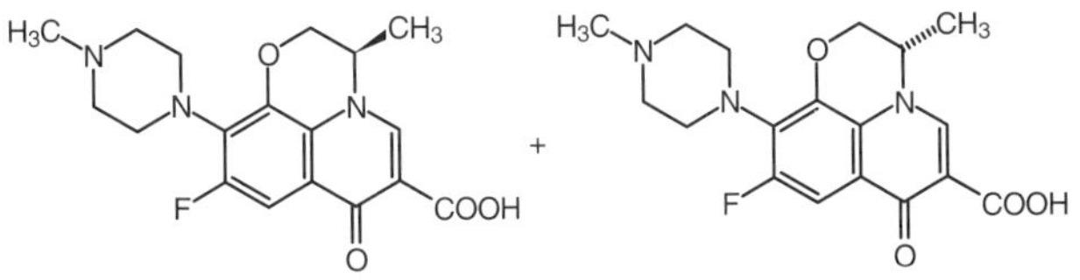

$C_{18}H_{20}FN_3O_4$ M_r 361,4

CAS Nr. 82419-36-1

Definition

(3*RS*)-9-Fluor-3-methyl-10-(4-methylpiperazin-1-yl)-7-oxo-2,3-dihydro-7*H*-pyrido[1,2,3-*de*][1,4]benzoxazin-6-carbonsäure

Gehalt: 99,0 bis 101,0 Prozent (getrocknete Substanz)

Eigenschaften

Aussehen: blassgelbes bis leuchtend gelbes, kristallines Pulver

Löslichkeit: schwer löslich in Wasser, löslich in Essigsäure 99 %, schwer löslich bis löslich in Dichlormethan, schwer löslich in Methanol

Prüfung auf Identität

A. IR-Spektroskopie (2.2.24)

Vergleich: Ofloxacin *CRS*

B. Die Substanz entspricht der Prüfung „Optische Drehung" (siehe „Prüfung auf Reinheit").

Prüfung auf Reinheit

Optische Drehung (2.2.7): –0,10° bis +0,10°

0,300 g Substanz werden in einer Mischung von 10 Volumteilen Methanol *R* und 40 Volumteilen Dichlormethan *R* zu 10,0 ml gelöst.

Absorption (2.2.25): höchstens 0,25; bei 440 nm gemessen

0,5 g Substanz werden in einer Lösung von Salzsäure *R* (10,3 g · l⁻¹) zu 100,0 ml gelöst.

Verwandte Substanzen: Flüssigchromatographie (2.2.29)

Lösungsmittelmischung: Acetonitril *R*, Wasser *R* (10:60 *V/V*)

Pufferlösung: 3,08 g Ammoniumacetat *R* und 5,38 g Natriumperchlorat *R* werden in etwa 900 ml Wasser zur Chromatographie *R* gelöst. Die Lösung wird mit Phosphorsäure 85 % *R* auf einen pH-Wert von 2,2 eingestellt und mit Wasser zur Chromatographie *R* zu 1000 ml verdünnt.

Untersuchungslösung: 20,0 mg Substanz werden in der Lösungsmittelmischung zu 50,0 ml gelöst.

Referenzlösung a: 1,0 ml Untersuchungslösung wird mit der Lösungsmittelmischung zu 100,0 ml verdünnt. 1,0 ml dieser Lösung wird mit der Lösungsmittelmischung zu 10,0 ml verdünnt.

Referenzlösung b: 5,0 mg Levofloxacin-Verunreinigung F *CRS* (Ofloxacin-Verunreinigung A; *S*-Enantiomer) werden in 42 ml Acetonitril *R* gelöst. Die Lösung wird mit Wasser *R* zu 250,0 ml verdünnt. 1,0 ml dieser Lösung wird mit der Lösungsmittelmischung zu 25,0 ml verdünnt.

Referenzlösung c: 5 mg Ofloxacin-Verunreinigung D *CRS* und 5 mg Ofloxacin-Verunreinigung E *CRS* werden in der Lösungsmittelmischung zu 25 ml gelöst. 2 ml Lösung und 1 ml Untersuchungslösung werden mit der Lösungsmittelmischung zu 50 ml verdünnt. 1 ml dieser Lösung wird mit der Lösungsmittelmischung zu 10 ml verdünnt.

Säule

- Größe: l = 0,15 m, ∅ = 4,6 mm
- Stationäre Phase: nachsilanisiertes, octadecylsilyliertes Kieselgel zur Chromatographie *R* (3 µm)
- Temperatur: 38 °C

Mobile Phase

- Mobile Phase A: Acetonitril zur Chromatographie *R*, Pufferlösung (16:84 *V/V*)
- Mobile Phase B: Methanol *R* 1, Acetonitril zur Chromatographie *R*, Pufferlösung (20:30:50 *V/V/V*)

Zeit (min)	Mobile Phase A (% *V/V*)	Mobile Phase B (% *V/V*)
0 – 5	100	0
5 – 10	100 → 82	0 → 18
10 – 15	82 → 40	18 → 60
15 – 30	40	60

Durchflussrate: 1,0 ml · min⁻¹

Detektion: Spektrometer bei 294 nm, für Verunreinigung A bei 240 nm

Einspritzen: 10 µl

Identifizierung von Verunreinigungen: Zur Identifizierung des Peaks der Verunreinigung A wird das mit der Referenzlösung b erhaltene Chromatogramm verwendet; zur Identifizierung der Peaks der Verunreinigungen D und E wird das mit der Referenzlösung c erhaltene Chromatogramm verwendet.

Relative Retention (bezogen auf Ofloxacin, t_R etwa 10 min)
- Verunreinigung D: etwa 0,7
- Verunreinigung E: etwa 0,93
- Verunreinigung A: etwa 2,8

Eignungsprüfung
- Auflösung: mindestens 2,0 zwischen den Peaks von Verunreinigung E und Ofloxacin im Chromatogramm der Referenzlösung c
- Signal-Rausch-Verhältnis: mindestens 90 für den Hauptpeak im Chromatogramm der Referenzlösung a

Berechnung der Prozentgehalte
- Korrekturfaktor: Die Fläche des Peaks der Verunreinigung D wird mit 4,5 multipliziert.
- Für Verunreinigung A werden die Konzentration an Verunreinigung A in der Referenzlösung b und die bei 240 nm erhaltenen Peakflächen verwendet.
- Für Verunreinigungen ohne Verunreinigung A werden die Konzentration an Ofloxacin in der Referenzlösung a und die bei 294 nm erhaltenen Peakflächen verwendet.

Grenzwerte
- Verunreinigung A: höchstens 0,2 Prozent
- Verunreinigung D: höchstens 0,10 Prozent
- Nicht spezifizierte Verunreinigungen: jeweils höchstens 0,10 Prozent
- Summe aller Verunreinigungen: höchstens 0,4 Prozent
- Berichtsgrenzwert: 0,05 Prozent

Trocknungsverlust (2.2.32): höchstens 0,2 Prozent, mit 1,000 g Substanz durch 4 h langes Trocknen im Trockenschrank bei 105 °C bestimmt

Sulfatasche (2.4.14): höchstens 0,1 Prozent, mit 1,0 g Substanz bestimmt

Gehaltsbestimmung

0,300 g Substanz werden in 100 ml wasserfreier Essigsäure *R* gelöst und mit Perchlorsäure (0,1 mol · l⁻¹) titriert. Der Endpunkt wird mit Hilfe der Potentiometrie (2.2.20) bestimmt.

1 ml Perchlorsäure (0,1 mol · l^{-1}) entspricht 36,14 mg $C_{18}H_{20}FN_3O_4$.

Lagerung

Dicht verschlossen, vor Licht geschützt

Verunreinigungen

Spezifizierte Verunreinigungen:

A, D

Andere bestimmbare Verunreinigungen

(Die folgenden Substanzen werden, falls in einer bestimmten Menge vorhanden, durch eine oder mehrere Prüfmethoden in der Monographie erfasst. Sie werden begrenzt durch das allgemeine Akzeptanzkriterium für weitere Verunreinigungen/nicht spezifizierte Verunreinigungen und/oder durch die Anforderungen der Allgemeinen Monographie **Substanzen zur pharmazeutischen Verwendung (Corpora ad usum pharmaceuticum)**. Diese Verunreinigungen müssen daher nicht identifiziert werden, um die Konformität der Substanz zu zeigen. Siehe auch „5.10 Kontrolle von Verunreinigungen in Substanzen zur pharmazeutischen Verwendung“):

B, C, E, F

A.

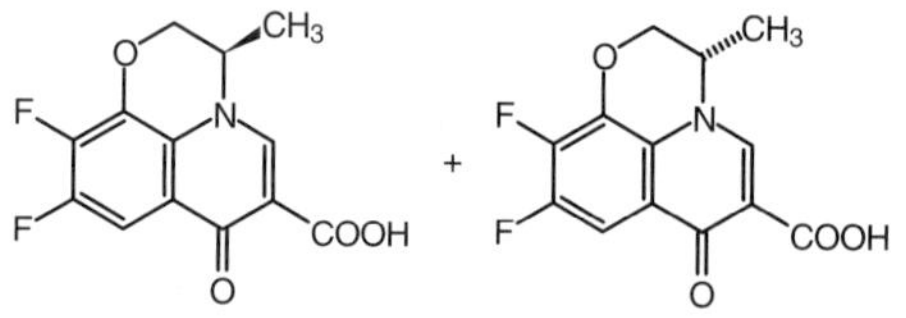

(3*RS*)-9,10-Difluor-3-methyl-7-oxo-2,3-dihydro-7*H*-pyrido[1,2,3-*de*][1,4]benzoxazin-6-carbonsäure

B.

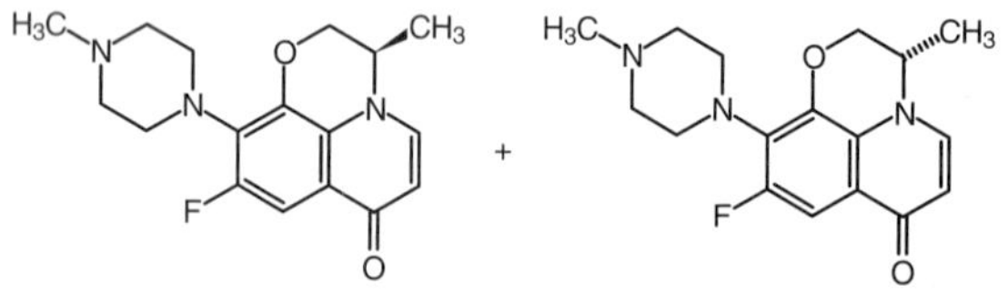

(3*RS*)-9-Fluor-3-methyl-10-(4-methylpiperazin-1-yl)-2,3-dihydro-7*H*-pyrido[1,2,3-*de*][1,4]benzoxazin-7-on

C.

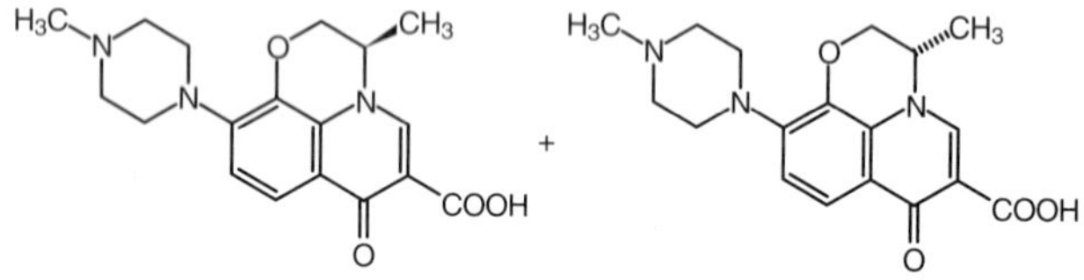

(3*RS*)-3-Methyl-10-(4-methylpiperazin-1-yl)-7-oxo-2,3-dihydro-7*H*-pyrido[1,2,3-*de*][1,4]benzoxazin-6-carbonsäure

D.

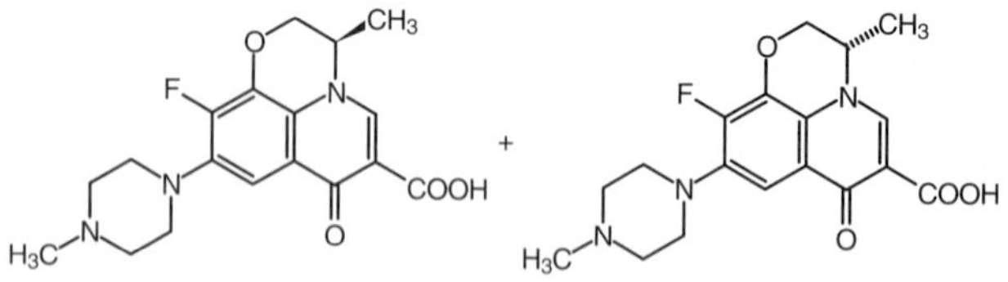

(3*RS*)-10-Fluor-3-methyl-9-(4-methylpiperazin-1-yl)-7-oxo-2,3-dihydro-7*H*-pyrido[1,2,3-*de*][1,4]benzoxazin-6-carbonsäure

E. 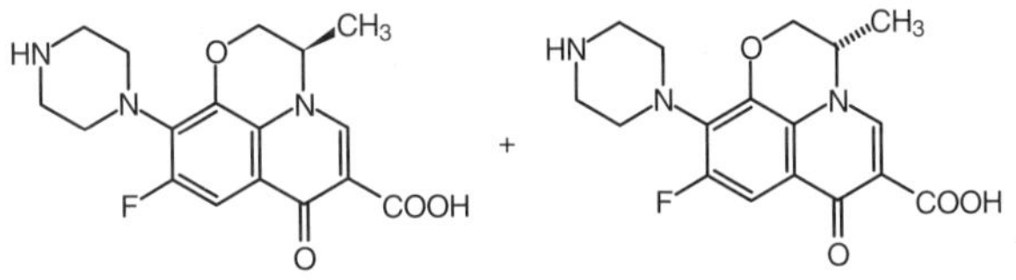

(3*RS*)-9-Fluor-3-methyl-7-oxo-10-(piperazin-1-yl)-2,3-dihydro-7*H*-pyrido[1,2,3-*de*][1,4]benzoxazin-6-carbonsäure

F. 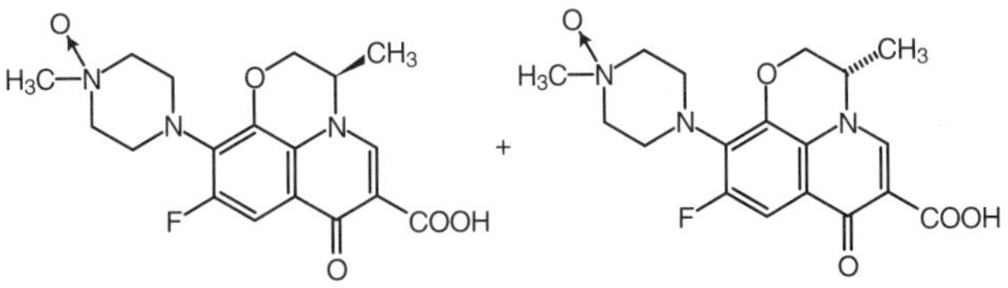

4-[(3*RS*)-6-Carboxy-9-fluor-3-methyl-7-oxo-2,3-dihydro-7*H*-pyrido[1,2,3-*de*][1,4]benzoxazin-10-yl]-1-methylpiperazin-1-oxid

10.3/2600

Olmesartanmedoxomil

Olmesartanum medoxomilum

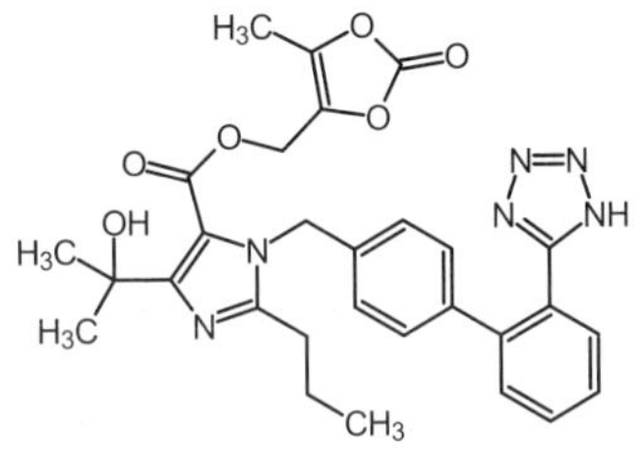

$C_{29}H_{30}N_6O_6$ M_r 558,6

CAS Nr. 144689-63-4

Definition

(5-Methyl-2-oxo-1,3-dioxol-4-yl)methyl[4-(1-hydroxy-1-methylethyl)-2-propyl-1-[[2′-(1*H*-tetrazol-5-yl)biphenyl-4-yl]methyl]-1*H*-imidazol-5-carboxylat]

Gehalt: 97,5 bis 102,0 Prozent (wasserfreie Substanz)

Herstellung

Da *N*-Nitrosamine als mögliche Kanzerogene für den Menschen eingestuft werden, sollte ihr Vorhandensein in Olmesartanmedoxomil so weit wie möglich vermieden oder begrenzt werden. Aus diesem Grund wird von den Herstellern von Olmesartanmedoxomil für Menschen erwartet, dass sie eine Risikobeurteilung der *N*-Nitrosaminbildung und -kontamination in Bezug auf den verwendeten Herstellungsprozess durchführen. Wenn diese Beurteilung ein potenzielles Risiko identifiziert, sollte der Herstellungsprozess geändert werden, um die Kontamination zu minimieren, und eine Kontrollstrategie implementiert werden, um *N*-Nitrosamin-Verunreinigungen in Olmesartanmedoxomil zu detektieren und zu kontrollieren. Die Allgemeine Methode „2.5.42 *N*-Nitrosamine in Wirkstoffen" ist zur Unterstützung der Hersteller verfügbar.

Eigenschaften

Aussehen: weißes bis fast weißes, kristallines Pulver

Löslichkeit: praktisch unlöslich in Wasser, schwer löslich in Ethanol 96 %, praktisch unlöslich in Heptan

Prüfung auf Identität

IR-Spektroskopie (2.2.24)

Vergleich: Olmesartanmedoxomil *CRS*

Prüfung auf Reinheit

Verwandte Substanzen: Flüssigchromatographie (2.2.29)

Untersuchungslösung a: 25 mg Substanz werden in Acetonitril *R* zu 25,0 ml gelöst.

Untersuchungslösung b: 25,0 mg Substanz werden in Acetonitril *R* zu 50,0 ml gelöst.

Referenzlösung a: 5 mg Olmesartanmedoxomil zur Eignungsprüfung *CRS* (mit den Verunreinigungen A, B und C) werden in Acetonitril *R* zu 5 ml gelöst.

Referenzlösung b: 1,0 ml Untersuchungslösung a wird mit Acetonitril *R* zu 50,0 ml verdünnt. 1,0 ml dieser Lösung wird mit Acetonitril *R* zu 10,0 ml verdünnt.

Referenzlösung c: 25,0 mg Olmesartanmedoxomil *CRS* werden in Acetonitril *R* zu 50,0 ml gelöst.

Säule
- Größe: l = 0,10 m, ∅ = 4,6 mm
- Stationäre Phase: nachsilanisiertes, octylsilyliertes Kieselgel zur Chromatographie *R* (3,5 µm)
- Temperatur: 40 °C

Mobile Phase
- Mobile Phase A: 20 Volumteile Acetonitril *R* und 80 Volumteile einer Lösung von Kaliumdihydrogenphosphat *R* (2,04 g · l^{-1}), die zuvor mit einer Lösung von Phosphorsäure 85 % *R* (1,73 g · l^{-1}) auf einen pH-Wert von 3,4 eingestellt wurde, werden gemischt.
- Mobile Phase B: 20 Volumteile einer Lösung von Kaliumdihydrogenphosphat *R* (2,04 g · l^{-1}), die zuvor in einer Lösung von Phosphorsäure 85 % *R*

($1{,}73\ g \cdot l^{-1}$) auf einen pH-Wert von 3,4 eingestellt wurde, und 80 Volumteile Acetonitril *R* werden gemischt.

Zeit (min)	Mobile Phase A (% *V/V*)	Mobile Phase B (% *V/V*)
0 – 10	75	25
10 – 35	75 → 0	25 → 100
35 – 45	0	100

Durchflussrate: $1{,}0\ ml \cdot min^{-1}$

Detektion: Spektrometer bei 250 nm

Einspritzen: 10 µl; Untersuchungslösung a, Referenzlösungen a und b

Identifizierung von Verunreinigungen: Zur Identifizierung der Peaks der Verunreinigungen A, B und C werden das mitgelieferte Chromatogramm von Olmesartanmedoxomil zur Eignungsprüfung *CRS* und das mit der Referenzlösung a erhaltene Chromatogramm verwendet.

Relative Retention (bezogen auf Olmesartanmedoxomil, t_R etwa 10 min)
- Verunreinigung A: etwa 0,2
- Verunreinigung B: etwa 0,7
- Verunreinigung C: etwa 1,5

Eignungsprüfung: Referenzlösung a
- Auflösung: mindestens 3,5 zwischen den Peaks von Verunreinigung B und Olmesartanmedoxomil

Grenzwerte
- Verunreinigung A: nicht größer als das 2fache der Fläche des Hauptpeaks im Chromatogramm der Referenzlösung b (0,4 Prozent)
- Verunreinigung C: nicht größer als das 1,5fache der Fläche des Hauptpeaks im Chromatogramm der Referenzlösung b (0,3 Prozent)
- Nicht spezifizierte Verunreinigungen: jeweils nicht größer als das 0,5fache der Fläche des Hauptpeaks im Chromatogramm der Referenzlösung b (0,10 Prozent)
- Summe aller Verunreinigungen: nicht größer als das 3,5fache der Fläche des Hauptpeaks im Chromatogramm der Referenzlösung b (0,7 Prozent)
- Ohne Berücksichtigung bleiben: Peaks, deren Fläche nicht größer ist als das 0,25fache der Fläche des Hauptpeaks im Chromatogramm der Referenzlösung b (0,05 Prozent)

Aceton: Head-Space-Gaschromatographie (2.2.28) mit Hilfe der Methode „Kalibrierkurve"

Interner-Standard-Lösung: 1,0 ml 1-Butanol *R* wird mit Dimethylsulfoxid *R* zu 100,0 ml verdünnt.

Untersuchungslösung: 0,250 g Substanz werden in Dimethylsulfoxid *R* gelöst. Die Lösung wird nach Zusatz von 2,0 ml Interner-Standard-Lösung mit Dimethylsulfoxid *R* zu 10,0 ml verdünnt.

Referenzlösung: 0,50 ml Aceton *R* werden mit Dimethylsulfoxid *R* zu 200,0 ml verdünnt. 15,0 ml Lösung werden mit Dimethylsulfoxid *R* zu 100,0 ml verdünnt. 25,0 ml dieser Lösung werden nach Zusatz von 10,0 ml Interner-Standard-Lösung mit Dimethylsulfoxid *R* zu 50,0 ml verdünnt.

Säule
- Material: Quarzglas
- Größe: $l = 30$ m, $\varnothing = 0{,}53$ mm
- Stationäre Phase: Macrogol 20 000 *R* (Filmdicke 1 µm)

Trägergas: Stickstoff zur Chromatographie *R* oder Helium zur Chromatographie *R*

Durchflussrate: $4{,}0\ ml \cdot min^{-1}$

Splitverhältnis: 1:5

Statische-Head-Space-Bedingungen, die angewendet werden können
- Äquilibrierungstemperatur: 80 °C
- Äquilibrierungszeit: 30 min

Temperatur

	Zeit (min)	Temperatur (°C)
Säule	5	50
	5 – 18	50 → 180
	18 – 23	180
Probeneinlass		200
Detektor		200

Detektion: Flammenionisation

Einspritzen: 1 ml

Der Gehalt an Aceton wird unter Verwendung der relativen Dichte von 0,79 bei 20 °C berechnet.

Grenzwert
- Aceton: höchstens 0,6 Prozent

Wasser (2.5.32): höchstens 0,5 Prozent, mit 0,500 g Substanz bestimmt

Sulfatasche (2.4.14): höchstens 0,1 Prozent, mit 1,0 g Substanz bestimmt

Gehaltsbestimmung

Flüssigchromatographie (2.2.29) wie unter „Verwandte Substanzen" beschrieben, mit folgenden Änderungen:

Mobile Phase: mobile Phase B, mobile Phase A (25:75 *V/V*)

Einspritzen: Untersuchungslösung b, Referenzlösung c

Retentionszeit
- Olmesartanmedoxomil: etwa 10 min

Chromatographiedauer: 1,5fache Retentionszeit von Olmesartanmedoxomil

Der Prozentgehalt an $C_{29}H_{30}N_6O_6$ wird unter Berücksichtigung des für Olmesartanmedoxomil *CRS* angegebenen Gehalts berechnet.

Verunreinigungen

Spezifizierte Verunreinigungen:

A, C

Andere bestimmbare Verunreinigungen

(Die folgenden Substanzen werden, falls in einer bestimmten Menge vorhanden, durch eine oder mehrere Prüfmethoden in der Monographie erfasst. Sie werden begrenzt durch das allgemeine Akzeptanzkriterium für weitere Verunreinigungen/nicht spezifizierte Verunreinigungen und/oder durch die Anforderungen der Allgemeinen Monographie **Substanzen zur pharmazeutischen Verwendung (Corpora ad usum pharmaceuticum)**. Diese Verunreinigungen müssen daher nicht identifiziert werden, um die Konformität der Substanz zu zeigen. Siehe auch „5.10 Kontrolle von Verunreinigungen in Substanzen zur pharmazeutischen Verwendung“):

B, D

A.

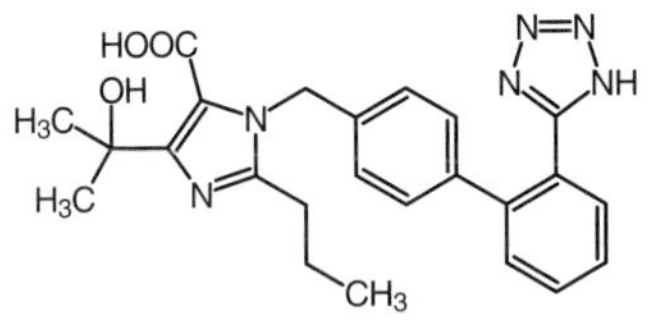

4-(1-Hydroxy-1-methylethyl)-2-propyl-1-[[2′-(1*H*-tetrazol-5-yl)biphenyl-4-yl]methyl]-1*H*-imidazol-5-carbonsäure
(Olmesartan)

B.

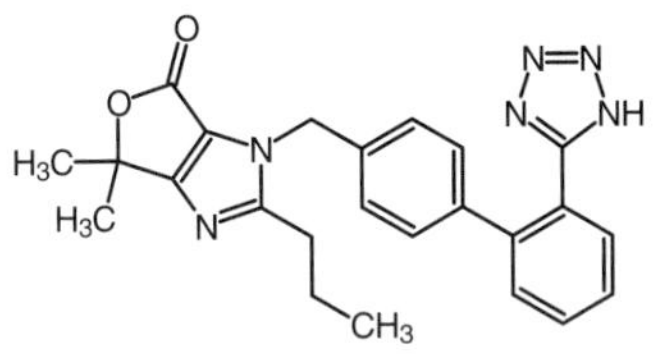

6,6-Dimethyl-2-propyl-3-[[2′-(1*H*-tetrazol-5-yl)biphenyl-4-yl]methyl]-3,6-dihydro-4*H*-furo[3,4-*d*]imidazol-4-on

C.

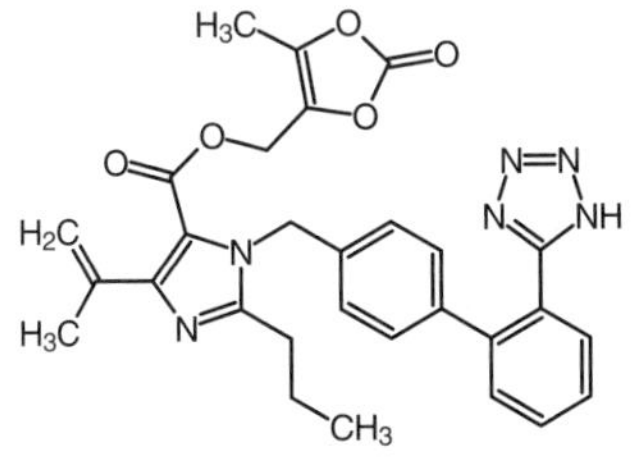

(5-Methyl-2-oxo-1,3-dioxol-4-yl)methyl[4-(1-methylethenyl)-2-propyl-1-[[2′-(1*H*-tetrazol-5-yl)biphenyl-4-yl]methyl]-1*H*-imidazol-5-carboxylat]

D.

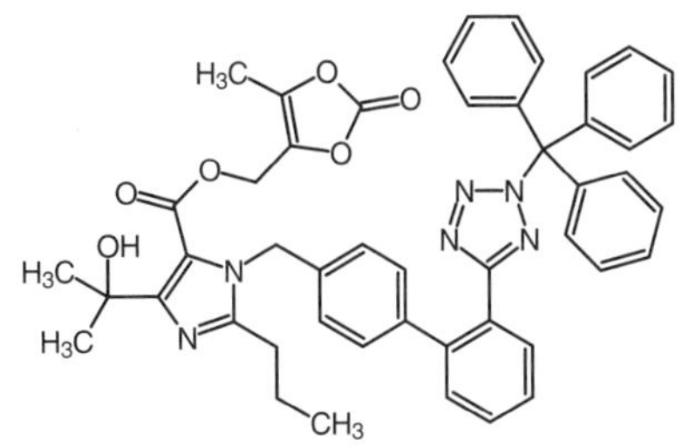

(5-Methyl-2-oxo-1,3-dioxol-4-yl)methyl[4-(1-hydroxy-1-methylethyl)-2-propyl-1-[[2′-[(2-triphenylmethyl)-2*H*-tetrazol-5-yl]biphenyl-4-yl]methyl]-1*H*-imidazol-5-carboxylat]

10.3/1352

Omega-3-Säuren-Triglyceride

Omega-3 acidorum triglycerida

Definition

Gemisch von Mono-, Di- und Triestern von Omega-3-Säuren mit Glycerol

Das Gemisch enthält hauptsächlich Triester.

Omega-3-Säuren-Triglyceride werden entweder durch Veresterung konzentrierter und gereinigter Omega-3-Säuren mit Glycerol oder durch Umesterung von Omega-3-Säurenethylestern mit Glycerol hergestellt. Die Omega-3-Säuren stammen aus dem Körperöl (Muskelöl) von Fischen aus Familien wie *Engraulidae, Carangidae, Clupeidae, Osmeridae, Salmonidae* und *Scombridae* oder von Tieren der Klasse *Cephalopoda.* Die Omega-3-Säuren sind als die folgenden Säuren definiert: alpha-Linolensäure (C18:3 n-3), Moroctsäure (C18:4 n-3), Eicosatetraensäure (C20:4 n-3), Timnodonsäure (Eicosapentaensäure) (C20:5 n-3; EPA), Heneicosapentaensäure (C21:5 n-3), Clupanodonsäure (C22:5 n-3) und Cervonsäure (Docosahexaensäure) (C22:6 n-3; DHA).

Gehalt

- Gesamtgehalt an den Omega-3-Säuren EPA und DHA, ausgedrückt als Triglyceride: mindestens 45 Prozent
- Gesamtgehalt an Omega-3-Säuren, ausgedrückt als Triglyceride: mindestens 60 Prozent

Ein geeignetes Antioxidans kann zugesetzt sein.

Herstellung

Der Gehalt an Dioxinen und dioxinähnlichen PCB (Polychlorierte Biphenyle) wird mit Hilfe von Methoden und Grenzwerten kontrolliert, die den Anforderungen der Europäischen Union oder anderen gültigen Bestimmungen entsprechen.

Eigenschaften

Aussehen: blassgelbe Flüssigkeit

Löslichkeit: praktisch unlöslich in Wasser, sehr leicht löslich in Aceton und in Heptan, schwer löslich in wasserfreiem Ethanol

Prüfung auf Identität

Die unter „EPA und DHA" (siehe „Gehaltsbestimmung") erhaltenen Chromatogramme werden ausgewertet.

Ergebnis: Die Peaks von EPA-Methylester und DHA-Methylester im Chromatogramm der Untersuchungslösung b entsprechen in Bezug auf ihre Retentionszeit den entsprechenden Peaks in den Chromatogrammen der Referenzlösungen a_1 und a_2.

Prüfung auf Reinheit

Absorption (2.2.25): höchstens 0,70 bei 233 nm

0,300 g Substanz werden mit Trimethylpentan *R* zu 50,0 ml verdünnt. 2,0 ml Lösung werden mit Trimethylpentan *R* zu 50,0 ml verdünnt.

Säurezahl (2.5.1): höchstens 3,0; mit 10,0 g Substanz, gelöst in 50 ml der vorgeschriebenen Lösungsmittelmischung, bestimmt

Anisidinzahl (2.5.36): höchstens 20,0

Peroxidzahl (2.5.5, Methode A): höchstens 5,0

Oligomere, Triglyceride, Ethylesther und freie Fettsäuren: Ausschlusschromatographie (2.2.30)

Untersuchungslösung: 50,0 mg Substanz werden mit Tetrahydrofuran *R* zu 10,0 ml verdünnt.

Referenzlösung: 50 mg Monodocosahexaenoin *R*, 30 mg Didocosahexaenoin *R* und 20 mg Tridocosahexaenoin *R* werden in Tetrahydrofuran *R* zu 100,0 ml gelöst.

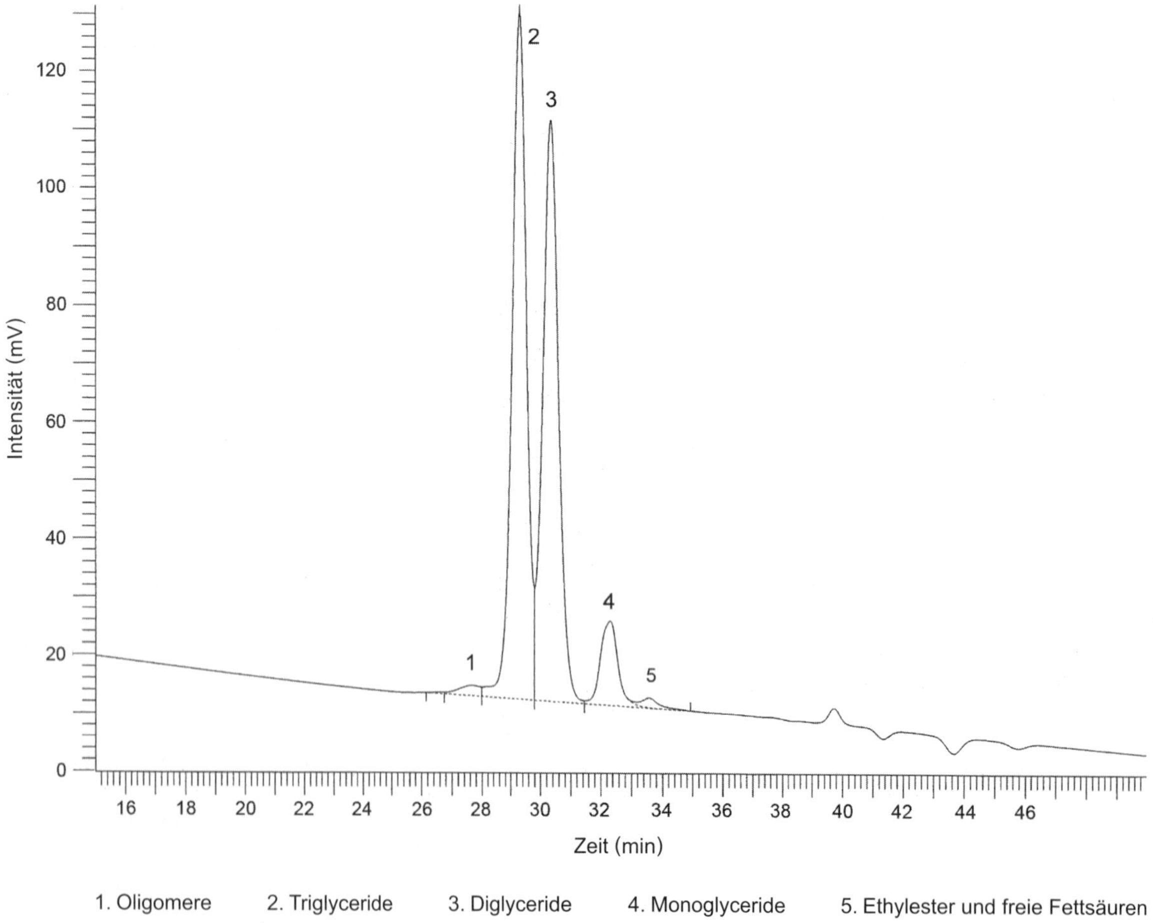

Abb. 1352-1: Chromatogramm für die Prüfung „Oligomere, Triglyceride, Ethylester und freie Fettsäuren" in Omega-3-Säuren-Triglyceriden

Säule: 3 Säulen werden in Serie verbunden
- Größe: $l = 0{,}3$ m, $\varnothing = 7{,}8$ mm
- Stationäre Phase: Styrol-Divinylbenzol-Copolymer *R* (5 µm) mit den folgenden Porengrößen:
  - Säule 1: 50 nm
  - Säule 2: 10 nm
  - Säule 3: 5 nm
- Verbindungsabfolge: Injektor – Säule 1 – Säule 2 – Säule 3 – Detektor

Mobile Phase: Tetrahydrofuran *R*

Durchflussrate: 0,8 ml · min^{-1}

Detektion: Differenzial-Refraktometer

Einspritzen: 40 µl

Eignungsprüfung: Referenzlösung
- Reihenfolge der Elution: Tridocosahexaenoin, Didocosahexaenoin, Monodocosahexaenoin
- Auflösung: mindestens 1,0 zwischen den Peaks von Tridocosahexaenoin und Didocosahexaenoin und mindestens 2,0 zwischen den Peaks von Didocosahexaenoin und Monodocosahexaenoin

Die Peaks werden mit Hilfe des Chromatogramms (Abb. 1352-1) identifiziert.

Der Prozentgehalt an Oligomeren wird nach folgender Formel berechnet:

$$\frac{B}{A} \cdot 100$$

A = Summe aller Peakflächen im Chromatogramm
B = Fläche des Peaks mit einer kürzeren Retentionszeit als der des Peaks der Triglyceride

Der Prozentgehalt an Triglyceriden wird nach folgender Formel berechnet:

$$\frac{C}{A} \cdot 100$$

A = Summe aller Peakflächen im Chromatogramm
C = (Summe der) Peakfläche(n) der Triglyceride

Der Prozentgehalt an Ethylestern und freien Fettsäuren wird nach folgender Formel berechnet:

$$\frac{D}{A} \cdot 100$$

A = Summe aller Peakflächen im Chromatogramm
D = (Summe der) Peakfläche(n) der Ethylester und freien Fettsäuren

Grenzwerte
- Oligomere: höchstens 3,0 Prozent
- Triglyceride: mindestens 50,0 Prozent
- Ethylester und freie Fettsäuren: höchstens 5,0 Prozent

Gehaltsbestimmung

EPA und DHA (2.4.29): zur Peak-Identifizierung siehe Abb. 1352-2

Gesamtgehalt an Omega-3-Säuren (2.4.29): siehe Abb. 1352-2

Lagerung

Vor Licht geschützt, in dicht verschlossenen, dem Verbrauch angemessenen, möglichst vollständig gefüllten Behältnissen unter Inertgas

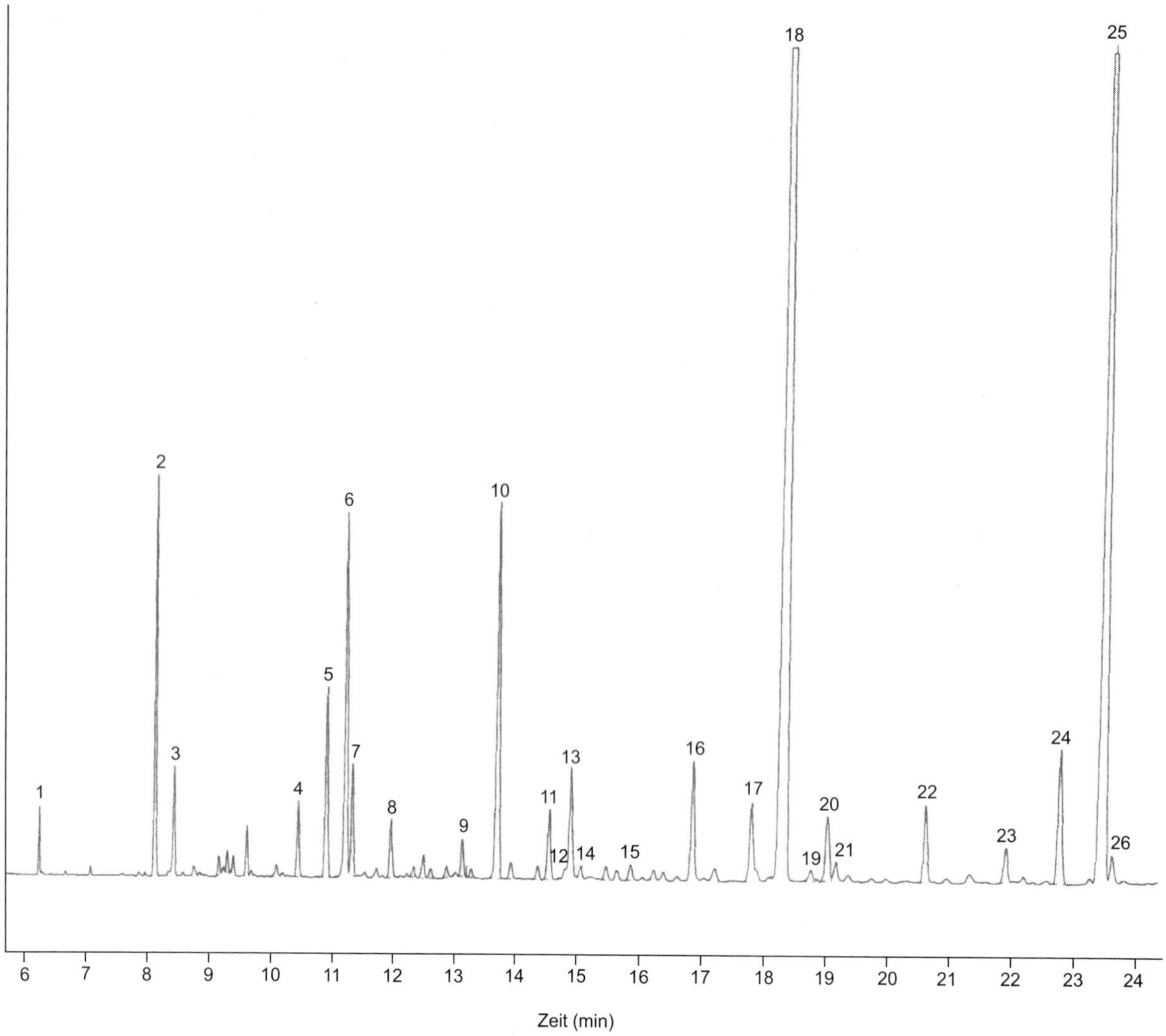

1. C14:0	6. C18:1 n-9	11. C20:0	16. C20:4 n-6	21. C22:1 n-9
2. C16:0	7. C18:1 n-7	12. C20:1 n-11	17. C20:4 n-3	22. C21:5 n-3
3. C16:1 n-7	8. C18:2 n-6	13. C20:1 n-9	18. EPA	23. C22:5 n-6
4. C16:4 n-1	9. C18:3 n-3	14. C20:1 n-7	19. C22:0	24. C22:5 n-3
5. C18:0	10. C18:4 n-3	15. C20:2 n-6	20. C22:1 n-11	25. DHA
				26. C24:1 n-9

Abb. 1352-2: Chromatogramm für die Gehaltsbestimmungen von Omega-3-Säuren in Omega-3-Säuren-Triglyceriden

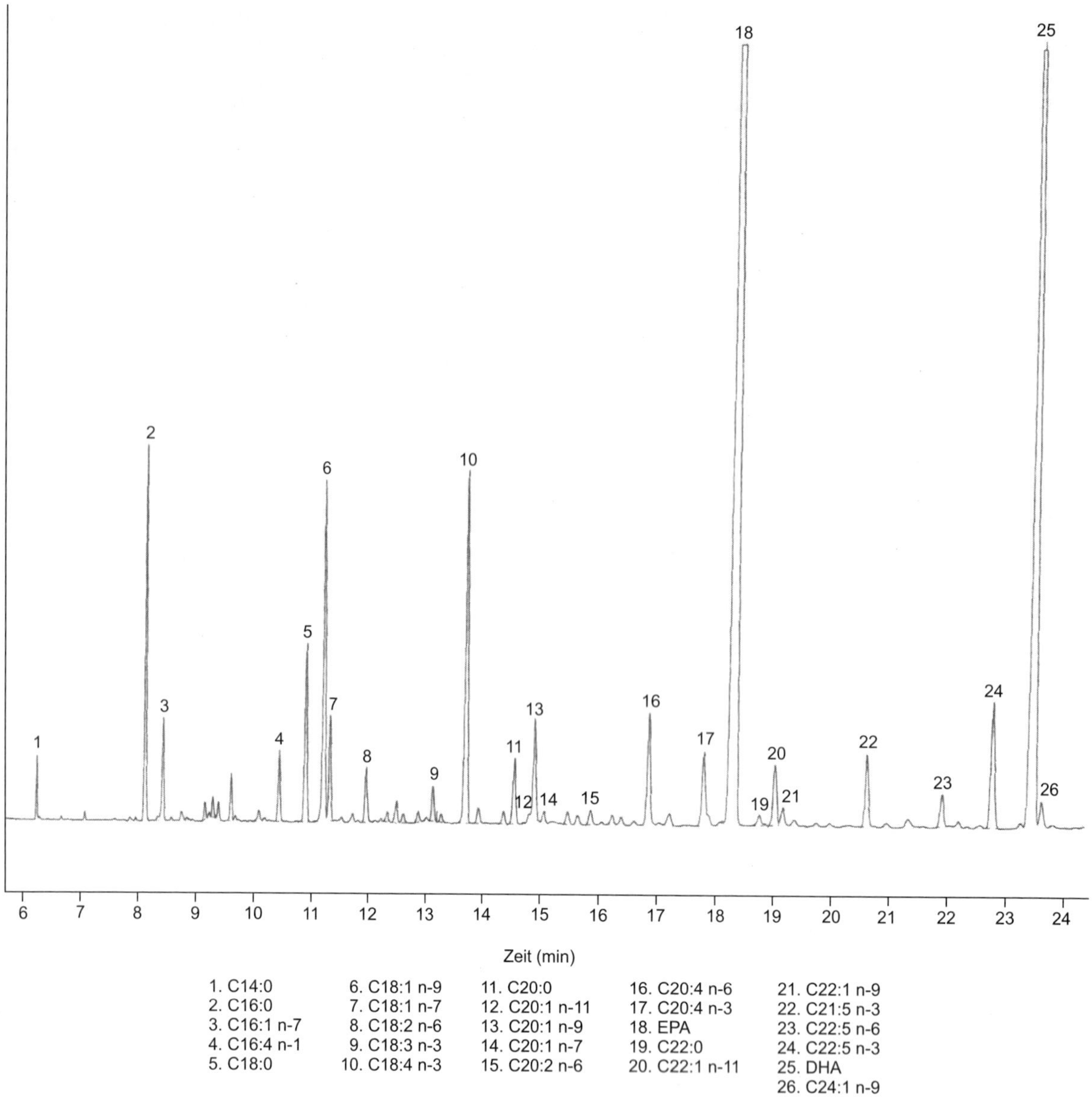

P

10.3/0807

Palmitoylascorbinsäure

Ascorbylis palmitas

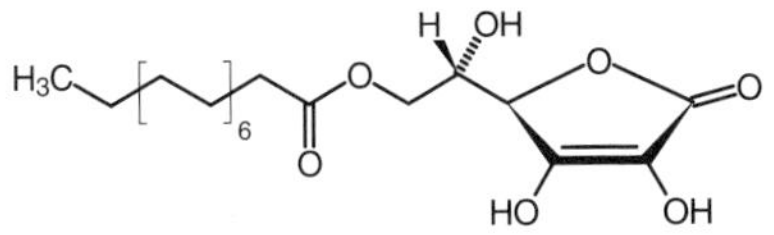

$C_{22}H_{38}O_7$ M_r 414,5

CAS Nr. 137-66-6

Definition

[(2*S*)-2-[(2*R*)-3,4-Dihydroxy-5-oxo-2,5-dihydrofuran-2-yl]-2-hydroxyethyl]hexadecanoat

Gehalt: 98,0 bis 100,5 Prozent (getrocknete Substanz)

Eigenschaften

Aussehen: weißes bis gelblich weißes Pulver

Löslichkeit: praktisch unlöslich in Wasser, leicht löslich in Ethanol 96 % und in Methanol, praktisch unlöslich in Dichlormethan und in fetten Ölen

Prüfung auf Identität

A. Die Substanz entspricht der Prüfung „Spezifische Drehung" (siehe „Prüfung auf Reinheit").

B. IR-Spektroskopie (2.2.24)

Vergleich: Palmitoylascorbinsäure *CRS*

C. Etwa 10 mg Substanz werden in 5 ml Methanol *R* gelöst. Die Lösung entfärbt eingestellte Dichlorphenolindophenol-Lösung *R*.

Prüfung auf Reinheit

Prüflösung: 2,50 g Substanz werden mit Hilfe von Ultraschall in Methanol *R* zu 25,0 ml gelöst.

Aussehen der Lösung: Die Prüflösung muss klar (2.2.1) und darf nicht stärker gefärbt sein als die Farbvergleichslösung BG_4 (2.2.2, Methode I).

Spezifische Drehung (2.2.7): +21 bis +24 (getrocknete Substanz), mit der Prüflösung bestimmt

Verwandte Substanzen: Die in der Allgemeinen Monographie **Substanzen zur pharmazeutischen Verwendung (Corpora ad usum pharmaceuticum)** unter „Verwandte Substanzen" angegebenen Grenzwerte (Tab. 2034-1) finden keine Anwendung.

Trocknungsverlust (2.2.32): höchstens 1,0 Prozent, mit 1,000 g Substanz durch 5 h langes Trocknen im Vakuum bei 60 °C bestimmt

Sulfatasche (2.4.14): höchstens 0,1 Prozent, mit 1,0 g Substanz bestimmt

Gehaltsbestimmung

0,200 g Substanz werden in 50 ml Ethanol 96 % *R* gelöst und nach Zusatz von 30 ml Wasser *R* mit Iod-Lösung (0,05 mol · l^{-1}) titriert, bis eine gelbe Färbung entsteht.

1 ml Iod-Lösung (0,05 mol · l^{-1}) entspricht 20,73 mg $C_{22}H_{38}O_7$.

Lagerung

Dicht verschlossen, vor Licht geschützt

P

Monographien

10.3/0200

Pentobarbital

Pentobarbitalum

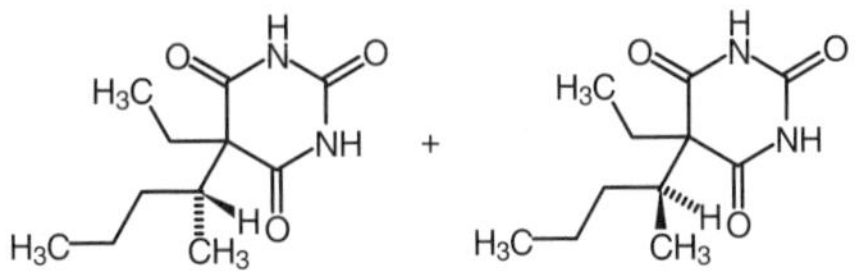

$C_{11}H_{18}N_2O_3$ M_r 226,3

CAS Nr. 76-74-4

Definition

5-Ethyl-5-[(2*RS*)-pentan-2-yl]-1,3-diazinan-2,4,6-trion

Gehalt: 98,0 bis 102,0 Prozent (getrocknete Substanz)

Eigenschaften

Aussehen: weißes bis fast weißes, kristallines Pulver oder farblose Kristalle

Löslichkeit: sehr schwer löslich in Wasser, leicht löslich in wasserfreiem Ethanol, praktisch unlöslich in Heptan

Die Substanz bildet wasserlösliche Verbindungen mit Alkalicarbonaten, Alkalihydroxiden und Ammoniak-Lösung.

Die Substanz zeigt Polymorphie (5.9).

Prüfung auf Identität

IR-Spektroskopie (2.2.24)

Vergleich: Pentobarbital *CRS*

Wenn die Spektren bei der Prüfung in fester Form unterschiedlich sind, werden 10 mg Substanz und 10 mg Referenzsubstanz getrennt in Probeflaschen aus Glas eingewogen. Beide Substanzen werden 1 h lang im Trockenschrank bei 140 °C erhitzt und anschließend 3 h lang bei Raumtemperatur stehengelassen. Anschließend werden erneut Spektren aufgenommen.

Prüfung auf Reinheit

Aussehen der Lösung: Die Lösung muss klar (2.2.1) und darf nicht stärker gefärbt sein als die Farbvergleichslösung B_9 (2.2.2, Methode II).

1,0 g Substanz wird in einer Mischung von 4 ml verdünnter Natriumhydroxid-Lösung *R* und 6 ml Wasser *R* gelöst.

Sauer reagierende Substanzen: 1,0 g Substanz wird mit 50 ml Wasser *R* zum Sieden erhitzt. Die Mischung wird 2 min lang im Sieden gehalten und nach dem Erkalten filtriert. 10 ml Filtrat werden mit 0,15 ml Methylrot-Lösung *R* versetzt. Die Lösung muss orangegelb gefärbt sein. Bis zum Farbumschlag des Indikators ins reine Gelb dürfen höchstens 0,1 ml Natriumhydroxid-Lösung (0,1 mol · l^{-1}) verbraucht werden.

Verwandte Substanzen: Flüssigchromatographie (2.2.29)

Untersuchungslösung a: 25,0 mg Substanz werden in der mobilen Phase zu 25,0 ml gelöst.

Untersuchungslösung b: 5,0 ml Untersuchungslösung a werden mit der mobilen Phase zu 50,0 ml verdünnt.

Referenzlösung a: 1,0 ml Untersuchungslösung b wird mit der mobilen Phase zu 100,0 ml verdünnt.

Referenzlösung b: 2,5 mg Pentobarbital-Verunreinigung E *CRS* werden in der mobilen Phase zu 25 ml gelöst. 1 ml Lösung wird mit der mobilen Phase zu 100 ml verdünnt. 5 mg Substanz werden in 5 ml dieser Lösung gelöst.

Referenzlösung c: 25,0 mg Pentobarbital *CRS* werden in der mobilen Phase zu 25,0 ml gelöst. 5,0 ml Lösung werden mit der mobilen Phase zu 50,0 ml verdünnt.

Säule
- Größe: l = 0,25 m, ∅ = 4,6 mm
- Stationäre Phase: nachsilanisiertes, extra dichtes, octadecylsilyliertes Kieselgel zur Chromatographie *R* (5 µm)

Mobile Phase: 35 Volumteile Acetonitril *R* 1 und 65 Volumteile einer Lösung von Kaliumdihydrogenphosphat *R* (1,36 g · l^{-1}), die zuvor mit Phosphorsäure 10 % *R* auf einen pH-Wert von 3,5 eingestellt wurde, werden gemischt.

Durchflussrate: 1,0 ml · min^{-1}

Detektion: Spektrometer bei 214 nm

Einspritzen: 10 µl; Untersuchungslösung a, Referenzlösungen a und b

Chromatographiedauer: 2,5fache Retentionszeit von Pentobarbital

Identifizierung von Verunreinigungen: Zur Identifizierung des Peaks der Verunreinigung E wird das mit der Referenzlösung b erhaltene Chromatogramm verwendet.

Relative Retention (bezogen auf Pentobarbital, t_R etwa 10 min)
- Verunreinigung E: etwa 0,92

Eignungsprüfung: Referenzlösung b
- Auflösung: mindestens 2,0 zwischen den Peaks der Verunreinigung E und Pentobarbital

Berechnung der Prozentgehalte
- Für jede Verunreinigung wird die Konzentration an Pentobarbital in der Referenzlösung a verwendet.

Grenzwerte
- Nicht spezifizierte Verunreinigungen: jeweils höchstens 0,10 Prozent
- Summe aller Verunreinigungen: höchstens 0,1 Prozent
- Berichtsgrenzwert: 0,05 Prozent

Trocknungsverlust (2.2.32): höchstens 0,5 Prozent, mit 1,000 g Substanz durch Trocknen im Trockenschrank bei 105 °C bestimmt

Sulfatasche (2.4.14): höchstens 0,1 Prozent, mit 1,0 g Substanz bestimmt

Gehaltsbestimmung

Flüssigchromatographie (2.2.29) wie unter „Verwandte Substanzen" beschrieben, mit folgender Änderung:

Einspritzen: Untersuchungslösung b, Referenzlösung c

Der Prozentgehalt an $C_{11}H_{18}N_2O_3$ wird unter Berücksichtigung des für Pentobarbital *CRS* angegebenen Gehalts berechnet.

Verunreinigungen

Andere bestimmbare Verunreinigungen

(Die folgenden Substanzen werden, falls in einer bestimmten Menge vorhanden, durch eine oder mehrere

Prüfmethoden in der Monographie erfasst. Sie werden begrenzt durch das allgemeine Akzeptanzkriterium für weitere Verunreinigungen/nicht spezifizierte Verunreinigungen und/oder durch die Anforderungen der Allgemeinen Monographie **Substanzen zur pharmazeutischen Verwendung (Corpora ad usum pharmaceuticum)**. Diese Verunreinigungen müssen daher nicht identifiziert werden, um die Konformität der Substanz zu zeigen. Siehe auch „5.10 Kontrolle von Verunreinigungen in Substanzen zur pharmazeutischen Verwendung“):

A, B, C, D, E, F

A.

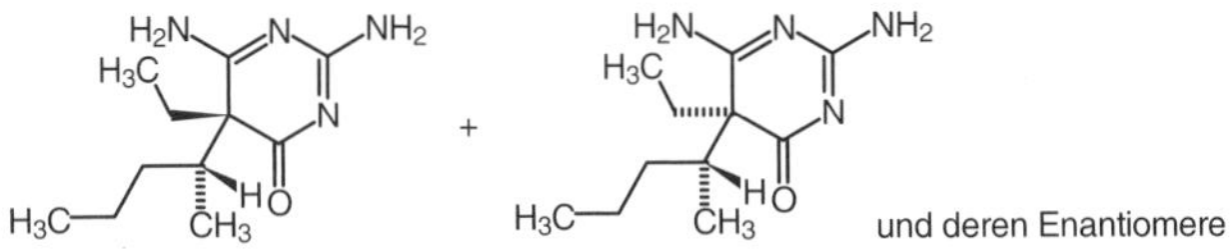

Gemisch von (5*R*)-2,6-Diamino-5-ethyl-5-[(2*RS*)-pentan-2-yl]pyrimidin-4(5*H*)-on und (5*S*)-2,6-Diamino-5-ethyl-5-[(2*RS*)-pentan-2-yl]pyrimidin-4(5*H*)-on

B.

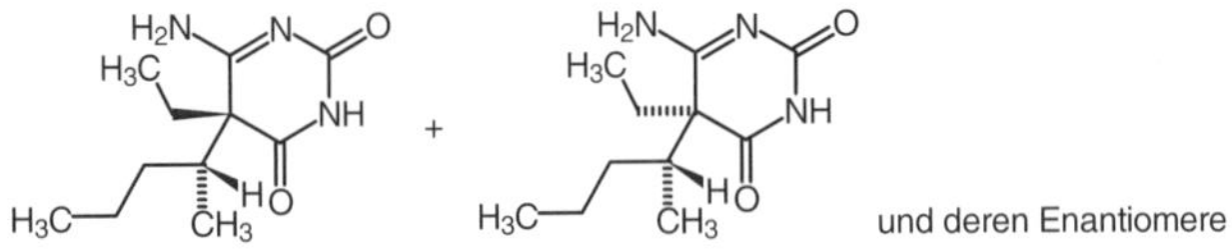

Gemisch von (5*R*)-6-Amino-5-ethyl-5-[(2*RS*)-pentan-2-yl]pyrimidin-2,4(3*H*,5*H*)-dion und (5*S*)-6-Amino-5-ethyl-5-[(2*RS*)-pentan-2-yl]pyrimidin-2,4(3*H*,5*H*)-dion

C.

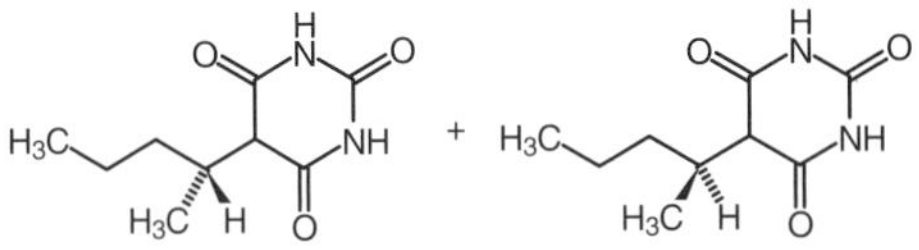

5-[(2*RS*)-Pentan-2-yl]-1,3-diazinan-2,4,6-trion

D.

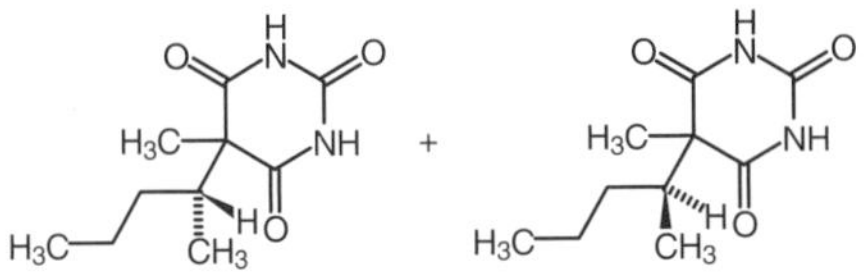

5-Methyl-5-[(2*RS*)-pentan-2-yl]-1,3-diazinan-2,4,6-trion

E.

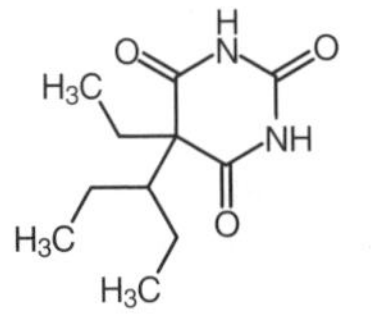

5-Ethyl-5-(pentan-3-yl]-1,3-diazinan-2,4,6-trion

F.

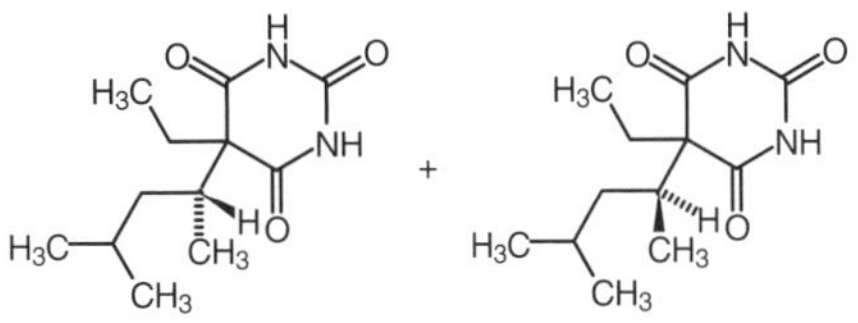

5-Ethyl-5-[(2*RS*)-4-methylpentan-2-yl]-1,3-diazinan-2,4,6-trion

10.3/0419

Pentobarbital-Natrium

Pentobarbitalum natricum

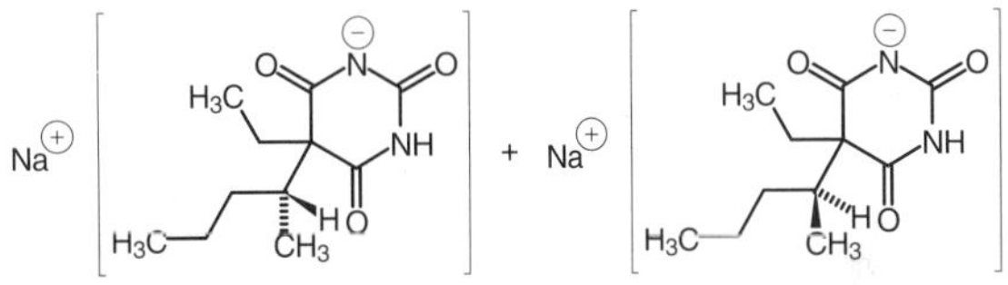

$C_{11}H_{17}N_2NaO_3$ M_r 248,3

CAS Nr. 57-33-0

Definition

Natrium[5-ethyl-4,6-dioxo-5-[(2*RS*)-pentan-2-yl]-1,4,5,6-tetrahydropyrimidin-2-olat]

Gehalt: 98,0 bis 102,0 Prozent (getrocknete Substanz)

Eigenschaften

Aussehen: weißes bis fast weißes, kristallines, hygroskopisches Pulver

Löslichkeit: sehr leicht löslich in Wasser, leicht löslich in Ethanol 96 %, praktisch unlöslich in Heptan

Die Substanz zeigt Polymorphie (5.9).

Prüfung auf Identität

A. IR-Spektroskopie (2.2.24)

Vergleich: Pentobarbital-Natrium *CRS*

Wenn die Spektren bei der Prüfung in fester Form unterschiedlich sind, werden 10 mg Substanz und 10 mg Referenzsubstanz getrennt in jeweils 0,2 ml Methanol *R* gelöst. Das Lösungsmittel wird durch 2 h langes Erhitzen im Trockenschrank bei 80 °C entfernt. Anschließend werden mit den Rückständen erneut Spektren aufgenommen.

B. 1 g Substanz wird verascht. Der Rückstand gibt die Identitätsreaktion a auf Natrium (2.3.1).

Prüfung auf Reinheit

Aussehen der Lösung: Die Lösung muss klar (2.2.1) und darf nicht stärker gefärbt sein als die Farbvergleichslösung B_9 (2.2.2, Methode II).
1,0 g Substanz wird in 10 ml Ethanol 50 % *R* gelöst. Die Lösung muss unmittelbar nach der Herstellung geprüft werden.

pH-Wert (2.2.3): 9,6 bis 11,0; unmittelbar nach Herstellung der Lösung gemessen

1,0 g Substanz wird in kohlendioxidfreiem Wasser *R* zu 10 ml gelöst.

Verwandte Substanzen: Flüssigchromatographie (2.2.29)

Untersuchungslösung a: 27,0 mg Substanz werden in der mobilen Phase zu 25,0 ml gelöst.

Untersuchungslösung b: 5,0 ml Untersuchungslösung a werden mit der mobilen Phase zu 50,0 ml verdünnt.

Referenzlösung a: 1,0 ml Untersuchungslösung b wird mit der mobilen Phase zu 100,0 ml verdünnt.

Referenzlösung b: 2,5 mg Pentobarbital-Verunreinigung E *CRS* werden in der mobilen Phase zu 25 ml gelöst. 1 ml Lösung wird mit der mobilen Phase zu 100 ml verdünnt. 5 mg Substanz werden in 5 ml dieser Lösung gelöst.

Referenzlösung c: 25,0 mg Pentobarbital *CRS* werden in der mobilen Phase zu 25,0 ml gelöst. 5,0 ml Lösung werden mit der mobilen Phase zu 50,0 ml verdünnt.

Säule
- Größe: $l = 0,25$ m, $\varnothing = 4,6$ mm
- Stationäre Phase: nachsilanisiertes, extra dichtes, octadecylsilyliertes Kieselgel zur Chromatographie *R* (5 µm)

Mobile Phase: 35 Volumteile Acetonitril *R* 1 und 65 Volumteile einer Lösung von Kaliumdihydrogenphosphat *R* (1,36 g · l^{-1}), die zuvor mit Phosphorsäure 10 % *R* auf einen pH-Wert von 3,5 eingestellt wurde, werden gemischt.

Durchflussrate: 1,0 ml · min^{-1}

Detektion: Spektrometer bei 214 nm

Einspritzen: 10 µl; Untersuchungslösung a, Referenzlösungen a und b

Chromatographiedauer: 2,5fache Retentionszeit von Pentobarbital

Identifizierung von Verunreinigungen: Zur Identifizierung des Peaks der Verunreinigung E wird das mit der Referenzlösung b erhaltene Chromatogramm verwendet.

Relative Retention (bezogen auf Pentobarbital, t_R etwa 10 min)
- Verunreinigung E: etwa 0,92

Eignungsprüfung: Referenzlösung b
- Auflösung: mindestens 2,0 zwischen den Peaks der Verunreinigung E und Pentobarbital

Berechnung der Prozentgehalte
- Für jede Verunreinigung wird die Konzentration an Pentobarbital-Natrium in der Referenzlösung a verwendet.

Grenzwerte
- Nicht spezifizierte Verunreinigungen: jeweils höchstens 0,10 Prozent
- Summe aller Verunreinigungen: höchstens 0,1 Prozent
- Berichtsgrenzwert: 0,05 Prozent

Freies Pentobarbital: höchstens 3,5 Prozent

2,00 g Substanz werden, falls erforderlich unter Erwärmen, in 75 ml Dimethylformamid *R* gelöst. Die Lösung wird mit 0,25 ml einer Lösung von Thymolblau *R* (10 g · l^{-1}) in Dimethylformamid *R* als Indikator versetzt und mit Natriummethanolat-Lösung (0,1 mol · l^{-1}) bis zum Farbumschlag von Olivgrün nach Blau titriert. Eine Blindtitration wird durchgeführt.

1 ml Natriummethanolat-Lösung (0,1 mol · l^{-1}) entspricht 22,63 mg Pentobarbital.

Trocknungsverlust (2.2.32): höchstens 3,0 Prozent, mit 1,000 g Substanz durch Trocknen im Trockenschrank bei 105 °C bestimmt

Gehaltsbestimmung

Flüssigchromatographie (2.2.29) wie unter „Verwandte Substanzen" beschrieben, mit folgender Änderung:

Einspritzen: Untersuchungslösung b, Referenzlösung c

Der Prozentgehalt an $C_{11}H_{17}N_2NaO_3$ wird unter Berücksichtigung des für Pentobarbital *CRS* angegebenen Gehalts und mit einem Umrechnungsfaktor von 1,097 berechnet.

Lagerung

Dicht verschlossen

Verunreinigungen

Andere bestimmbare Verunreinigungen

(Die folgenden Substanzen werden, falls in einer bestimmten Menge vorhanden, durch eine oder mehrere Prüfmethoden in der Monographie erfasst. Sie werden begrenzt durch das allgemeine Akzeptanzkriterium für weitere Verunreinigungen/nicht spezifizierte Verunreinigungen und/oder durch die Anforderungen der Allgemeinen Monographie **Substanzen zur pharmazeutischen Verwendung (Corpora ad usum pharmaceuticum)**. Diese Verunreinigungen müssen daher nicht identifiziert werden, um die Konformität der Substanz zu zeigen. Siehe auch „5.10 Kontrolle von Ver-

unreinigungen in Substanzen zur pharmazeutischen Verwendung“):

A, B, C, D, E, F

A.

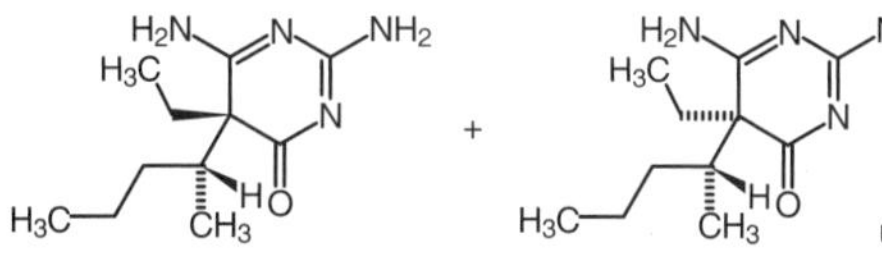

und deren Enantiomere

Gemisch von (5*R*)-2,6-Diamino-5-ethyl-5-[(2*RS*)-pentan-2-yl]pyrimidin-4(5*H*)-on und (5*S*)-2,6-Diamino-5-ethyl-5-[(2*RS*)-pentan-2-yl]pyrimidin-4(5*H*)-on

B.

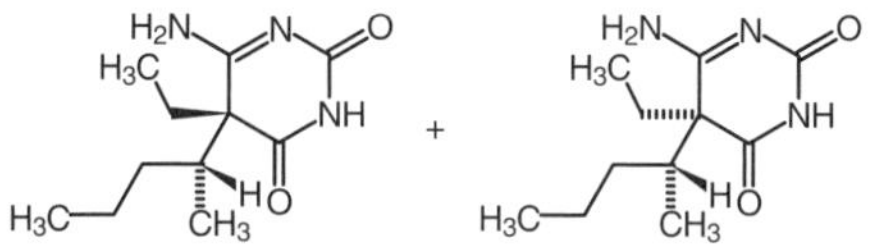

und deren Enantiomere

Gemisch von (5*R*)-6-Amino-5-ethyl-5-[(2*RS*)-pentan-2-yl]pyrimidin-2,4(3*H*,5*H*)-dion und (5*S*)-6-Amino-5-ethyl-5-[(2*RS*)-pentan-2-yl]pyrimidin-2,4(3*H*,5*H*)-dion

C.

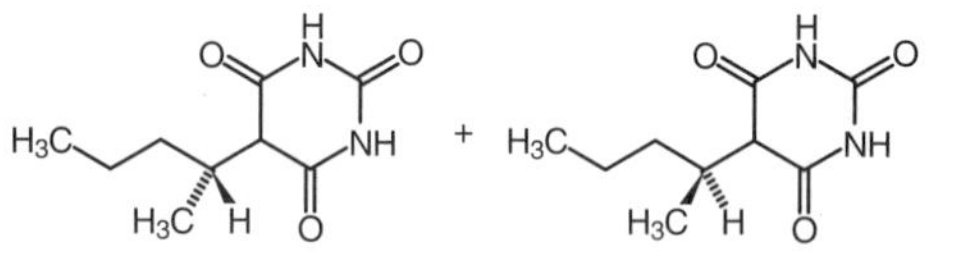

5-[(2*RS*)-Pentan-2-yl]-1,3-diazinan-2,4,6-trion

D.

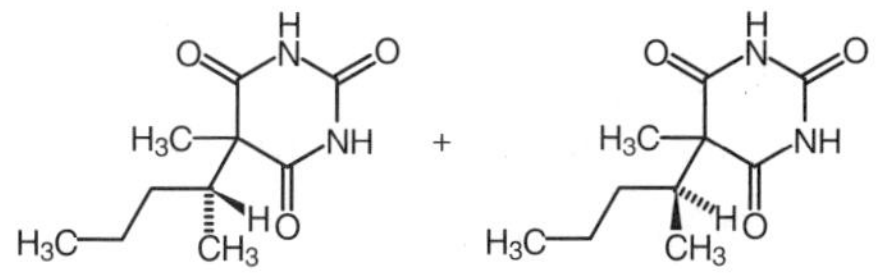

5-Methyl-5-[(2*RS*)-pentan-2-yl]-1,3-diazinan-2,4,6-trion

E.

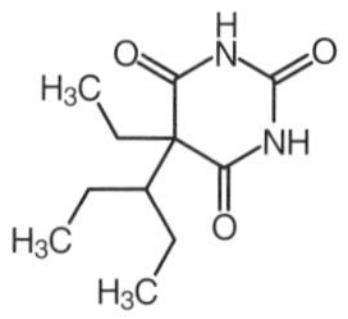

5-Ethyl-5-(pentan-3-yl]-1,3-diazinan-2,4,6-trion

F.

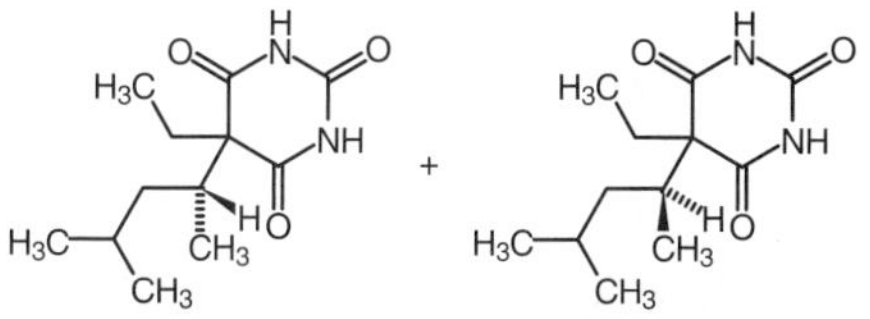

5-Ethyl-5-[(2*RS*)-4-methylpentan-2-yl]-1,3-diazinan-2,4,6-trion

10.3/0734

Prednisolonacetat

Prednisoloni acetas

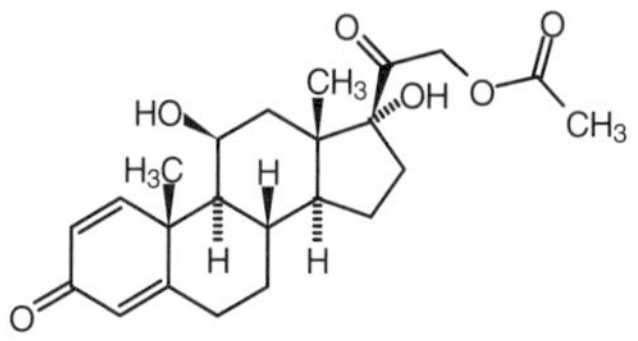

$C_{23}H_{30}O_6$ M_r 402,5

CAS Nr. 52-21-1

Definition

11β,17-Dihydroxy-3,20-dioxopregna-1,4-dien-21-ylacetat

Gehalt: 97,0 bis 103,0 Prozent (getrocknete Substanz)

Eigenschaften

Aussehen: weißes bis fast weißes, kristallines Pulver

Löslichkeit: praktisch unlöslich in Wasser, schwer löslich in Dichlormethan und in Ethanol 96 %

Prüfung auf Identität

1: A, B
2: B, C

A. IR-Spektroskopie (2.2.24)

Vergleich: Prednisolonacetat *CRS*

B. Dünnschichtchromatographie (2.2.27)

Untersuchungslösung: 10 mg Substanz werden im Fließmittel zu 10,0 ml gelöst.

Referenzlösung: 10 mg Prednisolonacetat *CRS* werden im Fließmittel zu 10,0 ml gelöst.

Platte: DC-Platte mit Kieselgel F_{254} *R*

Fließmittel: Methanol *R*, Dichlormethan *R* (10:90 *V/V*)

Auftragen: 5 µl

Laufstrecke: 3/4 der Platte

Trocknen: an der Luft

Detektion: Die Platte wird mit einer Lösung, die wie folgt hergestellt wird, besprüht: 0,25 g 2,4-Dihydroxybenzaldehyd *R* werden in Essigsäure 99 % *R* zu 50 ml gelöst. Die Lösung wird mit einer Mischung von 12,5 ml Schwefelsäure *R* und 37,5 ml Essigsäure 99 % *R* versetzt. Anschließend wird die Platte 35 min lang oder bis die Flecke erscheinen bei 90 °C erhitzt. Nach dem Erkalten erfolgt die Auswertung im Tageslicht und im ultravioletten Licht bei 365 nm.

Ergebnis: Der Hauptfleck im Chromatogramm der Untersuchungslösung entspricht in Bezug auf Lage, Farbe und Größe dem Hauptfleck im Chromatogramm der Referenzlösung.

C. Etwa 2 mg Substanz werden unter Schütteln in 2 ml Schwefelsäure *R* gelöst. Innerhalb von 5 min entwickelt sich eine intensive Rotfärbung. Die Lösung zeigt im ultravioletten Licht bei 365 nm eine rötlich braune Fluoreszenz. Die Lösung wird zu 10 ml Wasser *R* gegeben und gemischt. Die Färbung verblasst und die Lösung zeigt im ultravioletten Licht bei 365 nm eine grünlich gelbe Fluoreszenz.

Prüfung auf Reinheit

Spezifische Drehung (2.2.7): +128 bis +137 (getrocknete Substanz)

70,0 mg Substanz werden in Methanol *R* 2 zu 20,0 ml gelöst.

Verwandte Substanzen: Flüssigchromatographie (2.2.29)

Die Lösungen müssen unmittelbar vor Gebrauch hergestellt werden.

Pufferlösung pH 4: eine Mischung von 1 Volumteil verdünnte Salzsäure *R*, 5 Volumteilen einer Lösung von Natriumacetat *R* (68,1 g · l^{-1}), 15 Volumteilen einer Lösung von Kaliumchlorid *R* (37,3 g · l^{-1}) und 79 Volumteilen Wasser *R*

Lösungsmittelmischung: Gleiche Volumteile Acetonitril *R* und Pufferlösung pH 4 werden gemischt.

Untersuchungslösung: 25,0 mg Substanz werden in Methanol *R* zu 10,0 ml gelöst.

Referenzlösung a: 2 mg Prednisolonacetat *CRS* und 2 mg Hydrocortisonacetat *CRS* (Verunreinigung A) werden in der Lösungsmittelmischung zu 100 ml gelöst.

Referenzlösung b: 1,0 ml Untersuchungslösung wird mit der Lösungsmittelmischung zu 100,0 ml verdünnt. 2,0 ml dieser Lösung werden mit der Lösungsmittelmischung zu 10,0 ml verdünnt.

Referenzlösung c: 5 mg Prednisolonacetat zur Peak-Identifizierung *CRS* (mit den Verunreinigungen A, B und C) werden in der Lösungsmittelmischung zu 50 ml gelöst.

Säule
- Größe: l = 0,25 m, ∅ = 4,6 mm
- Stationäre Phase: nachsilanisiertes, octadecylsilyliertes Kieselgel zur Chromatographie *R* (5 µm)
- Temperatur: 40 °C

Mobile Phase: Acetonitril *R*, Wasser zur Chromatographie *R* (35:65 *V/V*)

Durchflussrate: 1 ml · min^{-1}

Detektion: Spektrometer bei 254 nm

Einspritzen: 20 µl

Chromatographiedauer: 2,5fache Retentionszeit von Prednisolonacetat

Identifizierung von Verunreinigungen: Zur Identifizierung der Peaks der Verunreinigungen A, B und C werden das mitgelieferte Chromatogramm von Prednisolonacetat zur Peak-Identifizierung *CRS* und das mit der Referenzlösung c erhaltene Chromatogramm verwendet.

Relative Retention (bezogen auf Prednisolonacetat, t_R etwa 17 min)
- Verunreinigung B: etwa 0,4
- Verunreinigung A: etwa 1,1
- Verunreinigung C: etwa 2,0

Eignungsprüfung: Referenzlösung a
- Auflösung: mindestens 2,0 zwischen den Peaks von Prednisolonacetat und Verunreinigung A

Grenzwerte
- Verunreinigungen A, B: jeweils nicht größer als das 5fache der Fläche des Hauptpeaks im Chromatogramm der Referenzlösung b (1,0 Prozent)
- Verunreinigung C: nicht größer als das 2,5fache der Fläche des Hauptpeaks im Chromatogramm der Referenzlösung b (0,5 Prozent)
- Nicht spezifizierte Verunreinigungen: jeweils nicht größer als das 0,5fache der Fläche des Hauptpeaks im Chromatogramm der Referenzlösung b (0,10 Prozent)
- Summe aller Verunreinigungen: nicht größer als das 10fache der Fläche des Hauptpeaks im Chromatogramm der Referenzlösung b (2,0 Prozent)
- Ohne Berücksichtigung bleiben: Peaks, deren Fläche nicht größer ist als das 0,25fache der Fläche des Hauptpeaks im Chromatogramm der Referenzlösung b (0,05 Prozent)

Trocknungsverlust (2.2.32): höchstens 0,5 Prozent, mit 1,000 g Substanz durch Trocknen im Trockenschrank bei 105 °C bestimmt

Gehaltsbestimmung

0,100 g Substanz werden in Ethanol 96 % *R* zu 100,0 ml gelöst. 2,0 ml Lösung werden mit Ethanol 96 % *R* zu 100,0 ml verdünnt. Die Absorption (2.2.25) dieser Lösung wird im Maximum bei 243 nm gemessen.

Der Gehalt an $C_{23}H_{30}O_6$ wird mit Hilfe der spezifischen Absorption berechnet ($A_{1cm}^{1\%}$ = 370).

Lagerung

Vor Licht geschützt

Verunreinigungen

Spezifizierte Verunreinigungen:

A, B, C

Andere bestimmbare Verunreinigungen

(Die folgenden Substanzen werden, falls in einer bestimmten Menge vorhanden, durch eine oder mehrere Prüfmethoden in der Monographie erfasst. Sie werden begrenzt durch das allgemeine Akzeptanzkriterium für weitere Verunreinigungen/nicht spezifizierte Verunreinigungen und/oder durch die Anforderungen der Allgemeinen Monographie **Substanzen zur pharmazeutischen Verwendung (Corpora ad usum pharmaceuticum)**. Diese Verunreinigungen müssen daher nicht identifiziert werden, um die Konformität der Substanz zu zeigen. Siehe auch „5.10 Kontrolle von Verunreinigungen in Substanzen zur pharmazeutischen Verwendung“):

D, E

A.

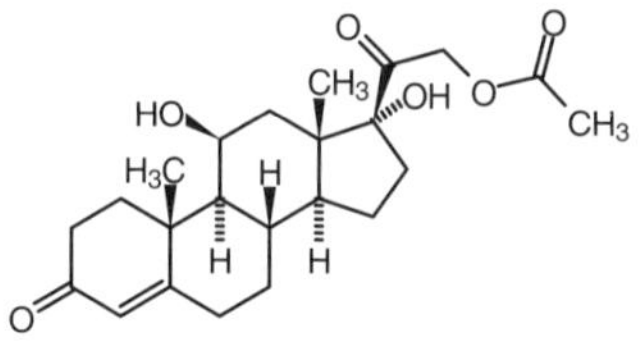

11β,17-Dihydroxy-3,20-dioxopregn-4-en-21-ylacetat
(Hydrocortisonacetat)

B.

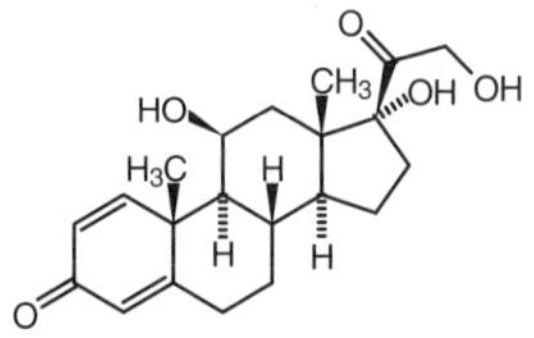

11β,17,21-Trihydroxypregna-1,4-dien-3,20-dion
(Prednisolon)

C.

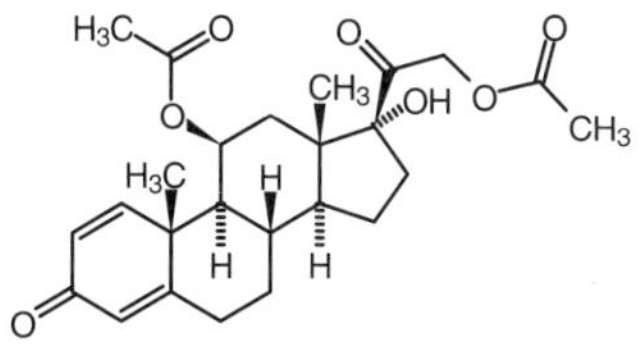

17-Hydroxy-3,20-dioxopregna-1,4-dien-11β,21-diyl=diacetat
(Prednisolon-11,21-diacetat)

D.

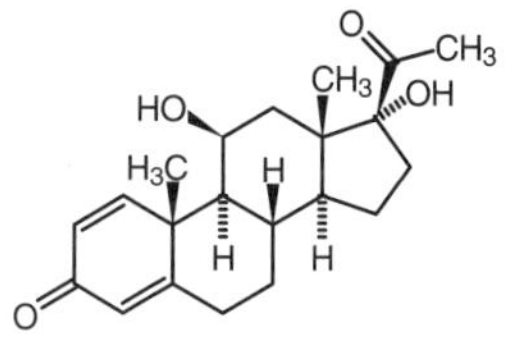

11β,17-Dihydroxypregna-1,4-dien-3,20-dion

E.

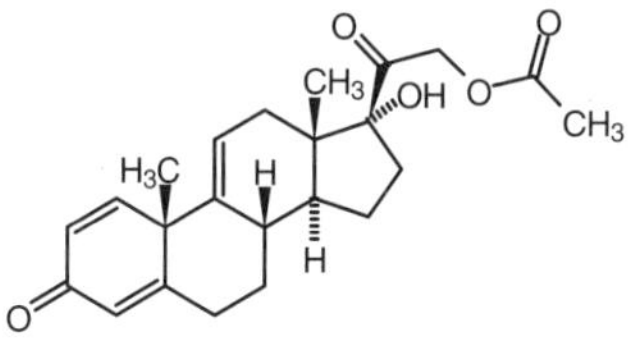

17-Hydroxy-3,20-dioxopregna-1,4,9(11)-trien-21-ylacetat

10.3/0354

Prednison

Prednisonum

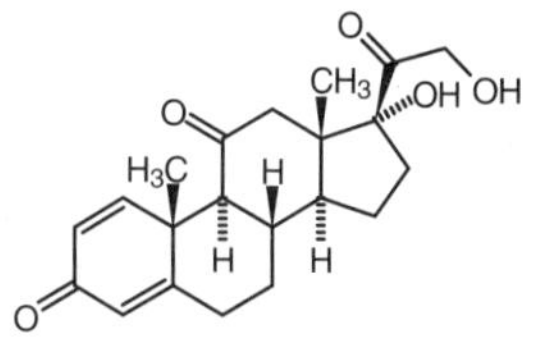

$C_{21}H_{26}O_5$ M_r 358,4

CAS Nr. 53-03-2

Definition

17,21-Dihydroxypregna-1,4-dien-3,11,20-trion

Gehalt: 97,0 bis 102,0 Prozent (getrocknete Substanz)

Eigenschaften

Aussehen: weißes bis fast weißes, kristallines Pulver

Löslichkeit: praktisch unlöslich in Wasser, schwer löslich in Dichlormethan und in Ethanol 96 %

Die Substanz zeigt Polymorphie (5.9).

Prüfung auf Identität

1. A, C
2. B, D

A. IR-Spektroskopie (2.2.24)

Vergleich: Prednison *CRS*

Wenn die Spektren bei der Prüfung in fester Form unterschiedlich sind, werden Substanz und Referenzsubstanz getrennt in der eben notwendigen Menge Aceton *R* gelöst. Nach dem Eindampfen der Lösungen auf dem Wasserbad zur Trockne werden mit den Rückständen erneut Spektren aufgenommen.

B. Dünnschichtchromatographie (2.2.27)

Untersuchungslösung: 10 mg Substanz werden im Fließmittel zu 10,0 ml gelöst.

Referenzlösung: 10 mg Prednison *CRS* werden im Fließmittel zu 10,0 ml gelöst.

Platte: DC-Platte mit Kieselgel F_{254} *R*

Fließmittel: Methanol *R*, Dichlormethan *R* (10:90 *V/V*)

Auftragen: 5 µl

Laufstrecke: 3/4 der Platte

Trocknen: an der Luft

Detektion: Die Platte wird mit einer Lösung, die wie folgt hergestellt wird, besprüht: 0,25 g 2,4-Dihydroxybenzaldehyd *R* werden in Essigsäure 99 % *R* zu 50 ml gelöst. Die Lösung wird mit einer Mischung von 12,5 ml Schwefelsäure *R* und 37,5 ml Essigsäure 99 % *R* versetzt. Anschließend wird die Platte 35 min lang oder bis die Flecke erscheinen bei 90 °C erhitzt. Nach dem Erkalten erfolgt die Auswertung im Tageslicht und im ultravioletten Licht bei 365 nm.

Ergebnis: Der Hauptfleck im Chromatogramm der Untersuchungslösung entspricht in Bezug auf Lage, Farbe und Größe dem Hauptfleck im Chromatogramm der Referenzlösung.

C. Die unter „Gehaltsbestimmung" erhaltenen Chromatogramme werden ausgewertet.

Ergebnis: Der Hauptpeak im Chromatogramm der Untersuchungslösung b entspricht in Bezug auf Retentionszeit und Größe dem Hauptpeak im Chromatogramm der Referenzlösung d.

D. Etwa 2 mg Substanz werden unter Schütteln in 2 ml Schwefelsäure *R* gelöst. Innerhalb von 5 min entwickelt sich eine gelbe Färbung. Die Lösung zeigt im ultravioletten Licht bei 365 nm eine blaue Fluoreszenz. Die Lösung wird zu 10 ml Wasser *R* gegeben. Nach dem Mischen verblasst die Färbung. Die blaue Fluoreszenz im ultravioletten Licht verschwindet dabei nicht.

Prüfung auf Reinheit

Spezifische Drehung (2.2.7): +183 bis +191 (getrocknete Substanz)

0,125 g Substanz werden in Ethanol 96 % *R* zu 25,0 ml gelöst.

Verwandte Substanzen: Flüssigchromatographie (2.2.29)

Die Prüfung ist unter Lichtschutz durchzuführen. Die Lösungen müssen unmittelbar vor Gebrauch hergestellt werden.

Lösungsmittelmischung: Acetonitril *R*, Wasser *R* (50:50 *V/V*)

Untersuchungslösung a: 20,0 mg Substanz werden in der Lösungsmittelmischung zu 25,0 ml gelöst.

Untersuchungslösung b: 5,0 ml Untersuchungslösung a werden mit der Lösungsmittelmischung zu 20,0 ml verdünnt.

Referenzlösung a: 10 mg Prednison-Verunreinigung B *CRS* werden in der Lösungsmittelmischung zu 25 ml gelöst. 1 ml Lösung wird mit der Lösungsmittelmischung zu 50 ml verdünnt.

Referenzlösung b: 4 mg Prednison zur Peak-Identifizierung *CRS* (mit den Verunreinigungen A, D und E) werden in der Lösungsmittelmischung gelöst. Nach Zusatz von 1 ml Referenzlösung a wird die Lösung mit der Lösungsmittelmischung zu 5 ml verdünnt.

Referenzlösung c: 1,0 ml Untersuchungslösung a wird mit der Lösungsmittelmischung zu 100,0 ml verdünnt. 1,0 ml dieser Lösung wird mit der Lösungsmittelmischung zu 10,0 ml verdünnt.

Referenzlösung d: 20,0 mg Prednison *CRS* werden in der Lösungsmittelmischung zu 25,0 ml gelöst. 5,0 ml Lösung werden mit der Lösungsmittelmischung zu 20,0 ml verdünnt.

Säule
- Größe: l = 0,15 m, ∅ = 3,0 mm
- Stationäre Phase: nachsilanisiertes, ethanverbrücktes, octadecylsilyliertes Kieselgel zur Chromatographie (Hybridmaterial) mit eingebetteten polaren Gruppen *R* (2,5 µm)
- Temperatur: 45 °C

Mobile Phase
- Mobile Phase A: Lösung von Kaliumdihydrogenphosphat *R* (0,68 g · l^{-1}), die mit Phosphorsäure 85 % *R* auf einen pH-Wert von 2,0 eingestellt wurde
- Mobile Phase B: Acetonitril zur Chromatographie *R*

Zeit (min)	**Mobile Phase A (% *V/V*)**	**Mobile Phase B (% *V/V*)**
0 – 2	83	17
2 – 25	83 → 80	17 → 20
25 – 28	80 → 65	20 → 35
28 – 33	65	35
33 – 43	65 → 20	35 → 80

Durchflussrate: 0,6 ml · min^{-1}

Detektion: Spektrometer bei 244 nm

Einspritzen: 5 µl; Untersuchungslösung a, Referenzlösungen a, b und c

Identifizierung von Verunreinigungen: Zur Identifizierung der Peaks der Verunreinigungen A, D und E werden das mitgelieferte Chromatogramm von Prednison zur Peak-Identifizierung *CRS* und das mit der Referenzlösung b erhaltene Chromatogramm verwendet; zur Identifizierung des Peaks der Verunreinigung B wird das mit der Referenzlösung a erhaltene Chromatogramm verwendet.

Relative Retention (bezogen auf Prednison, t_R etwa 18 min)
- Verunreinigung B: etwa 1,06
- Verunreinigung A: etwa 1,12
- Verunreinigung D: etwa 1,6
- Verunreinigung E: etwa 1,9

Eignungsprüfung: Referenzlösung b
- Peak-Tal-Verhältnis: mindestens 2,5, wobei H_p die Höhe des Peaks der Verunreinigung B über der Basislinie und H_v die Höhe des niedrigsten Punkts der Kurve über der Basislinie zwischen den Peaks von Prednison und Verunreinigung B darstellt

Berechnung der Prozentgehalte
- Für jede Verunreinigung wird die Konzentration an Prednison in der Referenzlösung c verwendet.

Grenzwerte
- Verunreinigung A: höchstens 0,5 Prozent
- Verunreinigung E: höchstens 0,2 Prozent
- Verunreinigung D: höchstens 0,15 Prozent
- Nicht spezifizierte Verunreinigungen: jeweils höchstens 0,10 Prozent
- Summe aller Verunreinigungen: höchstens 1,0 Prozent
- Berichtsgrenzwert: 0,05 Prozent

Trocknungsverlust (2.2.32): höchstens 1,0 Prozent, mit 0,500 g Substanz durch Trocknen im Trockenschrank bei 105 °C bestimmt

Gehaltsbestimmung

Flüssigchromatographie (2.2.29) wie unter „Verwandte Substanzen" beschrieben, mit folgender Änderung:

Einspritzen: Untersuchungslösung b, Referenzlösung d

Der Prozentgehalt an $C_{21}H_{26}O_5$ wird unter Berücksichtigung des für Prednison *CRS* angegebenen Gehalts berechnet.

Lagerung

Vor Licht geschützt

Verunreinigungen

Spezifizierte Verunreinigungen:

A, D, E

Andere bestimmbare Verunreinigungen

(Die folgenden Substanzen werden, falls in einer bestimmten Menge vorhanden, durch eine oder mehrere Prüfmethoden in der Monographie erfasst. Sie werden begrenzt durch das allgemeine Akzeptanzkriterium für weitere Verunreinigungen/nicht spezifizierte Verunreinigungen und/oder durch die Anforderungen der Allgemeinen Monographie **Substanzen zur pharmazeutischen Verwendung (Corpora ad usum pharmaceuticum)**. Diese Verunreinigungen müssen daher nicht identifiziert werden, um die Konformität der Substanz zu zeigen. Siehe auch „5.10 Kontrolle von Verunreinigungen in Substanzen zur pharmazeutischen Verwendung"):

B, C, F, G, J, K, L

A.

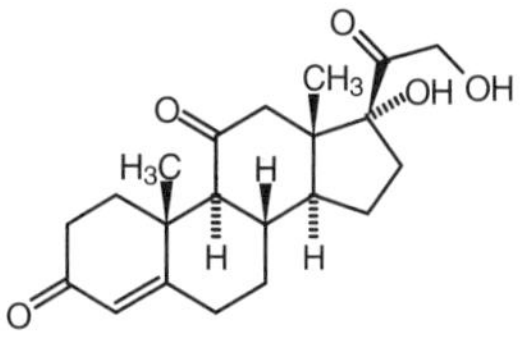

17,21-Dihydroxypregn-4-en-3,11,20-trion (Cortison)

B.

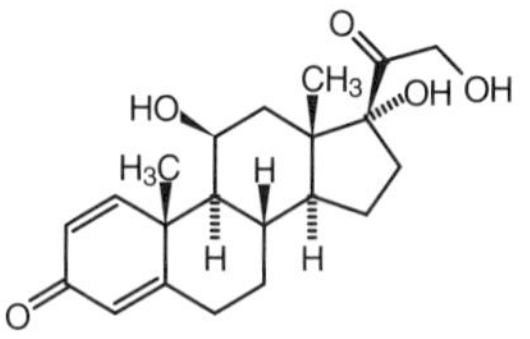

11β,17,21-Trihydroxypregna-1,4-dien-3,20-dion (Prednisolon)

C.

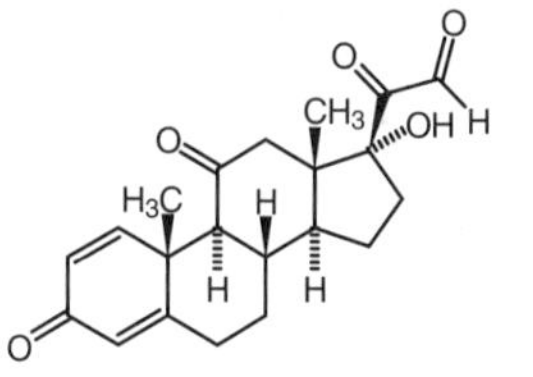

17-Hydroxy-3,11,20-trioxopregna-1,4-dien-21-al (Prednison-21-aldehyd)

D.

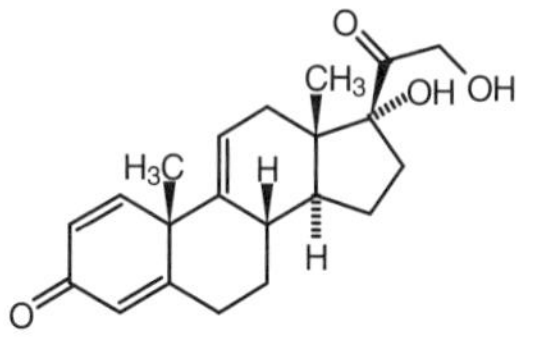

17,21-Dihydroxypregna-1,4,9(11)-trien-3,20-dion (Deltacortinen)

E.

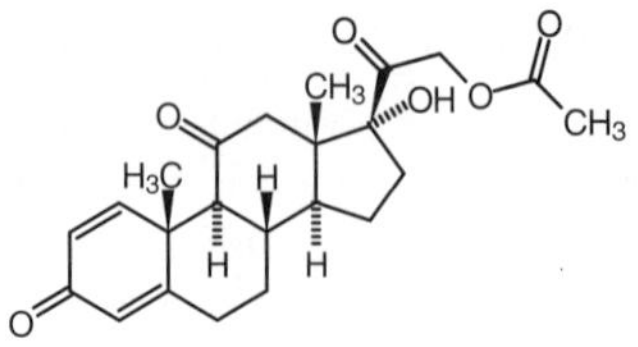

17-Hydroxy-3,11,20-trioxopregna-1,4-dien-21-yl-acetat
(Prednisonacetat)

F. Unbekannte Struktur

G. Unbekannte Struktur

J.

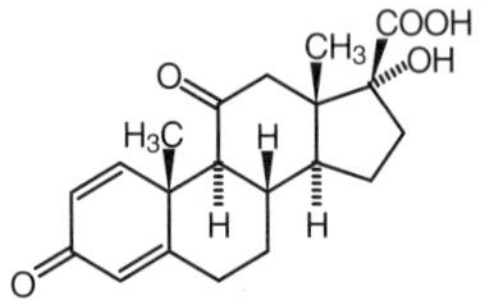

17α-Hydroxy-3,11-dioxoandrosta-1,4-dien-17β-carbonsäure

K.

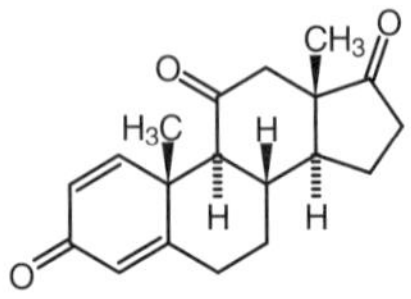

Androsta-1,4-dien-3,11,17-trion

L.

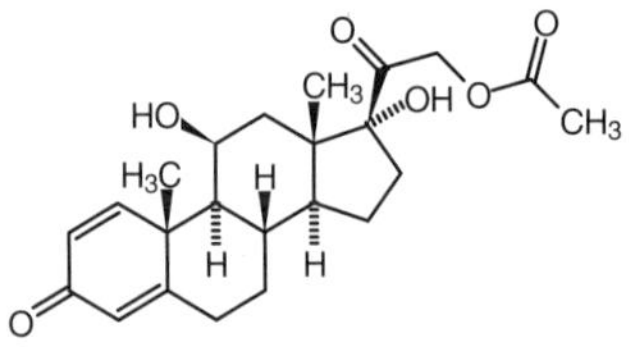

11β,17-Dihydroxy-3,20-dioxopregna-1,4-dien-21-yl-acetat
(Prednisolonacetat)

10.3/0584

Primidon

Primidonum

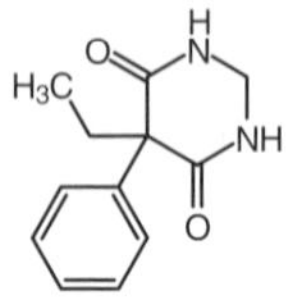

$C_{12}H_{14}N_2O_2$ M_r 218,3

CAS Nr. 125-33-7

Definition

5-Ethyl-5-phenyl-1,3-diazinan-4,6-dion

Gehalt: 98,0 bis 102,0 Prozent (getrocknete Substanz)

Eigenschaften

Aussehen: weißes bis fast weißes, kristallines Pulver

Löslichkeit: sehr schwer löslich in Wasser, schwer löslich in Ethanol 96 %

Die Substanz löst sich in Alkalihydroxid-Lösungen.

Prüfung auf Identität

IR-Spektroskopie (2.2.24)

Vergleich: Primidon *CRS*

Prüfung auf Reinheit

Verwandte Substanzen: Flüssigchromatographie (2.2.29)

Untersuchungslösung: 50,0 mg Substanz werden in Methanol *R* zu 50,0 ml gelöst.

Referenzlösung a: 1,0 ml Untersuchungslösung wird mit Methanol *R* zu 100,0 ml verdünnt. 1,0 ml dieser Lösung wird mit Methanol *R* zu 10,0 ml verdünnt.

Referenzlösung b: 5 mg Primidon zur Eignungsprüfung *CRS* (mit den Verunreinigungen B und C) werden in Methanol *R* zu 5 ml gelöst.

Säule
- Größe: *l* = 0,10 m, ∅ = 4,6 mm
- Stationäre Phase: nachsilanisiertes, monolithisches, octadecylsilyliertes Kieselgel zur Chromatographie *R* (2 µm)

Mobile Phase
- Mobile Phase A: Lösung von Kaliumdihydrogenphosphat *R* (1,36 g · l^{-1})
- Mobile Phase B: Methanol *R* 2

Zeit (min)	Mobile Phase A (% *V/V*)	Mobile Phase B (% *V/V*)
0 – 1	75	25
1 – 6	75 → 40	25 → 60
6 – 8	40	60

Durchflussrate: 3,2 ml · min^{-1}

Detektion: Spektrometer bei 215 nm

Einspritzen: 10 µl

Identifizierung von Verunreinigungen: Zur Identifizierung der Peaks der Verunreinigungen B und C werden das mitgelieferte Chromatogramm von Primidon zur Eignungsprüfung *CRS* und das mit der Refenzlösung b erhaltene Chromatogramm verwendet.

Relative Retention (bezogen auf Primidon, t_R etwa 2,2 min)

- Verunreinigung B: etwa 1,4
- Verunreinigung C: etwa 1,6

Eignungsprüfung: Referenzlösung b
- Auflösung: mindestens 2,5 zwischen den Peaks der Verunreinigungen B und C

Berechnung der Prozentgehalte
- Für jede Verunreinigung wird die Konzentration an Primidon in der Referenzlösung a verwendet.

Grenzwerte
- Nicht spezifizierte Verunreinigungen: jeweils höchstens 0,10 Prozent
- Summe aller Verunreinigungen: höchstens 0,3 Prozent
- Berichtsgrenzwert: 0,05 Prozent

Trocknungsverlust (2.2.32): höchstens 0,5 Prozent, mit 1,000 g Substanz durch 2 h langes Trocknen im Trockenschrank bei 105 °C bestimmt

Sulfatasche (2.4.14): höchstens 0,1 Prozent, mit 1,0 g Substanz bestimmt

Gehaltsbestimmung

60,0 mg Substanz werden unter Erwärmen in 70 ml Ethanol 96 % *R* gelöst. Die Lösung wird abgekühlt und mit Ethanol 96 % *R* zu 100,0 ml verdünnt. In gleicher Weise wird eine Referenzlösung mit 60,0 mg Primidon *CRS* hergestellt. Die Absorptionen (2.2.25) der Lösungen werden im Maximum bei 257 nm gemessen.

Der Gehalt an $C_{12}H_{14}N_2O_2$ wird mit Hilfe der Absorptionen und der Konzentrationen der Lösungen berechnet.

Verunreinigungen

Andere bestimmbare Verunreinigungen

(Die folgenden Substanzen werden, falls in einer bestimmten Menge vorhanden, durch eine oder mehrere Prüfmethoden in der Monographie erfasst. Sie werden begrenzt durch das allgemeine Akzeptanzkriterium für weitere Verunreinigungen/nicht spezifizierte Verunreinigungen und/oder durch die Anforderungen der Allgemeinen Monographie **Substanzen zur pharmazeutischen Verwendung (Corpora ad usum pharmaceuticum)**. Diese Verunreinigungen müssen daher nicht identifiziert werden, um die Konformität der Substanz zu zeigen. Siehe auch „5.10 Kontrolle von Verunreinigungen in Substanzen zur pharmazeutischen Verwendung“):

A, B, C, D, E, F

A.

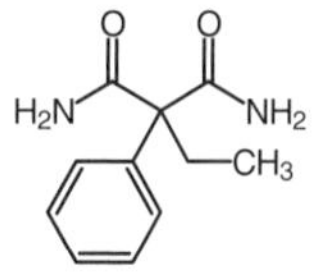

2-Ethyl-2-phenylpropandiamid (Ethylphenylmalonamid)

B.

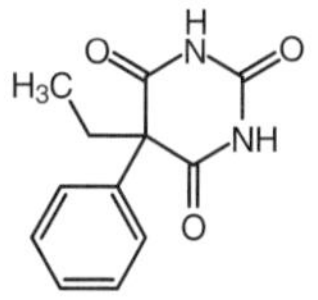

5-Ethyl-5-phenyl-1,3-diazinan-2,4,6-trion (Phenobarbital)

C.

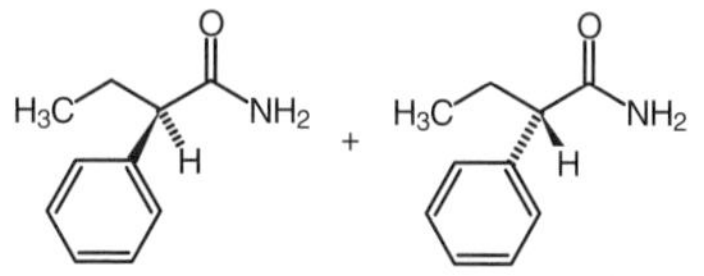

(2*RS*)-2-Phenylbutanamid

D.

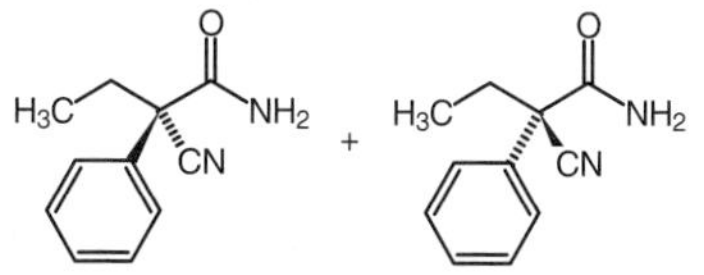

(2*RS*)-2-Cyan-2-phenylbutanamid

E.

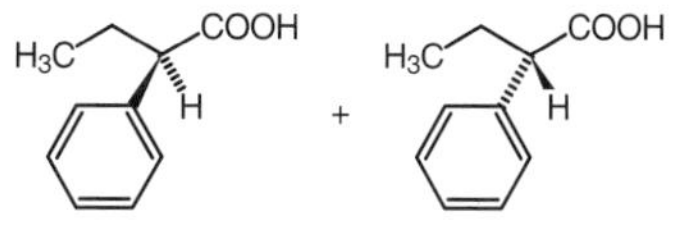

(2*RS*)-2-Phenylbutansäure

F. 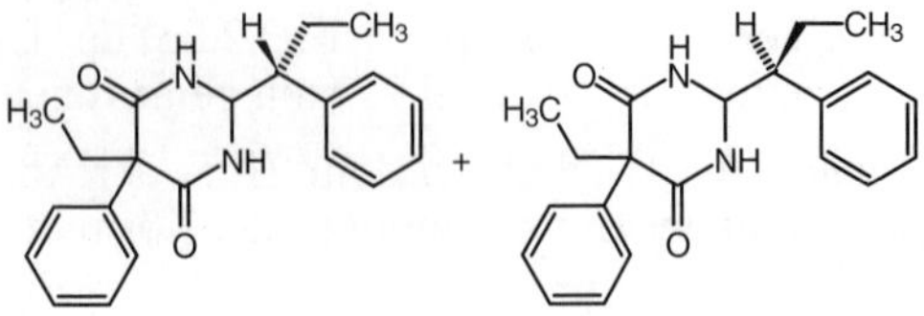

5-Ethyl-5-phenyl-2-[(1*RS*)-1-phenylpropyl]-1,3-diazinan-4,6-dion

R

10.3/2939

Raltegravir-Kautabletten

Raltegraviri compressi masticabiles

Definition

Raltegravir-Kautabletten zur Anwendung am Menschen enthalten **Raltegravir-Kalium (Raltegravirum kalicum)**.

*Die Tabletten entsprechen der Monographie **Tabletten (Compressi)** und den folgenden zusätzlichen Anforderungen.*

Gehalt: 95,0 bis 105,0 Prozent des in der Beschriftung angegebenen Gehalts an Raltegravir ($C_{20}H_{21}FN_6O_5$)

Prüfung auf Identität

Die Prüfungen A, B oder die Prüfungen B, C werden wahlweise durchgeführt.

A. Die UV-Spektren der Hauptpeaks in den Chromatogrammen der bei der Gehaltsbestimmung eingespritzten Lösungen werden mit einem Dioden-Array-Detektor im Bereich von 190 bis 400 nm aufgenommen.

Ergebnis: Das UV-Spektrum des Hauptpeaks im Chromatogramm der Untersuchungslösung entspricht dem UV-Spektrum des Hauptpeaks im Chromatogramm der Referenzlösung a.

B. Die bei der Gehaltsbestimmung erhaltenen Chromatogramme werden ausgewertet.

Ergebnis: Der Hauptpeak im Chromatogramm der Untersuchungslösung entspricht in Bezug auf Retentionszeit und Größe dem Hauptpeak im Chromatogramm der Referenzlösung a.

C. IR-Spektroskopie (2.2.24)

Probenvorbereitung: 1 Kautablette wird pulverisiert und das Pulver homogenisiert.

Vergleich: Raltegravir-Kalium *CRS*

Ergebnis: Das erhaltene Spektrum zeigt Absorptionsmaxima bei etwa 1633, 1515, 1188, 810 und 728 cm^{-1}, entsprechend dem mit Raltegravir-Kalium *CRS* erhaltenen Spektrum.

Die Spektren können weitere Absorptionsmaxima zeigen.

Prüfung auf Reinheit

Verwandte Substanzen: Flüssigchromatographie (2.2.29)

Lösungsmittelmischung: Acetonitril *R*, Wasser *R* (30:70 *V/V*)

Untersuchungslösung: 10 Tabletten werden mit einem geeigneten Volumen der Lösungsmittelmischung versetzt, um eine Raltegravir-Konzentration von 1 $mg \cdot ml^{-1}$ zu erhalten. Die Mischung wird 1 h lang kräftig gerührt und anschließend ein Teil der Lösung zentrifugiert. 20,0 ml des klaren Überstands werden mit der Lösungsmittelmischung zu 200,0 ml verdünnt.

Referenzlösung a: 22,0 mg Raltegravir-Kalium *CRS* werden in der Lösungsmittelmischung zu 200,0 ml gelöst.

Referenzlösung b: 1,0 ml Untersuchungslösung wird mit der Lösungsmittelmischung zu 100,0 ml verdünnt. 2,0 ml dieser Lösung werden mit der Lösungsmittelmischung zu 10,0 ml verdünnt.

Referenzlösung c: 2 mg Raltegravir-Verunreinigung E *CRS* werden in der Lösungsmittelmischung zu 100 ml gelöst. 1 ml Lösung wird mit der Untersuchungslösung zu 100 ml verdünnt.

Referenzlösung d: Um die Verunreinigungen C und D *in situ* herzustellen, werden 20 mg Raltegravir-Kalium *R* in einer Lösung von Natriumhydroxid *R* (40 $g \cdot l^{-1}$) zu 10 ml gelöst. Die Lösung wird 2 h lang bei Raumtemperatur gerührt. 5 ml Lösung werden mit 5 ml einer Lösung von Salzsäure *R* (103 $g \cdot l^{-1}$) versetzt und mit der Lösungsmittelmischung zu 50 ml verdünnt.

Säule
- Größe: $l = 0{,}25$ m; $\varnothing = 4{,}6$ mm
- Stationäre Phase: nachsilanisiertes, octadecylsilyliertes Kieselgel zur Chromatographie *R* (5 µm)
- Temperatur: 40 °C

Mobile Phase
- Mobile Phase A: 20 Volumteile Acetonitril zur Chromatographie *R* und 80 Volumteile einer Lösung von Kaliumdihydrogenphosphat *R* (1,36 $g \cdot l^{-1}$), die zuvor mit Phosphorsäure 85 % *R* auf einen pH-Wert von 3,0 eingestellt wurde, werden gemischt.
- Mobile Phase B: Acetonitril zur Chromatographie *R*

Zeit (min)	Mobile Phase A (% *V/V*)	Mobile Phase B (% *V/V*)
0 – 2	100	0
2 – 27	100 → 50	0 → 50

Durchflussrate: 1,0 $ml \cdot min^{-1}$

Detektion: Spektrometer bei 220 nm

Einspritzen: 15 µl; Untersuchungslösung, Referenzlösungen b, c und d

Identifizierung von Verunreinigungen: Zur Identifizierung der Peaks der Verunreinigungen C und D wird das mit der Referenzlösung d erhaltene Chromatogramm verwendet; zur Identifizierung des Peaks der Verunreinigung E wird das mit der Referenzlösung c erhaltene Chromatogramm verwendet.

R

Monographien

Relative Retention (bezogen auf Raltegravir, t_R etwa 22 min)
- Verunreinigung D: etwa 0,7
- Verunreinigung C: etwa 0,8
- Verunreinigung E: etwa 0,96

Eignungsprüfung: Referenzlösung c
- Auflösung: mindestens 1,5 zwischen den Peaks von Verunreinigung E und Raltegravir

Berechnung der Prozentgehalte
- Korrekturfaktoren: Die Peakflächen folgender Verunreinigungen werden mit den entsprechenden Korrekturfaktoren multipliziert:
  - Verunreinigung C: 1,6
  - Verunreinigung D: 1,4
- Für jede Verunreinigung wird die Konzentration an Raltegravir in der Referenzlösung b verwendet.

Grenzwerte
- Verunreinigung C: höchstens 0,3 Prozent
- Verunreinigung D: höchstens 0,2 Prozent
- Nicht spezifizierte Verunreinigungen: jeweils höchstens 0,2 Prozent
- Summe aller Verunreinigungen: höchstens 0,8 Prozent
- Berichtsgrenzwert: 0,1 Prozent

Wirkstofffreisetzung (2.9.3, Apparatur 2)

Abgesehen von begründeten und zugelassenen Fällen müssen die Tabletten der Prüfung und dem nachstehend angegebenen Akzeptanzkriterium entsprechen.

Freisetzungsmedium: Wasser *R*; 900 ml Medium werden verwendet.

Rotationsgeschwindigkeit: 50 min^{-1}

Dauer: 15 min

Analyse: Flüssigchromatographie (2.2.29)

Untersuchungslösungen: Die Proben werden aus dem Freisetzungsgefäß gezogen und filtriert.

Referenzlösung: Eine geeignete Menge an Raltegravir-Kalium *CRS* wird, falls erforderlich mit Hilfe von Ultraschall, in einer geeigneten Menge einer Mischung von 30 Volumteilen Acetonitril *R* und 70 Volumteilen Wasser *R* so gelöst, dass eine Konzentration an Raltegravir erhalten wird, die der theoretischen Konzentration an Raltegravir in der Untersuchungslösung unter Berücksichtigung des für die Kautablette angegebenen Gehalts entspricht.

Säule
- Größe: $l = 0{,}1$ m; $\varnothing = 4{,}6$ mm
- Stationäre Phase: nachsilanisiertes, monolithisches, octadecylsilyliertes Kieselgel zur Chromatographie *R*
- Temperatur: 40 °C

Mobile Phase: 38 Volumteile Acetonitril *R* und 62 Volumteile einer Lösung von Kaliumdihydrogenphosphat *R* (1,36 $g \cdot l^{-1}$), die zuvor mit Phosphorsäure 85 % *R* auf einen pH-Wert von 3,0 eingestellt wurde, werden gemischt.

Durchflussrate: 5,0 $ml \cdot min^{-1}$

Detektion: Spektrometer bei 303 nm

Einspritzen: 30 µl

Chromatographiedauer: 1 min

Eignungsprüfung: Referenzlösung
- Wiederholpräzision: höchstens 1,5 Prozent relative Standardabweichung, mit 6 Einspritzungen bestimmt

Die Menge an Raltegravir ($C_{20}H_{21}FN_6O_5$), die in Lösung gegangen ist, wird unter Berücksichtigung des für Raltegravir-Kalium *CRS* angegebenen Gehalts und mit einem Umrechnungsfaktor von 0,9210 berechnet und in Prozent des in der Beschriftung angegebenen Gehalts an Raltegravir ausgedrückt.

Akzeptanzkriterium
- Q = 85 Prozent nach 15 min

Gehaltsbestimmung

Flüssigchromatographie (2.2.29) wie unter „Verwandte Substanzen" beschrieben, mit folgenden Änderungen:

Einspritzen: Untersuchungslösung, Referenzlösung a

Eignungsprüfung: Referenzlösung a
- Wiederholpräzision: höchstens 1,5 Prozent relative Standardabweichung, mit 6 Einspritzungen bestimmt

Der Prozentgehalt an Raltegravir ($C_{20}H_{21}FN_6O_5$) wird unter Berücksichtigung des für Raltegravir-Kalium *CRS* angegebenen Gehalts und mit einem Umrechnungsfaktor von 0,9210 berechnet.

Verunreinigungen

Spezifizierte Verunreinigungen:

C, D

Andere bestimmbare Verunreinigungen

(Die folgenden Substanzen werden, falls in einer bestimmten Menge vorhanden, durch eine oder mehrere Prüfmethoden in der Monographie erfasst):

A, B, E

A.

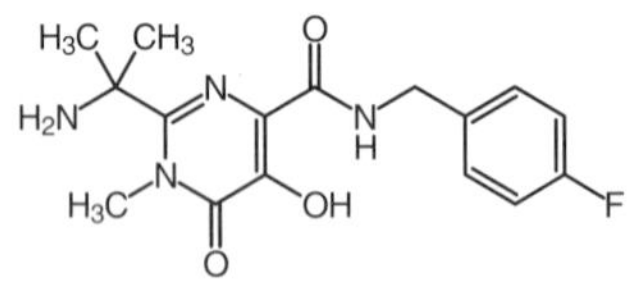

2-(2-Aminopropan-2-yl)-*N*-[(4-fluorphenyl)methyl]-5-hydroxy-1-methyl-6-oxo-1,6-dihydropyrimidin-4-carboxamid

B. 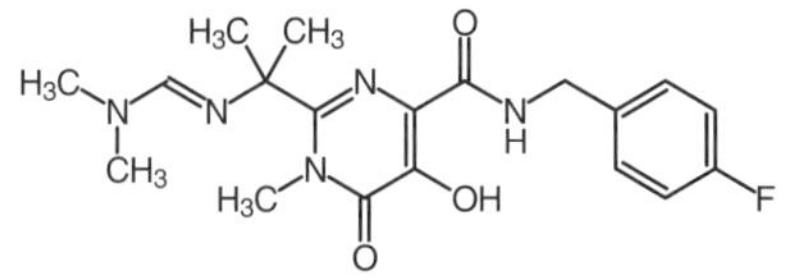

2-[2-[(*E*)-[(Dimethylamino)methyliden]amino]propan-2-yl]-*N*-[(4-fluorphenyl)methyl]-5-hydroxy-1-methyl-6-oxo-1,6-dihydropyrimidin-4-carboxamid

C. 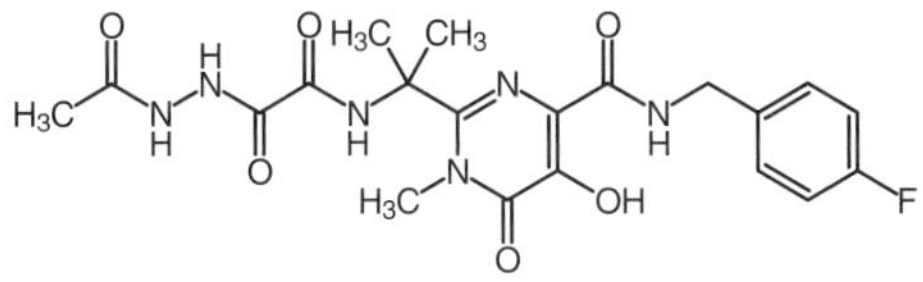

2-[2-[2-(2-Acetylhydrazin-1-yl)-2-oxoacetamido]propan-2-yl]-*N*-[(4-fluorphenyl)methyl]-5-hydroxy-1-methyl-6-oxo-1,6-dihydropyrimidin-4-carboxamid

D. 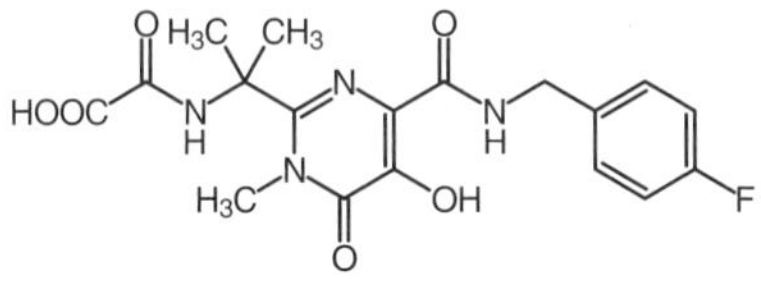

[[2-[4-[[(4-Fluorphenyl)methyl]carbamoyl]-5-hydroxy-1-methyl-6-oxo-1,6-dihydropyrimidin-2-yl]propan-2-yl]amino]oxoessigsäure

E. 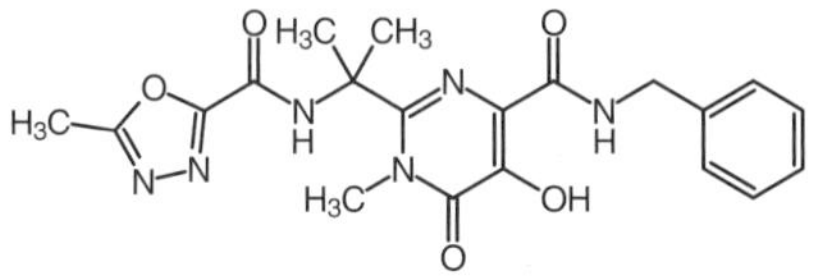

N-Benzyl-5-hydroxy-1-methyl-2-[2-(5-methyl-1,3,4-oxadiazol-2-carboxamido)propan-2-yl]-6-oxo-1,6-dihydropyrimidin-4-carboxamid

10.3/2938

Raltegravir-Tabletten

Raltegraviri compressi

Definition

Raltegravir-Tabletten zur Anwendung am Menschen enthalten **Raltegravir-Kalium (Raltegravirum kalicum)**.

*Die Tabletten entsprechen der Monographie **Tabletten (Compressi)** und den folgenden zusätzlichen Anforderungen.*

Gehalt: 95,0 bis 105,0 Prozent des in der Beschriftung angegebenen Gehalts an Raltegravir ($C_{20}H_{21}FN_6O_5$)

Prüfung auf Identität

Die Prüfungen A, B oder die Prüfungen B, C werden wahlweise durchgeführt.

A. Die UV-Spektren der Hauptpeaks in den Chromatogrammen der bei der Gehaltsbestimmung eingespritzten Lösungen werden mit einem Dioden-Array-Detektor im Bereich von 190 bis 400 nm aufgenommen.

   Ergebnis: Das UV-Spektrum des Hauptpeaks im Chromatogramm der Untersuchungslösung entspricht dem UV-Spektrum des Hauptpeaks im Chromatogramm der Referenzlösung a.

B. Die bei der Gehaltsbestimmung erhaltenen Chromatogramme werden ausgewertet.

   Ergebnis: Der Hauptpeak im Chromatogramm der Untersuchungslösung entspricht in Bezug auf Retentionszeit und Größe dem Hauptpeak im Chromatogramm der Referenzlösung a.

C. IR-Spektroskopie (2.2.24)

   Probenvorbereitung: 1 Tablette wird pulverisiert und das Pulver homogenisiert.

   Vergleich: Raltegravir-Kalium *CRS*

   Ergebnis: Das erhaltene Spektrum zeigt Absorptionsmaxima bei etwa 1633, 1515, 1188, 810 und 728 cm^{-1}, entsprechend dem mit Raltegravir-Kalium *CRS* erhaltenen Spektrum.

   Die Spektren können weitere Absorptionsmaxima zeigen.

Prüfung auf Reinheit

Verwandte Substanzen: Flüssigchromatographie (2.2.29)

Lösungsmittelmischung: Acetonitril *R*, Wasser *R* (30:70 *V/V*)

Untersuchungslösung: 10 Tabletten werden mit einem geeigneten Volumen der Lösungsmittelmischung versetzt, um eine Raltegravir-Konzentration von 8 $mg \cdot ml^{-1}$ zu erhalten. Die Mischung wird 1 h lang kräftig gerührt und anschließend ein Teil der Lösung zentrifugiert. 5,0 ml des klaren Überstands werden mit der Lösungsmittelmischung zu 100,0 ml verdünnt. 50,0 ml dieser Lösung werden mit der Lösungsmittelmischung zu 200,0 ml verdünnt.

Referenzlösung a: 22,0 mg Raltegravir-Kalium *CRS* werden in der Lösungsmittelmischung zu 200,0 ml gelöst.

Referenzlösung b: 1,0 ml Untersuchungslösung wird mit der Lösungsmittelmischung zu 100,0 ml verdünnt. 2,0 ml dieser Lösung werden mit der Lösungsmittelmischung zu 10,0 ml verdünnt.

Referenzlösung c: 2 mg Raltegravir-Verunreinigung E *CRS* werden in der Lösungsmittelmischung zu 100 ml gelöst. 1 ml Lösung wird mit der Untersuchungslösung zu 100 ml verdünnt.

Referenzlösung d: Um die Verunreinigungen C und D *in situ* herzustellen, werden 20 mg Raltegravir-Kalium *R* in einer Lösung von Natriumhydroxid *R* ($40 g \cdot l^{-1}$) zu 10 ml gelöst. Die Lösung wird 2 h lang bei Raumtemperatur gerührt. 5 ml Lösung werden mit 5 ml einer Lösung von Salzsäure *R* ($103 g \cdot l^{-1}$) versetzt und mit der Lösungsmittelmischung zu 50 ml verdünnt.

Säule
- Größe: l = 0,25 m; ∅ = 4,6 mm
- Stationäre Phase: nachsilanisiertes, octadecylsilyliertes Kieselgel zur Chromatographie *R* (5 µm)
- Temperatur: 40 °C

Mobile Phase
- Mobile Phase A: 20 Volumteile Acetonitril zur Chromatographie *R* und 80 Volumteile einer Lösung von Kaliumdihydrogenphosphat *R* ($1,36 g \cdot l^{-1}$), die zuvor mit Phosphorsäure 85 % *R* auf einen pH-Wert von 3,0 eingestellt wurde, werden gemischt.
- Mobile Phase B: Acetonitril zur Chromatographie *R*

Zeit (min)	Mobile Phase A (% *V/V*)	Mobile Phase B (% *V/V*)
0 – 2	100	0
2 – 27	100 → 50	0 → 50

Durchflussrate: $1,0 ml \cdot min^{-1}$

Detektion: Spektrometer bei 220 nm

Einspritzen: 15 µl; Untersuchungslösung, Referenzlösungen b, c und d

Identifizierung von Verunreinigungen: Zur Identifizierung der Peaks der Verunreinigungen C und D wird das mit der Referenzlösung d erhaltene Chromatogramm verwendet; zur Identifizierung des Peaks der Verunreinigung E wird das mit der Referenzlösung c erhaltene Chromatogramm verwendet.

Relative Retention (bezogen auf Raltegravir, t_R etwa 22 min)
- Verunreinigung D: etwa 0,7
- Verunreinigung C: etwa 0,8
- Verunreinigung E: etwa 0,96

Eignungsprüfung: Referenzlösung c
- Auflösung: mindestens 1,5 zwischen den Peaks von Verunreinigung E und Raltegravir

Berechnung der Prozentgehalte
- Korrekturfaktoren: Die Peakflächen folgender Verunreinigungen werden mit den entsprechenden Korrekturfaktoren multipliziert:
  - Verunreinigung C: 1,6
  - Verunreinigung D: 1,4
- Für jede Verunreinigung wird die Konzentration an Raltegravir in der Referenzlösung b verwendet.

Grenzwerte
- Verunreinigung C: höchstens 0,5 Prozent
- Verunreinigung D: höchstens 0,3 Prozent
- Nicht spezifizierte Verunreinigungen: jeweils höchstens 0,2 Prozent
- Summe aller Verunreinigungen: höchstens 0,8 Prozent
- Berichtsgrenzwert: 0,05 Prozent

Wirkstofffreisetzung (2.9.3, Apparatur 2)

Eine Sinkvorrichtung wird verwendet.

Abgesehen von begründeten und zugelassenen Fällen müssen die Tabletten der Prüfung und den nachstehend angegebenen Akzeptanzkriterien entsprechen.

Freisetzungsmedium: Wasser *R*; 900 ml Medium werden verwendet.

Rotationsgeschwindigkeit: $100 min^{-1}$

Dauer: 15 min und 60 min

Analyse: Flüssigchromatographie (2.2.29)

Untersuchungslösungen: Die Proben werden aus dem Freisetzungsgefäß gezogen.

Referenzlösung: Eine geeignete Menge an Raltegravir-Kalium *CRS* wird, falls erforderlich mit Hilfe von Ultraschall, in einer geeigneten Menge einer Mischung von 30 Volumteilen Acetonitril *R* und 70 Volumteilen Wasser *R* so gelöst, dass eine Konzentration an Raltegravir erhalten wird, die der theoretischen Konzentration an Raltegravir in der Untersuchungslösung unter Berücksichtigung des für die Tablette angegebenen Gehalts entspricht.

Säule
- Größe: l = 0,1 m; ∅ = 4,6 mm
- Stationäre Phase: nachsilanisiertes, monolithisches, octadecylsilyliertes Kieselgel zur Chromatographie *R*
- Temperatur: 40 °C

Mobile Phase: 38 Volumteile Acetonitril *R* und 62 Volumteile einer Lösung von Kaliumdihydrogenphosphat *R* ($1,36 g \cdot l^{-1}$), die zuvor mit Phosphorsäure 85 % *R* auf einen pH-Wert von 3,0 eingestellt wurde, werden gemischt.

Durchflussrate: $5,0 ml \cdot min^{-1}$

Detektion: Spektrometer bei 303 nm

Einspritzen: 10 µl

Chromatographiedauer: 1 min

Eignungsprüfung: Referenzlösung
- Wiederholpräzision: höchstens 1,5 Prozent relative Standardabweichung, mit 6 Einspritzungen bestimmt

Die Menge an Raltegravir ($C_{20}H_{21}FN_6O_5$), die in Lösung gegangen ist, wird unter Berücksichtigung des für Raltegravir-Kalium *CRS* angegebenen Gehalts und mit einem Umrechnungsfaktor von 0,9210 berechnet und in Prozent des in der Beschriftung angegebenen Gehalts an Raltegravir ausgedrückt.

Akzeptanzkriterien
- 15 bis 45 Prozent nach 15 min
- Q = 70 Prozent nach 60 min

Gehaltsbestimmung

Flüssigchromatographie (2.2.29) wie unter „Verwandte Substanzen" beschrieben, mit folgenden Änderungen:

Einspritzen: Untersuchungslösung, Referenzlösung a

Eignungsprüfung: Referenzlösung a
- Wiederholpräzision: höchstens 1,5 Prozent relative Standardabweichung, mit 6 Einspritzungen bestimmt

Der Prozentgehalt an Raltegravir ($C_{20}H_{21}FN_6O_5$) wird unter Berücksichtigung des für Raltegravir-Kalium *CRS* angegebenen Gehalts und mit einem Umrechnungsfaktor von 0,9210 berechnet.

Verunreinigungen

Spezifizierte Verunreinigungen:

C, D

Andere bestimmbare Verunreinigungen

(Die folgenden Substanzen werden, falls in einer bestimmten Menge vorhanden, durch eine oder mehrere Prüfmethoden in der Monographie erfasst):

A, B, E

A.

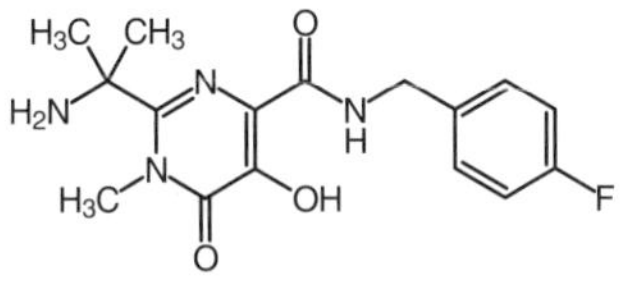

2-(2-Aminopropan-2-yl)-*N*-[(4-fluorphenyl)methyl]-5-hydroxy-1-methyl-6-oxo-1,6-dihydropyrimidin-4-carboxamid

B.

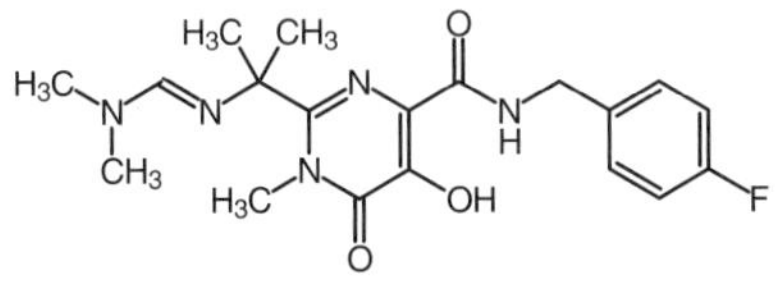

2-[2-[(*E*)-[(Dimethylamino)methyliden]amino]propan-2-yl]-*N*-[(4-fluorphenyl)methyl]-5-hydroxy-1-methyl-6-oxo-1,6-dihydropyrimidin-4-carboxamid

C.

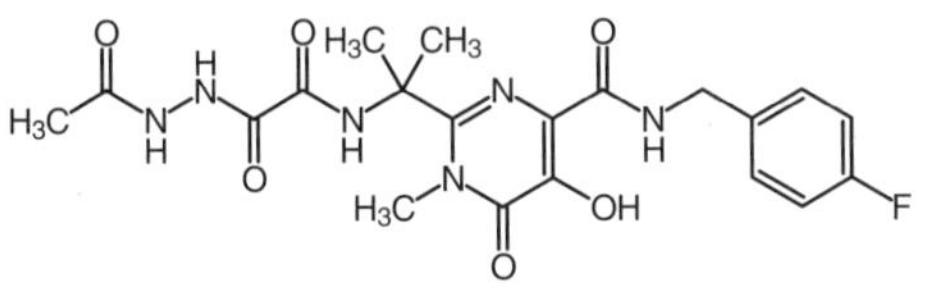

2-[2-[2-(2-Acetylhydrazin-1-yl)-2-oxoacetamido]propan-2-yl]-*N*-[(4-fluorphenyl)methyl]-5-hydroxy-1-methyl-6-oxo-1,6-dihydropyrimidin-4-carboxamid

D.

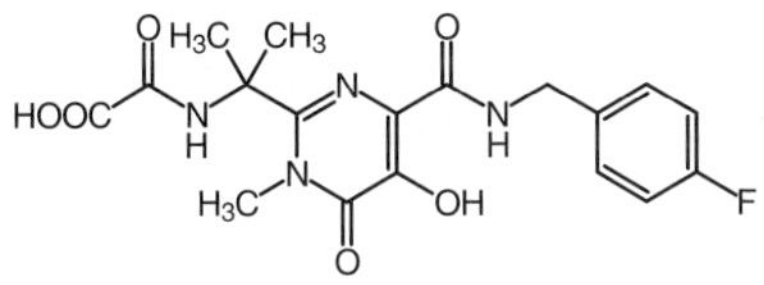

[[2-[4-[[(4-Fluorphenyl)methyl]carbamoyl]-5-hydroxy-1-methyl-6-oxo-1,6-dihydropyrimidin-2-yl]propan-2-yl]amino]oxoessigsäure

E.

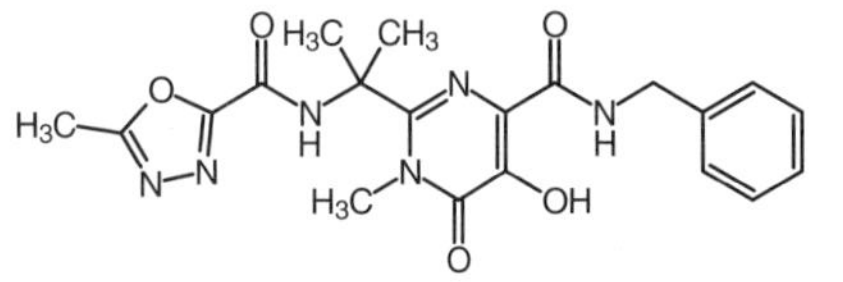

N-Benzyl-5-hydroxy-1-methyl-2-[2-(5-methyl-1,3,4-oxadiazol-2-carboxamido)propan-2-yl]-6-oxo-1,6-dihydropyrimidin-4-carboxamid

10.3/2932

R

Monographien

Rivaroxaban

Rivaroxabanum

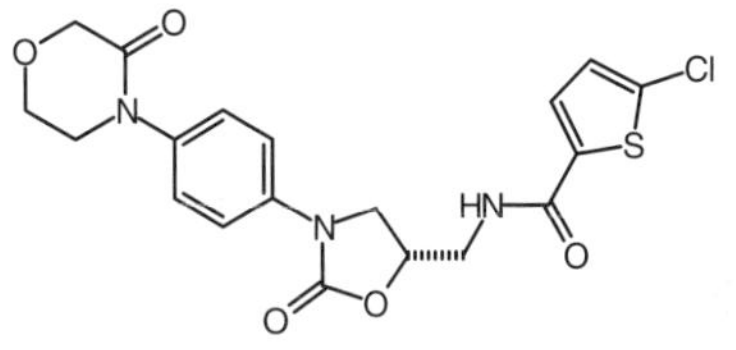

$C_{19}H_{18}ClN_3O_5S$ M_r 435,9

CAS Nr. 366789-02-8

Definition

5-Chlor-*N*-[[(5*S*)-2-oxo-3-[4-(3-oxomorpholin-4-yl)phenyl]-1,3-oxazolidin-5-yl]methyl]thiophen-2-carboxamid

Gehalt: 98,0 bis 102 Prozent (wasserfreie Substanz)

Eigenschaften

Aussehen: weißes bis gelbliches Pulver

Löslichkeit: praktisch unlöslich in Wasser, leicht löslich in Dimethylsulfoxid, praktisch unlöslich in wasserfreiem Ethanol und in Heptan

Prüfung auf Identität

A. IR-Spektroskopie (2.2.24)

Vergleich: Rivaroxaban *CRS*

B. Die Substanz entspricht der Prüfung „Enantiomerenreinheit" (siehe „Prüfung auf Reinheit").

Prüfung auf Reinheit

Enantiomerenreinheit: Flüssigchromatographie (2.2.29)

Untersuchungslösung: 20 mg Substanz werden in 25 ml Acetonitril *R* gelöst. Die Lösung wird mit wasserfreiem Ethanol *R* zu 50 ml verdünnt.

Referenzlösung a: 1 mg Rivaroxaban-Verunreinigung A *CRS* wird in 5 ml Acetonitril *R* gelöst. Die Lösung wird mit wasserfreiem Ethanol *R* zu 10 ml verdünnt.

Referenzlösung b: 20 mg Substanz werden in 25 ml Acetonitril *R* gelöst. Die Lösung wird nach Zusatz von 1 ml Referenzlösung a mit wasserfreiem Ethanol *R* zu 50 ml verdünnt.

Säule
- Größe: $l = 0{,}25$ m, ⌀ = 2,0 mm
- Stationäre Phase: Kieselgel-Cellulosederivat zur Trennung chiraler Komponenten *R* (10 µm)
- Temperatur: 50 °C

Mobile Phase: wasserfreies Ethanol *R*, Heptan *R* (30:70 *V/V*)

Durchflussrate: 0,2 ml · min^{-1}

Detektion: Spektrometer bei 250 nm

Einspritzen: 3,0 µl; Untersuchungslösung, Referenzlösung b

Chromatographiedauer: 1,5fache Retentionszeit von Rivaroxaban

Relative Retention (bezogen auf Rivaroxaban, t_R etwa 17 min)
- Verunreinigung A: etwa 0,9

Eignungsprüfung: Referenzlösung b
- Auflösung: mindestens 1,5 zwischen den Peaks von Verunreinigung A und Rivaroxaban

Grenzwert
- Verunreinigung A: höchstens 0,5 Prozent; das Verhältnis der Fläche des der Verunreinigung A entsprechenden Peaks zur Summe der Flächen der Peaks von Verunreinigung A und Rivaroxaban wird berechnet.

Verwandte Substanzen: Flüssigchromatographie (2.2.29)

Lösung A: 1,36 g Kaliumdihydrogenphosphat *R* werden in Wasser zur Chromatographie *R* gelöst. Die Lösung wird nach Zusatz von 200 µl Phosphorsäure 85 % *R* mit Wasser zur Chromatographie *R* zu 1000 ml verdünnt.

Lösungsmittelmischung: Acetonitril *R*, Lösung A (40:60 *V/V*)

Untersuchungslösung: 25,0 mg Substanz werden in der Lösungsmittelmischung zu 50,0 ml gelöst.

Referenzlösung a: 25,0 mg Rivaroxaban *CRS* werden in der Lösungsmittelmischung zu 50,0 ml gelöst.

Referenzlösung b: 1,0 ml Untersuchungslösung wird mit der Lösungsmittelmischung zu 100,0 ml verdünnt. 1,0 ml dieser Lösung wird mit der Lösungsmittelmischung zu 10,0 ml verdünnt.

Referenzlösung c: 2,5 mg Rivaroxaban zur Eignungsprüfung *CRS* (mit Verunreinigung G) werden in der Lösungsmittelmischung zu 5 ml gelöst.

Säule
- Größe: $l = 0{,}15$ m, ⌀ = 3,0 mm
- Stationäre Phase: nachsilanisiertes, extra dichtes, octadecylsilyliertes Kieselgel zur Chromatographie *R* (3,5 µm)
- Temperatur: 60 °C

Mobile Phase
- Mobile Phase A: 5 Volumteile Methanol *R* und 95 Volumteile einer Lösung von Natriumhexansulfonat *R* (1,0 g · l^{-1}) in Lösung A werden gemischt.
- Mobile Phase B: Acetonitril *R*

Zeit (min)	**Mobile Phase A (% *V/V*)**	**Mobile Phase B (% *V/V*)**
0 – 2	98	2
2 – 8	98 → 84	2 → 16
8 – 25	84 → 64	16 → 36
25 – 37	64 → 20	36 → 80

Durchflussrate: 1,0 ml · min^{-1}

Detektion: Spektrometer bei 250 nm

Einspritzen: 3 µl; Untersuchungslösung, Referenzlösungen b und c

Identifizierung von Verunreinigungen: Zur Identifizierung des Peaks der Verunreinigung G wird das mitgelieferte Chromatogramm von Rivaroxaban zur Eignungsprüfung *CRS* und das mit der Referenzlösung c erhaltene Chromatogramm verwendet.

Relative Retention (bezogen auf Rivaroxaban, t_R etwa 16 min)
- Verunreinigung G: etwa 0,9

Eignungsprüfung: Referenzlösung c
- Auflösung: mindestens 7,0 zwischen den Peaks von Verunreinigung G und Rivaroxaban

Berechnung der Prozentgehalte
- Für jede Verunreinigung wird die Konzentration an Rivaroxaban in der Referenzlösung b verwendet.

Grenzwerte
- Nicht spezifizierte Verunreinigungen: jeweils höchstens 0,10 Prozent
- Summe aller Verunreinigungen: höchstens 0,3 Prozent
- Berichtsgrenzwert: 0,05 Prozent

Wasser (2.5.32): höchstens 0,5 Prozent, mit 0,150 g Substanz unter Anwendung der Verdampfungstechnik bei 150 °C bestimmt

Sulfatasche (2.4.14): höchstens 0,1 Prozent, mit 2,0 g Substanz bestimmt

Gehaltsbestimmung

Flüssigchromatographie (2.2.29) wie unter „Verwandte Substanzen" beschrieben, mit folgender Änderung:

Einspritzen: Untersuchungslösung, Referenzlösung a

Der Prozentgehalt an $C_{19}H_{18}ClN_3O_5S$ wird unter Berücksichtigung des für Rivaroxaban *CRS* angegebenen Gehalts berechnet.

Verunreinigungen

Spezifizierte Verunreinigung:

A

Andere bestimmbare Verunreinigungen

(Die folgenden Substanzen werden, falls in einer bestimmten Menge vorhanden, durch eine oder mehrere Prüfmethoden in der Monographie erfasst. Sie werden begrenzt durch das allgemeine Akzeptanzkriterium für weitere Verunreinigungen/nicht spezifizierte Verunreinigungen und/oder durch die Anforderungen der Allgemeinen Monographie **Substanzen zur pharmazeutischen Verwendung (Corpora ad usum pharmaceuticum)**. Diese Verunreinigungen müssen daher nicht identifiziert werden, um die Konformität der Substanz zu zeigen. Siehe auch „5.10 Kontrolle von Verunreinigungen in Substanzen zur pharmazeutischen Verwendung"):

B, D, E, F, G, H, I, J

A.

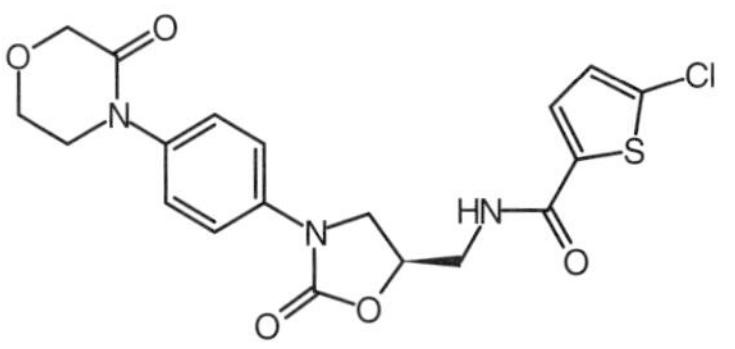

5-Chlor-*N*-[[(5*R*)-2-oxo-3-[4-(3-oxomorpholin-4-yl)phenyl]-1,3-oxazolidin-5-yl]methyl]thiophen-2-carboxamid

B.

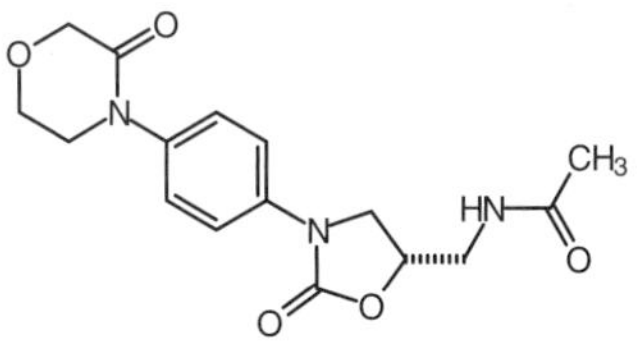

N-[[(5*S*)-2-Oxo-3-[4-(3-oxomorpholin-4-yl)phenyl]-1,3-oxazolidin-5-yl]methyl]acetamid

D.

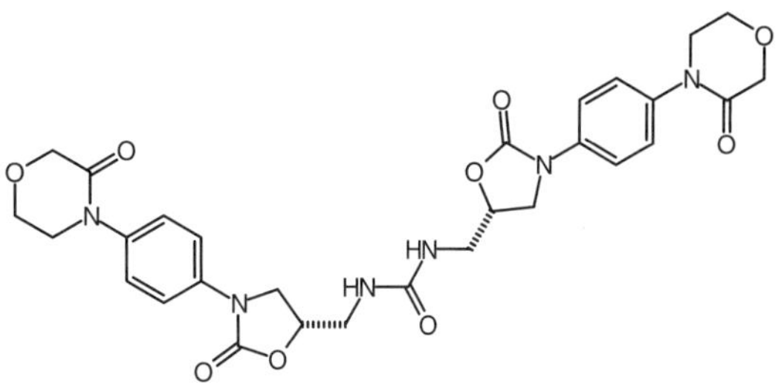

N,*N′*-Bis[[(5*S*)-2-oxo-3-[4-(3-oxomorpholin-4-yl)phenyl]-1,3-oxazolidin-5-yl]methyl]harnstoff

E.

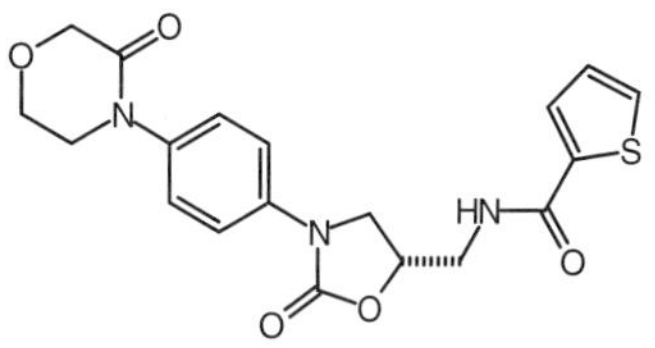

N-[[(5*S*)-2-Oxo-3-[4-(3-oxomorpholin-4-yl)phenyl]-1,3-oxazolidin-5-yl]methyl]thiophen-2-carboxamid

F.

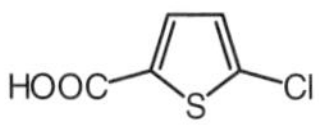

5-Chlorthiophen-2-carbonsäure

G.

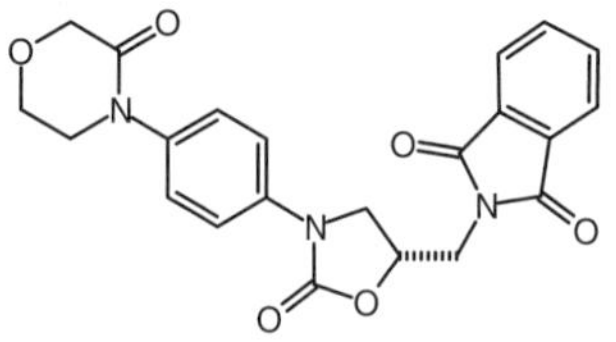

2-[[(5*S*)-2-Oxo-3-[4-(3-oxomorpholin-4-yl)phenyl]-1,3-oxazolidin-5-yl]methyl]-2*H*-isoindol-1,3-dion

H.

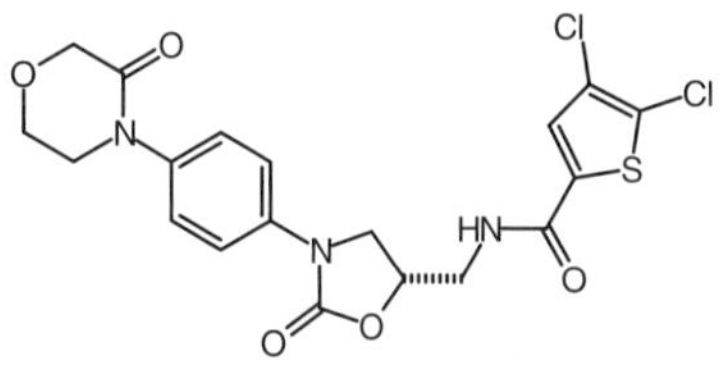

4,5-Dichlor-*N*-[[(5*S*)-2-oxo-3-[4-(3-oxomorpholin-4-yl)phenyl]-1,3-oxazolidin-5-yl]methyl]thiophen-2-carboxamid

I.

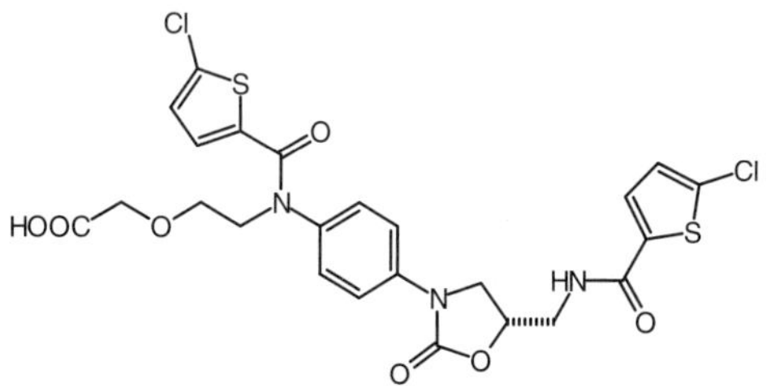

[2-[1^5,9^5-Dichlor-2,5^2,8-trioxo-3,7-diaza-5(3,5)-1,3-oxazolidina-1,9(2)-dithiophena-4(1,4)-benzolanonaphan-3-yl]ethoxy]essigsäure

R

Monographien

J.

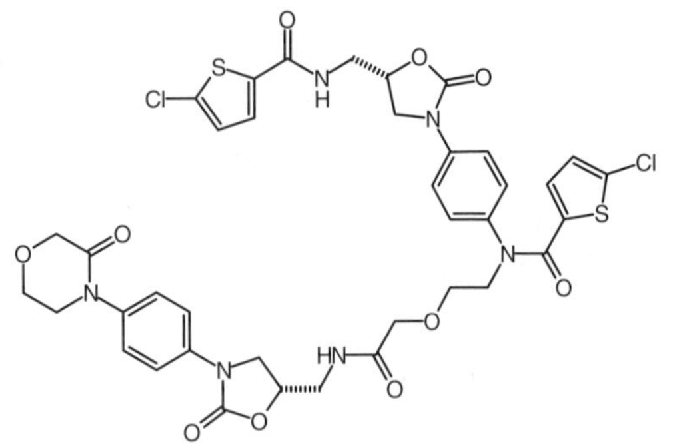

5-Chlor-*N*-[4-[(5*S*)-5-[(5-chlorthiophen-2-carbox=amido)methyl]-2-oxo-1,3-oxazolidin-3-yl]phenyl]-*N*-[2-[2-oxo-2-[[[(5*S*)-2-oxo-3-[4-(3-oxomorpholin-4-yl)phenyl]-1,3-oxazolidin-5-yl]methyl]amino]ethoxy]=ethyl]thiophen-2-carboxamid

10.3/3008

Rosuvastatin-Tabletten

Rosuvastatini compressi

Definition

Rosuvastatin-Tabletten zur Anwendung am Menschen enthalten **Rosuvastatin-Calcium (Rosuvastatinum calcicum)**.

Die Tabletten entsprechen der Monographie ***Tabletten (Compressi)*** *und den folgenden zusätzlichen Anforderungen.*

Gehalt: 93,0 bis 105,0 Prozent des in der Beschriftung angegebenen Gehalts an Rosuvastatin ($C_{22}H_{28}FN_3O_6S$)

Prüfung auf Identität

A. Das UV-Spektrum des Hauptpeaks in den Chromatogrammen der bei der Gehaltsbestimmung verwendeten Lösungen wird mit einem Dioden-Array-Detektor im Bereich von 210 bis 400 nm aufgenommen.

   Ergebnis: Das UV-Spektrum des Hauptpeaks im Chromatogramm der Untersuchungslösung entspricht dem UV-Spektrum des Hauptpeaks im Chromatogramm der Referenzlösung a.

B. Die bei der Gehaltsbestimmung erhaltenen Chromatogramme werden ausgewertet.

   Ergebnis: Der Hauptpeak im Chromatogramm der Untersuchungslösung entspricht in Bezug auf Retentionszeit und Größe dem Hauptpeak im Chromatogramm der Referenzlösung a.

Prüfung auf Reinheit

Verwandte Substanzen: Flüssigchromatographie (2.2.29)

Die Prüfung ist unter Lichtschutz durchzuführen und die Lösungen müssen unmittelbar vor Gebrauch hergestellt werden.

Lösungsmittelmischung: Acetonitril *R*, Wasser *R* (25:75 *V/V*)

Untersuchungslösung: Eine angemessene Anzahl Tabletten (mindestens 6) wird mit mindestens 50 ml Wasser *R* versetzt. Die Mischung wird kräftig geschüttelt, bis die Tabletten vollständig zerfallen sind, und nach Zusatz eines geeigneten Volumens Acetonitril *R* erneut kräftig geschüttelt. Anschließend wird die Mischung mit einem geeigneten Volumen Wasser *R* versetzt, sodass ein Verhältnis von Acetonitril zu Wasser von 25:75 (*V/V*) erhalten wird. Die Mischung wird durch einen Filter aus Poly(vinylidendifluorid) filtriert und falls erforderlich mit der Lösungsmittelmischung so verdünnt, dass eine Konzentration an Rosuvastatin-Calcium von 1 mg je Milliliter erhalten wird.

Referenzlösung a: 25,0 mg Rosuvastatin-Calcium *CRS* werden mit 25 ml Wasser *R* versetzt. Die Mischung wird mindestens 10 min lang stehen gelassen und anschließend bis zum Lösen etwa 30 min lang mit Ultraschall behandelt, wobei sie alle 10 min geschüttelt wird. Die Lösung wird mit 12,5 ml Acetonitril *R* versetzt, sorgfältig gemischt und mit Wasser *R* zu 50,0 ml verdünnt. 1,0 ml dieser Lösung wird mit der Lösungsmittelmischung zu 50,0 ml verdünnt.

Referenzlösung b: 7 mg Rosuvastatin zur Eignungsprüfung *CRS* (mit den Verunreinigungen A, B und C) werden in 2,5 ml Acetonitril *R* gelöst. Die Lösung wird mit Wasser *R* zu 10 ml verdünnt.

Referenzlösung c: Der Inhalt einer Durchstechflasche mit Rosuvastatin-Verunreinigungsmischung *CRS* (mit Verunreinigung D) wird in 1 ml Lösungsmittelmischung gelöst.

Referenzlösung d: 2 mg Rosuvastatinethylester *R* (Verunreinigung FP-A) werden in 20 ml Lösungsmittelmischung gelöst. 1 ml Lösung wird mit der Lösungsmittelmischung zu 100 ml verdünnt.

Säule
- Größe: l = 0,15 m, ∅ = 3,0 mm
- Stationäre Phase: nachsilanisiertes, octadecylsilyliertes, amorphes, siliciumorganisches Polymer zur Chromatographie *R* (3,5 µm)
- Temperatur: 40 °C

Mobile Phase
- Mobile Phase A: 1-prozentige Lösung (*V/V*) von Trifluoressigsäure *R*, Acetonitril zur Chromatographie *R*, Wasser zur Chromatographie *R* (1:31:68 *V/V/V*)
- Mobile Phase B: 1-prozentige Lösung (*V/V*) von Trifluoressigsäure *R*, Wasser zur Chromatographie *R*, Acetonitril zur Chromatographie *R* (1:37:66 *V/V/V*)

Zeit (min)	Mobile Phase A (% *V/V*)	Mobile Phase B (% *V/V*)
0–26	100	0
26–36	100 → 20	0 → 80
36–46	20	80

Durchflussrate: 0,7 ml · min^{-1}

Detektion: Spektrometer bei 242 nm

Einspritzen: 10 µl

Identifizierung von Verunreinigungen: Zur Identifizierung der Peaks der Verunreinigungen A, B und C werden das mitgelieferte Chromatogramm von Rosuvastatin zur Eignungsprüfung *CRS* und das mit der Referenzlösung b erhaltene Chromatogramm verwendet. Zur Identifizierung des Peaks der Verunreinigung D werden das mitgelieferte Chromatogramm von Rosuvastatin-Verunreinigungsmischung *CRS* und das mit der Referenzlösung c erhaltene Chromatogramm verwendet. Zur Identifizierung der Verunreinigung FP-A wird das mit der Referenzlösung d erhaltene Chromatogramm verwendet.

Relative Retention (bezogen auf Rosuvastatin, t_R etwa 11 min)
- Verunreinigung A: etwa 0,9
- Verunreinigung B: etwa 1,1
- Verunreinigung C: etwa 1,7
- Verunreinigung D: etwa 2,2
- Verunreinigung FP-A: etwa 3,1

Eignungsprüfung: Referenzlösung b
- Peak-Tal-Verhältnis: mindestens 2,0, wobei H_p die Höhe des Peaks der Verunreinigung B über der Basislinie und H_v die Höhe des niedrigsten Punkts der Kurve über der Basislinie zwischen den Peaks von Rosuvastatin und Verunreinigung B darstellt

Berechnung der Prozentgehalte
- Korrekturfaktor: Die Fläche des Peaks von Verunreinigung C wird mit 1,4 multipliziert.
- Für jede Verunreinigung wird die Konzentration an Rosuvastatin-Calcium in der Referenzlösung a verwendet.

Grenzwerte
- Verunreinigungen C, D: jeweils höchstens 1,5 Prozent
- Verunreinigung FP-A: höchstens 0,5 Prozent
- Nicht spezifizierte Verunreinigungen: jeweils höchstens 0,2 Prozent
- Summe aller Verunreinigungen: höchstens 2,5 Prozent
- Berichtsgrenzwert: 0,1 Prozent; Peaks der Verunreinigungen A und B werden nicht berücksichtigt.

Wirkstofffreisetzung (2.9.3, Apparatur 2): *Die Prüfung ist unter Lichtschutz durchzuführen.*

Abgesehen von begründeten und zugelassenen Fällen müssen die Tabletten der Prüfung und den Akzeptanzkriterien wie nachfolgend beschrieben entsprechen.

Freisetzungsmedium (Citrat-Pufferlösung pH 6,6 (0,05 mol · l^{-1})): 147,0 g Natriumcitrat *R* werden in 2 Liter Wasser *R* gelöst. Die Lösung wird mit 3,3 g wasserfreier Citronensäure *R* versetzt und mit Wasser *R* zu 10 Liter verdünnt. Falls notwendig wird die Lösung mit Natriumcitrat *R* oder wasserfreier Citronensäure *R* auf einen pH-Wert von 6,6 ± 0,05 eingestellt. 900 ml Freisetzungsmedium werden verwendet.

Rotationsgeschwindigkeit: 50 min^{-1}

Zeit: 30 min

Analyse: Flüssigchromatographie (2.2.29)

Untersuchungslösung: Die Proben werden aus dem Freisetzungsgefäß gezogen und durch einen Filter aus Poly(vinylidendifluorid) filtriert.

Referenzlösung: 25,0 mg Rosuvastatin-Calcium *CRS* werden mit 25 ml Wasser *R* versetzt. Die Mischung wird mindestens 10 min lang stehen gelassen und anschließend bis zum Lösen etwa 30 min lang mit Ultraschall behandelt, wobei sie alle 10 min geschüttelt wird. Die Lösung wird mit 12,5 ml Acetonitril *R* versetzt, sorgfältig gemischt und mit Wasser *R* zu 50,0 ml verdünnt. Ein geeignetes Volumen der Lösung wird mit dem Freisetzungsmedium so verdünnt, dass eine Konzentration an Rosuvastatin erhalten wird, die basierend auf dem in der Beschriftung für die Rosuvastatin-Tabletten angegebenen Gehalt der theoretischen Konzentration an Rosuvastatin in der Untersuchungslösung entspricht.

Säule
- Größe: l = 0,05 m, ∅ = 4,6 mm
- Stationäre Phase: nachsilanisiertes, octadecylsilyliertes Kieselgel zur Chromatographie *R* (5 µm)

Mobile Phase: Phosphorsäure 85 % *R*, Acetonitril zur Chromatographie *R*, Wasser zur Chromatographie *R* (0,1:40:60 *V/V/V*)

Durchflussrate: 1,0 ml · min^{-1}

Detektion: Spektrometer bei 242 nm

Einspritzen: 20 µl

Chromatographiedauer: 5 min

Eignungsprüfung: Referenzlösung
- Wiederholpräzision: höchstens 1,0 Prozent relative Standardabweichung, mit 6 Einspritzungen bestimmt

Die Menge an Rosuvastatin ($C_{22}H_{28}FN_3O_6S$), die in Lösung gegangen ist, wird unter Berücksichtigung des für Rosuvastatin-Calcium *CRS* angegebenen Gehalts und mit einem Umrechnungsfaktor von 0,96 berechnet und in Prozent des in der Beschriftung angegebenen Gehalts der Tabletten ausgedrückt.

Akzeptanzkriterium
- Q = 75 Prozent nach 30 min

Gehaltsbestimmung

Flüssigchromatographie (2.2.29)

Die Bestimmung ist unter Lichtschutz durchzuführen.

Lösungsmittelmischung: Acetonitril *R*, Wasser *R* (25:75 *V/V*)

Untersuchungslösung: Eine angemessene Anzahl Tabletten (mindestens 6) wird mit mindestens 50 ml Wasser *R* versetzt. Die Mischung wird kräftig geschüttelt, bis die Tabletten vollständig zerfallen sind, und nach Zusatz eines geeigneten Volumens Acetonitril *R* erneut kräftig geschüttelt. Anschließend wird die Mischung mit einem geeigneten Volumen Wasser *R* versetzt, sodass ein Verhältnis von Acetonitril zu Wasser von 25:75 (*V/V*) erhalten wird. Die Mischung wird durch einen Filter aus Poly(vinylidendifluorid) filtriert und falls erforderlich mit der Lösungsmittelmischung so verdünnt, dass eine Konzentration an Rosuvastatin-Calcium von 0,1 mg je Milliliter erhalten wird.

Referenzlösung a: 25,0 mg Rosuvastatin-Calcium *CRS* werden mit 25 ml Wasser *R* versetzt. Die Mischung wird mindestens 10 min lang stehen gelassen und anschließend bis zum vollständigen Lösen etwa 30 min lang mit Ultraschall behandelt, wobei sie alle 10 min geschüttelt wird. Die Lösung wird mit 12,5 ml Acetonitril *R* versetzt, sorgfältig gemischt und mit Wasser *R* zu 50,0 ml verdünnt. 1,0 ml dieser Lösung wird mit der Lösungsmittelmischung zu 5,0 ml verdünnt.

Referenzlösung b: 7 mg Rosuvastatin zur Eignungsprüfung *CRS* (mit den Verunreinigungen A, B und C) werden in 2,5 ml Acetonitril *R* gelöst. Die Lösung wird mit Wasser *R* zu 10 ml verdünnt.

Säule
- Größe: l = 0,15 m, ∅ = 3,0 mm
- Stationäre Phase: nachsilanisiertes, octadecylsilyliertes, amorphes, siliciumorganisches Polymer zur Chromatographie *R* (3,5 µm)
- Temperatur: 40 °C

Mobile Phase
- Mobile Phase A: 1-prozentige Lösung (*V/V*) von Trifluoressigsäure *R*, Acetonitril zur Chromatographie *R*, Wasser zur Chromatographie *R* (1:31:68 *V/V/V*)
- Mobile Phase B: 1-prozentige Lösung (*V/V*) von Trifluoressigsäure *R*, Acetonitril zur Chromatographie *R* (1:100 *V/V*)

Zeit (min)	Mobile Phase A (% *V/V*)	Mobile Phase B (% *V/V*)
0 – 14	100	0
14 – 15	100 → 10	0 → 90

Durchflussrate: 0,7 ml · min^{-1}

Detektion: Spektrometer bei 242 nm

Einspritzen: 10 µl

Identifizierung von Verunreinigungen: Zur Identifizierung des Peaks der Verunreinigung B werden das mitgelieferte Chromatogramm von Rosuvastatin zur Eignungsprüfung *CRS* und das mit der Referenzlösung b erhaltene Chromatogramm verwendet.

Relative Retention (bezogen auf Rosuvastatin, t_R etwa 11 min)
- Verunreinigung B: etwa 1,1

Eignungsprüfung
- Wiederholpräzision: höchstens 1,0 Prozent relative Standardabweichung, mit 6 Einspritzungen der Referenzlösung a bestimmt
- Peak-Tal-Verhältnis: mindestens 2,0, wobei H_p die Höhe des Peaks der Verunreinigung B über der Basislinie und H_v die Höhe des niedrigsten Punkts der Kurve über der Basislinie zwischen den Peaks von Rosuvastatin und Verunreinigung B im Chromatogramm der Referenzlösung b darstellt

Der Prozentgehalt an Rosuvastatin ($C_{22}H_{28}FN_3O_6S$) wird unter Berücksichtigung des für Rosuvastatin-Calcium *CRS* angegebenen Gehalts und mit einem Umrechnungsfaktor von 0,96 berechnet.

Verunreinigungen

Spezifizierte Verunreinigungen:

C, D, FP-A

Andere bestimmbare Verunreinigungen

(Die folgenden Substanzen werden, falls in einer bestimmten Menge vorhanden, durch eine oder mehrere Prüfmethoden in der Monographie erfasst.):

A, B, FP-B

A.

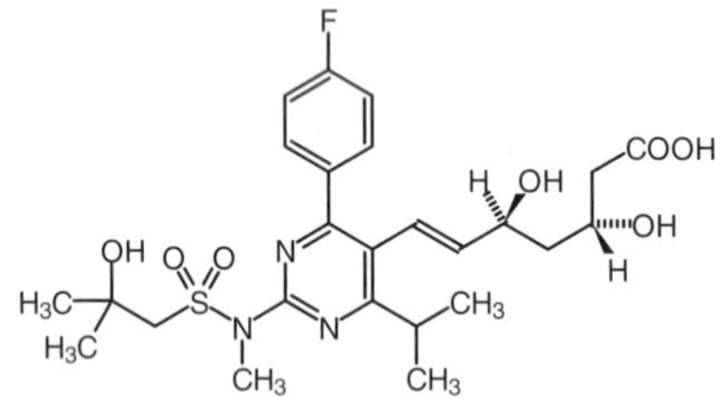

(3*R*,5*S*,6*E*)-7-[2-(2,*N*-Dimethyl-2-hydroxypropan-1-sulfonamido)-4-(4-fluorphenyl)-6-(propan-2-yl)pyrimidin-5-yl]-3,5-dihydroxyhept-6-ensäure

B.

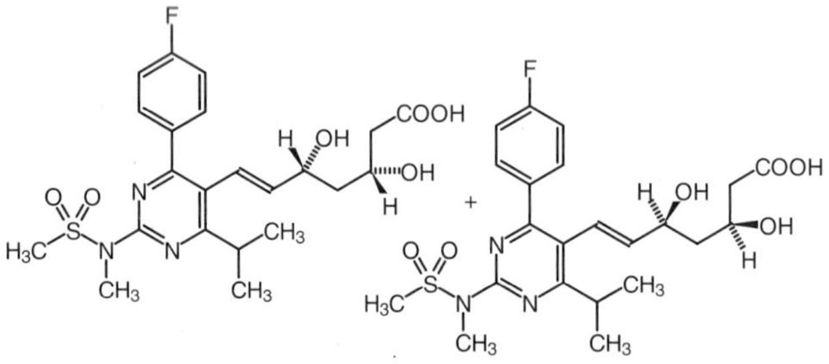

(3*RS*,5*RS*,6*E*)-7-[4-(4-Fluorphenyl)-2-(*N*-methylmethansulfonamido)-6-(propan-2-yl)pyrimidin-5-yl]-3,5-dihydroxyhept-6-ensäure

C.

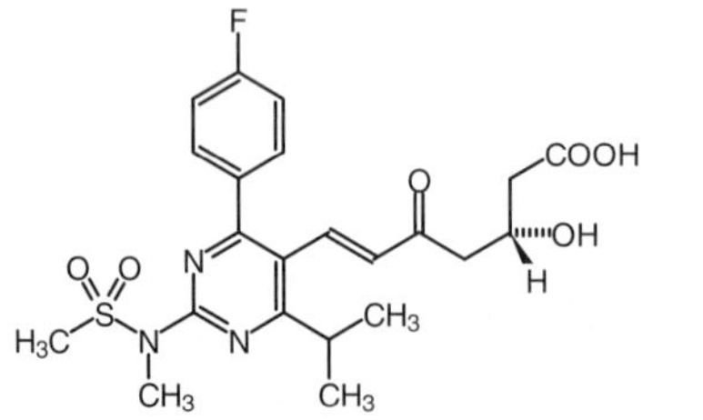

(3*R*,6*E*)-7-[4-(4-Fluorphenyl)-2-(*N*-methylmethansulfonamido)-6-(propan-2-yl)pyrimidin-5-yl]-3-hydroxy-5-oxohept-6-ensäure

D.

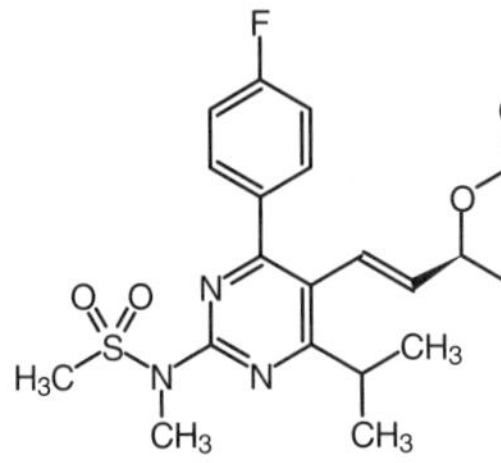

N-[4-(4-Fluorphenyl)-5-[(1*E*)-2-[(2*S*,4*R*)-4-hydroxy-6-oxooxan-2-yl]ethen-1-yl]-6-(propan-2-yl)=pyrimidin-2-yl]-*N*-methylmethansulfonamid

FP-A.

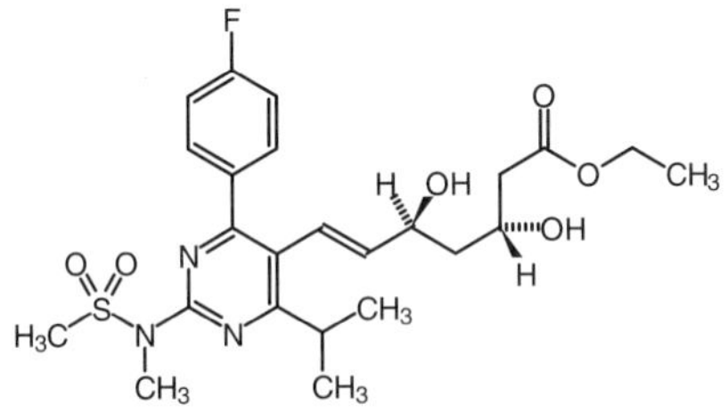

Ethyl(3*R*,5*S*,6*E*)-7-[4-(4-fluorphenyl)-2-(*N*-methyl=methansulfonamido)-6-(propan-2-yl)pyrimidin-5-yl]-3,5-dihydroxyhept-6-enoat
(Rosuvastatinethylester)

FP-B.

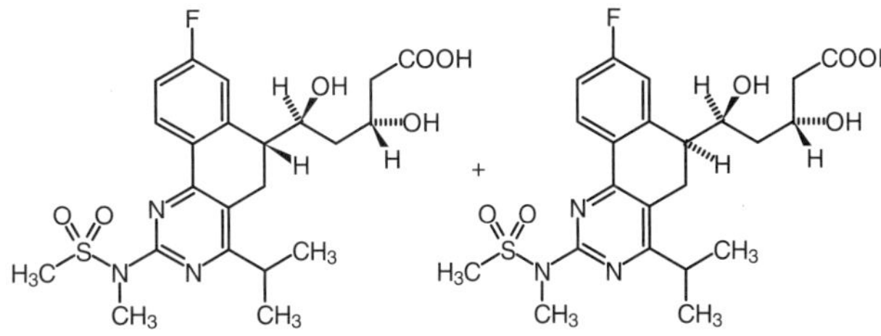

(3*R*,5*S*)-5-[(6*RS*)-8-Fluor-2-(*N*-methylmethan=sulfonamido)-4-(propan-2-yl)-5,6-dihydrobenzo[*h*]=chinazolin-6-yl]-3,5-dihydroxypentansäure

S

10.3/0953

Schwefel

Sulfur

S A_r 32,06

CAS Nr. 7704-34-9

Definition

Gehalt: 99,0 bis 101,0 Prozent

Eigenschaften

Aussehen: gelbes Pulver

Löslichkeit: praktisch unlöslich in Wasser, löslich in Schwefelkohlenstoff, schwer löslich in pflanzlichen Ölen

Schmelztemperatur: etwa 120 °C

Die Größe der meisten Teilchen beträgt höchstens 20 µm und fast kein Teilchen ist größer als 40 µm.

Prüfung auf Identität

A. Die Substanz brennt beim Erhitzen an der Luft mit blauer Flamme unter Entwicklung von Schwefeldioxid, das angefeuchtetes, blaues Lackmuspapier *R* rot färbt.

B. 0,1 g Substanz werden mit 0,5 ml Bromwasser *R* bis zur Entfärbung erhitzt. Die Mischung wird mit 5 ml Wasser *R* versetzt und filtriert. Die Lösung gibt die Identitätsreaktion a auf Sulfat (2.3.1).

Prüfung auf Reinheit

Prüflösung: 5 g Substanz werden mit 50 ml kohlendioxidfreiem Wasser *R*, das aus destilliertem Wasser *R* hergestellt wurde, versetzt und unter häufigem Schütteln 30 min lang stehen gelassen. Anschließend wird die Mischung filtriert.

Aussehen der Lösung: Die Prüflösung muss farblos (2.2.2, Methode II) sein.

Geruch (2.3.4): Die Substanz darf nicht nach Schwefelwasserstoff riechen.

Sauer oder alkalisch reagierende Substanzen: 5 ml Prüflösung werden mit 0,1 ml Phenolphthalein-Lösung *R* 1 versetzt. Die Lösung muss farblos sein. Nach Zusatz von 0,2 ml Natriumhydroxid-Lösung (0,01 mol · l^{-1}) muss sich die Lösung rot färben. Nach Zusatz von 0,3 ml Salzsäure (0,01 mol · l^{-1}) muss die Lösung farblos sein. Nach Zusatz von 0,15 ml Methylrot-Lösung *R* muss sich die Lösung orangerot färben.

Chlorid (2.4.4): höchstens 100 ppm

5 ml Prüflösung werden mit Wasser *R* zu 15 ml verdünnt.

Sulfat (2.4.13): höchstens 100 ppm, mit der Prüflösung bestimmt

Sulfid: 10 ml Prüflösung werden mit 2 ml Pufferlösung pH 3,5 *R* und 1 ml einer frisch hergestellten Lösung von Blei(II)-nitrat *R* (1,6 g · l^{-1}) in kohlendioxidfreiem Wasser *R* versetzt und geschüttelt. Nach 1 min darf die Lösung nicht stärker gefärbt sein als eine gleichzeitig hergestellte Referenzlösung aus 1 ml Blei-Lösung (10 ppm Pb) *R*, 9 ml kohlendioxidfreiem Wasser *R*, 2 ml Pufferlösung pH 3,5 *R* und 1,2 ml Thioacetamid-Reagenz *R*.

Sulfatasche (2.4.14): höchstens 0,2 Prozent, mit 1,0 g Substanz bestimmt

Gehaltsbestimmung

Die Bestimmung erfolgt nach der „Schöniger-Methode" (2.5.10) mit 60,0 mg Substanz in einem 1000-ml-Verbrennungskolben. Die Verbrennungsprodukte werden in einer Mischung von 5 ml Wasserstoffperoxid-Lösung 3 % *R* und 10 ml Wasser *R* absorbiert. Die Lösung wird zum Sieden erhitzt, 2 min lang in schwachem Sieden gehalten und anschließend abgekühlt. Nach Zusatz von 0,2 ml Phenolphthalein-Lösung *R* als Indikator wird die Lösung mit Natriumhydroxid-Lösung (0,1 mol · l^{-1}) bis zur Rotfärbung titriert. Unter den gleichen Bedingungen wird eine Blindtitration durchgeführt.

1 ml Natriumhydroxid-Lösung (0,1 mol · l^{-1}) entspricht 1,603 mg S.

Lagerung

Vor Licht geschützt

S

Monographien

10.3/1572

Schwefelsäure

Acidum sulfuricum

H_2SO_4 M_r 98,1

CAS Nr. 7664-93-9

Definition

Gehalt: 95,0 bis 100,5 Prozent (*m/m*)

Eigenschaften

Aussehen: farblose, ölige, sehr hygroskopische Flüssigkeit

Löslichkeit: mischbar mit Wasser und mit Ethanol 96 % unter starker Hitzeentwicklung

Relative Dichte: 1,84

Prüfung auf Identität

A. 100 ml Wasser *R* werden vorsichtig mit 1 ml Substanz versetzt. Die Lösung reagiert stark sauer (2.2.4).

B. Die unter „Prüfung auf Identität, A" erhaltene Lösung gibt die Identitätsreaktion a auf Sulfat (2.3.1).

Prüfung auf Reinheit

Aussehen der Lösung: Die Lösung muss klar (2.2.1) und farblos (2.2.2, Methode II) sein.

5 ml Substanz werden vorsichtig und unter Kühlung in 30 ml Wasser *R* gegossen und mit Wasser *R* zu 50 ml verdünnt.

Chlorid (2.4.4): höchstens 50 ppm

3,3 g Substanz werden unter Kühlung vorsichtig mit 30 ml Wasser *R* gemischt. Die Mischung wird mit Ammoniak-Lösung *R* neutralisiert und mit Wasser *R* zu 50 ml verdünnt.

Nitrat: 5 ml Substanz werden zu 5 ml Wasser *R* gegeben. Die Lösung wird auf Raumtemperatur abgekühlt und mit 0,5 ml Indigocarmin-Lösung *R* versetzt. Die Blaufärbung muss mindestens 1 min lang bestehen bleiben.

Eisen (2.4.9): höchstens 25 ppm

10,0 g Substanz werden vorsichtig zur Trockne eingedampft und zur dunklen Rotglut erhitzt. Der Glührückstand wird in 1 ml verdünnter Salzsäure *R* unter Erwärmen gelöst. Die Lösung wird mit Wasser *R* zu 25 ml verdünnt. 1 ml dieser Lösung wird mit Wasser *R* zu 10 ml verdünnt.

Gehaltsbestimmung

Ein Erlenmeyerkolben mit Schliffstopfen, der 30 ml Wasser *R* enthält, wird genau gewogen. Nach Zusatz von 0,2 ml Substanz wird die Lösung abgekühlt. Der Kolben wird erneut gewogen und die Lösung mit Natriumhydroxid-Lösung (1 mol · l^{-1}) titriert. Der Endpunkt wird mit Hilfe der Potentiometrie (2.2.20) bestimmt.

1 ml Natriumhydroxid-Lösung (1 mol · l^{-1}) entspricht 49,04 mg H_2SO_4.

Lagerung

Dicht verschlossen

10.3/2281

Kolloidales Silber

Argentum colloidale

Definition

Kolloidales, metallisches Silber, das Protein enthält

Gehalt: 70,0 bis 80,0 Prozent Ag (getrocknete Substanz)

Eigenschaften

Aussehen: Flocken oder Pulver, grün bis bläulich schwarz, metallisch glänzend, hygroskopisch

Löslichkeit: leicht löslich bis löslich in Wasser, praktisch unlöslich in Dichlormethan und in Ethanol 96 %

Prüfung auf Identität

A. 5 ml des bei der Prüfung „Alkalisch reagierende Substanzen" (siehe „Prüfung auf Reinheit") erhaltenen Filtrats werden mit 0,05 ml Kupfer(II)-sulfat-Lösung *R* und 1 ml verdünnter Natriumhydroxid-

Lösung *R* versetzt und geschüttelt. Innerhalb von 15 min entsteht eine violette Färbung.

B. Wird 1 ml Prüflösung (siehe „Prüfung auf Reinheit") mit 2 ml Natriumchlorid-Lösung *R* versetzt, bildet sich ein Niederschlag, der sich im Überschuss von Wasser löst.

C. 0,05 g Substanz werden geglüht. Der Rückstand wird in 10 ml Salpetersäure *R* gelöst und die Lösung filtriert. Das Filtrat gibt die Identitätsreaktion auf Silber (2.3.1).

Prüfung auf Reinheit

Prüflösung: 1,25 g Substanz werden in kohlendioxidfreiem Wasser *R* zu 50,0 ml gelöst. Die Lösung wird 5 min lang stehen gelassen, anschließend kräftig geschüttelt und nach weiteren 30 min durch einen tarierten Glassintertiegel (16) (2.1.2) filtriert. Der Rückstand wird für die Prüfung „wasserunlösliche Substanzen" aufbewahrt.

Alkalisch reagierende Substanzen: 40,0 ml Prüflösung werden mit 10,0 ml Schwefelsäure (0,05 mol · l^{-1}) und 2,0 g wasserfreiem Natriumsulfat *R* versetzt. Die Mischung wird geschüttelt und, falls erforderlich, mehrmals filtriert. 25,0 ml der klaren und farblosen Lösung werden mit 0,1 ml Phenolphthalein-Lösung *R* versetzt. Bis zum Umschlag des Indikators nach Rosa müssen mindestens 1,5 ml Natriumhydroxid-Lösung (0,1 mol · l^{-1}) verbraucht werden.

Silber-Ionen: 0,50 g Substanz werden mit 5 ml wasserfreiem Ethanol *R* versetzt. Die Mischung wird 1 min lang geschüttelt und anschließend filtriert. Wird das Filtrat mit 2 ml Salzsäure *R* versetzt, darf sich kein Niederschlag bilden.

Verhalten gegenüber Elektrolyten: 0,1 g Substanz werden in 100 ml Wasser *R* gelöst. Ein Teil der Lösung wird in ein Reagenzglas überführt. Beim Betrachten in horizontaler Richtung erscheint die Lösung klar und rötlich braun, in vertikaler Richtung trüb mit grünlich brauner Fluoreszenz. 5 ml Lösung werden mit 5 ml einer Lösung von Natriumchlorid *R* (0,50 g · l^{-1}) versetzt und 1 min lang durch Schütteln gemischt. Beim Betrachten in horizontaler Richtung muss die Lösung klar und rötlich braun bleiben.

Wasserunlösliche Substanzen: höchstens 1,0 Prozent

Der bei der Herstellung der Prüflösung auf dem Glassintertiegel erhaltene Rückstand wird 5-mal mit jeweils 10 ml Wasser *R* gewaschen. Nach dem Trocknen des Glassintertiegels bei 100 bis 105 °C bis zur Massekonstanz darf der Rückstand höchstens 12,5 mg wiegen.

Trocknungsverlust (2.2.32): höchstens 8,0 Prozent, mit 0,500 g Substanz durch Trocknen im Trockenschrank bei 80 °C bestimmt

Gehaltsbestimmung

0,200 g Substanz werden bei 650 ± 50 °C geglüht, bis ein weißer Rückstand erhalten wird. Nach dem Erkalten wird der Rückstand mit 10 ml einer Mischung gleicher Volumteile Salpetersäure *R* und Wasser *R* versetzt, erhitzt und 1 min lang im Sieden gehalten. Der Inhalt des Tiegels wird vollständig in einen Kolben überführt und nach Zusatz von 50 mg Eisen(III)-sulfat *R* als Indikator mit Ammoniumthiocyanat-Lösung (0,1 mol · l^{-1}) bis zum Auftreten einer rötlich braunen Färbung titriert.

1 ml Ammoniumthiocyanat-Lösung (0,1 mol · l^{-1}) entspricht 10,79 mg Ag.

Lagerung

Dicht verschlossen

10.3/2927

Sitagliptin-Tabletten

Sitagliptini compressi

Definition

Sitagliptin-Tabletten zur Anwendung am Menschen enthalten **Sitagliptinphosphat-Monohydrat (Sitagliptini phosphas monohydricus)**.

Die Tabletten entsprechen der Monographie ***Tabletten (Compressi)*** *und den folgenden zusätzlichen Anforderungen.*

Gehalt: 95,0 bis 105,0 Prozent des in der Beschriftung angegebenen Gehalts an Sitagliptin ($C_{16}H_{15}F_6N_5O$)

Prüfung auf Identität

Die Prüfungen A, B oder die Prüfungen B, C werden wahlweise durchgeführt.

A. Die UV-Spektren der Hauptpeaks in den Chromatogrammen der bei der Gehaltsbestimmung eingespritzten Lösungen werden mit einem Dioden-Array-Detektor im Bereich von 210 bis 400 nm aufgenommen.

Ergebnis: Das UV-Spektrum des Hauptpeaks im Chromatogramm der Untersuchungslösung entspricht dem UV-Spektrum des Hauptpeaks im Chromatogramm der Referenzlösung a.

B. Die bei der Gehaltsbestimmung erhaltenen Chromatogramme werden ausgewertet.

Ergebnis: Der Hauptpeak im Chromatogramm der Untersuchungslösung entspricht in Bezug auf Retentionszeit und Größe dem Hauptpeak im Chromatogramm der Referenzlösung a.

C. IR-Spektroskopie (2.2.24)

Probenvorbereitung: 1 Tablette wird pulverisiert und das Pulver homogenisiert.

Vergleich: Sitagliptinphosphat-Monohydrat *CRS*

Ergebnis: Das erhaltene Spektrum zeigt Absorptionsmaxima bei etwa 1669, 1513, 1425, 1207, 880 und 844 cm^{-1}, entsprechend dem mit Sitagliptinphosphat-Monohydrat *CRS* erhaltenen Spektrum. Die Spektren können weitere Absorptionsmaxima zeigen.

Prüfung auf Reinheit

Verwandte Substanzen: Flüssigchromatographie (2.2.29)

Lösungsmittelmischung: Acetonitril *R*, 0,1-prozentige Lösung (*V/V*) von Phosphorsäure 85 % *R* (5:95 *V/V*)

Untersuchungslösung: 10 Tabletten werden mit einem geeigneten Volumen Lösungsmittelmischung so versetzt, dass eine Konzentration an Sitagliptin von 1 mg · ml^{-1} erhalten wird. Die Lösung wird 1 h lang kräftig gerührt. Anschließend werden 2,0 ml Lösung mit der Lösungsmittelmischung zu 25,0 ml verdünnt. Ein Teil dieser Lösung wird zentrifugiert und der klare Überstand verwendet.

Referenzlösung a: 25,0 mg Sitagliptinphosphat-Monohydrat *CRS* werden in der Lösungsmittelmischung zu 250,0 ml gelöst.

Referenzlösung b: 1,0 ml Untersuchungslösung wird mit der Lösungsmittelmischung zu 100,0 ml verdünnt. 1,0 ml dieser Lösung wird mit der Lösungsmittelmischung zu 10,0 ml verdünnt.

Referenzlösung c: Um die Verunreinigung FP-A (Fumarat-Addukt) *in situ* herzustellen, werden 1 ml Wasser *R* und entweder 1 Sitagliptin-Tablette, die Natriumstearylfumarat als Hilfsstoff enthält, oder 1 mg Natriumstearylfumarat *R* sowie 10 mg Sitagliptinphosphat-Monohydrat *CRS* in einer dicht verschlossenen Probeflasche etwa 30 h lang bei 80 °C erhitzt. Anschließend wird die Mischung mit der Lösungsmittelmischung zu 100 ml verdünnt und 1 h lang gerührt. Ein Teil dieser Lösung wird zentrifugiert und der klare Überstand verwendet.

Säule
- Größe: l = 0,15 m, ∅ = 4,6 mm
- Stationäre Phase: nachsilanisiertes, cyanosilyliertes Kieselgel zur Chromatographie *R* (5 µm)
- Temperatur: 30 °C

Mobile Phase: 15 Volumteile Acetonitril *R* 1 und 85 Volumteile einer Lösung von Kaliumdihydrogenphosphat *R* (1,36 g · l^{-1}), die zuvor mit Phosphorsäure 85 % *R* auf einen pH-Wert von 2,0 eingestellt wurde, werden gemischt.

Durchflussrate: 1,0 ml · min^{-1}

Detektion: Spektrometer bei 205 nm

Einspritzen: 20 µl; Untersuchungslösung, Referenzlösungen b und c

Chromatographiedauer: 7fache Retentionszeit von Sitagliptin

Identifizierung von Verunreinigungen: Zur Identifizierung des Peaks der Verunreinigung FP-A wird das mit der Referenzlösung c erhaltene Chromatogramm verwendet.

Relative Retention (bezogen auf Sitagliptin, t_R etwa 5,5 min)
- Verunreinigung FP-A: etwa 1,2

Eignungsprüfung: Referenzlösung c
- Auflösung: mindestens 1,5 zwischen den Peaks von Sitagliptin und Verunreinigung FP-A

Berechnung der Prozentgehalte
- Für jede Verunreinigung wird die Konzentration an Sitagliptin in der Referenzlösung b verwendet.

Grenzwerte
- Nicht spezifizierte Verunreinigungen: jeweils höchstens 0,2 Prozent
- Summe aller Verunreinigungen: höchstens 0,2 Prozent
- Berichtsgrenzwert: 0,1 Prozent

Zerfallszeit (2.9.1): Abgesehen von begründeten und zugelassenen Fällen müssen die Tabletten der Prüfung entsprechen.

Medium: Wasser *R*

Zerfallszeit: 5 min

Gehaltsbestimmung

Flüssigchromatographie (2.2.29) wie unter „Verwandte Substanzen" beschrieben, mit folgenden Änderungen:

Einspritzen: Untersuchungslösung, Referenzlösung a

Chromatographiedauer: 2fache Retentionszeit von Sitagliptin

Eignungsprüfung: Referenzlösung a
- Wiederholpräzision: höchstens 1,5 Prozent relative Standardabweichung, mit 6 Einspritzungen bestimmt

Der Prozentgehalt an Sitagliptin ($C_{16}H_{15}F_6N_5O$) wird unter Berücksichtigung des für Sitagliptinphosphat-Monohydrat *CRS* angegebenen Gehalts und mit einem Umrechnungsfaktor von 0,806 berechnet.

Verunreinigungen

Andere bestimmbare Verunreinigungen

(Die folgenden Substanzen werden, falls in einer bestimmten Menge vorhanden, durch eine oder mehrere Prüfmethoden in der Monographie erfasst):

FP-A, FP-B, FP-C, FP-D, FP-E

FP-A.

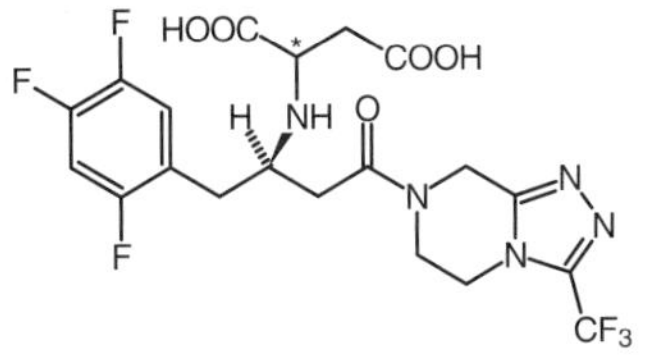

2-[[(2*R*)-4-Oxo-4-[3-(trifluormethyl)-5,6-dihydro[1,2,4]triazolo[4,3-*a*]pyrazin-7(8*H*)-yl]-1-(2,4,5-trifluorphenyl)butan-2-yl]amino]butandisäure

FP-B.

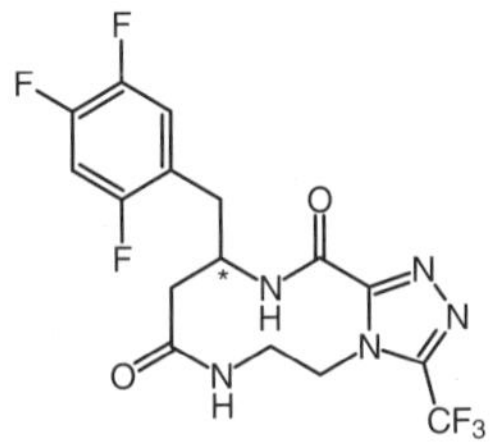

3-(Trifluormethyl)-10-[(2,4,5-(trifluorphenyl)methyl]-6,7,10,11-tetrahydro[1,2,4]triazolo[3,4-*c*][1,4,7]triazezin-8,12(5*H*,9*H*)-dion

FP-C.

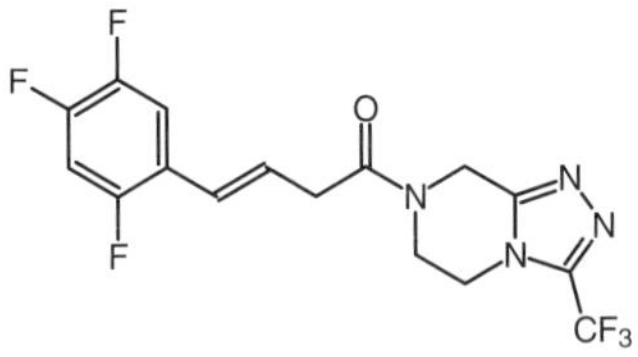

(3*E*)-1-[3-(Trifluormethyl)-5,6-dihydro[1,2,4]triazolo[4,3-*a*]pyrazin-7(8*H*)-yl]-4-(2,4,5-trifluorphenyl)but-3-en-1-on

FP-D.

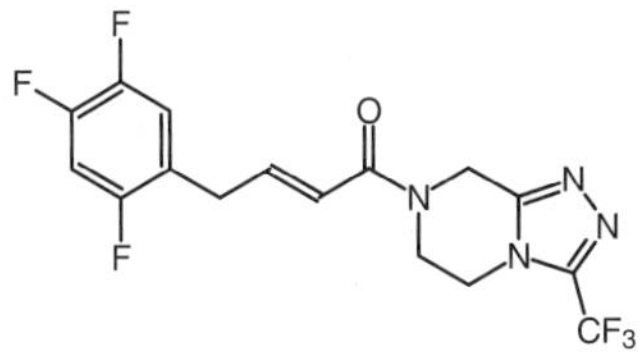

(2*E*)-1-[3-(Trifluormethyl)-5,6-dihydro[1,2,4]triazolo[4,3-*a*]pyrazin-7(8*H*)-yl]-4-(2,4,5-trifluorphenyl)but-2-en-1-on

FP-E.

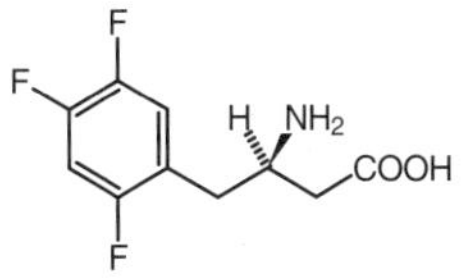

(3*R*)-3-Amino-4-(2,4,5-trifluorphenyl)butansäure

10.3/2004

Sotalolhydrochlorid

Sotaloli hydrochloridum

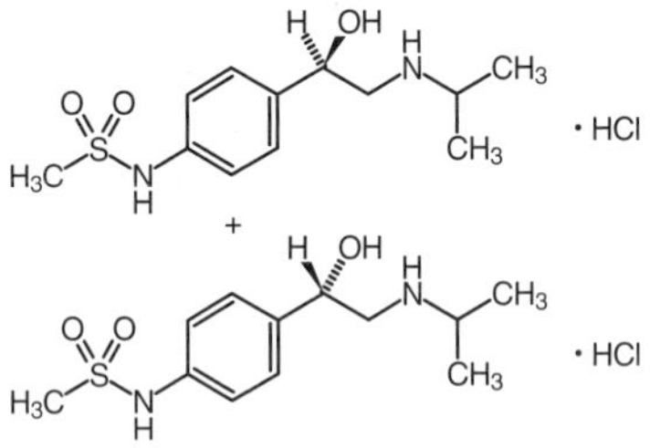

$C_{12}H_{21}ClN_2O_3S$ M_r 308,8

CAS Nr. 959-24-0

Definition

N-[4-[(1*RS*)-1-Hydroxy-2-[(propan-2-yl)amino]ethyl]phenyl]methansulfonamid-hydrochlorid

Gehalt: 99,0 bis 101,0 Prozent (getrocknete Substanz)

Eigenschaften

Aussehen: weißes bis fast weißes Pulver

Löslichkeit: leicht löslich in Wasser, löslich in Ethanol 96 %, praktisch unlöslich in Dichlormethan

Prüfung auf Identität

A. IR-Spektroskopie (2.2.24)

Vergleich: Sotalolhydrochlorid *CRS*

B. Die Substanz gibt die Identitätsreaktion a auf Chlorid (2.3.1).

Prüfung auf Reinheit

Prüflösung: 5,0 g Substanz werden in kohlendioxidfreiem Wasser *R* zu 50,0 ml gelöst.

Aussehen der Lösung: Die Prüflösung darf nicht stärker opaleszieren als die Referenzsuspension III (2.2.1) und nicht stärker gefärbt sein als die Farbvergleichslösung G_6 (2.2.2, Methode II).

pH-Wert (2.2.3): 4,0 bis 5,0

5,0 ml Prüflösung werden mit kohlendioxidfreiem Wasser *R* zu 10,0 ml verdünnt.

Optische Drehung (2.2.7): –0,10° bis +0,10°

25,0 ml Prüflösung werden mit Wasser *R* zu 50,0 ml verdünnt.

Verwandte Substanzen: Flüssigchromatographie (2.2.29)

Untersuchungslösung: 20,0 mg Substanz werden in der mobilen Phase zu 10,0 ml gelöst.

Referenzlösung a: 1,0 ml Untersuchungslösung wird mit der mobilen Phase zu 100,0 ml verdünnt. 3,0 ml dieser Lösung werden mit der mobilen Phase zu 10,0 ml verdünnt.

Referenzlösung b: 8,0 mg Sotalol-Verunreinigung B *CRS* werden in der mobilen Phase zu 10,0 ml gelöst.

Referenzlösung c: 1,0 ml Referenzlösung b wird mit der mobilen Phase zu 100,0 ml verdünnt.

Referenzlösung d: 1,5 ml Referenzlösung b werden mit der mobilen Phase zu 100 ml verdünnt. 1 ml dieser Lösung wird mit 1 ml Referenzlösung a versetzt.

Säule
- Größe: l = 0,25 m, ∅ = 4,6 mm
- Stationäre Phase: desaktiviertes, nachsilanisiertes, octadecylsilyliertes Kieselgel zur Chromatographie *R* (5 µm)

Mobile Phase: 2 g Natriumoctansulfonat *R* werden in 790 ml Wasser zur Chromatographie *R* gelöst. Die Lösung wird mit Phosphorsäure 85 % *R* auf einen pH-Wert von 3,0 eingestellt und mit 210 ml Acetonitril zur Chromatographie *R* versetzt.

Durchflussrate: 1 ml · min^{-1}

Detektion: Spektrometer bei 228 nm

Einspritzen: 10 µl; Untersuchungslösung, Referenzlösungen a, c und d

Chromatographiedauer: 2,5fache Retentionszeit von Sotalol

Eignungsprüfung: Referenzlösung d
- Auflösung: mindestens 4,0 zwischen den Peaks von Sotalol und Verunreinigung B

Grenzwerte
- Verunreinigung B: nicht größer als das 0,25fache der Fläche des Hauptpeaks im Chromatogramm der Referenzlösung c (0,1 Prozent)
- Jede weitere Verunreinigung: jeweils nicht größer als die Fläche des Hauptpeaks im Chromatogramm der Referenzlösung a (0,3 Prozent) und höchstens 1 Peak darf größer sein als das 0,3fache der Fläche des Hauptpeaks im Chromatogramm der Referenzlösung a (0,1 Prozent)
- Summe aller weiteren Verunreinigungen: nicht größer als das 1,65fache der Fläche des Hauptpeaks im Chromatogramm der Referenzlösung a (0,5 Prozent)
- Ohne Berücksichtigung bleiben: Peaks, deren Fläche nicht größer ist als das 0,17fache der Fläche des Hauptpeaks im Chromatogramm der Referenzlösung a (0,05 Prozent)

Trocknungsverlust (2.2.32): höchstens 0,5 Prozent, mit 1,000 g Substanz durch Trocknen im Trockenschrank bei 105 °C bestimmt

Sulfatasche (2.4.14): höchstens 0,1 Prozent, mit 1,0 g Substanz bestimmt

Gehaltsbestimmung

Um ein Überhitzen zu vermeiden, muss das Reaktionsgemisch während der Titration sorgfältig gemischt und die Titration unmittelbar nach Erreichen des Endpunkts abgebrochen werden.

0,250 g Substanz werden in 10 ml wasserfreier Ameisensäure *R* gelöst (falls erforderlich mit Hilfe von Ultraschall) und nach Zusatz von 40 ml Acetanhydrid *R* sofort mit Perchlorsäure (0,1 mol · l^{-1}) titriert. Der Endpunkt wird mit Hilfe der Potentiometrie (2.2.20) bestimmt.

1 ml Perchlorsäure (0,1 mol · l^{-1}) entspricht 30,88 mg $C_{12}H_{21}ClN_2O_3S$.

Lagerung

Vor Licht geschützt

Verunreinigungen

A.

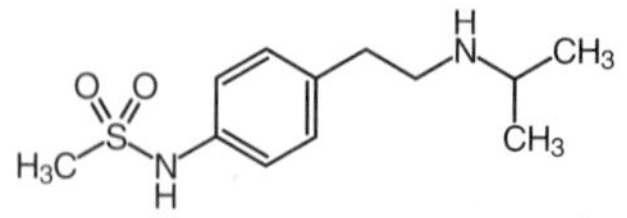

N-[4-[2-[(Propan-2-yl)amino]ethyl]phenyl]=methansulfonamid

B.

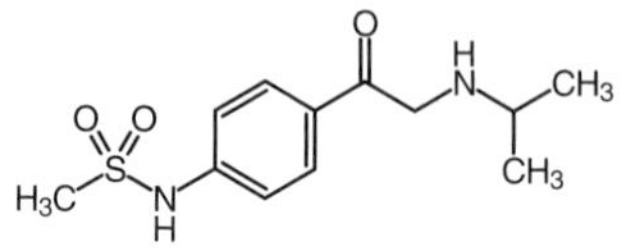

N-[4-[[(Propan-2-yl)amino]acetyl]phenyl]methan=sulfonamid

C.

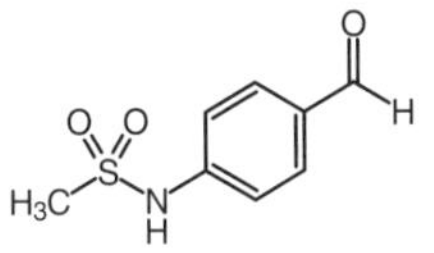

N-(4-Formylphenyl)methansulfonamid

D.

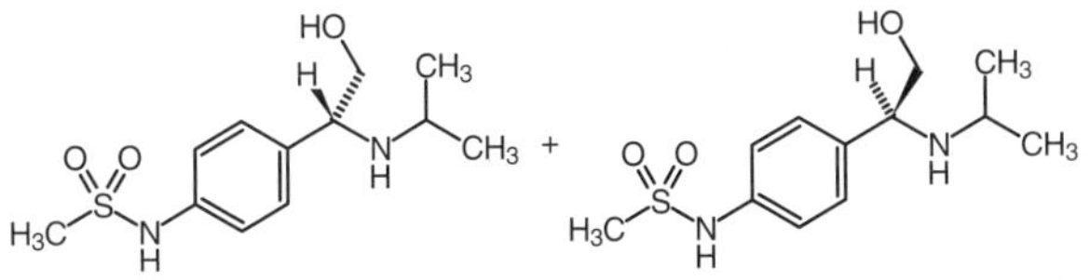

N-[4-[(1*RS*)-2-Hydroxy-1-[(propan-2-yl)amino]=ethyl]phenyl]methansulfonamid

10.3/0053

Streptomycinsulfat

Streptomycini sulfas

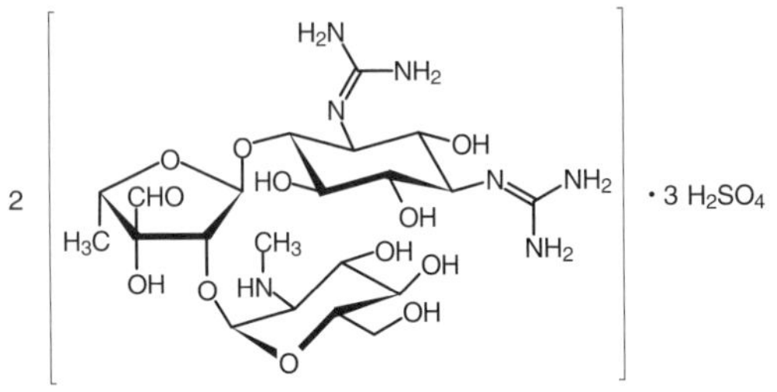

$C_{42}H_{84}N_{14}O_{36}S_3$ M_r 1457

CAS Nr. 3810-74-0

Definition

Streptomycinsulfat ist Bis[N^1,N^3-dicarbamimidoyl-4-*O*-[5-desoxy-2-*O*-[2-desoxy-2-(methylamino)-α-L-glucopyranosyl]-3-*C*-formyl-α-L-lyxofuranosyl]-D-streptamin]-trisulfat, das von bestimmten Stämmen von *Streptomyces griseus* gewonnen oder durch andere Verfahren hergestellt wird. Stabilisatoren können zugesetzt sein. Die Aktivität beträgt mindestens 720 I. E. je Milligramm, berechnet auf die getrocknete Substanz.

Herstellung

Die angewendeten Herstellungsmethoden müssen darauf abzielen, die Anwesenheit blutdrucksenkender Substanzen auszuschließen oder möglichst gering zu halten.

Eigenschaften

Weißes bis fast weißes, hygroskopisches Pulver; sehr leicht löslich in Wasser, praktisch unlöslich in wasserfreiem Ethanol

Prüfung auf Identität

A. Die Prüfung erfolgt mit Hilfe der Dünnschichtchromatographie (2.2.27). Die Trennschicht ist 0,75 mm dick und wird wie folgt hergestellt: 0,3 g Carbomer *R* werden mit 240 ml Wasser *R* gemischt und 1 h lang unter schwachem Schütteln stehen gelassen. Durch allmählichen Zusatz von verdünnter Natriumhydroxid-Lösung *R* wird die Mischung unter fortgesetztem Schütteln auf einen pH-Wert von 7 eingestellt und anschließend werden 30 g Kieselgel H *R* zugesetzt.

Die Platte wird 1 h lang bei 110 °C erhitzt und nach dem Erkalten sofort verwendet.

Untersuchungslösung: 10 mg Substanz werden in Wasser *R* zu 10 ml gelöst.

Referenzlösung a: 10 mg Streptomycinsulfat zur Identifizierung *CRS* werden in Wasser *R* zu 10 ml gelöst.

Referenzlösung b: 10 mg Kanamycin-Monosulfat *CRS*, 10 mg Neomycinsulfat *CRS* und 10 mg Streptomycinsulfat zur Identifizierung *CRS* werden in Wasser *R* zu 10 ml gelöst.

Auf die Platte werden 10 µl jeder Lösung aufgetragen. Die Chromatographie erfolgt mit einer Lösung von Kaliumdihydrogenphosphat *R* ($70\ g \cdot l^{-1}$) über eine Laufstrecke von 12 cm. Die Platte wird im Warmluftstrom getrocknet und mit einer Mischung gleicher Volumteile einer Lösung von 1,3-Dihydroxynaphthalin *R* ($2\ g \cdot l^{-1}$) in Ethanol 96 % *R* und einer Lösung von Schwefelsäure *R* ($460\ g \cdot l^{-1}$) besprüht. Die Platte wird 5 bis 10 min lang bei 150 °C erhitzt. Der Hauptfleck im Chromatogramm der Untersuchungslösung entspricht in Bezug auf Lage, Farbe und Größe dem mit der Referenzlösung a erhaltenen Fleck. Die Prüfung darf nur ausgewertet werden, wenn das Chromatogramm der Referenzlösung b drei deutlich voneinander getrennte Flecke zeigt.

B. 5 bis 10 mg Substanz werden in 4 ml Wasser *R* gelöst. Die Lösung wird mit 1 ml Natriumhydroxid-Lösung ($1\ mol \cdot l^{-1}$) versetzt und 4 min lang im Wasserbad erhitzt. Nach Zusatz eines geringen Überschusses an verdünnter Salzsäure *R* und von 0,1 ml Eisen(III)-chlorid-Lösung *R* 1 entwickelt sich eine violette Färbung.

C. 0,1 g Substanz werden in 2 ml Wasser *R* gelöst. Wird die Lösung mit 1 ml 1-Naphthol-Lösung *R* und 2 ml einer Mischung gleicher Volumteile Natriumhypochlorit-Lösung *R* und Wasser *R* versetzt, entsteht eine rote Färbung.

D. Etwa 10 mg Substanz werden in 5 ml Wasser *R* gelöst. Die Lösung wird mit 1 ml Salzsäure ($1\ mol \cdot l^{-1}$) versetzt und 2 min lang im Wasserbad

S

Monographien

erhitzt. Nach Zusatz von 2 ml einer Lösung von 1-Naphthol *R* (5 g · l^{-1}) in Natriumhydroxid-Lösung (1 mol · l^{-1}) und 1 min langem Erhitzen im Wasserbad entsteht eine schwach gelbe Färbung.

E. Die Substanz gibt die Identitätsreaktionen auf Sulfat (2.3.1).

Prüfung auf Reinheit

Prüflösung: 2,5 g Substanz werden in kohlendioxidfreiem Wasser *R* zu 10 ml gelöst.

Aussehen der Lösung: Die Prüflösung darf nicht stärker gefärbt sein als Stufe 3 der am besten geeigneten Farbvergleichslösung (2.2.2, Methode II). Die Lösung wird 24 h lang unter Lichtschutz bei etwa 20 °C stehen gelassen. Die Prüflösung darf nicht stärker opaleszieren als die Referenzsuspension II (2.2.1).

pH-Wert (2.2.3): 4,5 bis 7,0; an der Prüflösung bestimmt

Spezifische Absorption (2.2.25): 10,0 bis 12,4; im Absorptionsmaximum bei 525 nm bestimmt (getrocknete Substanz)

0,100 g Substanz werden in Wasser *R* zu 100,0 ml gelöst. In 2 Messkolben werden getrennt 5,0 ml der Lösung beziehungsweise 5,0 ml Wasser *R* (Blindlösung) gegeben. Jedem Kolben werden 5,0 ml Natriumhydroxid-Lösung (0,2 mol · l^{-1}) zugesetzt und die Kolben im Wasserbad genau 10 min lang erhitzt.

Nach dem Abkühlen in Eis genau 5 min lang wird die Lösung mit 3 ml einer Lösung von Ammoniumeisen(III)-sulfat *R* (15 g · l^{-1}) in Schwefelsäure (0,5 mol · l^{-1}) versetzt, mit Wasser *R* zu 25,0 ml verdünnt und gemischt. Genau 20 min nach Zusatz der Ammoniumeisensulfat-Lösung wird die Absorption der Untersuchungslösung in einer Schichtdicke von 2 cm gegen die Blindlösung als Kompensationsflüssigkeit gemessen.

Methanol: Die Prüfung erfolgt mit Hilfe der Gaschromatographie (2.2.28).

Untersuchungslösung: 1,00 g Substanz wird in Wasser *R* zu 25,0 ml gelöst.

Referenzlösung: 12,0 mg Methanol *R* werden mit Wasser *R* zu 100,0 ml verdünnt.

Die Chromatographie kann durchgeführt werden mit
- einer Säule von 1,5 bis 2,0 m Länge und 2 bis 4 mm innerem Durchmesser, gepackt mit Ethylvinylbenzol-Divinylbenzol-Copolymer *R* (150 bis 180 µm)
- Stickstoff zur Chromatographie *R* als Trägergas bei einer konstanten Durchflussrate von 30 bis 40 ml je Minute
- einem Flammenionisationsdetektor.

Die Säule wird bei einer konstanten Temperatur zwischen 120 und 140 °C gehalten; die Temperatur von Probeneinlass und Detektor muss mindestens 50 °C über der der Säule liegen.

Untersuchungslösung und Referenzlösung werden getrennt eingespritzt. Im Chromatogramm der Untersuchungslösung darf die Fläche des Methanol-Peaks nicht größer sein als die des Peaks im Chromatogramm der Referenzlösung (0,3 Prozent).

Streptomycin B: Die Prüfung erfolgt mit Hilfe der Dünnschichtchromatographie (2.2.27) unter Verwendung einer Schicht von Kieselgel G *R*.

Untersuchungslösung: 0,2 g Substanz werden in einer frisch hergestellten Mischung von 3 Volumteilen Schwefelsäure *R* und 97 Volumteilen Methanol *R* zu 5 ml gelöst. Die Lösung wird 1 h lang zum Rückfluss erhitzt und anschließend abgekühlt. Der Kühler wird mit Methanol *R* gespült und die Lösung mit dem gleichen Lösungsmittel zu 20 ml verdünnt (Konzentration der Lösung 10 g · l^{-1}).

Referenzlösung: 36 mg Mannose *R* werden in einer frisch hergestellten Mischung von 3 Volumteilen Schwefelsäure *R* und 97 Volumteilen Methanol *R* zu 5 ml gelöst. Die Lösung wird 1 h lang zum Rückfluss erhitzt und anschließend abgekühlt. Der Kühler wird mit Methanol *R* gespült und die Lösung mit Methanol *R* zu 50 ml verdünnt. 5 ml dieser Lösung werden mit Methanol *R* zu 50 ml verdünnt (Konzentration der Lösung 0,3 g · l^{-1}, berechnet als Streptomycin B; 1 mg Mannose *R* entspricht 4,13 mg Streptomycin B).

Auf die Platte werden 10 µl jeder Lösung aufgetragen. Die Chromatographie erfolgt mit einer Mischung von 25 Volumteilen Essigsäure 99 % *R*, 25 Volumteilen Methanol *R* und 50 Volumteilen Toluol *R* über eine Laufstrecke von 13 bis 15 cm. Die Platte wird an der Luft trocknen gelassen, mit einer frisch hergestellten Mischung gleicher Volumteile einer Lösung von 1,3-Dihydroxynaphthalin *R* (2 g · l^{-1}) in Ethanol 96 % *R* und einer 20-prozentigen Lösung (*V/V*) von Schwefelsäure *R* besprüht und anschließend 5 min lang bei 110 °C erhitzt. Ein dem Streptomycin B entsprechender Fleck im Chromatogramm der Untersuchungslösung darf nicht intensiver sein als der mit der Referenzlösung erhaltene Fleck (3,0 Prozent).

Sulfat: 18,0 bis 21,5 Prozent Sulfat (getrocknete Substanz)

0,250 g Substanz werden in 100 ml Wasser *R* gelöst. Die Lösung wird mit konzentrierter Ammoniak-Lösung *R* auf einen pH-Wert von 11 eingestellt. Nach Zusatz von 10,0 ml Bariumchlorid-Lösung (0,1 mol · l^{-1}) und etwa 0,5 mg Phthaleinpurpur *R* wird mit Natriumedetat-Lösung (0,1 mol · l^{-1}) titriert. Wenn die Farbe der Lösung umzuschlagen beginnt, wird die Lösung mit 50 ml Ethanol 96 % *R* versetzt und die Titration bis zum Verschwinden der violettblauen Farbe fortgesetzt.

1 ml Bariumchlorid-Lösung (0,1 mol · l^{-1}) entspricht 9,606 mg Sulfat (SO_4).

Trocknungsverlust (2.2.32): höchstens 7,0 Prozent, mit 1,000 g Substanz durch 24 h langes Trocknen bei 60 °C und höchtens 0,1 kPa bestimmt

Sulfatasche (2.4.14): höchstens 1,0 Prozent, mit 1,000 g Substanz bestimmt

Bakterien-Endotoxine (2.6.14): weniger als 0,25 I. E. Bakterien-Endotoxine je Milligramm Streptomycinsulfat zur Herstellung von Parenteralia, das dabei keinem weiteren geeigneten Verfahren zur Beseitigung von Bakterien-Endotoxinen unterworfen wird

Wertbestimmung

Die Bestimmung erfolgt nach „Mikrobiologische Wertbestimmung von Antibiotika" (2.7.2). Streptomycinsulfat *CRS* wird als chemische Referenzsubstanz verwendet.

Lagerung

Dicht verschlossen

Falls die Substanz steril ist, darüber hinaus im sterilen Behältnis mit Originalitätsverschluss

10.3/2804

Sulfobutylbetadex-Natrium

Sulfobutylbetadexum natricum

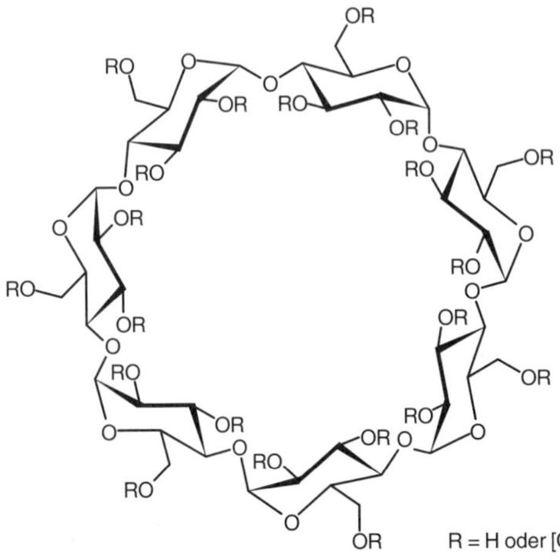

$C_{42}H_{70-n}O_{35}(C_4H_8SO_3Na)_n$ M_r 2163 mit $n = 6{,}5$

CAS Nr. 182410-00-0

Definition

Sulfobutylbetadex-Natrium (β-Cyclodextrin, Natrium-4-sulfonatobutylether) ist das Natriumsalz eines partiell substituierten Poly(sulfobutyl)ethers von Betadex.

Gehalt

- Sulfobutylbetadex-Natrium: 95,0 bis 105,0 Prozent (wasserfreie Substanz)
- Mittlere Anzahl an Sulfobutylgruppen je Cyclodextrinring, ausgedrückt als mittlerer Substitutionsgrad (*DS*): 5,9 bis 6,6

Eigenschaften

Aussehen: weißes bis fast weißes, hygroskopisches Pulver

Löslichkeit: leicht löslich in Wasser, praktisch unlöslich in Dichlormethan und in wasserfreiem Ethanol

Prüfung auf Identität

A. IR-Spektroskopie (2.2.24)

Vergleich: Sulfobutylbetadex-Natrium *CRS*

Ergebnis: Das Spektrum der Substanz zeigt die gleichen Absorptionsbanden wie das Spektrum von Sulfobutylbetadex-Natrium *CRS*. Die relative Intensität einiger Banden kann je nach Substitutionsgrad der Substanz unterschiedlich sein.

B. Die Substanz gibt die Identitätsreaktion a auf Natrium (2.3.1).

Prüfung auf Reinheit

Prüflösung: 7,50 g Substanz werden in kohlendioxidfreiem Wasser *R* zu 50,0 ml gelöst.

Aussehen der Lösung: Die Prüflösung muss klar (2.2.1) und farblos (2.2.2, Methode II) sein.

pH-Wert (2.2.3): 5,0 bis 7,5; an der Prüflösung bestimmt

Um eine Absorption von Kohlendioxid während der Messung zu vermeiden, wird die Prüflösung intensiv mit Stickstoff durchgespült.

Reduzierende Zucker: höchstens 0,05 Prozent

Reagenzlösung: 1,0 g Triphenyltetrazoliumchlorid *R* wird in 100 ml aldehydfreiem Methanol *R* gelöst.

Untersuchungslösung: 0,45 g Substanz werden in einem Reagenzglas in 2,0 ml Dimethylsulfoxid *R* gelöst. Die Lösung wird mit 0,5 ml einer Lösung von Natriumhydroxid *R* (40 g · l^{-1}) und 7,5 ml Reagenzlösung versetzt, gemischt und bei Raumtemperatur aufbewahrt.

Referenzlösung: Gleichzeitig und auf die gleiche Weise wie für die Untersuchungslösung beschrieben wird

S

Monographien

eine Referenzlösung mit 0,10 ml einer Lösung von Glucose *R* (2,25 g · l^{-1}) anstelle der Substanz hergestellt.

Nach 1 h werden die Absorptionen (2.2.25) der Lösungen jeweils im Maximum bei 482 nm gemessen. Die Absorption der Untersuchungslösung darf nicht größer sein als die der Referenzlösung.

Verunreinigungen A, C und D: Flüssigchromatographie (2.2.29)

Untersuchungslösung: 0,300 g Substanz werden in Wasser *R* zu 5,0 ml gelöst.

Referenzlösung a: 15,0 mg Betadex *CRS* (Verunreinigung A) werden in Wasser *R* zu 5,0 ml gelöst. 1,0 ml Lösung wird mit Wasser *R* zu 50,0 ml verdünnt.

Referenzlösung b: 15,0 mg Sulfobutylbetadex-Verunreinigung C *CRS* werden in Wasser *R* zu 5,0 ml gelöst. 1,0 ml Lösung wird mit Wasser *R* zu 10,0 ml verdünnt.

Referenzlösung c: 15,0 mg Sulfobutylbetadex-Verunreinigung D *CRS* werden in Wasser *R* zu 5,0 ml gelöst. 1,0 ml Lösung wird mit Wasser *R* zu 10,0 ml verdünnt.

Referenzlösung d: 0,300 g Sulfobutylbetadex-Natrium *CRS* werden in einer Mischung von 1,0 ml Referenzlösung b und 0,5 ml Referenzlösung c gelöst. Die Lösung wird mit Wasser *R* zu 5,0 ml verdünnt.

Säule
- Größe: l = 0,15 m, ∅ = 4,0 mm
- Stationäre Phase: 4-Dimethylaminobenzylcarbamid-silyliertes Kieselgel zur Chromatographie *R* (3 µm)
- Temperatur: 25 °C

Mobile Phase
- Mobile Phase A: 4,0 ml Triethylamin *R* werden mit 900 ml Wasser zur Chromatographie *R* versetzt. Die Lösung wird mit wasserfreier Ameisensäure *R* auf einen pH-Wert von 4,5 eingestellt und mit Wasser zur Chromatographie *R* zu 1000 ml verdünnt.
- Mobile Phase B: Acetonitril *R*

Zeit (min)	Mobile Phase A (% *V/V*)	Mobile Phase B (% *V/V*)
0 – 2	90	10
2 – 8	90 → 60	10 → 40
8 – 14	60 → 40	40 → 60
14 – 20	40	60

Durchflussrate: 1,1 ml · min^{-1}

Detektion: Verdampfungsstreulichtdetektor

Die folgenden Einstellungen haben sich als geeignet erwiesen. Wenn der verwendete Detektor andere Parameter hat, werden die Einstellungen so geändert, dass die Kriterien der Eignungsprüfung erfüllt werden.
- *Trägergas:* Stickstoff *R*
- *Durchflussrate:* 1,5 l · min^{-1}
- *Temperatur des Verdampfers:* 50 °C

Äquilibrieren: 10 min lang unter den isokratischen Anfangsbedingungen

Einspritzen: 10 µl; Untersuchungslösung, Referenzlösungen a und d

Identifizierung von Verunreinigungen: Zur Identifizierung des Peaks der Verunreinigung A wird das mit der Referenzlösung a erhaltene Chromatogramm verwendet; zur Identifizierung der Peaks der Verunreinigungen C und D wird das mit der Referenzlösung d erhaltene Chromatogramm verwendet.

Relative Retention (bezogen auf Verunreinigung A, t_R etwa 2,9 min)
- Verunreinigung C: etwa 0,7
- Verunreinigung D: etwa 2,0
- Sulfobutylbetadex tritt in Form mehrerer Peaks nach Elution der Verunreinigung D auf, sofern nicht die „Heart-Cut"-Technik angewendet wird.

Eignungsprüfung
- Auflösung: mindestens 2,0 zwischen den Peaks der Verunreinigungen C und A im Chromatogramm der Referenzlösung d
- Wiederholpräzision: höchstens 3,0 Prozent relative Standardabweichung für die Fläche des Peaks von Verunreinigung A, mit 5 Einspritzungen der Referenzlösung a, 4 min lang unter den isokratischen Anfangsbedingungen bestimmt

Grenzwerte
- Verunreinigung A: nicht größer als die Fläche des entsprechenden Peaks im Chromatogramm der Referenzlösung a (0,1 Prozent)
- Verunreinigung C: nicht größer als die Fläche des entsprechenden Peaks im Chromatogramm der Referenzlösung d (0,1 Prozent)
- Verunreinigung D: nicht größer als die Fläche des entsprechenden Peaks im Chromatogramm der Referenzlösung d (0,05 Prozent)
- Ohne Berücksichtigung bleiben: Peaks des Natrium-Gegenions (entsprechend dem Totvolumen der Säule) und alle Peaks, die nach Elution der Verunreinigung D auftreten (Sulfobutylbetadex)

Verunreinigung B: Gaschromatographie (2.2.28)

Die Lösungen sind unmittelbar vor Gebrauch herzustellen.

Interner-Standard-Lösung: 25,0 mg Diethylsulfon *R* werden in 10,0 ml Dimethylformamid *R* gelöst. Die Lösung wird mit Wasser *R* zu 1000,0 ml verdünnt. 1,0 ml dieser Lösung wird mit Wasser *R* zu 100,0 ml verdünnt.

Untersuchungslösungen a, b, c und d: In 4 Reagenzgläsern mit Schraubverschluss werden 4 Lösungen wie in Tab. 2804-1 angegeben hergestellt. Der Inhalt jedes Reagenzglases wird mit einem Vortex-Mischer 30 s lang gemischt und anschließend mindestens 5 min lang oder bis zur vollständigen Phasentrennung stehen gelassen. Die organische Phase wird jeweils in ein Probenröhrchen dekantiert und das Probenröhrchen verschlossen.

Referenzlösung a: 50,0 mg Sulfobutylbetadex-Verunreinigung B *CRS* werden in 5,0 ml Dimethylformamid *R* gelöst. Die Lösung wird mit Wasser *R* so verdünnt, dass eine Konzentration von 2,0 µg · ml^{-1} erhalten wird.

Referenzlösung b: 1,0 ml Referenzlösung a wird mit Wasser *R* zu 2,0 ml verdünnt.

Tabelle 2804-1

	Substanz (g)	**Interner-Standard-Lösung (ml)**	**Lösungsmittel/ Lösung (ml)**	**Dichlormethan *R* (ml)**	**Endgehalt an Sulfobutylbeta-dex-Verunreinigung B *CRS* (µg)**
Blindlösung	0	4,0	Wasser *R*, 1,0	1,0	0
Untersuchungs-lösung a	1,000	4,0	Referenzlösung a, 1,0	1,0	2,0
Untersuchungs-lösung b	1,000	4,0	Referenzlösung b, 1,0	1,0	1,0
Untersuchungs-lösung c	1,000	4,0	Referenzlösung c, 1,0	1,0	0,5
Untersuchungs-lösung d	1,000	4,0	Wasser *R*, 1,0	1,0	0

Referenzlösung c: 1,0 ml Referenzlösung a wird mit Wasser *R* zu 4,0 ml verdünnt.

Blindlösung: Die Lösung wird wie bei der Untersuchungslösung d beschrieben, jedoch ohne Substanz hergestellt.

Säule
- Material: Quarzglas
- Größe: $l = 30$ m, $\varnothing = 0{,}32$ mm
- Stationäre Phase: Cyanopropyl(7)phenyl(7)methyl-(86)polysiloxan *R* (Filmdicke 0,5 µm)

Trägergas: Helium zur Chromatographie *R*

Durchflussrate: 2,4 ml · min^{-1}

Temperatur

	Zeit (min)	**Temperatur (°C)**
Säule	0 – 10	100 → 200
	10 – 11,5	200 → 250
	11,5 – 16,5	250
Probeneinlass		250
Detektor		270

Detektion: Flammenionisation

Einspritzen: 1 µl

Relative Retention (bezogen auf den internen Standard, t_R etwa 6,5 min)
- Verunreinigung B: etwa 1,4

Eignungsprüfung
- Wiederholpräzision: höchstens 10,0 Prozent relative Standardabweichung für die korrigierten Verhältniswerte (wie unter „Berechnung des Gehalts" beschrieben), mit 5 Einspritzungen der Untersuchungslösung b bestimmt

Berechnung des Gehalts: Das Verhältnis der Peakfläche von Verunreinigung B zu der des internen Standards in den Chromatogrammen der Untersuchungslösungen a, b, c beziehungsweise d wird berechnet. Von diesen Werten wird das Verhältnis der Peakfläche von Verunreinigung B zu der des internen Standards im Chromatogramm der Blindlösung subtrahiert. (Diethylsulfon kann Spuren von Verunreinigung B enthalten.) Die zugegebenen Mengen an Verunreinigung B (in Mikrogramm) werden auf der Abszisse und die korrigierten Verhältniswerte auf der Ordinate aufgetragen. Die Messpunkte werden miteinander verbunden und die Linie bis zum Schnittpunkt mit der x-Achse extrapoliert. Der Abstand von diesem Punkt zum Nullpunkt entspricht dem Gehalt an Verunreinigung B in Mikrogramm je Gramm (ppm) in der Substanz.

Grenzwert
- Verunreinigung B: höchstens 0,5 ppm

Chlorid (2.4.4): höchstens 0,12 Prozent (entspricht 0,20 Prozent, berechnet als Natriumchlorid)

Eine 42 mg wasserfreier Substanz entsprechende Menge Substanz wird in 15,0 ml Wasser *R* gelöst.

Wasser (2.5.12): höchstens 10,0 Prozent, mit 0,200 g Substanz bestimmt

Mikrobielle Verunreinigung

Falls die Substanz zur Herstellung von Parenteralia bestimmt ist:
TAMC: Akzeptanzkriterium 10^2 KBE je Gramm (2.6.12)

Falls die Substanz nicht zur Herstellung von Parenteralia bestimmt ist:
TAMC: Akzeptanzkriterium 10^3 KBE je Gramm (2.6.12)

TYMC: Akzeptanzkriterium 10^2 KBE je Gramm (2.6.12)

Abwesenheit von *Escherichia coli* (2.6.13)

Abwesenheit von Salmonellen (2.6.13)

S

Monographien

Gehaltsbestimmung

Sulfobutylbetadex-Natrium: Ausschlusschromatographie (2.2.30)

Untersuchungslösung: 0,100 g Substanz werden in der mobilen Phase zu 10,0 ml gelöst.

Referenzlösung: 0,100 g Sulfobutylbetadex-Natrium *CRS* werden in der mobilen Phase zu 10,0 ml gelöst.

Säule
- Größe: l = 0,30 m, ∅ = 7,8 mm
- Stationäre Phase: Polymethacrylatgel *R*

Mobile Phase: 10,11 g Kaliumnitrat *R* werden in einer Mischung von 1 Volumteil Acetonitril zur Chromatographie *R* und 4 Volumteilen Wasser zur Chromatographie *R* zu 1000 ml gelöst.

Durchflussrate: 1,0 ml · min^{-1}

Detektion: Differenzial-Refraktometer bei 35 ± 2 °C

Einspritzen: 20 µl

Zwischenspülen: Die Säule wird mit einer Mischung von 1 Volumteil Acetonitril zur Chromatographie *R* und 9 Volumteilen Wasser zur Chromatographie *R* gespült.

Eignungsprüfung: Referenzlösung
- Wiederholpräzision: höchstens 2,0 Prozent relative Standardabweichung für die Fläche des Peaks von Sulfobutylbetadex, mit 5 Einspritzungen bestimmt
- Symmetriefaktor: höchstens 1,8

Der Prozentgehalt an Sulfobutylbetadex-Natrium wird unter Berücksichtigung des für Sulfobutylbetadex-Natrium *CRS* angegebenen Gehalts berechnet.

Mittlerer Substitutionsgrad: Kernresonanzspektroskopie (2.2.33)

Der mittlere Substitutionsgrad (*DS*) wird berechnet aus dem Verhältnis der Signale der Protonen der inneren Kette der funktionalen Sulfobutylether-Gruppen (-O-CH_2-**CH_2-CH_2**-CH_2-SO_3H) zu den Signalen der Glycosid-Protonen der C1-Kohlenstoffe der Anhydroglucose-Einheiten

Untersuchungslösung: Mindestens 10,0 mg Substanz, die zuvor mindestens 1 Tag lang im Exsikkator getrocknet wurde, werden in ein 5-mm-NMR-Röhrchen gegeben und mit etwa 0,70 ml (D_2)Wasser *R* 1 versetzt. Das Röhrchen wird verschlossen und die Mischung gründlich gemischt.

Apparatur: Fourier-Transform-Kernresonanzspektrometer (FT-NMR-Spektrometer) mit einer Frequenz von mindestens 250 MHz und geeignet zur Aufzeichnung bei 25 °C

Aufnahme der ^{1}H-NMR-Spektren: Die folgenden Einstellungen können angewendet werden:
- Sweep-Bereich: 10 ppm (von 0 bis +10,0 ppm)
- Verschiebung der Strahlungsfrequenz: keine
- Zeitdomäne: 32 K
- Impulsbreite: 90°
- Puls-Auszeit: 15 s
- Blindmessungen: 2
- Anzahl der Aufnahmen: 16

Nach Phasenkorrektur und Korrektur der Basislinie wird das Integrationsprogramm für den Bereich zwischen –1 und +9 ppm gestartet.

Das Signal der austauschbaren Protonen (Lösungsmittel) bei +4,8 ppm wird als Referenz verwendet.

Nach einer Nullenaddition, die mindestens dem 2-fachen der akkumulierten Datenmenge im Datenspeicher entspricht, werden die FIDs ohne Einbezug des Gauß'schen Korrekturfaktors (GB = 0) und unter Anwendung einer Exponentialfunktion mit einem Faktor für die Linienbreite von höchstens 0,3 Hz (LB ≤ 0,3) in ein Spektrum transformiert.

Das Integral-Niveau und die Neigung werden eingestellt.

Die Peakflächen der Signale zwischen 1,43 und 2,12 ppm (A_1, -O-CH_2-**CH_2-CH_2**-CH_2-SO_3H) und die Peakflächen der Signale der Glycosid-Protonen zwischen 4,95 und 5,41 ppm (A_2, -O-**CH**-O-) werden gemessen.

Der mittlere Substitutionsgrad (*DS*) wird nach folgender Formel berechnet:

$$\frac{7 \cdot A_1}{4 \cdot A_2}$$

A_1 = Fläche der Peaks der Protonen der inneren Methylen-Gruppen (fettgedruckt), die Teil der funktionalen Sulfobutylether-Gruppen sind

A_2 = Fläche der Peaks der Glycosid-Protonen (fettgedruckt)

Lagerung

Dicht verschlossen

Beschriftung

Die Beschriftung gibt an,
- den mittleren Substitutionsgrad (*DS*)
- falls zutreffend, dass die Substanz zur Herstellung von Parenteralia geeignet ist.

Verunreinigungen

Spezifizierte Verunreinigungen:

A, B, C, D

A.

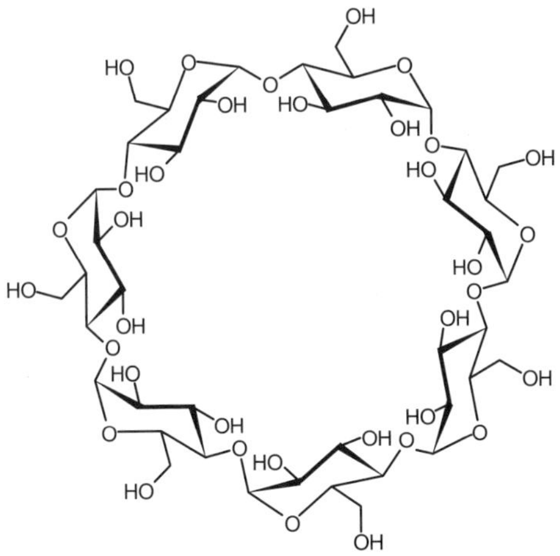

Cycloheptakis-(1→4)-(α-D-glucopyranosyl) (Betadex oder Cyclomaltoheptaose oder β-Cyclodextrin)

B.

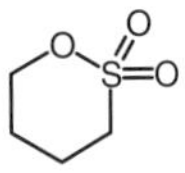

1,2λ⁶-Oxathian-2,2-dion

C.

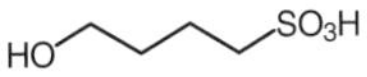

4-Hydroxybutan-1-sulfonsäure

D.

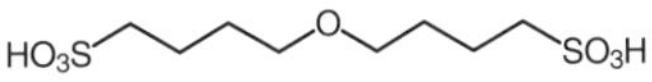

4,4′-Oxydi(butan-1-sulfonsäure)

S

Monographien

T

10.3/1681

Tramadolhydrochlorid

Tramadoli hydrochloridum

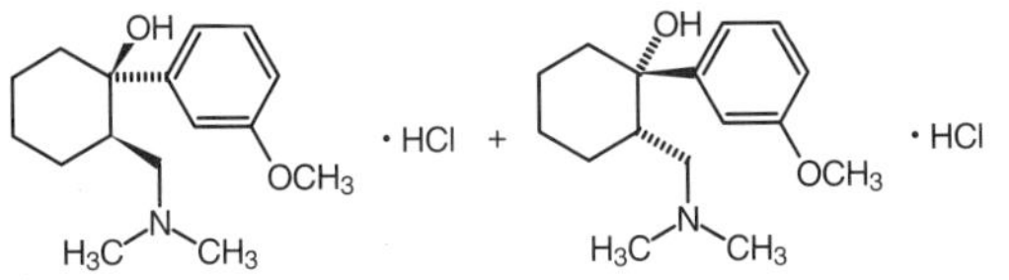

$C_{16}H_{26}ClNO_2$ M_r 299,8

CAS Nr. 36282-47-0

Definition

(1*RS*,2*RS*)-2-[(Dimethylamino)methyl]-1-(3-methoxyphenyl)cyclohexan-1-ol-hydrochlorid

Gehalt: 99,0 bis 101,0 Prozent (wasserfreie Substanz)

Eigenschaften

Aussehen: weißes bis fast weißes, kristallines Pulver

Löslichkeit: leicht löslich in Wasser und in Methanol, sehr schwer löslich in Aceton

Prüfung auf Identität

1: B, D
2: A, C, D

A. Schmelztemperatur (2.2.14): 180 bis 184 °C

B. IR-Spektroskopie (2.2.24)

Vergleich: Tramadolhydrochlorid *CRS*

C. Die bei der Prüfung „Verunreinigung E" (siehe „Prüfung auf Reinheit") erhaltenen Chromatogramme werden ausgewertet.

Ergebnis: Der Hauptfleck im Chromatogramm der Untersuchungslösung b entspricht in Bezug auf Lage und Größe dem Hauptfleck im Chromatogramm der Referenzlösung a.

D. Die Substanz gibt die Identitätsreaktion a auf Chlorid (2.3.1).

Prüfung auf Reinheit

Prüflösung: 1,0 g Substanz wird in Wasser *R* zu 20,0 ml gelöst.

Aussehen der Lösung: Die Prüflösung muss klar (2.2.1) und farblos (2.2.2, Methode II) sein.

Sauer reagierende Substanzen: 10 ml Prüflösung werden mit 0,2 ml Methylrot-Lösung *R* und 0,2 ml Salzsäure (0,01 mol · l^{-1}) versetzt. Die Lösung muss rot gefärbt sein. Bis zum Farbumschlag des Indikators nach Gelb dürfen höchstens 0,4 ml Natriumhydroxid-Lösung (0,01 mol · l^{-1}) verbraucht werden.

Optische Drehung (2.2.7): –0,10° bis +0,10°, an der Prüflösung bestimmt

Verunreinigung E: Dünnschichtchromatographie (2.2.27)

Untersuchungslösung a: 0,10 g Substanz werden in Methanol *R* zu 2,0 ml gelöst.

Untersuchungslösung b: 1 ml Untersuchungslösung a wird mit Methanol *R* zu 10 ml verdünnt.

Referenzlösung a: 25 mg Tramadolhydrochlorid *CRS* werden in Methanol *R* zu 5 ml gelöst.

Referenzlösung b: 5,0 mg Tramadol-Verunreinigung E *CRS* werden in Methanol *R* zu 5,0 ml gelöst. 1,0 ml Lösung wird mit Methanol *R* zu 10,0 ml verdünnt.

Referenzlösung c: 5 mg Tramadol-Verunreinigung A *CRS* werden in 1 ml Referenzlösung a gelöst.

Platte: DC-Platte mit Kieselgel F_{254} *R*

Vorbehandlung: Die Platte wird mit Methanol *R* gewaschen.

Fließmittel: konzentrierte Ammoniak-Lösung *R*, 2-Propanol *R*, Toluol *R* (1:19:80 *V/V/V*)

Auftragen: 10 µl

Laufstrecke: 2/3 der Platte

In eine der Wannen einer Doppeltrogkammer wird konzentrierte Ammoniak-Lösung *R* gefüllt und die Platte 20 min lang damit gesättigt. Unmittelbar vor der Chromatographie wird das Fließmittel in die andere Wanne gegeben. Die Platte wird so in die Wanne gestellt, dass die Kieselgelschicht zum Inneren der Kammer zeigt.

Trocknen: an der Luft

Detektion: Die Platte wird 1 h lang Iodgas ausgesetzt und anschließend im ultravioletten Licht bei 254 nm ausgewertet.

Eignungsprüfung: Das Chromatogramm der Referenzlösung c muss 2 deutlich voneinander getrennte Flecke zeigen.

Grenzwert: Untersuchungslösung a

– Verunreinigung E: Ein der Verunreinigung E entsprechender Fleck darf nicht intensiver sein als der Fleck im Chromatogramm der Referenzlösung b (0,2 Prozent).

Verwandte Substanzen: Flüssigchromatographie (2.2.29)

Untersuchungslösung: 0,15 g Substanz werden in der mobilen Phase zu 100,0 ml gelöst.

T

Monographien

Referenzlösung a: 2,0 ml Untersuchungslösung werden mit der mobilen Phase zu 10,0 ml verdünnt. 1,0 ml dieser Lösung wird mit der mobilen Phase zu 100,0 ml verdünnt.

Referenzlösung b: 5 mg Tramadol-Verunreinigung A *CRS* werden in 4 ml Untersuchungslösung gelöst. Die Lösung wird mit der mobilen Phase zu 100 ml verdünnt.

Säule
- Größe: l = 0,25 m, ∅ = 4,0 mm
- Stationäre Phase: desaktiviertes, nachsilanisiertes, octylsilyliertes Kieselgel zur Chromatographie *R* (5 µm)

Mobile Phase: 295 Volumteile Acetonitril *R* und 705 Volumteile einer Mischung von 0,2 ml Trifluoressigsäure *R* und 100 ml Wasser zur Chromatographie *R*

Durchflussrate: 1,0 ml · min^{-1}

Detektion: Spektrometer bei 270 nm

Einspritzen: 20 µl

Chromatographiedauer: 4fache Retentionszeit von Tramadol

Identifizierung von Verunreinigungen: Zur Identifizierung des Peaks der Verunreinigung A wird das mit der Referenzlösung b erhaltene Chromatogramm verwendet.

Relative Retention (bezogen auf Tramadol, t_R etwa 6 min)
- Verunreinigung A: etwa 0,85

Eignungsprüfung: Referenzlösung b
- Auflösung: mindestens 2,0 zwischen den Peaks von Verunreinigung A und Tramadol

Berechnung der Prozentgehalte
- Für jede Verunreinigung wird die Konzentration an Tramadolhydrochlorid in der Referenzlösung a verwendet.

Grenzwerte
- Verunreinigung A: höchstens 0,2 Prozent
- Nicht spezifizierte Verunreinigungen: jeweils höchstens 0,10 Prozent
- Summe aller Verunreinigungen: höchstens 0,4 Prozent
- Berichtsgrenzwert: höchstens 0,02 Prozent

Wasser (2.5.12): höchstens 0,5 Prozent, mit 1,000 g Substanz bestimmt

Sulfatasche (2.4.14): höchstens 0,1 Prozent, mit 1,0 g Substanz bestimmt

Gehaltsbestimmung

0,180 g Substanz werden in 50 ml Ethanol 96 % *R* gelöst und mit ethanolischer Natriumhydroxid-Lösung (0,1 mol · l^{-1}) titriert. Der Endpunkt wird mit Hilfe der Potentiometrie (2.2.20) bestimmt.

1 ml ethanolische Natriumhydroxid-Lösung (0,1 mol · l^{-1}) entspricht 29,98 mg $C_{16}H_{26}ClNO_2$.

Lagerung

Vor Licht geschützt

Verunreinigungen

Spezifizierte Verunreinigungen:

A, E

Andere bestimmbare Verunreinigungen

(Die folgenden Substanzen werden, falls in einer bestimmten Menge vorhanden, durch eine oder mehrere Prüfmethoden in der Monographie erfasst. Sie werden begrenzt durch das allgemeine Akzeptanzkriterium für weitere Verunreinigungen/nicht spezifizierte Verunreinigungen und/oder durch die Anforderungen der Allgemeinen Monographie **Substanzen zur pharmazeutischen Verwendung (Corpora ad usum pharmaceuticum)**. Diese Verunreinigungen müssen daher nicht identifiziert werden, um die Konformität der Substanz zu zeigen. Siehe auch „5.10 Kontrolle von Verunreinigungen in Substanzen zur pharmazeutischen Verwendung“):

B, C, D

A.

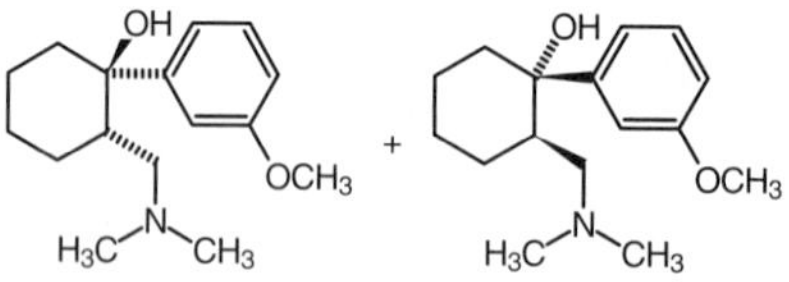

(1*RS*,2*SR*)-2-[(Dimethylamino)methyl]-1-(3-methoxyphenyl)cyclohexan-1-ol

B.

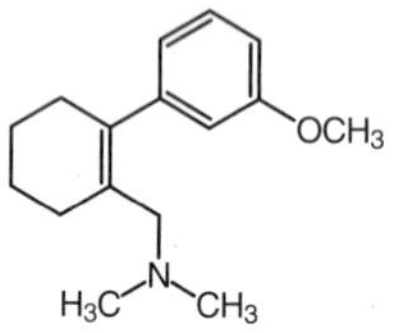

[2-(3-Methoxyphenyl)cyclohex-1-en-1-yl]-*N*,*N*-dimethylmethanamin

C.

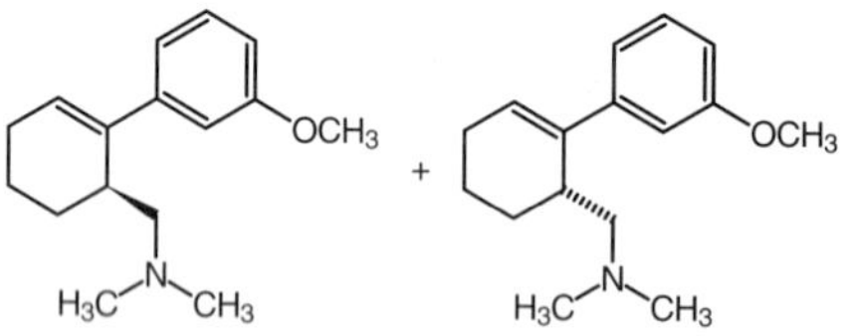

[(1*RS*)-2-(3-Methoxyphenyl)cyclohex-2-en-1-yl]-*N*,*N*-dimethylmethanamin

D.

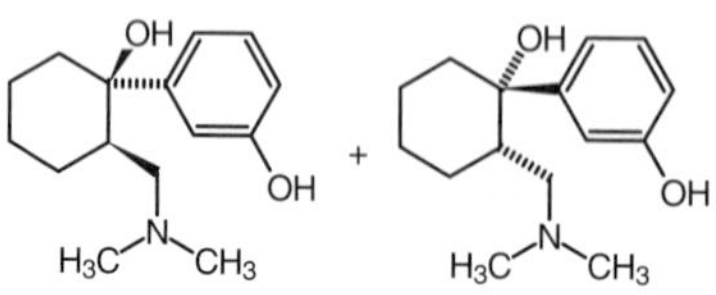

(1*RS*,2*RS*)-2-[(Dimethylamino)methyl]-1-(3-hydroxyphenyl)cyclohexan-1-ol

E. 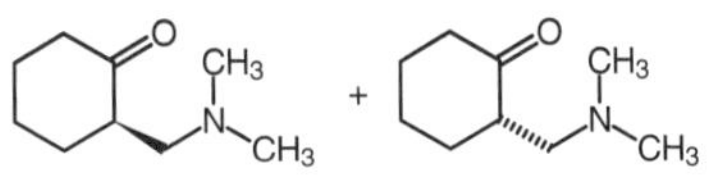

(2*RS*)-2-[(Dimethylamino)methyl]cyclohexan-1-on

10.3/1597

Tramazolinhydrochlorid-Monohydrat

Tramazolini hydrochloridum monohydricum

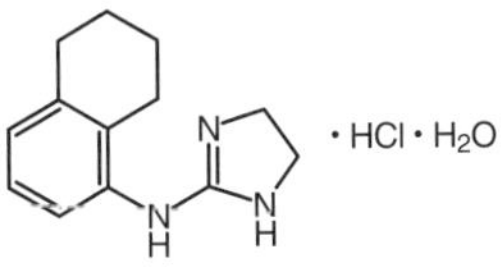

$C_{13}H_{18}ClN_3 \cdot H_2O$ M_r 269,8

CAS Nr. 74195-73-6

Definition

N-(5,6,7,8-Tetrahydronaphthalin-1-yl)-4,5-dihydro-1*H*-imidazol-2-amin-hydrochlorid-Monohydrat

Gehalt: 98,5 bis 101,5 Prozent (wasserfreie Substanz)

Eigenschaften

Aussehen: weißes bis fast weißes, kristallines Pulver

Löslichkeit: löslich in Wasser und in Ethanol 96 %

Prüfung auf Identität

A. IR-Spektroskopie (2.2.24)

Vergleich: Tramazolinhydrochlorid-Monohydrat *CRS*

B. Die Substanz gibt die Identitätsreaktion a auf Chlorid (2.3.1).

Prüfung auf Reinheit

Prüflösung: 2,5 g Substanz werden in kohlendioxidfreiem Wasser *R* zu 50 ml gelöst.

Aussehen der Lösung: Die Prüflösung muss klar (2.2.1) und darf nicht stärker gefärbt sein als die Farbvergleichslösung G_6 (2.2.2, Methode II).

pH-Wert (2.2.3): 4,9 bis 6,3; an der Prüflösung bestimmt

Verwandte Substanzen: Flüssigchromatographie (2.2.29)

Lösungsmittelmischung: Acetonitril *R*, Wasser *R* (50:50 *V/V*)

Untersuchungslösung: 50,0 mg Substanz werden in der Lösungsmittelmischung zu 50,0 ml gelöst.

Referenzlösung a: 5,0 mg Tramazolin-Verunreinigung A *CRS* und 5,0 mg Tramazolin-Verunreinigung B *CRS* werden in 5 ml Lösungsmittelmischung gelöst. Die Lösung wird mit 5 ml Untersuchungslösung versetzt.

Referenzlösung b: 0,2 ml Referenzlösung a werden mit der Lösungsmittelmischung zu 100 ml verdünnt.

Säule
- Größe: l = 0,125 m, ∅ = 4 mm
- Stationäre Phase: desaktiviertes, nachsilanisiertes, octadecylsilyliertes Kieselgel zur Chromatographie *R* (5 µm)

Mobile Phase: Lösung von Natriumdodecylsulfat *R* (2,0 g · l⁻¹) in einer Mischung von 6 Volumteilen 2-Propanol *R*, 42 Volumteilen Acetonitril *R* 1 und 52 Volumteilen Wasser zur Chromatographie *R*

Durchflussrate: 1,2 ml · min⁻¹

Detektion: Spektrometer bei 215 nm

Einspritzen: 5 µl

Chromatographiedauer: 3fache Retentionszeit von Tramazolin

Relative Retention (bezogen auf Tramazolin, t_R etwa 6,5 min)
- Verunreinigung A: etwa 0,71
- Verunreinigung B: etwa 0,86

Eignungsprüfung: Referenzlösung a
- Das Chromatogramm muss 3 deutlich voneinander getrennte Peaks zeigen.
- Auflösung: mindestens 1,5 zwischen den Peaks von Verunreinigung B und Tramazolin

Grenzwerte
- Verunreinigungen A, B: jeweils nicht größer als das 3fache der Fläche des entsprechenden Peaks im Chromatogramm der Referenzlösung b (0,3 Prozent)
- Nicht spezifizierte Verunreinigungen: jeweils nicht größer als die Fläche des Peaks von Verunreinigung B im Chromatogramm der Referenzlösung b (0,10 Prozent)
- Summe aller Verunreinigungen ohne die Verunreinigungen A und B: nicht größer als das 2fache der Fläche des Peaks von Verunreinigung B im Chromatogramm der Referenzlösung b (0,2 Prozent)
- Ohne Berücksichtigung bleiben: Peaks, deren Fläche nicht größer ist als das 0,2fache der Fläche des Peaks

von Verunreinigung B im Chromatogramm der Referenzlösung b (0,02 Prozent)

Wasser (2.5.12): 6,2 bis 7,2 Prozent, mit 0,500 g Substanz bestimmt

Sulfatasche (2.4.14): höchstens 0,1 Prozent, mit 1,0 g Substanz bestimmt

Gehaltsbestimmung

2,000 g Substanz werden in einer Mischung von 5 ml Salzsäure (0,1 mol · l^{-1}) und 75 ml Ethanol 96 % *R* gelöst und mit Natriumhydroxid-Lösung (1 mol · l^{-1}) titriert. Das zwischen den beiden mit Hilfe der Potentiometrie (2.2.20) bestimmten Wendepunkten zugesetzte Volumen wird abgelesen.

1 ml Natriumhydroxid-Lösung (1 mol · l^{-1}) entspricht 251,8 mg $C_{13}H_{18}ClN_3$.

Verunreinigungen

Spezifizierte Verunreinigungen:

A, B

Andere bestimmbare Verunreinigungen

(Die folgenden Substanzen werden, falls in einer bestimmten Menge vorhanden, durch eine oder mehrere Prüfmethoden in der Monographie erfasst. Sie werden begrenzt durch das allgemeine Akzeptanzkriterium für weitere Verunreinigungen/nicht spezifizierte Verunreinigungen. Diese Verunreinigungen müssen daher nicht identifiziert werden, um die Konformität der Substanz zu zeigen. Siehe auch „5.10 Kontrolle von Verunreinigungen in Substanzen zur pharmazeutischen Verwendung“):

C

A.

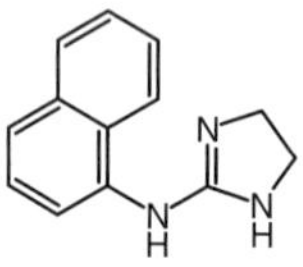

N-(Naphthalin-1-yl)-4,5-dihydro-1*H*-imidazol-2-amin

B.

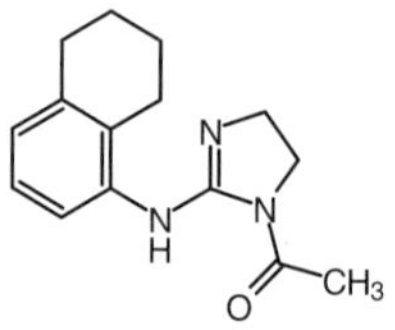

1-[2-[(5,6,7,8-Tetrahydronaphthalin-1-yl)amino]-4,5-dihydro-1*H*-imidazol-1-yl]ethan-1-on

C.

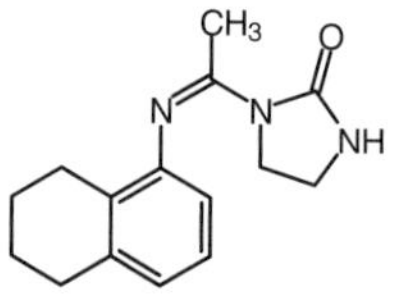

1-[(1*Z*)-*N*-(5,6,7,8-Tetrahydronaphthalin-1-yl)ethanimidoyl]imidazolidin-2-on

10.3/2910

Trifluridin

Trifluridinum

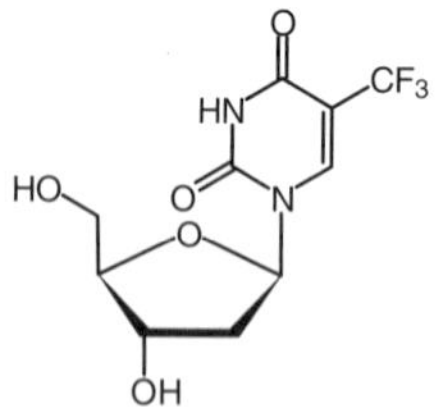

$C_{10}H_{11}F_3N_2O_5$ — M_r 296,2

CAS Nr. 70-00-8

Definition

1-(2-Desoxy-β-D-*erythro*-pentofuranosyl)-5-(trifluormethyl)pyrimidin-2,4(1*H*,3*H*)-dion

Gehalt: 98,0 bis 102,0 Prozent (getrocknete Substanz)

Eigenschaften

Aussehen: weißes bis fast weißes, kristallines Pulver

Löslichkeit: löslich bis schwer löslich in Wasser und in Ethanol 96 %, praktisch unlöslich in Dichlormethan

Prüfung auf Identität

A. IR-Spektroskopie (2.2.24)

Vergleich: Trifluridin *CRS*

Prüfung auf Reinheit

Spezifische Drehung (2.2.7): + 47 bis + 51 (getrocknete Substanz)

0,300 g Substanz werden in Wasser *R* zu 10,0 ml gelöst.

Verwandte Substanzen: Flüssigchromatographie (2.2.29)

Die Prüfung ist unter Lichtschutz durchzuführen. Die Lösungen sind innerhalb von 12 h zu verwenden.

Lösungsmittelmischung: mobile Phase B, mobile Phase A (5:95 *V/V*)

Untersuchungslösung: 20,0 mg Substanz werden in der Lösungsmittelmischung zu 10,0 ml gelöst. 1,0 ml Lösung wird mit der Lösungsmittelmischung zu 10,0 ml verdünnt.

Referenzlösung a: 1,0 ml Untersuchungslösung wird mit der Lösungsmittelmischung zu 100,0 ml verdünnt. 1,0 ml dieser Lösung wird mit der Lösungsmittelmischung zu 10,0 ml verdünnt.

Referenzlösung b: 20,0 mg Trifluridin *CRS* werden in der Lösungsmittelmischung zu 10,0 ml gelöst. 1,0 ml Lösung wird mit der Lösungsmittelmischung zu 10,0 ml verdünnt.

Referenzlösung c: 2 mg 5-Carboxyuracil *R* (Verunreinigung C) werden in der Lösungsmittelmischung zu 100 ml gelöst. 1 ml Lösung wird mit der Lösungsmittelmischung zu 10 ml verdünnt (Lösung A). Der Inhalt einer Durchstechflasche mit Trifluridin-Verunreinigung A *CRS* wird in 1 ml Lösung A gelöst.

Säule
- Größe: $l = 0,25$ m, $\varnothing = 4,6$ mm
- Stationäre Phase: desaktiviertes, nachsilanisiertes, octadecylsilyliertes Kieselgel zur Chromatographie *R* (5 µm)

Mobile Phase
- Mobile Phase A: Lösung von Natriumdihydrogenphosphat *R* (7,8 g · l^{-1}), mit Ammoniak-Lösung *R* auf einen pH-Wert von 6,0 eingestellt
- Mobile Phase B: Acetonitril *R*

Zeit (min)	Mobile Phase A (% *V/V*)	Mobile Phase B (% *V/V*)
0 – 3	95	5
3 – 10	95 → 85	5 → 15
10 – 15	85	15

Durchflussrate: 1,0 ml · min^{-1}

Detektion: Spektrometer bei 263 nm

Autosampler: 4 °C

Einspritzen: 20 µl

Identifizierung von Verunreinigungen: Zur Identifizierung der Peaks der Verunreinigungen C und A wird das mit der Referenzlösung c erhaltene Chromatogramm verwendet.

Relative Retention (bezogen auf Trifluridin, t_R etwa 13,8 min)
- Verunreinigung C: etwa 0,19
- Verunreinigung A: etwa 0,21

Eignungsprüfung: Referenzlösung c
- Auflösung: mindestens 1,5 zwischen den Peaks der Verunreinigung C und A

Berechnung der Prozentgehalte
- Für jede Verunreinigung wird die Konzentration an Trifluridin in der Referenzlösung a verwendet.

Grenzwerte
- Nicht spezifizierte Verunreinigungen: jeweils höchstens 0,10 Prozent
- Summe aller Verunreinigungen: höchstens 0,2 Prozent
- Berichtsgrenzwert: 0,05 Prozent

Trocknungsverlust (2.2.32): höchstens 0,5 Prozent, mit 1,000 g Substanz durch 4 h langes Trocknen im Trockenschrank bei 105 °C bestimmt

Gehaltsbestimmung

Flüssigchromatographie (2.2.29) wie unter „Verwandte Substanzen" beschrieben, mit folgender Änderung:

Einspritzen: Untersuchungslösung, Referenzlösung b

Der Prozentgehalt an $C_{10}H_{11}F_3N_2O_5$ wird unter Berücksichtigung des für Trifluridin *CRS* angegebenen Gehalts berechnet.

Verunreinigungen

Andere bestimmbare Verunreinigungen

(Die folgenden Substanzen werden, falls in einer bestimmten Menge vorhanden, durch eine oder mehrere Prüfmethoden in der Monographie erfasst. Sie werden begrenzt durch das allgemeine Akzeptanzkriterium für weitere Verunreinigungen/nicht spezifizierte Verunreinigungen und/oder durch die Anforderungen der Allgemeinen Monographie **Substanzen zur pharmazeutischen Verwendung (Corpora ad usum pharmaceuticum)**. Diese Verunreinigungen müssen daher nicht identifiziert werden, um die Konformität der Substanz zu zeigen. Siehe auch „5.10 Kontrolle von Verunreinigungen in Substanzen zur pharmazeutischen Verwendung"):

A, B, C, D, E

A.

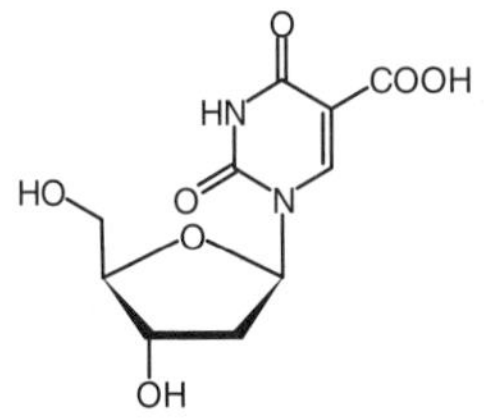

1-(2-Desoxy-β-D-*erythro*-pentofuranosyl)-2,4-dioxo-1,2,3,4-tetrahydropyrimidin-5-carbonsäure

B.

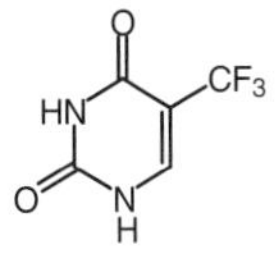

5-(Trifluormethyl)pyrimidin-2,4(1*H*,3*H*)-dion

T

Monographien

C.

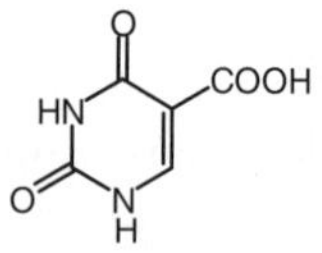

2,4-Dioxo-1,2,3,4-tetrahydropyrimidin-5-carbon-
säure
(5-Carboxyuracil)

D.

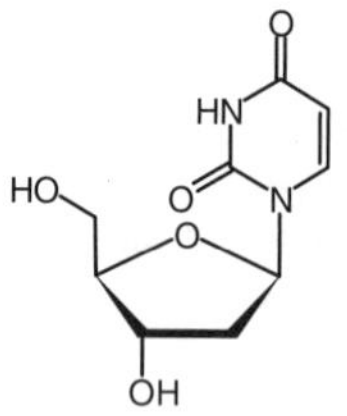

1-(2-Desoxy-β-D-*erythro*-pentofuranosyl)pyrimidin-2,4(1*H*,3*H*)-dion

E.

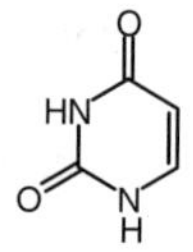

Pyrimidin-2,4(1*H*,3*H*)-dion
(Uracil)

V

10.3/2423

Valsartan

Valsartanum

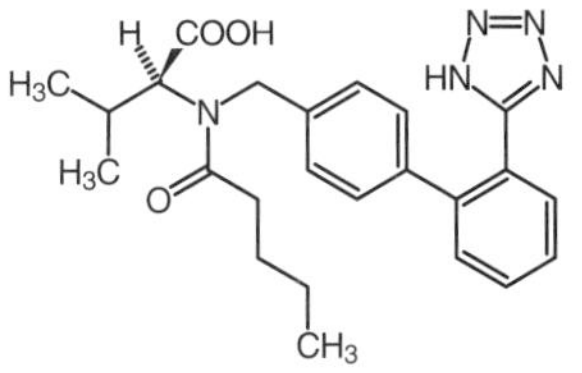

$C_{24}H_{29}N_5O_3$ M_r 435,5

CAS Nr. 137862-53-4

Definition

(2*S*)-3-Methyl-2-[pentanoyl[[2′-(1*H*-tetrazol-5-yl)biphenyl-4-yl]methyl]amino]butansäure

Gehalt: 99,0 bis 101,0 Prozent (wasserfreie Substanz)

Herstellung

Da *N*-Nitrosamine als mögliche Kanzerogene für den Menschen eingestuft werden, sollte ihr Vorhandensein in Valsartan so weit wie möglich vermieden oder begrenzt werden. Aus diesem Grund wird von den Herstellern von Valsartan für Menschen erwartet, dass sie eine Risikobeurteilung der *N*-Nitrosaminbildung und -kontamination in Bezug auf den verwendeten Herstellungsprozess durchführen. Wenn diese Beurteilung ein potenzielles Risiko identifiziert, sollte der Herstellungsprozess geändert werden, um die Kontamination zu minimieren, und eine Kontrollstrategie implementiert werden, um *N*-Nitrosamin-Verunreinigungen in Valsartan zu detektieren und zu kontrollieren. Die Allgemeine Methode „2.5.42 *N*-Nitrosamine in Wirkstoffen" ist zur Unterstützung der Hersteller verfügbar.

Eigenschaften

Aussehen: weißes bis fast weißes, hygroskopisches Pulver

Löslichkeit: praktisch unlöslich in Wasser, leicht löslich in wasserfreiem Ethanol, wenig löslich in Dichlormethan

Prüfung auf Identität

Die Prüfungen A, B oder A, C werden wahlweise durchgeführt.

A. IR-Spektroskopie (2.2.24)

Vergleich: Valsartan *CRS*

B. Die Substanz entspricht der Prüfung „Enantiomerenreinheit" (siehe „Prüfung auf Reinheit").

C. Spezifische Drehung (2.2.7): –69,0 bis –64,0 (wasserfreie Substanz)

0,200 g Substanz werden in Methanol *R* zu 20,0 ml gelöst.

Prüfung auf Reinheit

Enantiomerenreinheit: Flüssigchromatographie (2.2.29)

Untersuchungslösung: 50 mg Substanz werden in der mobilen Phase zu 50,0 ml gelöst.

Referenzlösung a: 5 mg Valsartan zur Peak-Identifizierung *CRS* (mit Verunreinigung A) werden in der mobilen Phase zu 5 ml gelöst.

Referenzlösung b: 1,0 ml Untersuchungslösung wird mit der mobilen Phase zu 100,0 ml verdünnt.

Säule
- Größe: l = 0,25 m, ∅ = 4,6 mm
- Stationäre Phase: Kieselgel-Cellulosederivat zur Trennung chiraler Komponenten *R* (5 µm)

Mobile Phase: Trifluoressigsäure *R*, 2-Propanol *R*, Hexan *R* (0,1:15:85 *V/V/V*)

Durchflussrate: 0,8 ml · min^{-1}

Detektion: Spektrometer bei 230 nm

Einspritzen: 10 µl

Chromatographiedauer: 1,5fache Retentionszeit von Valsartan

Identifizierung von Verunreinigungen: Zur Identifizierung des Peaks der Verunreinigung A werden das mitgelieferte Chromatogramm von Valsartan zur Peak-Identifizierung *CRS* und das mit der Referenzlösung a erhaltene Chromatogramm verwendet.

Relative Retention (bezogen auf Valsartan, t_R etwa 13 min)
- Verunreinigung A: etwa 0,6

Eignungsprüfung: Referenzlösung a
- Auflösung: mindestens 2,0 zwischen den Peaks von Verunreinigung A und Valsartan

Grenzwert
- Verunreinigung A: nicht größer als die Fläche des Hauptpeaks im Chromatogramm der Referenzlösung b (1,0 Prozent)

Verwandte Substanzen: Flüssigchromatographie (2.2.29)

Untersuchungslösung: 50 mg Substanz werden in der mobilen Phase zu 100,0 ml gelöst.

Referenzlösung a: 1,0 ml Untersuchungslösung wird mit der mobilen Phase zu 100,0 ml verdünnt. 1,0 ml

V

Monographien

dieser Lösung wird mit der mobilen Phase zu 10,0 ml verdünnt.

Referenzlösung b: Der Inhalt einer Durchstechflasche mit Valsartan zur Eignungsprüfung *CRS* (mit Verunreinigung C) wird in 1 ml mobiler Phase gelöst.

Säule
- Größe: $l = 0{,}125$ m, ∅ = 3,0 mm
- Stationäre Phase: nachsilanisiertes, octadecylsilyliertes Kieselgel zur Chromatographie *R* (5 µm)

Mobile Phase: Essigsäure 99 % *R*, Acetonitril *R* 1, Wasser zur Chromatographie *R* (1:500:500 *V/V/V*)

Durchflussrate: 0,4 ml · min^{-1}

Detektion: Spektrometer bei 225 nm

Einspritzen: 10 µl

Chromatographiedauer: 6fache Retentionszeit von Valsartan

Identifizierung von Verunreinigungen: Zur Identifizierung des Peaks der Verunreinigung C werden das mitgelieferte Chromatogramm von Valsartan zur Eignungsprüfung *CRS* und das mit der Referenzlösung b erhaltene Chromatogramm verwendet.

Relative Retention (bezogen auf Valsartan, t_R etwa 5 min)
- Verunreinigung C: etwa 0,8

Eignungsprüfung: Referenzlösung b
- Auflösung: mindestens 3,0 zwischen den Peaks von Verunreinigung C und Valsartan

Grenzwerte
- Verunreinigung C: nicht größer als das 2fache der Fläche des Hauptpeaks im Chromatogramm der Referenzlösung a (0,2 Prozent)
- Nicht spezifizierte Verunreinigungen: jeweils nicht größer als die Fläche des Hauptpeaks im Chromatogramm der Referenzlösung a (0,10 Prozent)
- Summe aller Verunreinigungen: nicht größer als das 3fache der Fläche des Hauptpeaks im Chromatogramm der Referenzlösung a (0,3 Prozent)
- Ohne Berücksichtigung bleiben: Peaks, deren Fläche nicht größer ist als das 0,5fache der Fläche des Hauptpeaks im Chromatogramm der Referenzlösung a (0,05 Prozent)

Wasser (2.5.12): höchstens 2,0 Prozent, mit 0,500 g Substanz bestimmt

Sulfatasche (2.4.14): höchstens 0,1 Prozent, mit 1,0 g Substanz bestimmt

Gehaltsbestimmung

0,170 g Substanz werden in 70 ml 2-Propanol *R* gelöst und mit 2-propanolischer Tetrabutylammoniumhydroxid-Lösung (0,1 mol · l^{-1}) titriert. Der Endpunkt wird mit Hilfe der Potentiometrie (2.2.20) bestimmt. Die Prüfung wird unter Stickstoff durchgeführt.

1 ml 2-propanolische Tetrabutylammoniumhydroxid-Lösung (0,1 mol · l^{-1}) entspricht 21,78 mg $C_{24}H_{29}N_5O_3$.

Lagerung

Dicht verschlossen

Verunreinigungen

Spezifizierte Verunreinigungen:

A, C

Andere bestimmbare Verunreinigungen

(Die folgenden Substanzen werden, falls in einer bestimmten Menge vorhanden, durch eine oder mehrere Prüfmethoden in der Monographie erfasst. Sie werden begrenzt durch das allgemeine Akzeptanzkriterium für weitere Verunreinigungen/nicht spezifizierte Verunreinigungen und/oder durch die Anforderungen der Allgemeinen Monographie **Substanzen zur pharmazeutischen Verwendung (Corpora ad usum pharmaceuticum)**. Diese Verunreinigungen müssen daher nicht identifiziert werden, um die Konformität der Substanz zu zeigen. Siehe auch „5.10 Kontrolle von Verunreinigungen in Substanzen zur pharmazeutischen Verwendung“):

B

A.

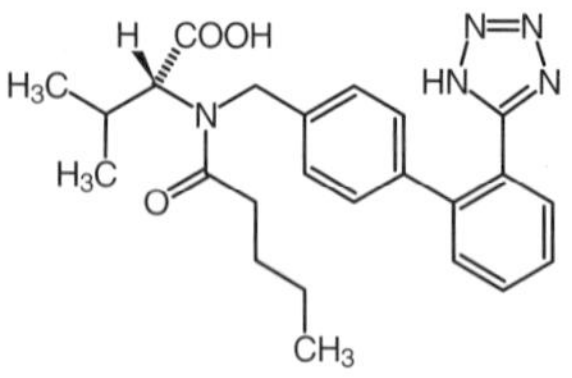

(2*R*)-3-Methyl-2-[pentanoyl[[2′-(1*H*-tetrazol-5-yl)biphenyl-4-yl]methyl]amino]butansäure

B.

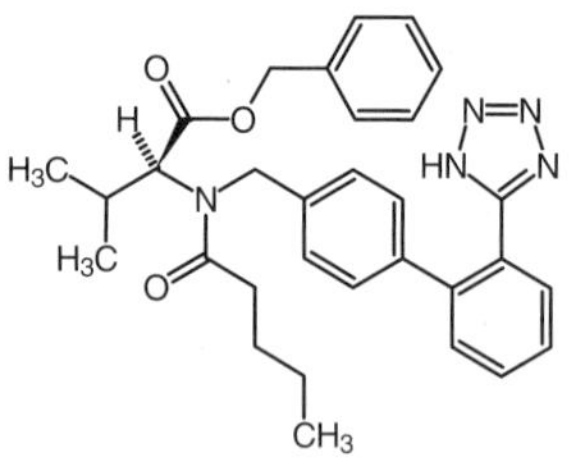

Benzyl[(2*S*)-3-methyl-2-[pentanoyl[[2′-(1*H*-tetrazol-5-yl)biphenyl-4-yl]methyl]amino]butanoat]

C.

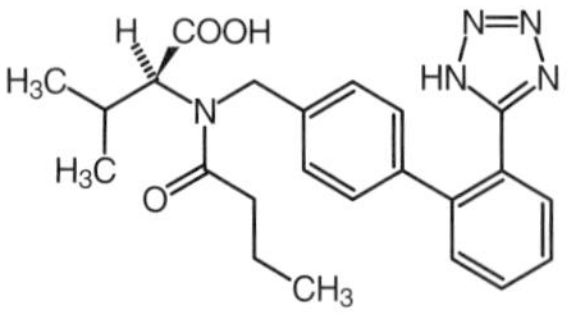

(2*S*)-2-[Butanoyl[[2′-(1*H*-tetrazol-5-yl)biphenyl-4-yl]methyl]amino]-3-methylbutansäure

10.3/0219

Ölige Lösung von synthetischem Vitamin A

Vitaminum A syntheticum densatum oleosum

Definition

Ölige Lösung von synthetischem Vitamin A wird aus synthetischem Retinolester **(Vitamin A, Vitaminum A)** als solchem oder einer Verdünnung mit einem geeigneten pflanzlichen fetten Öl hergestellt.

Gehalt: 95,0 bis 110,0 Prozent des in der Beschriftung angegebenen Gehalts an Vitamin A, jedoch mindestens 500 000 I. E. je Gramm

Das Konzentrat kann geeignete Stabilisatoren wie Antioxidanzien enthalten.

Eigenschaften

Aussehen: gelbe bis bräunlich gelbe, ölige Flüssigkeit

Löslichkeit: praktisch unlöslich in Wasser, löslich oder teilweise löslich in wasserfreiem Ethanol, mischbar mit organischen Lösungsmitteln

In sehr konzentrierten Lösungen kann eine partielle Kristallisation erfolgen.

Prüfung auf Identität

Dünnschichtchromatographie (2.2.27)

Untersuchungslösung: Eine Lösung, die etwa 3,3 I. E. Vitamin A je Mikroliter enthält, wird in Cyclohexan *R*, das Butylhydroxytoluol *R* ($1 \text{ g} \cdot \text{l}^{-1}$) enthält, hergestellt.

Referenzlösung: Eine Lösung von Retinolestern *CRS* in Cyclohexan *R* mit Butylhydroxytoluol *R* ($1 \text{ g} \cdot \text{l}^{-1}$), die 10 mg Retinolester *CRS* je Milliliter enthält (entsprechend 3,3 I. E. jedes Esters je Mikroliter), wird hergestellt.

Platte: DC-Platte mit Kieselgel F_{254} *R*

Fließmittel: Ether *R*, Cyclohexan *R* (20:80 *V/V*)

Auftragen: 3 µl

Entwicklung: sofort nach dem Auftragen über eine Laufstrecke von 3/4 der Platte

Trocknen: an der Luft

Detektion: im ultravioletten Licht bei 254 nm

Eignungsprüfung: Referenzlösung

– Das Chromatogramm muss die Flecke der einzelnen Ester zeigen. Die Zonenfolge von unten nach oben ist: Retinolacetat, Retinolpropionat, Retinolpalmitat.

Ergebnis: Die Zusammensetzung der Untersuchungslösung ergibt sich aus dem Vergleich des Hauptflecks/der Hauptflecke mit dem/den entsprechenden Hauptfleck/en im Chromatogramm der Referenzlösung.

Prüfung auf Reinheit

Säurezahl (2.5.1): höchstens 2,0; mit 2,0 g Zubereitung bestimmt

Peroxidzahl (2.5.5, Methode A): höchstens 10,0

Anstelle von Wasser *R* wird kohlendioxidfreies Wasser *R* verwendet. Die Titration erfolgt unter Rühren mit einem Magnetrührer mit Natriumthiosulfat-Lösung ($0{,}01 \text{ mol} \cdot \text{l}^{-1}$) bei einer Rate von $5 \text{ ml} \cdot \text{min}^{-1}$. Der Endpunkt wird mit Hilfe der Potentiometrie (2.2.20) bestimmt.

Verwandte Substanzen: Die in der Allgemeinen Monographie **Substanzen zur pharmazeutischen Verwendung (Corpora ad usum pharmaceuticum)** unter „Verwandte Substanzen" angegebenen Grenzwerte (Tab. 2034-1) finden keine Anwendung.

Gehaltsbestimmung

Die Gehaltsbestimmung muss so schnell wie möglich durchgeführt werden, wobei der Einfluss von direktem Licht, von Luft, von oxidierenden Substanzen, von Oxidationskatalysatoren (wie Kupfer, Eisen) und von Säuren sowie längeres Erwärmen zu vermeiden sind. Die Lösungen sind unmittelbar vor Gebrauch herzustellen. Im Falle einer partiellen Kristallisation wird das Material bei etwa 65 °C homogenisiert, wobei längeres Erhitzen zu vermeiden ist.

Die Gehaltsbestimmung wird nach Methode A durchgeführt. Wird kein gültiges Ergebnis erhalten, muss die Methode B angewendet werden.

Methode A: UV-Vis-Spektroskopie (2.2.25)

Eine angemessene Menge der zu prüfenden Zubereitung (25,0 bis 100,0 mg) wird in 5 ml Pentan *R* gelöst. Die Lösung wird mit 2-Propanol *R* 1 zu einer angenommenen Konzentration von 10 bis 15 I. E. Vitamin A je Milliliter verdünnt.

Liegt das Absorptionsmaximum der Lösung zwischen 325 und 327 nm, werden die Absorptionen bei 300, 326, 350 und 370 nm gemessen. Das Messen der Absorptionen wird bei jeder Wellenlänge mehrmals wiederholt und der Mittelwert berechnet.

Für jede Wellenlänge wird das Verhältnis A_{λ}/A_{326} berechnet.

V

Monographien

Wenn das Verhältnis nicht größer ist als
0,60 bei 300 nm
0,54 bei 350 nm
0,14 bei 370 nm,
wird der Gehalt an Vitamin A in Internationalen Einheiten je Gramm nach folgender Formel berechnet:

$$\frac{A_{326} \cdot V \cdot 1900}{100 \cdot m}$$

A_{326} = Absorption bei 326 nm
m = verwendete Masse der Zubereitung in Gramm
V = Gesamtvolumen, zu dem die Zubereitung verdünnt wurde, um eine Konzentration von 10 bis 15 I. E. je Milliliter zu erhalten
1900 = Faktor zur Umrechnung der spezifischen Absorption der Retinolester in Internationale Einheiten je Gramm

Wenn ein oder mehrere Verhältnisse A_λ/A_{326} die vorstehend angegebenen Werte überschreiten oder wenn die Wellenlänge des Absorptionsmaximums nicht zwischen 325 und 327 nm liegt, muss die Methode B angewendet werden.

Methode B: Flüssigchromatographie (2.2.29)

Untersuchungslösung: In einen 100-ml-Messkolben werden 0,100 g Zubereitung eingewogen und sofort in 5 ml Pentan *R* gelöst. Die Lösung wird mit 40 ml 2-propanolischer Tetrabutylammoniumhydroxid-Lösung (0,1 mol · l^{-1}) versetzt. Die Mischung wird vorsichtig geschwenkt und 10 min lang bei 60 bis 65 °C unter gelegentlichem Schwenken hydrolysiert. Nach dem Erkalten auf Raumtemperatur wird die Mischung mit 2-Propanol *R*, das Butylhydroxytoluol *R* (1 g · l^{-1}) enthält, zu 100,0 ml verdünnt und unter Vermeiden von Luftblasen vorsichtig homogenisiert (Lösung A). Diese Lösung wird mit 2-Propanol *R* so verdünnt, dass eine Endkonzentration von 100 I. E. je Milliliter erhalten wird. Unter Vermeiden von Luftblasen wird die Mischung vorsichtig homogenisiert.

Referenzlösung: In einen 100-ml-Messkolben werden etwa 0,100 g Retinolacetat *CRS* eingewogen und wie für die Herstellung der Lösung A beschrieben behandelt. Diese Lösung wird mit 2-Propanol *R* zu einer Endkonzentration von 100 I. E. je Milliliter verdünnt. Unter Vermeiden von Luftblasen wird die Mischung vorsichtig homogenisiert.

Säule
- Größe: l = 0,125 m, ∅ = 4 mm
- Stationäre Phase: octadecylsilyliertes Kieselgel zur Chromatographie *R* (5 µm)

Mobile Phase: Wasser zur Chromatographie *R*, Methanol *R* (5:95 *V/V*)

Durchflussrate: 1 ml · min^{-1}

Detektion: Spektrometer bei 325 nm

Einspritzen: 10 µl

Chromatographiedauer: 1,5fache Retentionszeit von Retinol

Retentionszeit
- Retinol: etwa 3 min

Der Gehalt an Vitamin A in Internationalen Einheiten je Gramm wird nach folgender Formel berechnet:

$$\frac{A_1 \cdot C \cdot m_2}{A_2 \cdot m_1}$$

A_1 = Fläche des Retinol-Peaks im Chromatogramm der Untersuchungslösung
A_2 = Fläche des Retinol-Peaks im Chromatogramm der Referenzlösung
C = Konzentration von Retinolacetat *CRS* in Internationalen Einheiten je Gramm, bestimmt nach „Methode A"; die Verhältnisse der Absorptionen A_λ/A_{326} müssen den unter „Methode A" angegebenen Werten entsprechen
m_1 = Masse der Zubereitung zur Herstellung der Untersuchungslösung in Milligramm
m_2 = Masse an Retinolacetat *CRS* zur Herstellung der Referenzlösung in Milligramm

Lagerung

Dicht verschlossen, vor Licht geschützt

Der Inhalt eines geöffneten Behältnisses muss so schnell wie möglich verwendet werden. Die nicht sofort benötigte Menge des Inhalts muss unter Inertgas geschützt werden.

Beschriftung

Die Beschriftung gibt an,
- Anzahl der Internationalen Einheiten je Gramm
- Name der/des Retinolester/s
- Name jedes Stabilisators, der der Lösung zugesetzt ist
- wie die Lösung zu homogenisieren ist, wenn teilweise Kristallisation eintritt.

W

10.3/0359

Weizenstärke[1)]

Tritici amylum

Definition

Weizenstärke wird aus den Karyopsen von *Triticum aestivum* L. (*T. vulgare* Vill.) gewonnen.

◊Herstellung

Der Gehalt an Gluten wird überwacht und in der Beschriftung angegeben.◊

♦Eigenschaften

Aussehen: sehr feines, weißes bis fast weißes Pulver, das beim Reiben zwischen den Fingern knirscht

Löslichkeit: praktisch unlöslich in kaltem Wasser und in Ethanol 96 %

Weizenstärke darf keine Stärkekörner fremder Herkunft enthalten. Gewebefragmente der Stammpflanze dürfen nur in äußerst geringen Mengen vorhanden sein. ♦

Prüfung auf Identität

A. Mikroskopische Prüfung (2.8.23) unter Verwendung einer 50-prozentigen Lösung (*V/V*) von Glycerol *R*
Die Weizenstärke zeigt große und kleine Körner und sehr selten solche von mittlerer Größe (Abb. 0359-1). Die großen Körner von 10 bis 60 µm Durchmesser sind in der Aufsicht scheiben- oder seltener nierenförmig. Ein Bildungszentrum und Schichtungen sind nicht oder kaum sichtbar; die Körner zeigen manchmal Risse an den Rändern. In der Seitenansicht sind die Körner elliptisch, spindelförmig und das Bildungszentrum erscheint als Spalt entlang der Längsachse. Die kleinen Körner sind rundlich oder polyedrisch und haben einen Durchmesser von 2 bis 10 µm. Zwischen rechtwinklig ausgerichteten Polarisationsplättchen oder -prismen zeigen die Stärkekörner über dem Bildungszentrum ein ausgeprägtes schwarzes Kreuz.

B. Wird 1 g Weizenstärke in 50 ml Wasser *R* suspendiert, die Suspension 1 min lang zum Sieden erhitzt und anschließend abgekühlt, bildet sich ein dünnflüssiger, trüber Schleim.

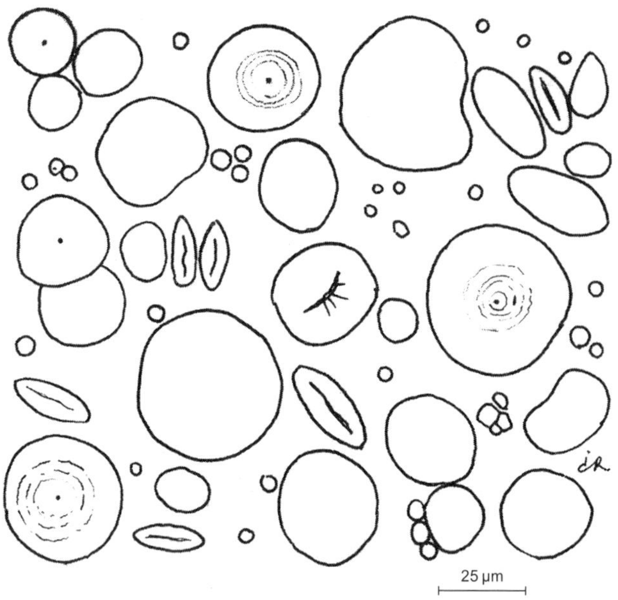

Abb. 0359-1: Zeichnerische Darstellung zu „Prüfung auf Identität, A" von Weizenstärke

C. Wird 1 ml des unter „Prüfung auf Identität, B" erhaltenen Schleims mit 0,05 ml Iod-Lösung *R* 1 versetzt, entsteht eine tiefblaue Färbung, die beim Erhitzen verschwindet.

Prüfung auf Reinheit

pH-Wert (2.2.3): 4,5 bis 7,0

5,0 g Weizenstärke werden 60 s lang mit 25,0 ml kohlendioxidfreiem Wasser *R* geschüttelt und anschließend 15 min lang stehen gelassen.

◊ Fremde Bestandteile: Die Prüfung erfolgt unter dem Mikroskop unter Verwendung einer 50-prozentigen Lösung (*V/V*) von Glycerol *R*. Höchstens Spuren fremder Bestandteile dürfen neben den Stärkekörnern vorhanden sein. Stärkekörner fremder Herkunft dürfen nicht vorhanden sein. ◊

Gesamtprotein: höchstens 0,3 Prozent (entsprechend 0,048 Prozent N_2).

Der Stickstoffgehalt wird mit Hilfe der Kjeldahl-Bestimmung wie nachstehend beschrieben ermittelt und der Proteingehalt durch Multiplikation des Ergebnisses mit 6,25 berechnet.

Eine Blindtitration wird mit 4 g einer pulverisierten Mischung von 100 g Kaliumsulfat *R*, 3 g Kupfer-(II)-sulfat-Pentahydrat *R*, 3 g Titan-(IV)-oxid *R* und 3 Glasperlen in einem Kjeldahl-Kolben durchgeführt. Im Kolbenhals haftende Teilchen werden in den Kolben gespült, indem 25 ml Schwefelsäure *R* an den Wänden des Kolbens herunterlaufen gelassen werden. Der Inhalt des Kolbens wird durch Schwenken gemischt. Die Öffnung des Kolbens wird, zum Beispiel durch eine Glastulpe

[1)] Diese Monographie war Gegenstand der Internationalen Harmonisierung der Arzneibücher (siehe Allgemeinen Text „5.8 Harmonisierung der Arzneibücher").

mit kurzem Stiel, lose verschlossen, um einen übermäßigen Verlust an Schwefelsäure zu vermeiden. Die Mischung wird zunächst allmählich erhitzt, dann wird die Temperatur bis zum starken Sieden und der Kondensation von Schwefelsäure im Kolbenhals erhöht. Es müssen Vorkehrungen getroffen werden, um ein Überhitzen des oberen Teils des Kolbens zu verhindern. Das Erhitzen wird fortgesetzt, bis eine klare Lösung erhalten wird. Die Lösung wird abgekühlt und feste Bestandteile werden durch vorsichtiges Zusetzen von 25 ml Wasser *R* gelöst. Die Lösung wird erneut abgekühlt und in eine Wasserdampfdestillationsapparatur überführt. Eine geeignete Menge konzentrierter Natriumhydroxid-Lösung *R* wird zugesetzt, damit die Farbe der Lösung von bläulich grün nach braun oder schwarz wechselt, und die Destillation sofort durch Einleiten von Wasserdampf in die Mischung begonnen. Etwa 40 ml Destillat werden in 50,0 ml Salzsäure (0,01 mol · l^{-1}) aufgefangen und, falls erforderlich, mit einer ausreichenden Menge Wasser *R* versetzt, damit die Spitze des Kühlers bedeckt ist. Gegen Ende der Destillation wird die Vorlage so weit abgesenkt, dass sich die Kühlerspitze über der Oberfläche der Säuremischung befindet. Dabei muss darauf geachtet werden, dass kein Kondenswasser von der äußeren Oberfläche des Kühlers in den Inhalt der Vorlage gelangt. Das Destillat wird mit Natriumhydroxid (0,025 mol · l^{-1}) (n_1 ml) unter Verwendung von Methylrot-Mischindikator-Lösung *R* als Indikator titriert.

Die Prüfung wird unter Zusatz von 3,0 g (*m* g) Weizenstärke in den Kjeldahl-Kolben und mit der gleichen Menge konzentrierter Natriumhydroxid-Lösung *R* wiederholt. Das Destillat wird wie bei der Blindtitration beschrieben mit Natriumhydroxid (0,025 mol · l^{-1}) (n_2 ml) titriert. Der Prozentgehalt an Stickstoff wird nach folgender Formel berechnet:

$$\frac{0{,}03503(n_1 - n_2)}{m}$$

Oxidierende Substanzen (2.5.30): höchstens 20 ppm, berechnet als H_2O_2

Schwefeldioxid (2.5.29): höchstens 50 ppm

Eisen (2.4.9): höchstens 10 ppm

1,5 g Weizenstärke werden mit 15 ml verdünnter Salzsäure *R* geschüttelt und abfiltriert. Das Filtrat muss der Grenzprüfung auf Eisen entsprechen.

Trocknungsverlust (2.2.32): höchstens 15,0 Prozent, mit 1,000 g Weizenstärke durch 90 min langes Trocknen im Trockenschrank bei 130 °C bestimmt

Sulfatasche (2.4.14): höchstens 0,6 Prozent, mit 1,0 g Weizenstärke bestimmt

Mikrobielle Verunreinigung

TAMC: Akzeptanzkriterium 10^3 KBE je Gramm (2.6.12)

TYMC: Akzeptanzkriterium 10^2 KBE je Gramm (2.6.12)

Abwesenheit von *Escherichia coli* (2.6.13)

◊ Abwesenheit von Salmonellen (2.6.13) ◊

◊ Beschriftung

Die Beschriftung gibt den Gehalt an Gluten an. ◊

10.3/0593

Wollwachsalkohole

Alcoholes adipis lanae

Definition

Gemisch von Sterolen und höheren aliphatischen Alkoholen aus Wollwachs

Ein geeignetes Antioxidans kann zugesetzt sein.

Gehalt: mindestens 30,0 Prozent Cholesterol

Eigenschaften

Aussehen: blassgelbe bis bräunlich gelbe, spröde Masse, die beim Erwärmen knetbar wird

Löslichkeit: praktisch unlöslich in Wasser, löslich in Dichlormethan und in siedendem wasserfreien Ethanol, schwer löslich in Ethanol 90 % (*V/V*)

Prüfung auf Identität

50 mg Substanz werden in 5 ml Dichlormethan *R* gelöst. Die Lösung wird mit 1 ml Acetanhydrid *R* und 0,1 ml Schwefelsäure *R* versetzt. Nach einigen Sekunden entwickelt sich eine grüne Färbung.

Prüfung auf Reinheit

Aussehen der Lösung: 1,0 g Substanz wird mit 10 ml Petrolether *R* 1 versetzt. Die Mischung wird unter Umschütteln im Wasserbad erwärmt. Die Substanz muss sich vollständig lösen. Nach dem Abkühlen muss die Lösung klar (2.2.1) sein.

Alkalisch reagierende Substanzen: 2,0 g Substanz werden in 25 ml heißem Ethanol 90 % *R* gelöst. Nach Zusatz von 0,5 ml Phenolphthalein-Lösung *R* 1 darf die Lösung nicht rot gefärbt sein.

Schmelztemperatur (2.2.15): mindestens 56 °C

Die Substanz wird im Wasserbad bei einer Temperatur, die höchstens 10 °C über der zu erwartenden Schmelztemperatur liegt, geschmolzen und in die Glaskapillaren eingefüllt. Die Kapillaren werden mindestens 2 h lang auf Eis stehen gelassen.

Wasseraufnahmevermögen: 0,6 g Substanz werden in einer Reibschale auf dem Wasserbad mit 9,4 g weißem Vaselin *R* geschmolzen. Das Gemisch wird nach dem Erkalten mit insgesamt 20 ml Wasser *R* in mehreren Anteilen verrieben. Aus der fast weißen, salbenartigen Emulsion darf sich innerhalb von 24 h kein Wasser abscheiden.

Säurezahl (2.5.1): höchstens 2,0

Falls erforderlich wird die Mischung bis zum vollständigen Lösen im Wasserbad zum Rückfluss erhitzt.

Hydroxylzahl (2.5.3, Methode A): 120 bis 180

Peroxidzahl (2.5.5, Methode A): höchstens 15

Die Probe ist in Form keilförmiger Substanzstücke zu entnehmen, deren Grundflächen aus Substanzoberfläche bestehen. Die Stücke werden vor der Bestimmung geschmolzen. Vor Zusatz von 0,5 ml gesättigter Kaliumiodid-Lösung *R* wird die Lösung auf Raumtemperatur abgekühlt.

Verseifungszahl (2.5.6): höchstens 12,0; mit 10,00 g Substanz durch 4 h langes Erhitzen zum Rückfluss bestimmt

Trocknungsverlust (2.2.32): höchstens 0,5 Prozent, mit 2,000 g Substanz durch Trocknen im Trockenschrank bei 105 °C bestimmt

Asche (2.4.16): höchstens 0,1 Prozent

Gehaltsbestimmung

Gaschromatographie (2.2.28)

Die Probe muss vor der Verwendung homogenisiert werden.

Interner-Standard-Lösung: 0,125 g Pregnenolonisobutyrat *CRS* werden in Heptan *R* zu 50,0 ml gelöst.

Untersuchungslösung: 75,0 mg Substanz werden in 10,0 ml Interner-Standard-Lösung gelöst. Die Lösung wird mit Heptan *R* zu 25,0 ml verdünnt.

Referenzlösung: 25,0 mg Cholesterol *CRS* werden in 10,0 ml Interner-Standard-Lösung gelöst. Die Lösung wird mit Heptan *R* zu 25,0 ml verdünnt.

Verdampferröhrchen
- Packungsmaterial: Quarzwolle
- Größe: l = 78,5 mm, ∅ = 4,0 mm

Säule
- Material: Quarzglas
- Größe: l = 30 m, ∅ = 0,25 mm
- Stationäre Phase: Methylpolysiloxan *R* (Filmdicke 0,25 µm)

Trägergas: Helium zur Chromatographie *R*

Durchflussrate: 1 ml · min^{-1}

Splitverhältnis: 1:50

Temperatur
- Säule: 275 °C
- Probeneinlass: 285 °C
- Detektor: 300 °C

Detektion: Flammenionisation

Einspritzen: 1 µl

Relative Retention (bezogen auf Pregnenolonisobutyrat, t_R etwa 8 min)
- Cholesterol: etwa 1,2

Eignungsprüfung: Referenzlösung
- Auflösung: mindestens 5,0 zwischen den Peaks von Pregnenolonisobutyrat und Cholesterol

Der Prozentgehalt an Cholesterol in der Substanz wird unter Berücksichtigung des für Cholesterol *CRS* angegebenen Gehalts berechnet.

Lagerung

In dem Verbrauch angemessenen, möglichst vollständig gefüllten Behältnissen, vor Licht geschützt

Funktionalitätsbezogene Eigenschaften

Dieser Abschnitt liefert Informationen zu Eigenschaften, die sich als relevante Prüfparameter für eine oder mehrere Funktionen der Substanz erwiesen haben, wenn diese als Hilfsstoff (siehe 5.15) verwendet wird. Einige der Eigenschaften, die im Abschnitt „Funktionalitätsbezogene Eigenschaften" beschrieben sind, können ebenfalls im verbindlichen Teil der Monographie aufgeführt sein, da sie auch verbindliche Qualitätskriterien darstellen. In diesen Fällen enthält der Abschnitt „Funktionalitätsbezogene Eigenschaften" einen Verweis auf die im verbindlichen Teil der Monographie beschriebenen Prüfungen. Die Kontrolle der Eigenschaften kann zur Qualität eines Arzneimittels beitragen, indem die Gleichförmigkeit des Herstellungsverfahrens und die Funktionalität des Arzneimittels bei der Anwendung verbessert werden. Wenn Prüfmethoden angegeben sind, haben sie sich für den jeweiligen Zweck als geeignet erwiesen, jedoch können andere Methoden ebenfalls angewendet werden. Werden für eine bestimmte Eigenschaft Ergebnisse vorgelegt, muss die Prüfmethode angegeben sein.

Die folgenden Eigenschaften können für Wollwachsalkohole, die in Wasser aufnehmenden Salben und lipophilen Cremes verwendet werden, relevant sein.

Schmelztemperatur: siehe „Prüfung auf Reinheit"

Wasseraufnahmevermögen: siehe „Prüfung auf Reinheit"

Z

10.3/1279

Zinkacexamat

Zinci acexamas

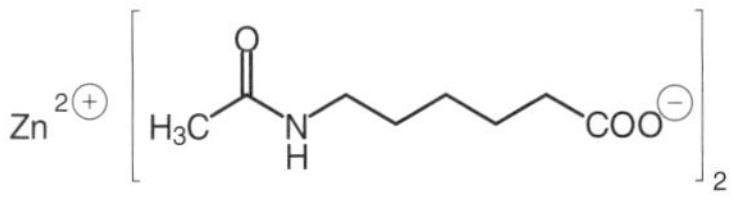

$C_{16}H_{28}N_2O_6Zn$ M_r 409,8

CAS Nr. 70020-71-2

Definition

Zink[bis(6-acetamidohexanoat)]

Gehalt: 97,5 bis 101,0 Prozent (getrocknete Substanz)

Eigenschaften

Aussehen: weißes bis fast weißes, kristallines Pulver

Löslichkeit: löslich in Wasser, praktisch unlöslich in Aceton und in Ethanol 96 %

Die Substanz löst sich in verdünnter Salpetersäure.

Schmelztemperatur: etwa 198 °C

Prüfung auf Identität

A. IR-Spektroskopie (2.2.24)

Vergleich: Zinkacexamat *CRS*

B. 5 ml Prüflösung (siehe „Prüfung auf Reinheit") geben die Identitätsreaktion auf Zink (2.3.1).

Prüfung auf Reinheit

Prüflösung: 0,5 g Substanz werden in kohlendioxidfreiem Wasser *R* zu 20 ml gelöst.

Aussehen der Lösung: Die Prüflösung darf nicht stärker opaleszieren als die Referenzsuspension IV (2.2.1) und muss farblos (2.2.2, Methode II) sein.

pH-Wert (2.2.3): 5,0 bis 7,0; an der Prüflösung bestimmt

Verunreinigung B: Dünnschichtchromatographie (2.2.27)

Untersuchungslösung: 0,30 g Substanz werden in Wasser *R* zu 10 ml gelöst.

Referenzlösung: 15 mg 6-Aminohexansäure *R* (Verunreinigung B) werden in Wasser *R* zu 10 ml gelöst. 1 ml Lösung wird mit Wasser *R* zu 10 ml verdünnt.

Platte: DC-Platte mit Kieselgel *R*

Fließmittel: Ammoniak-Lösung *R*, Wasser *R*, Ethanol 96 % *R* (2:30:68 *V/V/V*)

Auftragen: 5 µl; die Platte wird an der Luft trocknen gelassen.

Laufstrecke: 15 cm

Trocknen: im Warmluftstrom

Detektion: Die Platte wird mit Ninhydrin-Lösung *R* besprüht und 15 min lang bei 100 bis 105 °C erhitzt.

Grenzwert
- Verunreinigung B: Ein der Verunreinigung B entsprechender Fleck darf nicht intensiver sein als der entsprechende Fleck im Chromatogramm der Referenzlösung (0,5 Prozent).

Verwandte Substanzen: Flüssigchromatographie (2.2.29)

Untersuchungslösung a: 0,50 g Substanz werden in Wasser *R* zu 100,0 ml gelöst.

Untersuchungslösung b: 20,0 ml Untersuchungslösung a werden mit 20 ml mobiler Phase und 0,4 ml einer Lösung von Phosphorsäure 85 % *R* (100 g · l^{-1}) versetzt und mit der mobilen Phase zu 50,0 ml verdünnt.

Referenzlösung a: 40 mg *N*-Acetyl-ε-caprolactam *R* (Verunreinigung C) werden in Wasser *R* zu 100,0 ml gelöst.

Referenzlösung b: 5,0 ml Referenzlösung a werden mit Wasser *R* zu 100,0 ml verdünnt.

Referenzlösung c: 20 mg Zinkacexamat-Verunreinigung A *CRS* werden in Wasser *R* zu 50,0 ml gelöst.

Referenzlösung d: 40 mg ε-Caprolactam *R* (Verunreinigung D) werden in Wasser *R* zu 100,0 ml gelöst. 5,0 ml Lösung werden mit Wasser *R* zu 100,0 ml verdünnt.

Referenzlösung e: 20 ml Untersuchungslösung a werden mit 5 ml Referenzlösung b, 5 ml Referenzlösung c, 5 ml Referenzlösung d und 0,4 ml einer Lösung von Phosphorsäure 85 % *R* (100 g · l^{-1}) versetzt und mit der mobilen Phase zu 50 ml verdünnt.

Referenzlösung f: 5,0 ml Referenzlösung c werden mit 5,0 ml Referenzlösung b und 5,0 ml Referenzlösung d sowie 0,4 ml einer Lösung von Phosphorsäure 85 % *R* (100 g · l^{-1}) versetzt und mit der mobilen Phase zu 50,0 ml verdünnt.

Säule
- Größe: l = 0,25 m, ∅ = 4,0 mm
- Stationäre Phase: nachsilanisiertes, octadecylsilyliertes Kieselgel zur Chromatographie *R* (5 µm)

Mobile Phase: 0,2 Volumteile Phosphorsäure 85 % *R*, 8 Volumteile Acetonitril *R 1* und 92 Volumteile Wasser zur Chromatographie *R* werden gemischt und mit verdünnter Ammoniak-Lösung *R* 1 auf einen pH-Wert von 4,5 eingestellt.

Z

Monographien

Durchflussrate: 1,2 ml · min^{-1}

Detektion: Spektrometer bei 210 nm

Einspritzen: 20 µl; Untersuchungslösung b, Referenzlösungen b, e und f

Chromatographiedauer: 8fache Retentionszeit von Zinkacexamat

Reihenfolge der Elution: Zinkacexamat, Verunreinigung D, Verunreinigung A, Verunreinigung C

Eignungsprüfung: Referenzlösung e
- Auflösung: mindestens 3,0 zwischen den Peaks von Zinkacexamat und Verunreinigung D
  Falls erforderlich wird die mobile Phase mit verdünnter Ammoniak-Lösung *R* 1 auf einen pH-Wert von 4,7 eingestellt.

Grenzwerte
- Verunreinigung A: nicht größer als die Fläche des entsprechenden Peaks im Chromatogramm der Referenzlösung f (2 Prozent)
- Verunreinigungen C, D: jeweils nicht größer als das 1,5fache der Fläche des entsprechenden Peaks im Chromatogramm der Referenzlösung f (0,15 Prozent)
- Nicht spezifizierte Verunreinigungen: jeweils nicht größer als das 0,5fache der Fläche des Peaks von Verunreinigung C im Chromatogramm der Referenzlösung f (0,05 Prozent)
- Summe aller Verunreinigungen ohne Verunreinigung A: nicht größer als das 5fache der Fläche des Peaks von Verunreinigung C im Chromatogramm der Referenzlösung f (0,5 Prozent)
- Ohne Berücksichtigung bleiben: Peaks, deren Fläche nicht größer ist als das 0,5fache der Fläche des Peaks von Verunreinigung C im Chromatogramm der Referenzlösung f (0,05 Prozent)

Eisen: höchstens 50 ppm

Atomabsorptionsspektrometrie (2.2.23, Methode I)

Untersuchungslösung: 1,25 g Substanz werden in 20 ml einer Lösung von blei- und cadmiumfreier Salpetersäure *R* (200 g · l^{-1}) gelöst. Die Lösung wird mit der gleichen Säurelösung zu 25,0 ml verdünnt.

Referenzlösungen: Die Referenzlösungen werden aus der Eisen-Lösung (20 ppm Fe) *R* durch Verdünnen mit einer Lösung von blei- und cadmiumfreier Salpetersäure *R* (200 g · l^{-1}) hergestellt.

Strahlungsquelle: Eisen-Hohlkathodenlampe

Wellenlänge: 248,3 nm

Atomisierung: Luft-Acetylen-Flamme

Trocknungsverlust (2.2.32): höchstens 1,0 Prozent, mit 1,000 g Substanz durch Trocknen im Trockenschrank bei 105 °C bestimmt

Gehaltsbestimmung

0,400 g Substanz werden in 10 ml verdünnter Essigsäure *R* gelöst. Das Zink wird nach „Komplexometrische Titrationen" (2.5.11) bestimmt.

1 ml Natriumedetat-Lösung (0,1 mol · l^{-1}) entspricht 40,98 mg $C_{16}H_{28}N_2O_6Zn$.

Lagerung

Im nicht metallischen Behältnis

Verunreinigungen

Spezifizierte Verunreinigungen:

A, B, C, D

A.

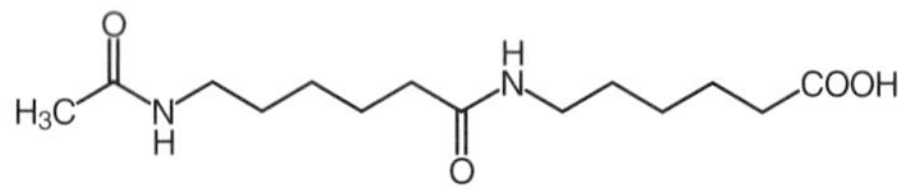

6-(6-Acetamidohexanamido)hexansäure

B.

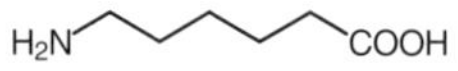

6-Aminohexansäure
(6-Aminocapronsäure)

C.

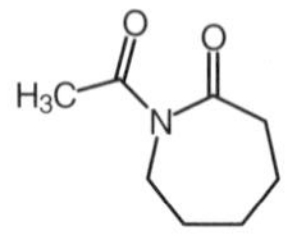

1-Acetylazepan-2-on
(*N*-Acetyl-ε-caprolactam)

D.

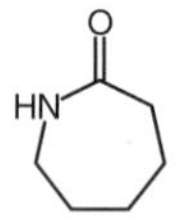

Azepan-2-on
(ε-Caprolactam)

Gesamtregister

Hinweis: Bei den mit * gekennzeichneten Texten handelt es sich um Monographien zu Drogen, die insbesondere in der Traditionellen Chinesischen Medizin (TCM) verwendet werden.

A

B

C

D

E

F

G

H

I

J

K

Beachten Sie den Hinweis auf „Allgemeine Monographien" zu Anfang des Bands auf Seite B

L

M

N

O

P

Beachten Sie den Hinweis auf „Allgemeine Monographien“ zu Anfang des Bands auf Seite B

Pflanzliche Drogen und Zubereitungen aus pflanzlichen Drogen

Q

R

S

T

U

V

W

X

Y

Z